消融实践操作培训教程

Hands-On Ablation

注　意

　　本领域的医学知识和最佳临床实践不断进步。随着新的研究成果的问世、临床经验的积累，我们的认识不断拓展，研究方法、临床实践或药物治疗可能也要随之变化。

　　执业者和研究人员在评估和应用本书介绍的任何信息、方法、化合物或试验时必须结合自己的经验和知识。在使用这些信息或方法时，应该注意自己及其他人的安全。

　　关于本书提及的任何药物或医药产品，建议读者查阅相关的最新信息，或查阅由每个生产厂家提供的最新产品信息，以核实推荐的剂量和剂型、给药的方法和持续时间以及禁忌证。医生有责任根据他们的经验和对患者病情的了解做出诊断，确定每个患者的给药剂量和最佳治疗，并采取各种安全防护措施。

　　在最大法律范围内，由于产品责任、疏忽或应用本书中的方法、产品、说明或想法而引起的任何个人或财产损伤和（或）损失，不论是出版商还是作者、参与者或编辑均不承担任何责任。

消融实践操作培训教程
Hands-On Ablation

原　著　Amin Al-Ahmad　　David J. Callans　　Henry H. Hsia
　　　　Andrea Natale　　Oscar Oseroff　　Paul J. Wang
主　审　方丕华
主　译　贾玉和

北京大学医学出版社

XIAORONG SHIJIAN CAOZUO PEIXUN JIAOCHENG

图书在版编目（CIP）数据

消融实践操作培训教程/（美）艾哈迈德等原著；贾玉和译. —北京：北京大学医学出版社，2016.8

书名原文：Hands-On Ablation：The Experts' Approach

ISBN 978-7-5659-1348-8

Ⅰ. ①消… Ⅱ. ①艾… ②贾… Ⅲ. ①心律失常—诊疗—技术培训—教材 Ⅳ. ①R541.7

中国版本图书馆 CIP 数据核字（2016）第 041419 号

北京市版权局著作权合同登记号：图字：01-2015-4095

Chinese Translation ⓒ 2016 Peking University Medical Press

Translation from the English Language Edition

Copyright ⓒ 2013 Amin Al-Ahmad，David J. Callans，Henry H. Hsia，Andrea Natale，Oscar Oseroff，Paul J. Wang

All Rights Reserved

Published by arrangement with Cardiotext Publishing LLC，Minneapolis，Minnesota U. S. A

消融实践操作培训教程

主　　译：贾玉和

出版发行：北京大学医学出版社

地　　址：（100191）北京市海淀区学院路 38 号　北京大学医学部院内

电　　话：发行部 010-82802230；图书邮购 010-82802495

网　　址：http://www.pumpress.com.cn

E - mail：booksale@bjmu.edu.cn

印　　刷：北京佳信达欣艺术印刷有限公司

经　　销：新华书店

责任编辑：高　瑾　武翔靓　　责任校对：金彤文　　责任印制：李　啸

开　　本：889mm×1194mm　1/16　　印张：31.5　　字数：984 千字

版　　次：2016 年 8 月第 1 版　2016 年 8 月第 1 次印刷

书　　号：ISBN 978-7-5659-1348-8

定　　价：298.00 元

翻译委员名单（以姓名汉语拼音为序）

白　融（首都医科大学附属安贞医院）

蔡　衡（天津医科大学总医院）

程　敏（北京市房山区良乡医院）

储慧民（宁波市第一医院）

楚建民（中国医学科学院国家心血管病中心阜外医院）

楚英杰（河南省人民医院）

丁立刚（中国医学科学院国家心血管病中心阜外医院）

方东平（首都医科大学附属北京安贞医院）

方丕华（中国医学科学院国家心血管病中心阜外医院）

郭　琦（首都医科大学附属北京同仁医院）

郭晓刚（中国医学科学院国家心血管病中心阜外医院）

韩　昊（北京积水潭医院）

黄　鹤（武汉大学人民医院）

贾玉和（中国医学科学院国家心血管病中心阜外医院）

李晋新（广东省中医院）

林加峰（温州医科大学附属第二医院）

刘　俊（中国医学科学院国家心血管病中心阜外医院）

刘启明（中南大学湘雅二医院）

刘书旺（北京大学第三医院）

刘兴鹏（首都医科大学附属北京朝阳医院）

刘　铮（首都医科大学附属北京朝阳医院）

龙德勇（首都医科大学附属北京安贞医院）

马　坚（中国医学科学院国家心血管病中心阜外医院）

牛国栋（中国医学科学院国家心血管病中心阜外医院）

任　岚（北京积水潭医院）

单兆亮（中国人民解放军总医院）

施海峰（卫生部北京医院）

孙国建（浙江绿城心血管病医院）

谭　琛（河北燕达医院）

王利宏（浙江省人民医院）

王如兴（南京医科大学附属无锡人民医院）

吴永全（首都医科大学附属北京友谊医院）

夏瑞冰（中国医学科学院国家心血管病中心阜外医院）

夏云龙（大连医科大学附属第一医院）

薛玉梅（广东省心血管病研究所广东省人民医院）

杨　兵（南京医科大学附属第一医院）

杨建都（中国医学科学院国家心血管病中心阜外医院）

杨　庆（四川大学华西医院）

姚　焰（中国医学科学院国家心血管病中心阜外医院）

张凤翔（南京医科大学附属第一医院）

张树龙（大连大学附属中山医院）

赵　学（第二军医大学附属东方肝胆外科医院）

郑黎辉（中国医学科学院国家心血管病中心阜外医院）

郑　哲（中国医学科学院国家心血管病中心阜外医院）

钟敬泉（山东大学齐鲁医院）

周公哺（北京大学第三医院）

周　菁（北京大学第一医院）

Editors

Amin Al-Ahmad, MD, FACC, FHRS
Assistant Professor, Department of Medicine,
Stanford University School of Medicine; Associate
Director of the Cardiac Arrhythmia Service and
Director of the Cardiac Electrophysiology
Laboratory, Stanford University, Stanford, California

David J. Callans, MD
Professor of Medicine, University of Pennsylvania
School of Medicine, Department of Medicine,
Division of Cardiovascular Medicine, Philadelphia,
Pennsylvania

Henry H. Hsia, MD, FACC, FHRS
Associate Professor of Medicine, Stanford University
School of Medicine; Cardiac Electrophysiology and
Arrhythmia Service, Stanford University, Stanford,
California

Andrea Natale, MD, FACC, FHRS, FESC
Executive Medical Director, Texas Cardiac
Arrhythmia Institute, St. David's Medical Center,
Austin, Texas; Consulting Professor, Division of
Cardiology, Stanford University, Palo Alto,
California; Clinical Professor of Medicine, Case
Western Reserve University, Cleveland, Ohio;
Director, Interventional Electrophysiology, Scripps
Clinic, San Diego, California; Senior Clinical
Director, EP Services, California Pacific Medical
Center, San Francisco, California

Oscar Oseroff, MD, FHRS
Chief of Pacing and Electrophysiology,
Electrophysiology Department, Bazterrica Clinic,
Buenos Aires, Argentina

Paul J. Wang, MD, FACC, FHRS
Professor, Department of Medicine, Stanford
University School of Medicine; Director of the
Cardiac Arrhythmia Service, Stanford University,
Stanford, California

Contributors

Gorav Ailawadi, MD
Associate Professor, TCV Surgery, University of
Virginia; Biomedical Engineering, University of
Virginia, Charlottesville, Virginia

Francesco Alamanni, MD
Department of Cardiac Surgery, University of
Milan, Centro Cardiologico, Monzino, Italy

Jesús Almendral, MD, PhD, FESC
Unidad de Electrofisiología Cardíaca y Arritmología Clínica, Grupo Hospital de Madrid, Universidad CEU-San Pablo, Madrid, Spain

Montawatt Amnueypol, MD
Pacific Rim Research Institute at White Memorial Hospital, Los Angeles, California; Bangkok Medical Center, Bangkok, Thailand

Nitish Badhwar, MBBS, FACC, FHRS
Director, Cardiac Electrophysiology Training Program; Associate Chief, Cardiac Electrophysiology, Medicine/Cardiology, University of California, San Francisco, California

Victor Bazan, MD, PhD
Attending Physician, Electrophysiology Unit, Cardiology Department, Hospital del Mar, Barcelona, UAB, Barcelona, Spain

J. David Burkhardt, MD, FACC, FHRS
Director of Research, Texas Cardiac Arrhythmia Institute, Austin, Texas; Director of Complex Arrhythmia Ablation, Scripps Clinic, La Jolla, California

Eduardo Castellanos, MD, PhD
Unidad de Electrofisiología Cardíaca y Arritmología Clínica, Grupo Hospital de Madrid, Universidad CEU-San Pablo, Madrid, Spain

Peng-Sheng Chen, MD, FHRS
Medtronic Zipes Chair in Cardiology; Director, Krannert Institute of Cardiology; Chief, Division of Cardiology, Department of Medicine, Indiana University School of Medicine, Indianapolis, Indiana

Shih-Ann Chen, MD, FHRS
Professor, Institute of Clinical Medicine, and Cardiovascular Research Center, National Yang-Ming University, Taipei, Taiwan; Division of Cardiology, Department of Medicine, Taipei Veterans General Hospital, Taipei, Taiwan

Zhongwei Cheng, MD
Cardiologist, Department of Cardiology, Peking Union Medical College Hospital, Peking Union Medical College and Chinese Academy of Medical Sciences, Beijing, China

Karin K. M. Chia, MBBS, FRACP
Staff Specialist Cardiac Electrophysiologist, Senior Lecturer, Royal Brisbane and Women's Hospital, The University of Queensland, Herston, Queensland, Australia

Masaomi Chinushi, MD, PhD
Associate Professor, School of Health Science, Niigata University School of Medicine, Niigata, Japan

Aman Chugh, MD, FACC
Associate Professor of Medicine, Section of Electrophysiology, Division of Cardiology, University of Michigan Medical School/University of Michigan Hospital, Ann Arbor, Michigan

James O. Coffey, MD
Assistant Professor of Medicine, Department of Cardiac Electrophysiology, Miller School of Medicine, University of Miami, Miami, Florida

Luis F. Couchonnal, MD
Electrophysiologist, Alegent Creighton Health Omaha, Nebraska

Andre d'Avila, MD, PhD
Associate Professor of Medicine; Co-Director Cardiac Arrhythmia Service, Helmsley Cardiac Arrhythmia Service, Mount Sinai School of Medicine, New York, New York

Matthew Dare, CEPS
Research, Technology, and Education Coordinator, Texas Cardiac Arrhythmia Institute, St. David's Medical Center, Austin, Texas

D. Wyn Davies, MD, FRCP, FHRS
Consultant Cardiologist, Department of Cardiology, St. Mary's Hospital, Imperial College Healthcare NHS Trust, London, United Kingdom

Carlos De Diego, MD
Unidad de Electrofisiología Cardíaca y Arritmología Clínica, Grupo Hospital de Madrid, Universidad CEU-San Pablo, Madrid, Spain

Paolo Della Bella, MD, FESC
Arrhythmia Unit and Electrophysiology Laboratories, Department of Cardiology and Cardiothoracic Surgery, San Raffaele Hospital, Milan, Italy

Marc W. Deyell, MD, MSc
Electrophysiology Fellow, Department of Medicine, Division of Cardiovascular Diseases, University of Pennsylvania School of Medicine, Philadelphia, Pennsylvania

Luigi Di Biase, MD, PhD, FHRS
Cardiologist, Electrophysiologist, Senior Researcher, Texas Cardiac Arrhythmia Institute at St. David's Medical Center, Austin, Texas; Adjunct Associate Professor, Department of Biomedical Engineering, University of Texas at Austin, Austin, Texas; Clinical Assistant Professor, Department of Cardiology, University of Foggia, Foggia, Italy

Anne M. Dubin, MD
Associate Professor of Pediatrics; Director, Pediatric Arrhythmia Center, Department of Pediatrics, Lucile Packard Children's Hospital, Stanford University, Palo Alto, California

James R. Edgerton, MD, FACS, FACC, FHRS
Co-Director, Arrhythmia Center of Innovation; Director of Research, Education, and Training, The Heart Hospital, Plano, Texas

Hicham El Masry, MD
Director of Cardiac Electrophysiology, Marion General Hospital, Marion, Indiana

N. A. Mark Estes III, MD, FACC, FHRS, FAHA, FESC
Professor of Medicine, Tufts University School of Medicine, New England Cardiac Arrhythmia Center, Tufts Medical Center, Boston, Massachusetts

John C. Evans, MD
Clinical Cardiac Electrophysiologist, Renown Institute for Heart and Vascular Health, Reno, Nevada

G. Joseph Gallinghouse, MD
Cardiac Electrophysiologist, Texas Cardiac Arrhythmia Institute, St. David's Medical Center, Austin, Texas

Fermin C. Garcia, MD
Cardiac Electrophysiologist, Hospital of the University of Pennsylvania, University of Pennsylvania, Perelman School of Medicine, Philadelphia, Pennsylvania

Ann C. Garlitski, MD, FACC, FHRS
Assistant Professor of Medicine, Tufts University School of Medicine, New England Cardiac Arrhythmia Center, Tufts Medical Center, Boston, Massachusetts

Edward P. Gerstenfeld, MD, FACC, FHRS
Associate Professor of Medicine; Chief, Cardiac Electrophysiology, Section of Cardiac Electrophysiology, Department of Medicine, University of California, San Francisco, California

Michel Haïssaguerre, MD
Hôpital Cardiologique du Haut-Lévêque and the Université Victor Segalen Bordeaux II, Bordeaux, France

Frederick T. Han, MD
Medicine/Cardiology, University of California, San Francisco, California

Seongwook Han, MD, PhD, FHRS
Central Utah Clinic—Cardiology, Provo, Utah

Carina A. Hardy, MD
Medical Staff of Cardiac Arrhythmia Unit, Instituto do Coração (InCor), Faculdade de Medicina da Universidade de São Paulo (Heart Institute, University of São Paulo Medical School), São Paulo, Brazil

Patrick M. Heck, BM, BCh, DM
Consultant Cardiologist, Department of Cardiology,
Papworth Hospital, Cambridge, United Kingdom

Gerhard Hindricks, MD, PhD
Head of Department, Department of
Electrophysiology, Heart Center, University of
Leipzig, Leipzig, Germany

Donald D. Hoang, BA
Research Associate, Department of Cardiology,
Cardiac Electrophysiology Section, Veterans Affairs
Palo Alto Health Care System, Palo Alto, California

Mélèze Hocini, MD
Hôpital Cardiologique du Haut-Lévêque and the
Université Victor Segalen Bordeaux II, Bordeaux,
France

Munther Homoud, MD, FACC, FHRS
Director, CCEP Fellowship Program; Associate
Professor of Medicine, New England Cardiac
Arrhythmia Center, Tufts University School of
Medicine, Tufts Medical Center, Boston,
Massachusetts

Rodney P. Horton, MD
Texas Cardiac Arrhythmia Institute, Adjunct
Professor, Department of Biomedical Engineering,
Cockrell School of Engineering, University of Texas,
Austin; Adjunct Assistant Professor, Division of
Cardiology, Department of Medicine, University of
Texas Health Sciences Center, San Antonio, Texas

Andrew T. Hume, MD
Director of Surgical Arrhythmias, St. David's
Medical Center, Austin, Texas

Mathew D. Hutchinson, MD, FACC, FHRS
Assistant Professor of Medicine, Cardiovascular
Division, Department of Medicine, University of
Pennsylvania, Perelman School of Medicine
Philadelphia, Pennsylvania

Chun Hwang, MD, FACC, FHRS
Director of Electrophysiology, Utah Valley Regional
Medical Center, Central Utah Clinic—Cardiology,
Provo, Utah

Warren M. Jackman, MD, FACC, FHRS
Professor of Medicine; George Lynn Cross Research
Professor, University of Oklahoma Health Sciences
Center, Oklahoma City, Oklahoma

Jason T. Jacobson, MD, FACC
Assistant Professor; Director, Cardiac
Electrophysiology, Columbia University Division of
Cardiology at Mount Sinai Medical Center, Miami
Beach, Florida

Amir S. Jadidi, MD
Department of Cardiac Arrhythmias, Hôpital
Cardiologique du Haut-Lévêque, CHU de
Bordeaux, Pessac-Bordeaux, France; Department of
Cardiac Arrhythmias, University Heart Centre
Freiburg—Bad Krozingen, Bad Krozingen,
Germany

Pierre Jaïs, MD
Arrhythmia Department, Hôpital Haut-Lévêque,
University of Bordeaux, Bordeaux, France

Jonathan M. Kalman, MBBS, PhD
Professor, Department of Cardiology, Royal
Melbourne Hospital, Melbourne, Australia

G. Neal Kay, MD, FACC, FAHA
Professor of Medicine, Division of Cardiovascular
Disease, University of Alabama at Birmingham,
Birmingham, Alabama

Peter M. Kistler, MBBS, PhD
Associate Professor, Department of Cardiology,
Alfred Hospital and Baker IDI, Melbourne,
Australia

Sébastien Knecht, MD, PhD
Professor, Electrophysiology, CHU Brugmann,
Brussels, Belgium

Bradley P. Knight, MD, FACC, FHRS
Medical Director, Center for Heart Rhythm
Disorders, Bluhm Cardiovascular Institute,
Northwestern Memorial Hospital; Cooley Professor
of Medicine, Northwestern University, Feinberg
School of Medicine, Chicago, Illinois

Pipin Kojodjojo, MRCP, PhD
Clinical Senior Lecturer in Cardiac
Electrophysiology, Department of Cardiology, St.
Mary's Hospital, Imperial College Healthcare NHS
Trust, London, United Kingdom

David S. Kwon, MD, PhD
Associate Director Clinical Research, Cardiovascular
Therapeutic Area, Gilead Sciences, Foster City,
California

Yenn-Jiang Lin, MD, PhD
Assistant Professor, School of Medicine, National
Yang-Ming University, Taipei, Taiwan; Division of
Cardiology, Department of Medicine, Taipei
Veterans General Hospital, Taipei, Taiwan

Mark S. Link, MD, FACC, FHRS
Professor of Medicine, Tufts University School of
Medicine, New England Cardiac Arrhythmia
Center, Tufts Medical Center, Boston,
Massachusetts

Li-Wei Lo, MD
Assistant Professor, School of Medicine, National
Yang-Ming University, Taipei, Taiwan; Division of
Cardiology, Department of Medicine, Taipei
Veterans General Hospital, Taipei, Taiwan

Giuseppe Maccabelli, MD
Arrhythmia Unit and Electrophysiology
Laboratories, Department of Cardiology and
Cardiothoracic Surgery, San Raffaele Hospital,
Milan, Italy

Srijoy Mahapatra, MD, FHRS
Medical Director and Vice President of Clinical and
Therapy Development, AF Division, St. Jude
Medical, St. Paul, Minnesota

Moussa Mansour, MD
Director, Cardiac Electrophysiology Laboratory,
Massachusetts General Hospital, Harvard Medical
School, Boston, Massachusetts

Francis E. Marchlinski, MD, FACC
Director, Cardiac Electrophysiology, Department of
Medicine, Division of Cardiovascular Medicine,
Hospital of the University of Pennsylvania,
Philadelphia, Pennsylvania

Sissy Lara Melo, MD, PhD
Assistant Professor, Arrhythmia Unit, Instituto do
Coração (InCor), Faculdade de Medicina da
Universidade de São Paulo (Heart Institute,
University of São Paulo Medical School), Sao Paulo,
Brazil

John M. Miller, MD
Director of Cardiac Electrophysiology, Indiana
University Health; Director, Electrophysiology
Training Program, Indiana University School of
Medicine, Indianapolis, Indiana

Christina Y. Miyake, MD
Instructor of Pediatrics, Department of Pediatrics,
Division of Pediatric Cardiology, Lucile Packard
Children's Hospital, Stanford University, Palo Alto,
California

Shinsuke Miyazaki, MD
Hôpital Cardiologique du Haut-Lévêque and the
Université Victor Segalen Bordeaux II, Bordeaux,
France

Abram Mozes, MD
Clinical Fellow in Cardiac Electrophysiology, New
England Cardiac Arrhythmia Center, Tufts Medical
Center, Boston, Massachusetts

Koonlawee Nademanee, MD, FACC, FAHA, FHRS
Pacific Rim Research Institute at White Memorial
Hospital, Los Angeles, California; Bangkok Medical
Center, Bangkok, Thailand

Hiroshi Nakagawa, MD, PhD
Professor of Medicine; Director, Clinical Catheter
Ablation Program; Director, Translational
Electrophysiology, Heart Rhythm Institute,
University of Oklahoma Health Sciences Center,
Oklahoma City, Oklahoma

Carlo Pappone, MD, PhD, FACC
Department of Arrhythmology, Maria Cecilia
Hospital, Cotignola, Ravenna, Italy

Michala Pedersen, MD, DPhil
Hôpital-Haut-Lévêque, Service Rhythmologie;
Hôpital-Haut-Lévêque & Université Victor
Segalen, Bordeaux II, Bordeaux-Pessac, France

Marco V. Perez, MD
Clinical Instructor, Cardiac Arrhythmia Service,
Division of Cardiovascular Medicine, Stanford
University, Stanford, California

Francesco Perna, MD, PhD
Cardiology Department, Agostino Gemelli
Hospital, Catholic University of the Sacred Heart,
Rome, Italy

Christopher Piorkowski, MD
EP Consultant, Department of Electrophysiology,
Heart Center, University of Leipzig, Leipzig,
Germany

Cristiano Pisani, MD
Assistant Professor, Arrhythmia Unit, Instituto do
Coração (InCor), Faculdade de Medicina da
Universidade de São Paulo (Heart Institute,
University of São Paulo Medical School), São Paulo,
Brazil

Javier E. Sánchez, MD
Cardiac Electrophysiologist, Texas Cardiac
Arrhythmia Institute, St. David's Medical Center,
Austin, Texas

Pasquale Santangeli, MD
Texas Cardiac Arrhythmia Institute, St. David's
Medical Center, Austin, Texas

Vincenzo Santinelli, MD
Department of Arrhythmology, Maria Cecilia
Hospital Cotignola, Ravenna, Italy

Mauricio I. Scanavacca, MD, PhD
Director of Cardiac Arrhythmia Unit, Instituto do
Coração (InCor), Faculdade de Medicina da
Universidade de São Paulo (Heart Institute,
University of São Paulo Medical School), São Paulo,
Brazil

Melvin M. Scheinman, MD
Professor of Medicine; Walter H. Shorenstein
Endowed Chair of Cardiology, Cardiac
Electrophysiology, University of California,
San Francisco, California

Benjamin J. Scherlag, PhD, FHRS
Professor of Medicine, Division of Cardiology,
Heart Rhythm Institute, University of Oklahoma
Health Sciences Center, Oklahoma City, Oklahoma

Daniel Scherr, MD, PD
Assistant Professor of Medicine, Division of
Cardiology, Department of Medicine, Medical
University of Graz, Graz, Austria

Ashok J. Shah, MD
Hôpital Cardiologique du Haut-Lévêque and the
Université Victor Segalen Bordeaux II, Bordeaux,
France

Sheldon M. Singh, MD, FRCPC, FACC
Assistant Professor of Medicine, Schulich Heart
Program, Sunnybrook Health Sciences Center,
Faculty of Medicine, University of Toronto, Toronto,
Ontario, Canada

Kyoko Soejima, MD
Associate Professor, Cardiovascular Division, Kyorin
University School of Medicine, Tokyo, Japan

Philipp Sommer, MD
EP Consultant, Department of Electrophysiology,
Heart Center, University of Leipzig, Leipzig,
Germany

Eduardo Sosa, MD, PhD
Clinic Arrhythmia and Pacemaker Unit, Instituto do
Coração (InCor), Heart Institute, University of São
Paulo Medical School, São Paulo, Brazil

William G. Stevenson, MD
Professor of Medicine, Harvard Medical School,
Cardiovascular Division, Department of Medicine,
Brigham and Women's Hospital, Boston,
Massachusetts

Gregory E. Supple, MD
Assistant Professor of Medicine, University of
Pennsylvania School of Medicine, Department of
Medicine, Division of Cardiovascular Medicine,
Philadelphia, Pennsylvania

Kojiro Tanimoto, MD
Instructor, Cardiology Division, Keio University
School of Medicine, Tokyo, Japan

Usha B. Tedrow, MD, MSc
Assistant Professor of Medicine, Harvard Medical
School; Director, Clinical Cardiac Electrophysiology
Program, Cardiovascular Division, Department of
Medicine, Brigham and Women's Hospital, Boston,
Massachusetts

Andrew W. Teh, MBBS, PhD
Physician, Department of Cardiology, Royal
Melbourne Hospital, Melbourne, Australia

John K. Triedman, MD, FACC, FHRS
Professor of Pediatrics, Harvard Medical School,
Arrhythmia Service, Department of Cardiology,
Boston Children's Hospital, Boston, Massachusetts

Mintu P. Turakhia, MD, MAS
Acting Assistant Professor of Medicine; Director of
Cardiac Electrophysiology, Veterans Affairs Palo
Alto Healthcare System, Stanford University School
of Medicine, Stanford, California

Wendy S. Tzou, MD, FHRS
Assistant Professor of Medicine, Cardiology
Division, Electrophysiology Section, University of
Colorado Anschutz Medical Campus, Aurora,
Colorado

Akiko Ueda, MD
Doctor, Department of Cardiology, Tokyo
Metropolitan Hiroo Hospital, Tokyo, Japan

George F. Van Hare, MD
Director, Pediatric Cardiology; Louis Larrick Ward
Professor of Pediatrics; Co-Director, St. Louis
Children's and Washington University Heart Center,
Washington University School of Medicine,
St. Louis, Missouri

Jonathan Weinstock, MD, FACC, FHRS
Assistant Professor of Medicine, Tufts University
School of Medicine, New England Cardiac
Arrhythmia Center, Tufts Medical Center, Boston,
Massachusetts

Takumi Yamada, MD, PhD
Assistant Professor of Medicine, Division of
Cardiovascular Disease, University of Alabama at
Birmingham, Birmingham, Alabama

Paul C. Zei, MD, PhD, FHRS
Clinical Associate Professor, Cardiac
Electrophysiology; Chief, Cardiovascular Clinics;
Director, Electrocardiology, Stanford University,
Stanford, California

Katja Zeppenfeld, MD, PhD, FESC
Professor of Cardiology, Electrophysiology,
Department of Cardiology, Leiden University
Medical Centre, Leiden, The Netherlands

作为真正临床意义上的精准医学治疗，经导管射频消融进入中国已 20 余年。在这期间，标测手段从最初的单纯二维标测发展到三维标测，直至目前刚兴起的心内三维超声标测，使得消融适应证也由原来的单纯室上性心动过速，逐步拓展到房性心动过速、心房扑动、心房颤动和顽固性室性期前收缩（早搏）、室性心动过速等。消融成功率和安全性也在不断地提高。支撑这一切的除了对心律失常机制的认识逐步加深外，主要还有标测系统和导管技术的巨大进步。

对每一次理论或技术上的进步，国内外业界都会及时加以总结和推广。因此有关导管消融的图书近年来出版了许多，对普及推广这项技术做出了巨大贡献。常言道，知识不等于本领，知识转化为本领需经千百次的临床实践。尽管别人的本领也不等于自己的本领，但如果通过学习一些经过别人转化过的、已经将理论蕴含在内的实践性知识，就可以实实在在缩短这个转化过程。《消融实践操作培训教程》就是一本呈现实践性知识的书。

《消融实践操作培训教程》是由国际上（主要为美国）著名的 107 位心脏电生理专家精心编撰的一本有关心律失常消融的专著。从体例上，该书分 50 章，每章几乎均以"如何做……"开头，简洁明了。从写作风格上，著者将理论性的内容全部压缩在实践操作中，由于这些都是各位专家多年来自己或自己中心的宝贵经验，有很强的实践操作指导性，理论性内容则主要在参考文献中罗列，读之有如读者亲自到该中心访学一般。从具体内容上，完全覆盖了目前心律失常消融治疗的所有范畴，除了常规的心内膜、心外膜消融外，还详细介绍了外科心内膜联合消融、外科心外膜手术和导管心内膜消融杂交技术等前沿内容；从技术层面上，该书也几乎覆盖了目前这个领域的所有新技术，包括三维标测系统（Carto 和 Ensite）、腔内超声标测技术（二维和三维超声导管）、冷冻消融、激光消融和化学消融等，是一本简洁且完备的心律失常消融操作手册。

负责此书翻译任务的近 40 位专家都来自国内大型医院的心内科或心律失常诊治中心，每位从事心律失常消融工作时间都超过 10 年，是一直活跃在国内消融一线的骨干专家。尽管大家平时临床任务艰巨、教学工作繁重、科研学术活动异常繁忙，但出于对本书的喜爱、与本人的友情和团队协作的热情，都极其爽快地接受了各自的任务，并在规定时间内保质保量地完成了任务。在此向各位可敬的同行们表示感谢。

此书翻译体例完全遵从原著，包括插图位置编排和视频内容的讲解。内容上，从译者交稿到小范围的交互审稿，到出版社专业编辑审稿、完善，先后经过了 4～5 遍审阅。尽管如此，预计仍会有许多细节有待改进，一些译法还需商榷，偶尔可能还存在错误，希望各位专家读者在参考时能发现并不吝赐告。

此书的出版有幸遇到北京大学医学出版社的编辑团队，他们深厚的专业素养、严谨的工作态度、高效的工作作风都是此书得以顺利出版的有力保证，在此向整个编辑团队致以敬意。

主译　贾玉和

如何不"在转化中迷失"

在 20 世纪 50 年代末，当心脏内的信号第一次通过导管被记录下来的时候，心脏电生理学便创立了，并在过去的半个世纪成长为一个国际公认的心血管病学亚专业。虽然有时还不能明确某个患者的心律失常确切机制，但是我们如今已经可以诊断大部分的心律失常。诊断能力的进步和与之同步的手术技术的进步为心律失常的治疗铺平了道路。明确最终诊断后再通过导管释放能量（以消融病灶）的过程是一个自然的延伸，我们因此进入了 20 世纪 80 年代的导管消融术时代。

目前已经存在大量描述某种心律失常该如何诊断及射频治疗的文献。心电生理的诊断依赖于对腔内心电图的观察和其所示的对电刺激干预的反应，有时需使用药物。全世界都为之努力研究并且将继续取得更多进展。心电生理导管室需要将这些进展转化成安全、实际、有效的诊断及治疗策略。比如，新的电生理方法可用于区别各种间隔型心律失常：Parahisian 起搏的应用，观察拖带后房室之间关系，起搏后间期-心动过速周长（PPI-TCL）间期及室-房关系。要实现安全、充分、高效治疗的第一步是准确鉴别各种心律失常机制，这一点可以用左束支传导阻滞-电轴向下型室性心动过速逐渐被大家所了解的过程来说明。最初，这类室性心动过速被认为仅起源于右室流出道。随着知识和经验的积累，人们渐渐了解到这种室性心动过速会出现在左心室及右

心室流出道、主动脉-二尖瓣交界区、主动脉瓣窦、主动脉、肺动脉以及心外膜表面。在术前初步明确室性心动过速的起源点有助于和患者讨论手术风险、手术设计及手术可能的结果。

值得祝贺的是，《消融实践操作培训教程》的编者们完成了一本全面涵盖各类可消融治疗心律失常内容的著作。这本书分为三部分：室上性心动过速、心房颤动、室性心动过速。每一部分都将现存的文献著作转化为如何确诊及如何消融的实用步骤。

对于难于鉴别的心律失常，本书也可提供辅助诊断策略。这一点对于心电生理的培训人员及有经验的电生理专家来说，都可谓极具价值。同样，当诊断起来举棋不定时也可以参考本书。"如何操作"可以避免临床医生在现存文献所言和对临床有用的诊断及消融方法之间"在转化中迷失"。

这本书采用"如何操作"的人性化写作形式使其所讲内容都与临床密切相关。这本书图文并茂，正所谓"一幅图胜过千言万语"。每一位编者都是在相关电生理领域一言九鼎的专家，能够为每个问题提供权威意见。

总之，这本书将现存的文献知识转化成对临床决策有用的方法。这本书专门写给那些在心电生理实验室中亲自处理实际临床问题的电生理学家，为他们提供如何处理常见临床情况的专家意见，而不至于"在转化中迷失"。

—Ranjan K. Thakur
医学博士
公共卫生学硕士
美国心律学会资深会员
美国密歇根州大学医学教授
Cardiac Electrophysiology Clinics 期刊编辑

伴随着技术的进步及对心律失常病理生理学更深入的理解，导管射频消融领域不断发展。医生们只有跟得上这些前进的脚步，才能为患者提供最先进的治疗。期刊出版物能提供第一手的新观点和创新点，但常常缺乏能将新鲜事物运用到实践中的实用性细节。

本书每一章节都聚焦于更加实用的消融程序，为读者透彻解析世界顶尖电生理实验室是如何完成这些环节的。对于"如何完成"室上性心动过速、心房颤动及室性心动过速的消融术，本书均给出了独一无二的解答。专家作者们描述了详细的操作步骤，突出了每章节知识的实用性。此外，每章节还附上图片和（或）视频以辅助对概念进行详解。

我们的目的是为读者提供以往只有通过观看专家操作才能学会的实用性知识和技巧。

希望此书能成为临床电生理学家、电生理培训生及相关分支专业甚至产业专家的有益资源和教学工具。

—Amin Al-Ahmad
David J. Callans
Henry H. Hsia
Andrea Natale
Oscar Oseroff
Paul J. Wang

A-A-V	atrial-atrial-ventricular	心房–心房–心室激动顺序
ACT	activated clotting time	活化凝血时间
AF	atrial fibrillation	心房颤动
AFCL	atrial fibrillation cycle length	心房颤动波周长
AFL	atrial flutter	心房扑动
AIVV	anterior interventricular vein	前室间静脉
AMC	aorto-mitral continuity	主动脉瓣–二尖瓣结合体
AP	accessory pathway	旁路
APC	atrial premature contraction	房性期前收缩
ARVC/D	arrhythmogenic right ventricular cardiomyopathy/dysplasia	致心律失常性右室心肌病/发育不良
ASC	aortic sinus cusp	主动脉窦
ASD	atrial septal defect	房间隔缺损
AT	atrial tachycardia	房性心动过速
ATP	antitachycardia pacing	抗心动过速起搏
AV	atrial-ventricular or atrioventricular	房室
AVN	atrioventricular node	房室结
AVNRT	atrioventricular nodal reentry tachycardia	房室结折返性心动过速
AVRT	atrioventricular reciprocating tachycardia	房室折返性心动过速
BBB	bundle branch block	束支传导阻滞
BBRVT	bundle branch reentrant ventricular tachycardia	束支折返性室性心动过速
bpm	beats per minute	每分钟心跳次数
CAD	coronary artery disease	冠状动脉疾病
CFAE	complex fractionated atrial electrograms	复杂碎裂心房电图
CL	cycle length	周长
CS	coronary sinus	冠状窦
CT	computed tomography	计算机化断层显像
CTI	cavotricuspid isthmus	下腔静脉三尖瓣峡部
ECG	electrocardiogram	心电图
EGM	electrogram	电描记图（电图）
E-IDC	electrograms with isolated delayed components	伴孤立延迟成分心电图
EP	electrophysiology	电生理学
ERP	effective refractory period	有效不应期
EUS	electrical unexcitable scar	电不兴奋性瘢痕
GCV	great cardiac vein	心大静脉
HA	His-atrial	希氏束–心房
HB	His bundle	希氏束
HB-RB	His bundle-right bundle branch	希氏束–右束支

HPS	His-Purkinje system 希氏-浦肯野系统
HRA	high right atrium 高右房
HRP	His-refractory PVCs 希氏束不应期室性期前收缩
IABP	intra-aortic balloon pump 主动脉内球囊泵
IART	intra-atrial reentrant tachycardia 房内折返性心动过速
IAS	interatrial septum 房间隔
ICD	implantable cardioverter-defibrillator 埋藏式心脏复律除颤器
ICE	intracardiac echocardiography 心内超声心动图
ICM	ischemic cardiomyopathy 缺血性心肌病
ICU	intensive care unit 重症监护治疗病房
IDCM	idiopathic dilated cardiomyopathy 特发性扩张型心肌病
INR	international normalized ratio 国际标准化比值
IPV	inferior pulmonary vein 下肺静脉
IVC	inferior vena cava 下腔静脉
IVS	interventricular septum 室间隔
IVT	inferior ventricular tachycardia 下位室性心动过速
JET	junctional ectopic tachycardia 交界区异位心动过速
LA	left atrium/atrial 左心房
LAA	left atrial appendage 左心耳
LAD	left anterior descending coronary artery 冠状动脉左前降支
LAO	left anterior oblique 左前斜位
LBBB	left bundle branch block 左束支传导阻滞
LBRS	left bundle branch block-right superior 左束支传导阻滞-电轴右上
LCC	left coronary cusp 左冠状动脉窦
LCx	left circumflex coronary artery 左回旋支动脉
LFA	left femoral artery 左股动脉
LFV	left femoral vein 左股静脉
LI-MI	left inferior pulmonary vein to mitral isthmus 左下肺静脉至二尖瓣峡部
LIPV	left inferior pulmonary vein 左下肺静脉
LOM	ligament of Marshall 马绍尔韧带
LPA	left pulmonary artery 左肺动脉
LPF	left posterior fascicle 左后分支
LPV	left pulmonary vein 左肺静脉
LSPV	left superior pulmonary vein 左上肺静脉
LV	left ventricle/ventricular 左心室
LVEF	left ventricular ejection fraction 左心室射血分数
LVO	left ventricular outflow region 左心室流出道区
MAC	monitored anesthesia care 麻醉监护
MAT	multifocal atrial tachycardia 多源性房性心动过速
MB	Marshall bundle 马绍尔束
MCV	middle cardiac vein 心中静脉
MDI	maximum deflection index 最大偏转指数
MDP	mid-diastolic potential 舒张中期电位

MDT	maximum deflection time 最大偏转时间	
MI	myocardial infarction 心肌梗死	
MRI	magnetic resonance imaging 磁共振成像	
MRT	macro reentrant tachycardia 大折返性心动过速	
NCC	noncoronary cusp 无冠窦	
NF	nodofascicular 结-束纤维	
NICM	nonischemic cardiomyopathy 非缺血型心肌病	
NIPS	noninvasive programmed stimulation 非侵入性程序刺激	
NPV	negative predictive value 阴性预测值	
NV	nodoventricular 结-室纤维	
ORT	orthodromic reentrant tachycardia 顺向型折返性心动过速	
PAC	premature atrial contractions 房性期前收缩	
PFO	patent foramen ovale 卵圆孔未闭	
PJRT	permanent junctional reciprocating tachycardia 持续性交界区反复性心动过速	
PNV	peak negative voltage 负电压峰值	
PPI	postpacing interval 起搏后间期	
PPI −TCL	postpacing interval minus the tachycardia cycle length 起搏后间期减去心动过速周期时长	
PPV	positive predictive value 阳性预测值	
PSVT	paroxysmal supraventricular tachycardia 阵发性室上性心动过速	
PTT	partial thromboplastin time 部分凝血活酶时间	
PV	pulmonary vein 肺静脉	
PVAD	peripheral left ventricular assist devices 外周型左心室辅助装置	
PVAI	pulmonary vein antrum isolation 肺静脉前庭隔离	
PVC	premature ventricular contraction 室性期前收缩	
PVI	pulmonary vein isolation 肺静脉隔离	
RA	right atrium/atrial 右心房	
RAA	right atrial appendage 右心耳	
RAAS	retrograde atrial activation sequence 逆行心房激动顺序	
RAMP	right atrial multipurpose 多用途右心房	
RAO	right anterior oblique 右前斜位	
RBLI	right bundle branch block-left inferior 右束支传导阻滞-电轴左下	
RBRS	right bundle branch block-right superior 右束支传导阻滞-电轴右上	
RCA	right coronary artery 右冠状动脉	
RCC	right coronary cusp 右冠状动脉窦	
RF	radiofrequency 射频	
RFA	right femoral artery 右股动脉	
RFV	right femoral vein 右股静脉	
RIPV	right inferior pulmonary vein 右下肺静脉	
RPA	right pulmonary artery 右肺动脉	
RPV	right pulmonary vein 右肺静脉	
RSPV	right superior pulmonary vein 右上肺静脉	
RV	right ventricle/ventricular 右心室	

RVA	right ventricular apex	右心室心尖部
RVOT	right ventricular outflow tract	右心室流出道
SA	stimulus to atrial interval	刺激-心房间期
SA－VA	stimulus to atrial interval minus the VA interval	刺激-心房间期减去心室-心房间期
SH	stimulus to His	刺激-希氏束
ST	sinus tachycardia	窦性心动过速
SVC	superior vena cava	上腔静脉
SVT	supraventricular tachycardia	室上性心动过速
TCEA	transcoronary ethanol ablation	经冠状动脉乙醇消融术
TCL	tachycardia cycle length	心动过速周期时长
TEE	transesophageal echocardiogram/echocardiography	经食管超声心动图
TIA	transient ischemic attack	短暂性缺血发作
TTE	transthoracic echocardiogram/echocardiography	经胸超声心动图
VA	ventriculo-atrial	心室-心房的
VOM	vein of Marshall	马绍尔静脉
VT	ventricular tachycardia	室性心动过速
WPW	Wolfe-Parkinson-White syndrome	预激综合征

目　录

第一部分　室上性心动过速消融

第二部分　心房颤动的消融治疗

第三部分　室性心动过速的消融

第一部分

室上性心动过速消融

Section Ⅰ Ablation of Supraventricular Tachycardia

如何在电生理实验室快速诊断室上性心动过速

Chapter 1   How to Rapidly Diagnose Supraventricular Tachycardia（SVT）in the Electrophysiology Lab

Luis F. Couchonnal，Bradley P. Knight 著

贺鹏康　周　菁 译

1.1　引　言

室上性心动过速（SVT）包括窦性心动过速（ST）、房室结折返性心动过速（AVNRT）、房室折返性心动过速（AVRT）、房性心动过速（AT）、交界区心动过速（JET）、心房扑动（AFL）、心房颤动（AF）和多源性房性心动过速（MAT）（图1.1）。而阵发性室上性心动过速（PSVT）是指症状具有突发突止特点的室上性心动过速。通常包括房室结折返性心动过速、房室折返性心动过速和房性心动过速[1]。在阵发性室上性心动过速中，AVNRT、AVRT 及 AT 所占百分比分别为 60%、30% 和 10%（图1.2）。在这一章节中，我们主要关注如何在电生理实验室中诊断 AVNRT、AVRT 和 AT。对于 AVRT，我们主要讨论正向性折返性心动过速（ORT），即通过旁路逆传、房室结前传，在没有差异传导时表现为窄 QRS 波的心动过速。PSVT 的诊断取决于三个要素：①心动过速诱发前的基本情况；②心动过速的特点；③心动过速时对心房或心室起搏的反应。

室上性心动过速的原因

- 1. 窦性心动过速
- 2. 房室结折返性心动过速（AVNRT）
- 3. 房室折返性心动过速（AVRT）　┐
- 4. 房性心动过速（AT）　　　　　　┘ 阵发性室上性心动过速（PSVT）
- 5. 交界性心动过速
- 6. 心房扑动
- 7. 心房颤动
- 8. 多源性房性心动过速

图 1.1　室上性心动过速的原因。图中列出了室上性心动过速（SVT）发生的原因。在这里，阵发性室上性心动过速（PSVT）指的是 AVNRT、AVRT 和 AT

1.2　术前准备

在进行电生理检查以前，应当对患者进行全面的病史询问及体格检查。患者的发病年龄可能对心动过速发生的机制有所提示。超过 70% 的 AVRT 患

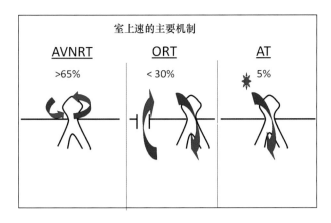

图 1.2 阵发性室上性心动过速的机制。AVNRT 是一种利用房室结和房室结周围组织维持的心动过速。在典型的 AVNRT 中，慢径前传、快径逆传，这会导致间隔的 VA 间期小于 70ms。在不典型的 AVNRT 中，快径前传、慢径逆传，导致间隔 VA 间期大于 70ms。在 AVRT 中，如果激动经房室结前传、旁路逆传，则会出现间隔 VA 间期大于 70ms。间隔旁路表现为逆传的心房激动顺序为向心性，而侧壁旁路可以表现出不同程度的偏心性传导。AT 发生的机制从本质上可能为局灶性激动或者心房内折返。与 AVNRT 和 AVRT 不同的是，AT 心动过速的维持不需要房室结的参与。AT 的 VA 间期是不同的

者发病年龄小于 20 岁（中位年龄 23 岁 ±14 岁）。而超过 60％ 的 AVNRT 患者发病年龄超过 20 岁（中位年龄 32 岁 ±18 岁）[2]。AT（房速）也受年龄影响，23％ 的 AT 年龄超过 70 岁。性别对于 SVT 的发生机制也有影响。一项入组了 1700 例 PSVT 患者的研究发现，大部分 AVRT 患者为男性（54％），而 AVNRT 及 AT 患者多为女性（发生率分别为 70％ 及 62％）[3]。

所有患者都应行不发作时心电图的检查，寻找显性预激的证据。在 PSVT 发作时，房室 1∶1 传导时的心电图（ECG）可用于观察 P 波形态和 R-P 间期。短 R-P 心动过速（R-P 间期小于 R-R 间期的 50％）伴向量向上的 P 波，通常提示为典型的 AVNRT（慢-快型）、AVRT 或 AT。短 R-P 心动过速伴形态异常的 P 波通常提示 AT 的诊断。长 R-P 心动过速（R-P 间期大于 R-R 间期的 50％）伴向量向上的 P 波通常为不典型 AVNRT（快-慢型）和慢传导旁路的 AVRT。长 R-P 心动过速伴异常的 P 波形态通常提示为 AT。如果没有观察到 P 波，那么应仔细观察 V₁ 导联 QRS 波群的终末向量是否存在因逆传激动心房出现的伪 R' 波。当 P 波藏在 QRS 波中或者恰好见于 QRS 波终末部分，最可能是 AVNRT。但

是依据 ECG 进行 PSVT 的诊断应当谨慎，这是因为有研究证实，通过 ECG 的表现鉴别 AVNRT、AVRT 和 AT 时，约 20％ 是不正确的[4]。

1.3 血管入路及导管放置

在进行电生理检查当天或之前应取得患者的知情同意，并进行血常规、凝血功能及血生化的检查。静脉镇静剂在主治医师的指导下由电生理护士给予，可用于大多数将要接受电生理检查的患者。多数针对 PSVT 进行的电生理手术可以通过单一的股静脉途径完成。标准的 PSVT 操作一般在右侧股静脉中植入 3 根鞘管。当患者备皮、铺巾后就可以进行右股静脉穿刺术。如果在术前考虑 AVNRT 诊断可能性大，那么可以在术中经右股静脉植入长鞘管，而消融导管也可起到一部分诊断导管的作用。通常应用电极间距 4mm 的可调弯消融导管。而头端柔软的 4 极导管应该被放置到右心室心尖部。在高右房处放置一个可调弯 4 极电极。消融导管或高右房导管后来可放置到冠状窦中，以观察心房激动是向心还是离心的。在导管放置到位后，静脉推注肝素 3000U，然后每小时持续泵入肝素 1000U 防止血栓形成。如果考虑患者存在左侧旁路，可以先在冠状窦中置入一个多极电极。一般来说，常规的 PSVT 手术不需要应用三维标测技术，但是部分复杂病例可以考虑应用该技术。

1.4 电生理检查中的基本观察项目

在诱发室上性心动过速（SVT）之前，可以进行一些基本的观察。这些观察结果或许可以提供解释 PSVT 发生机制的证据[5]。例如，在窦性心律下观察到预激波对于 AVRT 的阳性预测值（positive predictive value，PPV）可以达到 86％，而阴性预测值为 78％。体表心电图可观察到预激波，也即 HV 间期小于 35ms。房室结双径路的定义为 A1A2 刺激间期每缩短 10～20ms 时，A2H2 间期延长 50ms 及以上，这种表现对 AVNRT 的诊断阳性预测值为 86％。虽然典型的预激波和房室结双径路的表现都具有较高的阳性预测值，但是大约 10％ 的预激综合征的患者可诱发出 AVNRT，而在存在房室结双径路表现的患者中大约 15％ 合并 AVRT 或者 AT。如

果 600ms 起搏心室时无室房逆传，则 AVRT 的可能性很小。但是大约 5% 基线状态时不存在室房逆传的患者，在应用异丙肾上腺素后表现出存在逆传功能的旁路，从而出现 AVRT[6]。对心室进行 S1S2 刺激时，如果存在室房递减传导，则存在旁路的可能性比较小。但是确实有一小部分的旁路存在递减传导的表现。如果找到心房内传导减慢的证据，或者通过心房电压标测发现心房内低电压区域，即瘢痕区域，那么 PSVT 为 AT 的可能性增大。在极少数情况下我们在起搏心房或心室时给予腺苷，用以寻找旁路的证据。应用腺苷后不出现室房传导阻滞并不是存在旁路的诊断标准。这是因为大约 38% 典型 AVNRT 的患者，其快径逆传也不被腺苷阻断[7]。

希氏束旁起搏

希氏束旁起搏可用来在基线情况下判定是否存在具有逆传功能的间隔旁路[8]。导管应放置在室间隔基底部右心室侧，该部位可以进行希氏束旁起搏。而导管远端的电极应同时记录到希氏束和心室电图。为避免起搏希氏束时同时起搏心房，应使导管远端电极上心房电位尽量的小。开始起搏时采取较高的输出（5～10mA），夺获希氏束和右心室，并逐渐降低输出，最后出现希氏束和右室失夺获。

希氏束旁起搏通过希氏束同时前传和逆传。希氏束前传时，体表心电图表现出相对窄的 QRS 波形。若无旁路时，希氏束起搏时的逆传波经过希氏束回传，此时刺激到希氏束（SH）的时间为 0ms，随后心房被激动，SA 间期等于 HA 间期。随着起搏输出的下降，对希氏束-右束支起搏失夺获，体表心电图会出现增宽的 QRS 波形。这是因为刺激不再经过传导速度较快的希氏束，而是经过传导速度较慢的心肌激动整个心室。而此时的希氏束激动也被延迟，这是因为刺激首先激动心肌，再激动右束支，最后再逆传回希氏束。在腔内图上，会出现 SA 间期延长（相当于 SH 和 HA 时间的总和）。上述表现为经典的房室结传导对希氏束旁起搏的反应（图 1.3A）。在存在间隔旁路的情况下，SA 间期一般为固定的。它只取决于连接心室到心房的旁路的逆向传导特性（图 1.3B）。

为了正确解读希氏束旁起搏结果，最重要的是观察心房逆传激动顺序（RAAS）[9]。如果 HB-RB 失夺获时，SA 间期没有改变，RAAS 没有变化，那么逆传只能通过一条旁路。但是如果 HB-RB 失夺获时，RAAS 出现变化，可能是通过多条旁路、同时通过房室结快径和慢径或者同时通过房室结和一条旁路逆传。可以通过观察 HA 间期来区别上述情况。如果 HA 间期保持不变，那么逆传是通过房室结和旁路进行的。但是，如果存在 HA 间期缩短的表现（一般提示 HA 分离），那么逆传是通过 1～2 条旁

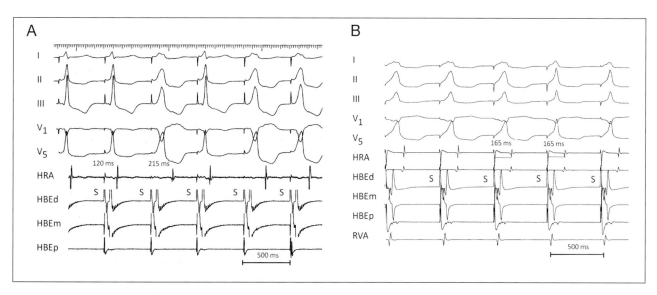

图 1.3 **A.** 本图显示了希氏束旁起搏时的房室结反应。在本例中，希氏束旁起搏的输出逐渐减少。在第 3 跳中出现了宽 QRS 波群，提示希氏束失夺获，伴以刺激到 HRA 的间期增加，符合希氏束旁起搏时的房室结反应。**B.** 希氏束旁起搏的结外反应。在上图中，希氏束旁起搏是通过放置在希氏束附近的 4 极导管实现的。在持续释放刺激的情况下，希氏束被夺获（最后两跳窄 QRS 波）。可见此时无论希氏束是否被夺获，刺激到 HRA 的间期在 165ms 不变，提示存在间隔旁路

路、同时经房室结两条径路或房室结和旁路传导。根据希氏束起搏的不同反应来判断是否存在旁路的敏感性为 46%。这可能反映了远离房室结的旁路（即侧壁的旁路）不太可能引起结周反应。其特异性为 96%。

右心室鉴别性起搏

另外一种常用的鉴别间隔旁路是否存在的办法是进行右心室起搏[10]。用同样的刺激周长（cycle length，CL）在心室的不同位置进行刺激（通常是心尖部和基底部），同时记录刺激到高右房（HRA）的传导时间。如果没有旁路的存在，那么起搏基底部到心房的时间应长于起搏心尖到心房的时间。这是因为起搏心底部产生的激动必须沿着间隔部到达心尖部才能进入希氏束，从而逆传激动心房。如果存在旁路，那么 VA 间期在起搏心底部时短于起搏心尖部。这是因为激动心房的逆传冲动通过靠近心底部的旁路进行传导。心尖部的 VA 间期减去心底部的 VA 间期定义为 VA 指数。当 VA 指数大于 10ms 时对于诊断旁路的存在其特异性和敏感性均达到 100%。

1.5 心动过速特点

一旦 SVT 发生，可以通过观察特定表现来推测心动过速的机制。心动过速的周长（TCL）可以用来推测心动过速发生的机制，尽管有明显的重叠。总体来说，AVNRT 在频率上可能比 AVRT 慢。较慢的心动过速（CL>500ms）为 AVNRT 的可能性较大（阳性预测率为 83%）。在心动过速发生时最先应被测量的指标是间隔的 VA 间期。该指标测量的是体表心电图上最早的 QRS 波起始部分到间隔部心房电位的间期。间隔 VA 间期小于 70ms 除外旁路参与的心动过速，而极有可能是 AVNRT。另外还有不到 1% 的 AT 可以表现为间隔 VA 间期小于 70ms。

当心动过速发生时，应注意 TCL 是否存在"震荡"。如果 A-A 间期的变化先于 H-H 间期的变化，那么心动过速的机制极有可能为 AT（A 波导致 V 波的变化）。如果 H-H 间期变化先于 A-A 间期的变化，则最有可能的机制为 AVNRT 和 ORT。

如果间隔 VA 间期超过 70ms，那么冠状静脉窦

电极可以用来观察心动过速时 RAAS 是向心性传导还是偏心性传导。在典型的 AVNRT 中，RAAS 为向心性传导。这是因为心房最早激动点位于 Koch 三角尖部，快径插入希氏束的部位附近。而不典型的 AVNRT 最早心房激动点位于冠状静脉窦口附近。AVRT 和 AT 一般都表现为偏心性传导。部分的间隔旁 AVRT 和 AT 则是例外。AVRT 和 AT 可以表现出不同程度的偏心性传导，取决于旁路或局灶激动点和房室结的相对位置。如果 RAAS 为偏心性传导，基本可以除外 AVNRT。但是个别的 AVNRT 可表现为偏心性传导。这种 AVNRT 通常需要导管进入冠状窦内或二尖瓣环进行消融。这通常和慢径的左侧延伸有关。

转变区域，包括心动过速发作，差异传导和自行终止可以对心动过速的机制有一定提示。如果心动过速可由心房起搏诱发，且诱发时存在 AH 间期显著延长（跳跃现象），提示心动过速为 AVNRT 的阳性预测值为 91%。这种 AH 间期延长是由于快径进入不应期，激动突然沿慢径下传出现的。这种现象被称为"跳跃现象"。它通常定义为 S1S2 联律间期缩短 10ms，AH 间期延长超过 50ms。AVRT 诱发时通常也可以观察到房室传导延迟。延迟可以发生在折返环内任何区域，包括心肌内传导的延迟。但是 AT 的发生与房室结无关，AT 的诱发不需要房室结传导的延迟。

如果心动过速时出现左束支传导阻滞（LBBB），那么心动过速由 ORT 所致的可能性为 92%。具体的原因可能有以下几个方面。ORT 发作时心率较快，可能导致出现室内差异性传导。LBBB 差异性传导使旁路有更多的时间恢复逆传功能。而 AVNRT 的诱发依赖于房室结传导延迟，导致长 H1-H2 间期，发生差异性传导可能性小。和 AVNRT 诱发时的情况不同，ORT 诱发不需要跳跃现象。ORT 心动过速发作时较短的 AH 间期可侵入浦肯野系统的不应期，引起差异性传导。如果存在束支传导阻滞（左或右），且 VA 间期较无束支传导阻滞时延长 20ms 以上，那么心动过速为 ORT 且旁路存在于束支阻滞同侧的概率为 100%。这种 VA 间期的延长是因为束支传导阻滞时心室内相对缓慢的传导所致。此时 VA 间期的延长可能造成心动过速周长的相应延长，但是 VA 间期的延长往往造成 AH 间期代偿性缩短，所以心动过速周长可以无明显变化（图 1.4）。

如果心动过速发作时出现房室传导阻滞可以除

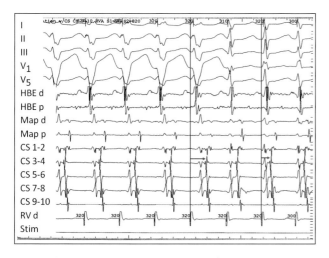

图 1.4　本图显示了 ORT（左侧游离壁旁路）合并 LBBB 时 VA 间期延长。心动过速合并左束支传导阻滞时 VA 间期较心动过速不合并左束支传导阻滞时延长。这提示存在与束支传导阻滞处于同侧的旁路

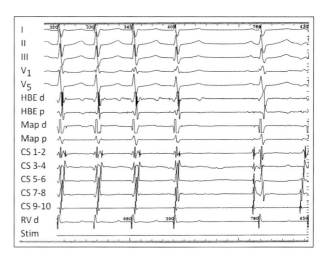

图 1.5　本图显示了因房室传导阻滞而自发终止的心动过速。心房电图记录到的心动过速自行终止提示其机制为房室结依赖的心动过速（AVNRT 或 AVRT）。在本例中，心动过速最后一跳为 A 波，但是因为房室传导阻滞未能除极心室，导致心动过速终止。本图中因为心房、心室同时激动，故可以除外 AVRT。所以，本图一定是典型的 AVNRT

外 ORT。这是因为在 AVRT 中心室必须参与到心动过速的发生与维持中。在 AT 和 AVNRT 中可以存在房室传导阻滞，而后者出现阻滞的部位往往在结下区。

　　心动过速自行终止同样可以提示心动过速的发生机制。AVNRT 和 ORT 的终止可以由房室结前传阻滞造成。在体表心电图上可以观察到上述两种心动过速终止时出现 P 波后无 QRS 波群跟随的现象（图 1.5）。而对于房室 1∶1 传导的 AT，心动过速终止时，最后一跳心房激动会下传至心室。AT 终止同时伴房室传导阻滞极为少见。因此，如果心动过速自行终止时最后为 P 波，那么可以除外 AT。但是，心动过速自行终止时最后为 QRS 波时无法区分 AVNRT、AVRT 或 AT。

1.6　心动过速时的起搏

心室起搏

　　在完成上述对心动过速基线情况的观察后，可以进行起搏来进一步明确心动过速的机制。可以先行心室的拖带起搏。为了进行心室拖带，可以对心室采用比心动过速周长短 10ms 至 40ms 的起搏周长进行起搏。进行心室拖带时应将心房加速至起搏频率，停止心室起搏后，心动过速周长应恢复至其初始的周长。在成功进行拖带后，应观察 RAAS。如果

此时的心房激动顺序与原先心动过速时不同，那么应该考虑是否存在旁路（该旁路之前未曾参与心动过速）或 AT 的可能。如果心房激动顺序和原先心动过速时一致，那么应当观察最后一次心室起搏时心房电图的情况。需要注意的是，如果最后一次心室起搏后出现房-室（A-V）传导，那么心动过速可能为 AVNRT 或 AVRT。这是因为最后一次心室起搏刺激经过折返环的逆传径路（如房室结双径路或旁路）再经前传径路下传激动心室（图 1.6A）。但是如果最后一次心室起搏后出现房-房-室（A-A-V）传导，那么心动过速可能为 AT。这是因为在心室拖带中，心室激动经房室结逆传，而最后一跳经由心室拖带激动造成的心房激动在前传时遇到了房室结不应期，无法下传。只有在下一跳心房激动后才经房室结下传激动心室（图 1.6B）。

　　计算拖带后的起搏后间期减去心动过速周期之差（PPI－TCL）可用以鉴别不典型的 AVNRT 和间隔旁路的 AVRT。如果该值大于 115ms 提示为不典型的 AVNRT，而该值小于 115ms 则提示为间隔旁路（图 1.7）[11]。因为心室为 AVRT 折返环上的组成成分，而不是 AVNRT 折返环的组成成分（其折返环更贴近房室结），所以 AVRT 在心室拖带后的 PPI 会比 AVNRT 时的短（拖带心室更靠近折返环）。而刺激到心房的间期（SA）减去室房传导时间（VA）（SA—VA 间期）也可用来鉴别不典型的 AVNRT 和

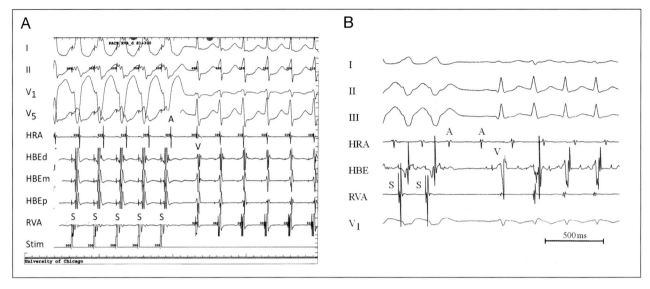

图 1.6 **A.** 这是 AVNRT 中的室-房-室（V-A-V）现象。在心动过速发生时，进行心室拖带。通过测量发现 A-A 间期等于 S-S 间期，确认已成功拖带心房，那么可以观察回波。在停止刺激的时候，可以观察到 V-A-V 反应，VA 间期小于 70ms 和 V-A-V 反应，所以诊断为典型的 AVNRT。**B.** AT 时 V-A-A-V 现象。心动过速时拖带心室，停止拖带时观察到 V-A-A-V 现象，故提示心动过速为 AT

图 1.7 这是一例长 RP 间期但是 PPI－TCL 小于 115ms 的病例，符合 ORT 表现。在心室拖带后，PPI 为 350ms，PPI－TCL 为 70ms，符合间隔旁路的 ORT 表现

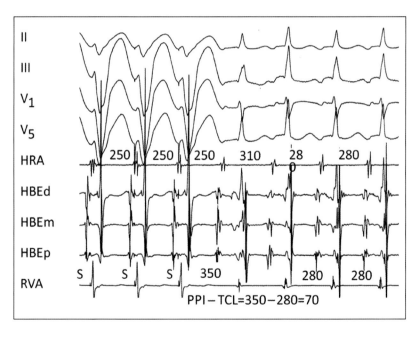

间隔旁路的 AVRT。如果 SA－VA 间期小于 85ms 提示间隔旁路，反之则提示为不典型的 AVNRT。计算 SA－VA 间期比 PPI－TCL 间期的好处是只测量了 VA 间期的变化，而后者同时包括了房室前传的时间，如果存在房室递减传导则会影响测量，导致错误结论。

如果在尝试进行心室拖带时导致心动过速终止且没有观察到心房被激动的证据，那么可以除外 AT。在这种情况下只能通过使房室结或旁路进入

不应期来终止心动过速，所以可以除外 AT（图 1.8）。另外一种心室起搏方式是以周长 200ms 至 250ms 短促起搏右心室 3～6 跳，观察是否出现室房分离现象。如果心室在起搏时可以被完全夺获，同时房室分离，且心动过速还可持续，那么可以除外 ORT 的可能。

希氏束不应期心室早搏刺激

为了进一步鉴别不典型的 AVNRT 和间隔旁路

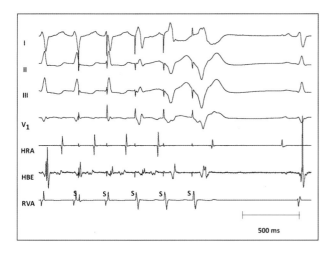

图 1.8 在上图中，心室被起搏夺获（表现为融合波，第 4、5 跳为心室被完全起搏夺获）。第 4 跳心室起搏终止了心动过速的同时没有逆传激动心房，除外了 AT 的可能

的 AVRT，可以采用希氏束不应期心室早搏刺激（His refractory PVCs，HRP）。在心动过速时，通过在希氏束不应期间给予心室早搏刺激可以用来确定心动过速发生的机制。为了取得在希氏束不应期内的早搏刺激，心室早搏刺激可以在 QRS 波群起始点或者在希氏束前 30～50ms 时限内释放。如果 HRP 可以逆传激动心房，那么可以证实存在旁路，但是不能证实其参与心动过速的发生。如果 HRP 逆传激动心房时心房的激动顺序与心动过速时不同，那么旁路一定不参与心动过速。但是如果 HRP 终止了心动过速且无心房激动，那么旁路应参与了心动过速（图 1.9）。

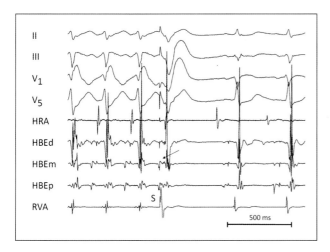

图 1.9 希氏束不应期时的心室刺激终止心动过速的同时未能激动心房，符合 AVRT 的表现

心房起搏

如果在进行了心室起搏后仍不能确定心动过速的机制，那么应当进行心房起搏。首先应以比 TCL 短 10～40ms 的频率进行心房拖带。应观察拖带后回转的 VA 间期（VA），如果 VA 关系是不变的，那么可以认为心动过速是依赖于 VA 传导的，可以除外 AT（图 1.10）。另外还可以用最长的、可造成房室传导阻滞的可拖带间期起搏心房，此时，主要观察先于房室传导阻滞出现的 AH 间期。如果此时的 AH 间期长于心动过速时的 AH 间期，那么提示心动过速依赖于房室结传导，可以除外 AT。

1.7 结论

在射频消融开始前，应当通过上述多种方式来确定心动过速的机制，通过综合基线发现、心动过速的特点、起搏表现以正确搞清心动过速机制。结合两个心动过速特征，即间隔的 VA 传导间期、逆传心房激动和运用拖带来观察回转反应（如 A-V 或 A-A-V），可以明确 65% 的病例中心动过速发生的机制。而且，上述诊断方法可以在 27% 的病例中除外 1 种心动过速的机制。图 1.11 中列出了快速诊断心动过速的流程图。

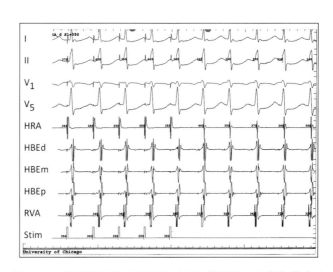

图 1.10 该图显示了 AVNRT 时 VA 关联性。心房拖带成功后停止拖带，观察第一跳回波。如果回波 VA 间期与心动过速 VA 间期相同（VA linking），那么提示心动过速依赖于房室结传导，所以心动过速只能是 AVNRT 或者 AVRT。此时可以除外 AT，因为其心动过速不依赖房室结传导

图 1.11 电生理实验室快速诊断 PS-VT 的流程图。如果 VA 间期 < 70ms，右室拖带可以鉴别 AVNRT 和 AT。如果 VA 间期 > 70ms，则分析逆传心房激动顺序，如果为偏心性传导，右室拖带用于鉴别 AVRT 和 AT。如果 VA 间期 > 70ms 且为向心性心房传导，拖带用于鉴别 AT 和 AVNRT 及 AVRT。如果存在 V-A-V 反应，须鉴别间隔旁路和不典型（快慢型）AVNRT。如果 PPI－TCL < 115ms，心动过速为间隔 AP；如果 PPI－PCL > 115ms，心动过速为不典型 AVNRT。如果心室拖带导致心动过速终止，心房拖带用于 VA 关联性，以鉴别 AT 与 AVNRT 及 AVRT

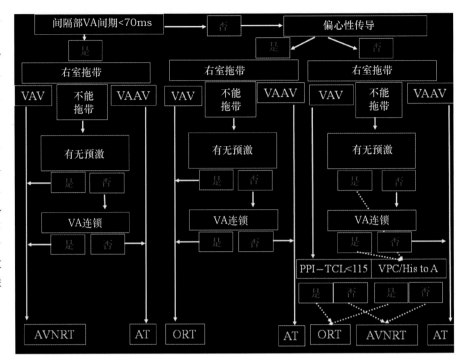

参考文献

1. Blomstrom-Lundqvist C, Scheinman MM, et al. ACC/AHA/ESC guidelines for the management of patients with supraventricular arrhythmias—executive summary: A report of the American College of Cardiology/American Heart Association Task Force on Practice Guidelines and the European Society of Cardiology Committee for Practice Guidelines (Writing Committee to Develop Guidelines for the Management of Patients With Supraventricular Arrhythmias). *Circulation.* 2003;108(15): 1871–1909.

2. Goyal R, Zivin A, Souza J, et al. Comparison of the ages of tachycardia onset in patients with atrioventricular nodal reentrant tachycardia and AP-mediated tachycardia. *Am Heart J.* 1996;132(4):765–767.

3. Porter MJ, Morton JB, Denman R, et al. Influence of age and gender on the mechanism of supraventricular tachycardia. *Heart Rhythm.* 2004;1(4):393–396.

4. Kalbfleisch SJ, el Atassi R, Calkins H, Langberg JJ, Morady F. Differentiation of paroxysmal narrow QRS complex tachycardias using the 12-lead electrocardiogram. *J Am Coll Cardiol.* 1993;21(1):85–89.

5. Knight BP, Ebinger M, Oral H, et al. Diagnostic value of tachycardia features and pacing maneuvers during paroxysmal supraventricular tachycardia. *J Am Coll Cardiol.* 2000; 36(2):574–582.

6. Yamamoto T, Yeh SJ, Lin FC, Wu DL. Effects of isoproter-enol on AP conduction in intermittent or concealed Wolff-Parkinson-White syndrome. *Am J Cardiol.* 1990; 65(22):1438–1442.

7. Souza JJ, Zivin A, Flemming M, et al. Differential effect of adenosine on anterograde and retrograde fast pathway conduction in patients with atrioventricular nodal reentrant tachycardia. *J Cardiovasc Electrophysiol.* 1998;9(8):820–824.

8. Hirao K, Otomo K, Wang X, et al. Parahisian pacing. A new method for differentiating retrograde conduction over an accessory AV pathway from conduction over the AV node. *Circulation.* 1996;94(5):1027–1035.

9. Nakagawa H, Jackman WM. Parahisian pacing: useful clinical technique to differentiate retrograde conduction between accessory atrioventricular pathways and atrioventricular nodal pathways. *Heart Rhythm.* 2005;2(6):667–672.

10. Martinez-Alday JD, Almendral J, et al. Identification of concealed posteroseptal Kent pathways by comparison of ventriculoatrial intervals from apical and posterobasal right ventricular sites. *Circulation.* 1994;89(3):1060–1067.

11. Michaud GF, Tada H, Chough S, et al. Differentiation of atypical atrioventricular node re-entrant tachycardia from orthodromic reciprocating tachycardia using a septal AP by the response to ventricular pacing. *J Am Coll Cardiol.* 2001; 38(4):1163–1167.

如何消融经典型和反向型心房扑动

Chapter 2　How to Ablate Typical and Reverse Atrial Flutter

John C. Evans，Donald D. Hoang，Mintu P. Turakhia 著

刘书旺　译

2.1 引 言

典型心房扑动（房扑）是一种依赖于三尖瓣环峡部传导的右心房大折返性心动过速。房扑虽然常见，但在节律和心室率控制治疗方面其药物疗效不佳。房扑可以单独发作，亦可合并心房颤动（简称"房颤"）。即使未合并房颤或结构性心脏病，房扑也能造成严重影响，包括卒中和全身性栓塞，严重心动过速，心肌缺血，肺静脉淤血，心动过速型心肌病和心力衰竭。先进电生理实验室设备，如电解剖标测图，心内超声，非接触标测导管等在复杂病例或疑难病例诊断中非常有用，但由于典型房扑的导管消融通常很简单，成功率高，而且并发症发生率很低，因此，即使缺乏上述先进设备，也可以进行消融治疗。综合上述原因，典型房扑的导管消融是常见的有创电生理治疗手段之一。

房扑术语

自 1920 年托马斯·路易斯先生发现房扑以来[1]，大量术语被用来描述房扑。特别基于以下方面：围绕三尖瓣环传导方向的扑动折返环（逆钟向或顺钟向），右侧或左侧，是否依赖三尖瓣环（三尖瓣环依赖型和非三尖瓣环依赖型），或多重混合因素（典型，反向典型，不典型，1 型，2 型）[2]。2001 年修订了房扑标准化术语的一份书面共识[3]。围绕三尖瓣环逆钟向传导的三尖瓣环峡部依赖型右心房大折返心动过速定义为典型房扑。相同的解剖环路但呈顺钟向传导，则定义为反向典型房扑。本文中，我们将典型房扑和反向典型房扑都统称为房扑。

解剖和生理

三尖瓣环峡部前面毗邻三尖瓣环，后面毗邻下腔静脉欧氏嵴（如图 2.1），这一结构形成了解剖学或功能性的传导屏障，使通过这一缓慢传导区的除极和心律失常的扩布成为可能。缓慢传导区主要位于三尖瓣环峡部，在此处缓慢传导的时间可以占房扑心动过速周长的 30%～50%[4]。在典型房扑中，心房肌的除极过程是从峡部的游离壁侧向间隔侧传导，然后继续向房间隔扩散，最后扩布至心房顶部。界嵴和欧氏嵴作为解剖或功能性传导屏障，来自于房顶的除极波沿着界嵴前侧再回到峡部。相对心房传导速度，三尖瓣环峡部的缓慢传导的折返形成提供足够的波长[5]。阻断该峡部传导可中断心动过速，为消融首选方法。三尖瓣环峡部的持续双向阻滞是消融的目标和终点。

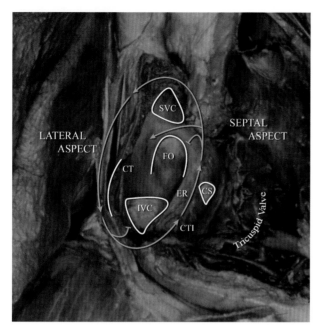

图 2.1　折返环的解剖图。除极活动自峡部游离壁侧延伸至中间隔侧，向上到达房间隔，扩布至房顶。最后从界嵴前缘回到折返环（照片经斯坦福医学史中心授权采用）

心电图诊断

如图 2.2 所示，典型房扑在 12 导联体表心电图的下肢导联为负向扑动波，在 V_1 导联为正向扑动波[2,6-7]。在未使用抗心律失常药物的情况下，心房

率一般都大于 240 次/分。应用 I 类或 III 类抗心律失常药物后心房率变慢。可以观察到心率相关的分支阻滞、束支阻滞或 I c 类药物导致的 QRS 波增宽。顺钟向传导的称为反向典型房扑（图 2.3）（具有相同的解剖环路，但沿三尖瓣环峡部顺钟向传导），其经典心电图表现是下肢导联相同周长的正向扑动波[6]，但与典型的逆钟向房扑比较，其特点明显减少。

典型房扑具有特异的 12 导联心电图表现，但敏感性低。心房结构异常如先天性心脏病或既往有心脏外科手术病史的病例，其扑动波的形态差异较大。肢体导联扑动波的振幅显著下降，反映了峡部或心房内的传导缓慢，多发生在有严重左心房瘢痕或峡部消融术后复发的病例。

消融指征

2003 年美国心脏病学会、美国心脏协会和欧洲心脏病学会制定的《室上性心律失常患者管理指南》发表了对原发性心房扑动的管理意见。这些联合指南推荐对于复发或耐受性差的典型房扑应该行射频消融治疗（I 类适应证，B 级证据）。指南也指出对于初发且耐受性好的典型房扑行射频消融治疗也是合理的（II 类适应证，B 级证据）。对于在使用 I c 类药物或胺碘酮治疗房颤过程中出现的典型房扑也建议行射频消融治疗（I 类适应证，

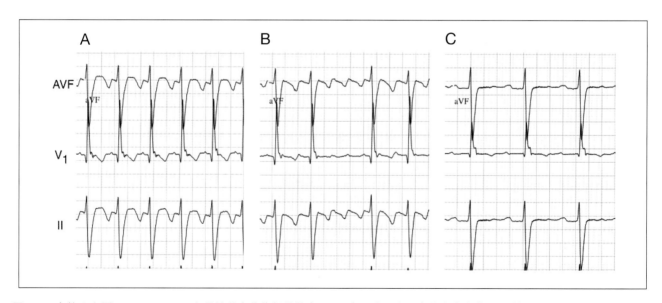

图 2.2　房扑心电图。A. AVF，V_1 和 II 导联为节律规整的窄 QRS 波心动过速，合并右束支传导阻滞和左前分支阻滞。QRS 波前可看到小 P 波，疑似长 RP 室上性心动过速。B. 应用腺苷后的心电图。心室率变慢，容易识别扑动波。扑动波在 V_1 导联直立，在 II、III 和 AVF 导联倒置（未显示）。与典型的三尖瓣环峡部依赖型逆钟向房扑一致。C. 窦律下表现为持续性双分支阻滞。P 波轴向发生改变，与窦性 P 波一致

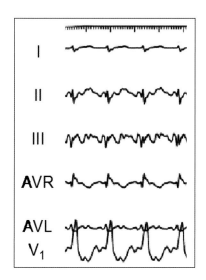

图 2.3 顺钟向心房扑动。直立的扑动波在下肢导联最明显，Ⅱ导联清晰可见领先于 QRS 波群的直立扑动波

B 级证据)[8]。

继上述指南发布以后，一项随机对照临床研究比较了针对仅发作一次的房扑患者，射频消融和口服胺碘酮作为一线治疗的差异[9]。这项研究表明，与胺碘酮相比，消融的长期预后更好，且抗心律失常药物的副作用更少，但未降低发生房颤的风险。不管是否采取了抗心律失常治疗，心脏电复律仍属于一线治疗，但由于单纯的心脏复律（电复律）不能够改变电生理基质而预防复发，该策略通常只用于急性治疗。抗心律失常药物在预防或终止房扑方面通常是无效的，而且复律后的复发率极高（70%～90%)[10]。

对于那些临床诊断合并典型房扑的房颤患者进行消融治疗时，推荐同时对房扑进行联合消融[11]。目前对于没有房扑临床记录的房颤是否行经验性消融和峡部预防性消融，仍存在争议[12]。然而，由于 Ic 类药物减慢峡部传导后可能导致 1∶1 的室性传导，尤其在交感神经张力增高的情况下。因此，对于那些服用 Ic 类抗心律失常药物的房颤患者同时进行三尖瓣环峡部消融是合理的[11]。

2.2　术前准备

抗凝治疗

房扑被认为具有与房颤同等的卒中风险。因此，预防中风的危险分层和治疗应该等同于房颤[6,11]。射频消融转复房扑与心脏复律比较无差异。因此，对

于计划行房扑消融的患者来说，术前应先接受经食管超声心动图检查以排除左心房血栓。另外，对于服用华法林的患者，如果房扑复律前 4 周进行了充分的抗凝治疗，则可以不行经食管超声心动图检查。我们习惯于把术前 4 周抗凝治疗时检测的凝血酶原时间或国际标准化比值（INR）指标作为治疗性抗凝的证据。达比加群酯是一种直接凝血酶抑制剂，已获批在复律前安全使用[13]。

低分子肝素每次按 0.75～1mg/kg，每间隔 12h 用 1 次，可用于桥接围术期抗凝治疗中的华法林。直接凝血酶抑制剂如达比加群酯从效价上可取代华法林，且无须注射肝素桥接[14]。一些有经验的中心或者术者已经证实了在 INR 达标和继续使用华法林的情况下，实施导管消融治疗的安全性和有效性[15-16]。心电图诊断为典型房扑而表现为窦性心律（简称"窦律"）的患者，可以在窦律下实施三尖瓣环峡部消融，无须诱发或终止扑动，可能也无须进行经食管超声心动图检查。条件允许的状况下，我们仍推荐诱发临床心律失常。

2.3　手术过程

患者准备

患者至少禁食 6h 以上，在空腹状态下接受三尖瓣环峡部消融。由于手术时间短，通常不需要留置尿管；大多数患者在三尖瓣环峡部消融术中需要清醒镇静，一般使用芬太尼或咪达唑仑而不是其他麻醉药物。我们建议使用芬太尼，因为在下腔静脉附近消融时多数患者会发生剧烈疼痛，而芬太尼能发挥止痛作用。

血管通路和导管配置

目前尚无系统研究比较不同导管之间消融效果，因此，不同术者之间导管的选择存在很大差异。有一部分导管在三尖瓣环峡部消融术中发挥重要作用，最重要的就是要确保足够的电极来验证三尖瓣环峡部的双向阻滞。

就诊断导管而言，折返环路各点必须有足够的电极分布。电极应位于传导闭合环各点上。我们建议采用一种综合方式来评价右心房电活动，以明确房扑折返环的全部路径（如图 2.4）。一根 20 极导管的电极自高位右心房延伸至右心房下侧壁，最终抵

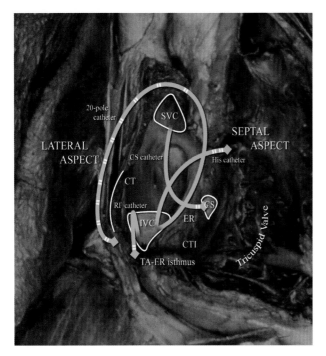

图 2.4 全套标测导管的左前斜位影像。全面的导管配置保障了整个扑动折返环的实时标测，也有助于识别典型扑动的变异，房扑终止后激发的房性心律失常以及位于三尖瓣环峡部、非折返环关键部位的大折返心动过速。20 极导管或三尖瓣环（TA）导管的电极从高位右心房中部和前壁经 SVC（上腔静脉），向下抵达右心房侧壁，即为界嵴前缘至下部，最终到达三尖瓣环峡部侧面。希氏束导管用于标测房室结、希氏束、中间隔至峡部的传导区域。经上部血管入路置入的冠状窦电极，用于记录在消融过程中或类似于房扑的心房粗颤时，可能产生变化的左心房激动。与高位希氏束导管比较时，导管能实时记录经房间隔传导的双向激动。导管电极经冠状窦向左侧延伸，以确保左心房不是折返环的必要组成部分。消融导管位于 6 点钟处，我们推荐在此处构建三尖瓣环峡部消融线（照片经斯坦福医学史中心授权采用）

达三尖瓣环峡部，因此可用于标测右心房前壁至嵴部的心电活动，并有助于确定源于嵴部的扑动波变化。

希氏束导管不仅有助于识别室间隔，同时也是希氏束电图的标记，从而提高了消融安全性。冠状窦电极是很有意义的标测导管，不仅在左心房激动方面提供有用的信息，如在射频消融发生变化时，或者在类似房扑的心房粗颤时，在与位置更高的希氏束导管比较时还能观察经房间隔的传导方向。经过冠状窦到达左侧的延伸电极也明确了左心房不是折返环路上一个不可或缺的组成部分。经三尖瓣环峡部插入 20 极导管，送至冠状窦，无须再去区分右

心房和冠状窦导管，但由于该导管放置在峡部，可能会干扰消融导管。如果使用该方法，为了保证良好的接触和消融，必须确保消融导管低于任何其他横跨三尖瓣环峡部的导管。通常不需要放置右心室电极。但是对于有严重窦房结功能障碍的患者，为了夺获心脏停搏或者房扑转复时发生的心脏停搏，右心室电极非常有用。如果这类患者没有预先放置右心室电极，希氏束导管远端电极起搏也可以作为心室起搏的备用方法。

血管通路，包括导管数量，要根据每个患者的实际病情，决定导管配置。限定股静脉可以放置 3 根导管，而颈内静脉只能有一个入口。当需要放置 4 根导管时，一般包括消融导管、右心房电极、冠状窦电极和希氏束电极，我们会根据患者的意愿选择是从颈部放置冠状窦电极，另外 3 根从腹股沟放置；还是从双侧腹股沟各放置 2 根电极（图 2.5）。然而，当仅穿刺了一侧股静脉，特别是在术后还需要抗凝

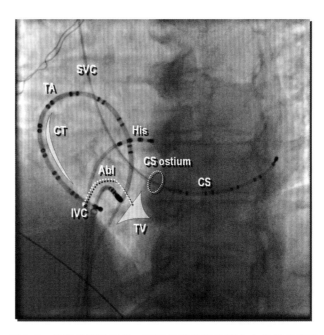

图 2.5 导管的透视影像。记录典型扑动的部分左前斜投照影像。冠状窦导管自右颈内静脉置入，近端电极位于冠状窦口（CS ostium）。冠状窦导管有助于排除左心房房速或左心房分离。希氏束（His）、右心房（TA）和消融导管（Abl）通过三个独立鞘管经股静脉置入。这种方法避免了双侧腹股沟穿刺，提高了安全性，并增加了无并发症患者当天出院的可能性。右心房电极放置在间隔和侧壁之间，正好位于三尖瓣环峡部（CTI）前部。逆钟向扑动时，右心房导管的激动从近端向远端传导。消融导管位于三尖瓣环峡部。虚线代表了位于消融线上的消融导管自三尖瓣（TV）环向下腔静脉（IVC）延伸的大致路径

治疗时，腹股沟并发症的风险可能更少。择期手术的单侧股静脉入路更有利于当天出院。为了尽可能降低发生导管相关的静脉血栓风险，我们建议给鞘管低流量肝素盐水灌注。或者在所有静脉鞘放置后，静脉内注射小剂量肝素（30～50U/kg）。

导管透视定位

图 2.5 展示了在三尖瓣环峡部消融术中导管的经典位置。透视应显示冠状窦近端电极位于冠状窦开口。如果冠状窦电极放置过深，难以在不同部位起搏验证峡部双向阻滞和识别峡部残余的缓慢传导。左前斜位上，冠状窦电极近端应位于希氏束导管的左侧附近。由于界嵴存在的多种阻滞会掩盖激动模式，因此不能忽视界嵴导管放置在前方的重要性。导管如果放置得太靠前，比如为了使导管容易放置时做的前弯，导管头端可能会跨过三尖瓣进入右室，这时可通过局部电位或影像发现。右前斜位是该导管的最佳投照体位。合并右心房明显增大或严重三尖瓣反流的病例，20 极大弯导管有助于提高稳定性。对于右心房较小的病例，标准或较大的 20 极电极通常穿过三尖瓣环峡部，进入冠状窦近端。

电解剖标测图的应用

在三尖瓣环峡部消融时，只要导管位置放置能令术者正确地进行右心房激动和峡部传导评价，则不需要电解剖标测图。当心电图不典型或房扑发生

变异时（例如怀疑折返环偏上或偏下），则推荐使用电解剖标测图。三尖瓣环峡部消融后发生房性心律失常时，需要深入的进行鉴别诊断，此时电解剖标测图就很有意义。对于既往有右心房外科手术切口的患者，其折返环的复杂性包括经手术切口的缓慢传导，或切口是大折返的解剖屏障。

对于明确的典型房扑，电解剖标测图可以用来创建电激动图，也有助于标测电极标测电位，希氏束电位和消融靶点。电解剖标测图中必须标注希氏束电位的位置（图 2.6），不需要为提高安全性而额外增加一根希氏束电极。如果操作者需要在其他导管周围进行操作，例如 20 极导管，或经三尖瓣环峡部达到冠状窦，为保证消融导管能到原位置，需要标注消融导管的位置。仅有 X 射线荧光检查（X 光机）的导管室，标测导管的位置更有意义，标测系统作为单个左前斜或右前斜图像的补充。标记消融靶点有助于验证线性消融有无缝隙（漏点），并且确保消融线的连续性，但在三尖瓣环峡部解剖结构复杂的病例，极具挑战性。前瞻性研究显示使用三维图像系统可以减少透视时间[17]，可用于实时显示稳定的导管位置，因此能减少甚至避免透视暴露。

诊断性电生理研究

窦性心律时判断房扑起源

当患者为正常窦性心律时，我们首先在峡部间隔侧和游离壁侧起搏以明确经峡部快速传导的方

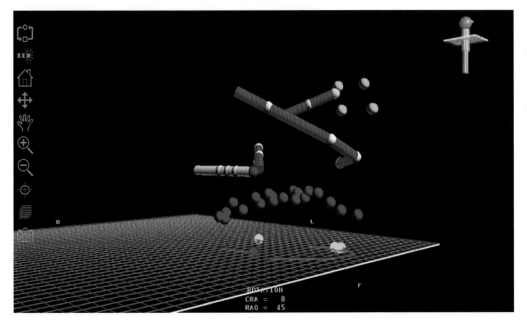

图 2.6 消融线的电解剖标测图。该图证实了标测系统定位导管、希氏束电位（蓝点）和消融病变（红点）的能力。在右前斜位，认为横跨三尖瓣环峡部的希氏束电图位于消融病变的前上方。对于无合并症的典型房扑消融术，并不需要构建左心房解剖甚至能与影像学资料整合的现代标测系统

向：从间隔的传导至游离壁侧（顺钟向方向），还是由游离壁侧向间隔侧部传导（逆钟向）。既往接受过消融的病例如可见明确双电位，双电位之间的间期小于90ms时，通常提示仍存在未完全消融阻断的峡部传导；当双电位间期大于110ms时，意味着三尖瓣环峡部已实现局部阻滞[18]。经峡部的缓慢传导（大于140ms）并不能排除房扑的可能性[19]。初始的经峡部传导时间对于初次消融的患者很有意义，但缺乏用来判断是否实现完全性双向阻滞的净现值，即消融后经峡部的双向传导间期是否延长50%[20]。

针对初始经峡部传导时间或双电位间期缓慢的病例，建议采取不同的起搏方式以排除类似于阻滞的经峡部的缓慢传导。随后进行心房程序起搏：心房超速起搏和高右心房单一期前（额外）刺激来明确房室和心房的传导特性，包括房室结和心房的有效不应期。这些刺激通常不会诱发房扑。

然后我们以250ms至350ms周长进行心房短阵快速起搏，或者以接近心房有效不应期的频率给予2或3个的额外刺激。通常这些方式不会诱发房扑。如果这些刺激都失败，我们也可以利用右心房各向异性的传导特性和功能性阻滞，通过多种途径来诱发房扑。例如，冠状窦近端的短阵快速起搏，在高右心房或冠状窦给予2或3个心房额外刺激，或高右心房或冠状窦感知的额外刺激，通常都可以诱发扑动。为了避免房扑的过度感应，短阵快速起搏最好以短阵的方式（一般是3~7s）来实施，必须避免小于160ms的起搏间期。如果仍未诱发房扑，我们将开始静点异丙肾上腺素，起始剂量从1μg/min起，根据心率每分钟增加1μg，直至窦性心率较基线值增加10%~20%。异丙肾上腺素可以诱发多种心律失常，例如房颤，其临床意义不确定。一旦诱发房扑，患者的后续检查按如下介绍进行。

尽管尚无临床研究直接证实该理论，但在导管室诱发和终止的房扑理论上存在左心耳血栓栓塞的风险。因此，除临床表现和术前心电图提示高度特异的三尖瓣环峡部依赖型逆钟向房扑之外，电生理检查尽可能诱发所有情况下的心动过速。

房扑影响了三尖瓣环峡部阻滞的判定，所以对于有房扑史或在导管室正经受房扑发作的患者，建议静推1mg伊布利特（注射时间大于10min）或直流电心脏复律来转复房扑。如果反复诱发的是房颤而不是房扑，那么根据心动过速的心电图表现，可以从临床判定需要进行经验性的消融三尖瓣环峡部

还是房颤消融，或者两者都做。

三尖瓣环峡部依赖型房扑的验证

当患者发作房扑或被诱发房扑后，我们利用位于右心房的导管，特别是沿着界嵴、三尖瓣环峡部、冠状窦近端和希氏束，去观察房扑的周长（见图2.7）。理想状态下在三尖瓣峡部以短于心动过速周长的10~20ms周长起搏可拖带心动过速且PPI<20ms（见图2.8）。

确定隐匿拖带必须做到一丝不苟。首先，拖带时心动过速周长和起搏周长相等。其次，测定PPI（从最后起搏电信号至心动过速恢复的首个电激动波），即起搏后间期。当起搏位于折返环路内，起搏后间期一般长于心动过速周长的10ms以内。但由于存在递减传导，大多数病例中该差值会增至10ms以上。拖带标测时心内电激动和体表心电图房扑波的持续融合，提示与心动过速的自发激动完全一致，由此证实存在隐匿性拖带[21]。

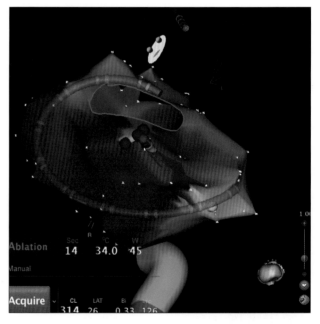

图2.7 典型房扑发作时右心房电解剖激动标测图的左前斜头位（蜘蛛位）影像。三尖瓣环前缘开始的消融靶点（红色）即可见20极导管和消融导管。折返的推断基于电解剖标测的两个标准：最早激动点至最晚激动的时间覆盖了90%的心动过速周长；最早激动点与最晚激动点重合，提示折返。最早激动点和最晚激动点重合并不一定发生在三尖瓣环峡部，但应位于扑动折返环的关键部位。通常，60%的房扑关键区位于三尖瓣环峡部。拖带标测仍是金标准，这些标测参数尽管相一致但并非折返的诊断条件

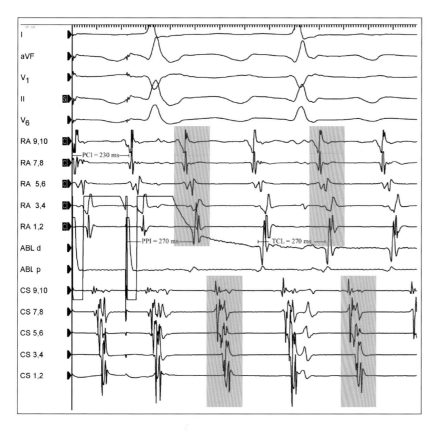

图 2.8 隐匿融合的拖带。当心动过速发作时，起搏位于三尖瓣环峡部 6 点钟处的消融导管。起搏前，心房激动起始于高位右心房侧壁（RA9，10），终止于冠状窦（CS9，10）。这种一致的模式并非典型的逆钟向房扑所见的逆钟向波阵面。心动过速周长为 230ms 的猝发起搏将心动过速周长（TCL）逐渐加速至起搏周长（PCL）。由于与 T 波重叠，体表心电图不易辨认 P 波，能通过鉴别最后一次起搏和心动过速（橙色）的心内信号（RA 10-1，CS 10-1）识别出隐匿融合。起搏停止后，自起搏点（消融导管）测量起搏后间期（PPI）及折返周长即心动过速周长为 270ms。隐匿拖带结果用于诊断三尖瓣环峡部的起搏位点位于折返环上

拖带标测时起搏前和起搏后心动过速周长的稳定是非常重要的，如果周长有变化提示存在多种机制的心动过速。这对消融峡部依赖性房扑及再标测其他心动过速是非常有帮助的。拖带的另一风险是即使以小于心动过速周长 10ms 的起搏周长进行拖带标测时，仍能诱发心房扑动。如果扑动波激动缓慢传导经过三尖瓣环峡部，递减传导的存在使得基于折返环的隐匿性拖带的成功完成难以被证实。针对类似病例，我们建议慎用短于心动过速周长 5ms 的起搏周长进行标测。

2.4 消 融

消融导管选择

多种型号的消融导管和能量来源都可用于心房扑动的消融，从传统的射频导管到冷盐水灌注射频导管，再到低温能量导管。这些导管中大多数在电极尺寸、导管弯度以及不同标测系统的相容性方面是合适的。在三尖瓣环峡部消融过程中，按标准功率输送射频能量。灌注导管可以为大病灶提供更多的能量输出，另一个优点是可以用更小的导管头端来标测电解剖图。当峡部嵴导致过度接触，灌注导管的另一优势就是可以更好地散热。如果使用非灌注导管，来自于循环血液对流产生的降温作用不足以使心脏散热。一项随机的试验已证明在三尖瓣环峡部消融过程中，灌注导管与普通导管相比安全性相等，而且消融效果更好[22]。对于传统射频导管，我们建议避免使用电极间距为 4mm 的导管，应尽量使用电极间距为 8mm 或 10mm 的导管。大电极导管的优势在于可以把更多能量传递到一个更大的电极表面。缺点是信号分辨率差，特别是电极间距 10mm 的消融导管。已证明冷冻消融也可以实现持续的双向阻滞[23]。冷冻消融的支持者特别指出冷冻消融病灶时，患者无疼痛感。

选用何种弯曲度的导管基于以下几个因素：①峡部的长度［如果峡部较长，选用弯度大的导管（大弯）］；②三尖瓣环相对于下腔静脉的方位［如果呈锐角，建议避免使用弯度大的导管（大弯）］。具有非对称曲线的双弯导管（标准弯和大弯）可以提供最大的灵活性。如果没有双弯导管，我们建议采用大弯导管去消融峡部。将可调弯导管送至心室，再回撤至三尖瓣环的 6 点钟方位，直到消融导管远端出现一个尖锐的心房电图。如右心房中等或明显增大，通常需要鞘管以到达瓣环的 6 点钟位置（左前斜位），否则导管会呈现从峡部向右心房和下腔静脉后壁滑

动的趋势。这种情况也可能发生在右心房大小正常，其三尖瓣环峡部与三尖瓣瓣叶和右心室流入道位置相距较远的患者。

一旦到达左前斜位三尖瓣环 6 点钟位置，建议将导管缓慢回撤至下腔静脉，提前创建一条消融线。导管回撤过程中注意导管弹跳，峡部形态可以通过导管弹跳判别出来。如果在整个回撤过程中导管接触良好，心房电位波形尖锐，我们将再次回到三尖瓣环 6 点钟位置开始重复消融。一部分患者中，导管走行呈现过于居中或靠外侧的趋势。如果在回撤过程中，消融导管难以贴靠或不稳定，应该使用长鞘，有助于稳定的定位且容易到达三尖瓣峡部。

在那些心脏结构和房室内径正常的患者，鞘管通常也可以提供更好的稳定性和贴靠。鞘管的选择取决于术者的偏好和到位的困难程度。Swanz (SR0) 长鞘主要用于标定导管的前进方向，或用于标定到位困难的三尖瓣环峡部前侧。需要采用 180° 弯导管到达窝底和峡部前缘，RAMP 鞘有助于提供整个操作的稳定性。SAFL 鞘可以用来解决这两个问题，但 SAFL 鞘在标定导管时比预期更易于靠近间隔部（左前斜位，4～5 点钟位置）。由于峡部解剖复杂，在消融峡部不同部位时，可能需要多种型号的鞘。

消融技术

峡部消融包括以下几种方法。选择何种技术取决于术者的经验和偏好。第一种方法是"拖拽消融"技术，导管在消融放电的过程中持续线性移动，形成一条峡部消融线。冷盐水灌注导管可以将消融点连成一条线，消融能量从 30W 起，最大可逐渐加至 45W，最高温度 42℃，灌注流速是 30ml/s。导管以 2～4mm 的速度缓慢移动，直至远端电极的心房电位振幅和电压转换速率消失。我们用近端电极的电图来引导远端电极移动到目标位置，而且当远端电极上显示近端电极信号时，停止移动导管，注意避免消融线上出现任何裂隙。随着开放式灌注导管的电阻下降 10Ω，代表成功释放了消融能量（放电）。

第二种方法是"点消融"技术，一系列连续的点状消融最终形成一条峡部消融线。该技术可能有利于峡部解剖结构复杂的患者，因为单一的"拖拽消融"技术可能导致此类患者三尖瓣环峡部顶端或界嵴周围的消融线出现缝隙。在 60s 的消融过程中，开放式灌注导管的电阻在放电最初的 20～30s 时将下降约 10Ω。导管移动至消融靶点时，近端电极信号的变化与"拖拽消融"技术中的表现相似。部分术者将进行心电图指导下的点状消融，仅消融峡部线上较大且活跃的点，直至实现双向阻滞[24]。

当消融导管在峡部近端到达下腔静脉-右心房连接部时，由于该区域有丰富的神经支配，我们可以降低消融能量以减少疼痛。因为这片区域是由神经高度支配的，消融可能引起严重的疼痛感。如果安全地给予预防剂量的芬太尼，可能减少在该区域射频消融时的疼痛。

消融前的拖拽可用来评估是否需要鞘管，这对于识别突出的界嵴或袋部非常重要。消融线应随之移动。对于突出的袋部，消融线偏侧面更易于消融；对于突出的梳状肌，消融线居中可能易于消融。

对于消融开始时维持窦性心律的患者，我们通常会在消融治疗的同时起搏冠状静脉窦电极近端，以便能够验证三尖瓣环峡部阻滞时激动顺序的变化。而对于消融开始时仍房扑发作的患者，我们会在房扑状态下进行消融。通常，消融时观察心动过速周长的延长。消融过程中如果心动过速终止，我们通常会标记这个位点，并额外消融距离该点最近的区域。心动过速的终止并非意味着双向阻滞。实际上，消融或导管操作相关的房性或室性期前收缩可能会终止房扑。因此，当心动过速终止时，在峡部（通常是在嵴和冠状窦电极之间）验证消融终点非常有用，尤其当先前扑动周长的延长是由峡部的传导时间延长所致时。一旦房扑终止，我们在完成峡部线剩余位点消融后，将起搏冠状窦，去评价三尖瓣环峡部是否达到完全阻滞。

如果冠状窦起搏时，心房激动不变，或者，如果房扑不能终止，那么我们将继续消融至下腔静脉。当初始消融线未达到完全阻滞时，我们将检查消融线，着重从电解剖图上寻找缝隙。我们沿消融线寻找残余的心房信号，特别是碎裂信号。在既往消融区域，经常可能观察到沿着消融线的双电位。在残余传导的位点，这些双电位的间距可能逐渐变窄。

消融终点的判定

即使消融已终止房扑，标准的消融终点仍是三尖瓣环峡部的双向阻滞。目前有几种方法用于判定是否达到双向阻滞。所有的方法都试图证实三尖瓣环峡部到对侧传导（从中部到侧壁；从侧壁到中部）。没有系统的回顾性数据来评价每种方法的前瞻表现，但所有方法都能高度特异的判定阻滞。然而，在特定的周长下，每种方法都有理论限制，在验证三尖瓣环峡部残余传导或漏点其敏感度降低。因此，在保证高度特异性的同时，联合使用不同的验证方法能提高敏感度。

三尖瓣环峡部阻滞最简单的判定方法是起搏峡部的中部和侧壁，记录是否存在电活动（见图 2.9）。当中部至侧壁传导被阻滞时，激动沿界嵴从上向下传导。如果间隔侧向游离壁侧阻滞，那么在游离壁侧的心房激动始终会朝向峡部。同样，起搏侧壁时，峡部中部和冠状窦激动均延迟。希氏束导管上的心房激动早于冠状窦近端和峡部中部。如果激动仍能经嵴部传导，则嵴中部的激动早于高位右心房，而峡部传导不迟于远离峡部阻滞线的电极记录的心电信号。

差异性起搏

差异性起搏方法对于排除经峡部的缓慢传导和漏点更为敏感，因此可用于验证完全阻滞。达到阻滞后，在消融线对侧起搏，导管离开消融线的过程中局部激动逐渐变短（图 2.10）[25]。在末次消融后常规观察 30min，确保阻滞状态可维持。

解决问题的方式

在达到三尖瓣环峡部完全阻滞后，如患者仍发作房性心律失常，要考虑以下两个问题：①组织消融不充分；②三尖瓣环峡部并非折返环的组成部分。为排除这些因素，应该再次认真评估激动顺序，排除消融过程中未记录到的激动顺序改变。激动顺序的改变提示存在其他折返环或典型房扑折返环发生了反转。通常，不完全的三尖瓣环峡部阻滞，激动顺序可能保持不变。但由于峡部传导减慢，心动过速周长较前延长。

其次，三尖瓣环峡部的间隔侧和游离壁侧都应

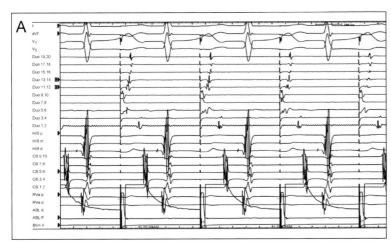

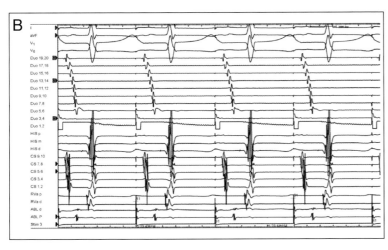

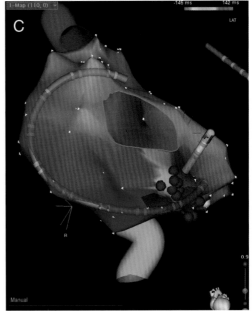

图 2.9 双向阻滞。A. 侧面至中部阻滞：起搏位于峡部侧面的消融导管至消融线，证实激动领先于右心房导管，依次由 Duo 5，6 至 Duo 19，20 传导，然后传至希氏束导管，最终达冠状窦电极。B. 中部至侧面阻滞：起搏 20 极导管远端，中部至消融线，激动自 Duo 19，20 传导至 Duo 5，6，领先于嵴部。C. 激动标测验证扑动：在中部起搏，右心房最晚激动是侧面至隔离线

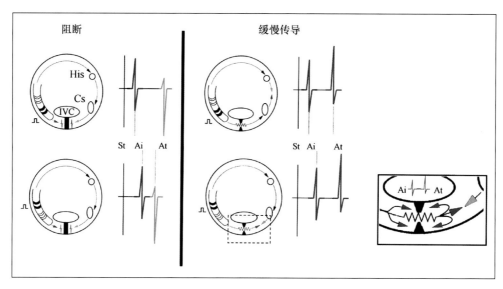

图 2.10 鉴别起搏。图示起搏评价所依赖的激动原则。卡通形式显示右心房和部分结构（下腔静脉，His束，窦口）。4极导管放置在如图2.1所示位置，远端（上行）和近端（下行）双极起搏时的激动顺序。左侧显示峡部完全阻断时的激动顺序，右侧显示消融线有漏点时残存持续缓慢的传导。完全阻断时，在消融线两侧记录到由等电位线分隔的双电位是由两个相对的激动形成：下行激动（红色标示）和另外一个围绕峡部的激动（橘色）产生两个电位 Ai（起始电位）和 At（终末电位）。近端起搏时，下行激动必须经过更长距离到达阻滞线，而另外一个波到达阻滞线的距离缩短。因此，Ai（红色电位）延迟，At（橘色）提前。当有漏点存在持续传导时，记录到的双电位是由同一激动在峡部传导延迟所致。刺激近端时，激动顺序不会改变，但下行激动传导至峡部线距离更长；因此，两个电位（ Ai 和 At ）均延迟。St 是指刺激信号（图片再印经过许可：Shah D，et al. Circulation. 2000；102：1517）

该进行拖带，以确保他们仍然是折返环一部分。如果间隔侧或游离壁侧 PPI 长，则需要再次确定折返环。如上述两个部位 PPI 长可能激动已发生改变，三尖瓣环峡部消融无反应。一旦消融或者复律终止了心动过速，必须返回三尖瓣环峡部验证双向阻滞。如果仅三尖瓣环峡部一侧仍在折返环内，提示可能存在峡部内折返或其他折返环。对于峡部内折返，在 PPI 与心动过速周长接近的一侧进行巩固消融，有可能终止心动过速。如果三尖瓣环峡部中部和侧面均仍在折返环内，需要关注消融是否充分。

峡部消融不充分时术者应评估病变部位的能量输出。首先从评估消融能量开始。消融过程中因消融部位缺乏电阻变化和信号传导，因此在画线时应注意是否存在设备故障，以及与局部组织的接触程度。注意避免消融漏点。而嵴、沟等结构处更易产生消融漏点，因此要注意使用不同弯度的导管或鞘。

当传导仍通过峡部时，有几种方法可以实现成功阻滞。如果已有电解剖标测用于消融，则有助于确定消融线上的漏点，用于重点查找第一次消融后未出现的漏点。即使没有电解剖标测，也可以立即在消融线的中部和侧面增加消融靶点，以巩固消融。如果梳状肌形成显著的嵴，我们建议自三尖瓣环峡部的中部至原始消融线进行消融，因为越靠近中部，峡部变得越平滑。如果有明显的袋样结构，因侧面通常较浅，因此自侧面向原始消融线进行消融能起效。在不同的节律下观察电位是有用的。窦律下，中止冠状窦起搏可以观察到另一传导。同样，如果无法确定漏点，后再将扑动转复为窦律。最后，当峡部消融线上存在导管无法探及的微小裂隙时，应建立一个良好的激动标测方法来确定漏点。这一方法通常比局部信号法更耗时，因此用于巩固消融后及无局部信号时。

在窦律患者完成消融线或经消融终止房扑后，首要问题是探明未实现峡部双向阻滞的原因。首先，需要再次确认导管位置是否恰当，以保证导管位于界嵴前缘来重复验证是否达到阻滞。当导管置于界嵴后部，已实现双向阻滞的成功病例会误判为消融失败。当证实双向阻滞并未成功后，意味着消融线上有据点，应该像对待房扑心律的患者一样处理。

2.5　术后护理

实现双向阻滞后观察 30min，即可移除所有的导管和鞘管。拔除鞘管后患者常规需要平卧 4～6h。48h 前发作房扑或房颤的病例，包括导管室内发作，将在拔除鞘管后 6～8h 接受抗凝治疗。在华法林起效前给予低分子肝素（0.75～1.0mg/kg，每日两次），以预防卒中栓塞，并降低出血风险。对于无抗凝适应证的病例，我们一次性给予 40mg 低分子肝素以预防静脉血栓。患者通常在手术当天或次日出院。对于 INR 达标的患者，术后无须给予低分子肝素。那些维持窦性心律且低卒中风险的患者，可以重新使用华法林而无须桥接。

随访

术后常规 4 至 6 周复查。未合并房颤患者可以停止抗凝治疗。合并房颤患者，将继续应用 CHADS₂ 评分来指导降低卒中风险的抗凝治疗。建议既往合并房颤、房扑的病例服用抗心律失常药物，更易于维持窦律；而房颤患者较房扑患者更容易控制心率。包括无症状患者在内，动态心电监护有助于监测是否发生房颤。

再次消融

文献报道的复发率在 80%～100%[2]。一旦正确诊断为典型房扑，需要进行拖带标测来验证峡部是否参与折返；消融后进行不同部位的起搏来验证是否达到双向阻滞，因此三尖瓣环峡部房扑的复发率低于 1%。尽管重复手术主要集中在漏点，但很可能是在另一条消融线上进行手术。

2.6　术后并发症

由于右心房是一个薄壁器官，术后可能出现胸闷等心包受激惹的临床表现，会出现心包炎和心包积液等血流动力学障碍的情况。多数无症状的心包积液可采取保守治疗。由于大部分患者术后应用抗凝药，因此最常见的并发症为血肿和动静脉瘘等血管事件。脑血管事件的发生率低于 0.5%。值得一提的是右冠状动脉在三尖瓣环峡部后侧走行。射频消

融时局部组织加热导致血管热损伤，随后可能发生心肌梗死。这种事件易发生在右冠脉血流已经受限的情况下（伴随冠脉狭窄或右冠脉侧支血管）。在这种情况下，受限的血流可能削弱导管头端的降温（对流冷却）功能，增加了热损伤和可能的血管破坏。

必须严密监护曾植入起搏器或除颤器的患者，以免电极移位和受损。术前和术后均应检查起搏、感知阈值和 X 光下的电极位置。

典型房扑消融的局限性

与药物治疗相比，导管消融在房扑治疗中具有很多优势。如前所述，药物治疗的复发率很高，通常，房扑的心室率难以控制。经验丰富的术者消融的成功率很高。然而，主要限制是约 30% 患者在 2 年内发生其他类型的房性心律失常。

2.7　总　结

导管射频消融是房扑的一线治疗方案。三尖瓣环峡部消融安全、有效，可作为房扑的一线治疗。最佳消融方式包括认真细致的心房激动标测，峡部传导的确认和消融后仔细评价双向传导阻滞。电解剖标测系统和灌注导管并非消融必备装置，但在复杂病例中发挥重要作用。

参考文献

1. Lewis T, Feil HS, Stroud WD. Observations upon flutter and fibrillation. Part II: The nature of auricular flutter. *Heart*. 1920;7:191–245.
2. Sawhney NS, Anousheh R, Chen W-C, Feld GK. Diagnosis and management of typical atrial flutter. *Cardiol Clinics*. 2009;27(1):55–67.
3. Saoudi N, Cosio F, Waldo A, et al. Classification of atrial flutter and regular atrial tachycardia according to electrophysiologic mechanism and anatomic bases: a statement from a Joint Expert Group from the Working Group of Arrhythmias of the European Society of Cardiology and the North American Society of Pacing and Electrophysiology. *J Cardiovascular Electrophysiol*. 2001;12(7):852–866.
4. Kinder C, Kall J, Kopp D, Rubenstein D, Burke M, Wilber D. Conduction properties of the inferior vena cava-tricuspid annular isthmus in patients with typical atrial flutter. *J Cardiovascular Electrophysiol*. 1997;8(7):727–737.
5. Olgin JE, Kalman JM, Fitzpatrick AP, Lesh MD. Role of right atrial endocardial structures as barriers to conduction

during human Type I atrial flutter: Activation and entrainment mapping guided by intracardiac echocardiography. *Circulation*. 1995;92(7):1839–1848.

6. Fuster V, Ryden LE, Cannom DS, et al. ACC/AHA/ESC 2006 guidelines for the management of patients with atrial fibrillation: A report of the American College of Cardiology/American Heart Association Task Force on Practice Guidelines and the European Society of Cardiology Committee for Practice Guidelines (Writing Committee to Revise the 2001 Guidelines for the Management of Patients with Atrial Fibrillation): developed in collaboration with the European Heart Rhythm Association and the Heart Rhythm Society. *Circulation*. 2006;114(7):e257–e354.

7. Poty H, Saoudi N, Nair M, Anselme F, Letac B. Radiofrequency catheter ablation of atrial flutter: Further insights into the various types of isthmus block: Application to ablation during sinus rhythm. *Circulation*. 1996;94(12): 3204–3213.

8. Blomstrom-Lundqvist C, Scheinman MM, Aliot EM, et al. ACC/AHA/ESC guidelines for the management of patients with supraventricular arrhythmias—executive summary: A report of the American College of Cardiology/American Heart Association Task Force on Practice Guidelines and the European Society of Cardiology Committee for Practice Guidelines (Writing Committee to Develop Guidelines for the Management of Patients with Supraventricular Arrhythmias). *Circulation*. 2003;108(15):1871–1909.

9. Da Costa A, Thevenin J, Roche F, et al. Results from the Loire-Ardeche-Drome-Isere-Puy-de-Dome (LADIP) Trial on atrial flutter, a multicentric prospective randomized study comparing amiodarone and radiofrequency ablation after the first episode of symptomatic atrial flutter. *Circulation*. 2006;114(16):1676–1681.

10. Natale A, Newby KH, Pisanó E, et al. Prospective randomized comparison of antiarrhythmic therapy versus first-line radiofrequency ablation in patients with atrial flutter. *J Am Coll Cardiol*. 2000;35(7):1898–1904.

11. Camm AJ, Kirchhof P, Lip GYH, et al. Guidelines for the management of atrial fibrillation. *Eur Heart J*. 2010;31(19): 2369–2429.

12. Calkins H, Brugada J, Packer DL, et al. HRS/EHRA/ECAS expert consensus statement on catheter and surgical ablation of atrial fibrillation: Recommendations for personnel, policy, procedures and follow-up. *Europace*. 2007;9(6):335–379.

13. Nagarakanti R, Ezekowitz MD, Oldgren J, et al. Dabigatran versus warfarin in patients with atrial fibrillation: An analysis of patients undergoing cardioversion. *Circulation*. 2011;123(2):131–136.

14. Freeman JV, Zhu RP, Owens DK, et al. Cost-effectiveness of dabigatran compared with warfarin for stroke prevention in atrial fibrillation. *Ann Intern Med*. 2011;154(1):1–11.

15. Wazni OM, Beheiry S, Fahmy T, et al. Atrial fibrillation ablation in patients with therapeutic international normalized ratio: Comparison of strategies of anticoagulation management in the periprocedural period. *Circulation*. 2007;116(22):2531–2534.

16. Hussein AA, Martin DO, Saliba W, et al. Radiofrequency ablation of atrial fibrillation under therapeutic international normalized ratio: A safe and efficacious periprocedural anticoagulation strategy. *Heart Rhythm*. 2009;6(10):1425–1429.

17. Kottkamp H, Hugl B, Krauss B, et al. Electromagnetic versus fluoroscopic mapping of the inferior isthmus for ablation of typical atrial flutter: A prospective randomized study. *Circulation*. 2000;102(17):2082–2086.

18. Tada H, Oral H, Sticherling C, et al. Double potentials along the ablation line as a guide to radiofrequency ablation of typical atrial flutter. *J Am Coll Cardiol*. 2001;38(3):750–755.

19. Zambito PE, Palma EC. DP+1: Another simple endpoint for atrial flutter ablation. *J Cardiovasc Electrophysiol*. 2008; 19(1):10–13.

20. Oral H, Sticherling C, Tada H, et al. Role of transisthmus conduction intervals in predicting bidirectional block after ablation of typical atrial flutter. *J Cardiovasc Electrophysiol*. 2001;12(2):169–174.

21. Kalman JM, Olgin JE, Saxon LA, Fisher WG, Lee RJ, Lesh MD. Activation and entrainment mapping defines the tricuspid annulus as the anterior barrier in typical atrial flutter. *Circulation*. 1996;94(3):398–406.

22. Jaïs P, Shah DC, Haïssaguerre M, et al. Prospective randomized comparison of irrigated-tip versus conventional-tip catheters for ablation of common flutter. *Circulation*. 2000; 101(7):772–776.

23. Kuniss M, Kurzidim K, Greiss H, et al. Acute success and persistence of bidirectional conduction block in the cavotricuspid isthmus one month post cryocatheter ablation of common atrial flutter. *Pacing Clin Electrophysiol*. 2006;29(2): 146–152.

24. Redfearn DP, Skanes AC, Gula LJ, Krahn AD, Yee R, Klein GJ. Cavotricuspid isthmus conduction is dependent on underlying anatomic bundle architecture: Observations using a maximum voltage-guided ablation technique. *J Cardiovasc Electrophysiol*. 2006;17(8):832–838.

25. Chen J, Christian de Chillou, Basiouny T, et al. Cavotricuspid isthmus mapping to assess bidirectional block during common atrial flutter radiofrequency ablation. *Circulation*. 1999;100(25):2507–2513.

如何消融外科术后的心房扑动

Chapter 3　How to Ablate Atrial Flutter Postsurgery

George F. Van Hare 著

孙国建　译

3.1　引　言

本章将会讨论目前治疗心脏外科术后心房扑动（房扑）的标测和消融技术。对于因先天性心脏病进行外科手术的患者而言，导管消融是一个既具有挑战性，也颇具吸引力的选择。经验表明，这类快速性心律失常几乎是不可能自动消失的，因此，对于没有进行导管消融治疗的患者，抗心律失常治疗可能是终身的。在存在窦房结功能障碍的患者中，此病的发病率更高。同时，抗心律失常药物的使用可能会使原本就存在窦房结功能障碍的患者出现新的或者更严重的症状，这些症状可能包括晕厥——若要继续抗心律失常药物治疗，该症状的消除需要植入永久性心脏起搏器。同样，这类患者往往合并有心室功能障碍。许多有效控制快速性心律失常的药物，尤其是索他洛尔等 β 受体阻滞药，都有可能使心室功能进一步恶化。

先天性心脏病术后最常见的心律失常类型就是房扑，也被称为心房内折返性心动过速（intra-atrial reentrant tachycardia，IART）。为了了解用于大的大折返性心动过速的标测技术，需要了解一些概念，如冲动传导屏障的概念，还有位点的概念——位点位于"折返环内"，还是"折返环外"。这些概念来源于 Waldo 等[1] 的经典研究，起初由不同人员用于标测并消融一般的成年房扑患者[2-4]，随后将其扩展到用于治疗外科术后患者[5-8]。

最初对于典型房扑的激动标测显示为一个右心房内的"逆钟向"折返激动[9]，冲动在间隔部自下而上传导，而在游离壁侧由上往下传导。以下将提到在研究中使用的隐匿性拖带技术，以及消融靶点的精确定位技术。目前明确的阻止房扑折返的关键部位是下腔静脉和三尖瓣瓣环峡部[10]，这部分组织受这两个屏障限制冲动传导，防止折返波回传并落到不应期晚期，折返从而被终止。然而，现实情况更为复杂，不只是该峡部组织的两个屏障那么简单。事实上，正如 Olgin 等和 Kalman 等所阐明的，成为传导屏障的并不是下腔静脉本身，而是界嵴及其延续的欧氏嵴[2,4]。界嵴是位于静脉窦和右心房壁之间的肌性隆起。它沿着右心房后外侧下方下行，当到达下腔静脉的区域时，延续成欧氏嵴，并上行汇入冠状窦口形成 Todaro 腱。常见的房扑患者中，界嵴已被证明可产生一个长的心房内传导阻滞。这种阻滞应该是解剖学上固定存在的，而不是对临床上房扑的患者进行的功能上的判定。在典型房扑患者中，三尖瓣环构成了"前向障碍"。围绕着三尖瓣环的位点以逆时针方向依次激动。

这两个长传导屏障在右心房中形成"漏斗"样的传导组织。这个漏斗促使心房的激动折返于三尖瓣和下腔静脉之间的峡部，由于距离较短，在这个区域最容易成功消融。

有趣的是，在其他正常人心脏，尽管有许多潜在的传导屏障（下腔静脉，上腔静脉，冠状窦口，三尖瓣和二尖瓣瓣环，肺静脉口，界嵴），但绝大多数心房折返性心律失常是由于共同的机制引起的，即：逆时针或顺时针心房扑动。这一事实提示了三尖瓣峡部和界嵴的重要性。这种结构在先天性心脏病手术后出现 IART 的患者中也同样重要。广泛的心房手术所造成的影响是非常复杂的，涉及了几个可能影响 IART 的因素。首先，心房切开术后的缝合会导致一个长的传导屏障，这会叠加在上述的右心房解剖结构中。其次，这种心房切开术可以改变典型扑动环路，使其更长，从而延长心动周期长度和减慢房性心动过速的节律。再有，在界嵴附近行心房切开术或在此部位进行缝合固定（就像在 Fontan 改良术中做在侧面的那样）可能导致界嵴成为线性传导阻滞的屏障[11]。最后，广泛的心房手术可能导致传导减慢，从而更有可能出现折返。目前，尚不清楚这些机制哪一个是最重要的，而且，从临床经验可见，术后患者后位峡部介导的慢扑动波的情况是很常见的[12]。折返环路并不包含典型的扑动区域，因此也会经常见到涉及切口缝合线的折返[13]。

3.2 术前准备

在准备为 IART 的患者标测时，重要的一点是仔细回顾患者心脏的解剖结构，特别是，曾使用过的手术入路。回顾原始的手术报告非常有帮助。心房切开的详细位置、板障、补片和插管位置，其精确定位对于解释电生理检查的记录以及标测结果均起重要的作用。如果可能的话，外科手术所产生的冲动传导屏障在解剖上应该被确定，同时对于几个可能被消融的靶点应该在回顾前就被确定。例如，对于那些已经进行了简单的外科手术的患者，如房间隔缺损修补术，这些靶点很可能是（a）典型房扑峡部，（b）心房切口和三尖瓣环之间，或（c）心房切口和上腔静脉之间。那些有更复杂手术史的患者中，位点相同的也常见，如法洛四联症根治术——因为这种修复术中经常使用长的心房切口（图 3.1）。心脏科医生必须紧密结合患者的先天性解剖缺陷以及外科手术的确切过程来确定合适的消融靶点。

3.3 手术过程

标测的通用技术

通常，在临床上标测房性心律失常方法可分为 3 大类：逐点标测、同步多点标测和"破坏性"标测。在实践中，典型的房性心动过速消融需结合以上 3 种方法。逐点标测使用一根可调弯的导管，在心动过速时它可以在整个心房内移动。在不同的靶点记录电图，这些标测并非同时测量，最理想的是采用三维标测系统记录解剖学上心房模型叠加激动时间。遗憾的是，有些患者，心动过速的机制在标测过程中会发生变化，迫使术者停止标测而重新去诱发原本的节律。因此，当面对一个可能有着大量的心动过速折返环的基质时，就会考虑到"基质标测"，即：在窦性心律或是起搏节律下进行电压标测，来确定瘢痕区、阻滞线、缝合线以及其他重要的解剖细节[14]。

图 3.1 这是一个已行法洛四联症修复术的 18 岁的患者的腔内电图及体表心电图。在心动周期 235ms 可以看到心房扑动，2∶1 传导。扑动波在体表心电图导联几乎不容易看到——部分由于2∶1 传导，部分由于本身存在右束支传导阻滞。这些常常存在于法洛四联症修补术后患者中。HRA，高右心房；His，希氏束；prx，近端电极对；dis，远端电极对；mid，中间电极对；RVa；右心室心尖部

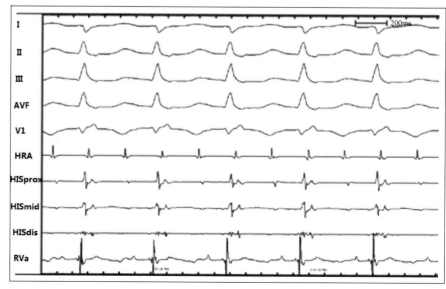

多点同步标测涉及多种系统，以便记录大量心内导管的电位信号。这些包括网篮电极，或者更常用的非接触标测系统——这是一种基于远场腔内信号计算的虚拟电图（如 EnSite 系统，St. Jude Medical）。非接触标测系统一个潜在的优势就是可以在一跳内获得的标测图，还仍然能够看到整个折返环路。然而它是有局限性的，在导管室基本不能显示出双心房的各部位的电极。另外，在巨大的腔室，分辨率也相对较差。如果不加以修正系统（比如拖带标测）的话，"在环路上"的区域也许不容易被识别，也不易与那些"在环路外"的区域区别开来。

"破坏性"标测的定义为直接阻断心肌的传导区域，随后监测目标节律是否被消除。这可以通过在心动过速时射频消融或冷冻消融病变来完成。理想情况下，这样的消融是由详细的基质标测所指导的。一个能成功终止心动过速的消融灶可能就是说明该位点是维持心动过速关键区域的最好证据。1914，Mines[15]认识到多点标测的局限性，提出关于房扑所谓的"测试一个环路的激动就是在一点上切断环路从而终止扑动"。这种方法的优点是消融病灶可能非常奏效。当然也有一定限制，潜在问题可能有：会破坏不参与心动过速的工作心肌，以及延长折返电路、减慢心动过速，使其持续不断。

阻滞线的识别

电生理检查过程中，目标是确定两个传导屏障之间的峡部组织。例如，三尖瓣环通常为一个重要的解剖屏障，因为有透视影像的标志以及局部电位特点，三尖瓣环的确定并不具有挑战性。特别的是，当导管旋转在瓣环上时可记录到大小差别不大的心房、心室波。另一个传导阻滞位点是通过发现双电位来确认的，反映在阻滞线的两侧心房激动模式相反（图 3.2）。这种双电位通常在典型房扑患者中沿着界嵴和欧氏嵴很容易记录到。在那些已经做过心房手术的患者，通常沿着心房前壁能发现一个长的心房切口，在 Senning 术后的患者，在心房的静脉系统沿着隔挡的边缘可以记录到长线性的双极电位[7]。

必须强调的是，识别到一个线性的双电位还不足以完成标测，因为这样的双电位线是很常见的，而且往往是与实际折返电路不相关的。也就是说，有可能阻滞线两侧和（或）单侧参与折返，或是都不参与。与环路无关的区域被认为是"旁观者"区域。确认阻滞线对于心动过速环路是至关重要的，而这一点必须在评估了与阻滞线临近区域的拖带反应性后才能判定。

评估拖带反应

目前的标测技术应该包括评估拖带反应，部分是为了确定折返机制，另一部分是为了确定消融的靶点。对这些概念的理解是至关重要的。Waldo 描述了一系列短暂性拖带的标准[1]，其他人提出附加的标准[16]。这些标准的任何一项都证实房性心动过速是一个大折返性心动过速节律并伴有可激动间隙。最常见的标准是恒定融合的定义：以稍快于房扑的速

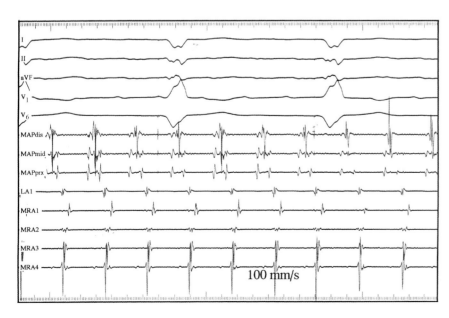

图 3.2 心房内折返性心动过速的腔内电图及体表心电图，在完全性大动脉转位已行 Senning 手术的患者，也存在永久性双腔静脉起搏系统。记录显示在右心房前壁肺静脉心房侧记录到双电位，很可能位于心房切口的位置。MAP，标测/消融导管；MRA，右心房导管中部（放在静脉心房系统）；dis，远端电极对；mid，电极对中部；prx，近端电极对；LA，左心房（重印获原作者准许，出处：Balaji S，Gillette PC，Case CL. *Cardiac Arrhythmias after Surgery for Congenital Heart Disease*. London：Arnold；2001：309.）

率起搏，将会产生一个介于自律性心动过速的 P 波形态与窦性心律 P 波形态之间的起搏 P 波。融合是由于从起搏部位传出的顺向波和逆向波碰撞所产生，从而改变心房激动顺序。在局灶性自律性心动过速的情况下，不可能出现恒定的融合，在这一情况下，融合无法发生或是恒定。在术后出现房扑的情况中，区别这些是很重要的，一个局灶性心动过速可以夺获一个潜在的折返环路并形成一个假性折返节律。这一点凭借电解剖图是无法区分的。因此，在进行标测和消融前应该首先证明一个短暂性拖带的标准。

"隐匿性拖带"被定义为尽管已经加速到起搏的频率，停止起搏后返回到心动过速频率，但在折返性房性节律下无法确认通常的标准拖带。一个常见的原因是隐匿性拖带是在一个被保护的慢传导内起搏的。没有融合，是因为激动的逆行波与顺行波在保护区内碰撞，使心房激动顺序变化不大。由于保护区内的传导使起搏刺激和 P 波的起始有延迟。此外，在拖带起搏中刺激 P 波起始处延迟的程度是与停止起搏时从该点局部腔内电图到的 P 波起始处的距离是相似的。对拖带标测来说最重要的是，当终止起搏后，激动波返回到起搏位点所需的时间，即起搏后间期（postpacing interval，PPI），与心动过速周期长度相同（tachycardia cycle length，TCL）（图 3.3 和 3.4）。正如 Stevenson 对于室性心动过速所提出的那样，PPI 等于 TCL 的特点应该作为是一个可靠指标来确定一个选定的靶点是否在折返环上[17]。

与典型房扑的情况不同，绝大多数房性位点都

是快速传导（从拖带可以证实），而受保护的慢传导区限制在三尖瓣-下腔静脉峡部。而在做过复杂心房手术的患者，可能存在多个缓慢传导和传导阻滞的区域，它们都可能成为折返环路的一部分，或都不是。例如，如果假设心房肌中传导的一个侧支受损，那么它的传导是缓慢的，可以想象在这个孤立的心肌补片中的位点可能激活太晚了，便出现了"提前"（如，局部激活时间比体表 P 波提前 30ms 或 40ms）。需要注意的是，这种情况常见于 Senning 或 Mustard 转位术的患者，因为在这些患者中心房侧静脉中，很大一部分经常作为旁观分支[7]（图 3.4）。如果从这一位点起搏，那么，很显然 PPI 将长于 TCL，返回这个位点的时间将等于以下三个时间的总和：①传导至折返环的时间，②整个折返环的传导时间，③传导回到侧支起搏位点的时间。

在复杂的心房外科手术中，人们往往会注意到，对 P 波很难进行充分的评估，因为其电压往往相当低（图 3.1）。此外，P 波往往缺乏明确的特征，而导致在不断地判断 P 波起始部以判定反应时间与评估融合这两点上，均显得非常困难。这对于 Seening 或 Mustard 术后的患者来说是一个实际的问题，对他们来说尽管存在窦性心律，但 P 波却很难识别。由于这些原因，应该更多地依赖于 PPI 和 TCL 进行比较而不仅仅是测量或评估 P 波形态和时限。

标测和消融技术

解剖及手术史

在实践中，对外科术后房扑患者的标准消融是

图 3.3　心房内折返性心动过速的腔内电图及体表心电图，与图 3.2 为同一患者，从左心房顶部的拖带反应（Senning 解剖系统中的体静脉心房）。TCL 是 280ms，起搏周期周长为 240ms，在左心房电极测量 PPI 是 360ms，这表明这个位点不在环路上。MAP，标测/消融导管；MRA，右心房导管中部（放在静脉心房系统）；LA，左心房；dis，远端电极对；mid，电极对中部；prx，近端电极对（重印获原作者准许，出处：Balaji S, Gillette PC, Case CL. *Cardiac Arrhythmias after Surgery for Congenital Heart Disease*. London：Arnold；2001：314.）

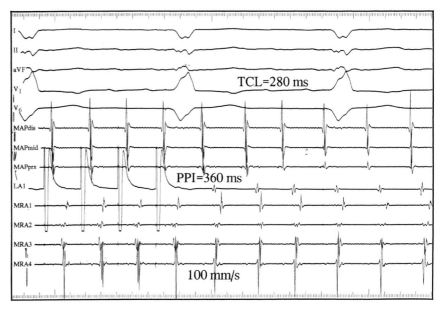

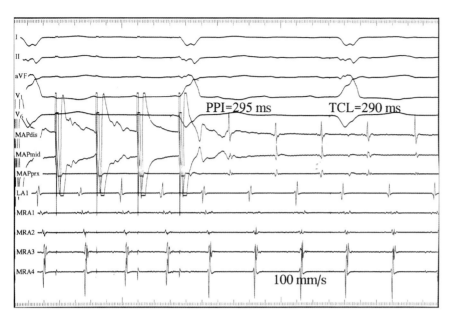

PPI=295 ms   TCL=290 ms

100 mm/s

图 3.4　心房内折返性心动过速的腔内电图及体表心电图，与图 3.2 为同一患者，将标测导管放置如图所示，以逆行的方式引入到肺静脉心房，在"扑动峡部"的拖带反应。值得注意的是，PPI 和 TCL 几乎相等，说明这个位点处于环路上。MAP，标测/消融导管；MRA，右心房导管中部（放在静脉心房系统）；dis，远端电极对；mid，电极对中部；prx，近端电极对（重印获原作者准许，出处：Balaji S, Gillette PC, Case CL. *Cardiac Arrhythmias after Surgery for Congenital Heart Disease.* London：Arnold；2001；314.）

在对患者的先天性心脏解剖和手术细节充分理解的基础上进行的。留有一份原始的手术报告，在整个手术过程中都是有用的。它也有助于尽可能地了解患者传导系统解剖位置的细节。

初步标测

很有帮助的一个方法是通过逐点标测和（或）同步多点标测，以 P 波的早晚关系为标准，得出一个初步的对于慢传导可能区域的构想。在大多数导管室，初步标测通过使用电解剖标测即可完成，即在房性心动过速下，标测出右心房的三维模型以及等时图、电压图。这样的标测，可以确定主要解剖标志（下腔静脉、上腔静脉、三尖瓣环）以及明确之前心房手术的补片/瘢痕区所产生的阻滞线（图3.5）。

评估拖带反应

当构建出一个足以进行消融的电解剖标测图时，单纯从等时图上获得的时间信息可能存在误导。因此，应研究标测图，并确定一些有解剖意义的候选消融靶点。这些靶点通常是阻滞区或解剖障碍之间的峡部区域。其中，最为重要的当然是在那些有着正常三尖瓣解剖患者的三尖瓣峡部，这个电位更有可能参与到房扑的折返环中。在实际情况下，通常有意义的做法是通过在该位点开始进行拖带来判断是三尖瓣峡部依赖还是切口折返，这可以通过冠状窦电极近端起搏来实现（图3.6）。其他常见位点包括心房切口下端和下腔静脉或三尖瓣环间的裂隙。

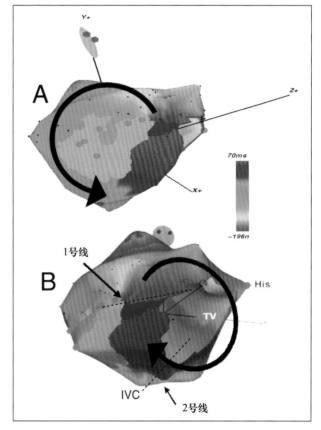

图 3.5　三维电解剖标测激动图标测存在瘢痕相关和三尖瓣峡部依赖的房扑患者。在这个患者中，应用 Carto 系统标证证实折返是环绕切口瘢痕进行的（**A**）。A 中箭头指示的方向是激动的运动方向，从最早到最晚在瘢痕相关区扑动。扑动通过术者创建一条从瘢痕到三尖瓣环的消融阻滞线而终止（B，1 号线）。然而，诱发出第二种峡部依赖性房扑，B 图中箭头所示的是顺时针方向移动，这只需要消融第二条峡部线，即从三尖瓣环至下腔静脉的峡部线即可（**B**，2 号线）。VT=三尖瓣（重印获原作者准许，出处：Verma A, et al, *J Am Coll Cardiol* 2004；44：409-414.）

图 3.6 腔内和体表心电图记录的是一个经心房室间隔缺损修补术后的 16 岁的患者，房扑 2 : 1 传导。在冠状窦近端电极对行 210ms 拖带起搏（冠状窦 9，10），透视下位点在冠状窦口。起搏后间期（240ms）与心动过速周期长度（230ms）相比在 20ms 内，提示三尖瓣峡部依赖可能参与折返环电路。CS，冠状窦；RVA，右心室心尖部；Stim：刺激通道

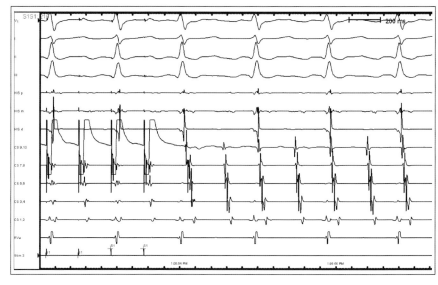

我们在每一个位点上进行拖带，判断该点位是否位于环路上。只有在折返环上的候选靶点才是合理的消融靶点。

消融

　　一旦确定了消融靶点，要对心房肌进行一系列损伤以切断保护峡部的心房组织，通过消融病变使两个解剖或术后屏障间的传导相连。这可以在心动过速时进行，直到观察到心动过速终止；也可以像通常应用于典型房扑中的那样，通过应用从冠状窦处起搏并记录右心房侧壁的激动模式的方法，连续监测穿过峡部的传导（图 3.7 和 3.8）。侧壁的激动也可以使用电解剖标测来评估（图 3.9）。在峡部阻滞达成后，再进行重新诱发，如有必要则再做额外的消融。

构建心内膜消融病损灶

　　遗憾的是，在外科术后心律失常患者的消融并不像那些心脏正常患者的那么简单。在 Fotan 改良术后的房扑患者（右心房-肺动脉连接）通常存在扩张且增大的右心房，这就很难使导管紧密地贴靠，故影响能量传递，同时也由于腔室巨大而造成能量损失。另一方面，有时消融靶点选择的是低流量区域，这种情况下，极低的能量输出就会达到目标温度，从而限制能量传递。对于大折返性心律来说，可能必须形成大的消融病损灶以完全阻断两个屏障之间的传导，故而使手术难度增加。最后一点，很明显，一些类型的心脏修复术（例如，心房肺动脉连接）与显著的心肌肥厚、心室壁增厚相关，使透壁性消

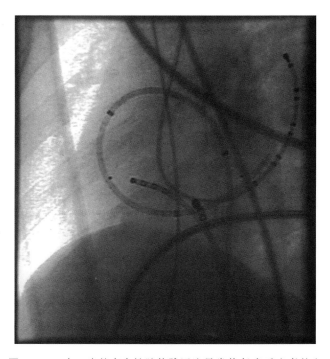

图 3.7 一个 7 岁的完全性肺静脉回流异常修复术后患者的左前斜位透视。尽管是左心房的手术，但患者被发现有三尖瓣峡部依赖的房扑，最可能的原因是修补术中使用了右心房切口入路。需要注意的是，10 极导管位于冠状静脉窦，Halo 导管在右心房，顶端进入冠状静脉窦（重印获原作者准许，出处：Balaji S，Gillette PC，Case CL. *Cardiac Arrhythmias af-ter Surgery for Congenital Heart Disease*. London：Arnold；2001：321. ）

融变得困难乃至不可能实现。较新的技术，配合使用冷盐水灌注导管来形成长而深的线性消融病损灶，可能会改善这些消融手术的疗效——实际上在这类患者中已被采用[18]。

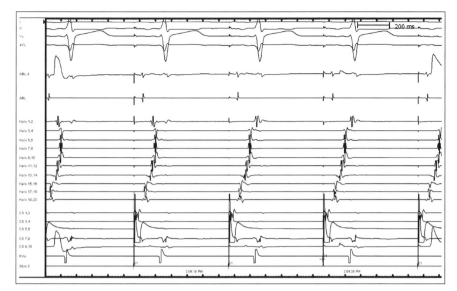

图 3.8 腔内电图和体表心电图记录在射频消融三尖瓣峡部时起搏冠状窦近端，与图 3.7 是同一个患者。最开始的两跳，Halo 电极的远端和近端电极都提前激动，随后激动中部的电极。提示峡部传导完好。第 3 个和随后的跳动，只有 Halo 电极的近端提前激动，而远端落后，提示三尖瓣峡部的传导消失。ABL，消融导管；CS，冠状静脉窦；d，远端电极对；RVa，右心室心尖部

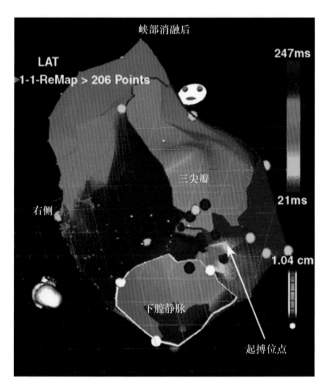

图 3.9 一个成功阻断三尖瓣峡部传导的患者的电解剖标测，冠状静脉窦口附近起搏后的心房激动。红点标志着射频消融的位点。晚点电图（蓝色、紫色）记录在消融线的另一边，表明心房激动的传播总是从起搏位点围绕三尖瓣环逆时针激动而不是穿过峡部。IVC，下腔静脉；TV，三尖瓣（重印获原作者准许，出处：Walsh EP. Ablation of postoperative atrial tachycardia in patients with congenital heart disease. In SKS Huang, MA Wood, eds. *Catheter Ablation of Cardiac Arrhythmias*, 2nd edition. Philadelphia, PA: Elsevier Saunders; 2011: 230.)

评估消融终点

尽管确定是否已成功消融房扑看似是一个很简单的问题，但事实上，对于术后患者来说消融终点的评估并不简单。这个问题难在于导管室可能发现多种大折返环路。

实际上，为了提高精确性，有 3 点的证据可以用来证明消融成功：①消融终止了心动过速；②消融后不能诱发心动过速；③阻滞关键峡部传导。下面讨论这些问题。

在射频能量应用下终止心动过速

持续的心动过速突然终止在消融过程中是一件令人兴奋的事，这明确提示，消融的特定位点已经阻断了关键峡部的传导。然而，仅依赖射频终止心动过速作为唯一的标准仍然是值得商榷的，如心动过速可自行终止或是终止于房性期前收缩。更常见的是，消融对峡部传导造成短暂的而不是永久性阻滞。这种阻滞会持续足够长的时间以阻止关键的环路传导来终止心动过速，但可能会在几秒或几分钟后恢复。然而，在标测过程中出现机械终止可能是非常有意义的。如果该终止并非由期前收缩所致，那么这一发现提供了另外的证据（不同于拖带反应），用以证明该位点确实是导致心动过速的关键点，因此应针对该位点进行消融。

消融后不能诱发心动过速

遗憾的是，外科术后心律失常尽管有明显的临床症状，但在电生理检查时并不总是很容易被诱发。

因此，在成功消融后不能诱发心律失常可能并没有想象中那么有帮助，特别是在最初诱发就很困难或一致性差的情况下。如果有人提出以诱发失败作为消融成功的主要标准，那么在消融之前花费大量时间去寻找最佳的诱发方式和能够重复诱发的条件是很重要的。对于房扑或心房内折返的患者，所尝试的诱发必须包括加速刺激，以及逐渐缩短起搏步长的心房超速起搏。在消融前提供了这样一个完整、谨慎的诱发评估，消融后不能诱发心动过速、在消融前却很容易诱发，被认为是一个比射频消融终止心动过速更可靠的标准。

阻滞关键峡部传导

治疗常规的"I型房扑"（围绕三尖瓣环逆钟向折返的房扑）的一项主要进展，就是可以在无房扑发作的情况下，观察右心房激动模式来评估三尖瓣环与下腔之间的峡部传导[19-20]。这意味着不再需要依靠上述不完善的标准（射频消融时终止心动过速，诱发失败）作为判断成功的条件。取而代之的是，如果在消融前峡部证实有双向传导，则观察在射频消融过程中峡部阻滞的进展，最后证实消融后持续的双向阻滞。这样，房扑消融技术就成为类似旁路的消融，可以记录到双向旁路传导阻滞，而不一定需要依靠诱发性心动过速失败作为成功的唯一标准。

应用不同的策略来评估扑动峡部阻滞使消融过程更为顺畅，如此一来，不需要在每一次消融后反复诱发房扑，从而避免无意中诱发心房颤动的风险。我们可以在射频过程中持续观察峡部传导，并且能够观察到阻滞发生在峡部（例如，在射频过程中通过起搏右心房侧壁低位观察 P 波形态）。

合理应用这些技术以适应外科术后的心脏是具有挑战的。如前所述，许多患者的心房内折返本质上与典型的逆时针折返房扑患者有着相同的环路，表现为顺时针或逆时针方向折返[12]。一旦上述的扑动峡部的重要性也被证实存在于这类患者中，这些技术就可以用来评估峡部传导。患有心房-肺动脉连接和那些单纯缺损（如心房或心室间隔缺损）的患者，都存在正常的右心房结构，这类处理起来较为简单。而对于那些形态上右心房结构是肺静脉心房的，比如行 Senning，Mustard，或内隧道 Fontan 手术的患者，技术应用起来就不那么简单了。在这类患者中，是不可能把一个多极导管放在肺静脉心房的。然而，在右心房低侧位起搏的 P 波形态，以及通过峡部双向传导时间还是可以评估的。尽管难度

大，也同样可以通过在关键位点起搏重新进行电解剖标测图的构建，来验证非常规的或是难以评估的峡部双向阻滞[21]（见图 3.9）。

3.4　术后护理

外科术后房扑消融较常规室上性心动过速的消融而言略有挑战，但也不是太过困难。较为重要的术后护理包括监测患者的血流动力学状态，尤其是对于合并心室功能不全者，可以在重症监护治疗病房（ICU）进行术后监测。如果房扑已经长期存在，在成功消融之后，临床医生可能选择开始系统抗凝治疗[22]。

3.5　手术并发症

外科术后房扑患者的消融一般是安全的，而风险与常规的消融患者也是相似的。然而，一个特别关注的地方，是潜在的房室传导阻滞风险。对于三尖瓣峡部依赖的房扑患者，消融位点距离房室结很近。当然，一定要小心操作（图 3.10）。在对那些存在房室间沟缺损（包括原发孔型房间隔缺损）的外科术后患者在进行房扑治疗时，应该记住的是，在这一解剖结构中，房室传导组织位于较低和后部，而实际上是相当接近冠状静脉窦口[23]。在这种情况下，房室传导阻滞更可能发生在三尖瓣峡部，应考虑冷冻消融。

虽然罕见，在消融右心房侧壁时右膈神经麻痹是另一个可能的并发症。我们可以尝试通过在右心房侧壁位点进行高输出起搏，同时观察膈膜运动来避免这种并发症。

3.6　优势和限制

当然，相较于长期服用抗心律失常药物或外科手术消融治疗而言，导管消融具有明显的优势。存在的局限性主要是目前的技术缺乏 100% 的有效性[24]。此外，在一般情况下，解剖越复杂，临床医生越可能会遇到多个折返环路。除了有时令人失望的初始结果，还有一个相当高的复发率，提示需要重复消融。另一个需要考虑的问题是心律失常的解剖环境。在某些情况下，房扑的产生仅仅是一种血流动力学状态恶化的提示，在整个病程中单纯的导

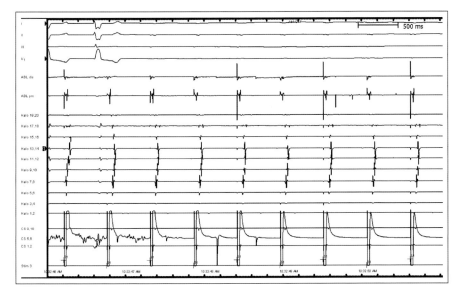

图 3.10 腔内电图和体表心电图记录，患者是一个法洛四联症合并肺动脉瓣缺失与二尖瓣裂行 S/P 修补术后的 13 岁的女孩。诱发房扑并应用拖带标测三尖瓣峡部。射频消融过程中从冠状静脉中部开始起搏，通过 20 极 Halo 电极观察侧壁激动。这次消融中出现了完全房室阻滞，尽管消融导管靠近下部，但已表明在该例患者中房室结位于更靠后下的位置。立即停止消融后房室传导恢复。CS，冠状静脉窦；ABL，消融导管；prx，近端电极对；dis，远端电极对；Stim，刺激通道

管消融可能治标不治本。

3.7 结 论

很显然，以导管为基础的心脏消融领域在迅速发展。在大多数情况下，消融治疗明显优于长期抗心律失常药物治疗，尤其考虑到在一些患者中抗心律失常药物存在许多潜在的副作用。遗憾的是，除非是正常心脏，否则导管消融的结果并不如其他的常见心律失常那么好。虽然这可能部分是由于对每一个患者存在的大折返环路缺乏确切的了解，更可能的是，做长线性和透壁消融的能力有限。未来随着导管消融技术的进展，可以让更多的这样的患者受益，从而最终治愈病变。

参考文献

1. Waldo AL, MacLean WA, Karp RB, Kouchoukos NT, James TN. Entrainment and interruption of atrial flutter with atrial pacing: Studies in man following open heart surgery. *Circulation*. 1977;56:737–745.

2. Kalman JM, Olgin JE, Saxon LA, Fisher WG, Lee RJ, Lesh MD. Activation and entrainment mapping defines the tricuspid annulus as the anterior barrier in typical atrial flutter [see comments]. *Circulation*. 1996;94:398–406.

3. Lesh MD, Van Hare GF, Fitzpatrick AP, Griffin JC, Chu E. Curing reentrant atrial arrhythmias. Targeting protected zones of slow conduction by catheter ablation. *J Electrocardiol*. 1993;26:194–203.

4. Olgin JE, Kalman JM, Fitzpatrick AP, Lesh MD. Role of right atrial endocardial structures as barriers to conduction during human type I atrial flutter. Activation and entrainment mapping guided by intracardiac echocardiography. *Circulation*. 1995;92:1839–1848.

5. Triedman JK, Bergau DM, Saul JP, Epstein MR, Walsh EP. Efficacy of ablation for control of intraatrial reentrant tachycardia in patients with congenital heart disease. *J Am Coll Cardiol*. 1997;30:1032–1038.

6. Triedman JK, Saul JP, Weindling SN, Walsh EP. Ablation of intra-atrial reentrant tachycardia after surgical palliation of congenital heart disease. *Circulation*. 1995;91:707–714.

7. Van Hare GF, Lesh MD, Ross BA, Perry JC, Dorostkar PC. Mapping and ablation of intraatrial reentrant tachycardia after the Senning or mustard procedure for transposition of the great arteries. *Am J Cardiol*. 1996;77:985–991.

8. Van Hare GF, Lesh MD, Stanger P. Catheter ablation of supraventricular arrhythmias in patients with congenital heart disease: Results and technical considerations. *J Am Coll Cardiol*. 1993;22:883–890.

9. Olshansky B, Okumura K, Hess PG, Waldo AL. Demonstration of an area of slow conduction in human atrial flutter. *J Am Coll Cardiol*. 1990;16:1634–1648.

10. Feld GK. Catheter ablation for the treatment of atrial tachycardia. *Progress Cardiovasc Dis*. 1995;37:205–224.

11. Rodefeld MD, Bromberg BI, Schuessler RB, Boineau JP, Cox JL, Huddleston CB. Atrial flutter after lateral tunnel construction in the modified fontan operation: A canine model. *J Thorac Cardiovasc Surg*. 1996;111:514–526.

12. Chan DP, Van Hare GF, Mackall JA, Carlson MD, Waldo AL. Importance of atrial flutter isthmus in postoperative intra-atrial reentrant tachycardia. *Circulation*. 2000;102: 1283–1289.

13. Kalman JM, VanHare GF, Olgin JE, Saxon LA, Stark SI, Lesh MD. Ablation of "incisional" reentrant atrial tachydia complicating surgery for congenital heart disease. Use of entrainment to define a critical isthmus of conduction. *Circulation*. 1996;93:502–512.

14. Nakagawa H, Shah N, Matsudaira K, Overholt E, Chandrasekaran K, Beckman KJ, Spector P, Calame JD, Rao A, Hasdemir C, Otomo K, Wang Z, Lazzara R, Jackman WM. Characterization of reentrant circuit in macroreentrant right atrial tachycardia after surgical repair of congenital heart disease: Isolated channels between scars allow "focal"

ablation. *Circulation*. 2001;103:699–709.

15. Mines GR. On circulating excitation in heart muscles and their possible relations to tachycardia and fibrillation. *Trans R Soc Can*. 1914;8 (ser III, sec IV):43–52.

16. Henthorn RW, Okumura K, Olshansky B, Plumb VJ, Hess PG, Waldo AL. A fourth criterion for transient entrainment: The electrogram equivalent of progressive fusion. *Circulation*. 1988;77:1003–1012.

17. Stevenson WG, Khan H, Sager P, Saxon LA, Middlekauff HR, Natterson PD, Wiener I. Identification of reentry circuit sites during catheter mapping and ablation of ventricular tachycardia late after myocardial infarction. *Circulation*. 1993;88:1647–1670.

18. Triedman JK, DeLucca JM, Alexander ME, Berul CI, Cecchin F, Walsh EP. Prospective trial of electroanatomically guided, irrigated catheter ablation of atrial tachycardia in patients with congenital heart disease. *Heart Rhythm*. 2005;2:700–705.

19. Cauchemez B, Haïssaguerre M, Fischer B, Thomas O, Clementy J, Coumel P. Electrophysiological effects of catheter ablation of tricuspid annulus isthmus in common atrial flutter. *Circulation*. 1996;93:284–294.

20. Poty H, Saoudi N, Abdel Aziz A, Nair M, Letac B. Catheter ablation of type 1 atrial flutter. Prediction of late success by electrophysiological criteria. *Circulation*. 1995;92:1389–1392.

21. El Yaman MM, Asirvatham SJ, Kapa S, Barrett RA, Packer DL, Porter CB. Methods to access the surgically excluded cavotricuspid isthmus for complete ablation of typical atrial flutter in patients with congenital heart defects. *Heart Rhythm*. 2009;6:949–956.

22. Feltes TF, Friedman RA. Transesophageal echocardiographic detection of atrial thrombi in patients with nonfibrillation atrial tachyarrhythmias and congenital heart disease. *J Am Coll Cardiol*. 1994;24:1365–1370.

23. Pillai R, Ho SY, Anderson RH, Lincoln C. Ostium primum atrioventricular septal defect: An anatomical and surgical review. *Ann Thorac Surg*. 1986;41:458–461.

24. Papagiannis J, Maounis T, Laskari C, Theodorakis GN, Rammos S. Ablation of atrial tachycardias with current after surgical repair of complex congenital heart defects. *Hellenic J Cardiol*. 2007;48:268–277.

房性心动过速消融

Chapter 4　The Ablation of Atrial Tachycardia

Patrick M. Heck，Peter M. Kistler，Andrew W. Teb，Jonathan M. Kalman 著

丁立刚　译

4.1　引　言

房性心动过速（房速，AT）可能是局灶性或大折返性心律失常，后者常常指心房扑动（AFL）。2001年联合专家工作组根据电生理机制对房速分类达成共识。根据这一分类标准，局灶性房速定义为心房激动起源于一个直径＜2cm的分离的病灶，呈离心性传导。而大折返环房速是指激动环绕一个"大的"中心障碍区，典型者直径数厘米，可以是功能性或是固定的传导障碍区。大折返环房速的激动标测可以连续记录到100%的心动过速周长，相反局灶性房速最多可以记录到75%的心动过速周长。

房颤的射频消融发展迅速，已成为世界范围内最常开展的手术，而且越来越多的中心开始进行长程持续性房颤的消融治疗。对于持续性房颤患者，为了达到更高的成功率，高强度的双房消融策略逐步被采用，常常联合线性消融和复杂碎裂心房电位（CFAE）消融，可能导致传导缓慢区和瘢痕，这是发生局灶（微折返）和大折返房速的电生理基础。房颤消融术后房速发生率明显增加，这由房颤持续时间和消融程度决定。

本章只涉及局灶性房速的标测和消融。

4.2　局灶性房速

局灶性房速是最少见的室上性心动过速（SVT），占SVT电生理检查患者的10%～15%。局灶性房速男女发病率相当[1]。局灶性房速的电生理机制包括自律性异常、触发活动和微折返。通过电生理检查常常很难阐明局灶房速的潜在机制，对这些心律失常的消融价值有限。

明确诊断

典型局灶性房速通过心律失常的临床特征和体表心电图即可做出诊断。要与窦性心动过速、房室结折返性心动过速（AVNRT）、房室折返性心动过速（AVRT）和大折返房速进行鉴别诊断。局灶性房速的心电图一般有长R-P间期，但并不总是如此。典型AVNRT和AVRT的R-P关系固定，与之不同，局灶性房速R-P关系多变或者二者无关系，快室率时，房室结递减性传导可能导致明显短的R-P间期的心动过速。当P波形态多变时可以很容易鉴别局灶房速和窦性心动过速。起源于界嵴上端的房速，其P波形态与窦性心动过速不易区分。此时，如果心动过速发作时出现3～4跳心率逐渐加快，即"温醒"现象，或者心动过速终止时出现3～4跳心率逐渐减慢，即"冷却"现象，支持房速而不是窦速诊断，典型窦速心率加速

和减速过程常超过 30s[2]。大折返环房速心电图特点明显，基线呈波浪状，无明确等电位线。如果房速周长特别短或心房较重的瘢痕负荷引起缓慢传导，局灶性房速也可以和大折返性房速相似，但这种情况很少见。

解剖定位

目前已经明确，初发局灶房速起源集中在某些特定解剖部位而非随机分布在整个心房[3]。右心房常见部位是界嵴、三尖瓣环、冠状静脉窦开口、右心耳（RAA）和房室结区周围（perinodal）区域。左心房常见部位是肺静脉口部[4]、主动脉二尖瓣连接部（AMC）和左心耳（LAA）（图 4.1 和图 4.2）[3]。

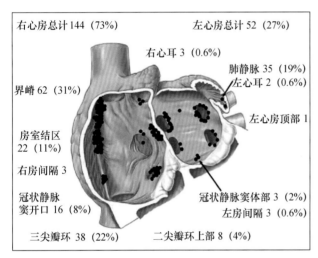

图 4.1 原发局灶性房速在左心房和右心房的解剖分布。本图已经去除房室瓣环，图 4.2 显示房室瓣环起源房速分布（经 Kistler 等授权后重印，J Am Coll Cardiol. 2006；48；1010-1017.）

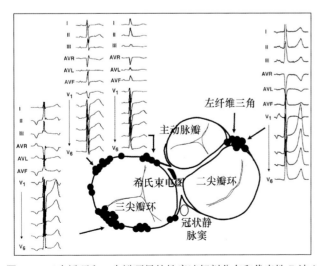

图 4.2 三尖瓣环和二尖瓣环局灶性房速解剖分布和代表性 P 波心电图。TV＝三尖瓣环；MV＝二尖瓣环；HBE＝希氏束电图（经 Kistler 等授权后重印，J Am Coll Cardiol. 2006；48；1010-1017.）

房颤消融术后房速发生部位主要决定于特定的消融策略。如仅为肺静脉隔离术，消融术后房速并不常见，主要由于一个或多个肺静脉消融点再次恢复传导。增加线性消融和（或）复杂碎裂心房电位（CAFE）消融会进一步增加消融术后房速的发生率，绝大多数局灶性房速起源于邻近处以往消融靶点[5]。详细了解前次消融部位对于术者定位消融术后房速起源部位大有裨益。

体表心电图和 P 波形态

体表心电图对局灶性房速可能的解剖起源部位提供有用的指导。Kistler 等建立了基于体表心电图 P 波形态定位房速起源部位的方法（图 4.3），准确率达 93%[3]。不过，应当切记 P 波形态的空间分辨率约 17mm。根据 P 波形态鉴别左心房和右心房起源房速十分重要，因为这涉及是否需要穿房间隔途径消融。左心房起源房速 V_1 导联 P 波通常为正向，I 和 aVL 导联为负向。P 波形态必须清晰可见且不受 T 波干扰才能成功分析 P 波形态。以往电生理研究发现，刺激迷走神经或应用腺苷有助于将前面的 T 波和 P 波区分开来。电生理检查过程中，也可以通过以快于房速频率的心室起搏很容易区分二者（图 4.4）。图 4.5 和图 4.6 是局灶性房速 P 波形态的图例。

P 波形态的主要决定因素是间隔和左心房的激动。因此，以往房颤强化基质改良产生的瘢痕和传导顺序变化使 P 波形态对定位房速起源点的可靠性明显降低。

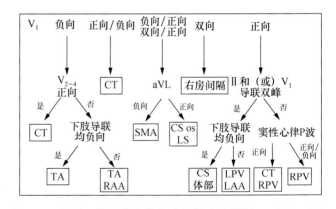

图 4.3 应用 P 波形态定位房速起源点流程图。RAA＝右心耳；LAA＝左心耳；CT＝界嵴；CS＝冠状静脉窦；TA＝三尖瓣环；LS＝左侧房间隔；SMA＝二尖瓣环上部；LPV＝左侧肺静脉；RPV＝右侧肺静脉（经 Kistler 等授权后重印，J Am Coll Cardiol. 2006；48；1010-1017.）

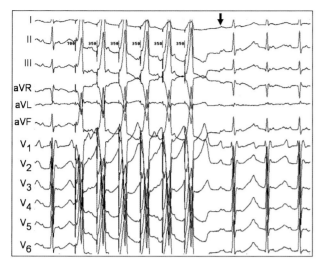

图 4.4 12 导联心电图显示持续性房速时心室起搏显示出被 T 波遮掩的 P 波（箭头指示），用以分析 P 波形态和起始

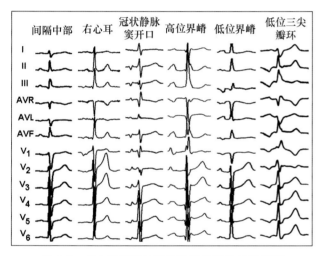

图 4.5 右心房起源局灶性房速代表性 P 波形态

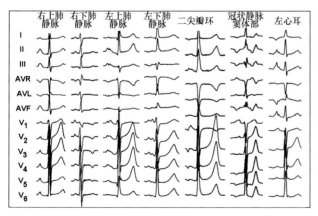

图 4.6 左心房起源局灶性房速的代表性 P 波形态

消融适应证

局灶性房性期前收缩（早搏）常见，鲜有症

状，一般无须处理。频发房性期前收缩和持续性房速症状明显，而且对药物治疗反应差，需要射频消融治疗。虽然无休止房速可能导致心动过速性心肌病[6]，但局灶性房速临床转归还是良性的。根据 2003 年美国心脏病学会（ACC）/美国心脏病协会（AHA）/欧洲心脏病学会（ESC）发表的指南，无休止或反复发作症状的局灶房速射频消融是 I 类适应证[1]。

4.3 电生理检查

虽然体表心电图可以做出疑似诊断，但往往证实诊断则需要侵入性电生理检查。

心内电生理导管

应用何种心内电生理导管主要基于房速可能起源部位的不同而略有差异。手术必备的基本配置包括一根希氏束 4 极导管，确保可以进行右心室起搏和记录，还有一根放在冠状静脉窦的 10 极导管。

一旦局灶性房速明确诊断，虽然并非必须，但使用额外的多极导管可能有助于房速的标测。对于起源于右心房的房速，可以应用为三尖瓣环或界嵴设计的 20 极导管（图 4.7）。与之相似，起源于左心房的房速，可能会用到肺静脉环状电极，虽然这可能需要放置两个穿过房间隔的鞘管。

局灶性房速的诱发

房速不能诱发是目前标测和消融失败的最常见原因。对于非无休止性房速，患者必须小心控制镇静深度，因为可能使某些局灶房速不能诱发。心房递增起搏和程序期前刺激可能成功诱发局灶房速，特别是其潜在机制是微折返或触发活动的病例。应用大剂量异丙肾上腺素可能诱发自律性局灶房速。尽管穷尽所能，仍有不能诱发的房速或者房性期前收缩太少不能标测的，导致手术可能需重新安排。

明确诊断

一旦诱发心律失常，基于多种观察和起搏方法可以明确诊断。需与三种心律失常相鉴别：房室折返性心动过速（AVRT）、房室结折返性心动过速（AVNRT）和大折返性房速。检查心内电图可以发现，AVNRT 和 AVRT 的心房和心室电图（VA 关

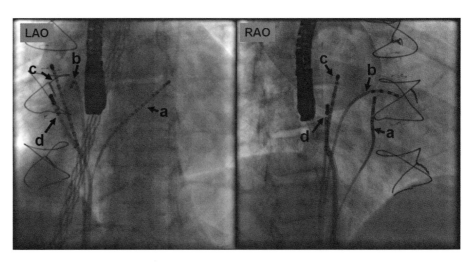

图 4.7　左前斜位（LAO，左侧图像）和右前斜位（RAO，右侧图像）透视图显示标测右心房界嵴房速。应用四根导管：a=冠状静脉窦10极导管；b=希氏束/右心室4极导管；c=界嵴处20极导管；d=长血管鞘内标测/消融导管

系）关系固定但房速VA关系多变。采用多种起搏操作有助于发现VA不固定的关系。以短于心动过速周长进行心房超速起搏终止心动过速，AVNRT和AVRT室房关系保持固定不变，但局灶房速的室房关系却会发生改变[7]。心室起搏拖带心动过速后，如果心房被拖带，停止起搏后心动过速一直持续，之后的反应对心动过速的鉴别诊断也有帮助。如果最后一次拖带的心房波之后第一个心动过速电图是心室波，称为"V-A-V"反应，这是AVRT和AVN-RT的特征。如果心动过速记录到的第一个电图是心房波，称为"V-A-A-V"反应，这种反应提示心动过速是房速。

通过心房拖带可以很好地鉴别局灶性和大折返性房速。从距离超过2cm的两点可以拖带心动过速证实为折返环内拖带，拖带定义为PPI减去TCL小于20ms（PPI-TCL＜20ms），或者在整个心动过速周长内都可以记录到电活动，而这都可以明确证实为大折返性房速[1]。

传统标测

通过寻找离心性传导的最早局灶激动点可以成功进行局灶房速的心内膜激动顺序标测。局部激动时间至少领先体表心电图P波20～30ms（图4.8），则提示可以成功地消融靶点[2]。正确识别P波起点十分重要，选择稳定的腔内电图作为参考点，比如CS近端双极电图。在房早发作较少的患者，也可以用起搏标测辅助激动顺序标测，但如前所述，P波形态的空间分辨率仅有17mm。

局灶性房速标测的第一步关键是明确左心房或右心房起源。体表心电图P波将提供一些线索，如果以往有心房强化消融史，可能导致预测结果不可

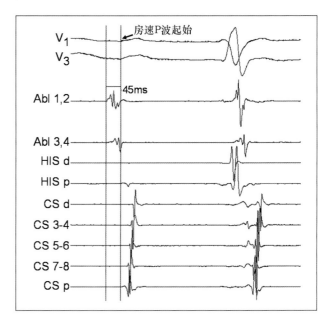

图 4.8　局灶性房速成功消融靶点图。消融导管局部电位领先体表P波45ms。局部激动时间领先体表P波起始至少20～30ms提示可能成功消融的理想靶点。ABL=消融/标测导管电极；HIS=希氏束电极；CS=冠状窦电极

靠。总之，当最早激动点位于右心房间隔较大区域时，应该想到左心房起源的可能性。这种情况下，右心房间隔部最早激动点领先P波起始处将不会短于10ms，离间隔越远越延迟。对于某些局灶性房速，特别是房室结区房速，可能需要在左心房、右心房和主动脉根部标测。

三维电解剖标测系统

三维电解剖标测系统的飞速发展和广泛的应用已经提高了临床医师成功定位和消融局灶性心律失常的能力。不同三维标测系统所用技术不同，但都

是基于可以在三维空间中相对于一个基点，定位标测和消融导管。这使电生理医师获得多点的解剖和心电信息，重建三维解剖模型和激动顺序标测信息（一般以颜色编码）。这些系统也可以把获得的资料整合到计算机化断层扫描（CT）或磁共振成像（MRI）图像上，获得更详尽和准确的心房解剖和心内电图的关联（图 4.9）。三维标测系统可以增加成

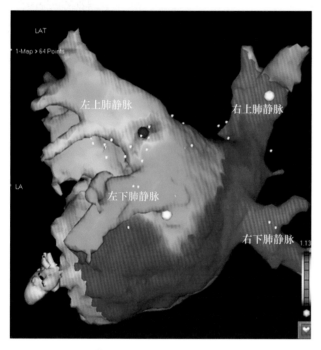

图 4.9 左上肺静脉开口起源局灶房速的三维激动图，与左心房 CT 融合。最早激动点由红色编码，最晚处为紫色。红色圆点提示心律失常成功消融部位

功率，减少射线量，但仍有赖于获得足够的心房期前收缩信息来建立一份激动标测图。

成功靶点

成功消融靶点电图有一些特征。第一也是最重要的，靶点应当是心内激动最早记录点，领先体表 P 波至少 20ms。心内电图可能是碎裂的，但原发局灶房速并非都可以标测到，某些解剖部位（比如界嵴）可能特异性存在碎裂电位[2]。在这些部位，一些假说认为碎裂电位代表潜在的缓慢传导，使微折返成为可能。消融术后局灶房速的消融靶点更可能有碎裂电位，因为多数此类心律失常被认为是围绕先前消融区域的微折返[5]。

在消融术后的局灶房速病例，单极电图也可以用来定位房速起源点。消融导管头端单极电图标测到 QS 形电位高度提示成功消融靶点[8]。

业已报道，导管压迫终止持续性房速可以提高鉴别房速靶点的特异性和阳性预测值[9]。不过，依据我们的经验，一旦房速终止，很难确定是消融有效还是机械压迫暂时使房速起源点心肌顿抑，后者可能数小时或数天后可能恢复。

心动过速终止前加速（提速）也可能在成功消融靶点出现（图 4.10）。

消融

绝大多数局灶性房速可以通过常规射频消融导管成功消融，常需要应用长血管鞘增加导管稳定

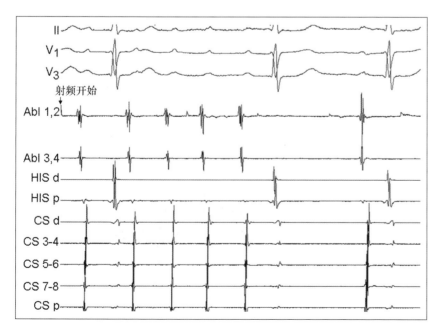

图 4.10 局灶性房速在成功消融点射频消融使房速加速然后终止。缩略语同图 4.8

性。心房内隐窝导致血流缓慢的部位或冠状窦内可以应用盐水灌注导管消融。对于房室结周围起源的房速，倾向于使用冷冻消融，因为在－30℃前房室结区的损伤都是可逆的，－80℃则导致不可逆损伤[10]。

终点

局灶房速，特别是难以诱发的房速，常常难以判断消融是否成功。无休止局灶性房速明确的消融终点是房速不能诱发，但对于发作较少的房性期前收缩却很难评估。房速消融术后重复术前诱发条件，应用异丙肾上腺素和心房递增起搏刺激可能帮助明确是否消融成功。

尽管心动过速不能诱发的情况并不少见，但房速消融成功率还是不错的。报道成功率介于69%～100%[2]，复发率约7%[11]。右心房病灶复发率更低，然而男性、多发病灶、老龄和合并心脏病变都是复发的预测因素。

参考文献

1. Blomstrom-Lundqvist C, Scheinman MM, Aliot EM, et al. ACC/AHA/ESC guidelines for the management of patients with supraventricular arrhythmias—executive summary: a report of the American College of Cardiology/American Heart Association Task Force on Practice Guidelines and the European Society of Cardiology Committee for Practice Guidelines (Writing Committee to Develop Guidelines for the Management of Patients With Supraventricular Arrhythmias). *Circulation.* 2003;108:1871–1909.

2. Roberts-Thomson KC, Kistler PM, Kalman JM. Focal atrial tachycardia II: management. *Pacing Clin Electrophysiol.* 2006;29:769–778.

3. Kistler PM, Roberts-Thomson KC, Haqqani HM, et al. P-wave morphology in focal atrial tachycardia: development of an algorithm to predict the anatomic site of origin. *J Am Coll Cardiol.* 2006;48:1010–1017.

4. Kistler PM, Sanders P, Fynn SP, et al. Electrophysiological and electrocardiographic characteristics of focal atrial tachycardia originating from the pulmonary veins: acute and long-term outcomes of radiofrequency ablation. *Circulation.* 2003;108:1968–1975.

5. Jaïs P, Matsuo S, Knecht S, et al. A deductive mapping strategy for atrial tachycardia following atrial fibrillation ablation: importance of localized reentry. *J Cardiovasc Electrophysiol.* 2009;20:480–491.

6. Medi C, Kalman JM, Haqqani H, et al. Tachycardia-mediated cardiomyopathy secondary to focal atrial tachycardia: long-term outcome after catheter ablation. *J Am Coll Cardiol.* 2009;53:1791–1797.

7. Knight BP, Ebinger M, Oral H, et al. Diagnostic value of tachycardia features and pacing maneuvers during paroxysmal supraventricular tachycardia. *J Am Coll Cardiol.* 2000; 36:574–582.

8. Tang K, Ma J, Zhang S, et al. Unipolar electrogram in identification of successful targets for radiofrequency catheter ablation of focal atrial tachycardia. *Chin Med J (Engl).* 2003;116:1455–1458.

9. Pappone C, Stabile G, De Simone A, et al. Role of catheter-induced mechanical trauma in localization of target sites of radiofrequency ablation in automatic atrial tachycardia. *J Am Coll Cardiol.* 1996;27:1090–1097.

10. Wong T, Segal OR, Markides V, Davies DW, Peters NS. Cryoablation of focal atrial tachycardia originating close to the atrioventricular node. *J Cardiovasc Electrophysiol.* 2004; 15:838.

11. Chen SA, Tai CT, Chiang CE, Ding YA, Chang MS. Focal atrial tachycardia: reanalysis of the clinical and electrophysiologic characteristics and prediction of successful radiofrequency ablation. *J Cardiovasc Electrophysiol.* 1998;9: 355–365.

如何消融先天性心脏病合并的房性心动过速

Chapter 5　How to Ablate with Congenital Heart Disease

John K. Triedman 著

顾　敏 译　丁立刚 校

5.1 引　言

接受姑息性外科手术治疗的先天性心脏病患者成年以后，患者的窦房结功能不全和房性心动过速的患病率升高，其原因包括：纤维化、外科瘢痕以及解剖异常。在手术后的 10～20 年内，至少一半患者出现上述情况，导致成年先心病患者上述心律失常的发病率显著增加[1]。不幸的是，这些房性心动速难以通过药物控制，因此，许多心脏中心采用介入的方法来治疗或预防先天性心脏病合并的房性心动过速。大部分采用导管消融，少数采用外科迷宫术。因为这些心律失常通常与大折返、解剖异常以及瘢痕有关，所以很适合靶向的导管标测和消融治疗。尽管这些心律失常消融后复发率相对较高，但随着标测技术的进步，对心律失常环路的电解剖关系理解的深入，患者的远期效果已经明显改善。

5.2 术前准备

解剖及外科准备

对于术者，术前仔细回顾患者先天性缺陷的解剖情况以及外科手术的具体过程非常重要。尽管先天性缺陷的种类千变万化，但从消融术者的角度来看，大部分心律失常可分为三类：第一类包括简单的瓣膜病变和（或）室间隔缺损接受外科手术修补术后患者，例如法洛四联症、房间隔缺损、室间隔缺损心室修复术后，或者肺静脉异常外科修复术后的患者。这些患者解剖结构大致正常，房性心律失常主要反映了心脏纤维化和存在的瘢痕。第二类包括那些接受了广泛房内复杂手术（主要指那些大动脉转置术后）的患者。尽管这些患者双心室在生理上得到了修复，但术后特殊心房解剖为消融治疗带来了特殊的挑战。最后一类患者包括那些为了达到单心室生理功能状态而接受了姑息性外科手术的患者，包括接受各种 Fontan 术的患者（图 5.1）。这些患者常有高度复杂的心房基质，易导致心律失常。

心电图回顾

在先天性心脏病（简称"先心病"）修复术后出现的房速患者中，程序刺激能够诱发多种心动过速。表现在心动过速周长和 P 波形态多变（图 5.2）。理想状态下，消融术后，心动过速不应该再被诱发。考虑到这些患者心房基质的复杂性，回顾术前心电图对房速进行临床识别和定位非常重要。应当关注

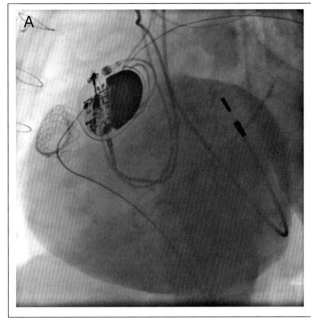

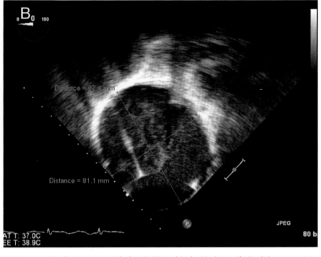

图 5.1 旧式 Fontan 手术后明显扩大的右心房解剖。**A.** 左侧位血管造影图像；**B.** 经食管超声图像

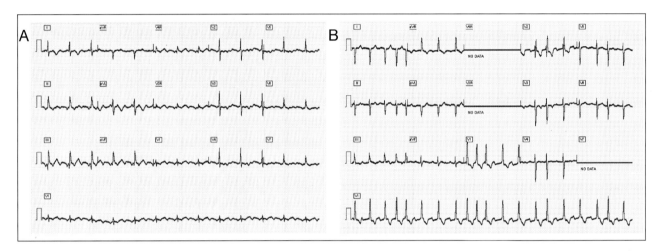

图 5.2 复杂先心病合并房速患者的典型临床心电图表现。**A.** 房速 P 波形态规整，舒张期间歇清楚，房室（AV）关系规律；**B.** 房速 P 波 AV 传导多变

患者既往是否有房颤发作，这有助于识别那些容易复发的患者。这些患者一旦复发，应考虑导管消融或者外科迷宫术。

　　同样，关注患者是否存在窦房结功能不全也很重要。许多先心病合并房速的患者会并存窦房结功能异常。对于这些患者，抗心动过缓起搏和抗心动过速起搏可能都是重要的辅助治疗方式。这些患者通过心外膜的方法或者经静脉途径植入了起搏器，消融时必须注意植入导线的位置，避免因消融导线下面的心肌而导致传出阻滞。

影像学

　　在消融之前应进行全面评价，重点是识别所有可能引起有血流动力学异常的病变，在导管消融时对其进行研究和处理。在成人电生理中心，还应当咨询小儿心脏专家或者先心病专家。常规进行二维心脏超声检查，在很多患者还应当考虑是否进行计算机化断层显像（CT）或磁共振（MRI）检查。这些检查能够提供更为清晰的心腔内解剖和功能状态图像，这些数据用于电生理标测系统，指导导管定位和消融方案的选择[2]。

　　在消融过程中，术前的三维影像数据是常规电解剖标测的重要补充（图 5.3 和图 5.4）。手术医师直接参与图像分析以及 CT、MRI 数据模型构建具有重要的价值（视频 5.1 和视频 5.2）。这是因为这类患者术后解剖往往相当特殊，如果没有该患者特定

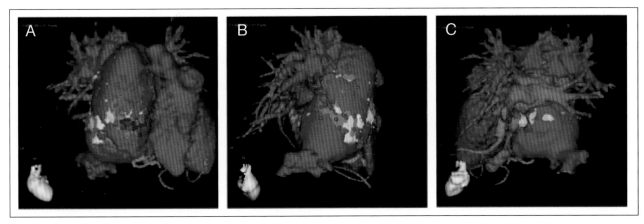

图 5.3 房肺连接患者（改良的 Fontan 手术）的节段性 MRI 解剖，1980—1990 年常用于治疗单心室。这种手术常常使右心房明显扩大，如图 5.1 所示。**A.** 前后位；**B.** 右侧位；**C.** 后前位

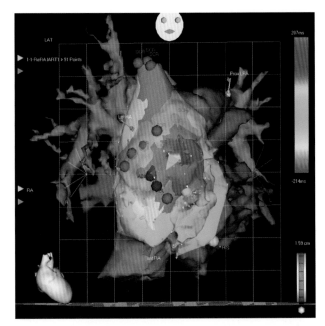

图 5.4 房速患者的电解剖标测图和 Fontan 术后右心房影像图像融合

的解剖信息，往往难以解释其图像。此外，术者对患者解剖数据细致的观察对制订手术方案很有帮助。特殊的解剖结构具有重要价值，包括：心房补片与房间隔的关系，冠状窦开口和房室瓣，异常的静脉连接，可能需要经房间隔操作患者的房间隔异常解剖，可能需要逆行导管操作患者存在的心腔内血栓以及与大血管、半月瓣的关系。

抗凝治疗

先心病患者心房内消融偶然会出现急性心腔内血栓，出现脑血管事件的概率要明显低于房颤导管消融。这是因为大部分操作在静脉心房系统，心律

失常本身出现静脉血栓的可能性低。不过，许多患者长期华法林维持治疗，虽然很少发生出血事件，但为谨慎起见，常常中断华法林治疗数天，避免国际标准化比值（INR）过高。除非患者为慢性心律失常，既往有血栓栓塞病史，否则很少需要肝素"桥接"治疗。术中肝素化是合理的，在大部分导管室，ACT 的目标值控制在 250～300s。我们中心的做法是先按 100U/kg 剂量给予单次肝素，随后至少每小时测定一次全血激活凝血时间（ACT），根据需要再补充肝素。

5.3 手术过程

患者准备

因为这类患者房速消融时间较长，我们实验室常常给予全身麻醉，常规插尿管，既为了检测肾功能，也是为了平衡术中出入量，因为我们常常会用到冷盐水灌注导管，术中会给予 1～3L 的液体。

血管入路

一般而言，先心病房速消融用到的导管数量不多：一个导管用于标测和消融（通常需要 8Fr 鞘，能通过灌注消融导管）以及一个参考电极导管，放置在心房或者冠状窦。偶尔会放置一根食管电极作为心电图参考电极，对于部分患者可能有价值。但是食管上记录到的心房信号振幅较低，从而限制了它的使用价值。如果有条件使用腔内电图（ICE），会为手术提供额外信息，ICE 需要应用一根 8Fr 或者 10Fr 鞘。

鉴于需要导管数目不多，血管容积不是问题。但是为了便于操作，我们还是常常将鞘管分放在左右两侧股静脉。对于那些既往多次进行介入治疗或者外科手术的患者，长期在重症监护病房（ICU）治疗的先心病患者，股静脉是否仍能开放是一个重要问题。检查既往导管操作记录可能会发现股静脉是闭塞的，对于内脏转位的患者，他们的下腔静脉也可能是闭塞的，通过奇静脉连接到上腔静脉。仔细观察腹股沟可能会看到既往手术的切割瘢痕，尤其是对于那些在 20 世纪 60 年代或 70 年代进行介入治疗的患者以及接受外周体外循环的患者。如果能够经皮肤穿刺到血管，但导丝不能到达下腔静脉或者心房，可以手推造影剂进行骨盆造影，记录到可供操作的开放的股部、髂部血管。如果股静脉不通畅，可能通过颈内静脉途径。在极罕见的情况下，需要穿刺肝静脉。

长鞘和房间隔穿刺

对于右心房明显扩张的患者，长鞘有助于标测和消融导管的到位，确保合适的心内膜接触（视频 5.3 和视频 5.4）。长鞘尤其适用于老式的心房-肺 Fontan 吻合的患者，以及严重 Ebstein 畸形的患者。使用长鞘有利于到达右心房前壁。

先心病合并房速患者通常不需要房间隔穿刺，因为消融的病变基质常常位于静脉回流的右心房。

一种需要房间隔穿刺的常见情况是，患者部分右心房包含房速基质，却延伸入左心房肺静脉侧[3]。包括那些接受过 Mustard 或 Senning 手术以及部分 Fontan 手术的患者。包含右心房异位引流（"游离通道"术和右房补片将血液由房缺处指引至右侧房室瓣膜）。在这些患者中，CTI 需要从肺静脉左心房消融，因而需要穿刺房间隔。其他穿间隔的适应证包括：有明确左心房房速的证据，以及房颤是主要消融靶点及拟行迷宫术的患者。

房间隔穿刺前思考和寻找本来的心房或者术后的心房之间的相互连接关系是明智的，有助于确定穿刺路径。当一定要穿间隔时，必须非常小心，因为常常涉及通过房间隔假体和（或）较厚的那部分间隔，而且左右心房的解剖几乎总是独特不同的。在安全通过间隔方面，ICE 图像是很有价值的（图 5.5）。但就目前在我们实验室，透视和造影是理解三维解剖手术的主要工具。常进行左心房造影来界定房间隔穿刺路径（视频 5.5 和视频 5.6）。尽管有时房间隔穿刺鞘和扩张器无需太大压力就能轻松进入左心房。但有时应用相当大的压力也不能到达左心房，对于这些病例，安全穿刺的最佳的策略是寻找更好的穿刺点再应用力穿刺。有时候只需要移动 1～2mm，穿刺鞘就变得容易通过。有价值的辅助技术包括：使用射频穿刺针[4]（Baylis 穿刺针，Baylis Medical，Montreal，Canada）和（或）放置一个小

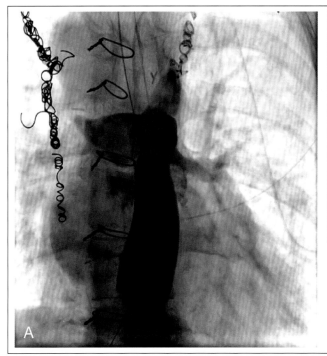

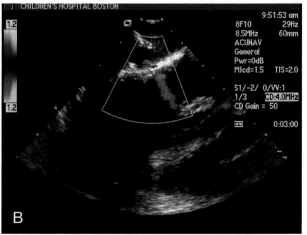

图 5.5　Fontan 手术患者使用 ICE 辅助通过房间隔穿刺。**A.** 体静脉通路造影。值得注意的是经导管放置了装置，关闭了之前的外科开窗，但上缘有残存缺损。**B.** 超声心动图的多普勒图像发现封堵装置的周边存在小的补片缺损。注意穿间隔鞘的尖端正好对准了缺损

的交换导丝，或者使用球囊扩张小孔。

看到对比剂可证实房间隔穿刺成功（视频 5.7）。必须小心移除扩张器和导丝。以免空气进入鞘中，以及随后导管操作时出现栓塞。

导管选择

在房速消融时，我们常规使用射频电流作为能量来源。常常使用灌注导管来增加损伤范围。因为心房腔大，局部血流慢，普通温控导管能量有限。我们和其他一些中心观察到，在这些患者中使用灌注消融导管没有增加不良事件。这种高效的消融方法在一系列先心病患者中的效果已经得到证实[5-6]。我们经常使用的灌注导管（ThermoCool，Biosense Webster Inc，Diamond Bar，CA）的一个劣势在于随着手术时间的延长，灌注液显著增加了患者的容量负荷 1～3L 都不是少见的，这个问题可以通过放置导尿管、检测尿量、应用利尿剂来解决。

标测

在消融心房电位时，可以通过心电图，辅以透视的方法来定位房室环。相反，若标测心房广泛区域的大折返环时，需要记录和整合整个表面区域。尽管在电解剖标测系统（如 Carto、NavX）出现以前就已经开始了复杂先心病的房速消融，但要达到快速而有效的阐明激动顺序非常困难，成功率也相对较低。三维电解剖标测技术促进了消融发展[7]。

房速消融的标测过程包括建立一个解剖标测模型，在这个模型上标注电激动顺序。最初的电解剖标测是通过电极头端的移动来收集解剖、电信息的。随着标测电极在心腔内移动，记录到心内膜的电信号，逐渐建立代表心内膜面的解剖模型。通过输入、分割、记录心脏 MRI 或 CT 数据[2]或者通过实时整合 ICE 图像的方法（图 5.6 和图 5.7）[8]，可整合解剖图像和电解剖标测信息。这些技术对于理解先心病患者复杂的解剖关系，均有潜在的重要价值，从而保证在标测和消融过程中，这些重要的解剖细节不会被忽略。

靶向消融

应当知道先心病患者心律失常的主要机制是房性折返性心律失常，包括房扑和房颤等，这对确定合适的消融策略十分重要。在此疾病谱范围内，相

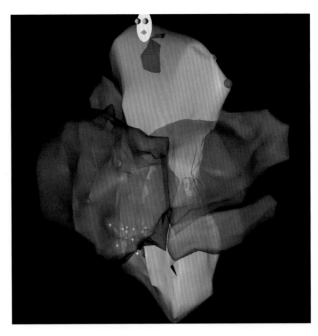

图 5.6 使用 ICE 导航在标测心律失常之前构建患者的 Fontan 解剖。该病例见于视频 5.8。体静脉补片用灰色显示。而肺静脉结构（左心房、肺静脉右心房、冠状窦）用绿色表示

当数量的患者表现为不典型大折返。偶有患者存在多种类型心律失常，根据心肌特征难以确定心律失常机制。这些患者中大部分有临床可诱发的心动过速，周长固定，范围在 200～400ms，单一的 P 波形态，这些特征适合电解剖标测和靶向消融（图 5.8，图 5.2）。

我们实验室独特的消融经验包括：仔细创建解剖模型，随后标测稳定的房速。需要注意的是，创建的模型应当覆盖整个心房表面，能够观察到心动过速的完整周长。尽管对于多数患者而言并不需要进入左心房（因为先心病患者左心房心动过速相对罕见），但应当认识到对于那些已经放置过外科心房补片或异位引流术的患者，右心房的主要组成部分可能位于循环的肺静脉一侧。那些肺静脉在解剖上属于右心房的位置经常是临床心动过速的关键部位。要么需要逆行的方法将导管放置在右心房的肺静脉部分，要么需要穿刺外科的补片，方法前文已述（图 5.9 和图 5.10，视频 5.8）。

手术过程中应当仔细标测出大折返环路的中央电位障碍区，确定其解剖位置。这些特征包括：腔静脉开口、房室瓣、外科手术瘢痕区（如心房切割瘢痕或者补片）以及补片纤维化区域。通过标记双电位区来确定心房瘢痕，表明存在固定阻滞线；或者表现为心内膜电极接触区域无电压或者显著低电

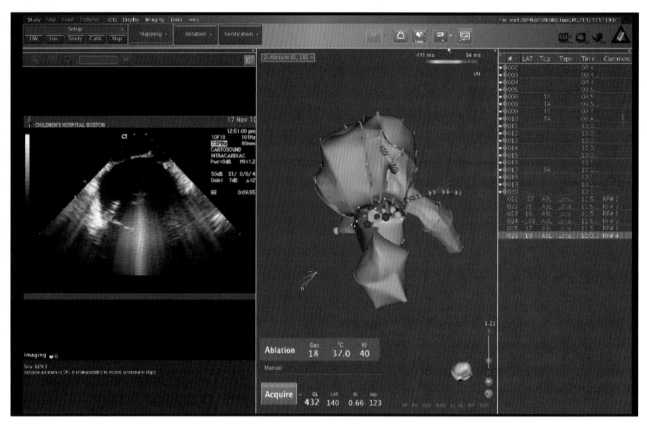

图5.7 应用 CartoSound（Biosense Webster，Inc，Diamond Bar，CA）构建电标测和基于超声的实时解剖图像。左侧显示二维超声图像，导管尖端标记为绿色。中间描绘了联合使用基于超声和标测的解剖和激动顺序，解剖结构、其他导管位置和消融病灶

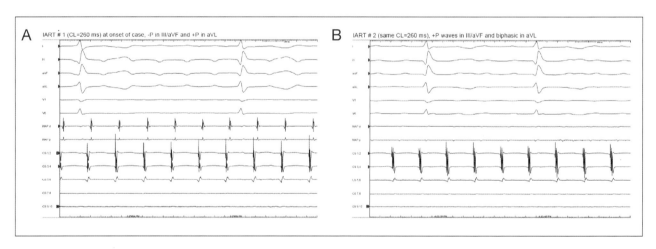

图5.8 复杂先心病合并房速患者腔内电生理检查时的典型心房电图表现。A 和 B 分别代表同一患者在同一解剖路径上标测到的两个不同激动顺序。即使体表心电图 P 波可能并无差异（见图5.2），腔内记录通常能够证实稳定、单形性房速的存在。标测和消融时，使用短效钙通道拮抗剂能有效控制心房快速传导。少数病例能够观察到房颤

压（图5.11）。这些特殊电压区域是否代表瘢痕还存在争议，因为其缺乏病理上关联来支持上述观点。然而，大部分作者发现：当心律失常机制、瘢痕定位、消融效果三者一致时，将电压阈值定在 0.1～0.5mV，在创建电解剖模型上很有价值（图5.12）[9]。可以通过使用标测系统的自动化特征或者

手动调整电压标测模式的色度参数来识别可疑瘢痕区域。

在完成所有标测之前，心动过速机制多变，而这种现象并不少见。术中应当及时认识到这种情况，避免将错误的、不稳定的数据输入到标测系统。如果观察到心动过速周长、P 波形态、激动顺序以及其

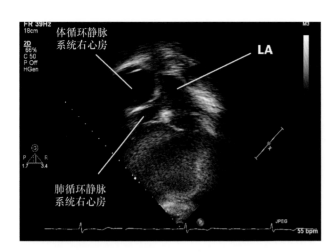

图 5.9 该患者的超声图像同样显示在视频 5.8 和图 5.10 中。Fontan 手术通过房内补片的方法外科构建，使原先通过房间隔的血液改为通过右侧房室瓣。可以看到小的肺静脉瓣上右心房腔，与解剖位置相一致

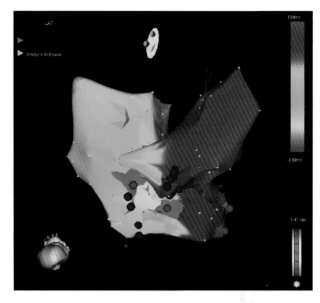

图 5.10 同图 5.9，电解剖标测的显示图像不如激动标测图像，通过在小的瓣上腔内消融，成功阻断心房扑动折返环

他参考的心房电位突然发生变化，应予重视。在这些病例中，我们的经验是打开新的标测，利用已经获得的预存的心房解剖模型。在有些病例中，部分完成的标测图和完整激动顺序图同时激活，要注意一定要在正确的标测图上操作。

一旦标测到心律失常的环路并与心房解剖相关联，就要开始考虑是开始消融还是使用拖带标测进一步明确折返环路机制。拖带标测在消融无效的情况下进一步证实心律失常机制非常重要。常规拖带标测的一个潜在缺点是它可能会终止已经标测到的心律失常。为了减少这种可能性，我们仅限在其他方法无法解决问题时应用拖带标测，且起搏频率略快（相差 10ms）（图 5.13）。

如上所述，对于先心病患者大折返房速的消融，我们目前使用灌注导管。从 30W 的能量开始，逐渐滴定到最大 50W，最大温度为 42℃。如果消融目标部位为宽阔的峡部（例如下腔静脉和右心房室瓣之间

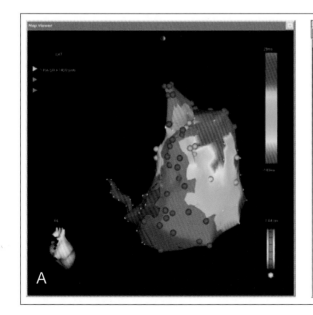

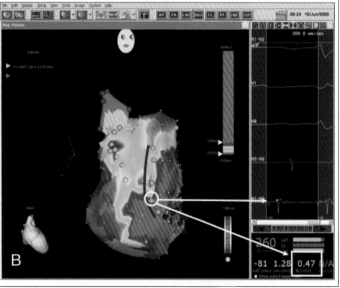

图 5.11 识别先天性心脏病患者心房存在广泛的、不连续的瘢痕。A. 广泛纤维化和瘢痕区域可通过将心电图中低于某个电压幅度的心房肌区域标注为瘢痕的方法来识别（灰点区域）。在这个标测中，阈值设置为 0.1mV。使用更高的或者更低的阈值会导致选择选择的范围更大或者更小。B. 双电位的不连续线用于识别传导的固定障碍，如某个病例中的心房外科切开线

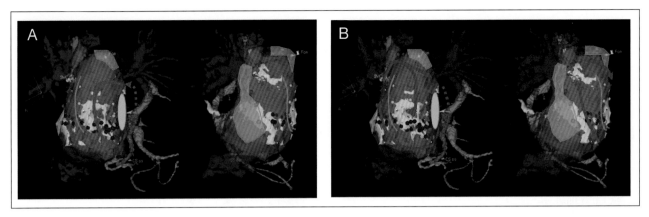

图 5.12　在复杂房速环中综合解剖、瘢痕位置、激动顺序和消融位点。该患者也在图 5.3 和图 5.11 中显示。外科瘢痕（深橘色线）和纤维化区域（蓝底橘色框）以及发育不良、外科封闭的右侧房室瓣口（蓝色椭圆形）共同产生了复杂的心律失常基质，证实了两个电位环路（双环心动过速，用深色红箭头表示）。**A.** 最开始的环周电路，在房室沟和外科心房切开术之间的侧缘消融终止。**B.** 在消融首个环路后，出现可诱发的更慢的心动过速需要封闭更多的侧向激动通道

图 5.13　在法洛四联症双心室修复后出现的切口相关的右侧房速中演示了拖带起搏。双电位线表明不连续的心房切开瘢痕，表现为粉色点以及红色箭头所示的可能的激动类型。用比环路周长更快的速度起搏导致了心律加速，随后在起搏点出现首个起搏后间期，近似等于下一个心动周期的周长

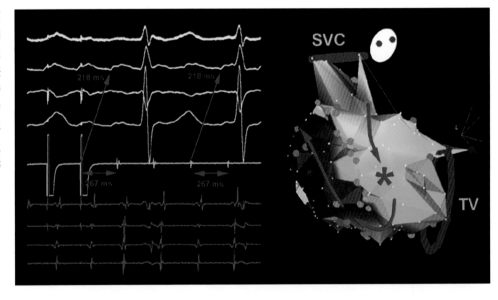

的峡部），我们会进行连续的线性消融。如果心律失常存在一个狭窄的激活通道和传出点，发放的能量应当更为集中。保证消融导管与心内膜的良好接触是有效消融的关键。尽管在透视下随着心动周期的变化出现的导管的偏向和移动能够反映导管与心内膜的接触情况，但在扩大的或者异常的心房腔内则难以确定。其他反映接触情况的标准包括是否记录到锋利的心房电位（当然目前用压力感知导管就更安全、直观了——译者注）。电解剖标测能够提示导管位置与心房内膜面保持一致，最近 ICE 可以直接看到导管头端与心内膜的关系（图 5.7，视频 5.3 和视频 5.4）。

消融时心动过速终止或突然变慢常常提示该处为合适的消融靶点。心动过速终止时，一定要确定

心动过速是否是被期前收缩（房早）终止。相反，我们相信在心动过速终止前频率减慢是消融点在关键传导通路上的一个重要标志。在心动过速减慢但没有终止的情况下，要设法弄清楚是否机制发生了变化。因为心房基质特性复杂，双环折返并不罕见，常常是在成功打断一个环路后才发现还存在另外一个环路。如果怀疑上述情况，应当进行新的激动标测。

损伤确认

如果可能的话，应当在消融之后证实通过消融部位的传导已经被彻底阻断。很多患者需要消融下腔静脉和右心房室瓣之间的峡部，验证这种情况相对简单，可以起搏冠状窦开口或者峡部侧缘。消融

残余缝隙常常位于房室瓣与峡部连接点或者欧式嵴的后方，这些部位是房扑患者解剖的常见变异部位。

心房其他部位心律失常折返环消融后，应用此种方法验证存在很多问题。因为很难确定和保持合适的起搏位点，也很难记录到足以证明传导阻断的原始激动类型。这种检测方法的一个通行原则是起搏电极尽可能靠近消融部位，记录图上显示消融通路的另外一端没有任何激动通过消融组织。

经验性消融策略

尽管靶向消融通常适用于先心病合并房性心动过速（房速）患者，但在某些情况下应当考虑经验性消融策略。第一种情况包括大部分在下腔静脉和右心房室瓣之间存在可识别的峡部组织的患者，无论是三尖瓣还是二尖瓣。几乎所有具有这种特点的患者都存在发生环瓣周折返房扑的倾向。在双心室修复的患者以及存在 Mustard/Senning 术后解剖的患者，应把 CTI 作为消融的重要靶点。此处的特殊基质常常与临床心律失常相关。对于这些患者，即使同时存在其他心律失常，消融峡部也是明智的（图5.14 和视频 5.9）。

第二种情况包括合并房颤的患者，或者复杂的、快速变化的、难以有效标测的房速。这些患者往往心房明显扩大，接受过老式 Fontan 手术。在先心病患者使用右心房和双房导管迷宫术还不多见，因为这类患者相对少见，技术上难度大，常常需要进行

外科迷宫术，同时修复合并的血流动力学问题。我们偶尔也进行此类手术，消融术中模仿外科迷宫术，产生很长的消融线。这类患者心律失常手术效果变异较大，尽管有一些成功的例子，但该领域还处在发展阶段，需要更多的研究和革新。

5.4 术后治疗

随访、复发、再次消融

根据手术即时成功与否、基础心脏病的严重程度、患者居住的地理位置（因为大部分的手术在地区转诊中心进行的）的不同，先心病合并房速消融术后的随访因人而异。作者观点是，至少在术后 2 个月和 12 个月时进行随访，包括评估患者的症状、事件和一些非侵入性的检测（24h 动态心电图或者起搏器遥测）。

房速消融即刻成功但远期复发的例子屡见不鲜，尤其多见于复杂的房性心律失常患者、Fontan 术后[13]的老年患者（这些患者心房显著扩大，弥漫瘢痕）。复发的原因包括：心律失常基质消融不完全，或者存在最初的电生理检查没有发现的临床心律失常类型[14]。因为他们相对常见，所以在消融术后几个月继续使用术前的抗心律失常药物是合理的。再次消融也是一种选择，尤其对于心律失常基质相对简单的患者，以及消融心律失常复发的患者。复发

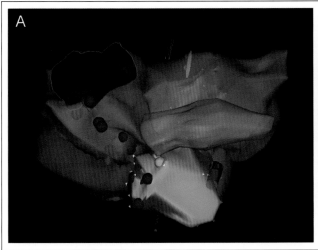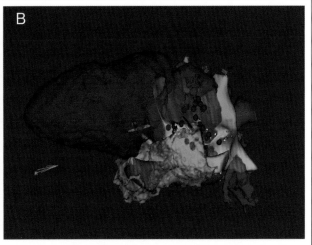

图 5.14 先天性心脏病合并有房间补片的患者峡部线导致肺静脉上 CTI 位置。**A.** 侧通道 Fontan 患者，也在图 5.6 和视频5.10 中显示，显示从右侧房室沟到房间补片的消融线图像。其他损伤包括补片的体静脉侧到下腔静脉。**B.** 右位心、内脏转位、Mustard 手术患者，视频 5.1 和视频 5.2 也有显示，表明消融线从房室沟（该例为二尖瓣前段）到两侧肺静脉以及房内补片的体循环静脉侧

是常见的表现，原有心律失常复发的原因是消融不完全。

5.5 术后并发症

先心病患者需要进行广泛左心房消融的情况相对少见，房颤消融相关的严重不良事件很少出现在房速消融患者。先心病患者术后血栓栓塞发生率较低，据作者所知，到目前还没有房速消融导致心房食管瘘的报道。可是，这类患者血流动力相对脆弱，应当注意制订安全的消融策略。在消融过程中，快速房速可能导致低血压，限制了标测进行。一些患者可以在术中给予钙通道阻滞药，另一些患者在心动过速诱发前可能需要正性肌力药物支持，罕见情况下，实施经验性消融策略。

消融所致的心脏损伤需要重视，可以在右心房消融后持续存在。更重要的是，所有术者都应知道，房室结和特殊传导系统组织的解剖位置有时可能无法预测，心内膜标测并不一定能够发现。医源性房室传导阻滞对于先心病患者来说可能是致命的。急性（可能无备用心室起搏）或者慢性的房室传导阻滞均应当避免。电解剖标测应当清楚的标记出既往植入的心房起搏导线（经静脉导线或心外膜导线）的位置，并在消融时予以标识。消融损伤可能使导线失去作用。

消融术后也有可能出现膈神经麻痹，虽然外科的证据提示膈神经损伤是短暂的、可逆的。术者在消融右心房后侧壁时需要注意此处是否为膈神经走行部位。如果怀疑靠近膈神经，可经消融导管给予高能量刺激来确定膈神经是否位于消融靶点下方。

除非存在特别禁忌证，在消融术后当天，肺静脉侧左心房消融的患者和那些广泛右心房消融的患者，术后给予低剂量静脉肝素抗凝。然后患者很快恢复术前的抗凝方案，如果术前没有使用抗凝药物，术后常规给予阿司匹林 2～3 个月。

5.6 优势和缺点

先心病合并房速消融即时成功率每个中心存在差异。随着标测能力的提高、消融技术的进步、消融经验积累，即时成功率在过去的 15 年已经有很大的提高。最近的报道手术成功率在 80％～90％。长

期的复发率还不清楚，因为复发多出现在复杂患者，每个中心的差异很大。

普遍认为（无临床研究支持），药物和起搏多为心律失常的辅助治疗。它们在一些患者中，能够控制心律失常，但不是有效而可靠的治疗方式。一个与导管消融效果相当的技术是外科迷宫术，但目前尚无比较两种治疗策略的研究。综合外科迷宫手术和射频消融术文献发现：与外科手术相比，导管消融长期效果可能较差，但死亡并发症也较少。心律失常外科手术对于那些合并房颤的患者可能更具优势。

5.7 总 结

先心病合并房速消融过程复杂，需要在术前了解其潜在解剖结构，有更高级的技术支持，熟悉多种特殊的导管操作，娴熟的血管通过技巧。这类患者的消融和房颤消融有着不同的挑战，尽管两种手术中某些技术相同。尽管目前房性消融的即时成功率相当高，但在解剖复杂的患者复发率仍较高。此外，规律随访很重要，如有复发，可能还需要再次消融。

参考文献

1. Triedman JK. Arrhythmias in adults with congenital heart disease. *Heart.* 2002;87(4):383–389.
2. Pflaumer A, Deisenhofer I, Hausleiter J, Zrenner B. Mapping and ablation of atypical flutter in congenital heart disease with a novel three-dimensional mapping system (Carto Merge). *Europace.* 2006;8(2):138–139.
3. Perry JC, Boramanand NK, Ing FF. "Transseptal" technique through atrial baffles for 3-dimensional mapping and ablation of atrial tachycardia in patients with d-transposition of the great arteries. *J Interv Card Electrophysiol.* 2003;9(3):365–369.
4. Smelley MP, Shah DP, Weisberg I, Kim SS, Lin AC, Beshai JF, Burke MC, Knight BP. Initial experience using a radiofrequency powered transseptal needle. *J Cardiovasc Electrophysiol.* 2010;21(4):423–427.
5. Tanner H, Lukac P, Schwick N, Fuhrer J, Pedersen AK, Hansen PS, Delacretaz E. Irrigated-tip catheter ablation of intraatrial reentrant tachycardia in patients late after surgery of congenital heart disease. *Heart Rhythm.* 2004;1(3):268–275.
6. Triedman JK, DeLucca JM, Alexander ME, Berul CI, Cecchin F, Walsh EP. Prospective trial of electroanatomically guided, irrigated catheter ablation of atrial tachycardia in patients with congenital heart disease. *Heart Rhythm.*

2005;2(7):700–705.

7. Triedman JK, Alexander ME, Love BA, Collins KK, Berul CI, Bevilacqua LM, Walsh EP. Influence of patient factors and ablative technologies on outcomes of radiofrequency ablation of intra-atrial re-entrant tachycardia in patients with congenital heart disease. *J Am Coll Cardiol*. 2002;39(11): 1827–1835.

8. Kean AC, Gelehrter SK, Shetty I, Dick M, 2nd, Bradley DJ. Experience with CartoSound for arrhythmia ablation in pediatric and congenital heart disease patients. *J Interv Card Electrophysiol*. 2010;29(2):139–145.

9. De Groot NM, Kuijper AF, Blom NA, Bootsma M, Schalij MJ. Three-dimensional distribution of bipolar atrial electrogram voltages in patients with congenital heart disease. *Pacing Clin Electrophysiol*. 2001;24(9 Pt 1):1334–1342.

10. Delacretaz E, Ganz LI, Soejima K, Friedman PL, Walsh EP, Triedman JK, Sloss LJ, Landzberg MJ, Stevenson WG. Multi atrial macro-reentry circuits in adults with repaired congenital heart disease: entrainment mapping combined with three-dimensional electroanatomic mapping. *J Am Coll Cardiol*. 2001;37(6):1665–1676.

11. de Groot NM, Atary JZ, Blom NA, Schalij MJ. Long-term outcome after ablative therapy of postoperative atrial tachyarrhythmia in patients with congenital heart disease and characteristics of atrial tachyarrhythmia recurrences. *Circ Arrhythm Electrophysiol*. 2010;3(2):148–154.

12. Kannankeril PJ, Anderson ME, Rottman JN, Wathen MS, Fish FA. Frequency of late recurrence of intra-atrial reentry tachycardia after radiofrequency catheter ablation in patients with congenital heart disease. *Am J Cardiol*. 2003;92(7): 879–881.

13. Yap SC, Harris L, Silversides CK, Downar E, Chauhan VS. Outcome of intra-atrial re-entrant tachycardia catheter ablation in adults with congenital heart disease: negative impact of age and complex atrial surgery. *J Am Coll Cardiol*. 2010;56(19):1589–1596.

14. De Groot NM, Blom N, Vd Wall EE, Schalij MJ. Different mechanisms underlying consecutive, postoperative atrial tachyarrhythmias in a Fontan patient. *Pacing Clin Electrophysiol*. 2009;32(11):e18–e20.

视频描述

视频 5.1 在消融术后有复杂解剖的片段。该患者已经纠正了内脏转位，经历了"双转"手术（动脉转换术和房内 Mustard 补片）。首先移开右心室的

后部和扩大的肺动脉，其次是左心室前段。绿色的后腔是体静脉右心房，包含从左侧腔静脉到右上肺心房的补片。紫色腔为肺静脉心房，围绕补片，将血液引向二尖瓣前叶。视频 5.2 显示该患者的造影。房速的消融线出现在图 5.14B

视频 5.2 视频 5.1 的造影情况，显示体静脉通路

视频 5.3 右心房显著扩大患者的 ICE，显示灌注导管消融无效，导管尖端离心内膜面小于 1cm，只有应用 ICE 才能发现

视频 5.4 视频 5.3 的一些患者，使用长的血管鞘，将导管尖端放置在右心房前壁，心内膜面。ICE 显示组织接触很好。消融有效，心动过速终止

视频 5.5 大动脉转位患者接受选择性静脉转流术（Senning）手术，一种类似于前述的 Mustard 术的房间补片术。图 5.7 中有说明（不同患者）。在这个视频中，可见肺动脉造影，清晰显示的肺静脉心房，是经补片穿刺的靶点

视频 5.6 与视频 5.5 类似。在同一个患者，穿间隔鞘经合适通路穿过补片，进入肺静脉心房。注射少量造影剂显示穿刺针呈帐篷样顶起补片组织

视频 5.7 穿刺鞘通过补片注射造影剂显示左心房解剖。图 5.6 显示同一患者的造影

视频 5.8 与图 5.9 和 5.10 为同一患者，该患者有房间补片，经补片房间隔穿刺，穿刺鞘进入左心房。小造影导管放在瓣上右心房，补片的肺静脉侧

视频 5.9 一例侧通道 Fontan 术后的环瓣环折返房速的激动传播顺序，参见图 5.6 和 5.14（A）。只在补片的体静脉侧进行了标测，显示折返环路隐匿通过心房位于在右心房室沟和房内补片的边缘的肺静脉部分

如何实施房室结折返性心动过速的射频和冷冻消融术

Chapter 6 How to Perform Radiofrequency and Cryoablation Ablation for AV Nodal Reentrant Tachycardia

Paul J. Wang，Zhongwei Cheng 著

马　坚　杨建都　郭晓刚　译

6.1 引　言

房室结折返性心动过速（AV Nodal Reentrant Tachycardia，AVNRT）是最常见的室上性心动过速，女性的发病率是男性的 2 倍[1-3]。射频消融[1-23]及冷冻消融[24-28]对大多数的患者是有效的，手术成功率为 90％～97％，严重并发症的发生率很低[4-5]。房室结双径路发生在有房室结双径基础的患者，快径路位于三尖瓣隔侧前部，慢径路位于后部紧邻冠状窦口。由于 Koch 三角内的解剖不连续及异型性，为具有双径路电生理特征的功能性折返提供了相应的基质。

房室结折返性心动过速共有三种形式：慢-快型，通常被称为典型双径路；快-慢型和慢-慢型。而典型双径路占了所有房室结双径路的 90％，这种心动过速的前传支一般是慢径，而逆传则是快径。

治疗房室结内折返性心动过速主要使用射频消融及冷冻消融，射频形成损伤灶更加迅速（30s 内），而且交界性心律出现更早，这也为消融提供了相应标志。冷冻消融形成损伤需要的时间较长，通常需要 4min，但也提供了一个更加安全的消融方式，这对有房室传导风险的患者也是一个很好的选择[2]。

6.2 术前准备

在进行房室结折返性心动过速消融前不必进行很多检查。但是在消融前行心脏彩超对于排除三尖瓣环及瓣膜畸形会有帮助。

记录到室上性心动过速（简称"室上速"）的心电图对于诊断双径路比较有意义，因为大多数室上速的机制不清楚，而心电图的特点可以提供相应的证据。房室结双径路的患者心房激动开始时间通常在 QRS 起始后 80ms 内。有时我们可以在下壁导联看到逆传 P 波或者在 V₁ 导联看到 rSr 波形。P 波偶尔会在 QRS 波终末后一点出现。在典型双径路的患者中，P 波通常出现在 QRS 波之前。下壁导联的 P 波如果是正向的，有助于排除双径路。

消融前记录到室上速能够在一定程度上帮助我们确定患者感觉到的心悸症状不是由于窦性心动过速造成的。如果在电生理检查中没有诱发心动过速，那么就需要决定下一步如何进行，一些电生理专家会根据患者存在双径路现象以及记录到的心电图资料经验性消融房室结慢径路。

一份记录到室上速自发过程的心电图对于诊断特

别有帮助，它提供了心动过速机制的线索。如果 PR 间期在心动过速的第一跳突然延长，那么强烈提示为房室结折返性心动过速。同样，心动过速自行终止的过程也为机制的判断提供了相应的线索，如果心动过速终止在 P 波（排除早搏）而没有下传，那么房室结折返性心动过速和房室折返性心动过速的可能性大。

消融前，我们还需要做一份窦性心律的心电图，以确认是否有 PR 间期的改变。如果患者的 PR 间期延长并不是消融房室结慢径路的禁忌证，我们仍然需要检查快径的前传不应期，以预先判断消融房室结慢径后的房室传导。

患者还需要进行动态心电图检查，因为该检查可以为我们提供判断房室结前传不应期的线索，诸如房性期前收缩。术前我们应至少停用延缓房室传导以及抗心律失常药物 5 个半衰期以上，以增加室上速的诱发概率。术前应签署知情同意书，告知患者手术成功率及可能的并发症。

6.3　手术过程

患者准备

房室结折返性心动过速的患者术前通常需要清醒镇静，但是对于特定的患者需要行全身麻醉（简称"全麻"）。全麻和深度镇静会减少某些患者的诱发率，对于这种患者通常需要给予清醒镇静或者是终止全麻，以保证手术能够顺利进行。

不同电生理实验室的导管入路方式及导管型号不同。我们的导管室给所有的室上速患者放置冠状窦（CS）电极。放置 CS 电极可以经过股静脉（通常为右股静脉）或者右颈内静脉，10 极冠状窦电极通常需要 6Fr 鞘，而 20 极冠状窦电极需要 7Fr 鞘。左股静脉建议放置两个 6Fr 鞘以放置两个 4 极导管（包括右心房电极及右心室电极），右股静脉建议方式一个 6Fr 鞘和一个 8Fr 鞘，6Fr 鞘通常是放置 4 极希氏束电极，而 8Fr 鞘通常是用于放置消融导管。

术中通常不需要肝素抗凝，但是对于有深静脉血栓高风险的患者需要使用肝素抗凝，如口服抗凝药的女性及 V 因子缺乏和有过深静脉血栓的患者。

6.4　电生理检查：房室结双径路的电生理检查

房室结双径路的检查的一个基本特征是 AV 传导和 VA 传导，心室分级递增刺激和程序刺激能够判断 VA 传导及判断是否有旁路。在不典型双径路的患者中，诱发可能需要心室刺激。心房分级递增刺激和程序刺激通常来判断 AV 传导。心房程序刺激对于判断房室结有效不应期。双径路现象通常这样定义：A1A2 延长 10～15ms 时，A2H2 增加 50ms 或以上（如图 6.1）。对某些患者可能需要静脉滴注异丙肾上腺素来诱发心动过速（通常 1～4μg/min），心房窦律下两次心房刺激通常比心房程序下刺激更加有效。

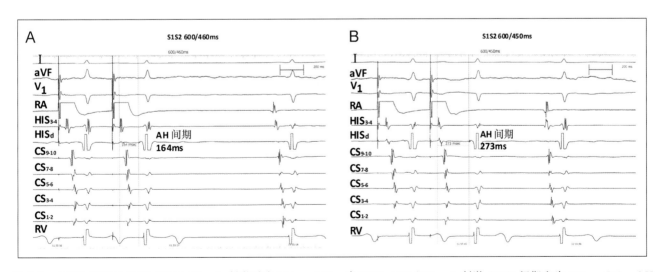

图 6.1　A2H2 间期在 S1S2（600/460ms）刺激时为 164ms（**A**），当 S1S2（600/450ms）刺激 A2H2 间期变为 273ms（**B**），AH 跳跃间期为 109ms（273－164＝109），典型的双径路现象。从上到下的通道分别是：I，aVF，V₁，RA，HIS₃₋₄，HISd，CS₉₋₁₀，CS₈₋₉，CS₇₋₈，CS₅₋₆，CS₃₋₄，CS₁₋₂ 和 RV 电极

Moe 等[6]第一次证实了房室结双径路患者在房室结内存在两条径路，他发现快径比慢径不应期长，这些电生理特征的区别促进了 AVNRT 的诱发及维持。双径路现象是人类房室结的正常表现，出现了双径路现象并不一定提示有 AVNRT。表 6.1 总结了房室结双径路的诊断标准。

6.5 标测及诊断标准

消融前，通常需要进行基础电生理检查。因为其他室上性心动过速或者室速可以模拟 AVNRT 或者与之共存。我们应该首先通过希氏束旁起搏或者不同部位心室起搏排除隐匿性旁路。基础电生理检查可以证实约 85％的 AVNRT，但是双径路现象可以在非 AVNRT 的患者中出现。相反，没有表现出双径路现象的患者不能排除 AVNRT。

现阶段主要发现了三种形式的 AVNRT：慢-快型，慢-慢型和快-慢型。没有任何独立的电生理检查可以确诊 AVNRT，我们确诊 AVNRT 是基于典型特征以及排除了房速、交界速和间隔部旁路的前提下进行的。表 6.2 总结了 AVNRT 和左侧变异型的诊断标准。

对于典型的慢快型 AVNRT，心动过速的诱发依赖于达到一个关键的 AH 间期。这要求完全经慢径前传。通过心房期前刺激或以接近文氏点周长的短阵刺激达到。如果前传快径不应期较短，此时无法跳跃到慢径，那么我们需要加用 S3 刺激、心房分级递增或者是心室刺激（可加用异丙肾上腺素）。如果

表 6.1

房室结双径路生理特征及慢径路传导特点

房室结双径路电生理特征
A1A2 间期减少 10ms，A2H2 间期延长＞50ms
心房分级递增刺激周长减少 10ms，AH 间期延长＞50ms
一拖二（一个心房刺激出现两个心室反应经快径和慢径同时传导）

慢径路特征
AH 间期＞180ms
稳定的 PR 间期＞起搏的 PP 间期（未使用异丙肾上腺素）
稳定的 VA 间期＞心室起搏的 RR 间期（经慢径逆传）
最早的心房激动在冠状窦窦口（房室旁路除外）

A1A2，心房基础刺激后发放心房期前刺激；AH，心房激动到希氏束激动间期；A2H2，心房期前刺激后的 AH 间期

经允许引自 Gonzalez MD，Banchs JE，Rivera J. Ablation of atrioventricular nodal reentrant tachycardia and variants. In：Huang SKS，Wood MA，eds. *Catheter Ablation of Cardiac Arrhythmias*. 2ed. Philadelphia，PA：Elsevier；2011：318-350.

表 6.2

AVNRT 诊断标准及左侧变异型诊断标准

慢-快型
85％的患者有双径路现象
心动过速中 AH 间期较长（＞180ms）
心动过速的诱发依赖于慢径前传时的 AH 间期跳跃
最早的逆传 A 波在 Todaro 腱后方，Koch's 三角顶部
心室刺激 PPI—TCL＞115ms
以心动过速同频率进行心室刺激时，VA 比心动过速时增加 85ms
晚发心室刺激可提前希氏束激动和逆传心房激动并且重整心动过速
排除房速及房室折返性心动过速

慢-慢型
同慢-快型，除了逆传最早心房激动在冠状窦窦口
诱发依赖于经慢径路逆传的 HA 跳跃
以心动过速相同频率进行心室刺激时，HA 间期通常比心动过速的长（下部共径）

快-慢型
心动过速的 AH 间期较短（＜180ms）
下壁导联的 P 波倒置
诱发依赖于经慢径逆传的 HA 间期
最早的心房激动在冠状窦窦口或者在冠状窦近端
心动过速同频率心室刺激时，HA 间期比心动过速的长（下部共径）
排除房速及房室折返性心动过速

左侧变异型
和慢-快型相同，除了：
从右心房及冠状窦无法阻断慢径 1：1 传导

经允许引自 Gonzalez MD，Banchs JE，Rivera J. Ablation of atrioventricular nodal reentrant tachycardia and variants. In：Huang SKS，Wood MA，eds. *Catheter Ablation of Cardiac Arrhythmias*. 2ed. Philadelphia，PA：Elsevier；2011：318-350.

心室刺激时无快径逆传（室房分离或最早的心房激动在 CS 近端）、没有回波或 AVNRT，经慢径前传后，应该予异丙肾上腺素。

6.6 慢-快型 AVNRT

心动过速的 ECG 在 QRS 终末上叠加了逆传 P 波提示为慢-快型 AVNRT。心动过速的前传通常是经慢径路，AH 间期会超过 180ms。而 VA 间期（从体表心电图的 QRS 起始到最早心房激动点）通常＜60ms，可以排除隐匿型旁路[7]。肾上腺素刺激（异丙肾上腺素，1～4μg/min）在 AVNRT 的刺激中可能是有效的。而慢-快型 AVNRT 通常需要快径路发

生了前传阻滞而跳跃到慢径路，接着才会发生经快径路逆传，逆传的最早心房激动点通常可以用于区别慢-快型和慢-慢型房室结折返性心动过速。约 6%的患者最早的心房逆传激动在 CS（偏心性激动），这是由于冠状窦和左心房之间存在肌纤维连接[8]。

6.7 慢-慢型 AVNRT

这种形式的折返中，其中的一个慢径作为前传支而另一个慢径路作为逆传支。这种心动过速的 ECG 中，下壁导联和胸前导联可以记录到特征性的负向 P 波，最早的心房激动通常发生在 CS 近端。慢-慢型 AVNRT 通常能够通过心房或者心室刺激被诱发而且通常需要静脉滴注异丙肾上腺素。最早的逆传 A 波通常在 CS 口的前缘或者是在 CS 内，而这个激动顺序可以认为是慢-慢型 AVNRT 的特征性表现。在心动过速的前传和逆传中快径都不是必要的。慢-慢型 AVNRT 的特征性表现是下部共径[9]。

6.8 快-慢型 AVNRT

在快-慢型 AVNRT 中，前传路径是经快径路而逆传是经慢径路。通常情况下 ECG 表现为 PR 短于 RP 间期（长 RP 心动过速）。AH 间期通常小于 180ms 伴有下壁导联 P 波导致。而 HA 间期比 AH 间期长，是

因为逆传经慢径路。和慢-慢型、快-慢型 AVNRT 相同，快-慢型 AVNRT 能够通过心房、心室刺激诱发，而且通常是在使用异丙肾上腺素后。另外，由于下部共径的存在，导致 HA 间期在心动过速中短于心室刺激，而最早的心房激动出现在 CS 口。

6.9 左侧变异型 AVNRT

左侧变异型发生率占所有患者的 1.5%[10-11]，该心动过速通常表现为慢-快型 AVNRT。确诊需要通过电生理检查而且在右心房消融失败后能够在左心房消融成功。短 HA 间期（<15ms）而且出现前传"一拖二"现象通常能在这类患者中出现。左侧变异型 AH 间期和心动过速周长通常比右侧型短。

6.10 消融

终止慢径路的 1:1 前传作为所有形式 AVNRT 的消融终点[1-2,12]。一旦慢径路传导可重复发生就达到了 AVNRT 的诊断标准，此时消融导管需要被放置在三尖瓣环侧，冠状窦口前部。RAO 体位在定位导管中特别有帮助，因为这个体位可以清晰展示 Koch's 三角，LAO 体位下希氏束导管与透视方向成直角。最初消融的靶点区应该在三尖瓣环隔侧和冠状窦口之间的区域。图 6.2 展示了各导管的位置，表 6.3 展示

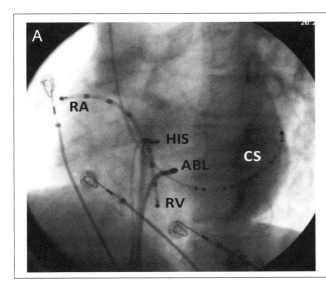
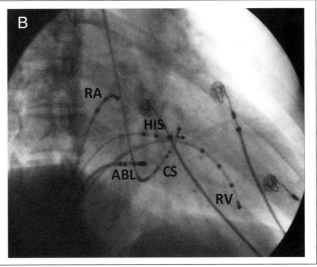

图 6.2 左前斜位（LAO）45°和右前斜位（RAO）30°时的导管放置部位，RA，右心房导管；HIS，希氏束导管；CS，冠状窦电极；RV，心室电极；ABL，消融导管

表 6.3

慢径消融靶点

解剖标测
在冠状窦窦口和三尖瓣环冠状窦窦口平面之间的区域
冠状窦近端肌袖（连接左心房和冠状窦）
增加房室传导阻滞的风险：Koch's 三角顶端

电标测
慢电位
冠状窦旁最早心房激动（慢-慢和快-慢型）

经允许引自 Gonzalez MD, Banchs JE, Rivera J. Ablation of atrioventricular nodal reentrant tachycardia and variants. In: Huang SKS, Wood MA, eds. *Catheter Ablation of Cardiac Arrhythmias*. 2ed. Philadelphia, PA: Elsevier; 2011: 318-350.

了消融慢径的靶点。

6.11 解剖方法

临近三尖瓣环的消融靶点通常位于 CS 口部外，在后间隔附近或者在 CS 口内。这些部位通常包括很多肌纤维，这些肌纤维是房室结沟通左、右心房的连接。消融导管先进入右心室，向下和中间移动以放置在 CS 口部的前方。后撤导管以保证消融导管远端能够记录到小 A 大 V 电位。顺钟向转能够使导管和鞘转向间隔部。

射频消融中，消融导管远端记录到的 A/V 比例一般波动在 1:2 到 1:3 之间。在冷冻消融中，A/V 比例一般在 1:1 到 1:2 之间。放置冷冻导管时有两种方法。一些术者首先在 LAO 体位下把冷冻导管放置在冠状窦窦口和 HIS 电极连线的下 1/3 处。另外一些使用冷冻消融的术者使用冷冻导管的方式和射频消融导管的方式类似，首先将导管放入右室，然后后撤导管同时旋转导管，冷冻消融导管通常位于冠状窦窦口平面。

消融导管的弯曲角度在 2～3in（5.1～7.6cm）（D-F 弯）通常是有效的。对于冷冻消融，通常使用 55mm 的中弯导管。

SR0 鞘管（St. Jude Medical，St. Paul，MN）通常能够提高导管的稳定性。当使用鞘的时候应当保证鞘和导管的同轴性。成功消融的靶点通常可以记录到慢电位。

6.12 能量选择

射频经 4mm 导管远端的两个电极释放。消融过

程中要时刻监测阻抗，无论阻抗突然升高或者下降都应该立即停止放电，以防止发生房室传导阻滞。另外，消融导管的位置需要通过透视或者三维实时监控。消融一般设置在 60℃ 下消融 30～60s。有些术者先使用低功率（20～30W）试验性消融，观察是否会出现 AH 间期延长，15s 后他们逐渐增加消融功率到 50W。在消融过程中，持续监测阻抗，因为阻抗能够比电极头端温度更好地监测组织温度。消融终止 AVNRT 通常只需要很小的消融面积。消融房室结慢径路过程中经常可以观察到交界区心律。尽管交界区心律不是成功消融 AVNRT 的特异性表现，但它通常在成功消融时出现。如果消融过程中交界区心律没有逆传心房应立即停止放电，因为这提示消融已经影响到了致密房室结区。在很少的患者中成功消融房室结慢径路时不出现交界区心律[13]。更加经常发生的是在成功消融过程中结区反应逐渐减慢[14]。在消融过程中，进行心房程序刺激及分级递增刺激来验证是否阻断房室结慢径路或者 AVNRT 是否可以再诱发。如果 AVNRT 仍然可以被持续诱发，那么应当重新放置消融导管位置，在不同的部位进行消融。

冷冻消融通常使用 8mm 或者是 6mm 导管，8mm 导管就需要更大内径的长鞘。在冷冻消融过程中，应当持续监测 AH 间期，在一些病例中 AH 间期通常迅速延长而且保持恒定（不超过 200ms）。更加常见的是，AH 逐渐延长到高度或者完全房室传导阻滞。冷冻消融应当在出现房室传导阻滞时迅速停止，而且 AH 间期在停止冷冻后迅速恢复，此时，也有可能 AH 间期仍然会有所延长，但持续的房室传导阻滞非常少见甚至是不可能的。

冷冻消融通常需要 4min，为了增加损伤面积，可以采用"冷冻-解冻-再冷冻"方式，即冷冻 4min 后解冻，待温度上升后即刻再冻 4min 可以增加损伤。冷冻过程中反复诱发 AVNRT 以验证是否成功消融，可以提高消融成功率。

6.13 消融终点

即使在静脉滴注异丙肾上腺素后，如果心动过速不再被诱发可以认为消融成功[3,10,15]。在某些患者中，不能维持慢径 1:1 传导也可被用作基础诱发条件不稳定患者的替代消融终点。不少见的情况是，成功消融后，还可出现了 AH 间期跳跃及房室

结回波。所以，存在 AH 间期跳跃伴或者不伴单个心房回波的患者，如果不能被诱发心动过速，我们通常认为是消融的终点[16-17]。所以，术后予异丙肾上腺素后心房刺激对于即使术前诱发不依赖异丙肾上腺素的患者也是一样重要。表 6.4 总结了消融的终点。

6.14　消融成功率

AVNRT 的即刻成功率在 97%～100%，术后复发的概率为 0.7%～5.2%[18-22]。消融过程中没有交界区反应或者是年轻的患者的复发率比较高[22]。

6.15　并 发 症

AVNRT 术中并发症并不常见，其中房室传导阻滞是最大的风险，报道显示发生率在 0.5% 以下。在没有前传快径，或者消融次数增加，于窦口上方消融以及交界区反应时没有逆传等情况下急性房室传导阻滞发生的风险较高。晚发的房室传导阻滞常常发生在出现过间歇房室传导阻滞的患者或者是基础心律下 PR 间期延长又进行了慢径的消融的患者中。

房室传导阻滞是 AVNRT 消融的主要并发症。因此，消融中预防房室传导阻滞非常重要。慢径消融时出现房室传导阻滞可能是因为对房室结的直接损伤或快径，尤其是当存在向下移位的解剖变异时。另外，损伤房室结动脉或者之前已经存在快径

路传导功能较差的情况（自身或者前次消融损伤）可能在消融慢径前并没有注意到。对于减少消融造成的房室传导阻滞有以下几个建议：最重要的方式是注意消融过程中交界区反应时是否有逆传，如果没有逆传，即刻停止放电。消融过程中进行心房快速起搏（快于交界区反应）能够持续评估房室结前传功能。快交界反应（周长<350ms）已经被证实为预测房室传导阻滞的指标[23]。房室传导阻滞一般不会发生在消融靶点低于冠状窦窦口的病例中。阻滞的风险在消融靶点较高的患者中出现率较高，表 6.5 总结了测量房室传导阻滞的几种方法。

正如前边提到的，冷冻消融的可逆性也允许在消融过程中对接近高度或者完全房室传导阻滞的患者进行持续监测 AH 间期。

对于 AVNRT 而言，冷冻消融的成功率和射频消融接近。但是也有报道证实冷冻消融的复发率比射频消融要高。

6.16　术后护理

患者术后需要卧床 4～6h，患者需要观察一天或者当天出院都可以。

6.17　总　结

AVNRT 是房室结慢径路和快径路参与的折返性心动过速。典型的慢-快型 AVNRT 可以通过心动过速中 AH 间期较长（>180ms），最早心房激动点在 Koch's 三角顶端，位于 Todaro 腱后方等条件得到诊

表 6.4
消融终点

解剖标测
无论是否使用异丙肾上腺素都无法再次诱发 AVNRT 消融阻断房室结慢径路或者慢径改良 ● 无 AH 间期跳跃 ● 终止慢径路 1：1 传导 ● 逆传房室阻滞 AH 跳跃后只有一个心房回波（之前可诱发）

AVNRT，房室结折返性心动过速；AH，心房激动到希氏束激动间期。经允许引自 Gonzalez MD, Banchs JE, Rivera J. Ablation of atrioventricular nodal reentrant tachycardia and variants. In: Huang SKS, Wood MA, eds. Catheter Ablation of Cardiac Arrhythmias. 2ed. Philadelphia, PA: Elsevier; 2011: 318-350.

表 6.5
射频消融中防止房室阻滞的方法

方法	描述
在 Koch's 三角低位消融	在 CS 顶水平以下
监测交界区室房逆传	没有室房 1：1 逆传时停止放电
防止快交界区心律	当交界区心律周长<350ms 停止放电
快速心房刺激	用超过交界区反应的频率心房起搏并时刻监测前传功能

CS，冠状窦

断。快-慢型则 AH 间期较短（＜180ms），而且最早的心房激动在冠状窦窦口或者冠状窦近端。慢-慢型 AVNRT 的 AH 间期通常较长，而且最早的心房激动点在冠状窦窦口或者冠状窦近端（与快-慢型相同）。左侧变异型则和慢-快型相同，但是慢径传导通常不能在右心房或者 CS 近端消融成功。消融靶点对于所有形式的 AVNRT 只限于前传和逆传慢径。成功率都很高，接近 100％，而冷冻消融的复发率比射频消融要高。射频的并发症（房室传导阻滞）≤0.5％而冷冻消融接近 0％。

参考文献

1. Jackman WM, Beckman KJ, McClelland JH, et al. Treatment of supraventricular tachycardia due to atrioventricular nodal reentry, by radiofrequency catheter ablation of slow-pathway conduction. *N Engl J Med*. 1992;327:313–318.

2. Haïssaguerre M, Gaita F, Fischer B, Commenges D, Montserrat P, d'Ivernois C, Lemetayer P, Warin JF. Elimination of atrioventricular nodal reentrant tachycardia using discrete slow potentials to guide application of radio-frequency energy. *Circulation*. 1992;85:2162–2175.

3. Kay GN, Epstein AE, Dailey SM, Plumb VJ. Selective radiofrequency ablation of the slow pathway for the treatment of atrioventricular reentrant tachycardia: Evidence for involvement of perinodal myocardium within the reentrant circuit. *Circulation*. 1992;85:1675–1688.

4. Calkins H, Yong P, Miller JM, et al. Catheter ablation of accessory pathways, atrioventricular nodal reentrant tachycardia, and the atrioventricular junction: Final results of a prospective, multicenter clinical trial. The Atakr Multicenter Investigators Group. *Circulation*. 1999;99:262–270.

5. Clague JR, Dagres N, Kottkamp H, Breithardt G, Borggrefe M. Targeting the slow pathway for atrioventricular nodal reentrant tachycardia: Initial results and long term follow-up in 379 consecutive patients. *Eur Heart J*. 2001;22:82–88.

6. Moe GK, Preston JB, Burlington H. Physiologic evidence for a dual A-V transmission system. *Circ Res*. 1956; 4: 357–375.

7. Josephson ME. Supraventricular tachycardias. In: Josephson ME, ed. *Clinical Cardiac Electrophysiology*, 4th ed. Philadelphia: Wolters Kluwer/Lippincott Williams & Wilkins; 2008:175–284.

8. Hwang C, Martin DJ, Goodman JS, Gang ES, Mandel WJ, Swerdlow CD, Peter CT, Chen PS. Atypical atrioventricular node reciprocating tachycardia masquerading as tachycardia using a left-sided accessory pathway. *J Am Coll Cardiol*. 1997; 30:218–225.

9. Heidbuchel H, Jackman WM. Characterization of subforms of AV nodal reentrant tachycardia. *Europace*. 2004; 4:316–329.

10. Lockwood D, Otomo K, Wang Z, et al. Electrophysiologic characteristics of atrioventricular nodal reentrant tachycardia: implications for the reentrant circuits. In: Zipes DP, Jalife J, eds. *Cardiac Electrophysiology: From Cell to Bedside*. Philadelphia, PA: Saunders; 2004:537–557.

11. Kilic A, Amasyali B, Kose S, et al. Atrioventricular nodal reentrant tachycardia ablated from left atrial septum: clinical and electrophysiological characteristics and long-term follow-up results as compared to conventional right-sided ablation. *Int Heart J*. 2005;46:1023–1031.

12. Jazayeri MR, Hempe SL, Sra JS, et al. Selective transcatheter ablation of the fast and slow pathways using radiofrequency energy in patients with atrioventricular nodal reentrant tachycardia. *Circulation*. 1992;85:1318–1328.

13. Hsieh MH, Chen SA, Tai CT, Yu WC, Chen YJ, Chang MS. Absence of junctional rhythm during successful slow-pathway ablation in patients with atrioventricular nodal reentrant tachycardia. *Circulation*. 1998;98:2296–2300.

14. Wagshal AB, Crystal E, Katz A. Patterns of accelerated junctional rhythm during slow pathway catheter ablation for atrioventricular nodal tachycardia: temperature dependence, prognostic value, and insights into the nature of the slow pathway. *J Cardiovasc Electrophysiol*. 2000;11:244–254.

15. McElderry HT, Kay GN. Ablation of atrioventricular nodal reentry by the anatomic approach. In: Huang SKS, Wood MA, eds. *Catheter Ablation of Cardiac Arrhythmias*. Philadelphia, PA: Saunders; 2006:325–346.

16. Lindsay BD, Chung MK, Gamache MC, Luke RA, Schechtman KB, Osborn JL, Cain ME. Therapeutic end points for the treatment of atrioventricular node reentrant tachycardia by catheter-guided radiofrequency current. *J Am Coll Cardiol*. 1993;22:733–740.

17. Manolis AS, Wang PJ, Estes 3rd NA. Radiofrequency ablation of slow pathway in patients with atrioventricular nodal reentrant tachycardia: do arrhythmia recurrences correlate with persistent slow pathway conduction or site of successful ablation? *Circulation*. 1994;90:2815–2819.

18. Topilski I, Rogowski O, Glick A, Viskin S, Eldar M, Belhassen B. Radiofrequency ablation of atrioventricular nodal reentry tachycardia: a 14-year experience with 901 patients at the Tel Aviv Sourasky Medical Center. *Isr Med Assoc J*. 2006;8:455–459.

19. Kihel J, Da Costa A, Kihel A, Roméyer-Bouchard C, Thévenin J, Gonthier R, Samuel B, Isaaz K. Long-term efficacy and safety of radio-frequency ablation in elderly patients with atrioventricular nodal re-entrant tachycardia. *Europace*. 2006;8:416–420.

20. Rostock T, Risius T, Ventura R, Klemm HU, Weiss C, Keitel A, Meinertz T, Willems S. Efficacy and safety of radiofrequency catheter ablation of atrioventricular nodal reentrant tachycardia in the elderly. *J Cardiovasc Electrophysiol*. 2005; 16:608–610.

21. Efremidis M, Sideris A, Letsas KP, Alexanian IP, Pappas LK, Mihas CC, Manolatos D, Xydonas S, Gavrielatos G, Filippatos GS, Kardaras F. Potential-guided versus anatomic-guided approach for slow pathway ablation of the common type atrioventricular nodal reentry tachycardia: a randomized study. *Acta Cardiol*. 2009;64:477–483.

22. Estner HL, Ndrepepa G, Dong J, et al. Acute and long-term results of slow pathway ablation in patients with atrioventricular nodal reentrant tachycardia: an analysis of the

predictive factors for arrhythmia recurrence. *Pacing Clin Electrophysiol*. 2005;28:102–110.

23. Thakur RK, Klein GJ, Yee R. Junctional tachycardia: a useful marker during radiofrequency ablation for AV node reentrant tachycardia. *J Am Coll Cardiol*. 1993;22:1706–1710.

24. Bastani H, Schwieler J, Insulander P, et al. Acute and long-term outcome of cryoablation therapy of typical atrioventricular nodal reentrant tachycardia. *Europace*. 2009; 11:1077–1082.

25. Chan NY, Mok NS, Lau CL, et al. Treatment of atrioventricular nodal re-entrant tachycardia by cryoablation with a 6 mm-tip catheter vs. radiofrequency ablation. *Europace*. 2009;11:1065–1070.

26. Chanani NK, Chiesa NA, Dubin AM, Avasarala K, Van Hare GF, Collins KK. Cryoablation for atrioventricular nodal reentrant tachycardia in young patients: predictors of recurrence. *Pacing Clin Electrophysiol*. 2008;31:1152–1159.

27. Deisenhofer I, Zrenner B, Yin Y-H, et al. Cryoablation versus radiofrequency energy for the ablation of atrioventricular nodal reentrant tachycardia (the CYRANO Study): results from a large multicenter prospective randomized trial. *Circulation*. 2010;122(22):2239–2245.

28. Rivard L, Dubuc M, Guerra PG, et al. Cryoablation outcomes for AV nodal reentrant tachycardia comparing 4-mm versus 6-mm electrode-tip catheters. *Heart Rhythm*. 2008; 5:230–234.

左侧房室旁路的消融

Chapter 7　Ablation of Left-Lateral Accessory Pathways

Abram Mozes，Mark S. Link，Ann C. Garlitski，Jonathan Weinstock，
Munther Homoud，N. A. Mark Estes Ⅲ 著

丁立刚　译

7.1　引　言

左侧房室旁路的消融是临床常规的手术，隐匿性旁路常常是在评估室上性心动过速（简称"室上速"，SVT）时完成详尽的电生理检查之后才发现。而对于预激综合征（WPW）患者，因为存在心电图预激波表现，术前就可以预知。不论是上述何种情况，消融靶点都是连接房室之间的心肌组织，也就是旁路，通过旁路形成心房和心室之间的循环通路。

7.2　术前评估

患者术前常规进行心脏超声检查，除外常与 WPW 相关的疾病，比如 Ebstein 畸形、法洛四联症、二尖瓣脱垂和房间隔缺损等。合并潜在的结构性心脏病可能影响器械选择，也可能完全排除穿刺房间隔消融的可能。对于无症状的患者，因为体表心电图有预激波，有时可以应用移动式院外心脏遥测监护设备来评估：①是否存在无症状性 SVT，②是否存在间歇性预激波，而后者提示旁路引起猝死的风险较低。对于存在极小预激波（也叫"不明显"预激）或诊断存在疑问，可以应用腺苷完全阻断房室结传导后观察有无房室旁路传导的情况。

消融术前患者应接受常规实验室检查，包括全血细胞计数（CBC）、生化检查和凝血参数检查，如部分促凝血酶原激酶时间（PTT）和凝血酶原时间/国际标准化比值（PT/INR）。应用华法林抗凝的患者，一般无需停用华法林，依照笔者的经验，并不增加围手术期出血的风险。此外，不停用华法林可以让患者更早出院，而停用华法林期间应用抗凝药物桥接治疗却可能增加出血风险。

基于消融隐匿性左侧旁路的需要，进行详细的室上速电生理检查十分必要，笔者中心采用西门子 Acuson Sequoia 512 超声设备（Siemens AG，Berlin，Germany）和 Siemens Accunav 8Fr 心内超声（ICE）指导房间隔穿刺术。

7.3　手术过程

患者准备工作

患者签署知情同意书，准备好手术必需器械，在禁食状态下进入手术室。为进行标准的电生理检查，贴敷 R2 胸部和背部贴片以及 12 导联电极贴片。手术过程患者处于清醒镇静状态。通过左侧股静脉送入三根鞘管（9Fr，7Fr 和 6Fr），分别置入三根 4 极电极：高位右心房电极、希氏束电极和右心室电

极。其中一根静脉鞘可以注射异丙肾上腺素以提高 SVT 诱发率。右侧腹股沟区穿刺股静脉分别送入 7Fr 和 8Fr 血管鞘，通过前者送入可调弯 10 极冠状窦电极，后者可以送入房间隔穿刺鞘。房间隔穿刺前，测量基础全血激活凝血时间（ACT）值。

房间隔穿刺

　　消融左侧旁路，笔者倾向于应用美敦力 Mullins（Medtronic，Minneapolis，MN）和 Swartz SL1（St. Jude，St. Paul，MN）鞘穿刺房间隔。在导丝保护下先将鞘送入上腔静脉，然后将头端较钝的有消融功能的穿刺针（Baylis Medical，Montreal，QC，Canada）送到扩张鞘的头端。穿刺鞘的不同常常影响穿刺针的选择，头端曲度较大的鞘常选择曲度较小的 Baylis C0 61-cm 穿刺针，而曲度较大的穿刺针常用于头端曲度较小的穿刺鞘。高位右心房导管常常与 ICE 探头交换，协助观察房间隔并指导穿刺过程。

　　房间隔穿刺过程需要双平面透视和 ICE 指导。一旦 ICE 指导下观察到 IAS，穿刺针鞘从上腔静脉逐渐缓慢下拉直到落入卵圆窝。穿刺针滑落轨迹在左前斜位（LAO）和右前斜位（RAO）透视下完成，确保右前斜位下穿刺针不能指向太靠前。LAO 下穿刺针鞘应当指向左侧，向前推送穿刺针鞘，确保指向房间隔，直到房间隔被帐篷样顶起。然后将穿刺针推出穿刺鞘，Baylis 针顶端释放 3s 消融能量。这种方法通常都能成功穿刺房间隔。有时穿刺针鞘向上推送时有上滑的趋势，此时需要从房间隔穿刺鞘中撤出并重新塑弯再次送入。在送入穿刺针前，穿刺鞘需要在交换导丝保护下重新送入上腔静脉。

　　一旦穿刺针通过房间隔，在推送扩张鞘和外鞘前必须确认在左心房内。首先可以从穿刺针头端采血化验氧饱和度。其次，通过测量压力确认是在左心房而非主动脉。再有，通过穿刺针注射少量肝素盐水，ICE 在左心房探测到超声造影剂样影像。经过上述步骤确认进入左心房后，将穿刺针、扩张鞘和外鞘进一步向左心房少量推送，以免在穿刺针鞘进入左心房前脱出。有时需顺钟向或向后旋转穿刺鞘，以免在推送过房间隔后太偏向左心房侧壁，穿破左心耳。

　　穿刺鞘进入左心房后，撤出穿刺针和扩张鞘，回抽穿刺鞘的侧孔以免进入空气。根据体重静脉注入肝素（常用 100U/kg），并通过穿刺鞘侧孔以 50U/hr 速度滴入肝素。测试 ACT，保持 ACT ＞ 350s。最后通过穿刺鞘送入标测/消融导管。

标测

　　对于显性预激综合征患者（WPW），通常根据体表心电图 delta 波形态判断左侧旁路，并由侵入性电生理检查最终确诊。

　　可以消融旁路二尖瓣环房侧或室侧插入端治疗左侧旁路。窦律下或心房起搏时心室预激最明显，通过冠状窦电极心室最早激动点判断房室旁路大概位置。这种方法十分重要，笔者实验室近期遇到一例仅有旁路前传的病例，心室起搏排除旁路逆传。需要注意的是，房室旁路常斜行穿过房室沟，所以旁路在心房和心室房室瓣环的插入端常分隔开有一定距离[1]。更为复杂的是，由于冠状窦电极位于房室沟的心外膜侧，仅仅记录到的是大概的跨房室瓣激动传导顺序。

　　笔者实验室常规消融左侧房室旁路时，在正向折返 AVRT 发作时（图 7.1）或通过起搏右心室心尖部确定房室旁路左心房插入端。假定房室结的有效不应期（ERP）长于房室旁路的 ERP，以短于房室结 ERP 的周长起搏右心室心尖部，则室房逆传必然通过房室旁路而非房室结，这样可以确定旁路的心房插入端。在极少数情况下，房室旁路的 ERP 长于或等于房室结 ERP，此时很难标测，除非心动过速容易诱发并且持续。

消融

　　左侧旁路消融取决于电解剖标测是否确定旁路插入点。如果无需应用电解剖标测系统，笔者实验室常规应用波科 EPT Blazer4-mm 消融导管（Boston Scientific，St. Paul，MN）。如果需要更先进的标测系统，笔者倾向于应用 Carto-XP 系统的 MaviStar4-mm Carto 导管（Biosense Webster，Diamond Bar，CA）。穿刺房间隔后，消融导管直接贴靠到二尖瓣环。

　　在顺向折返性心动过速（ORT）发作时或心室起搏时进行标测。心动过速发作时标测的好处是可以排除经房室结逆传的情况，缺点是导管稳定性差。前后移动消融导管，直到标测导管显示心房电图提前或与 CS 导管最早激动点重合时（图 7.2）。特别注意寻找持续电活动（"W"征[2]）（图 7.3）或旁路电位[3]。

图 **7.1** 感知的成对心房期前刺激诱发隐匿性左侧旁路参与的顺钟向 AVRT。注意心动过速时最早心房激动点在 CS 5-6

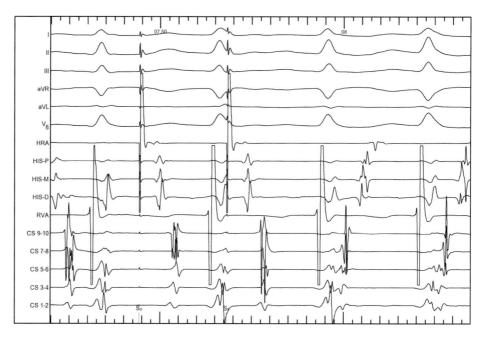

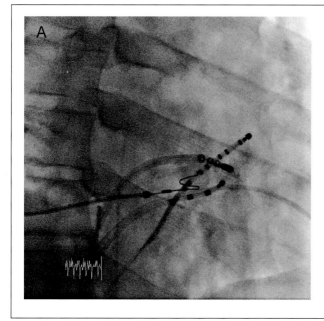

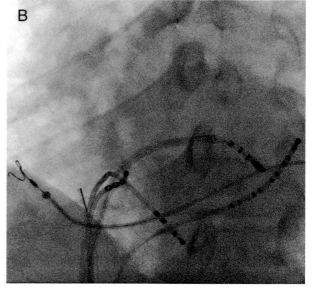

图 **7.2** RAO（**A**）和 LAO（**B**）透视显示左侧隐匿性房室旁路成功消融靶点大头位置

一旦消融导管到达理想靶点，在窦性心律下或心室起搏时释放消融能量。笔者常规消融实际能量 50W，放点 30s，温度上限 60℃。成功靶点定义为窦性心律时房室旁路前传消失，或者心室起搏时室房逆传顺序改变（图 7.4）。如果最初消融靶点有效，笔者通常再给予一次或两次 30s 的消融。极少见的情况是消融房室旁路的心房插入点失败，此时可以通过主动脉逆行途径消融房室旁路的心室插入点。

旁路传导消除后，再次进行电生理检查评估传导改良情况。首先，标测获得"新的"基础间期值，包括 AH 和 HV 间期。其次，房室旁路消融后心房递减起搏时出现文氏传导。测量房室结前向和逆向不应期时出现 AH 跳跃，提示房室结存在双径路。

有时需要静脉应用异丙肾上腺素（1～5μg/min）进一步诱发大折返心动过速。最后，等待 30min 后无证据显示房室旁路传导恢复，将房间隔穿刺鞘撤回右心房，停止输入肝素盐水。

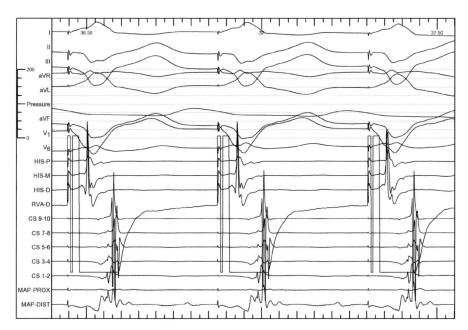

图 7.3 右心室起搏时标测导管显示靶点连续电活动和旁路电位，此部位成功消融房室旁路

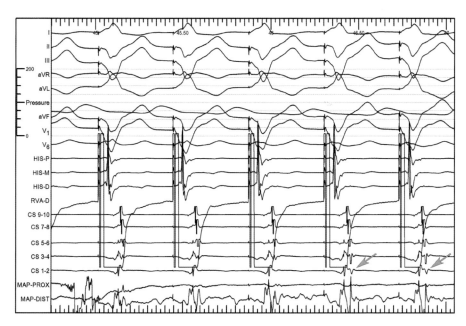

图 7.4 成功消融左侧隐匿性旁路后右心室起搏时心房激动顺序的变化。箭头指示逆传心房电活动的变化

7.4 术后处理

恢复

当 ACT 降到基础值或低于 180s 撤出穿刺鞘和导管。有时需要应用鱼精蛋白逆转肝素的抗凝作用，15～20min 后再次测量 ACT 值。等待 ACT 值下降过程中，重新调整 ICE 探头位置，除外心包积液。止血完毕，患者需要卧床遥测监护 6h。鞘管拔除 6h 后重新开始静脉应用肝素，至少持续 12h。此外，术后全量服用阿司匹林（325mg）3 个月。患者常规在次日出院返家。

随访

术后 4～6 周安排常规随访。患者穿刺部位出现任何不适、肿胀或出血，或者胸部不适、心悸或呼吸困难等情况要及时通知医师。

手术成功率和并发症

经穿刺房间隔行左侧旁路消融术成功率高、并发症发生率和复发率都较低。虽然穿刺房间隔更费时，但经房室沟房侧操作导管不会受到二尖瓣复合体结构的阻碍[4]。ATAKR 前瞻性多中心临床研究报道的左侧旁路单次消融成功率 95％，复发率仅为 3％[5]。这项研究也发现 270 例患者中，有 1 例左侧游离壁房室旁路消融术患者发生房室阻滞，1 例患者发生脑卒中事件。

笔者开展左侧旁路消融的经验与这一研究的结果相似，死亡、房室阻滞和脑卒中的风险都很低。像腹股沟血肿这类轻微的并发症并非不常见，特别当我们术后应用了肝素时。此外也可能发生动静脉瘘和假性动脉瘤。为了早期发现心包积液，笔者的经验是在房间隔穿刺成功后仍然保留 ICE 穿刺针在心腔内，因此可以短轴切面观察右心室（和心包）。如患者血流动力学突然变化或主诉胸部不适或气短等症状，需术中或术后严密观察并行心电图和心脏超声检查排查。由于应用长血管鞘并且穿刺针和导管频繁交换，有可能出现气栓，但幸运的是，这种并发症很少见。通过穿刺房间隔途径消融左侧旁路可以避免动脉并发症，比如冠状动脉夹层、外周血管栓塞和瓣膜损伤。

参考文献

1. Otomo K, Gonzalez MD, Beckman KJ, et al. Reversing the direction of paced ventricular and atrial wavefronts reveals an oblique course in accessory AV pathways and improves localization. *Circulation*. 2001;104:550–556.
2. Manolis A, Wang P, Estes NA. Radiofrequency ablation of atrial insertion of left-sided accessory pathways guided by the "W Sign." *J Cardiovasc Electrophysiol*. 1995;6:1068–1076.
3. Jackman WM, Wang X, Friday KJ et al. Catheter ablation of accessory atrioventricular pathways (Wolff-Parkinson-White Syndrome) by radiofrequency current. *N Engl J Med*. 1991;324(23):1605–1611.
4. Lesh MD, Van Hare GF, Scheinman MM, Ports TA, Epstein LA. Comparison of the retrograde and transseptal methods for ablation of left free-wall accessory pathways. *J Am Coll Cardiol*. 1993;22(2):542–549.
5. Calkins H, Yong P, Miller JM, et al. Catheter ablation of accessory pathways, atrioventricular nodal reentrant tachycardia, and the atrioventricular junction: final results of a prospective, multicenter clinical trial: the Atakr Multicenter Investigators Group. *Circulation*. 1999;99(2):262–270.

房室旁路的导管消融

Chapter 8　Catheter Ablation of Accessory Pathways

Hiroshi Nakagawa，Warren M. Jackman 著

楚英杰　译

8.1　引　言

近年来，房室旁路的导管消融已经取得了巨大进展[1-6]。因有着较高的成功率（＞90%）和较低的并发症发生率（＜5%），导管消融已成为房室旁路相关心律失常的一线治疗手段。本章我们主要讨论房室旁路的标测和消融方法[2,7-9]。

8.2　房室旁路的导管标测

由于单一一个位置的心房起搏可能因距离旁路较远而不能清晰显示预激波，所以，我们通常在右心耳和冠状窦后侧壁这两个相距较远的位置作递减心房起搏。QRS 波的形态或心室的激动顺序随心房起搏位置的不同而发生改变，则提示存在两种或两种以上的旁路。

逆向的心房激动顺序提示具有逆向传导能力的房室旁路存在。然而，沿前间隔和后间隔旁路逆传的心房激动顺序可分别与沿房室结快径路和慢径路逆传的心房激动顺序相似。一种以上的室房连接可以在接近心室基底部两个远隔位置做心室起搏时得以显露。通过希氏束旁心室起搏（间歇性希氏束夺获）[10-11]，或心动过速中在接近最早心房激动的心室侧发放晚发室性期前刺激提前下一跳的心房激动，可以明确是否存在房室旁路逆传。

我们基于以下两种可能性指导旁路消融靶点的确定：①旁路通常是斜行的（在房室沟的心房侧和心室侧插入点不同）[8,12]；②可能存在多旁路。我们通常用在心房起搏时标测旁路前传，以及在心室起搏时标测旁路逆传。我们在前传最早心室激动对应的心房侧两个不同位置进行差异性起搏和在逆传最早心房激动对应的心室侧两个不同位置进行差异性起搏来发现单个旁路的斜行路径和鉴别是否存在多个房室旁路。

对于单个斜行旁路来说，心室差异性起搏可以在心房最早激动部位产生两个不同的局部 VA 间期（差值≥15ms）（图 8.1）[7-8]。心室侧斜行旁路的上游进行心室起搏刺激，心室与旁路激动扩布方向一致（同向激动，图 8.1A），在最早心房激动部位人为地形成一个较短的局部 VA 间期（图 8.1C）。因为心室激动与旁路激动在同一方向上同时传播时，心室电位可以与旁路电位重叠而掩盖心房电位（图 8.1A，C，E）。相比而言，在心室侧斜行旁路的下游进行反方向的心室起搏刺激，则产生与旁路激动扩布方向相反的心室激动扩布，可使最早心房激动部位的心房激动稍晚于心室激动（图 8.1B）。这种起搏方法可以使旁路附近记录到的局部 VA 间期延长，进而暴露 AP 电位和心房激动顺序[7-8,13-14]（图 8.1D，F）。

对于单个斜行旁路来说，差异性心房起搏可以在心室最早激动部位产生差异大于 15ms 的两个局部 AV 间期（图 8.2）。在心房侧斜行旁路上游进行心房

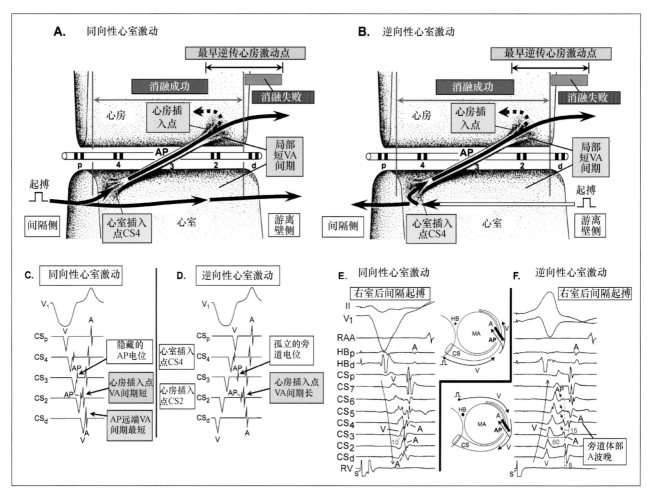

图8.1 不同位置心室起搏改变心室激动扩布方向对左心室游离壁斜行旁路的心室（V），心房（A）和旁路（AP）电位激动时间的影响（参见正文，图片经参考文献7作者允许做修改后引用）

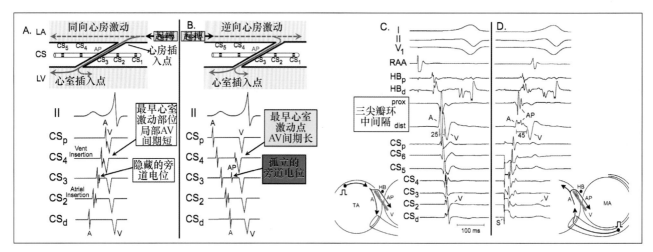

图8.2 不同位置心房起搏改变心房激动扩布方向对左室游离壁斜行旁路的心房（A），心室（V）和旁路（AP）电位激动时间的影响

起搏会缩短最早心室激动部位的局部AV间期，导致心房电位和旁路电位重叠，从而掩盖旁路电位和最早心室激动（图8.2A，C）。反之，在心房侧斜

行旁路下游进行反方向的心房起搏，则产生与旁路激动扩布方向相反的心房激动扩布，可使心室激动稍晚于心房激动（图8.2B）。这样，AV间期得以

延长并暴露 AP 电位和心室激动顺序[7-8,13-14]（图 8.2D）。

在旁路传导中，若记录到孤立的旁路电位表明旁路存在斜行特性。如果旁路缺乏斜行特性，则会表现为心房电位、旁路电位和心室电位的融合，除非旁路的心房或心室插入在远离瓣环的位置（如 Ebstein 畸形）。

我们对 114 例连续入选的单旁路患者进行了心房和心室差异性起搏，其中左侧游离壁旁路 65 例，右侧游离壁旁路 22 例，后间隔旁路 21 例，前间隔旁路 6 例[8]。在改变心室或心房起搏位置后，99 例（87%）患者的局部 VA 间期或 AV 间期延长超过 15ms，这提示大多数的旁路是斜行的。通过不同部位的起搏使房室电位分离后，102 例（89%）患者暴露出旁路电位。这 114 例患者中，有 111 例患者接受了旁路消融，其中 99 例记录到旁路电位。这 99 例患者中，以 AP 电位为靶点，中位放电消融 1 次（范围 1~11 次）就成功阻断了旁路传导；相比较而言，其余通过差异性起搏分离心房心室电位后仍没有记录到 AP 电位的 12 例患者，则需要中位放电消融 4.5 次（1~18 次）[8]。这些数据强有力地支持了 AP 电位是消融的最佳靶点。

该研究中，60 例患者有过 1 到 3 次消融失败的经历。然而，这 60 例患者消除旁路传导所需的放电消融次数并不高于 51 例首次行射频消融术的患者（两组患者的中位放电消融次数都为 1）[8]。有失败消融经历的 60 例患者中，41 例患者仅需 1~2 次放电消融就终止了旁路传导。这 41 例患者中，差异性起搏证明了旁路斜行特性并暴露可作为消融靶点的旁路电位。在大多数情况下，在距离旁路心房插入点 2~10mm 以外记录到低振幅的碎裂心房电位，提示为既往的消融部位（图 8.1A 和 B 蓝色阴影区域）。这些研究提示若应用其他方法（如寻找最早的逆向心房激动位点和最短的局部 VA 间期）定位旁路，则可能会在斜行旁路心房插入点之外进行无效的放电消融[15-18]。在房室旁路逆传时，与旁路肌纤维方向一致的心房肌纤维排列方向相互平行，因此心房激动传导的速度较快（图 8.1F）。这种快速的心房传导将会导致腔内双极心电图在心房插入点附近很大的范围内都能记录到最早的心房激动，在这一个范围（图 8.1A，B 黑色箭头区域）较远侧区域进行消融很有可能无法有效阻断旁路传导[7-8,13-14]。

在斜行旁路存在的情况下，选择 VA 间期最短

的部位作为消融靶点，很可能会误导消融。在同向心室传导中，在旁路的心房插入点附近，心室激动起初是领先于心房激动的（CS_2 EGM，图 8.1A，C）。然而，平行于瓣环的心房激动传播速度比心室快。在旁路心房插入点之外较远的部位，心房激动赶上心室激动，局部 VA 间期会逐渐缩短（CS_d EGM，图 8.1A，C，E）。在远离旁路的部位记录到较短的局部 VA 间期就解释了为什么在此消融会失败。

对于大多数沿二尖瓣环的旁路（后间隔旁路和左侧游离壁旁路）而言，从心室插入到心房的方向是逆钟向的（在左前斜投照体位下）[7,8,12]（图 8.3）；对大多数沿三尖瓣环的旁路（尤其是前间隔旁路），从心室插入到心房的方向是顺钟向的（在左前斜投照体位下）（图 8.3）。因此，对于前间隔和右前间隔旁的旁路，心室插入点通常指向右侧游离壁，这就允许消融位点远离间隔从而降低发生房室传导阻滞的风险。

为了获得一个接近瓣环的最佳心室起搏位点来逆转心室激动的方向，我们应用了一个可调弯的起搏导管。对于左前侧壁旁路和侧壁旁路而言，从右心室间隔下基底部（靠近三尖瓣）或心中静脉起搏就可以得到逆钟向传导的心室激动；而通过起搏右心室流出道或心大静脉（或前室间静脉）可以得到顺钟向传导的左心室激动。对于后间隔旁路来说，通过起搏右心室间隔下基底部可以得到逆钟向传导的心室激动。通过起搏后部或侧部冠状静脉可以得到顺钟向传导的心室激动。对于右侧游离壁旁路，通过起搏右心室间隔下基底部可以得到逆钟向传导

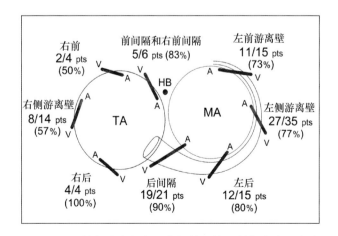

图 8.3 114 例旁路患者在 8 个解剖区域上斜行旁路的方向。A：心房端；V：心室端；TA：三尖瓣环；MA：二尖瓣环（经参考文献 8 作者允许做修改后引用）

的心室激动；通过起搏旁路前面的右心室游离壁基底部可以得到顺钟向传导的心室激动。对于前间隔和右前间隔旁的旁路，起搏右心室前间隔基底部或希氏束旁起搏可以得到逆钟向传导的心室激动[10-11]；起搏右心室游离壁前侧基底部可以得到顺钟向传导的心室激动。

通过从心房电位和心室电位中分离出 AP 电位可以证实 AP 电位的存在。在心房起搏时，给予联律间期逐渐缩短的心室期前刺激可以证实前向的 AP 电位。在不影响 AP 电位的时间和形态的前提下，提前局部的心室电位可以使 AP 电位从局部的心室电位中分离出来[7,13-14]（图 8.4A）。在不影响心房及其周围电位的时间和形态的前提下，更提前发放的心室期前刺激提前 AP 电位，可以使 AP 电位从局部的心房电位中分离出来[7,13-14]（图 8.4B）。在心室起搏时通过心房期前刺激可以证实逆向的 AP 电位。在不影响 AP 电位的时限和形态的情况下，提前局部的心房电位，可使 AP 电位从局部的心房电位中分离出来。在不影响心室电位的时限和形态的情况下，更提前的心房期前刺激可提前 AP 电位，进而使 AP 电位从局部的心室电位中分离出来。

8.3　房室旁路的导管消融

我们通常偏好在心室或心房起搏时，而不是在 AVRT 时，进行消融。因为 AVRT 时放电消融数秒终止心动过速之后第一次心搏的心脏收缩会增强，从而可能导致消融导管的移位。消融不完全将会导致旁路传导的复发。

当孤立的 AP 电位定位正确时，消融导管头端的电极单极电图应记录到高大尖锐的 AP 电位。仅用双极电图定位可能会产生误导，因为尖锐的旁路电位可能是由第二个电极记录到的[7]（图 8.5）。

射频消融的能量通常在 30～40W，持续 60s（通常应用冷盐水灌注导管），但是当放电中发现阻抗比最低值升高 5～10Ω 应立即停止放电。无论旁路传导是否阻断，我们都继续放电满 60s，因为消融前标测到的旁路电位可能是一个旁路分支的电活动。消融过早终止可能导致旁路传导晚期恢复和长期的消融失败。

若没有标测到 AP 电位，则消融靶点为最早前传心室激动点和最早逆传心房激动点[6-7]。这些旁路通常在解剖上不典型并需要更广泛的消融。

在消融成功后的 30～60min 内，行程序性心房和心室刺激以验证旁路前向和逆向传导消失，而且不能诱发 AVRT。为了验证逆向旁路传导的消失，最好在心室基底部靠近旁路的位置行心室刺激。对于前间隔、右前间隔和后间隔的旁路，希氏束旁（右室前间隔基底部）起搏最佳。伴有间歇 HB 夺获的希氏束起搏可用于鉴别房室结快径路的逆向传导和前间隔或右前侧旁路的逆向传导；亦可用于鉴别房室结慢径路的逆向传导和后间隔旁路的逆向传导[10-11]。

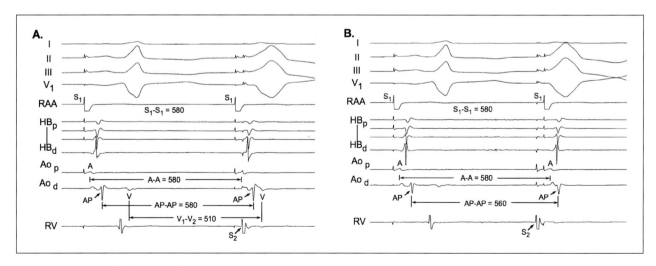

图 8.4　通过心室期前刺激证实无冠窦内记录到的前传 AP 电位。标测导管在无冠窦记录到高大、尖锐的 AP 电位。无冠窦内标测导管远端单极记录到高尖 AP 电位的位置单次放电即阻断 AP 传导而房室结传导未受影响（参见正文，图片经参考文献 7 作者允许做修改后引用）

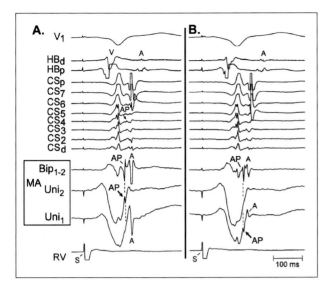

图 8.5 一例左后间隔旁路病例经主动脉逆行途径放置于二尖瓣环（MA）的消融导管远端两个电极的单极电图和双极电图上记录到的 AP 电位。A. 在右心室起搏状态下，双极电图（Bip$_{1-2}$）上的 AP 电位是由该对电极的第二个电极单极电图（Uni$_2$）产生的。B. 导管撤退到心室，双极电图 AP 电位则是尖端电极（Uni$_1$）产生的。单次放电消融即消除旁路传导。A，心房电位；V，心室电位；HB，希氏束；CS，冠状窦（图片经参考文献 7 作者允许做修改后引用）

8.4 心外膜后间隔旁路

真性冠状窦位于冠状窦口和 Veussen 瓣之间。作为静脉窦肌肉组织，真性冠状窦的心肌袖与左心房相连[7,9,19-20]（图 8.6）。少许冠状窦的心肌袖可以延伸到心中静脉、后冠状静脉以及进入冠状窦的其他静脉[19]。这些心肌袖有时可延续到心室外膜的表面，这样，左室外膜表面与 CS 肌袖之间的心肌连接就形成了心外膜后间隔旁路（图 8.6A-C）[9]。心外膜后间隔旁路也可由冠状窦憩室形成。冠状窦憩室是黏附在左心室心外膜表面并通过一个颈部和真性冠状窦相通的肌肉腔[9]。这种复杂的解剖是后间隔旁路消融失败的常见原因[9,21]。我们在无既往消融史的 212 例后间隔或左后侧旁路病例中，发现 42 例（20%）存在如前所述的解剖结构；而在有一次或多次既往失败消融史的 306 例病例中，发现 144 例（47%）存在该解剖结构[9]。对于一个后间隔旁路（V$_1$～V$_2$ 移行、aVF 导联 δ 波负向）的患者，心电图上 Ⅱ 导联陡峭的负向 δ 波提示为心外膜旁路的特异度较高，但灵敏度约为 70%[22]。

前向传导时（图 8.6B），最早的心内膜心室激动（无滤波单极电图上的下降支）通常晚于远场电位起始 25ms 以上，位置在距离二尖瓣环 1～3cm 处。若旁路是由 CS 心肌袖延伸到心中静脉形成的，在室间隔左右两边可以记录到几乎同步激动的心内膜电位。最早的心室激动（通常落后于远场电位起始≤15ms）可以在心中静脉、其他冠状静脉或 CS 憩室的颈部记录到，并在其之前可以记录到一个明显的类似于 AP 电位的电位，该电位是由冠状窦心肌延伸而产生的前向激动所致[7,9]。

在心外膜后间隔旁路的逆向传导中（图 8.6C），从冠状静脉系统可记录到特征性的 3 个电位[27]。第一个电位（图 8.6D ♯1 CS Extn）是由冠状窦旁路逆传激动产生，可在心中静脉（或其他冠状静脉或 CS 憩室）记录到，其形态与 AP 电位类似。第二个电位（图 8.6D ♯2 CS Myo）在近端 CS 的底部记录到，振幅略小。这个电位始于心中静脉口并沿冠状窦心肌纤维的走行向左扩布[19,20]。冠状窦心肌纤维走向的另一个结果是，CS 心肌在心中静脉开口左侧为 2～4cm 处激动左心房。由于冠状窦心肌和左心房的心肌纤维走形平行，使向左的左心房激动传导较快（图 8.6C）。第三个电位（图 8.6D ♯3 LA）位于心中静脉口，由晚期左心房激动产生。由激动方向反转而产生的慢传导导致左心房右侧（间隔部位）激动延迟（图 8.6C）[7,9]。

应用球囊阻塞技术行冠状窦造影有助于了解伴有心外膜后间隔旁路的冠状静脉的解剖。CS 憩室的收缩性可以使憩室充满来自 CS 的血液，进而使憩室可见。CS 造影显示，在具有 CS 肌袖-心室旁路的患者中，约 70% 的患者静脉解剖正常[9]。只有 20% 的患者中存在 CS 憩室，余 10% 的患者中存在与旁路相关的冠状静脉有扭曲。

对于大多数心外膜后间隔旁路消融失败的患者，既往的消融部位通常在心内膜二尖瓣后侧壁逆传心房激动最早的部位。由于 CS 心肌和左心房广泛的连接（图 8.6A），在二尖瓣环后侧的消融只会导致逆传心房激动最早的部位移向间隔侧（右移）。当这些患者消融失败后，大多被误认为有两条旁路，分别是左后侧旁路（消融成功）和后间隔旁路（消融失败）。由于 CS 和左心房广泛的连接，最佳消融位点位于心中静脉（或其他冠状静脉或冠状窦憩室颈部）、单极腔内电图记录到冠状窦肌袖延伸产生最高大及最尖锐电位的位置。在消融之前，我们对患者行冠状动脉造影以确定理想消融位点与重要冠状动

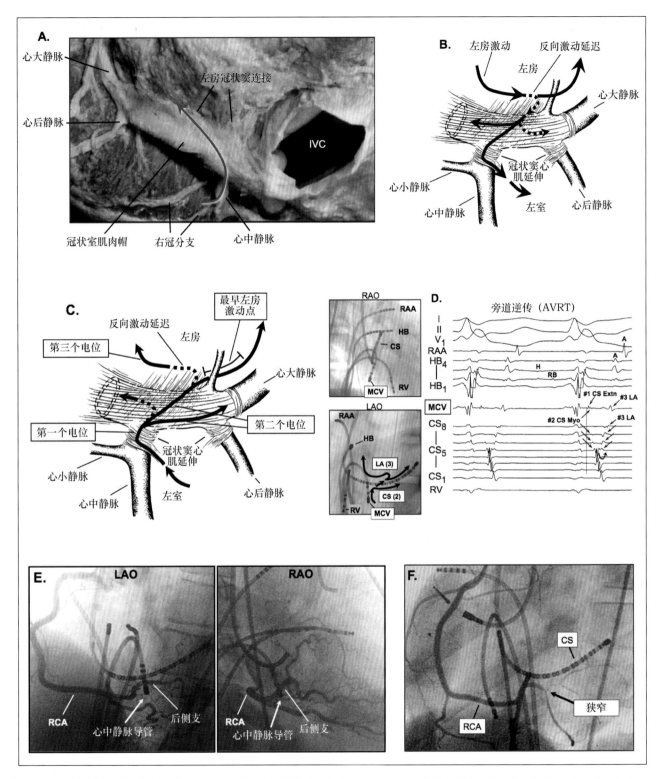

图 8.6 冠状窦心肌沿着心中静脉（MCV）延伸和左心室（LV）外膜连接，形成心外膜后间隔旁路。**A.** 冠状窦心肌袖、左心房－冠状窦连接以及心中静脉与右冠（RCA）远段分支的位置关系；**B.** 左前斜体位下心外膜后间隔旁路前向传导示意图；**C** 和 **D.** 左前斜体位下逆向传导的示意图，局部电位表现为特征性的三个电位。**E.** 消融导管在心中静脉时右冠状动脉的造影图，消融电极距离右冠状动脉左心室后支极近（＜2mm）。为避免损伤动脉，在心中静脉使用冷冻消融来消除旁路的传导。**F.** 5 年前外院冠状窦口底部消融的一个 14 岁男性患者右冠状动脉远端明显狭窄

脉的相邻程度（图 8.6E）。当最佳消融位点距离最近的重要动脉至少 4～5mm 时，消融是安全的。建议使用冷盐水灌注电极，以保证在小静脉内电极足够冷却。起始的消融能量为 10～15W，并逐渐增加至 25W。当阻抗增加时（即便是仅比阻抗最低值水平增加 3～5Ω）需立即停止消融，以防电极黏附于静脉。当在单极电图记录到高大、尖锐的冠状窦肌袖电位位置放电时，通常 1～2 次消融即可终止旁路传导，而且长期复发率低[7]。

我们发现当在距离冠状动脉 2mm 以内的冠状静脉内消融时，动脉狭窄或闭塞的风险较高（>50%）（图 8.6F）[7,23-26]。当最佳消融位点距重要冠状动脉在 3～4mm 以内时，建议行冷冻消融[24,27]。

参考文献

1. Borggrefe M, Budde T, Podzeck A, Breithardt G. High frequency alternating current ablation of an accessory pathway in humans. *J Am Coll Cardiol.* 1987;10:576–582.

2. Jackman WM, Wang X, Friday KJ, et al. Catheter ablation of accessory atrioventricular pathways (Wolff-Parkinson-White syndrome) by radiofrequency current. *N Engl J Med.* 1991;324:1605–1611.

3. Calkins H, Sousa J, Rosenheck S, de Buitleir M, Kou WH, Kadish AH, Langberg JJ, Morady F. Diagnosis and cure of the Wolff-Parkinson-White syndrome or paroxysmal supraventricular tachycardias during a single electrophysiologic test. *N Engl J Med.* 1991;324:1612–1618.

4. Kuck KH, Schluter M, Geiger M, Siebels J, Duckeck W. Radiofrequency current catheter ablation of accessory atrioventricular pathways. *Lancet.* 1991;337:1557–1561.

5. Lesh MD, Van Hare GF, Schamp DJ, et al. Curative percutaneous catheter ablation using radiofrequency energy for accessory pathway in all locations: results in 100 consecutive patients. *J Am Coll Cardiol.* 1992;19:1303–1309.

6. Haïssaguerre M, Dartigues JF, Warin JF, Le Metayer P, Montserrat P, Salamon R. Electrogram patterns predictive of successful catheter ablation of accessory pathways: value of unipolar recording mode. *Circulation.* 1991;84:188–202.

7. Nakagawa H, Jackman WM. Catheter ablation of paroxysmal supraventricular tachycardia. *Circulation.* 2007;116:2465–2478.

8. Otomo K, Gonzakez MD, Beckman KJ, et al. Reversing the direction of paced ventricular and atrial wavefronts reveals an oblique course in accessory AV pathways and improves localization for catheter ablation. *Circulation.* 2001;104:550–556.

9. Sun Y, Arruda MS, Otomo K, et al. Coronary sinus-ventricular accessory connections producing posteroseptal and left posterior accessory pathways: incidence and electrophysiological identification. *Circulation.* 2002;106:1362–1367.

10. Hirao K, Otomo K, Wang X, et al. Para-Hisian pacing: New method for differentiating between retrograde conduction over an accessory AV pathway and the AV node. *Circulation.* 1996;94:1027–1035.

11. Nakagawa H, Jackman WM. Para-Hisian pacing: Useful clinical technique to differentiate retrograde conduction between accessory atrioventricular pathways and atrioventricular nodal pathways. *Heart Rhythm.* 2005;2:667–672.

12. Becker AE, Anderson RH, Durrer D, Wellens HJ. The anatomical substrates of Wolff-Parkinson-White syndrome: a clinicopathologic correlation in seven patients. *Circulation.* 1978;57:870–879.

13. Jackman WM, Friday KJ, Scherlag BJ, et al. Direct endocardial recording from an accessory atrioventricular pathway: localization of the site of block, effect of antiarrhythmic drugs, and attempt at nonsurgical ablation. *Circulation.* 1983;68:906–916.

14. Jackman WM, Friday KJ, Yeung Lai Wah, Fitzgerald DM, Beck B, Stelzer P, Harrison L, Lazzara R. New catheter technique for recording left free-wall accessory AV pathway activation: identification of pathway fiber orientation. *Circulation.* 1988;78:598–611.

15. Calkins H, Kim YN, Schmaltz S, Sousa J, el-Atassi R, Leon A, Kadish A, Langberg JJ, Morady F. Electrogram criteria for identification of appropriate target sites for radiofrequency catheter ablation of accessory atrioventricular connections. *Circulation.* 1992;85:565–573.

16. Silka MJ, Kron J, Halperin BD, Griffith K, Crandall B, Oliver RP, Walance CG, McAnulty JH. Analysis of local electrogram characteristics correlated with successful radiofrequency catheter ablation of accessory atrioventricular pathways. *Pacing Clin Electrophysiol.* 1992;15:1000–1007.

17. Swartz JF, Tracy CM, Fletcher RD. Radiofrequency endocardial catheter ablation of accessory atrioventricular pathway atrial insertion sites. *Circulation.* 1993;87:487–499.

18. Cappato R, Schuter M, Mont L, Kuck KH. Anatomic, electrical and mechanical factors affecting bipolar endocardial electrograms: impact on catheter ablation of manifest left free-wall accessory pathway. *Circulation.* 1994;90:884–894.

19. von Ludinghausen M, Schott C. Microanatomy of the human coronary sinus and its major tributary. In: Meerbaum S, ed. *Myocardial perfusion, reperfusion, coronary venous retroperfusion.* Darmstadt: Steinkopff Verlag;1990:93–122.

20. Chauvin M, Shah DC, Haïssaguerre M, Marcellin L, Brechenmacher C. The anatomical basis of connections between the coronary sinus musculature and the left atrium in humans. *Circulation.* 2000;101:647–652.

21. Schweikert RA, Saliba WI, Tomassoni G, et al. Percutaneous pericardial instrumentation for endo-epicardial mapping of previously failed ablation. *Circulation.* 2003;108:1329–1335.

22. Arruda MS, McClelland JH, Wang X, et al. Development and validation of an ECG algorithm for identifying accessory pathway ablation site in Wolff-Parkinson-White syndrome. *J Cardiovasc Electrophysiol.* 1998:9:2–12.

23. Sun Y, Po S, Arruda M, Beckman K, Nakagawa H, Spector P, Lustgarten D, Calame J, Lazzara R, Jackman WM. Risk of coronary artery stenosis with venous ablation for epicardial accessory pathways. *Pacing Clin Electrophysiol.* 2001;24:266 (Abstract).

24. Aoyama H, Nakagawa H, Pitha JV, et al. Comparison of

cryothermia and radiofrequency current in safety and efficacy of catheter ablation within the canine coronary sinus close to the left circumferential coronary artery. *J Cardiovasc Electrophysiol.* 2005;16:1–9.

25. Paul T, Kakavand B, Blaufox AD, Saul JP. Complete occlusion of the left circumflex coronary artery after radiofrequency catheter ablation in an infant. *J Cardiovasc Electrophysiol.* 2003;14:1004–1006.

26. Takahashi Y, Jaïs P, Hocini M, et al. Acute occlusion of the left circumflex coronary artery during mitral isthmus linear ablation. *J Cardiovasc Electrophysiol.* 2005;16:1104–1107.

27. Friedman PL, Dubuc M, Green MS, et al. Catheter cryoablation of supraventricular tachycardia: results of the multicenter prospective "frosty" trial. *Heart Rhythm.* 2004;1:129–138.

右侧旁路

Chapter 9　Right-Sided Accessory Pathways

Anne M. Dubin 著

程　敏　译

9.1　引　言

右侧旁路仅占房室旁路的一小部分，消融成功率通常在 90% 左右[1]。右侧游离壁旁路消融时导管不易稳定，消融具有挑战性。后间隔旁路可能会横跨间隔和（或）冠状窦，也不易消融。前间隔和中间隔旁路的消融则有导致完全性房室传导阻滞的可能[2]。一些具有递减特性的旁路也以右侧常见，使得右侧旁路消融更为复杂。本章将针对这些方面问题进行讨论。

9.2　分　类

右侧旁路可依据旁路的位置和传导特性（递减和非递减传导）进行分类。从解剖学上可分为游离壁旁路、前间壁旁路、中间隔旁路和后间隔旁路（图 9.1）。其中游离壁旁路和后间隔旁路最为常见，中间隔旁路最少见[1]。

大多数右侧旁路的传导是非递减性的，具有各自不同的传导速度和不应期。多数右侧旁路同时具有前传和逆传功能，不过与间隔旁路相比，仅具前传功能的旁路更多见于游离壁[3]。

部分右侧旁路具有递减传导特性（兴奋频率越高传导越慢）。这类旁路往往只具有单向传导功能。由于房室结（AVN）和旁路的传导速度均是可变的，因此此类旁路参与的心动过速往往发作频繁，甚至呈无休止性。此类旁路倾向于对腺苷敏感，这使旁路的诊断变得复杂。此类旁路不一定均是直接连接心房与心室，它可以是房-束或结-束，甚至是束-室性的连接（图 9.2）。

图 9.1　旁路分布示意图（图片由 ECGpedia.org 提供）

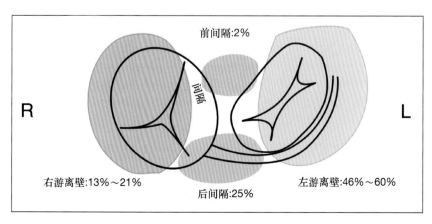

前间隔:2%

间隔

R

L

右游离壁:13%～21%

后间隔:25%

左游离壁:46%～60%

图 9.2 不同类型旁路示意图：房室性，房-束性，束-室性，结-室性（图片由 Medscape 提供）

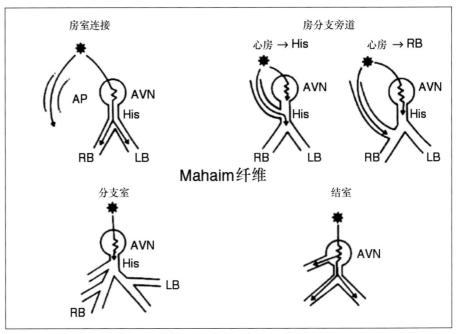

9.3 一般原则

右侧旁路的走向可以呈斜形、分叉形，或具有多个插入点[4]。鉴于此，消融右侧旁路时需要同时进行前向和逆向标测。对于斜形旁路而言，在心房侧需采用逆向标测，心室侧采用前向标测。分叉旁路可能需要不同位置多点消融。消融前和消融后都应该行完整的电生理检查，以确保没有旁路遗漏。

9.4 右侧游离壁旁路

右侧游离壁旁路的导管消融成功率低，约 90%[1]。

图 9.3 右前斜和左前斜下经上腔静脉途径行右前侧旁路消融的影像

这可能与三尖瓣的解剖有关。相比而言，二尖瓣较小，且二尖瓣与主动脉瓣纤维连接部没有旁路。另外，右侧旁路与房室纤维环可能有数毫米的距离，且分叉旁路发生率高。还有左房室沟的轮廓可通过冠状窦的走形大致勾勒出，而右房室沟在 X 线透视下不易看清。有几种方法可以提高此类旁路的消融成功率。

右侧游离壁旁路的消融可有多个途径。通常来说，下腔静脉途径有利于在三尖瓣环心房侧进行右后和后外侧旁路的标测。但对于前侧或前间隔的旁路，上腔静脉途径更为有效，因为导管更易稳定贴靠（图 9.3）[5]。右外侧和前外侧旁路往往最难消融，且复发率高[6]。这可能有几个原因，但多与导管的贴靠不稳、消融温度不够有关。

使用长鞘是一个重要的方法，可以帮助导管贴靠稳定、提高消融成功率（图 9.4）。这些鞘（Daig，

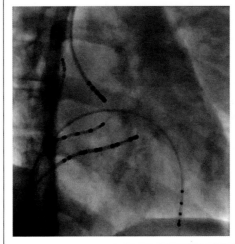
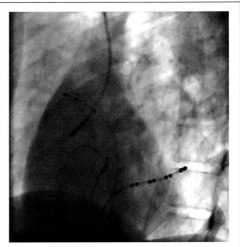

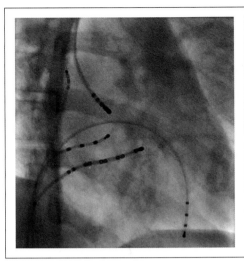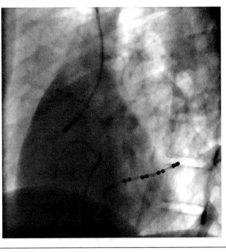

图 9.4 右前斜和左前斜下行右侧壁旁路消融。长可控鞘为导管稳定性提供支撑

Minnetonka，MN；Agilis，St. Jude Medical，St. Paul，MN）带有不同预制或可操纵的弯曲，适用于三尖瓣瓣环的不同区域。儿童可使用半径小的系列。长鞘不仅为导管的稳定性提供支撑，还可提高消融导管头端的扭曲力。在一项儿童患者的研究中，43%的旁路消融成功有赖于这类长鞘的使用[7]。

右侧游离壁旁路导管消融的主要问题与三尖瓣的解剖有关。右冠状动脉沿着房室沟心外膜的心室侧走行，有报道称标记出右冠状动脉对右侧游离壁旁路的标测和消融有一定帮助。这个技术对儿童消融极有帮助，在两项相关研究中消融成功率达到了100%[8-9]。右冠状动脉可以通过造影显示。首先用6F指引导管通过右冠脉开口送入右冠状动脉，然后用一个2.3Fr至2.5Fr的4极或10极电极（Pathfinder，Cardima，Fresno，CA）沿三尖瓣环走行送入右冠状动脉（图9.5）。这即可用于标测最早的逆向或前向激动点，也用于房室瓣环的判别。在这些相关研究中，没有报道有并发症的发生。随访中冠状动脉造影无任何异常。不幸的是，在写这一章节内容的时候，市场上已经没有这些电极了。预计将在2013年初重新生产。

Halo 电极（Biosense-Webster，Diamond Bar，CA）是提高三尖瓣环标测的另一种方法。这种导管常常用于房扑峡部消融时三尖瓣环的标测；不过，它对右侧旁路消融也有作用。一项研究中，使用Halo导管使消融失败患者再次消融的成功率达到100%[10]。

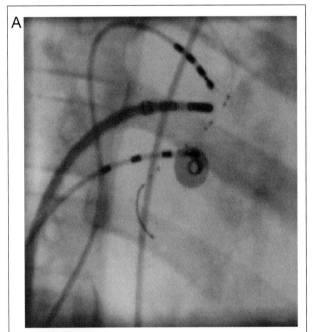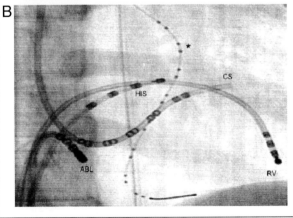

图 9.5 冠状动脉微导管标测。A. 右冠状动脉放置2.3Fr电极标测右前侧旁路4极导管分别放置于高位右房和His位置。消融导管在长鞘指引下放置在旁道位置；B. 右前斜下微电极送入后侧房室沟（此图使用得到许可：Shah et al.，J Cardiovasc Hectro-physiol 2004；15（11）：1238-1243；参考文献8）

9.5 前间隔旁路

前间隔旁路在 His 区域内，可同时记录到旁路电位和 His 电位。这类旁路沿中心纤维体向前走行。前间隔旁路消融困难，因为有导致房室阻滞的风险。消融时导管仅能记录到一微小的 His 电位是最优的。可通过经右颈内静脉途径进行消融（如上文在图 9.3 的方法）。导管通常先送入右心室，然后打弯从三尖瓣环心室侧进行消融。一些学者认为，这种途径可以使消融导管贴靠更加稳定，提高消融成功率。

前间壁旁路有时可能需要经主动脉无冠状窦途径消融[11]。主动脉瓣位于心脏的中心，解剖学上与心房和心室均相连。无冠状窦与房间隔直接相邻。肌袖可以穿过主动脉瓣形成旁路[12]。因此，旁路可以延伸到无冠状窦。体表心电图预激波形态的细微差别可以帮助区分无冠状窦旁路和传统的右前间隔旁路[11]。前间隔旁路心电图预激图形特征是 V$_1$ 导联呈等电位线或负向 delta 波，V$_2$ 导联过渡为正向 delta 波，下壁导联（Ⅱ，Ⅲ，aVF）呈正向 delta 波。无冠状窦旁路在 V$_1$ 导联可见一小的正向 delta 波，而Ⅲ导联是等电位线的 delta 波（图 9.6）[11]。

9.6 中间隔旁路

中间隔旁路是指位于间隔 His 和冠状窦之间的旁路。由于房室结与该区域相近，因此安全消融也有困难。消融时，导管应靠近房室环心室侧，局部心室电位大于心房电位。

区别房室结逆传和旁路逆传的一个主要技术是

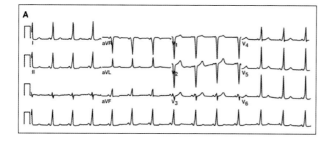

图 9.6 无冠状窦前间隔旁路的体表心电图。V$_1$ 导联正向 delta 波，Ⅲ 导联等电位 delta 波（此图使用得到许可：Suleiman et al.，J Cardiovasc Electrophysiol 2011；22（2）：203-209；参考文献 11）

His 束旁起搏[13]。当起搏输出功率增加时，往往夺获 His，直接激动 His，产生窄 QRS 波。输出降低时，His 失夺获，起搏仅夺获局部心室产生宽 QRS 波。通过心房激动顺序和 VA 间期的变化可以判定激动是通过旁路逆传的还是房室结逆传的（或两者兼有）（图 9.7）。

这个技术的问题是，它无法区分旁路是否参与了心动过速的发生。类似的方法也可以用于鉴别 AVNRT 和 AVRT。心动过速下在 His 旁起搏拖带或重整可以帮助逆传通路的判定，区分旁路是否参与心动过速发生[14]。VA 间期变长（＞40ms）可见于 AVNRT，而 VA 间期不变（＜40ms）见于 AVRT。

9.7 后间隔旁路

通常认为后间隔旁路是最难消融的，手术耗时长，无效消融点多[15]。这与后间隔的解剖结构直接相关。后间隔是指间隔后方区域，涉及两侧心腔。解剖结构问题使此类旁路消融变得复杂，一个看起来似乎是右后间隔的旁路可能需要从左侧进行消融。许多时候，这些通道的走行靠近 CS，围绕窦口分布于心外膜或在位于心脏静脉。因此，这些旁路通常只能从窦口或冠状静脉内消融成功[16]。决定最佳消融位点的难度很大，需要采用适当方法区分右侧旁路、冠状窦旁路和左侧旁路（图 9.8）[17]。消融导管沿 CS 标测常常可以发现一个大的旁路电位。在标测过程中，消融导管可能会掉入憩室或心中静脉。冠状窦造影对充分了解该区域的解剖相当有用，可以帮助消融（图 9.9）。在此区域消融一定要小心，因为有报道此处消融可导致心脏穿孔和冠状动脉损伤[3]。尤其是用射频能量的话。在冠状静脉里，阻抗趋向于增高，这可导致过度受热和穿孔。因此，初始功率设置要低（3～10W）。可以考虑使用冷冻消融，但冷冻消融导管的操控难度限制了其使用。

9.8 Mahaim 心动过速

随着时间的推移，研究者认识到，除房室旁路以外还有其他类型旁路，包括：结室旁路，束室旁路和最常见的房束旁路。大多数 Mahaim 心动过速

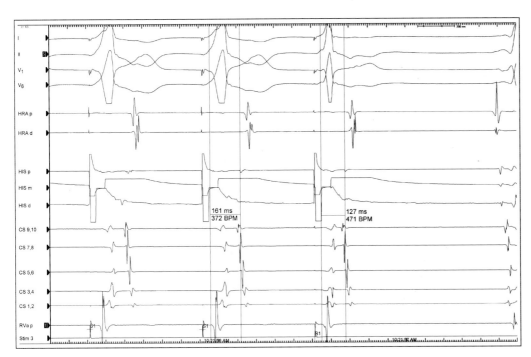

图 9.7 希氏束旁起搏判别有无中间隔旁路。常规起搏输出夺获心室，VA 间期 161ms。加大起搏输出夺获希氏束，冲动沿希氏束直接传导至心房，VA 间期缩短至 127ms

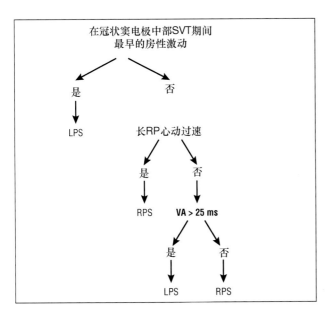

图 9.8 后间隔旁路鉴别流程。SVT＝室上性心动过速；LPS ＝左后间隔旁路；RPS＝右后间隔旁路（从 Chiang et al., Circulation 1996，93；982-991 修改，参考文献 7）

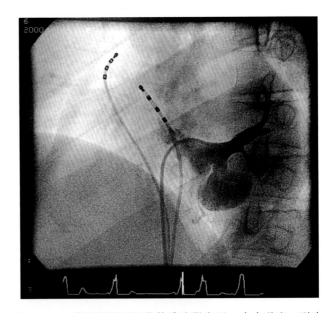

图 9.9 左前斜摄影下冠状静脉造影发现一个大憩室（引自 Bennett DH，Hall MC. Coronary sinus diverticulum containing posteroseptal accessory pathway. Heart 2001；85（5）；539.）

（典型左束支传导阻滞图形）是房束旁路参与的。房束旁路常起于右房前壁，插入右心室右束支附近。通常 Mahaim 旁路仅具有前传功能和递减特性。窦性心律时心电图往往没有或仅有轻微的预激表现。满足以下条件即可区分房束旁路和结-束或束室旁路：心动过速时心房期前刺激（右房间隔激动 40ms 后）使心室激动提前，且右心房下半部分激动顺序未受影响；心动过速可被右心房起搏拖带；或右心房起搏比冠状窦起搏心室预激波更为显著[18]。

房束旁路占 Mahaim 纤维的 80%[4]。他们往往在心腔内走行，插入到右束支远端或右室心尖。这类旁路标测困难，不能在常规房室环位置消融成功。遇到这类旁路时，若干个标测和消融的技巧可以提高手术成功机会。以远端插入点作为消融靶点可能会带来一些问题，因为消融常导致右束支阻滞，由于折返环延长会引起无休止的心动过速发作。因此，找到心房插入点的话，消融常能成功。但这类旁路没有逆传功能。因此，不可能在心室起搏下标测其心房插入点。有几种方法可以用来标测其心房插入点，包括记录房室交界区的 Mahaim 电位；导管机械性压迫导致的旁路传导阻滞；或标测刺激信号到 delta 波的间期。

最常用的技术是沿三尖瓣环寻找 Mahaim 电位（图 9.10）[4]。记录到旁路电位的部位与旁路心房插入点是一致的。要意识到心房波和心室波即使在充分预激时也不会融合，因为旁路具有递减传导特性，因此在心房和心室之间的等电位线上可清楚的显示

Mahaim 电位（图 9.11）。

导管操作时很容易因机械性压迫造成旁路传导阻滞。这可能与旁路位于心内膜有关。在兴趣区域的轻轻压迫即可导致旁路传导阻滞。此区域消融可获成功[19]。不过，与典型旁路相比，Mahaim 纤维即刻消融成功后更易复发，这很可能与机械性压迫导致 Mahaim 纤维传导阻滞有关[19]。

第三种判定心房插入点的方法是在心房刺激下，测量心房刺激信号到 QRS 波群的间期。有几个原因导致这个方法比上两个方法的成功率低[19]。很难保证心房起搏时导管与三尖瓣环的距离恒定，且无法

图 9.10 成功消融位点可见 Mahaim 电位

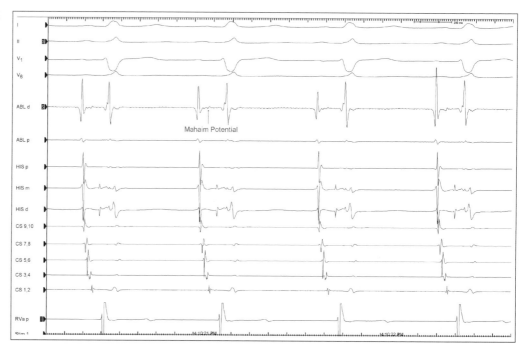

图 9.11 NavX 系统在左、右前斜位显示导管位置和消融点。该患者有右后间隔旁路合并 Mahaim 心动过速

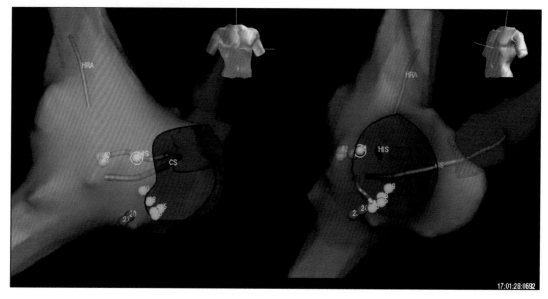

完全了解心房与旁路的连接情况。常有这样的例子，在距离旁路心房插入点较远的区域起搏也可记录到相同或更短的间期[19]。

在三尖瓣环室侧消融较房侧或典型右束支的心室插入点消融即刻和远期的成功可能性更大。[19]Mahaim 纤维在消融时通常会出现自律性，自律性在消融开始后缓慢加速，持续数秒钟后消失[20]。这种自律性是理想消融位点的标志。

9.9 持续性交界区反复性心动过速（PJRT）

PJRT 几乎一种无休止的心动过速，往往导致心动过速性心肌病和严重左心室功能不全[21]。心动过速时 QRS 波窄，RP 间期大于 PR 间期，下壁导联可见逆行 P 波。PJRT 常见于儿童，也见于成人[22]。PJRT 是由具有递减传导特性的隐匿性旁路导致的，经典的描述位于后间隔。然而，已有证据表明，导致这类心动过速具递减特性的旁路也可起源于其他部位，包括冠状窦口、中间隔、左后间隔和侧壁[23]。药物治疗很难控制 PJRT，消融已成为首选的治疗方法。

这类旁路消融具有挑战性，因为具递减特性的旁路需要独特的标测。常规 His 不应期下的心室刺激导致心房预激的标测方法不适用于此类旁路。旁路逆传具递减特性，经常见不到心房预激。在旁路位置见不到室房融合；VA 间期通常较长，且心室和心房之间有一较长的等电位线。心房激动通常不是完全由旁路逆传的，而是与房室结逆传同时存在的。因此，最好在心动过速下标测。

PJRT 与非典型性房室结折返性心动过速（AVNRT）的鉴别非常重要。His 不应期下心室起搏的三个标准可以协助鉴别。如果心房逆传激动提前（具有递减传导的旁路可能不会）、心房没有逆传激动的情况下终止心动过速或局部 VA 间期显著延长（>50ms），心动过速可以归类为 PJRT[24]。

消融也可能是一个挑战，因为许多患者在手术过程中心动过速持续发作。这可导致导管稳定贴靠难度大，特别是心动过速突然被消融终止。有研究人员建议使用一些技术帮助解决这个问题。导管消融时以频率稍快的心室起搏和拖带可帮助稳定导管。也提倡使用冷冻消融；冷冻黏附可以使导管在节律

快速变化时保持稳定。冷冻消融还有额外可逆性的好处，从而降低房室阻滞风险。

尽管这些挑战，成功率可达到 95%，不过复发率相对较高，患者可能需要不止一次手术[25]。房室阻滞的风险不大[26]。因为药物治疗通常无效，而安全性和高成功率使导管消融成为一线的治疗方法[27]。

9.10 新技术

最近一些新的技术可用于标测和消融，并已被证明在右侧旁路中是成功的。电解剖标测（CARTO system，Biosense Webster，Diamond Bar，CA and En ite NavX，St. Jude Medical，St. Paul，MN）可减少导管使用的数量（从而减少血管通路），并减少透视时间（图 9.12）[28]。此技术对标测棘手的右侧游离壁旁路有用，还可评估消融过程中导管的稳定性。

最近推出的 Niobe 系统（Sterotaxis Inc，St. Louis，MO）通过磁场控制心腔中柔软的消融导管的定位[29]。这一技术已被用于 His 旁和前室间隔旁路，理论上可以降低消融时房室阻滞的风险。机器人导管定位已显示出更好的稳定性[30]。

经皮心外膜标测可用于曾多次经传统消融失败的患者[31]。具体而言，该技术已用于少见的连接右

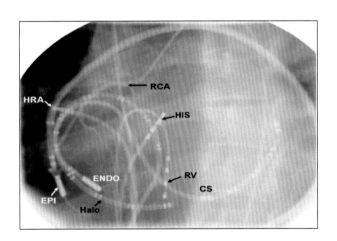

图 9.12 右侧壁旁路心外膜消融。左前斜下导管位置。CS＝冠状窦，ENDO＝心内导管，EPI＝心外膜导管，Halo＝沿三尖瓣环的 Halo 电极，HIS＝希氏束导管，HRA＝高位右心房，RCA＝右冠状动脉，RV＝右心室（引自 Percutaneous epicardial mapping during ablation of difficult accessory pathways as an alternative to cardiac surgery. Heart Rhythm. 2004 Sep；1（3）：311-316.）

心耳和右心室的旁路[32]。

不幸的是，大多数右侧旁路，包括心外膜旁路，位于房室沟并被脂肪阻滞包被。这种位置特征排除了经心外膜途径消融的可能性[33]。

9.11 我们如何处理右侧旁路

遇到心脏结构正常的右侧旁路患者，我们开始用 4 个导管进行研究，包括经颈内静脉途径放置的 CS 电极。电解剖标测系统帮助我们在放置导管和标测过程中使透视曝光最小化。我们更喜欢在心动过速或回波时标测心房逆传激动点，而不是心室起搏。然而，当心动过速或回波不能被诱发的话，我们使用心室起搏来检测逆传。对于预激综合征患者，我们对前传和逆传顺序都进行标测，因为许多右侧旁路走行是斜向的。在窦性心律和心室起搏时，我们通常使用腺苷在遇见平滑的房室结时确认旁路。最后，消融后我们总会再次检验，因为常会发现多条右侧旁路，在主要旁路消融后变得更加明显。

游离壁旁路

当发现是右侧游离壁旁路，如上所述，我们在心动过速或心房回波下小心地用消融导管标测最早逆行激动点。我们常用长鞘来帮助导管稳定贴靠，因为这些位置的消融温度通常是个问题。

中间隔

如果我们怀疑是右侧中间隔旁路，我们继续用 His 旁起搏来区分中间隔旁路和房室结传导。如果发现是中间隔旁路，我们使用冷冻消融以保护房室结传导。

前侧和前间隔

前间隔和前外侧旁路时我们经常采用经上腔静脉的途径，因为这样可以在这些位置提供更好的导管稳定性。

后间隔

大多数情况下我们用一个带有空腔的冠状窦导管。这允许我们进行冠状窦的完全成像和评估冠状窦憩室。处理后间隔途径时，这可能是有用的。如果右侧的消融不成功的话，我们毫不犹豫地从左边处理后间隔旁路。

参考文献

1. Calkins H, Yong P, Miller JM, et al. Catheter ablation of accessory pathways, atrioventricular nodal reentrant tachycardia, and the atrioventricular junction: final results of a prospective, multicenter clinical trial. The Atakr Multicenter Investigators Group. *Circulation*. 1999;99(2):262–270.

2. Schaffer MS, Silka MJ, Ross BA, Kugler JD. Inadvertent atrioventricular block during radiofrequency catheter ablation. Results of the Pediatric Radiofrequency Ablation Registry. Pediatric Electrophysiology Society. *Circulation*. 1996;94(12):3214–3220.

3. Jackman WM, Wang XZ, Friday KJ, Roman CA, Moulton KP, Beckman KJ, et al. Catheter ablation of accessory atrioventricular pathways (Wolff-Parkinson-White syndrome) by radiofrequency current. *N Engl J Med*. 1991;324(23):1605–1611.

4. Haïssaguerre M, Cauchemez B, Marcus F, et al. Characteristics of the ventricular insertion sites of accessory pathways with anterograde decremental conduction properties. *Circulation*. 1995;91(4):1077–1085.

5. Schluter M, Kuck KH. Radiofrequency current for catheter ablation of accessory atrioventricular connections in children and adolescents. Emphasis on the single-catheter technique. *Pediatrics*. 1992;89(5 Pt 1):930–935.

6. Calkins H, Prystowsky E, Berger RD, et al. Recurrence of conduction following radiofrequency catheter ablation procedures: relationship to ablation target and electrode temperature. The Atakr Multicenter Investigators Group. *J Cardiovasc Electrophysiol*. 1996;7(8):704–712.

7. Saul JP, Hulse JE, De W, et al. Catheter ablation of accessory atrioventricular pathways in young patients: use of long vascular sheaths, the transseptal approach and a retrograde left posterior parallel approach. *J Am Coll Cardiol*. 1993;21(3):571–583.

8. Shah MJ, Jones TK, Cecchin F. Improved localization of right-sided accessory pathways with microcatheter-assisted right coronary artery mapping in children. *J Cardiovasc Electrophysiol*. 2004;15(11):1238–1243.

9. Olgun H, Karagoz T, Celiker A. Coronary microcatheter mapping of coronary arteries during radiofrequency ablation in children. *J Interv Card Electrophysiol*. 2010;27(1):75–79.

10. Wong T, Hussain W, Markides V, Gorog DA, Wright I, Peters NS, et al. Ablation of difficult right-sided accessory pathways aided by mapping of tricuspid annular activation using a Halo catheter: Halo-mapping of right-sided accessory pathways. *J Interv Card Electrophysiol*. 2006;16(3):175–182.

11. Suleiman M, Brady PA, Asirvatham SJ, Friedman PA, Munger TM. The noncoronary cusp as a site for successful ablation of accessory pathways: electrogram characteristics in three cases. *J Cardiovasc Electrophysiol*. 2011;22(2):203–209.

12. Hasdemir C, Aktas S, Govsa F, et al. Demonstration of ventricular myocardial extensions into the pulmonary artery

and aorta beyond the ventriculo-arterial junction. *Pacing Clin Electrophysiol.* 2007;30(4):534–539.

13. Hirao K, Otomo K, Wang X, et al. Para-Hisian pacing. A new method for differentiating retrograde conduction over an accessory AV pathway from conduction over the AV node. *Circulation.* 1996;94(5):1027–1035.

14. Reddy VY, Jongnarangsin K, Albert CM, et al. Para-Hisian entrainment: a novel pacing maneuver to differentiate orthodromic atrioventricular reentrant tachycardia from atrioventricular nodal reentrant tachycardia. *J Cardiovasc Electrophysiol.* 2003;14(12):1321–1328.

15. Schluter M, Geiger M, Siebels J, Duckeck W, Kuck KH. Catheter ablation using radiofrequency current to cure symptomatic patients with tachyarrhythmias related to an accessory atrioventricular pathway. *Circulation.* 1991;84(4):1644–1661.

16. Haïssaguerre M, Gaita F, Fischer B, Egloff P, Lemetayer P, Warin JF. Radiofrequency catheter ablation of left lateral accessory pathways via the coronary sinus. *Circulation.* 1992;86(5):1464–1468.

17. Chiang CE, Chen SA, Tai CT, et al. Prediction of successful ablation site of concealed posteroseptal accessory pathways by a novel algorithm using baseline electrophysiological parameters: implication for an abbreviated ablation procedure. *Circulation.* 1996;93(5):982–991.

18. Klein GJ, Guiraudon GM, Kerr CR, et al. "Nodoventricular" accessory pathway: evidence for a distinct accessory atrioventricular pathway with atrioventricular node-like properties. *J Am Coll Cardiol.* 1988;11(5):1035–1040.

19. Cappato R, Schluter M, Weiss C, et al. Catheter-induced mechanical conduction block of right-sided accessory fibers with Mahaim-type preexcitation to guide radiofrequency ablation. *Circulation.* 1994;90(1):282–290.

20. Sternick EB. Automaticity in a Mahaim fiber. *Heart Rhythm.* 2005;2(4):453.

21. Dorostkar PC, Silka MJ, Morady F, Dick M, 2nd. Clinical course of persistent junctional reciprocating tachycardia. *J Am Coll Cardiol.* 1999;33(2):366–375.

22. Meiltz A, Weber R, Halimi F, et al. Permanent form of junctional reciprocating tachycardia in adults: peculiar features and results of radiofrequency catheter ablation. *Europace.* 2006;8(1):21–28.

23. Ticho BS, Saul JP, Hulse JE, De W, Lulu J, Walsh EP. Variable location of accessory pathways associated with the permanent form of junctional reciprocating tachycardia and confirmation with radiofrequency ablation. *Am J Cardiol.* 1992;70(20):1559–1564.

24. Cappato R, Schulter, M., Kuck, KH. Catheter ablation of atrioventricular reentry. In: Zipes DP, Jalife J, eds. *Cardiac Electrophysiology from Cell to Bedside.* Philadelphia, PA: W.B. Saunders Company; 2000:1035–1049.

25. Tanel RE, Walsh EP, Triedman JK, Epstein MR, Bergau DM, Saul JP. Five-year experience with radiofrequency catheter ablation: implications for management of arrhythmias in pediatric and young adult patients. *J Pediatr.* 1997;131(6):878–887.

26. Gaita F, Haïssaguerre M, Giustetto C, Fischer B, Riccardi R, Richiardi E, et al. Catheter ablation of permanent junctional reciprocating tachycardia with radiofrequency current. *J Am Coll Cardiol.* 1995;25(3):648–654.

27. Boyce K, Henjum S, Helmer G, Chen PS. Radiofrequency catheter ablation of the accessory pathway in the permanent form of junctional reciprocating tachycardia. *Am Heart J.* 1993;126(3 Pt 1):716–719.

28. Miyake CY, Mah DY, Atallah J, et al. Nonfluoroscopic imaging systems reduce radiation exposure in children undergoing ablation of supraventricular tachycardia. *Heart Rhythm.* 2011;8(4):519–525.

29. Faddis MN, Blume W, Finney J, et al. Novel, magnetically guided catheter for endocardial mapping and radiofrequency catheter ablation. *Circulation.* 2002;106(23):2980–2985.

30. Ernst S, Hachiya H, Chun JK, Ouyang F. Remote catheter ablation of parahisian accessory pathways using a novel magnetic navigation system—a report of two cases. *J Cardiovasc Electrophysiol.* 2005;16(6):659–662.

31. Valderrabano M, Cesario DA, Ji S, et al. Percutaneous epicardial mapping during ablation of difficult accessory pathways as an alternative to cardiac surgery. *Heart Rhythm.* 2004;1(3):311–316.

32. Lam C, Schweikert R, Kanagaratnam L, Natale A. Radiofrequency ablation of a right atrial appendage-ventricular accessory pathway by transcutaneous epicardial instrumentation. *J Cardiovasc Electrophysiol.* 2000;11(10):1170–1173.

33. Schweikert RA, Saliba WI, Tomassoni G, et al. Percutaneous pericardial instrumentation for endo-epicardial mapping of previously failed ablations. *Circulation.* 2003;108(11):1329–1335.

第 10 章

如何诊断、标测和消融房束介导的房室折返性心动过速

Chapter 10　How to Diagnose, Map, and Ablate AVRT Due to Atriofascicular Conduction Fibers

Melvin M. Scheinman，David S. Kwon 著

任　岚 译

10.1 引　言

1938 年，Ivan Mahaim 首次描述了连接房室结到心室肌或希氏束到心室肌的特殊传导纤维[1]。自此这些被称为结室（nodoventricular，NV）纤维或束室（fasciculoventricular，FV）纤维的连接纤维而被大家所熟知。1971 年，H. J. J. Wellens 首次描述了这些传导纤维具有递减传导的电生理特性[2]。几年后，Becker 等[3] 在一名 Ebstein 畸形患者的三尖瓣环上定位了一个房室结样的结构，该结构介导了到右心室前壁的旁路传导。现在，我们了解到这种纤维可能起源于房室结系统，并且插入到心室肌（NV）或左/右束支（NF，真性 Mahaim 旁路）中。然而，房束纤维则通常起源于三尖瓣环的侧壁，插入到邻近右心室心尖部的右束支（图 10.1）。Jackman 和 Haïssaguerre 电生理实验室分别对这种旁路进行了细致的电生理标侧，即从其心房的起源一直标测到最终的心室插入点[4-5]。本章主要内容包括对这部分连接纤维的理解、诊断标准和电生理消融技巧。

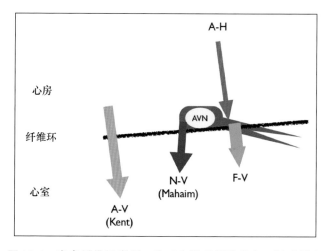

图 10.1　房束纤维示意图。从三尖瓣环侧壁发出，随后插入到靠近右心室前壁的右束支

10.2 体表心电图

房束纤维介导的心动过速的典型心电图表现为移行较晚和电轴左偏的左束支阻滞形态（图 10.2）。窦性心律下，体表心电图可能仅表现为轻度预激。2004 年 Sternick 等发现，房束性心动过速患者的Ⅲ

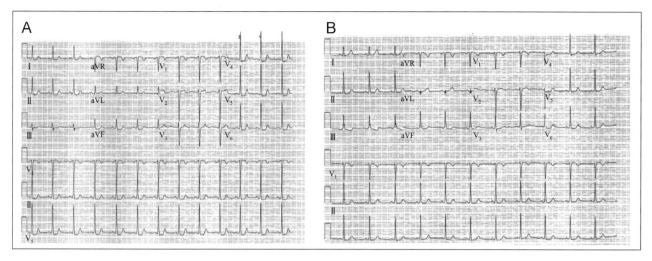

图 10.2 **A.** 一例房束旁路患者消融前 12 导联心电图。注意 Ⅲ 导联 QRS 波群的 RS 波形态。**B.** 同一患者消融术后的 12 导联心电图，注意 Ⅲ 导联 QRS 波群的 RS 波消失了

导联多表现为稳定性的 rS 或 rsR'（图 10.3）[6]。尽管这一表现也可能存在于部分正常的心电图中，但房束性心动过速患者 I 导联并不会出现 Q 波，尽管在窦性心律时可能有轻微预激。此外，消融成功后，这一 rS 形态可能会改变。

10.3 电生理检查

房束旁路具有独特的电生理特性。与房室结类似，房束纤维具有递减传导的特性，且对迷走刺激和腺苷的反应性也与房室结类似，甚至还有跨越房室结连接房室的双房束纤维的报道[7]。但房束旁路仅有单向传导特性，因而仅能参与逆向的房室折返性心动过速（即旁路前传 His 束逆传）。

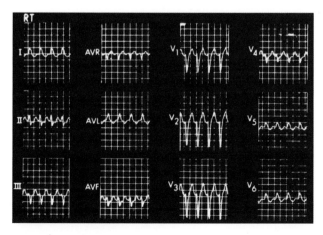

图 10.3 房束旁路心电图示例，典型的左束支传导阻滞，电轴左偏伴 Ⅲ 导联 rS 形

正确理解房束旁路特殊的电生理特性是准确诊断和治疗这一类心动过速的基础。窦性心律下 12 导联心电图的表现取决于房束旁路和房室结的相对传导特性。当高速起搏心房，特别是起搏位置位于右房侧壁靠近旁路时，随着心室预激程度的增加将会形成一个左束支阻滞的形态。房室结和房束旁路之间传导和不应期的相对关系，决定了预激波是由简单的超速起搏还是单个心房期前刺激形成。在由房室结传导向旁路传导的转换过程中，AH-AV 间期逐渐延长而 HV 间期逐渐缩短。一旦逆向性心动过速发作，H-V 之间的关系翻转，即希氏束波位于 QRS 波之后，且伴有一个恒定的 VH 间期[6]。此外，正常希氏束-右束支的激动顺序也有翻转。当经过房束旁路前传预激心室时，右束支的去极化早于希氏束，这一电图的变化佐证了房束旁路的传导。

有趣的是，心动过速的变化也引起人们的注意。Sternick 等报道，单点消融可以终止两种独立周长的房束性心动过速[8]。这一心电变异现象可能是由于经房室结双径路逆传或右束支逆传阻滞引起。VH 间期的变化则解释了心动过速周长的原因。

对于介导逆向型心动过速的旁路来说，一个很重要的操作是在心房间隔侧刚好去极化时在三尖瓣环侧壁发放一个心房的期前刺激（PS2）[9]。与希氏束不应期时的心室期前刺激（RS2）类似，这个刚好在间隔 A 波激动时的心房期前刺激能使心室去极化提前并重整心动过速。如果该刺激可以夺获心室并重整心动过速，即证明确实存在房束旁路且参与了心动过速（图 10.4）。一旦诊断明确了，接下来就应确认该心动过速的逆传通路是房室结还是另一条间

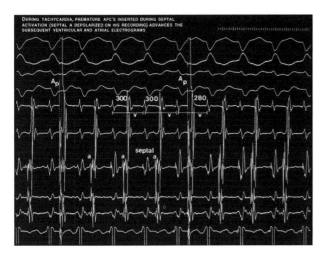

图 10.4　心房间隔侧去极化时的心房期前刺激使得心动过速提前 20ms

隔旁路，而后者可以通过希氏束旁起搏（parahisian pacing）加以鉴别。

10.4　标测和消融技术

定位房束旁路的关键是沿三尖瓣环进行精细标测。尽管有多种导管可用，但 20 极标测导管可以围绕瓣环，因而在快速定位上具有优越性。但在放置操作此类导管以及消融导管时，要特别注意避免损伤旁路。在寻找房束旁路电位时要特别注意细节的标测，例如那些电压较低的尖刺样电位（图 10.5）就可能是旁路电位，这些电位既可以在三尖瓣环的房侧也可以在室侧标测到。

此外，这类心动过速还可以在位于或靠近右束

支的心室插入点附近进行消融。这样做时，术者须仔细鉴别心室波前面的房束旁路电位，与瓣环电位相比，其尖锐且振幅较高，从而能避免损伤右束支（图 10.6）。右束支阻滞可能会引起无休止地经左束支系统逆传，只是周长延长的心动过速。一般情况下，VA 间期可增加 85～100ms[10]。

一旦记录到房束旁路电位，还需密切注意避免以垂直的角度接近房束旁路，因为这种操作方式可能会损伤进而导致房束旁路电位的消失。因此，在释放消融能量前，消融导管必须与预消融的部位成平行关系放置。射频消融能量按标准模式发放，在此过程中需要密切监视 QRS 波群的形态来评估有无右冠状动脉的损伤。消融中房束旁路位置出现碎裂复杂的电位时，提示消融成功。

10.5　其他发现

有时房束旁路可能并不是孤立存在的，可合并其他任一类型的旁路介导的心律失常，因此电生理术者需要额外注意。其他的旁路可能作为逆传通路参与到折返中。此外，先天性心脏病，如 Ebstein 畸形可能同样存在。

当面对一个预激前传的心动过速时，术者必须辨别房束旁路是否是折返环的必要成分，抑或仅仅是房性心动过速或房室结折返性心动过速的旁观通路。而鉴别诊断的关键操作（见前所述）就是在心房间隔侧不应期时发放一个心房早搏（PS2）。如果该早搏重整了心动过速，则不仅证实房束旁路的存

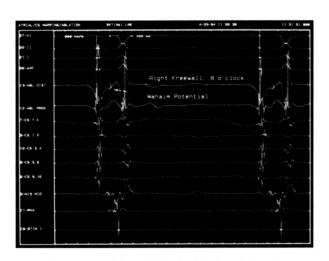

图 10.5　三尖瓣环侧壁记录到的房束旁路电位

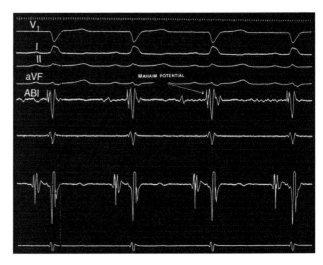

图 10.6　右心室记录的房束旁路电位提前于 QRS 波群

在，还证实心房和房束旁路参与了折返。反之，如果该操作显示心房并不参与折返，则可能存在真性的结室旁路（Mahaim 旁路）。

10.6 结 论

房束旁路是一种独特的解剖学旁路，其起源于三尖瓣环的侧壁，插入到右束支附近。这类旁路较少见，因其起源于类似房室结样分化的细胞，因此表现递减性传导的特性。该类心律失常折返环的诊断需要十分谨慎，而消融过程中需要更谨慎地操作来避免因疏忽大意造成旁路损伤。综上所述，房束旁路是一种十分独特的旁路，其诊断和消融都是一项具有挑战性地工作。

参考文献

1. Mahaim I, Benatt A. Nouvelles recherches sur les connexions superieures de la branche gauche du faisceau de His-Tawara avec cloison interventriculaire. *Cardiologia*. 1938;1:61.
2. Wellens HJJ. *Electrical Stimulation of the Heart in the Study and Treatment of Tachycardias*. Baltimore, MD: University Park Press; 1971.
3. Becker AE, Anderson RH, Durrer D, & Wellends HJ. The anatomical substrates of Wolff-Parkinson-White syndrome. A clinicopathologic correlation in seven patients. *Circulation*. 1978;57:870–879.
4. McClelland JH, Wang X, Beckman KJ, Hazlitt HA, Prior MI, Nakagawa H, Lazzara R, Jackman WM. Radiofrequency catheter ablation of right atriofascicular (Mahaim) accessory pathways guided by accessory pathway activation potentials. *Circulation*. 1994;89:2655–2666.
5. Haïssaguerre M, Cauchemez B, Marcus F, Le Metayer P, Lauribe P, Poquet F, Gencel L, Clementy J. Characteristics of the ventricular insertion sites of accessory pathways with anterograde decremental conduction properties. *Circulation*. 1995;91(4):1077–1085.
6. Sternick EB, Timmermans C, Sosa E, Cruz FES, Rodriguez LM, Fagundes M, Gerken LM, Wellens HJJ. The electrocardiogram during sinus rhythm and tachycardia in patients with Mahaim fibers: The importance of an "rS" pattern in lead III. *J Am Coll Cardiol*. 2004;44(8):1626–1635.
7. Sternick EB, Sosa EA, Scanavacca MI, Wellens HJ. Dual conduction in a Mahaim fiber. *J Cardiovasc Electrophysiol*. 2004;15(10):1212–1215.
8. Sternick EB, Rodriguez LM, Timmermans C, Sosa E, Cruz FE, Gerken LM, Fagundes M, Scanavacca M, Wellens HJ. Effects of right bundle branch block on the antidromic circus movement tachycardia in patients with presumed atriofascicular pathways. *J Cardiovasc Electrophysiol*. 2006;17(3):256–260.
9. Mahmud R, Denker ST, Tchou PJ, Jazayeri M, Akhtar M. Modulation of conduction and refractoriness in atrioventricular junctional reentrant circuit. Effect on reentry initiated by atrial extrastimulus. *J Clin Invest*. 1988;81(1):39–46.
10. Sternick EB, Lokhandwala Y, Timmermans C, Rodriguez LM, Gerken LM, Scarpelli R, Soares F, Wellens HJ. The atrioventricular interval during pre-excited tachycardia: A simple way to distinguish between decrementally or rapidly conducting accessory pathways. *Heart Rhythm*. 2009;9:1351–1358.

如何消融 Ebstein 畸形患者
合并的旁路

Chapter 11　How to Ablate Accessory Pathways in
Patients with Ebstein's Syndrome

Christina Y. Miyake 著

程　敏 译

11.1　引　言

在先天性心脏病中，Ebstein 畸形患者合并旁路和心律失常是最常见的。与心脏结构正常者相比，这类患者导管消融的难度更大，可能需要耗费更长的时间。还有，心动过速时血流动力学不稳定，低频信号和碎裂电位，消融靶点不易确定和导管在瓣环上贴靠不稳，多条旁路，都可能是影响消融成功的因素。

对全美长期从事 Ebstein 畸形患者旁路消融的专家调查后发现消融并没有一个标准统一的好方法。不过，专家们认为，尽管消融方法和成像技术都有很大进步，术者对基本电生理的理解和心内电信号的解读仍是消融手术能否成功的关键。本章将简要回顾 Ebstein 畸形的解剖，对传导系统的影响，以及消融技巧。

11.2　Ebstein 畸形的解剖

Ebstein 畸形主要是由于三尖瓣的隔瓣叶和后瓣叶不是从右心室心内膜发出的，导致三尖瓣瓣膜有效开放和绞合点向心尖部移位，"功能性右心室"相

对变小（图 11.1 和视频 11.1）。三尖瓣环仍位于房室沟的正常位置。右心室"房化"是指三尖瓣瓣环至移位的三尖瓣瓣膜之间的区域（图 11.2）。房化的

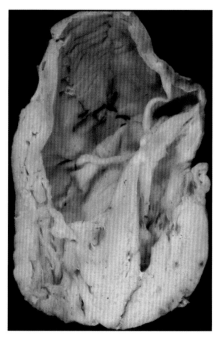

图 11.1　三尖瓣瓣膜移位（感谢 Norman Silverman 和 Robert H. Anderson 博士提供的图片）

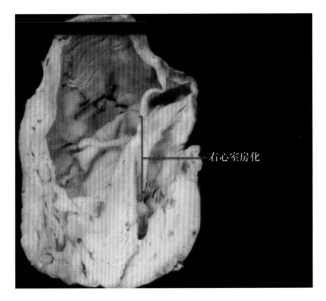

图 11.2 三尖瓣移位导致右心室房化（感谢 Norman Silverman 和 Robert H. Anderson 博士提供的图片）

右心室心肌变薄，承受的是心房而不是心室的压力。隔瓣叶和后瓣叶虽然可能会发育不良或缺失，但前叶往往较大呈"帆状"，可导致右室流出道梗阻（图11.3）。患者可能还会合并其他心脏解剖结构异常，最常见的是室间隔缺损和肺动脉狭窄。

Ebstein 畸形对血流动力学的影响主要取决于三尖瓣瓣叶移位的程度和三尖瓣瓣叶的完整性。尽管部分婴儿需早期手术干预，多数患者可长时间不干预。不过，随着疾病进展，三尖瓣关闭不全可导致心房、心室扩大，三尖瓣环增宽和右至左分流（多数患者有心房水平的交通包括卵圆孔未闭或继发孔型房间隔缺损）。"功能性右室"缩小和三尖瓣关闭

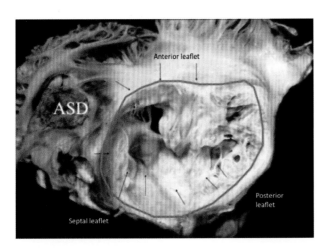

图 11.3 解剖标本显示三尖瓣后瓣和隔瓣移位。隔瓣发育不全。前瓣与三尖瓣环绞合位置正常，但瓣叶大，呈帆状（感谢 Norman Silverman 和 Robert H. Anderson 博士提供的图片）

不全可以影响前向血流、导致发绀，在心律失常时引起血流动力学不稳定甚至晕厥。

瓣叶移位对传导系统的影响和相关的心律失常

三尖瓣瓣叶移位导致瓣叶与房室结接合点分离。尽管房室结的传导功能通常不受影响，但瓣叶移位后连接心房和心室的旁路发生率增加。据估计，30％的 Ebstein 畸形患者有阵发性室上性心动过速（室上速），20％有显性旁路；不过，目前并不清楚旁路的确切发生率[1-2]。在有旁路的患者中，30％～50％是多旁路[3-4]。几乎所有 Ebstein 畸形患者的旁路均来自右侧，且多位于后外侧和后间隔。先天性矫正性转位伴左侧体循环 Ebstein 样三尖瓣叶是个例外。Ebstein 畸形患者的旁路均具有非递减、"全或无"的典型旁路传导特征；不过，房内、房室结下和房化右心室的传导延缓可以导致①体表心电图预激波不明显，②窦性心律下和心动过速时 PR／AV 或 VA 间期较长。房束旁路（即 Mahaim 纤维）也可见到，但不常见。

导致室上速的原因很多。年轻患者的室上速通常是由旁路介导的。随着年龄增长，心房扩张可导致心房扑动（房扑）、大折返性房性心动过速（房速）和心房颤动（房颤）。也可发生室性心动过速（室速）的。三尖瓣移位可导致右心室传导系统纤维化，因此 75％～80％的 Ebstein 畸形患者心电图有右束支阻滞图形。

如何决定哪些患者需要行心电生理检查

目前没有具体指南说明哪些患者需要行心电生理检查。不过，这类患者外科术后心律失常的发生率和死亡率高，且三尖瓣手术后不能再用导管靠近瓣环或峡部，因此，对 Ebstein 畸形患者合并心悸症状或担心存在旁路时，术前应行正规的心电生理检查。我们中心和其他一些中心一样，即使患者没有任何心电图预激证据或室上速的顾虑，术前都会进行心电生理检查排除隐匿性旁路。

普遍共识认为，以下患者应该行心电生理检查：①准备接受外科手术修复的患者；②心电图有显性预激；③有症状。

11.3 术前准备

对患者进行全面的术前评估，包括心电图和超

声心动图检查，进行全面的体格检查，包括氧饱和度检测，以及心脏麻醉师对患者的评估。复习病历，查阅以前的心脏手术记录，导管检查记录和影像学检查资料。不需要特意行 CT 或 MRI 扫描成像检查；不过，如患者刚做过这类检查的话，阅读这些影像资料通常是有好处的。注意阅读关于手术切口部位和三尖瓣瓣叶手术方法的记录。弄清先前影像学检查或导管检查发现的阻塞血管。我们中心常规对接受心电生理检查的 Ebstein 畸形患者行右心导管检查评价患者的血流动力学状况。

术前需要获得患者心电生理检查和血管造影，包括选择性冠状动脉造影的知情同意。术前要讨论冠状动脉的损伤风险。如需协助，术前即应安排好导管介入专家。术前需要停抗心律失常药物 5 个半衰期。

多数患者可当天出院。然而，合并发绀、红细胞增多症或血流动力学不稳定等病情较重的患者，可能无法耐受长时间的麻醉、注射造影剂和持续的心动过速，应考虑在重症监护病房进行术后护理。

ECG

患者右心房扩大时心电图可能会表现为高大 P 波或一度房室传导阻滞。阅读心电图观察有无显性旁路。传导系统和房化右心室传导延缓可能会导致心电图预激成分不明显，使判断困难。不管三尖瓣移位的程度，多数患者心电图会出现不完全或完全性右束支传导阻滞（图 11.4）。心电图没有右束支阻滞图形提示可能有显性旁路，尤其是合并短 PR 时（图 11.5，A～C）[5]。患者有心悸症状，但 PR 间期正常，可能合并隐匿性旁路或 Mahaim 纤维（尤其合并 LBBB）。心电图预激波的形态只能帮助判定旁路的大致位置[6]；不过，下壁导联出现负向 delta 波通常对应着后间隔的旁路。

超声

超声心动图应该作为所有患者术前评估的一部分。超声下观察三尖瓣移位的程度，三尖瓣反流量，流出道的梗阻情况，RA 和 RV 的大小，以及房间隔缺损和大小对手术是有帮助的。同时需要评估心室收缩功能。

体格检查

术前评估患者的血流动力学状态是非常重要的。应该进行完整的体格检查。颈静脉压升高、肝肿大和外周水肿是右心衰竭的征象。术前应考虑是否有这些右心衰竭的征象，因为一些患者可能因为血流动力学方面的原因而不能耐受手术。低血氧饱和度、肌酐浓度升高和真性红细胞增多，也应该受到重视。

11.4 手 术

患者准备

在我们中心，不论年龄大小，所有患者由心脏麻醉医师施行全身麻醉。尤其是年纪小的患者，其心脏结构小而消融导管相对较大，防止导管突然移位非常重要。

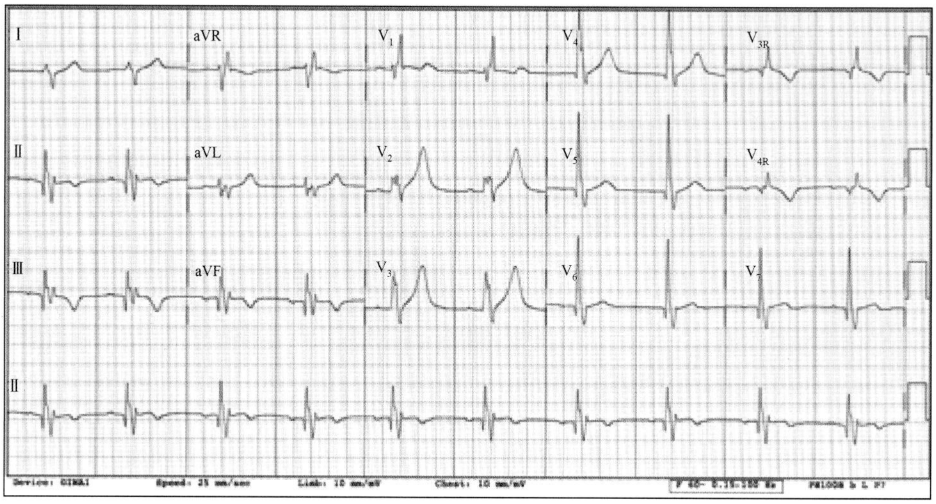

图 11.4 典型的 Ebstein 畸形患者体表心电图。可见 RBBB 图形

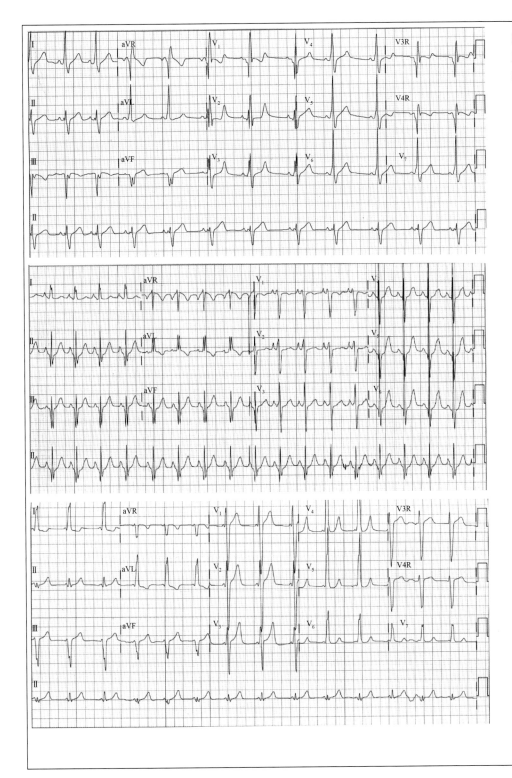

图 11.5 显性旁路的心电图表现，注意没有 RBBB 图形

血管通路

在进入导管室前应该明确是否有血管阻塞。接受 Glenn 手术的患者不能经上腔静脉（SVC）途径。至少放置 4 个供标准记录电极使用的鞘，最初放在高位右心房（HRA）、His 束、右冠状动脉（RVA）和冠状窦（CS）位置。使用肝素前应考虑在股动脉放置 4Fr 鞘管。这个鞘可以用于监测血流动力学的状况，并在需要时进行冠脉造影。HRA 起搏导管对显性旁路的标测和消融是有帮助的，不过这需要另外的静脉鞘。

抗凝

不同中心和术者使用肝素的方法不一样。在我们中心，由于心房水平的交通发生率高，且右至左分流的风险更高，我们在导管置入前即给予肝素（100U/kg，最高 5000U）维持 ACT 200s 左右。患者出院时给予 2～3 个月的阿司匹林。

指引鞘和导管的选择

导管稳定性差时应使用长鞘。特别是 Swartz 鞘（St. Jude Medical Inc.，St. Paul，MN）对后间隔（SR0）、侧壁（SR4）、前外侧壁（SR3）和前侧壁（SR2）旁路有帮助。Mullins 导引鞘（Medtronic Inc.，Minneapolis，MN）可以尝试用于后壁或后外侧壁旁路消融。Agilis 鞘（St. Jude Medical Inc.，St. Paul，MN）是可控弯，可用于各个位置。儿童患者可用半径小的 Swartz 鞘，但这类鞘选择性有限，通常仅用于前外侧（SRR3）和外侧壁（SRR4）旁路。

三尖瓣解剖

三尖瓣瓣环比左房室沟薄且通常不完整。三尖瓣瓣环可能是扩张的，反流可能很严重。这使得导管的稳定性以及与组织的贴靠非常具有挑战性。虽然有时瓣环信号正常，但通常这些信号是低频和碎裂的，与心房和心室电图不易区分（图 11.6）。如果三尖瓣环的空间位置不易确定，可以尝试以下几种方法（表 11.1）。

右冠状动脉走行于右房室沟心外膜靠近心室侧的脂肪中。解剖学上，无论三尖瓣怎样移位，它总是沿着真房室沟走行。透视下通过观察心外膜脂肪垫的位置帮助房室沟的初步定位。RA 造影可帮助显示心外膜脂肪垫和三尖瓣环。

猪尾导管在主动脉根部造影往往可以显示右冠状动脉（RCA）。如果主动脉根部造影没有帮助，可采取选择性右冠状动脉造影（图 11.7）。在某些病例中，可将记录电极放入 RCA（参照下面标测章节的进一步详细说明）。

电生理检查和标测

与所有 SVT 患者一样，我们开始都是采用常规的心房和心室刺激方案（两倍舒张期阈值）。将基础

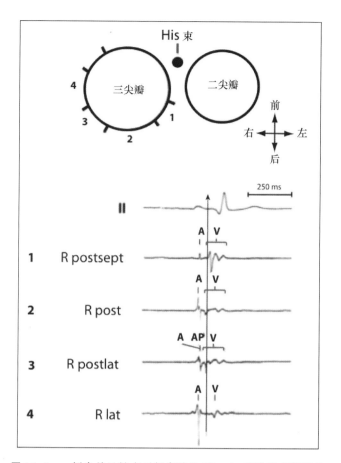

图 11.6 一例合并显性右后侧旁路的 Ebstein 畸形患者消融前的心电记录。体表心电图 Ⅱ 导联和三尖瓣环四个不同位置的电位。注意右后间隔至右后侧壁均可记录到异常的心室电位。游离壁心室电位是正常的。A，是指心房 EGM；AP，旁路电位；Δ，delta 波起始（摘自 Cappato R 等，Circulation. 1996；94：376-383.）

表 11.1

三尖瓣环定位贴士

1. 定位心外膜脂肪垫。
2. 右心房造影。
3. 使用三维标测系统。
4. 主动脉根部造影显示右冠状动脉。
5. 选择性右冠脉造影。
6. 右冠状动脉中置放微电极。

心脏节律和间期记录在案。分别评估房室结和旁路的传导功能和特征。显性预激时需要评估患者有无多条旁路。如果预激形态有变化，即使非常细微，也应该考虑有多旁路的可能性。约 50% 的旁路患者存在多旁路。识别多条旁路的方法有好几种（表11.2）。对多条旁路进行消融时，可在可疑旁路位置附近不同心房位置起搏可使预激波更为充分或改变激

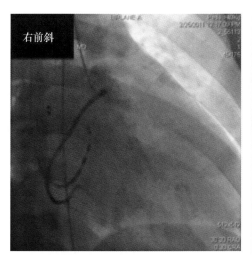
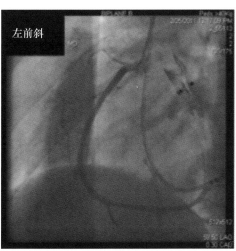

图 11.7 选择性右冠脉造影（右前斜和左前斜）。影像保存后用于帮助三尖瓣环的导管标测

表 11.2

标测小贴士

1. 心房不同部位或冠状窦起搏强化单条旁路的传导或诱发不同的传导顺序。
2. 根据不同的旁路，利用心房和心室起搏或心动过速发作分辨心房和心室电位。
3. 多条旁路时，利用房颤引出不同的激动顺序。
4. 沿三尖瓣环放置 20 极导管帮助标测。
5. 在房化右心室使用 10 极导管帮助区分碎裂的心室电位。
6. 在需要时使用长鞘维持导管与瓣环贴靠的稳定性。
7. 使用三维标测系统帮助标记消融区域或成功消融位点。

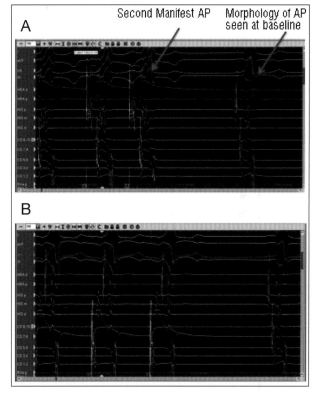

图 11.8 **A.** 高位右房起搏发现存在另外一条旁路。**B.** 冠状窦起搏显示与基础心律同样的预激激动顺序

动顺序（图 11.8）。同理，可以在心室起搏或正向性心动过速（ORT，即心动过速时前传经 His 束，逆传经旁路）时寻找不同的心房最早激动点。AF 时预激波和心室激动顺序不断变化提示存在多条旁路。前向性心动过速（即心动过速时旁路前传而 His 束逆传）直接转为 ORT 是存在多条旁路的另一条线索。尽管在判断多旁路时非常耐心仔细，但结果可能仍会让人感到困惑。有时只能待旁路一个个消融成功后才能确定旁路的总数。另外，需要注意是否有房室结双径路，因为这些患者也可能有房室结折返性心动过速（AVNRT）。

由于有多条旁路和房室结双径路存在的可能性，因此心动过速机制可能很复杂。由于结下和房化右心室传导延缓，VA 间期在 ORTs 时一般较长。ORT 时，Ebstein 畸形患者的平均 VA 间期为 192ms[7]。参考常规间期标准进行消融可能不适合，应该寻找最早激动点进行消融。

约 50% 的患者由于信号低频和电位碎裂，很难精准标测。连接心房与心室的旁路往往较宽。显性旁路时，心房期前刺激可以帮助区分心房和心室电

位（图 11.9）。同样，隐匿性旁路时，可以利用心室期前刺激或回波来区分心房和心室电位。另一种方法是沿三尖瓣环放置一根 20 极导管（图 11.10，11.11 和 11.12）。20 极导管对消融失败患者特别有帮助。这类患者先前的消融也还会导致电信号振幅进一步降低。

始终将导管贴靠在三尖瓣环上，分别使用心房和心室期前刺激帮助区分心房和心室信号。积极应用长鞘。即使导管稳定性良好，有时也很难区分心

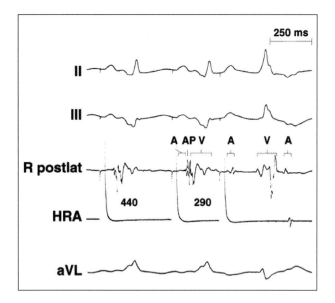

图 11.9 体表心电图Ⅱ，Ⅲ和 aVL 导联以及两个心内电图，是在与图 11.6 同一个患者高位右房起搏时记录的。290ms 期前刺激时预激消失，三尖瓣环右后侧的心房和心室电位分开。注意高频电位同时消失，考虑可能是旁路电位（摘自 Cappato R 等，Circulation. 1996；94；376-383.）

房和心室电位以及判断最早激动点的位置。因此应该采用多种方法标测。如果旁路具有双向传导功能，即可以在前向，逆向或在 SVT 下进行标测。房化右心室中的 10 极导管可以区分远场心室信号，有利于对心室碎裂电位的解读。该导管可在旁路心房插入点更近的心室位置起搏。标测时需要小心；诱发出 VT 的情况并不少见，特别是导管在房化右心室中操作时，旁路的机械性损伤也不少见。

有几种可以使用的三维标测系统。虽然没有一个是必不可少的，但在经验积累的基础上，可以帮助这类复杂病例标记出真正的瓣环位置以及机械性损伤可以阻断旁路传导的位置。这类成像系统还可

减少 X 线透视时间[8]。

冠状动脉标测

在某些患者中，特别是合并有危及生命的心律失常患者，可将电极插入 RCA 行三尖瓣环标测（图 11.13）。首先进行选择性冠状动脉造影，测量 RCA 开口大小选择导管。分别在右前斜 30° 和左前斜 60° 行右冠状动脉造影成像。排除那些小右冠或左优势型冠脉患者。对于儿科患者，选择 6Fr 3.5cm Judkins 导管（Cook Inc，Bloomington，IN）有助于顺利插入右冠状动脉。右冠导管连上三通，用肝素冲洗，持续导管内盐水灌注。滴定肝素剂量维持 ACT 300s。RCA 插管后，尽量将微导管送至最远端。采用 30～250Hz 滤波记录双极电图[9]。在本书印刷时，微导管生产已被中止。

消融

通常来说，普通 4mm 消融导管即可满足要求。消融时温度至少要达到 50℃ 至 55℃，右侧游离壁旁路需接近 60℃。阻抗下降 5 至 10ohm 提示组织受热良好。尽管心房组织可能会明显增厚，但房化右心室却很薄，因此使用头端更大的消融导管应注意冠状动脉损伤或心脏穿孔风险。

手术时应使用常规的房室折返性心动过速（AVRT）消融技术。消融困难的原因是这些旁路通常更宽，因此经典的判定消融靶点有效的 10s 测试技术并不适合。如果你确信电位是正确的，靶点是准确的，即可延长消融时间或进行线性消融，同时密切观察局部电位和体表心电图的细微变化，后者提示消融已经对旁路产生了作用。有些病例如果旁路没有被很快阻断，可以考虑将温度上限从 60℃ 增加

图 11.10 **A.** 右前斜下 20 极电极帮助多旁路患者标测。消融大头位于右侧游离壁成功消融靶点上。**B.** 左前斜下消融大头位置

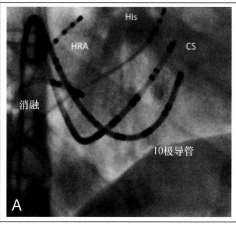
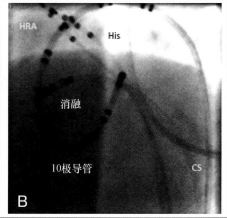

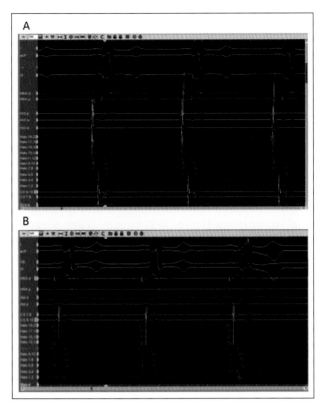

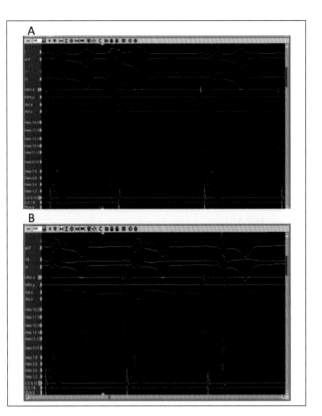

图 11.11　**A.** 窦性心律下，最早心室激动点位于 Halo 电极的 7、8 和 9、10 位置。**B.** 在 7、8 位置上消融立即导致预激波形态变化，提示已有一条显性旁路阻断，激动通过另一条旁路前传。注意消融导管上的低幅电信号，Halo 电极 7、8 上局部预激消失以及 Halo 电极激动顺序变化

图 11.12　**A.** 图 11.11 同一个患者。与显性旁路一致，心室起搏时最早心房激动点位于右心房游离壁。**B.** 窦性心律下消融预激波消失。注意没有出现 RBBB 图形，进一步检验未发现其他旁路

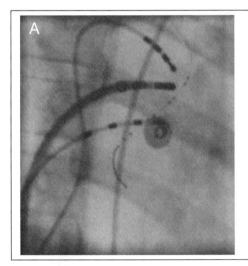

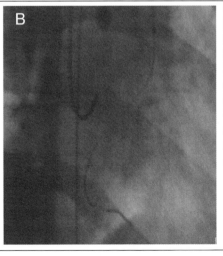

图 11.13　**A.** 右前斜下右冠脉置放 2.3Fr 微电极（2-6-2mm）。长鞘支撑下消融导管置于前侧旁路位置。可见到高位右房和 His 位置的电极。**B.** 右前斜下 16 极电极置于右侧房室沟后方（图 11.13A 摘自 Shah MJ 等 J Cardiovasc Electrophysiol. 2004；15：1238-1243 图 13B1 由 Dr. Frank Cecchin 提供）

到 70℃，同时密切观察阻抗变化。全麻气管插管后，如果患者的呼吸对消融影响大，采用呼吸控制模式对消融有帮助。如果温度和功率有问题，可以首先考虑使用长鞘确保导管与组织贴靠良好。如仍不能解决问题，可尝试其他方法。尤其是经股静脉途径消融失败的右前外侧到前间壁旁路患者，可经颈内静脉途径消融。冷冻消融是另外一个可以尝试的方法，尤其是当导管稳定性不佳、消融失败时。冷冻可通过"粘"到病变部位产生更深的损伤而起作用。

11.5 术后护理

恢复

患者术后持续心脏监护，并记录术后体表心电图。如患者出现胸痛症状并伴心电图 ST 改变，尤其是与缺血性改变一致，或有其他导管相关并发症，需要及时评估。显性旁路消融成功后心电图通常会出现 RBBB 图形。

出院前，应对患者进行以下方面的评估：①心包摩擦音提示心包积液，②神经系统检查，以及③腹股沟并发症。对所有穿刺部位进行听诊，尤其对同一部位进行了动静脉穿刺。血管杂音警示可能存在动静脉瘘。虽然腹股沟并发症是罕见的，但在先天性心脏病患者中血管穿刺难度大，我们评估并发症的门槛更低。我们还应该检查是否存在下肢静脉充血，动脉脉搏情况和神经病变。出院患者服用阿司匹林 2 个月。

随访

患者术后 1 个月随访一次。一般在儿童人群中，旁路通常在消融后最初几个月内恢复传导。Ebstein 畸形患者复发率更高，估计术后 1 年的复发率大约为 25%[3-4]。由于复发风险高，我们建议分别在消融后 1 个月，6 个月和 1 年各随访一次，以后常规每年随访一次。

再次消融

不幸的是与心脏结构正常的人相比，Ebstein 畸形患者消融成功率较低。在成人中，消融即刻成功率约为 76%[4]。在儿童 Ebstein 畸形患者中，右侧游离壁旁路消融的即刻成功率约为 79%，右后间隔为 89%[3]。成功消融后旁路的复发率为 20%～25%[3-4]。术前我们需告知患者多次手术的可能性。

11.6 手术并发症

Ebstein 畸形患者心动过速时血流动力学变化是不一样的，全身麻醉可使情况加重。应当监测患者血流动力学不稳定的相关指标，包括血压急剧下降和发绀。尽管少见，儿童中报道过急性冠状动脉狭窄的并发症。房化右心室可以变得非常薄，有报道此区域的导管操作可导致 VT 或 VF。在房化右心室区域（而不是房室环）内消融还有潜在的穿孔危险。

11.7 优势和局限性

目前为止，没有随机研究评价 Ebstein 畸形的射频导管消融。有些研究显示 Ebstein 畸形患者旁路外科手术的成功率为 100%[10]；不过，结果尚需长期随访，且外科手术的并发症和死亡率不容小觑。回顾性研究数据表明与外科手术相比，导管消融的即刻成功率偏低，复发率高；尽管这样，导管消融是一个切实可行的治疗方法，特别对没有计划行外科手术干预的患者。

11.8 结 论

综上所述，旁路在 Ebstein 畸形患者中常见，而导管消融为多数患者提供了安全有效的治疗手段。不管是从解读心电信号和心律失常的心电生理角度，还是从保持导管稳定和组织贴靠的技术角度来说，这些病例的消融都具有挑战性。不管怎样，导管消融可以达到短期和长期阻断旁路的目的，不仅显著改善患者的生活，还可预防心脏性猝死。

致谢

感谢 Drs. Frank Cecchin, Anne Dubin, Ron Kanter, John Kugler, George Van Hare 和 Edward Walsh 为此章节的编写提供极具价值的内容和专业知识。

参考文献

1. Watson H. Natural history of Ebstein's anomaly of tricuspid valve in childhood and adolescence. An international co-operative study of 505 cases. *Br Heart J.* 1974;36:417–427.

2. Attenhofer CH, Jost CH, Edwards WD, Hayes D, Warnes CA, Danielson GK. Ebstein's anomaly: review of a multifaceted congenital cardiac condition. *Swiss Med Wkly.* 2005;135:269–281.

3. Reich JD, Auld D, Hulse E, Sullivan K, Campbell R. The Pediatric Radiofrequency Ablation Registry's experience with Ebstein's anomaly. Pediatric Electrophysiology Society.

J Cardiovasc Electrophysiol. 1998;9:1370–1377.

4. Cappato R, Schluter M, Weiss C, et al. Radiofrequency current catheter ablation of accessory atrioventricular pathways in Ebstein's anomaly. *Circulation.* 1996;94:376–383.

5. Iturralde P, Nava S, Salica G, et al. Electrocardiographic characteristics of patients with Ebstein's anomaly before and after ablation of an accessory atrioventricular pathway. *J Cardiovasc Electrophysiol.* 2006;17:1332–1336.

6. Bar-Cohen Y, Khairy P, Morwood J, Alexander ME, Cecchin F, Berul CI. Inaccuracy of Wolff-Parkinson-White accessory pathway localization algorithms in children and patients with congenital heart defects. *J Cardiovasc Electrophysiol.* 2006;17:712–716.

7. Kastor JA, Goldreyer BN, Josephson ME, et al. Electrophysiologic characteristics of Ebstein's anomal of the tricuspid valve. *Circulation.* 1975;52:987–995.

8. Miyake CY, Mah DY, Atallah J, et al. Nonfluoroscopic imaging systems reduce radiation exposure in children undergoing ablation of supraventricular tachycardia. *Heart Rhythm.* 2011;8:519–525.

9. Shah MJ, Jones TK, Cecchin F. Improved localization of right-sided accessory pathways with microcatheter-assisted right coronary artery mapping in children. *J Cardiovasc Electrophysiol.* 2004;15:1238–1243.

10. Khositseth A, Danielson GK, Dearani JA, Munger TM, Porter CJ. Supraventricular tachyarrhythmias in Ebstein anomaly: management and outcome. *J Thorac Cardiovasc Surg.* 2004;128:826–833.

视频描述

视频 11.1 从心尖部看左、右心室。三尖瓣叶脱离其固有附着点畸形下移，而三尖瓣环仍在正常位置，这样在瓣环与瓣叶之间就形成一小段称为心房化的右心室。右心房和右心室扩张，而功能性右心室缩小

第二部分

心房颤动的消融治疗

Section II Ablation of Atrial Fibrillation

如何进行房间隔穿刺

Chapter 12　How to Perform a Transseptal Puncture

Gregory E. Supple，David J. Callans 著

牛国栋　译

12.1　引　言

　　房间隔穿刺技术始于 1958 年，它使得很多心脏介入操作得以完成。通过该技术，我们可以完成心内膜标测及左侧旁路、左心房房性心动过速（房速）、心房颤动（房颤）甚至室性心动过速（室速）的消融，因此，这一技术对于电生理医生而言十分必要。当然，房间隔穿刺术可能会导致严重并发症，但随着新的技术的使用和普及，对于有经验的术者，该操作是非常安全的。

12.2　操作前准备

　　患者在术前应该做心脏影像学检查、体表心电图，如果存在左心房栓子的风险时，应做经食管超声检查（TEE）。有些患者可能还需要做心脏计算机化断层显像（CT）或磁共振成像（MRI）检查，视拟行手术情况而定。这些检查能够评估左心房大小以及房间隔的解剖，以发现某些增加操作难度的异常情况［例如房间隔膨出瘤（见图 12.1 和图 12.2、视频 12.1 和视频 12.2）、脂肪瘤（见图 12.3 和视频 12.3）等］。如果患者有房间隔穿刺史，继发的瘢痕会增加房间隔穿刺的难度，房间隔封堵或修补手术史（因房间隔缺损或卵圆孔未闭）同样可以增加房间隔穿刺的难度，甚至导致无法完成（取决于修补的材料）。

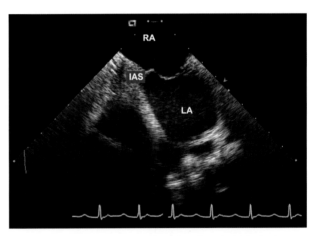

图 12.1　右心房（RA）的心内超声影像示轻微膨出到左心房（LA）内的房间隔（IAS）膨出瘤

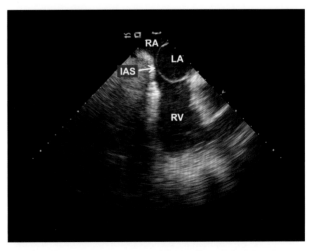

图 12.2　右心房（RA）的心内超声影像示重度房间隔（IAS）膨出瘤膨出了三尖瓣环并与右心房游离壁接触。RV：右心室

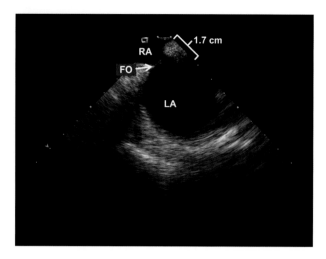

图 12.3　右心房（RA）心内超声影像示脂肪瘤样增生，房间隔增厚至 1.7cm，卵圆孔（FO）厚度正常（虽然面积比正常小），可作为房间隔穿刺点。LA：左心房

此外，术前还应评估患者的抗凝状态，对于国际标准化比值（INR）在 2～3 之间的房颤患者，我们常规进行房间隔穿刺，但我们把 INR＞3 视为房间隔穿刺的相对禁忌证。

表 12.1 列出房间隔穿刺操作所需的器械与人员要求。

表 12.1

需要的器械与人员

具体任务	内容
影像	透视
	备选：造影剂
	备选：心内超声导管
鞘	8Fr 短鞘（与房间隔穿刺鞘置换）
	其他短鞘（用于心内超声，CS 导管）
	房间隔穿刺鞘与扩张管（Mullins，SL series，LAMP，Agilis，etc.）
	Brockenbrough 针
	J 形直径 0.0032in（约 0.08mm）的长导丝
导管	CS 导管
	备选：希氏束导管、冠状动脉猪尾导管
其他设备	冲洗注射器（3 个，20ml）
	压力传感器
	肝素生理盐水冲洗管路
人员	房间隔穿刺术的术者
	助手：操作心内超声并协助交换鞘
	护士或麻醉医生：提供镇静并监测血流动力学
	巡回：提供器械和帮助

12.3　手术操作

鞘管与导管的放置

我们开始会通过股静脉放置一个短鞘，如果需要两次房间隔穿刺，我们会在右侧股静脉放置两个 8Fr（French）的短鞘，与房间隔穿刺鞘交换。此外，我们还会放置一些标测导管，用于 X 线下的解剖定位，我们常规经左股静脉放置一个 CS 导管。CS 导管的走行能够提示患者的心脏转位，在右前斜位，房间隔穿刺点位于 CS 口的上方稍偏后，房间隔穿刺鞘的走行应该大致与 CS 平行。此外，在左前斜位，CS 导管可以明确标识左心房的边缘（图 12.4），而这决定了扩张管在穿过房间隔后送入左心房的深度。

房间隔穿刺前的术前影像

房间隔穿刺术可以仅在透视下完成，但研究表明心内超声（ICE）的应用能够降低并发症的发生率[1-3]。我们常规应用 ICE 引导房间隔穿刺，助手通常在术中操控 ICE 导管并辅助交换鞘管。

经左股静脉放置一个 9Fr 的鞘管，由此送入一个

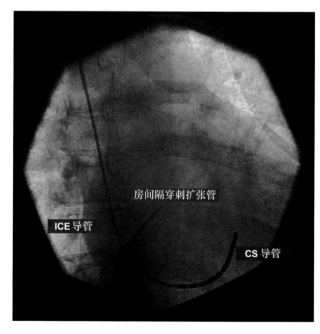

图 12.4　前后位透视下可见扩张管头端位于卵圆孔。CS 导管代表房室沟，从而指示出左心房游离壁的位置，这个病例中是在 CS 导管远端的正上方

8Fr 的 ICE 导管，我们的 ICE 导管是一种相控阵导管，能够在前、后、左、右方向上弯曲 160°，频率范围是 5.0～10.0Hz（ACUSONAcuNAV Catheter，Siemens Medical Solutions USA，Inc.，Malvern，PA），这一导管可以进行实时二维心内显像及彩色多普勒和连续脉冲多普勒显像。ICE 导管送入心脏后，可完成术前影像的采集。在右心房中能够显示房间隔，从而确定卵圆窝的位置及解剖结构。稍稍向后顺时针旋转 ICE 导管，可以使卵圆窝进入声窗。通过顺时针旋转 ICE 导管，能够显示左心耳、左右肺静脉及主动脉。通常情况下，房间隔穿刺应指向左侧肺静脉口，但是对于左心室心律失常消融或基于球囊的房颤消融，穿刺位置应该适当偏前。此外，还能够显示术前的心包情况，ICE 导管从右心房进入右心室后，能够更好地探查左心室后方及下方的心包（图 12.5 和视频 12.4）。我们可以通过对比这些术前的影像，在房间隔穿刺及此后的消融过程中迅速发现心包积液（图 12.6 和视频 12.5）。为了在右心室内显示左心室及心包腔，首先应将 ICE 探头旋转至显示出三尖瓣的位置，在保持三尖瓣在声窗中的同时将导管前屈，直至看到右心室心尖，之后跨过三尖瓣将其送入右心室中部。之后松弯，将导管头端放置于右心室流出道近端。在这个位置能够清晰地显示右心室游离壁与心包前间隙。顺时针旋转导管，可以显示室间隔，之后进一步旋转能够显示左心室及相邻的心包间隙。之后，ICE 将导管回撤入右心房为房间隔穿刺做准备。

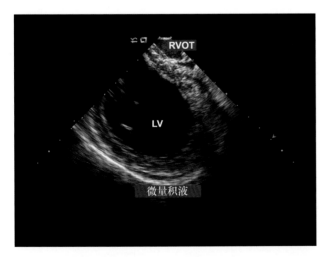

图 12.5 在房间隔穿刺前进行心内超声检查，从右心室流出道（RVOT）向左心室（LV）方向探查，可见左心室下壁有少量心包积液或心包脂肪垫

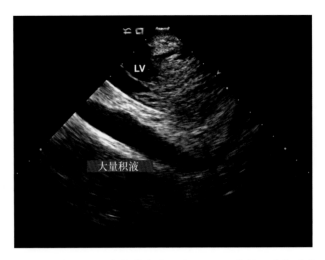

图 12.6 从右心室流出道向左心室（LV）进行心内超声探查，示房间隔穿刺后出现大量心包积液

房间隔穿刺前的抗凝

为了减少在导管及左心消融部位的血栓形成，患者常规在房间隔穿刺前静脉应用肝素抗凝。鞘管放置好后，立即给予负荷剂量的肝素（80～100U/kg），并同时以 18U/（kg·h）的速度静滴，使术中激活凝血时间（ACT）维持在 350～400s。ACT 在推注负荷量肝素后 15min 进行测定，之后每半小时测定一次。

房间隔穿刺

用一个直径为 0.032in（约 0.8mm）的 J 形长导丝置换右股静脉的短鞘，并将其送入上腔静脉。短鞘从导丝上撤除，之后在透视下经该导丝送入房间隔穿刺鞘及扩张管，直至扩张管的尖端送至气管隆嵴平面。止血阀的方向与鞘管头端弯曲的方向一致，用于指示扩张管头端的方向。撤出导丝，用注射器从扩张管回抽血液以去除鞘管中的气泡，之后用盐水冲洗。有时，扩张管头端会紧贴在上腔静脉壁上，回抽阻力大；这种情况下，稍稍旋转鞘与扩张管可使头端游离，从而回抽血液。

接下来，从房间隔穿刺针中取出内芯，并与带有压力传感器的冲洗管道相连接，为了避免产生气泡，针在插入扩张管的过程中要保持快速冲洗，在透视下将针的头端送至扩张管头端的内部，此时，针的指示器在距离鞘末端一到两指宽的位置。针的基底部有一个带箭头的扁平指示器，箭头指向针的弯曲侧。当针送入扩张管时，应保持该指示器与穿刺鞘止血阀的方向一致，以确保针的头端与鞘的方向同轴（见图 12.7）。此时，压力传感器通过穿刺针能够记录到右心房的压力，为后续测量左心房压力，压力范围一般设置在 20～40mmHg（如果扩张管的头端紧贴在血管壁上，右心房压可能测不到，可将扩张管回撤至右心房内）。

左手握住扩张管和穿刺鞘，右手控制针来保持针的位置刚好位于扩张管的内部，同时在透视下回撤。通常，这一操作在左前斜位完成（见视频 12.6），转动针鞘至 4 点钟方向，使针与鞘的方向指向左后方。助手调整 ICE 导管保持房间隔及卵圆孔在声窗中。当在透视下回撤针鞘时，可以看到头端有两次明显的向左跳跃。第一次跳跃代表头端从上腔静脉进入右心房，而第二次代表从上缘落入卵圆窝（见视频 12.7 和视频 12.8）。ICE 这时可用于确认头端与房间隔在卵圆孔位置相接触，必要时可将针鞘稍稍回撤，确保其处于合适的高度（见视频 12.9 和视频 12.10）。此后，轻轻地给针鞘一个向前推送的力，使卵圆窝形成一个"小帐篷"。将 ICE 探头稍顺时针或逆时针旋转，使头端位于声窗中，并且指向左肺静脉（图 12.8 和视频 12.11）。在透视下，针鞘的走行与 CS 导管相平行（在右前斜位时，针鞘指向背离机头的方向）。我们认为这是最佳的房间隔穿刺点。偏前的位置会增加操作危险性（造成主动脉穿孔），或增加导管到达左心房后部（例如肺静脉）的难度。偏后的位置也会导致操作的风险，因为左心房后部的空间较少，会增加后壁穿孔的风险。如果在太过偏前的声窗（如指向左心耳、二尖瓣，甚至升主动脉）内看到扩张管头端（见视频

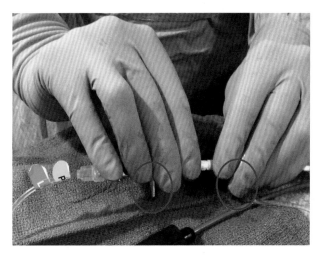

图 12.7　将房间隔穿刺针的指示器送至距离扩张管末端两指宽的位置握住房间隔穿刺针，针的金属指示器与鞘的止血阀方向相同（红色圆圈），指示针的弯曲方向

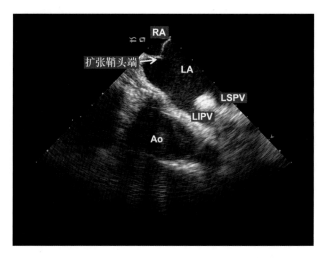

图 12.8　右心房内的扩张管头端将房间隔撑起并指向肺静脉，此为合适的房间隔穿刺的方向（Ao＝位于左心房后的降主动脉）

12.12），此时可以通过顺时针旋转调整到一个更靠后的方向。同样，如果在太过偏后的声窗［例如指向左心房后壁（见视频 12.13）或者右肺静脉］内看到扩张管头端，可以通过逆时针旋转调整到更靠前的方向。

确认针鞘的方向合适后，在透视左前斜位推送穿刺针，此时会体会到一个"突破感"（针穿过房间隔）（见视频 12.14），此时可以记录到左心房压力（当针抵在房间隔上时，压力是测不到的）。助手可以调节 ICE 导管，从而能够看到针进入左心房的过程。向穿刺针注射盐水，ICE 能够看到左心房内的盐水泡，以确认针尖位于正确的位置（见视频 12.15）。针穿过间隔后，其位置就固定了，此时在左前斜位下推送扩张管与鞘，以保证其不超过心影边缘。同样，助手可以沿顺时针或逆时针方向微调 ICE 导管，使得扩张管的头端朝向左肺静脉。一旦扩张管通过房间隔，针位于扩张管内部，在 ICE 下可以看到间隔的"小帐篷"消失（见视频 12.16）。之后，扩张管的位置就固定了，沿着扩张管将鞘推送入左心房，ICE 可以看到鞘的边缘会经常在通过房间隔时将其再次顶起。因为可控弯鞘（例如 Agilis NxT 可控弯穿刺鞘）（St. Jude Medical，Inc.，St. Paul，MN）直径明显大于扩张管直径，所以此时操作难度会增加，此时，左右旋转鞘管，可减少其通过阻力，穿过间隔瞬间也会有"突破感"，同时 ICE 中房间隔的"小帐篷"消失（见视频 12.17）。在术者从鞘中撤出扩张管与针时，助手用注射器通过鞘的止血阀使其保持轻微的负压，为了后续的手术，用肝素盐水冲洗鞘管，再将鞘管与过滤气体后的肝素盐水冲洗管路相连。

在放置好房间隔穿刺鞘及导管后，将 ICE 导管

CHADS2 积分超过 1 分的患者术前接受华法林抗凝治疗至少 1 月。术前停用华法林至少 5 天，并应用低分子肝素桥接抗凝，直到术前停用。CHADS2 积分在 0～1 分常常应用阿司匹林 75mg（qd）预防卒中，术前和术后无需应用华法林抗凝治疗。术前所有患者在门诊进行经胸超声检查进行心脏和血管评估。术前无需进行 MRI 或 CT 检查评估左心房和肺静脉解剖。手术当天进行经食管超声检查（TEE）以排除心房内血栓形成。冷冻消融患者要进行全身麻醉（全麻），TEE 可在麻醉诱导成功后进行，还可以指导房间隔穿刺。

19.3 手术过程

通过右侧股静脉置入两个 8Fr 短鞘，用于交换 2 个 8Fr 房间隔穿间隔鞘管（SR0 鞘管，St. Jude Medical，St. Poul，MN）。通过这两根鞘管分别进行房间隔穿刺。左侧股动脉植入一个 6Fr 动脉鞘管进行连续血压监测。还可以通过该鞘管将猪尾导管放置在主动脉弓部和主动脉瓣膜进行定位，以便在镇静状态（非全麻）进行房间隔穿刺。左侧股静脉植入 7Fr 鞘管。通过穿刺针（BRK）的左心房压力波和透视下注射造影剂或超声指导下水泡现象证实穿刺导管进入左心房（见视频 19.1）。房间隔穿刺成功后静脉推注负荷肝素 10 000 单位，术中可再次静脉推注负荷肝素以维持 ACT 在 300ms 以上，每 30min 测量一次 ACT。也有报道采用单次房间隔穿刺进行冷冻球囊消融治疗[11]。

将 7Fr NIH 导管经房间隔穿刺鞘进入左心房进行肺静脉造影。还可通过鞘管放置 20 极可调弯、内径可调节的标测导管（Inquiry Optima，St. Jude Medical，St. Poul，MN 或 Lasso，Biosense Webster，Diamond Bar，CA）以进行肺静脉前庭电位标测（见视频 19.2～视频 19.5）。通过 300cm 可交换 0.035in（0.89mm）J 型导丝（Cook Medical，Bloomington，IN）放置在左上肺静脉，第二根 8Fr 穿间隔鞘管用于交换 15Fr 可弯曲鞘管（Flexcath，Medtronic，Minneapolis，MN），以便导引 28mm 的冷冻球囊（Arctic Front，Medtronic，Minneapolis，MN）（见视频 19.6）。目前可用的冷冻球囊尺寸为 23mm 和 28mm，事实上我们只用 28mm 球囊。因为大球囊可以在肺静脉前庭进行电隔离，而且在右侧肺静脉消融中可避免右侧膈神经损伤[11-12]。

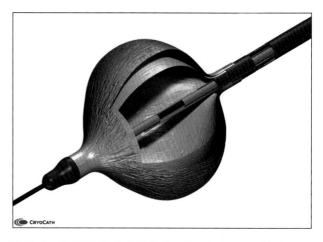

图 19.1 冷冻球囊的内部构造（Arctic Front，Medtronic，Minneapolis，MN）

Arctic Front 冷冻球囊是一个可调弯的"球囊套球囊"导管，冷凝剂（NO）通过内层和外层之间的中空释放和循环到内层球囊（图 19.1）。在球囊植入鞘管前标准长度 0.035in J 型导丝（Cook Medical，Bloomington，IN）通过 Arctic Front 中心腔提供额外的支撑。当进入鞘管，确保 J 形钢丝在球囊导管的外边以保证其安全性。采用可调弯鞘管，同时放置在肺静脉口部，在透视下将导引钢丝放入肺静脉内，依次进入各根肺静脉内。球囊在通过导引钢丝送至肺静脉前需要在左心房内充气（图 19.2）。通过中心腔注射 50% 的造影剂以证实球囊和肺静脉前庭堵塞完好（见视频 19.7～19.10 和图 19.3）。理想状态下，注射造影剂可完全填充肺静脉，这提示球囊-前庭接触面完全环形覆盖肺静脉口部。然而，此时从肺静脉内延迟排空或存在少量渗漏也是可以接受的，在冷冻开始时局部有一定程度的扩张，这将改善阻塞状态。如果球囊和肺静脉口阻塞不好，需要调整 Arctic Front 导管，或者弯曲 Flexcath 鞘管调整导丝进入其他肺静脉分支，以便球囊进入不同的肺静脉前庭，或同时使用这两种方法。一旦阻塞满意，每个肺静脉每次冷冻 5min，分别冷冻 2 次。每次冷冻 -40℃。球囊和肺静脉接触越好冷冻温度约低，越容易达到肺静脉隔离。一旦冷冻开始，与球囊相接触的内皮组织上任何一点都会被消融（图 19.5）。如果首次冷冻中堵塞和温度并不理想，球囊需要再次调整方向以便第二次冷冻中获得更好的接触和温度。

向前加力推送球囊导管以便球囊和肺静脉口部达到最好的接触直至球囊黏附在口部。这对 RIPV 消融非常有帮助。因为 RIPV 常常很难达到很好的阻塞。有一个有用的技巧是首先将冷冻球囊于 RIPV 上

图 19.2 抽瘪和扩张的冷冻球囊（Arctic Front，Medtronic，Minneapolis，MN）

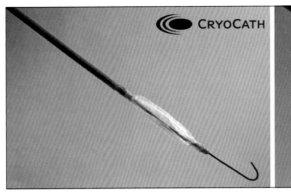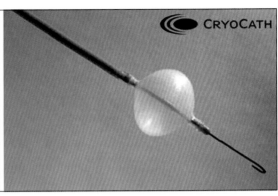

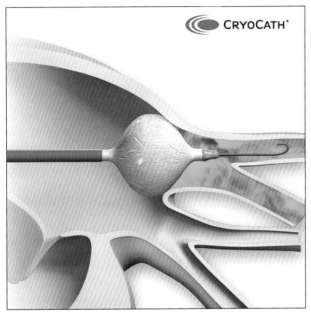

图 19.3 示意图显示扩张的冷冻消融球囊（Arctic Front，Medtronic，Minneapolis，MN）与肺静脉口部密闭好

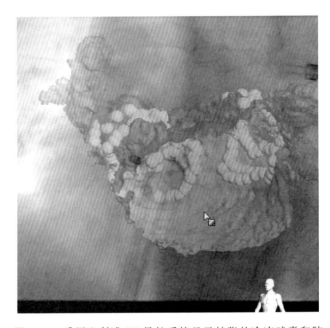

图 19.5 采用飞利浦 EP 导航系统显示扩张的冷冻球囊和肺静脉前庭之间的点（绿点和红点）。仅有后中部心房壁没有包括在冷冻消融范围内

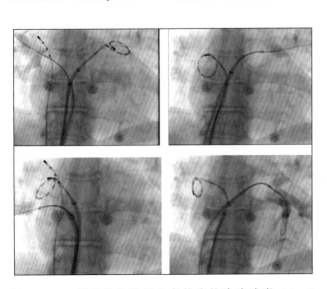

图 19.4 一例阵发性房颤患者扩张的冷冻球囊（Arctic Front，Medtronic，Minneapolis，MN）分别放置在所有四根肺静脉口部

缘接触好。一旦冷冻黏附后，大约在冷冻开始后 1min，将球囊和鞘管向下牵拉以堵塞 RIPV 的下缘（见视频 19.11）。这种在冷冻过程中弯曲球囊导管的方法能够改善接触和冷冻温度。进入 RIPV 另外一种方法是先在左心房内弯曲 Flexcath 鞘管，然后将导丝置入到 RIPV，随后送入冷冻球囊。

我们观察到一个非常有趣的现象，短暂的低血压和持续 30s 的心动过缓，通常发生在消融损伤后壁神经元导致迷走反应发生时。尽管这种现象常常发生在射频消融开始中，而冷冻消融下却发生在冷冻终止的复温期间。这种现象常常发生在 LSPV 消融过程中。

在 LIPV 第二次消融过程中，可调节四极导管通过左侧股静脉放置在 SVC 以起搏右侧膈神经。必要时可做心房起搏。在右侧肺静脉冷冻消融过程中，右侧膈神经需要持续起搏（周长 1500ms，输出 20mA），以便早期发现膈神经损伤。无论采用何种冷冻球囊，在 RSPV 消融过程中常常可以出现膈神经损伤。术者需要持续监测右侧膈神经起搏时右侧膈肌运动情况。一旦右侧膈肌运动减弱，需要立即停止冷冻消融，特别是膈神经麻痹一旦发生立即结束（见视频 19.12）。

EP 的终点是肺静脉隔离，表现为肺静脉到左心房传导阻滞。每个肺静脉口部每次消融 5min，消融 2 次；每次冷冻消融 5min 后，需要将环形标测导管放置在肺静脉口部再次行标测，消融前存在消融后消失的局部肺静脉电位可以证实为传入阻滞。通常，自律性肺静脉电活动也可证实传出阻滞。

每个肺静脉冷冻消融 2 次，83% 的肺静脉可以达到隔离[13]。基于早期其他球囊系统消融的经验，我们发现 2 次消融后仍未达到肺静脉隔离再次行冷冻消融常常也很难达到肺静脉隔离，而且增加右侧肺静脉消融时膈神经损伤的风险和延长左心房操作的时间。因此，我们常常采用的程序是 2 次冷冻消融仍不能达到 PVI 时则采用 8mm 9Fr 冷冻直导管进行局灶标测和消融。如果需要进行三尖瓣峡部消融，这种补充消融需要应用盐水灌注消融导管进行三尖瓣峡部消融线（cavo-tricuspid isthmus，CTI）消融。在其他有经验的中心，球囊数目使用无限制的情况下，89% 肺静脉可以达到隔离，有些情况下需要使用 23mm 和 28mm 两种冷冻球囊[11,14]。

我们发现 28mm 球囊 2 次消融后能够提供较好的 PV-球囊阻塞和温度达到 −40℃，存在 1～2 肌袖

残余的 LA-PV，可以通过冷冻或射频导管补点消融（图 19.6）。肺静脉传出阻滞在手术结束时亦要再次验证。持续性房颤患者需要电复律恢复窦性心律。

我们除了为治疗典型房扑进行三尖瓣峡部消融线外，不做其他消融线。我们平均手术时间时 108min、平均透视时间为 27min[13]。

19.4 术后处理

恢复

消融后在拔除鞘管和压迫静脉前注射 50～100mg 鱼精蛋白中和肝素效应。股动脉穿刺点尽可能采用 Angioseal 封堵器（St. Jude Medical，St. Paul，MN）缝合。患者术后平卧 4h 以上，如果患者 CHADS2 积分需要低分子肝素桥接治疗直至 INR 达到 2.0。所有患者均需要观察一晚上，直至心脏超声排除心包积液后可以出院。术前停用的抗心律失常药物可以继续服用。术后 3 月如果没有房颤发作可以停用抗心律失常药物。

随访

术后 1、3、6 月随访一次，之后的 2 年内每 6 月随访一次。随访需要进行 24 小时动态心电图和心电事件记录仪器。复发定义为任何房颤或房速持续超过 30min（无论是症状性或者是无症状性）。由于缺乏可靠的资料指导临床实践，CHADS2 积分大于 1 分患者需要口服华法林抗凝治疗 12 月以上，基于

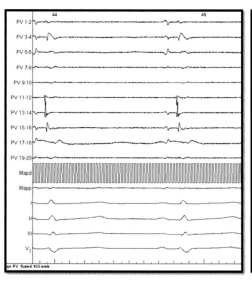
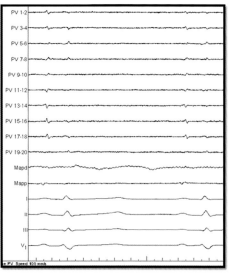

图 19.6 左图显示在 LUPV 冷冻消融 2 个 5min 后仍有少量肺静脉电位和 LA-PV 传导延迟。注意 Frezzor Max 导管在口部补点消融导致的人工伪差信号。右图显示采用单次局灶冷冻导管消融该肺静脉达到隔离状态

患者的意愿，要平衡血栓栓塞和出血并发症的风险。

再次消融

采用我们的方法，单次消融术后 12 月随访阵发性房颤成功率为 77%、早期持续性房颤的成功率为 48%（图 19.7）[13]。这些患者中 87% 的阵发性房颤和 86% 持续性房颤患者没有口服抗心律失常药物。大多数房颤复发患者，尽管复发，但通过发作次数和持续时间判定的房颤负荷，也能够显著减轻，症状也可耐受，或者对以前无效的抗心律失常药物也再次敏感。这与传统的射频消融术后房颤复发的患者经验相似。

随访中复发心律失常最常见的是房颤。少数术中未进行三尖瓣峡部的患者发生典型房扑，2 例患者术后发生左心房房扑，但这些患者可以自发缓解。消融术后 3 月仍然为阵发性房颤的患者可行再次消融。第二次消融不推荐冷冻消融。一项小样本研究证实进行第二次冷冻消融的患者 73% PV 发生电传导恢复。而在传统射频消融进行 PVI 的患者肺静脉传导恢复率为 77%[13]。复发患者多数存在很小的肌袖传导恢复，较容易通过冷盐水射频消融达到肺静脉隔离。根据患者首次 PVI 后患者的反应和房颤复发的方式，复发性持续性房颤患者在第二次射频消融手术中需要进行额外的消融，例如左心房线性消融和碎裂电位消融，以增加维持窦性心律的可能性。

19.5 手术并发症

手术并发症可分为血管穿刺、房间隔穿刺、左心房消融相关的并发症和特殊的膈神经麻痹。下文描述的并发症发生率是基于 5 个欧洲不同医院 3 个大样本 611 例患者的结果[11,13,15]。与传统房颤消融相似，血管穿刺并发症例如腹股沟血肿和假性动脉瘤发生率为 1.6%。611 例中 11 例（1.8%）患者发生心包积液需要引流但不需要外科手术。当发生任何不能解释的血流动力学变化时均需要考虑心包积液，我们强烈建议进行房间隔穿刺的导管室应常规配置心脏超声。到目前为止，冷冻消融中没有心房食管瘘发生。射频消融治疗房颤手术发生脑血管意外的可能性为 0.9%。欧洲的资料显示冷冻消融没有短暂性脑缺血发作或卒中发生[11,13,15]。这些研究中也没有症状性或严重肺静脉狭窄发生。

相比之下，最近的 STOP-AF 研究报道了 163 例冷冻消融患者中 5 例卒中、5 例短暂性脑缺血发作、2 日症状性严重肺静脉狭窄[7]。这种不一致的结果可能与该研究是在 26 个初期经验的中心完成，在这些中心即使是经验丰富的术者也仅仅完成 12～23 例冷冻消融。真正经验丰富的中心手术成功率达 90%，而刚开始开展冷冻消融的中心成功率仅为 56%。Post-hoc 分析提示术者经验是手术成功的独立危险因素，每多做一例患者，成功率增加 9%。

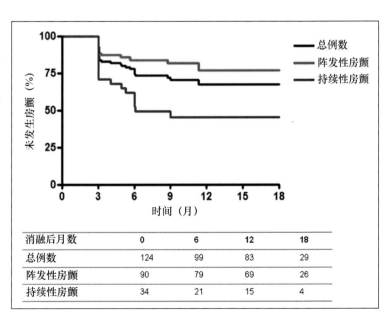

图 19.7 阵发性房颤和持续性房颤患者单次冷冻消融术后无房颤发作的 Kaplan-Meier 生存曲线（Kojodjojo P, O'Neill MD, Lim PB, et al. Pulmonary venous isolation by antral ablation with a large cryoballoon for treatment of paroxysmal and persistent atrial fibrillation: medium-term outcomes and non-randomised comparison with pulmonary venous isolation by radiofrequency ablation. Heart. 2010 Sept; 96 (17): 1370-1384.)

消融后月数	0	6	12	18
总例数	124	99	83	29
阵发性房颤	90	79	69	26
持续性房颤	34	21	15	4

冷冻球囊消融手术膈神经麻痹的发生率明显高与射频消融。Neumann 等报告 3 个德国心脏中心 346 例患者右侧膈神经麻痹的发生率为 7.5%；van Belle 等 141 例发生率为 2.8%[11,15]。STOP-AF 研究中膈神经麻痹发生率为 11.2%[7]。应用 23mm 球囊由于冷冻消融较深故发生率更高[11]。我们中心，膈神经麻痹的发生率低于 1.6%，这可能与我们单用 28mm 球囊、每支肺静脉仅仅消融 2 次、右侧膈神经起搏频率较快（40 次/min）、一旦膈肌运动减弱立即停止冷冻等因素能够降低膈神经麻痹有关。所有欧洲发生膈神经麻痹的患者均在 14 月内缓解[11,13,15]。

19.6 优势和局限性

STOP-AF 试验是仅有的比较冷冻消融和抗心律失常药物治疗随机比较的试验。245 例阵发性房颤患者被随机分到 26 个美国医学中心，2:1 分配到冷冻消融（23mm 或 28mm）和抗心律失常药物治疗。12 月后，冷冻消融成功率 69.9%，药物治疗组 7.3%[7]。当然冷冻消融的优越性可因为入组冷冻消融的患者数目多而夸大。在研究结束，79% 入组药物治疗组患者在入组后 3.5 月交叉到消融组。

据我们了解，目前没有随机比较冷冻消融和射频消融治疗房颤的研究。我们中心的一项非随机比较冷冻消融（90 例）和射频消融（53 例）治疗阵发性房颤，单次消融术后没有差异（77% vs. 72%，P=NS）（图 19.8）[13]。采用冷冻消融的优势在于操作简单、隔离肺静脉所需时间小于 2h，临床效果与射频消融效果相当，手术镇静状态下患者几乎无痛，尽管少数患者表现为冰激凌样头痛。

冷冻消融不利方面表现为需要 15F 血管鞘，另外如果冷冻消融不能达到 PVI 则需要额外的导管费用、球囊也不能在肺静脉前庭外进行消融以及较高的右侧膈神经损伤发生率。目前的能量设置不能实时监测 PV-LA 传导。未来，将会出现通过球囊内芯放置肺静脉标测导管。这样就仅仅一次房间隔穿刺和在冷冻中一旦肺静脉隔离即刻终止冷冻消融。同时，这样可缩短手术时间和降低右侧膈神经麻痹的发生率。

19.7 结 论

综上所述，单次冷冻消融手术可在 2h 内完成 PVI。临床效果，与射频消融相比，单次手术相当，特别是阵发性房颤。血管穿刺和房间隔穿刺的风险与传统射频消融相似，冷冻消融更少导致肺静脉狭窄和心房食管瘘。如果要将膈神经麻痹发生率降低（2%），在右侧肺静脉消融中监测膈神经功能是关键的。

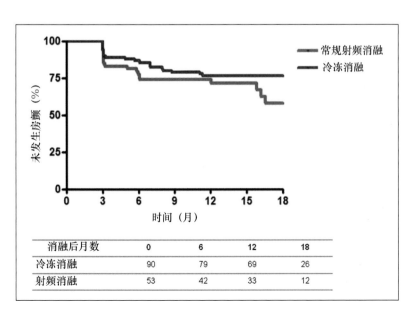

图 19.8 阵发性房颤患者进行冷冻消融或进行常规射频消融术后无房颤发生的 Kaplan-Meier 生存曲线比较显示术后 12 个月随访结果没有明显差异（Kojodjojo P，O'Neill MD，Lim PB，et al. Pulmonary venous isolation by antral ablation with a large cryoballoon for treatment of paroxysmal and persistent atrial fibrillation：medium-term outcomes and nonrandomised comparison with pulmonary venous isolation by radiofrequency ablation. Heart. 2010 Sept；96（17）：1370-1384.）

消融后月数	0	6	12	18
冷冻消融	90	79	69	26
射频消融	53	42	33	12

参考文献

1. Bhargava M, Di Biase L, Mohanty P, et al. Impact of type of atrial fibrillation and repeat catheter ablation on long-term freedom from atrial fibrillation: results from a multicenter study. *Heart Rhythm*. 2009;6(10):1403–1412.

2. Jaïs P, Hocini M, Sanders P, et al. Long-term evaluation of atrial fibrillation ablation guided by noninducibility. *Heart Rhythm*. 2006;3:140–145.

3. O'Neill MD, Wright M, Knecht S, et al. Long-term follow-up of persistent atrial fibrillation ablation using termination as a procedural endpoint. *Eur Heart J*. 2009;30:1105–1112.

4. Marom EM, Herndon JE, Kim YH, et al. Variations in pulmonary venous drainage to the left atrium: implications for radiofrequency ablation. *Radiology* 2004;230:824–829.

5. Oral H, Scharf C, Chugh A, et al. Catheter ablation for paroxysmal atrial fibrillation: segmental pulmonary vein ostial ablation versus left atrial ablation. *Circulation*. 2003;108:2355–2360.

6. Khairy P, Dubuc M. Transcatheter cryoablation part I: preclinical experience. *Pacing Clin Electrophysiol*. 2008;31:112–120.

7. Packer DL. STOP-AF Trial. American College of Cardiology Annual Scientific Sessions, Atlanta, GA, 2010.

8. Moreira W, Manusama R, Timmermans C, et al. Long-term follow-up after cryothermic ostial pulmonary vein isolation in paroxysmal atrial fibrillation. *J Am Coll Cardiol*. 2008;51:850–855.

9. Tse HF, Reek S, Timmermans C, et al. Pulmonary vein isolation using transvenous catheter cryoablation for treatment of atrial fibrillation without risk of pulmonary vein stenosis. *J Am Coll Cardiol*. 2003;42:752–758.

10. Wong T, Markides V, Peters NS, et al. Percutaneous pulmonary vein cryoablation to treat atrial fibrillation. *J Interv Card Electrophysiol*. 2004;11:117–126.

11. Neumann T, Vogt J, Schumacher B, et al. Circumferential pulmonary vein isolation with the cryoballoon technique results from a prospective 3-center study. *J Am Coll Cardiol*. 2008;52:273–278.

12. Reddy VY, Neuzil P, d'Avila A, et al. Balloon catheter ablation to treat paroxysmal atrial fibrillation: what is the level of pulmonary venous isolation? *Heart Rhythm*. 2008;5:353–360.

13. Kojodjojo P, O'Neill MD, Lim PB, et al. Pulmonary venous isolation by antral ablation with a large cryo-balloon for treatment of paroxysmal and persistent atrial fibrillation: medium term outcomes and nonrandomised comparison with pulmonary venous isolation by radiofrequency ablation. *Heart*. 2010;96:1379–1384.

14. Van Belle Y, Janse P, Rivero-Ayerza MJ, et al. Pulmonary vein isolation using an occluding cryoballoon for circumferential ablation: feasibility, complications, and short-term outcome. *Eur Heart J*. 2007;28:2231–2237.

15. Van Belle Y, Janse P, Theuns D, et al. One year follow-up after cryoballoon isolation of the pulmonary veins in patients with paroxysmal atrial fibrillation. *Europace*. 2008;10:1271–1276.

视频描述

视频 19.1　透视和 TEE 指导下的两次房间隔穿刺

视频 19.2　通过 6Fr NIH 导管进行左上肺静脉造影

视频 19.3　通过 6Fr NIH 导管进行左下肺静脉造影

视频 19.4　通过 6Fr NIH 导管进行右上肺静脉造影

视频 19.5　通过 6Fr NIH 导管进行右下肺静脉造影

视频 19.6　通过交换钢丝将 8Fr SR0 房间隔穿刺鞘管（St. Jude Medical，St. Poul，MN）与 15Fr 可调弯 FlexCath 鞘管（Medtronic，Minneapolis，MN）放置在左上肺静脉

视频 19.7　左上肺静脉冷冻消融

视频 19.8　左下肺静脉冷冻消融

视频 19.9　右上肺静脉冷冻消融

视频 19.10　右下肺静脉冷冻消融

视频 19.11　右下肺静脉冷冻消融的回撤技术

视频 19.12　通过起搏 SVC 夺获右侧膈神经，监测右侧膈肌收索

如何用激光消融导管进行肺静脉电隔离

Chapter 20　How to Perform Pulmonary Vein Isolation Using Laser Catheter Ablation

Edward P. Gerstenfeld　著

李晋新　译　赵　学　校

20.1 引　言

经导管消融隔离肺静脉的技术首创于 1999 年[1]，至今发展迅速。然而，该技术的致命缺点是导管消融后肺静脉电位可能恢复传导[2]，这可能就是大多数房颤后期复发的原因[3-4]。目前，肺静脉电隔离术的局限性，主要在于采用导管逐点消融，先形成点状灶性损伤，再连点成线。尽管使用盐水灌注导管、电解剖标测结合图像融合和全身麻醉，显著提高了导管的稳定性，也提高了急性肺静脉电隔离的速度和安全性，但是，晚期肺静脉电位恢复依然存在。鉴于个体左心房结构及心房壁厚度的不同，肺静脉解剖的变异，以及毗邻解剖结构如食管和肺的位置变异，企图依靠点状消融导管来达到较广泛区域的连续性透壁损伤无疑困难重重。

球囊消融技术让我们能另辟蹊径完成肺静脉电隔离。球囊导管的设计不仅使局灶消融转变为大范围的环形消融，还能使导管更稳定地贴靠在肺静脉前庭。球囊消融的能量可以选择和调节，因此，更适宜进行环状消融。时至今日，可用的球囊能量种类已包括超声消融[5-8]、冷冻消融[9-10]和激光消融[11-12]。

内镜激光球囊（Cardiofocus，Marlborough，MA）已历经几代更新（图 20.1）。最初的概念是释放环周 360°的激光束，企图一次能量发射，便能实现肺静脉完全隔离。然而，不久意识到，肺静脉口为椭圆形结构且伴有不同的分支，根本无法用单一型号的球囊匹配所有个体的肺静脉解剖。第二代球囊采用固定直径，分为 20mm、25mm 和 30mm 三种规格。一种内镜纤维可以直视球囊接触到的左心房内膜，在肺静脉前庭释放 90°弧激光。与 360°激光束相比，90°弧激光可以更紧密地贴靠左心房壁，直接释放能量实现完全隔离。动物实验和初期人体试验已获成功，但是，球囊的非顺应性以及激光束的 90°成弧，使消融操作面临挑战。

最新一代内镜激光消融系统包括三个部分，外部顺应性球囊、损伤发生器和内镜（图 20.2）。球囊由顺应性材料制成，依赖膨胀压力调整大小，直径在 25～32mm 可调，内部膨胀压在 1～5 PSI 可调。球囊导管包括消融能量发生器和内镜。采用红外光谱作为激光能源消融心肌组织。消融能量发生器通过 980nm 发光二极管产生 30°弧光。980nm 波长容易被 H_2O 吸收，导致组织热损伤（图 20.3）；该频谱段的激光也可被氧化氘（D_2O，"重水"）吸收。D_2O 是一

图 20.1 激光球囊设计概念的发展，从 360°环周弧激光到 90°非顺应性球囊，再到当代 30°顺应性球囊弧激光

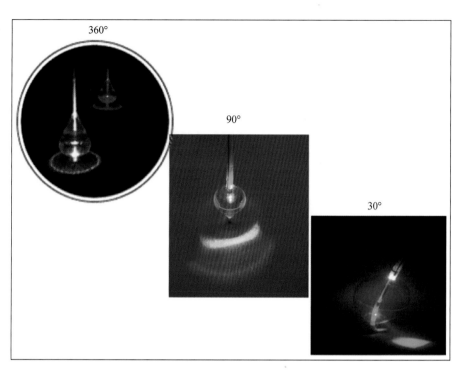

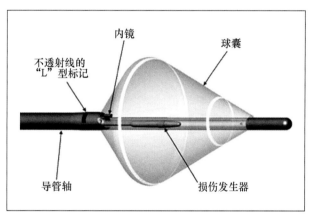

图 20.2 顺应性激光球囊的示意图，包括导管中心轴，顺应性球囊，导管腔以及相关的能量发生器和内镜（图片由 Cardiofocus 友情提供）

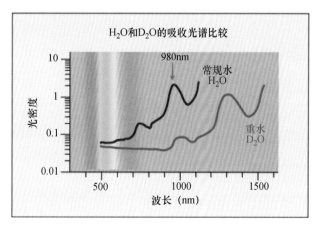

图 20.3 水（H_2O）和氧化氘（D_2O）吸收光谱显示水和氧化氘在 980nm 激光能量吸收的不同（图片获许使用）

种惰性介质，填充于球囊内，用来扩张球囊，而且在传导激光过程中，不导致能量损耗。球囊充以 D_2O 和泛影酸钠的混合气体。采用二极管激光所需的工作耗能最低（5.5～14W）。内镜可提供 115°的视野，可直接观察球囊与左心房的接触区域。组织在内镜下呈白色，血液呈深红色，流动的血液不能成像。必须注意，不要在血流停滞的区域发射激光，否则可能发生血栓或栓塞事件。导管和消融能量发生器是一次性的，内镜消毒后可重复使用。

20.2 左心房途径和球囊应用

手术前需要进行左心房造影以明确肺静脉解剖，通常可做 CT 或磁共振血管造影。球囊最大直径是 32mm，所以，在平均直径大于 32mm 的肺静脉，无法采用球囊一次性实现肺静脉电隔离。大多数左肺静脉共干可在靠近其远端的部位进行隔离，不过，靠近肺静脉远端的电隔离需慎重。球囊消融技术用于近端伴有多个分支的肺静脉时（图 20.4）难度较大，可以考虑采用普通射频消融导管。

激光球囊系统通常使用内径 12Fr、外径 16Fr 的 180°可调弯鞘。可调弯鞘的头端较软，略向外扩张，头端带不透线的标记。术中全程需要用加压肝素盐水灌注冲洗长鞘。如果使用心内超声引导房间隔穿刺，在穿刺步骤之前要达到全身肝素化并且全血激

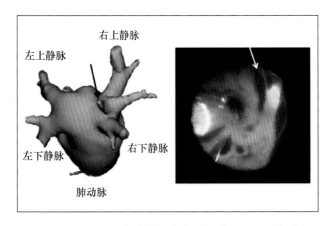

图 20.4 左图：左心房计算机化断层显像（CT），表明右上肺静脉近端较早分出一支后支静脉。右图：激光球囊内镜观察，显示后支静脉（箭头）受到球囊挤压，后缘几乎没有可被消融的间隙（绿色光线指向处）

活凝血时间（ACT）大于 300s。对尚不习惯这种抗凝程序的术者，在建立左心房通道后，可立即弹丸式肝素注入，以防穿间隔长鞘内发生血栓。通常采用标准穿间隔长鞘建立左心房通道。相对于采用常规冷盐水灌注导管的经典穿刺点而言，激光球囊宜选择较低偏前的间隔穿刺部位，以有利于引导球囊进入右下肺静脉——这是激光球囊导管操作中最具挑战性的环节。经穿间隔长鞘导入加硬长钢丝（0.35"或更细的 Amplatz 240cm 加硬导丝）至左上（或左下）肺静脉远端。确认钢丝远端在肺静脉远端以外才可进行长鞘交换。沿导丝退出标准长鞘，然后送入 16Fr 激光长鞘至左心房。交换鞘管后，术者均应谨慎回抽血液并冲洗 16Fr 长鞘，以免气体进入左心房。通常再行第二次房间隔穿刺，建立左心房通道，以便导入环状电极标测肺静脉电位。不过，有些术者可能仅做一次房间隔穿刺，球囊导管与标测导管可分别交替导入。

在建立左心房通路的同时，可以准备球囊导管。导管连接管路与控制器和球囊连接，连接管路中充盈氧化氙。控制台控制液体的连续循环，并可使球囊扩张至需要的压力和尺径，保持稳定的温度。内镜通过连接管路和中心导管轴引至球囊内的远端，抽空球囊，并用盐水浸润球囊，用导引器覆盖再送入长鞘。长鞘始终保持在心房腔的中部，且远端指向靶肺静脉方向。鞘管头端及球囊导管远端有不透射线的标记，有助于在 X 光线下定位。不应像行肺静脉造影那样把长鞘置入肺静脉内。如果需要行肺静脉造影，也应该交换常规房间隔鞘管。也应避免从激光长鞘内注入造影剂。将抽空的球囊在透视及

心脏超声引导下送至靶肺静脉口，充气球囊。尽管球囊导管的头端很柔软，也应避免把球囊送至肺静脉以远。将长鞘退至球囊导管近端的"Z"型标志处，然后进行球囊充气扩张（图 20.5）。"Z"型标志用来识别射线下的球囊旋转方向，以确保内镜的观察视野对应于真实的解剖学。我们通常发现相控心内超声在引导和确定球囊位置时也非常有用。

用激光球囊进行肺静脉电隔离通常采取逐根静脉消融策略。消融损伤连接在一起，即可隔离同侧的上下肺静脉。如果把同侧肺静脉当做整体来消融，在技术上很有挑战性，常常难以实施[13]；把球囊从上肺静脉移动至下肺静脉的过程中，同时跟踪消融损伤平面，常常很难做到。据我们的经验，对同侧的两根肺静脉进行逐根隔离，是最高效的消融步骤。

一旦球囊扩张，消融前每一个步骤均应竭力达成球囊-左心房内膜面最佳的周径接触。白色心房组织上的消融损伤通常不易观察到，最好在一次球囊定位后，于肺静脉周围环周释放连续性损伤，而不是想办法连接多次球囊定位形成连续损伤。在肺静脉前庭的球囊充盈程度不同，所形成的肺静脉损伤深度也不同，在肺静脉纵轴方向的漏点可能不易被发现。根据不同的充盈压力，球囊的扩张程度可分

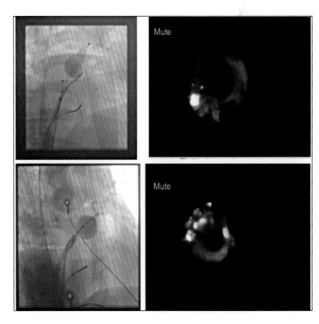

图 20.5 左图：右前斜位 X 光线影像，激光球囊在左上肺静脉（顶部）和左下肺静脉（底部），环状电极在同侧另一根静脉。右图：内镜观察左上肺静脉（顶部）和左下肺静脉（底部）。上图，左上肺静脉、心耳嵴部、左下肺静脉上部清晰可见；下图，激光瞄准光束（绿色）落在左下肺静脉和左心耳的前缘

为 9 级，从低（1 PSI）到高（5 PSI），每级递增 0.5PSI。球囊直径在低压充盈时为 25mm，在最高压充盈时为 32mm。应该意识到，在较高压充盈时，球囊顺应性较低，所以与肺静脉解剖的贴合程度也低。我们通常采用低至中等程度的充盈压力（1～3 PSI）来完成肺静脉隔离。

20.3　激光消融

消融能量由导管中心轴的垂直方向释放出来，强度波动在 5.5～14W。消融损伤在最低功率 5.5W 时，释放 30s；高功率消融时释放大约 20s，包括 7W、8.5W、10W、12W 和 14W。一定要避免向停滞的血液释放激光能量，不然，会导致血栓形成。球囊表面受热会融化、炭化，可能导致血栓栓塞事件。应当注意，球囊内氧化氮是惰性气体，一旦发生球囊渗漏，一般不会导致病理性的全身损害；但是，需要更换球囊，导致手术时间和花费的显著增加。在流动的血液中释放激光仅限于 5.5W，动物试验证实，该能量不会导致血栓形成。当激光接触到血液时，必须严格控制功率，避免释放高能量激光。只有在与心内膜面有良好接触，且接触面有充分的"宽度"，同时与心房血池保持安全距离时，才可考虑采用高功率激光进行消融。与其他消融能量系统类似，非透壁损伤可能导致暂时性肺静脉隔离，并可能发生肺静脉电位恢复以及心房颤动复发。动物实验表明，与高能激光相比，5.5W 消融可能会致使更多的肺静脉电位恢复。所以，至少要设置应用 8W 的能量。通常，7.5～8W 可用于肺静脉后壁的消融，8～10W 用于顶壁和下壁的消融，10～12W 用于前壁以及肺静脉与左心耳峰部的消融。意识到这一点很重要，任何一种肺静脉隔离的消融方法，急性期隔离并不意味着能达到长期慢性永久性隔离。所以，获得球囊和组织充分接触以达到高能量损伤的释放是至关重要的。我们通常仅限于三种情况下使用 5.5W 能量消融：①当消融后壁时，食管温度很快显著上升；②肺静脉间峰靠近导管轴时，激光束能量最强烈且组织最薄；③当无法获得充分接触，且球囊表面存在一些流动性血液，又无法避免时。应该注意，尽管采用 30°弧激光，这个 30°的激光弧越靠肺静脉近端越大，越靠远端越小。所以，当导管/肺静脉定位靠近远端时，低能量消融就已足够。如同采用标准导管消融，应当尽可能在肺静脉近端释放

消融能量。为了减少患者移动、膈神经刺激以及消融导致的疼痛，操作应该在全身麻醉下进行。

内镜观察

内镜实时观察投照到监视器上，从球囊导管中看到 270°的视野（见图 20.5），大约 90°的视野被激光发射器阻挡，模糊不清，为盲区。应当避免在盲区的后壁释放激光能量，因为不能确认球囊与左心房心内膜的接触情况，或是否有停滞的血液。为了清晰成像，球囊必须充气，且与心内膜或肺静脉良好接触。血液呈红色，球囊与心内膜接触的区域呈白色。用导管鞘上的"Z"形标记来判定导管的指向，内镜的视野可以旋转调整，以适应解剖结构的成像（如，顶部是肺静脉上壁，底部是肺静脉下壁）。通常旋转调整球囊方位，以使盲区正好对准肺静脉峰部。一旦操纵球囊完成 270°视野下的弧径消融，可旋转调整导管鞘去观察其余的峰部区域，完成 360°视野消融。

消融损伤可视化软件

术者通过一条绿色的"瞄准"激光束，来决定要消融的位点，"瞄准"激光束不释放激光消融能量，而是投射到待消融的位点。术者可以旋转 30°弧径的瞄准光束，投射观察肺静脉 360°周径的任何部位，即使不移动球囊导管，也可向远端推送或向近端回撤激光投射点。应当尽可能在肺静脉近端进行消融，始终牢记要在同一深度完成 360°的消融病灶。一旦瞄准光束达到满意定位，即可释放激光能量。如果接触到血液，绿色瞄准光束就会变成红色，此时能量释放功率不应超过 5.5W。当发放能量时，绿色光束会出现"闪动"，以使心内膜处于可视之下。通常无法观察到激光消融造成的组织损伤，系统所带软件会跟踪记录消融轨迹，以保证融线上的连续性，而不留空隙。一般两次相邻消融灶之间重叠 30% 即可保证消融径线的完整。消融灶可视化软件（Light Track；Cardiofocus，Marlborough，MA）可将每一次消融灶储存起来，并在内窥镜荧光屏上显示最终的消融径线（图 20.6）。术者可转动瞄准光束，允许与前次消融灶有 30% 重叠，然后进行另一次消融（见视频 20.1）。当完成环肺静脉消融后，再次确认消融径线上有无空隙。需要牢记的是，当旋转导管去 90°盲区后方进行消融时，必须调整内窥镜视野，以观察跟踪消融部位的解剖关系。

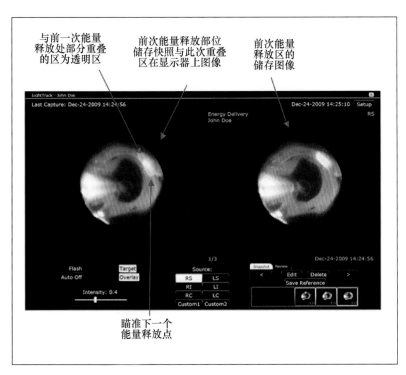

图 20.6　图像显示采用损伤可视化软件示踪肺静脉电隔离过程的消融轨迹。左图：在肺静脉周缘上 2 点钟位置消融的储存资料。右图：在本次发放激光前必须验证，已完成的前一个消融灶（淡绿色）的位置与当前瞄准光束（亮绿色）指示的待消融的位置重叠 30％

左侧肺静脉消融

如上所述，通常是分别完成左上肺静脉（LSPV）和左下肺静脉（LIPV）的环状消融，消融线在肺静脉间嵴部重叠。为保证与后壁的紧密贴靠，要轻轻顺时针旋转球囊和鞘管，球囊中等量充盈。应操控导管清除停滞的血池，也即消融过程中通常需要施加一个力，向前推送球囊导管。当消融点靠近食管时，需要格外谨慎，因为食管温度可能快速升高。预先放置一个食管温度监测器，并使之尽可能靠近消融部位。一般控制食管温度上升不超过1℃。万一食管温度出现早期快速上升温，需要立即降低消融功率。个别情况下需要调整消融部位，向肺静脉远端移动。

在心耳嵴部，很重要的一点是要获得一个较宽的贴靠，以充分消除局部积血。从我们的经验看，在左侧肺静脉前壁消融，一般至少需要释放 10W 的能量，才能达到长期肺静脉隔离。以 10W 的功率消融，也必须清除局部积血。相反，采用较低的充盈压有助于实现与前壁的理想贴靠（图 20.7）。通常仅需 1～2PSI 的充盈压力和一个前向推力即能使球囊在前壁获得充分贴靠。在前壁左心耳嵴与上下肺静脉间嵴的交叉处，通常需要 12～14W 的功率进行消融。我们通常最后消融肺静脉间嵴，此处组织的隔离靠近球囊中轴，仅需要 5.5～7W 的能量。

LIPV 隔离方法类似，后壁和下壁仅需要 8～10W，前壁嵴部 10～12W，与 LSPV 消融灶重叠的嵴部仅需 5.5～7W。

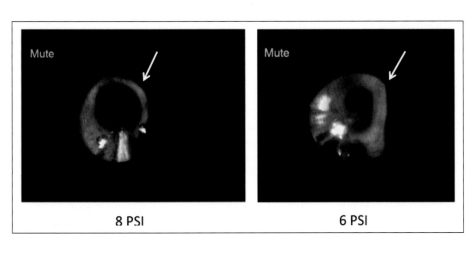

图 20.7　激光球囊在 LSPV 位置的内窥镜观察。左图，球囊充盈至 8 PSI，LSPV 和 LAA 之间的前壁嵴部（箭头所示）仅有一个很窄细的接触缘，由于靠近心血池，所以需要降低最大消融功率。球囊充盈压力较小时（6PSI），右图显示较宽的接触带（白色区域），允许采用较大功率消融

右肺静脉

右肺静脉最适合进行球囊隔离。采用较大的球囊充盈压 3～4PSI，比较适合。球囊直径太小会使球囊进入远端，导致膈神经损伤的机会增加。消融右肺静脉房间隔侧，需要全程膈神经起搏。我们通常放置一根多电极导管至上腔静脉，设置 10mA 强度，2ms 脉宽开始起搏，直到出现连续的膈肌起搏夺获。在进行右侧肺静脉间隔侧电隔离时，需要持续起搏膈肌，一旦膈肌失夺获，必须立即停止消融。我们通常间隔消融采用 10W，后壁消融采用 8～10W（除非食管温度升高），在肺静脉上缘及下缘之间的嵴部采用 5.5～7W 的能量。隔离下肺静脉方法类似。如前所述，靠前下部位的穿间隔途径有利于球囊置入右下肺静脉（图 20.8）。在右下肺静脉（RIPV）消融时，我们通常采用间隔面和下壁 10W，嵴部 5.5～7W，后壁 8～10W。在消融 RIPV 间隔部位时应当持续进行膈神经起搏。偶见独立的右中肺静脉，此时有两种预选方案：①试着选择一个较大直径的球囊，在进行上肺静脉或下肺静脉消融时把右侧中肺静脉包括进去，一并消融；②单独消融右中肺静脉。我们通常采用心内超声引导，把球囊置入右中肺静脉，并分别消融其前壁和后壁。

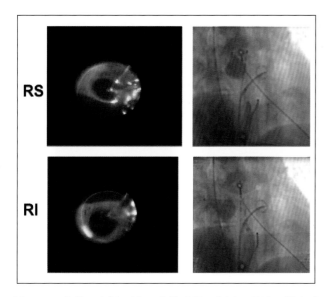

图 20.8 内镜（左图）及 X 光线透视（右图）显示，激光球囊位于 RSPV（顶部）以及 RIPV（底部）。靠近前下的房间隔穿刺点有助于把球囊置入 RIPV。另一种方法是，将鞘管在左心房内做一个大弯，直接进入 RIPV

20.4　肺静脉电隔离的检测

肺静脉电隔离完毕后，每一根肺静脉均需要置入环状电极以检查隔离是否确实（传入阻滞）。也要沿环状电极导管进行刺激，以 10mA 强度和 2ms 脉宽起搏，验证发生传出阻滞[14]。如果未达到完全电隔离，则用环状标测电极标测最早肺静脉传入位点，然后将激光球囊重新送入肺静脉，瞄准漏点补充消融。两次穿间隔已使得环状标测电极很容易进入肺静脉，验证隔离效果。单独完全隔离一根肺静脉可能很难，但在隔离同侧另一根肺静脉后，会发现两根肺静脉同时被完全隔离，所以把环状标测电极置入消融靶肺静脉的同侧另一肺静脉，有助于观察消融隔离效果（见图 20.5）。环状电极也可置入球囊远端，用于观察消融过程中的急性肺静脉电位隔离。但是，环状标测电极导管可能会影响球囊与心内膜的接触，使消融隔离变得更加困难。急性肺静脉电隔离之后，一般要等待观察 30min，以确认达到了永久性肺静脉电隔离。然后，从左心房撤出球囊和鞘管，待 ACT 低于 200ms，即可拔出股静脉鞘管。

20.5　小　结

内镜激光球囊在以下几个方面优于常规射频消融：①直视心内膜和肺静脉的解剖结构；②导管及能量释放保持稳定；③射线曝光较少，无须复杂的电解剖标测系统；④达到透壁性损伤。巨大肺静脉（直径大于 32mm）或肺静脉近段有分支者，用该方法可能不太理想。在人体进行的可行性试验和将来与标准导管消融对照的随机研究，将进一步揭示内镜激光球囊消融的安全性、有效性，以及其在房颤消融设备中所起的重要作用。

参考文献

1. Haïssaguerre M, Jaïs P, Shah DC, et al. Spontaneous initiation of atrial fibrillation by ectopic beats originating in the pulmonary veins. *N Engl J Med*. 1998;339(10):659–666.
2. Gerstenfeld EP, Callans DJ, Dixit S, Zado E, Marchlinski FE. Incidence and location of focal atrial fibrillation triggers in patients undergoing repeat pulmonary vein isolation: implications for ablation strategies. *J Cardiovasc Electrophysiol*. 2003;14(7):685–690.

3. Tzou WS, Marchlinski FE, Zado ES, et al. Long-term outcome after successful catheter ablation of atrial fibrillation. *Circ Arrhythm Electrophysiol*. 2010;3(3):237–242.

4. Shah AN, Mittal S, Sichrovsky TC, Cotiga D, Arshad A, Maleki K, Pierce WJ, Steinberg JS. Long-term outcome following successful pulmonary vein isolation: pattern and prediction of very late recurrence. *J Cardiovasc Electrophysiol*. 2008;19(7):661–667.

5. Metzner A, Chun KR, Neven K, et al. Long-term clinical outcome following pulmonary vein isolation with high-intensity focused ultrasound balloon catheters in patients with paroxysmal atrial fibrillation. *Europace*. 2010;12(2):188–193.

6. Nakagawa H, Antz M, Wong T, et al. Initial experience using a forward directed, high-intensity focused ultrasound balloon catheter for pulmonary vein antrum isolation in patients with atrial fibrillation. *J Cardiovasc Electrophysiol*. 2007;18(2):136–144.

7. Schmidt B, Chun KR, Metzner A, Ouyang F, Kuck KH. Balloon catheters for pulmonary vein isolation. *Herz*. 2008;33(8):580–584.

8. Natale A, Pisano E, Shewchik J, et al. First human experience with pulmonary vein isolation using a through-the-balloon circumferential ultrasound ablation system for recurrent atrial fibrillation. *Circulation*. 2000;102(16):1879–1882.

9. Chun KR, Fürnkranz A, Metzner A, et al. Cryoballoon pulmonary vein isolation with real-time recordings from the pulmonary veins. *J Cardiovasc Electrophysiol*. 2009;20(11):1203–1210.

10. Neumann T, Vogt J, Schumacher B, et al. Circumferential pulmonary vein isolation with the cryoballoon technique results from a prospective 3-center study. *J Am Coll Cardiol*. 2008;52(4):273–278.

11. Reddy VY, Neuzil P, Themistoclakis S, et al. Visually-guided balloon catheter ablation of atrial fibrillation: experimental feasibility and first-in-human multicenter clinical outcome. *Circulation*. 2009;120(1):12–20.

12. Gerstenfeld EP, Michele J. Pulmonary vein isolation using a compliant endoscopic laser balloon ablation system in a swine model. *J Interv Card Electrophysiol*. 2010;29(1):1–9.

13. Schmidt B, Metzner A, Chun KR, et al. Feasibility of circumferential pulmonary vein isolation using a novel endoscopic ablation system. *Circ Arrhythm Electrophysiol*. 2010;3(5):481–488.

14. Gerstenfeld EP, Dixit S, Callans D, Rho R, Rajawat Y, Zado E, Marchlinski FE. Utility of exit block for identifying electrical isolation of the pulmonary veins. *J Cardiovasc Electrophysiol*. 2002;13(10):971–979.

视频描述

视频 20.1 显示一例用激光消融导管消融右下肺静脉的例子。最左侧图内镜显示实时的右下肺静脉——白色表示心内膜面，红色代表血液面。12 点处是激光发生器所在盲点。30°的绿色瞄准器指导激光束方向从而形成消融瘢痕；消融时是所发射的激光束形成消融损伤面。将该消融影像保存复制后进一步向右移动，重复完成下一个消融损伤面，两个损伤面之间大约有 30% 的重叠。右图的上面示透视下球囊位于右下肺静脉，下图示消融时腔内电图。注意：在消融右下肺静脉时，要持续从上腔静脉刺激以及早发现膈神经损伤

如何应用外科心内膜消融联合治疗 心房颤动

Chapter 21　The Combined Surgical/Endocardial Ablation Procedure for Atrial Fibrillation

Rodney P. Horton，Luigi Di Biase，Andrew T. Hume，James R. Edgerton，
Javier E. Sánchez，Andrea Natale 著

牛国栋　译

经导管射频消融已普遍应用于抗心律失常药物治疗无效的心房颤动（房颤）患者[1]，阵发性房颤患者的即刻和远期成功率较高，普遍认为消融术对于此类患者的有效性较好。但对于持续性和长程持续性房颤患者，一些大中心报道的成功率存在较大差异且远比阵发性房颤患者低[2]。持续性房颤的病史长短[3-4]和左心房扩大[5]可预测房颤的复发情况，房颤发病时间超过 7 年和经胸超声示左心房内径大于 5.0cm 的患者单纯行导管射频消融的成功率非常低[6-7]。

在外科文献中，Cox MAZE 手术的首次报道使开胸手术治疗房颤成为可能[8-9]，尽管最初的术式需要胸骨切开并且常与其他外科操作同时进行，但创伤更小、独立进行的术式已有报道且成功率较高，如双侧胸腔镜下的房颤消融[10-11]，这种方式的局限性在于术后疼痛、无法通过电生理检查验证消融的完整性及识别非静脉触发灶。将导管射频消融和外科手术结合起来，即"杂交"手术则可同将心外膜的消融透壁性和心内膜的消融精确性结合起来。另一种杂交术式首先经膈肌自下方入路进行心外膜射频消融，随后在电压标测指导下进行心内导管消融以去除肺静脉传导缝隙，这种术式减少了术后疼痛，

但因下方入路的心外膜消融不能清晰地暴露左心房上部，故须采用心内消融。以下内容将大致介绍胸腔镜和经膈肌入路的心外膜消融过程，心内消融部分在两种手术方式中则几乎相同。

21.1　胸腔镜手术

患者于双腔气管插管全身麻醉下根据术者习惯及手术设备摆放位置选择体位，可采用的体位包括：患者取 30°卧位，术侧手臂上举过头（若在另一侧手术则对胸部及手臂做相应调整，见图 21.1）；达拉斯的 Edgerton 提出另一种体位，患者仰卧于未充气的窄气垫上，向气垫充气，患者躯干部分抬高，而其双臂则位于器械入口平面以下。预防性应用抗生素并对胸部进行消毒。

应用 0.25％丁哌卡因加肾上腺素对右胸进行硬膜外麻醉，平面达第 8 肋间隙。通过气管内插管左侧单肺通气的条件下，于右侧腋中线第 3 肋间水平作一 5mm 长的水平切口并用 CO_2 气体膨胀右侧胸腔，然后再于右侧胸壁做两个 10mm 长的水平切口，其中

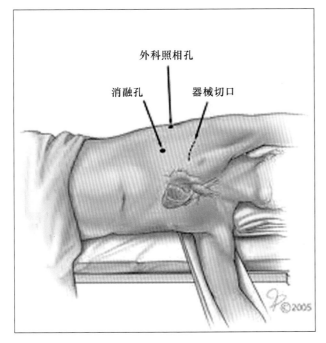

图 21.1 行胸腔镜手术时,患者 30°卧位,术侧手臂上举过头 (经 Atricure 允许)

一个位于锁骨中线第 2 肋间水平,另一个位于腋中线第 6 肋间水平。

分离周围组织后可暴露右侧膈神经,尽量减少对神经的操作以免引起损伤,在膈神经前 2cm 处打开心包,将心包前部与后外侧胸壁缝合以使其收缩。在心包内分离周围脂肪垫后可见上腔静脉,打开横窦,通过高频刺激来定位神经丛。

采用 Lumitip™ 分离器以避免心包后壁损伤,将 Isolator Synergy™ 夹置于横窦水平的右肺静脉周围并进行放电消融,通过观察静脉内电位以及静脉内起搏可验证静脉的双向阻滞,重复此过程以隔离上腔静脉和下腔静脉。联合应用 Coolrail™ 线性消融笔和 Isolator® 多功能消融笔进行右心房腔静脉线性消融,于后壁连接上下腔静脉的消融径线,采用同样的线性消融工具自右上肺静脉经横窦向左上肺静脉连线。间断缝合右侧心包开口,在胸膜下自尾端向头端置入 10in(约 25.4cm)镇痛导管,并插入 24Blake 的引流管,肺复张后关闭皮肤切口。

改变患者体位,使其左胸在上并在左胸与右胸对应部位进行皮肤切口。暴露左侧心包的方法与右侧相似,只是心包需于左膈神经后切开,同样要注意观察以免损伤喉返神经。采用隔离右肺静脉的方法对左肺静脉进行隔离。自左肺静脉向左心耳基底部和二尖瓣环分别进行线性消融,止于冠状窦。将

AtriClip® 置于左心耳基底部并将其夹闭。间断缝合心包,放置镇痛导管及引流管。肺复张后关闭皮肤切口。

21.2 经膈肌手术

患者仰卧,行单腔气管内插管全身麻醉。完善术前准备,沿腹正中线于上腹部距剑突 2.0～4.0cm 处做一 2.0～2.5cm 长的切口,直视下进入腹膜腔,手指探查是否存在影响其他切口入路的腹腔粘连。在左、右上腹部再作一个或两个 5～7mm 长的小切口。向腹膜腔内充气达 10～12mmHg 以暴露膈肌和其他腹部的解剖结构。采取头高脚底位有利于看见膈肌中心腱,此处为进入胸腔的部位。腹腔镜摄像机自中间切口探入并辨别下列解剖结构:镰状韧带、肝脏、膈肌中心腱。膈肌上的开口应在不影响暴露术野的前提下尽可能靠后,而且要与镰状韧带保持足够距离。在膈肌上作一斜行切口且保证套管可顺利穿过,可用组织剪或钩状电凝刀切开并电凝膈肌上的每支小血管,切口不可距镰状韧带或下腔静脉太近。用内镜器械将膈肌钳住,在其中心腱处斜行切开,小心打开心包,保护其内的心脏结构。需要注意的是,腹内压升高可引起血压下降,但多为暂时性的,偶尔需要降低腹压以恢复正常血压。

在直视下经腹部正中切口将套管及位于其中的内窥镜送入心包腔(见图 21.2),向腹腔内保持充气直至套管抵达膈肌及心包开口,注意此时不要连接负压吸引器以免脂肪和网膜堵塞吸引器口,套管头

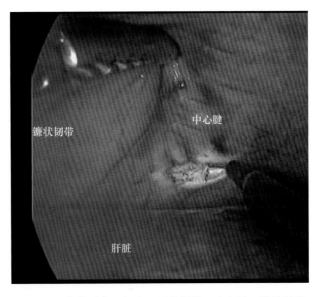

图 21.2 套管到达心包腔,可见肝脏、中心腱、镰状韧带

端置于心包开口处，轻微转动并向后推送至心包腔内。套管进入心包腔后可停止向腹腔内注气，撤出腹腔镜以免损伤腹腔器官，将心包腔内的套管连接吸引器，移除心包内的液体，探查心包，辨认左肺静脉、右肺静脉、冠状静脉窦和下腔静脉。局部麻醉后于X线透视下将一温度探头置于食管内以持续监测食管内温度，若消融期间食管内温度升高超过0.5℃或高于38℃，均应停止消融，待温度恢复至基线水平再进行下一步消融。若要探查左心房后部需微调导管位置，切忌在任何方向上的用力移动，转动套管以探查解剖结构从而选择消融时的最佳摆放位置。消融器械需要在内镜引导下主要通过固定导丝和导管进行放置，根据预设的消融径线对心外膜进行消融。

术者在进行消融前应先确认器械正确的摆放位置及冲洗情况，此外，保证套管和消融导管的同轴性以提高消融效率，消融过程中要监测阻抗。消融顺序为先在心脏后壁行线性消融，然后将套管越过下腔静脉对心脏右前方和右前房间沟处进行消融（见图21.3）。注意向下腔静脉移动套管时要谨慎，不能强行推挤下腔静脉或心房，以免引起损伤。应保持套管头端位于心包内的稍外侧，为消融器械提供足够的空间，同时也可避免损伤心脏结构和膈神经。部分消融部位需要将消融器械与导丝分离以利于导管操作。最后消融左肺静脉前部至左心耳基底部和Marshall韧带处（见图21.4）。注意，暴露左上肺静脉时需抬起左心室，这会引起患者血压降低。完成心外膜消融后，将一19Fr的引流管剪短，使其

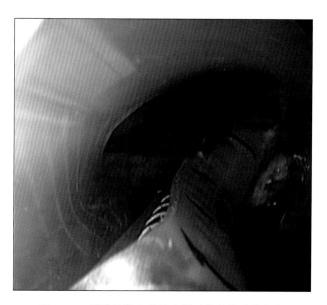

图21.3 消融导管上的箭头提示能量传递的方向

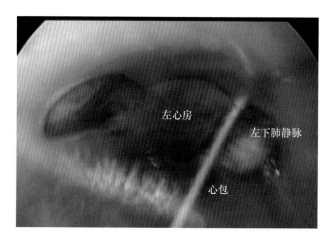

图21.4 沿着左上肺静脉进行射频

带凹槽部分插入心包内，向心包内滴入激素，30min后再将引流管与吸引器连接，这可减轻术后心包粘连。膈肌切口不必缝合，移除心包内的套管，再次确认引流管位于心包内，逐层关闭腹部切口，将引流管经一侧切口置于体外。

21.3 心内操作

无论外科采用何种术式，心内操作几乎相同，无论在外科术前或术后进行，均需采用双侧股静脉和右颈内静脉途径。经颈内静脉将20极导管送至冠状窦，其近端部分置于右心房界嵴处，这样可以在术中实时反映左、右心房的电活动特点，进而判断房颤来源。将心内超声探头（Acuson，Acunav）经左侧股静脉送入右心房，以便在后续操作中实时观察房间隔、左心房、肺静脉和心包腔的图像，静脉应用肝素达到充分抗凝（目标ACT＞350s）。用两个房间隔穿刺鞘交换右股静脉内的短鞘，用于穿刺房间隔，后者需要房间隔穿刺针（Brockenbrough，SMJ）并在心内超声指导下进行。穿刺房间隔后将环状电极和射频电极送入左心房，然后建立左心房三维模型，需特别注意肺静脉与左心房交界处的解剖，进行心内电压标测，从而能够识别心外膜消融中透壁性损伤及残余传导缝隙的部位，随后在肺静脉前庭集中对这些区域进行消融。由于肺静脉前庭和左心房后壁的大部分区域为低电压，我们可以清晰地看到一些残存的传导缝隙，这些传导缝隙多位于双侧上肺静脉的后部和上部、右下肺静脉偏下偏间隔的部分和左上肺静脉与左心耳之间的嵴部。图21.5示心外膜消融术后房颤期间的左心房电压标测图

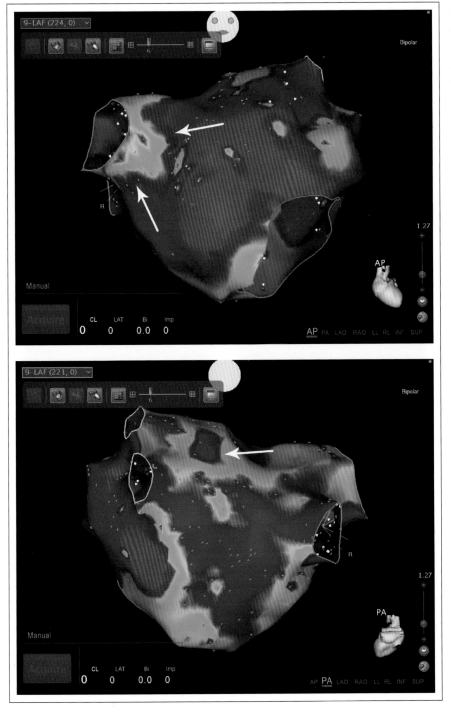

图 21.5　心外膜消融后，左心房三维电压标测（Carto 系统）的两个体位：上图为前后位，下图为后前位。白色箭头所指为房间隔最常见的残余传导缝隙的位置

（CARTO，Biosense Webster），箭头所指区域为常见的传导缝隙，这些传导缝隙与房间隔和心包后壁折返处的传导相关。由于这些区域需要非常大的射频能量才能实现透壁性损伤，所以外科消融术中无须强求实现这些肺静脉的彻底隔离。

实现肺静脉隔离后，对心房复杂碎裂电位进行标测和消融，常见的消融位点包括左侧房间隔（心外膜表面不可及）、左心房前上部和左心耳（经膈入

路心外膜途径不可及）和冠状窦（由于心外膜脂肪以及邻近冠脉回旋支所限）。完成这些目标区域的消融后，若仍未恢复窦律则需进行复律。

应用大剂量异丙肾上腺素（20～30μg/min）能够发现早期的电传导恢复和非静脉触发灶，这些触发灶通常包括左心房前上部、左心房间隔、冠状窦和左心耳。在证实肺静脉双向阻滞及上述各部位的消融透壁性后，撤出导管，用鱼精蛋白中和肝素

（使 ACT<180s），负压抽吸心包引流管，术后将患者转运至 ICU 拔出引流管和鞘管。

术后，患者在 ICU 内，密切监测引流量、心律情况和血压水平。若 24 小时引流量小于 $50\sim75cm^3$ 则可拔管。需强调的是，术后第一天需行经胸超声明确无心包积液。

杂交手术的禁忌证包括既往心脏手术史、广泛上腹部切口、需行开胸手术的心脏结构和瓣膜异常、任何影响手术安全性的合并症。手术住院日多为 3～5 天，依据引流量和心律情况而定，患者 INR 水平于手术当日应控制在 1.8～2.4，术后当天恢复华法林抗凝治疗。

21.4 讨 论

目前，阻断肺静脉肌袖与左心房之间的电传导（肺静脉隔离）是外科或导管消融治疗房颤的重要终点，但是，仅采用此策略对于长程持续性房颤的疗效并不佳，对于此类患者，有几个因素可能影响其疗效。首先是肺静脉对于此类房颤的发生和维持意义较小，其次，这类患者的肺静脉周围左心房区域（肺静脉前庭）常出现异常电活动。因此，在肺静脉口部进行隔离并不能完全消除这些异常的电活动[12]。此外，在远离肺静脉的部位也可出现触发灶和异常电活动（非肺静脉触发灶）。常见部位包括左心房间隔、左心房的前上部、冠状窦、右心房间隔、右心房界嵴和左心耳[13-14]。

因此，仅隔离肺静脉而不处理其他区域可能导致术后的复发，随着房颤持续时间的延长，左心房的组织学特点也随之发生改变[15]，房颤持续时间过长可导致心房肌增厚、纤维组织浸润。大体上看，这些组织比正常心房肌颜色更白[16]，由于心肌肥厚及纤维组织浸润，与正常心房肌相比，对这些组织的阻抗式加热更难形成透壁性损伤。据外科文献报道，分离或消融神经丛所在区域的心外膜脂肪垫可改善消融预后[17-18]，然而，关于神经丛消融能否提高疗效，仍存在一定的争议[19]（尤其是很好地完成肺静脉前庭消融后[20]）。

外科房颤消融的主要优势在于，能形成比导管消融更大的消融灶，这种方式可能疗效更好，尤其是对于长程持续性房颤患者。尽管外科手术可以直视消融目标区域，但某些杂交手术是在膈肌中心腱水平进行的，所以只能看到左心房下后部，而无法直视左心房前上部，对于这些区域无法在直视下进行消融，只能通过弯曲消融器械或将其紧密贴靠于心房组织上，但是，外科手术期间通过标测验证透壁性损伤的难度较大，甚至对于某些特定部位，以目前的技术还无法实现。

相反，心内导管消融治疗房颤的主要优势在于，能沿着消融灶进行逐点定位，进而对消融径线上残存的传导缝隙进行标测和巩固消融。其主要的不足在于消融范围小、导管和组织之间的接触不稳定、造成毗邻结构损伤的可能性更大（尤其是在消融左心房后壁时）以及过度加热导致的气爆。这些局限性都导致能量相对较低，因此限制了消融灶的大小，因此急性隔离后出现迟发性肺静脉电传导恢复也更为常见。

此外，有几点需要注意。尽管心外膜直视消融有一定的优势，但是仍存在损伤附近结构的潜在可能。在消融右肺静脉前方（Waterston 氏沟）时，如果消融器械向右心房成角则有损伤膈神经的可能，尽管该并发症多为短暂性，但在经膈肌入路术式中，这种情况很可能导致永久性膈神经损伤。类似的，在消融左心房后壁时可能对食管造成损伤，形成心房食管瘘，这常发生于消融器械到达心包后壁折返处向上成角并同时使用吸引器时，这种情况下，能量会在传递到心房的同时，也会向与食管直接接触的纵隔传递。此外，术后心包炎和心包积液是决定住院天数的主要因素，尽管术后将引流管置于心包内，但引流管因血凝块或者扭曲而堵塞可引起急性心脏压塞，迟发性心包积液和心脏压塞往往出现在出院后 1 周左右。因此，在家严密监测可能的并发症以及出院时向患者详细交待并发症的征象是非常重要的。一般心包引流管于术后 2～4 天拔除，拔管后才允许出院，尽管大多数中心将心外膜与心内膜消融两部分采取一站式序贯方式进行，但还有部分中心将这两部分分为两期。

目前，许多研究都致力于探索一种联合心内/心外膜的消融策略，因为这样可以使两种术式优势互补，但是，大多数联合或杂交手术都需进行单侧或双侧胸腔镜检查，因此，术后疼痛相当明显。更重要的是，患者会想当然地认为胸腔镜检查是一种创伤性更大的手术，即使我们仍然标榜为"微创手术"。

Atricure 双极射频消融器械可通过左右两侧胸腔很好地暴露左右心房，正因如此，该术式通常可达到完全性肺静脉隔离，同时对左心房进行基质改良，术后疼痛仍是其最突出的不足。

经膈肌入路手术中的外科入路包括上腹部正中切口、腹膜入路和膈肌中心腱上的心包入口，由于不进入胸腔，术后疼痛感较轻。这种方式的主要不足是到达左心房上部受限，该术式容易暴露左心房后壁，但心包后折返部的限制使到达左心房上部而不易暴露，而上肺静脉的大部分恰恰位于此处，这种术式同样无法直接到达左心房前上部及左心耳和左上肺静脉之间的嵴部。

正是由于这些局限性，所以这种方式才特别需要精确的心内消融来对心外膜入路无法探及的区域进行消融。导管若置于左心房内，针对这些部位的标测就会简单得多。这种方式常见的残余传导缝隙包括心包后折返处（双侧上肺静脉后部）、右下肺静脉的前部及间隔部和房间隔以及左心耳与左上肺静脉间的嵴部。由于心外膜途径已经完成对左心房大部分区域的消融，所以，心内膜途径只需要针对这些残存传导缝隙进行消融，从而完善消融径线的完整性。在长程持续性房颤患者中，房颤的触发灶很可能来源于非肺静脉区域，因此，在杂交手术过程中，完成肺静脉隔离后，通过心内途径对上述触发灶进行标测和消融也是必要的。

总之，杂交手术治疗房颤需要外科医生和电生理医生的共同参与，采用经胸入路方式可减轻手术创伤，同时又具有外科心外膜消融的优势，但这种治疗方式在心律失常治疗中的临床意义仍然需要进一步的研究加以证实。

参考文献

1. Fuster V, Rydén LE, Cannom DS, et al. ACC/AHA/ESC 2006 guidelines for the management of patients with atrial fibrillation: full text: a report of the American College of Cardiology/American Heart Association Task Force on practice guidelines and the European Society of Cardiology Committee for Practice Guidelines (Writing Committee to Revise the 2001 guidelines for the management of patients with atrial fibrillation) developed in collaboration with the European Heart Rhythm Association and the Heart Rhythm Society. *Europace*. 2006;8:651–745.

2. Brooks AG, Stiles MK, Laborderie J, et al. Outcomes of long-standing persistent atrial fibrillation ablation: A systematic review. *Heart Rhythm*. 2010;7:835–846.

3. Sauer WH, McKernan ML, Lin D, Gerstenfeld EP, Callans DJ, Marchlinski FE. Clinical predictors and outcomes associated with acute return of pulmonary vein conduction during pulmonary vein isolation for treatment of atrial fibrillation. *Heart Rhythm*. 2006;3:1024–1028.

4. Bhargava M, Di Biase L, Mohanty P, et al. Impact of type of atrial fibrillation and repeat catheter ablation on long-term freedom from atrial fibrillation: results from a multicenter study. *Heart Rhythm*. 2009:6:1403–1412.

5. Lee SH, Tai CT, Hsieh MH, et al. Predictors of early and late recurrence of atrial fibrillation after catheter ablation of paroxysmal atrial fibrillation. *J Interv Card Electrophysiol*. 2004;10:221–226.

6. Berruezo A, Tamborero D, Mont L, Benito B, Tolosana JM, Sitges M, et al. Preprocedural predictors of atrial fibrillation recurrence after circumferential pulmonary vein ablation. *Eur Heart J*. 2007;28:836–41.

7. Matsuo S, Lellouche N, Wright M, et al. Clinical predictors of termination and clinical outcome of catheter ablation for persistent atrial fibrillation. *J Am Coll Cardiol*. 2009;54:788–795.

8. Cox J, Schuessler R, D'Agostino H, Stone C, Chang B, Cain M, Corr P, Boineau J. The surgical treatment of atrial fibrillation. III. Development of a definitive surgical procedure.*J Thorac Cardiovasc Surg*. 1991;101(4):569–83.

9. Prasad S, Maniar H, Camillo C, Schuessler R, Boineau J, Sundt T, Cox J, Damiano R. The Cox maze III procedure for atrial fibrillation: long-term efficacy in patients undergoing lone versus concomitant procedures. *J Thorac Cardiovasc Surg*. 2003;126(6):1822–8.

10. Wolf RK, Schneeberger EW, Osterday R, et al. Video-assisted bilateral pulmonary vein isolation and left atrial appendage exclusion for atrial fibrillation,*J Thorac Cardiovasc Surg*. 2005;130:797–802.

11. Edgerton JR, Edgerton ZJ, Weaver T, Reed K, Prince S and Herbert MA et al. Minimally invasive pulmonary vein isolation and partial autonomic denervation for surgical treatment of atrial fibrillation, *Ann Thorac Surg*. 2008;86:35–38

12. Rostock T, Steven D, Hoffman B, et al. Chronic atrial fibrillation is a biatrial arrhythmia. Data from catheter ablation of chronic atrial fibrillation aiming arrhythmia termination using a sequential ablation approach. *Circ Arrhythm Electrophysiol*. 2008;1:344–353.

13. Haïssaguerre M, Hocini M, Sanders P, et al. Catheter ablation of long-lasting persistent atrial fibrillation: clinical outcome and mechanisms of subsequent arrhythmias. *J Cardiovasc Electrophysiol*. 2005;16:1138–1147.

14. Elayi CS, Verma A, Di Biase L, et al. Ablation for longstanding permanent atrial fibrillation: results from a randomized study comparing three different strategies. *Heart Rhythm*. 2008;5:1658–1664.

15. Frustaci A, Chimenti C, Bellocci F, Morgante E, Russo MA, Maseri A. Histological substrate of atrial biopsies in patients with lone atrial fibrillation. *Circulation*. 1997;96:1180–1184.

16. Shirani J, Alaeddini J. Structural remodeling of the LAA in patients with chronic nonvalvular atrial fibrillation: implications for thrombus formation, systemic embolism, and assessment by transesophageal echocardiography. *Cardiovasc Pathol*. 2000;9(2):95–101.

17. Melo J, Voigt P, Sonmez B, et al. Ventral cardiac denervation reduces the incidence of atrial fibrillation after coronary artery bypass grafting. *J Thorac Cardiovasc Surg*.

2004;127:511–516.

18. Edgerton JR, Brinkman WT, Weaver T, Prince SL, Culica D, Herbert MA, Mack MJ. Pulmonary vein isolation and autonomic denervation for the management of paroxysmal atrial fibrillation by a minimally invasive surgical approach. *J Thorac Cardiovasc Surg.* 2010;140(4):823–828.

19. Cummings JE, Gill I, Akhrass R, Dery M, Biblo LA, Quan KJ. Preservation of the anterior fat pad paradoxically decreases the incidence of postoperative atrial fibrillation in humans. *J Am Coll Cardiol.* 2004;43:994–1000.

20. Verma A, Saliba WI, Lakkireddy D, et al. Vagal responses induced by endocardial left atrial autonomic ganglion stimulation before and after pulmonary vein antrum isolation for atrial fibrillation. *Heart Rhythm.* 2007;4:1177–1182.

如何应用外科心外膜手术和导管心内膜消融杂交技术治疗心房颤动

Chapter 22 How to Perform a Hybrid Surgical Epicardial and Catheter Endocardial Ablation for Atrial Fibrillation

Srijoy Mahapatra，Gorav Ailawadi 著

韩　昊　译

22.1 引　言

尽管导管消融进行肺静脉电隔离治疗阵发性心房颤动（房颤）患者常常能够成功，但对于持续性房颤或者长程持续性房颤，单次消融的成功率只有 $40\% \sim 70\%$[1]，造成成功率低的原因包括不能隔离肺静脉前庭、不能隔离左心耳和不能隔离上腔静脉[2]。

这些局限性可以通过外科微小切口手术方法解决，特别是动物实验结果表明，隔离心房组织最好是在心外膜放置双极电凝钳，再在心内膜释放能量从而达到心房组织的两侧消融[3]。

然而，通过点状的消融损伤，或者线性单极工具形成的心外膜消融线上的 "gap（漏点）" 可以导致多种心房扑动（房扑），因此，大多数外科术后复发的心律失常是由于消融线上的 "gap" 造成的[4]，而在心内膜导管消融可以触及这些 "gap"。

2007 年，La Meir，Ailawadi，Mahapatra，Pison（LAMP）合作开展了心外膜-心内膜杂交房颤消融手术，尝试结合外科微创手术和导管消融的优点。

已有很多种杂交手术的方式，在此，我们介绍我们的技术，即使用双极电凝钳、左心耳钳、单极消融笔线性消融以及心内膜导管线性消融。

22.2 手术目标和概要

手术目标有：

1. 使用双极电凝钳使得肺静脉电隔离，达到传入、传出阻滞。

2. 使用外科消融工具，线性消融心房后壁，达到电隔离，此过程常常需要结合心内膜消融。

3. 完成左下肺静脉（LIPV）到二尖瓣峡部的消融线，一部分在心外膜消融，还常常需要导管在左心房（LA）和冠状静脉窦（CS）内消融。

4. 使用双极电凝钳隔离上腔静脉（SVC）。

5. 外科手术消融神经节。

6. 导管消融三尖瓣环-下腔静脉峡部（CTI）。

7. 外科手术消融 Marshall 韧带。

8. 外科医生经心外膜手术切除左心耳。

9. 电生理医生经心内膜消融所有可以诱发的心

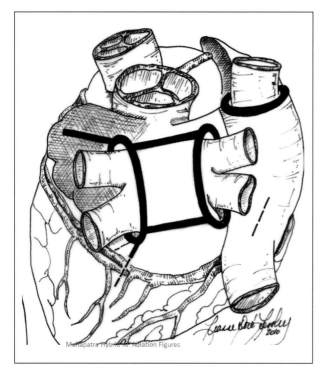

图 22.1 LAMP 手术损伤线，实线是外科手术的心外膜损伤线，虚线是导管消融在心内膜的损伤线。左心耳被夹闭或切除（用图获参考文献 7 中责任作者许可）

房扑动。

图 22.1 显示损伤线。

22.3 患者的选择

一开始我们只是选择有症状的持续性房颤，至少一种抗心律失常药物无效，并且至少一次导管消融失败的患者。随着经验的增加，我们也选择一次导管消融失败的阵发性房颤患者和没有进行导管消融的持续性房颤患者。

术前准备

影像

所有患者都进行心脏影像学检查，包括经食管超声（TEE）检查评价左心房（LA）大小，左心室射血分数（LVEF），明确是否有房间隔增厚或房间隔膨出瘤。TEE 有助于制定手术方案和预测手术成功率。

所有患者进行冠脉 CTA 检查，以明确肺静脉（PV）解剖，除外冠状动脉粥样硬化性心脏病（冠心病，CAD），高危患者［吸烟，有冠心病病史，射血

分数（EF）<50%，合并糖尿病，有典型心绞痛症状］要进行冠脉造影检查。所有患者在手术开始前进行 TEE 检查以除外左心耳血栓。

22.4 LAMP 杂交手术

LAMP 手术分为两部分：外科手术和导管消融。图 22.2 是手术流程图。

外科手术达到心外膜传导阻滞

患者体位

全身麻醉下，插入双腔气管插管，患者仰卧位，双臂放在身体两侧，左臂置于手术台垫子下方，暴露左后侧胸部。将可充气压力袋置于肩胛骨下，充气使得胸部、腹部、腹股沟展开。

右侧入路

将左侧压力袋放气，开始用左肺单侧通气模式，在第三或第四腋前线做 10mm 切口，以备胸腔镜使用，第二个 10mm 切口位于锁骨中线，乳房下方作为主要充气口，这个切口不要低于剑突，否则膈肌会限制切口的使用。第三个 5mm 切口位于锁骨中线第二肋间（图 22.3）。

我们喜欢使用 10mm 0°腹腔镜，充入二氧化碳使压力达到 6～8mmHg，以保证在右胸有足够的操作空间。在膈神经前方 2～3cm 切开心包，将两根 0-Ethibond 缝合线置于心包下缘，通过缝合器穿过胸壁，钝性分离斜窦和横窦，将上腔静脉和肺动脉游离，钝性分离右肺动脉（RPA）和右上肺静脉（RSPV），使用低能量电灼房间沟，将剥离器（Atricure，West Chester，OH）置于右肺静脉下方，在 RPA 和 RSPV 之间可以看到剥离器的尖端。通过 5mm 的切口，将红色橡胶导管送到肺静脉后壁。此时，将下方的 10mm 套针移开，并做荷包缝合，持续将二氧化碳注入胸腔。

测定和消融神经节

通过下部切口送入双极消融笔（Atricure），然后检测自主神经节所在部位。如果高频刺激能使心室电位周长延长≥50%，则认为是活跃的神经节部位，共需检测 10 个标准部位。使用双极消融笔进行消融，再重复检测，如果有必要再重复消融。下腔静

图 22.2 流程图

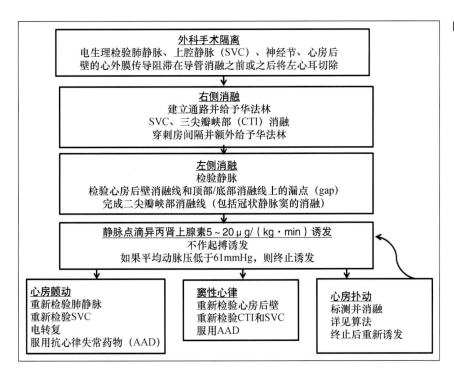

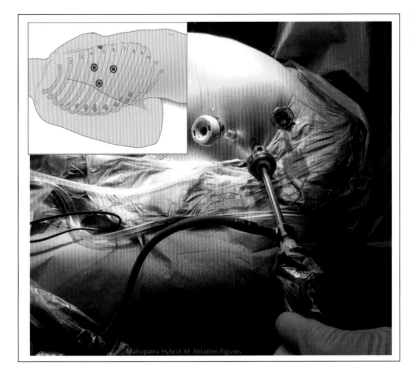

图 22.3 左侧切口位置（图片承蒙 University Hospital Maastricht 的 Mark La Meir 医生惠赠）

脉后面的 R10 和 R11 区域一般是非常活跃的神经节区，高频刺激常常导致心脏停搏（图 22.4）。

右肺静脉和前庭的电隔离

双极消融笔可感知右心房（RA），RSPV，IPV 以及嵴部的电活动并验证传入阻滞。如果患者是窦性心律，可通过消融笔在 RSPV 和 RIPV 以 10μA 的

强度起搏验证传出阻滞。通常情况下，肺静脉不会被完全隔离，即使被隔离了，前庭也没有被隔离。将双极、双向电凝钳（Synergy，Atricure）与红色橡胶导管连接，通过下部切口送入，小心地围绕右侧肺静脉消融。在左心房腔的上部造成 4～5 个连续的消融损伤，这需要有效地分离 Waterson's 沟（图 22.5）。肺静脉消融终点是达到完全传入和传出阻滞，如果初次消融没有达到肺静脉和前庭电隔离，

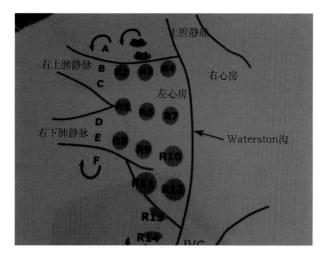

图 22.4 右侧神经节分布图（承蒙 Atricure 的 K Frazier 惠赠）

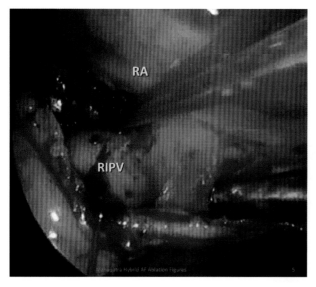

图 22.5 前庭消融前分离右侧肺静脉

需要再消融 4～5 个点。

心房顶部线

下一步，通过下部切口送入 Coolrail 装置消融心房顶部，一定要保证消融线在左心耳后方，因为左主干和左回旋支（LCX）在左心耳的前方（图 22.6）。使用 Coolrail 装置连续消融，直至功率曲线下降，一般需要 30W 消融 60～80s。我们发现消融头端与组织保持一定的压力，可造成较深的消融损伤。顶部消融线向右侧环肺静脉消融线延伸，并与之重叠，以减少顶部线出现"gap"的情况。

心房底部线

与心房顶部线类似，同样使用 Coolrail 装置，消

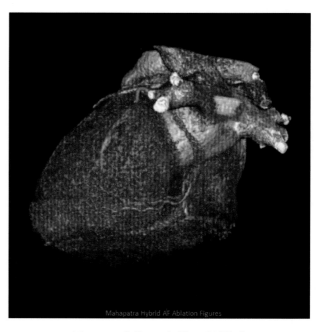

图 22.6 术前 CT 扫描显示回旋支

融延续至冠状静脉窦（CS），消融线要尽量接近 CS，但不要消融到 CS 本身。消融线也要与右侧环肺静脉消融线重叠。

右心房消融损伤

需要在右心房做两条消融线。首先，在 RA/SVC 交界处以上至少 2cm 使用电凝钳一次放电隔离上腔静脉（SVC）。然后使用双极消融笔自 SVC 沿着右心房游离壁一直消融至下腔静脉（IVC），同样要保证消融点相互重叠，以减少消融线不完整造成房扑的风险。

完成以上消融后，关闭心包腔，注意避免损伤膈神经。经右下切口插入 19Fr 单腔 Blake 胸腔管，用于水封。

左侧入路

重新使右肺充气，使左肺压缩。右侧肩胛骨下面的压力袋放气，左侧压力袋充气以暴露左侧胸壁。与右侧类似，也在左侧胸壁做三个切口（两个长 10mm，一个长 5mm）。通常左侧切口较右侧切口更靠后，如果过于靠前，心尖会影响操作。同样在右侧充入 CO_2。在膈神经后方打开心包腔，膈神经常位于左肺动脉主干上方，要注意将膈神经移向前方，产生足够的空间，安全地打开心包。将两根 0-Ethibond 缝合线置于心包下缘，通过内镜缝合器（Ethicon）拉出胸壁。

消融 Marshall 韧带

找到左上肺静脉和左肺动脉，Marshall 韧带就位于两根血管之间，用电凝钩将其分离，荷包缝合下方切口，拔出套针。

左侧神经节消融

同样的方法检测并消融左侧神经节，通常左侧很少有活跃的神经节。

左肺静脉隔离

与右肺静脉消融类似，在消融之前检测左侧肺静脉是否存在传入和传出阻滞，从下方切口送入剥离器（Atricure），置于左肺静脉下方，剥离器朝向右肩胛骨方向分离，在左上肺静脉（LSPV）和左肺动脉（LPA）之间可看到剥离器头端的灯光，将红色橡胶导管通过下方切口，经过左肺静脉后方，再穿过上方 5mm 的切口。围绕左肺静脉小心地放置双极电凝钳，连续作 4～5 次消融，然后用双极消融笔检查肺静脉是否被电隔离，要达到双向传导阻滞也许要做 4～5 次补充消融，并在心外膜侧检查是否达到传导阻滞（图 22.7）。

完成顶部和底部消融线

通过下方切口送入 Coolrail 装置，从左侧完成顶部消融线，顶部消融在直视下完成，逐步向左侧消融，并且要保证与左侧环肺静脉消融线重叠。同样在直视下完成心房底部消融线，与左侧环肺静脉消融线重叠。

完成以上消融线后，可以用双极消融笔的起搏

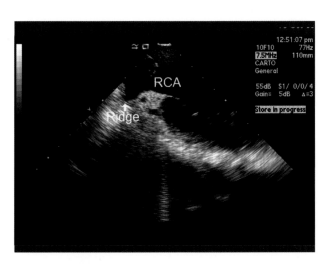

图 22.7 ICE 观察三尖瓣峡部和嵴

和感知功能检测心房后壁是否达到双向传导阻滞。

二尖瓣峡部消融线

然后消融二尖瓣峡部，使用双极消融笔，在心外膜从左下肺静脉向冠状静脉窦（CS）消融。明确患者冠状动脉的解剖很重要，术前进行冠状动脉 CT 扫描，有助于明确 LCX 的大小，是否是优势血管（图 22.6）。由于消融线不能跨过 LCX，所以心外膜消融线几乎都是不完整的，会在接近二尖瓣环的部位留下"gap"，需要在左心房心内膜和 CS 内消融。

左心耳的消融和切除

使用双极消融笔从环左肺静脉消融线到左心耳尖端做附加消融线，左心耳一般很薄，每个点消融 10s 就足够了，但要保证消融点互相重叠。

这时可以切除左心耳，也可以在电生理检查后再切除，我们喜欢使用 45mm 的 EZ 订书器（Ethicon，Blue Ash，OH）。最近，Atriclip（Atricure）通过了美国食品和药物管理局（FDA）许可，能用于切除左心耳，该装置可安全地切除左心耳，尽管目前使用 Atriclip 的经验不多，但 Atriclip 发生出血并发症的风险低于订书器装置。

根据外科医生和电生理医生的习惯，可以在电生理检查之前或者之后切除左心耳，而我们的习惯是在做完电生理检查再切除左心耳。LAMP 手术的电生理检查过程需要肝素化，被钉住的左心耳存在发生潜在出血的风险，但根据我们的经验，使用 Atriclip 装置，发生出血的风险很低。对于一部分房颤患者，LAA 的电活动会触发房颤，故此，在做电生理检查之前切除左心耳可以缩短电生理检查的过程。

电生理检查

入路

我们在右股静脉放置 8.5Fr、8Fr 和 6Fr 鞘管，分别用于右侧消融、第一次穿刺房间隔和放置右心室电极。在左股静脉放置 11Fr 和 6Fr 鞘管，用于送入 ICE（SoundStar）和 10 极 CS 电极。我们一般不从颈内静脉和锁骨下静脉送入导管。

导管

撤出外科术中使用的 TEE 探头和 Swan-Ganz 导管，将 4 极电极导管置于右心室，10 极电极导管送入

CS, ICE (Soundstar, Biosense Webster, Diamond Bar, CA) 和消融电极导管 (Thermacool, D/F curve irrigated tip, Biosense Webster) 置于右心房。

肝素

插入导管后，我们给予 5000U 肝素，第一次穿刺房间隔后，再给予 5000～10 000U 肝素，使肝素总量达到 120U/kg，并以 18U/(kg·h) 的速度持续点滴，使激活凝血时间 (ACT) 达到 350s。

右侧消融 (CTI 和 SVC)

大约 12% 接受外科手术治疗的房颤患者合并典型房扑[5]。我们使用 ICE 和三维标测技术消融峡部，最大消融功率 50W，盐水灌注速度 30ml/min (图 22.8)，然后我们放置 20 极 Halo 电极导管，在右心房、左心房和右心室起搏验证传导阻滞。对于之前做过峡部消融的患者，我们验证是否达到双向阻滞，如果有必要再进行消融。然后撤出 Halo 电极，将 20mm 螺旋电极 (Biosense Webster) 置于 SVC 并检测传导阻滞。

房间隔穿刺

我们首先在右心房消融，是为了延长从左心房心外膜消融到在左心房心内膜消融的时间，这段时间内，肺静脉电传导可能会恢复。

我们在 ICE 指导下，使用可调弯鞘 (Agillis, St. Jude Medical, Minnetonka, MN) 进行一次房间隔穿刺 (图 22.9)，通过 ICE 可以看到左心房的气泡并进行压力检测，以确定成功穿刺房间隔。第一次穿刺房间隔后，将 Lasso 电极导管送入左心房，并撤出 Agillis 鞘。然后尝试经过相同的房间隔穿刺孔将

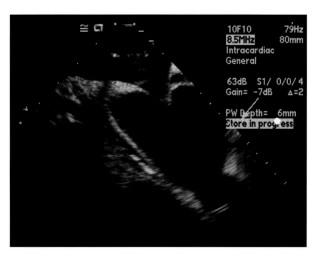

图 22.8 ICE 监测房间隔穿刺 (穿刺针将房间隔顶成帐篷状)

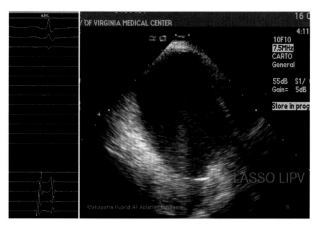

图 22.9 ICE 影像可见 Lasso 电极在左上肺静脉，对应通道上没有电信号 (传入阻滞)

消融电极导管推送入左心房，如果不能成功，则使用 SL-1 鞘管再次穿刺房间隔。

选择标测和消融导管

我们通常使用 F/J 弯双向调弯盐水灌注导管，如果心房内径小于 45mm 则选择 D/F 弯导管 (Biosense Webster)。标测导管选择 15 或 20mm 的 10 极 Lasso 电极导管。

三维标测

采用三维标测系统指导导管操作，标测房扑激动顺序。我们通常选择基于磁性的三维标测系统 (CARTO XP, Biosense Webster)，因为这个系统不受注射液体、气体的影响，也不受在心脏周围移动工具的影响，特别是在消融心房后壁和二尖瓣峡部时。此外，基于阻抗的标测系统需要胸部多处贴片，会干扰术野。有些术者会选择阻抗系统。

相控阵心内超声 (ICE)

我们使用 10Fr 相控阵 ICE，整合到三维标测系统 (Sound Star, Biosense Webster)。相控阵 ICE (Biosense Webseter 或 ViewFlex, St. Jude, St. Paul, MN) 可在穿刺房间隔之前建立三维影像，有助于指导导管操作，保证导管与心肌贴靠良好。之后，可以由多普勒确认切除左心耳。旋转式 ICE (Galaxy, Boston Scientific, Natick, MA) 因没有多普勒，对于线性消融、CS 消融以及确认左心耳切除都帮助不大。

左侧标测和消融

如果患者心律为房颤，我们要进行电转复，以

确认消融线和环肺静脉消融线阻滞。如果患者心律为房扑(定义为周长变化不超过 10%,激动顺序固定),则标测房扑。

前庭的隔离

首先我们将 Lasso 电极导管置于每根肺静脉,以确认传入阻滞。再将 Lasso 电极导管和消融导管都置于每根肺静脉,通过起搏消融导管,确认传出阻滞,Lasso 导管用于确认局部起搏夺获。根据我们的经验,常常在使用双极电凝钳后达到传入传出阻滞(图 22.10)。

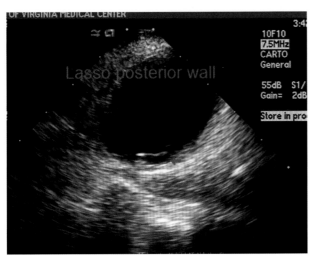

图 22.10 ICE 影像可见 Lasso 电极在左心房后壁

后壁的阻滞和隔离

将 Lasso 导管置于心房后壁,通过 ICE 确认其与心肌接触(图 22.11),起搏 Lasso 并确认夺获,如果心房率没有加快,则认为心房后壁达到传出阻滞;如果心房率加快,则顶部消融线或底部消融线存在"gap"。根据我们的经验,在导管消融之前,心房后壁不会达到电隔离标准。

如果存在"gap",可以通过在顶部或底部消融线上寻找显著电位来发现。用 25~30W 的功率,灌注速度 17ml/min 下消融 40s 以消融局部电位,如果有必要可提高消融功率和灌注速度。如果患者之前做过多条消融线,则发现哪条消融线上有"gap"是技术难点。通常情况下,导管的消融线比外科心外膜的消融线更加靠后(脊柱方向)。为了较易发现和靠近心外膜消融线,可以让外科医生将顶部消融线适当靠前,我们需在 ICE 指导下,将导管尽量置于消融线上。采用同样的方法处理底部消融线。也可以选择将消融夹置于顶部和底部消融线。每次消融后都起搏 Lasso,如果不能通过简单消融使消融线阻滞,我们就在起搏下进行激动顺序标测。电压图的意义不大。图 22.12 和图 22.13 是消融后阻滞的示例。即使心房后壁被隔离,仍然会有显著的电位,经过仔细检查可以看到电位分离(图 22.12)。

消融线的检验

我们的患者常常有多条互相交叉的消融线,通过

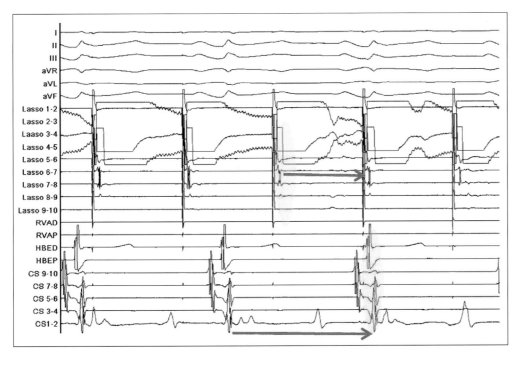

图 22.11 起搏夺获心房后壁,但没有使 CS 加速(图片承蒙 University Hospital Maastricht 的 Mark La Meir 医生惠赠)

图 22.12 心房后壁电隔离

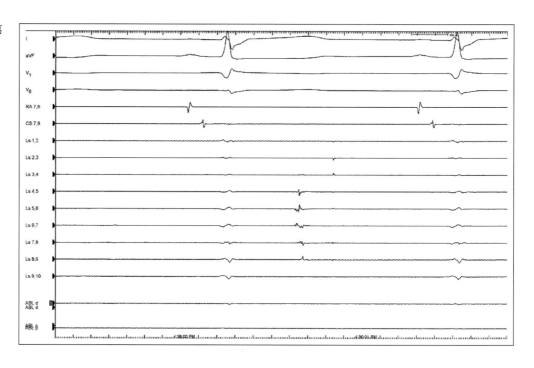

图 22.13 外科消融二尖瓣峡部线后左心房和 CS 阻滞和没有阻滞的腔内心电图（图片承蒙 University Hospital Maastricht 的 Mark La Meir 医生惠赠）

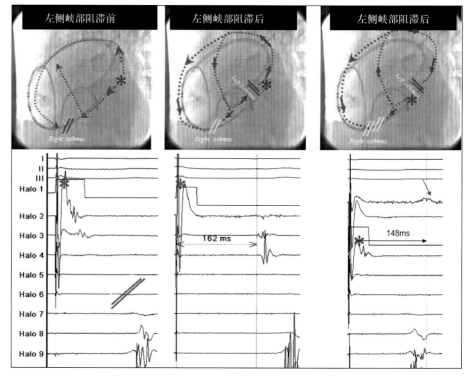

起搏证实顶部线和底部线阻滞常常比较困难，所以，我们通过验证心房后壁的传出阻滞来证实顶部线和底部线的阻滞。我们通过起搏来证实二尖瓣峡部和三尖瓣峡部消融线的阻滞。

二尖瓣消融线和 CS 的消融

我们让外科医生尽量向前推进心外膜侧的二尖瓣消融线，以便能在内膜侧确定消融线的位置，然后在

ICE 的指导下，将消融导管置于这条消融线的内膜侧，从左下肺静脉向二尖瓣峡部消融，并尽量与心外膜消融线吻合。特别要着重在二尖瓣附近区域消融，因为外科医生不能在此区域消融（此处有 LCX 走行）。患者通常需要在 CS 消融，达到 CS 与 LA 之间传导阻滞。消融二尖瓣峡部线时，我们的消融功率通常为 40W，有时也达到 50W 使消融线阻滞。在 CS 内消融时，初始消融功率为 15W，逐渐增加至 30W，灌注速度为

17ml/min，ICE 置于 CS 的心房侧，消融终点为 LA 和 CS 达到双向传导阻滞（图 22.14）。

诱发房扑

然后静点异丙肾上腺素诱发房扑或房颤，起始速度为 $5\mu g/(kg \cdot min)$，根据患者血压情况，每 2min 提高静点速度 $5\mu g/(kg \cdot min)$，直至 $20\mu g/(kg \cdot min)$。如果诱发出房扑（定义为稳定的激动顺序，周长变化<15%），则标测并消融房扑。如果诱发出房颤，我们重新检验肺静脉、上腔静脉、心房后壁是否电隔离，然后进行电转复。我们不通过心房起搏诱发。

标测房扑

我们通常不使用三维系统标测房扑，而是使用 Halo 电极和 CS 10 极电极指导消融。常见的有三种房扑（图 22.15）：典型房扑，二尖瓣峡部房扑和心

图 22.14 标测房扑的算法

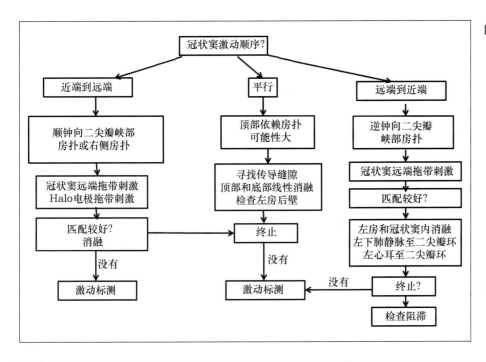

图 22.15 外科消融术后，二尖瓣顺钟向房扑。CS 远端向近端激动，是典型的二尖瓣峡部房扑

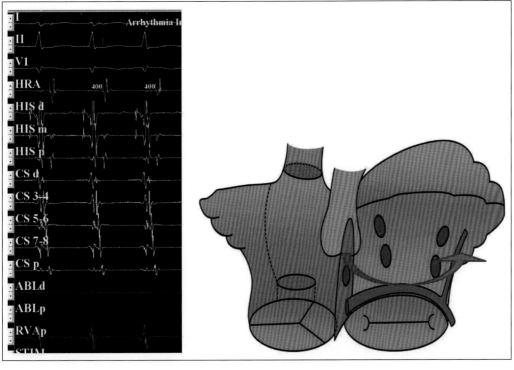

房顶部房扑。

如果房扑时 CS 电极激动顺序是由远端到近端激动，则一定是二尖瓣峡部房扑，在 CS 起搏拖带，如果 PPI＝TCL，我们就沿着 LI-MI 线消融，并在 CS 内消融。如果房扑时，CS 电极的激动顺序是由近端向远端激动，则在 CS 远端起搏拖带，如果在 CS 远端能够很好地拖带，而在右心房不能拖带，则认为是二尖瓣峡部逆钟向房扑，沿峡部线消融。如果 CS 电极基本同时激动，则认为是心房顶部房扑，并在顶部消融线上寻找"gap"，通常在 LSPV 附近。如果通过这些技术不能成功消融房扑，则进行三维激动顺序标测。图 22.16 是外科术后房扑的例子。

消融技术

使用盐水灌注消融导管，起始消融能量 15～30W，逐渐增加至最大 40W，温度上限是 42℃。有时也需要更高的功率，特别是在 LSPV 和心房顶部交界处和二尖瓣峡部线上。我们采用连续消融方式，每个点消融 20s 或者局部电位幅度降低 75％ 以上。通过 ICE 结合三维成像观察导管贴靠（图 22.17），我们主要依靠 ICE 成像。

在接近食管的部位，我们不做消融。或者将导管移开食管消融，或者让外科医生轻轻将心房抬高，使得心房与食管分开。通常我们不会损伤到食管，因为我们很少在心房后壁消融，在做导管消融之前，肺静脉常常已经被电隔离了，LAMP 手术的顶部线比传统导管消融的顶部线更靠前（横窦），只有在消融心房底部线的时候需要在食管附近消融。

图 22.16 ICE 影像显示消融导管与心房壁接触

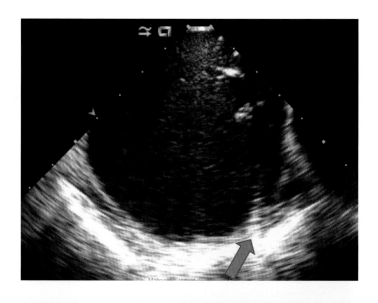

图 22.17 ICE 影像显示 LAA 被"钉住"前后

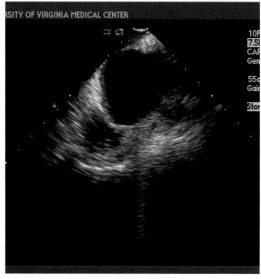
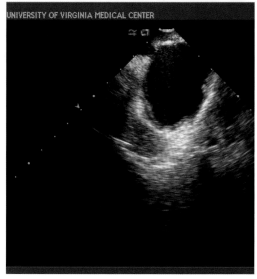

心房复杂碎裂电位（CFAE）

尽管有证据表明，消融心房碎裂电位可能会提高手术的成功率，但我们不会为每个患者都消融 CFAE 电位，因为消融 CFAE 电位会更加延长手术时间。正在进行中的 FDA 认可的 DEEP-AF 研究表明，如果完成了所有消融线之后，患者仍然维持房颤心律，则建议消融 CFAE 电位。

结束手术

用不少于 10min 的时间，给患者静脉注射 300mg 胺碘酮。用鱼精蛋白中和肝素，直至 ACT 低于 180s，这时，撤出除 ICE 之外的所有导管。在 ICE 指导下切除左心耳（图 22.18）。

22.5 术后监护

恢复

消融完成后，将鞘管撤出左心房，并停止使用肝素，可以使用鱼精蛋白中和肝素，ACT 低于 180s 可以拔出鞘管。术后 18～24h 可以使用低分子肝素，术后 1 天开始口服华法林，出院时 INR＞2。

术后 24h 内给予 1000mg 胺碘酮，然后 1200mg/d 连续口服 3 天，400mg/d 至术后 30 天，200mg/d 至术后 90 天。对于不能耐受胺碘酮的患者，我们给予多菲利特治疗。

随访

我们对术后的患者进行严密随访，通常要求患者在出院后的第 1、3、6、9、12、18 和 24 个月到电生理门诊随访，此后每年随访一次。每次随访至少进行 24h 心电监测（在我们中心或所转诊的中心），最好是 7 天的心电监测。

抗凝和抗心律失常药物

抗心律失常药物服用 90 天后停药，如果房颤复发，则重新开始抗心律失常药物治疗。所有的患者，无论卒中风险高低，术后头 3 个月均服用华法林抗凝，CHA_2DS_2VAS 评分为 0 分或者 1 分的患者，从术后 90 天停用华法林，改服用阿司匹林。

22.6 并发症

杂交手术的并发症包括所有的外科消融并发症，加上所有的导管消融的并发症。最严重的外科消融并发症是心脏穿孔，需要做开胸手术，发生率大约为 3％，多发生在切除左心耳时，或者在分离之前导管消融造成的心房周围粘连的组织时。其他手术并发症还有膈神经损伤，伤口感染，充气和放气导致的肺损伤等。

导管消融并发症包括与在左心房消融相关的脑卒中和 TIA，心脏穿孔、血管损伤、传导阻滞、肺静脉狭窄和食管损伤。我们感觉杂交手术的导管消

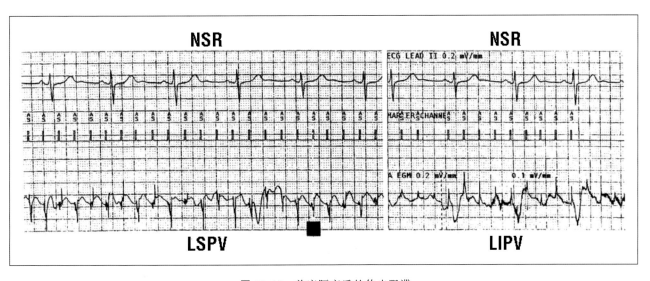

图 22.18 前庭隔离后的传出阻滞

融引起的并发症发生率要低于完全用导管消融治疗持续性房颤，因为杂交手术导管在左心房操作和消融的时间较短。

其他备选方案

序贯法（外科术后 4 天再进行导管消融）

我们在 2007 年 8 月开始采用这个手术方案，先进行外科心外膜消融，大约 4 天后根据患者临床情况进行导管消融，特别是对于合并房扑的患者。这样做的好处包括简化了手术的准备，不需要外科医生和电生理医生术中的协调配合，而且，外科术后等待 4 天可以观察肺静脉传导恢复和房扑的情况。然而，这个方案对于那些希望能进行一次手术就达到较高成功率的患者不太有吸引力。所以，在 2009 年 10 月我们开始杂交手术（LAMP）。另外一个方案是先进行外科消融，如果患者房颤复发，在术后第 90 天再次收住院治疗。如果采用这个方案，不要作二尖瓣峡部消融线，因为肯定会存在"gap"。而对于合并典型房扑的患者，也要谨慎采用这个方案，因为外科消融无法消融三尖瓣峡部线。这个方案的手术失败率为 40%，一些患者的手术效果不理想。

剑突下入路

尽管大多数患者可以耐受 VATS 过程，但我们也发现一些患者对单肺通气不能耐受。Kiser 报道 65 名患者从剑突下送入心外膜消融装置（Visatrax，NContact Surgical，Morrisville，NC），联合灌注导管消融（Biosense Webster），随访 1 年，80% 患者没有房颤复发。这种方法的不足之处在于，Visatrax 装置不能经过剑突下到达心脏前方，导管消融的时间会延长。而且，使用现有的装置，还不能经剑突下入路切除左心耳，这不但对卒中风险有显著影响，而且 Di Biase 等还提出 LAA 是房颤的主要触发灶[6]。目前正在研发既能通过剑突下入路进行完整消融，又能切除左心耳的装置。

初期的资料

美国和欧洲一些中心的资料显示，进行杂交手术并切除左心耳，1 年的手术成功率为 84%。与导管消融相比，杂交手术有较高的成功率，但同时并发症的发生率也较高，住院时间也较长[7-8]。

外科消融时"gap"的定位

根据我们的经验，"gap"常常位于靠近 LSPV 的顶部线上。如果单纯外科消融二尖瓣到 LIPV 的消融线，则所有患者均存在"gap"，因为不能在靠近冠状动脉的部位消融[9]。

22.7 结 论

对于持续性房颤，以目前单纯的药物治疗、导管消融治疗和外科手术方法均不能取得很好的效果，结合导管消融和外科手术优势的杂交手术（LAMP）可以提高房颤治疗的成功率。这无论在患者的选择，制订手术计划，手术过程中还是术后的随访过程中，均需要外科医生和电生理医生协作。外科团队的目标是隔离大静脉，隔离心房后壁，线性消融以及切除左心耳。电生理团队的目标是确保大静脉达到电隔离，消融线达到双向传导阻滞，消融三尖瓣峡部（CTI）。今后进一步获得的经验将有助于改进这种新型术式。

声明

感谢马斯特里赫特大学医院（University Hospital Maastricht）的 La Meir 医生和 Pison 医生协助提供图片并发展这项术式。

参考文献

1. Crawford T, Oral H. Current status and outcomes of catheter ablation for atrial fibrillation. *Heart Rhythm.* 2009;6: S12–S27.
2. Haisaguerre M, Sanders P, Hocini M, et al. Catheter ablation of long-lasting persistent atrial fibrillation: critical structures for termination. *J Cardiovasc Electrophysiol.* 2005;16:1125–1137.
3. Schuessler RB, Lee AM, Melby SJ, et al. Animal studies of epicardial atrial ablation. *Heart Rhythm.* 2009;6:S41–S45.
4. Han FT, Kasirajan V, Kowalski M, et al. Results of a minimally invasive surgical pulmonary vein isolation and ganglionic plexi ablation for atrial fibrillation: single-center experience with 12-month follow-up. *Circ Arrhythm Electrophysiol.* 2009;2:370–377.
5. Chan D, Van Hare G, Makall J, Carlson M, Waldo A. Importance of atrial flutter isthmus in postoperative intra-atrial rentrant tachycardia. *Circulation.* 2000;102: 1283–1289.

再次送入右心室并旋转来评估是否存在任何的心包积液。见房间隔穿刺的透视视频 12.18 和房间隔穿刺的心内超声视频 12.19。

第二次房间隔穿刺

如果要进行第二次房间隔穿刺，第一个鞘需要固定在左心房内，这时可以将其朝向二尖瓣环（见

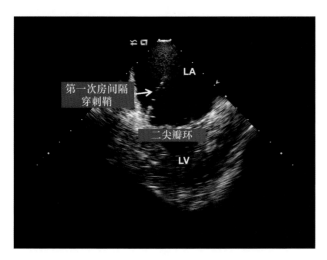

图 12.9 右心房内行心内超声检查，示房间隔穿刺鞘的头端已经弯曲指向二尖瓣环，这是为第二次穿间隔做准备

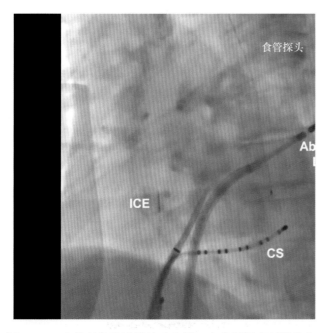

图 12.10 左前斜位的透视显示为第二次房间隔穿刺做准备，消融导管已经通过第一个鞘送入左上肺静脉，深度超过 CS 导管头端的位置，位于右心房的心内超声导管在屏幕左侧，在左上肺静脉后方可以看到食管内的温度探头，第二个房间隔穿刺鞘在第一个鞘穿过间隔位置的上方将房间隔撑起

图 12.9 和视频 12.20），或将消融导管经其送到左上肺静脉（见图 12.10）。

第二个房间隔穿刺鞘可以通过第一个房间隔穿刺点放置。首先经导丝撤出房间隔穿刺鞘并将导丝保留在左心房内，将第二套扩张管与鞘在该导丝旁钝性送入左心房（不带针）。

除此之外，第二次房间隔穿刺也可以按照第一次穿刺的步骤完成，我们常规按照这种方法做，这样的话，卵圆孔上两个穿刺点之间会有一定距离（见视频 12.21 和视频 12.22），我们能够更好地独立操作两个鞘而不会使之相互影响。此外，研究证实这种方法可以显著减小永久性医源性房间隔缺损的风险[4-7]。

备选方案

虽然我们常规使用 ICE 指导房间隔穿刺，但在没有 ICE 的条件下进行房间隔穿刺已达数十年之久。在这种情况下，有一些方法可帮助确定心脏的解剖结构。通过动脉置管，将猪尾导管放入主动脉根部，该导管的走行可以定位主动脉的后下缘，这样，在透视下可以防止穿刺到主动脉。或者可以将标测导管经静脉放置于希氏束，可以在透视下间接标识主动脉瓣下缘（无冠状窦）。

在没有 ICE 的情况下，可以用造影剂来显示卵圆孔的位置从而在射线下进行定位，当扩张管回撤至右心房，通过针注射少量造影剂，局部组织会有造影剂滞留，因此可以看到房间隔的位置。同样，当针送入左心房后，注射造影剂可以用于确认针尖的位置。

对于异常房间隔应选用的器械

某些情况下，用 Brockenbrough 针穿刺房间隔难度较大，尤其是存在某些解剖异常时（如房间隔膨出瘤或脂肪瘤样肥厚，或有房间隔穿刺史或外科手术史的患者），此时，需要更加用力才能完成，这就增加了针或扩张管穿过间隔后左心房穿孔的风险。这时，有一些辅助器械可供选择。

可控弯鞘的设计可以增加导管稳定性，以及支撑导管到心脏的不同位置。我们最常使用的器械就是 AgilisNxT 可控弯鞘（St. Jude Medical，Inc.，St. Paul，MN）。这种鞘也比较硬，这样就可以在推送针穿过房间隔到达预定位置及角度时提供更大的支持力。

电灼可有助于穿刺针头端通过肥厚或有瘢痕的间隔，当针的头端将间隔顶起时，通过穿刺针手柄可进行 Bovie 电灼。此外，Toronto 房间隔穿刺导管

（Baylis Medical Company，Inc.，Montreal，Cana-da）在圆形的导管头端释放射频能量。这种导管穿刺房间隔时不需要很大的外力，并且在一些困难的房间隔穿刺时能够提供更多的控制。

在有巨大房间隔膨出瘤的情况下，在房穿针穿过房间隔后很难送到左心房边缘，因而增加左心房穿孔的风险（见图 12.11 和视频 12.23）。SafeSept 穿间隔导丝（Pressure Products，Inc.，San Pedro，CA）是一种带有可调弯 J 形针的长尼龙导丝，直径为 0.014in（约 0.36mm），一旦针穿过间隔并且探出扩张管，它就自然形成一个 J 形弯曲，而其钝缘用作引导缘（见图 12.2，视频 12.24～视频 12.26）。这种导丝可以配合常规的鞘与扩张管完成房间隔穿刺。

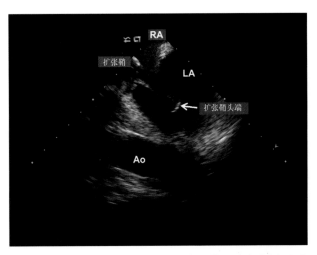

图 12.11 右心房（RA）的心内超声影像示房间隔膨出瘤，扩张管明显将间隔向左心房（LA）内撑起，几乎靠近左肺静脉口部。（Ao：降主动脉）

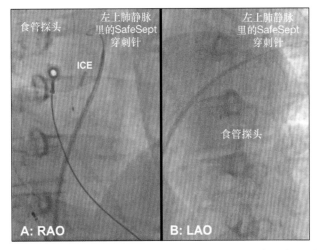

图 12.12 透视下的 SafeSept 针用于有房间隔膨出瘤患者（图 12.10）的房间隔穿刺。针已经出了扩张管并穿过间隔送达左上肺静脉。A. 右前斜位（RAO）；B. 左前斜位（LAO）

应避免的误区

放置 CS 导管可以确定患者心脏的转位，CS 导管的走行还可以用来引导房间隔穿刺鞘穿过房间隔的方向。因此，必须保证 CS 导管的远端是真正的 CS 而不是其分支，这样才能避免误导术者。通过确认 CS 导管上的房、室电位可以定位其正确位置。

ICE 可以用来实时观察针与扩张管头端与心脏结构的相对位置，然而，我们必须知道 ICE 的局限性，这样才能避免被错误信息误导。ICE 对靠近探头的结构显影较好，但是随着与探头之间的距离增加，图像的质量就会相应下降，这会导致一些患者（特别是那些有脂肪瘤的患者）的左心房后壁显示不清，这种情况下，使用 TEE 可清晰显示左心房后壁，从而避免在推送针与扩张管的过程中穿透左心房后壁。所以许多中心常规的应用 TEE。

对于房颤消融术，我们常规使用两个不同的房间隔穿刺鞘，两种鞘的长度不同，因此需要配合使用不同长度的 Brokenbrough 针。我们常常提前在器械台上将两种鞘都准备好，所以必须确保鞘与针的长度匹配，以防将长针送出短鞘而导致上腔静脉或右心房的损伤。

Brokenbrough 针的包装内自带内芯，我们习惯先将其内芯取出并用盐水冲洗，再将其送入扩张管，以防进气。过去，针在扩张管内推送过程中可能会刮下内壁的碎屑，为避免这种情况，建议带着内芯将针送入扩张管[8-9]。我们目前使用的针不再有这样的问题，但是当我们第一次使用一种新的针鞘组合之前，最好先在体外试验一下，确保无刮屑的产生。

12.4 术后处理

在房间隔穿刺术完成并且置入鞘管后，我们用 ICE 来确认是否存在心包积液，在术中持续监测血流动力学状态，来检测是否存在心动过速、低血压或其他心脏压塞的征象。术中会不时重复进行 ICE 检查，尤其是出现血流动力学不稳定的情况。在手术结束从心脏撤出所有的鞘与导管后，会再次进行 ICE 检查，如果房间隔穿刺点太过偏上或偏后，可能导致鞘穿过心包腔再进入左心房，此时，可能在撤出之后才会出现明显的心包积液。

当导管和鞘从房间隔撤出后，就停止应用肝素并检测 ACT。如果需要拔管，我们可以应用鱼精蛋白中和肝素。

患者会在监护室直至术后第二天，以及时发现心脏压塞并进行其他常规监测。我们常在术后第二天做经胸超声来再次确认是否有心包积液。

12.5 手术并发症

与房间隔穿刺术相关的并发症可以是致命的，包括上腔静脉、右心房游离壁或左心房后/侧壁穿孔导致的心包炎或心脏压塞；以及主动脉穿孔导致的纵隔血肿或急性右心衰竭。此外，进入左心房后会增加血栓栓塞或者空气栓塞的风险，可能引起卒中或 ST 段抬高。以前，房间隔穿刺术由介入心脏医生在透视下完成，根据大规模临床观察，其严重并发症发生率为 1.3%，其中心脏压塞的发生率为 1.2%，系统栓塞 0.1%，死亡率为 0.08%[10]。

自 2000 年，随着房颤消融技术的发展，电生理医生正在成为房间隔穿刺术的主力军。随着压力传感器、定标导管（猪尾导管、CS 导管）与 ICE 等辅助工具的应用，虽然术者平均的房间隔穿刺术经验较少，但手术并发症的发生率却下降了。一项纳入 5520 例患者的大规模多中心临床试验表明，截止到 2003 年，房间隔穿刺的严重并发症发生率低于 0.8%，心脏压塞发生率低于 0.1%，主动脉穿孔发生率低于 0.1%，系统栓塞发生率为 0.1%（见视频 12.27），死亡率为 0.02%[11]。如果在扩张管或鞘进入主动脉或心包腔之前及时发现穿孔征象，致死性出血的概率会有所降低（但不会完全避免）。如果在 ICE 下发现心脏压塞，应立即停止手术并中和抗凝剂，严密监测积液量的多少及血流动力学状态，以上几点是发现穿孔后的常规治疗措施。但如果积液量急剧增长，患者需要立即行心包穿刺术来预防或者治疗心脏压塞，在少数情况下，如果心包出血仍然持续，则需要做外科手术进行修补。

此外，在房间隔穿刺术后也会有永久性房间隔缺损的风险，小样本研究表明，与经一个穿刺点进行两次房间隔穿刺相比，分别穿刺两次房间隔可以更为明显地减少永久性房间隔缺损的风险[4]。此外，大多数的房缺仅为左向右分流，会在术后三个月中逐渐闭合，且不会增加反常栓塞的风险[5]。

12.6 优势与缺陷

房间隔穿刺术是电生理医生完成左心房甚至左心室消融不可或缺的一项技术，我们通过放置心内标测导管来定位解剖结构、通过压力传感器来确认穿刺针所在心腔、通过 ICE 提供实时导管的实时显像，所有这些辅助工具都有助于减小操作风险，提高房间隔穿刺的安全性，并缩短房间隔穿刺术术者的培养时间，但同时也增加了费用。目前，ICE 广泛地应用于房颤消融，不但能够指导房间隔穿刺，而且能够评估肺静脉解剖，指导消融导管的放置及术中肺静脉血流流速。然而，对于常规左侧旁路的患者，一个成熟术者完全可以在透视下进行房间隔穿刺，此时用 ICE 导管就会存在费用问题。

因房间隔解剖异常导致穿间隔失败的情况非常少见，但是房缺或卵圆孔未闭经皮封堵或外科修补术后的患者，会增加房间隔穿刺术的难度。但是，在 ICE 指导下，再加上射频头端导管或 J 形针等辅助工具，我们能够在某些特殊患者（如房间隔膨出瘤、脂肪瘤样肥厚、房间隔缺损封堵器）中进行房间隔穿刺。对于较大的 Gore-Tex 补片（W. L. Gore & Associates，Flagstaff，AZ），常无法经其进行房间隔穿刺，但是对于心包补片或 Dacron 补片通常可以经其穿刺，甚至对于植入封堵器的患者，如果在补片或封堵器的下部或后部有着足够空间的话，也同样可以进行房间隔穿刺[12]。

左心栓子的存在是房间隔穿刺术的绝对禁忌证。此外，虽然我们常规对 INR 值在 2~3 之间的患者进行房间隔穿刺，但未纠正的凝血功能障碍同样也应是房间隔穿刺的禁忌证。

12.7 结 论

房间隔穿刺术已经成为实施多种左心系统电生理手术的常规操作技术，它的技术要求较高，需要丰富的经验和对心脏解剖的充分了解。ICE 的应用提供了房间隔穿刺过程中导管在心内位置的实时显像，能够降低并发症的风险。随着新器械与新技术的不断涌现，房间隔穿刺能够安全地应用于合并解剖异常的患者，其适应证正在不断扩大。

参考文献

1. Hahn K, Gal R, Sarnoski J, Kubota J, Schmidt DH, Bajwa TK. Transesophageal echocardiographically guided atrial transseptal catheterization in patients with normal-sized atria: Incidence of complications. *Clin Cardiol*. 1995;18: 217–220.

2. Szili-Torok T, Kimman G, Theuns D, Res J, Roelandt JR, Jordaens LJ. Transseptal left heart catheterisation guided by intracardiac echocardiography. *Heart*. 2001;86:E11.

3. Daoud EG, Kalbfleisch SJ, Hummel JD. Intracardiac echo-cardiography to guide transseptal left heart catheterization for radiofrequency catheter ablation. *J Cardiovasc Electrophysiol*. 1999;10:358–363.

4. Hammerstingl C, Lickfett L, Jeong KM, et al. Persistence of iatrogenic atrial septal defect after pulmonary vein isolation—an underestimated risk? *Am Heart J*. 2006;152:362. e1–e5.

5. Rillig A, Meyerfeldt U, Birkemeyer R, Treusch F, Kunze M, Jung W. Persistent iatrogenic atrial septal defect after pulmonary vein isolation: Incidence and clinical implications. *J Interv Card Electrophysiol*. 2008;22:177–181.

6. Obel O, Mansour M, Picard M, Ruskin J, Keane D. Persistence of septal defects after transeptal puncture for pulmonary vein isolation procedures. *Pacing Clin Electrophysiol*. 2004;27:1411–1414.

7. Fagundes RL, Mantica M, De Luca L, et al. Safety of single transseptal puncture for ablation of atrial fibrillation: Retrospective study from a large cohort of patients. *J Cardiovasc Electrophysiol*. 2007;18:1277–1281.

8. Leong-Sit P, Callans D. Equipment for Transseptal Punctures. In: Thakur R, Natale A (Eds.). *Transseptal Catheterization and Interventions*. Minneapolis, MN: Cardiotext Publishing, 2010:55–64.

9. Fisher WG, Ro AS. Trans-septal Catheterization. In: Huang SKS, Wood MA (Eds.). *Catheter Ablation of Cardiac Arrhythmias*. Philadelphia, PA: Saunders Elsevier, 2006: 635–648.

10. Roelke M, Smith AJ, Palacios IF. The technique and safety of transseptal left heart catheterization: the Massachusetts General Hospital experience with 1,279 procedures. *Cathet Cardiovasc Diagn*. 1994;32(4):332–339.

11. De Ponti R, Cappato R, Curnis A, Della Bella P, Padeletti L, Raviele A, Santini M, Salerno-Uriarte JA. Trans-septal catheterization in the electrophysiology laboratory: data from a multicenter survey spanning 12 years. *J Am Coll Cardiol*. 2006;47(5):1037–1042. Epub 2006 Feb 9.

12. Lakkireddy D, Rangisetty U, Prasad S, et al. Intracardiac echo-guided radiofrequency catheter ablation of atrial fibrillation in patients with atrial septal defect or patent foramen ovale repair: a feasibility, safety, and efficacy study. *J Cardiovasc Electrophysiol*. 2008;19(11):1137–1142. Epub 2008 Jul 25.

视频描述

视频 12.1 ICE 从右心房显示房间隔瘤（影像朝向足侧为右侧，朝向头侧为左侧）

视频 12.2 ICE 从右心房显示房间隔瘤，ICE 打弯进入右心房跨过三尖瓣环（影像朝向足侧为右侧，朝向头侧为左侧）

视频 12.3 ICE 从右心房显示厚达 1.5cm 的脂肪瘤（影像朝向足侧为左侧，朝向头侧为右侧）。显著肥厚的脂肪瘤会降低 ICE 从右心房观察左心房结构的能力

视频 12.4 ICE 从右心室显示左心室，在穿间隔前显示左心室后壁外脂肪层（影像朝向足侧为右侧，朝向头侧为左侧）

视频 12.5 ICE 从右心室观察左室，显示在穿间隔后有大量心包积液（影像朝向足侧为右侧，朝向头侧为左侧）

视频 12.6 LAO 透视位下两次穿间隔视频。首先将扩张鞘从上腔静脉下撤到右房，看到弹落到卵圆窝。轻轻前送扩张鞘顶住房间隔，然后送穿刺针穿过房间隔。再将扩张鞘顺穿刺针前送超过穿刺针，然后再将外鞘前送超过扩张鞘，开始送外鞘时有时困难，但终究会有一落空感会穿过房间隔。撤出扩张鞘。这个操作重复两遍后，沿第一次外鞘送入消融导管至左上肺静脉。

视频 12.7 LAO 透视位下单次穿间隔视频，步骤类似视频 12.6

视频 12.8 RAO 透视位下单次穿间隔视频，步骤类似视频 12.6

视频 12.9 ICE 从右心房显示扩张鞘在卵圆窝顶部将其顶起——有点过高了（影像朝向足侧为右侧，朝向头侧为左侧）

视频 12.10 ICE 从右心房显示扩张鞘在卵圆窝底部将其顶起——又有点过低了（影像朝向足侧为右侧，朝向头侧为左侧）

视频 12.11 ICE 从右心房显示扩张鞘在卵圆窝恰当的位置将其顶起，对着左肺静脉。视频的后半段显示彩色多普勒流入肺静脉（影像朝向足侧为左侧，朝向头侧为右侧）

视频 12.12 ICE 从右心房显示扩张鞘在卵圆窝正中的位置将其顶起，但方向太靠前了，对着二尖瓣。将 ICE 逆时针旋转，从左肺静脉转向二尖瓣，就可看见扩

张鞘了（影像朝向足侧为左侧，朝向头侧为右侧）

视频 12.13 ICE 从右心房显示扩张鞘在卵圆窝正中的位置将其顶起，但方向太靠后了——对着左心房后壁及其后面的降主动脉（影像朝向足侧为左侧，朝向头侧为右侧）

视频 12.14 ICE 从右心房显示扩张鞘顶起卵圆窝指向左肺静脉方向，然后送穿刺针突破房间隔（影像朝向足侧为左侧，朝向头侧为右侧）

视频 12.15 ICE 从右心房显示，当外鞘送入左心房后推送盐水在左心房形成一串亮泡（影像朝向足侧为右侧，朝向头侧为左侧）

视频 12.16 ICE 从右心房显示的一系列截屏图。显示扩张鞘下拉到卵圆窝正中，指向左肺静脉，穿刺针前送穿过房间隔（0：26），原来被扩张鞘顶起的卵圆窝突然松弛（0：32）（影像朝向足侧为右侧，朝向头侧为左侧）

视频 12.17 ICE 从右心房显示沿扩张鞘将外鞘送入，同样看到将房间隔顶起，一旦外鞘进入左心房，则该顶起也随即松弛（影像朝向足侧为右侧，朝向头侧为左侧）

视频 12.18 RAO 透视位下两次穿间隔视频。首先将扩张鞘从上腔静脉下撤到右心房，看到弹落到卵圆窝。轻轻前送扩张鞘顶住房间隔，然后送穿刺针穿过房间隔。再将扩张鞘顺穿刺针前送超过穿刺针，然后再将外鞘前送超过扩张鞘，开始送外鞘时有时困难，但终究会有一落空感会穿过房间隔。撤出扩张鞘。这个操作重复两遍后，沿第一次外鞘送入消融导管至左上肺静脉。

视频 12.19 ICE 从右心房显示的一系列截屏图。显示扩张鞘下拉到卵圆窝正中，指向左肺静脉，穿刺针前送穿过房间隔（0：16），然后顺着针再送

入扩张鞘（0：21），最后送入外鞘（0：28）（影像朝向足侧为右侧，朝向头侧为左侧）

视频 12.20 ICE 从右心房显示可调弯外鞘指向二尖瓣环准备行第二次房间隔穿刺（影像朝向足侧为右侧，朝向头侧为左侧）

视频 12.21 ICE 从右心房显示第二次穿间隔过程。扩张鞘在第一次穿间隔的外鞘稍下方顶起房间隔，指向左肺静脉。从第一支外鞘推盐水可看见亮泡游动在左心房内（影像朝向足侧为左侧，朝向头侧为右侧）

视频 12.22 ICE 从右心房显示第二次穿间隔过程。扩张鞘在第一次穿间隔的外鞘稍下方顶起卵圆窝，前送穿刺针突破房间隔。（影像朝向足侧为左侧，朝向头侧为右侧）

视频 12.23 ICE 从右心房显示扩张鞘顶起——房间隔瘤（影像朝向足侧为右侧，朝向头侧为左侧）。

视频 12.24 LAO 透视位下显示用新的穿刺针——SafeSpte 穿间隔。将针一直送到左上肺静脉口，然后送入扩张鞘，外鞘顶起房间隔顺导丝送入左上肺静脉口（0：29）

视频 12.25 LAO 透视位下显示用新的穿刺针——SafeSpte 穿刺针穿第二次间隔。针一直送到左上肺静脉口，然后送入扩张鞘，外鞘顶起房间隔顺导丝送入左上肺静脉口（0：24）

视频 12.26 ICE 视频从右心房显示用新的穿刺针——SafeSpte 穿刺针为一中等房间隔瘤患者穿第二次间隔（影像朝向足侧为右侧，朝向头侧为左侧）

视频 12.27 ICE 从右心房视频显示留置在左房的外鞘上有飘动的血栓形成（影像朝向足侧为左侧，朝向头侧为右侧）

如何利用心内超声监测仪提高心房颤动消融的安全性和有效性

Chapter 13　How to Utilize ICE for Optimal Safety and Efficacy with AF Ablation

Mathew D. Hutchinson 著

刘　俊　译

13.1　引　言

导管消融治疗心房颤动（房颤）手术的复杂性体现在需要多种图像融合技术。心内超声心动图（ICE）能够提供动态、实时的图像，是复杂消融手术操作的最佳助手。事实上，ICE 导管能够满足所有房颤消融的图像要求，包括肺静脉解剖及其变异的线性消融。心内超声导管还可放置在消融靶点附近，实时观察导管与组织接触力、评估心内组织病损的形成、早期发现手术并发症。

目前有两种商业化的心内超声探头：放射状和位相性系统。发射状 ICE 探头需要 9Fr 非可调弯导管，其发射图像光束为围绕导管长轴方向前向 15°范围。探头可旋转速度 1800r/min，之后产生 360°图像平面。固定的 9MHz 探头频率提供非常好的近场分辨率。但是，发射状 ICE 看不清楚远场结构，需要将探头靠近感兴趣结构区域（图 13.1）。

位相性 ICE 探头有 64 个元件，频率范围在 5～10MHz。该探头能提供更多更好的图像，无论是邻近结构还是远距结构，图像探测深度达 15cm（图 13.1）。该探头为 8Fr 或 10Fr 导管，能够提供四个方

向（前、后、左、右）和额外 360°旋转。它的可调节性和小轮廓特性允许图像探头探测任何感兴趣心腔。位相性探头也能提供全波谱和彩色多普勒测量，大大地增强生理状态资料的可获得性。目前最常用的位相性 ICE 探头是 AcuNaV™ 系统（Siemens Medical，Moutain View，CA）。除非特指其他系统，本文描述的都是位相性 ICE 系统图像。

13.2　术前准备

解剖特征

肺静脉隔离（PVI）术前常常需要左心房计算机化断层（CT）三维重建。图像融合能易化在复杂三维解剖结构区域的导管消融，例如左侧肺静脉（LPV）和左心耳（LAA）之间的嵴部区域，特别是在肺静脉解剖结构发生变异的区域[1]。然而，CT 图像会增加额外的放射线和碘造影剂暴露，这对一些患者并不适合。同样，门控 MRI 采集的图像质量也经常因受到快速不规律心室率影响而不精确，特别是术前患者。

同 CT 图像一样，采用位相性 ICE 系统能够清晰

图 13.1 房间隔穿刺可通过发射状（左侧）和位相性（右侧）ICE 系统直视下进行。需要注意的是位相性导管可提供远距肺静脉结构分辨率。在两个平面均可见 IAS 的张力现象（T）

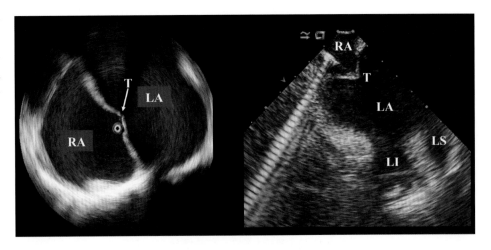

呈现复杂的解剖关系（图 13.2）。采用同样的图像重建，三维 ICE 能够精确地与电解剖图像进行融合（图 13.3）。解剖重建也能很好地与左房 CT 重建进行融合[2]。

左心房血栓探测

在我们的实践中，非阵发性房颤或者围术期抗凝治疗不够的房颤患者在消融前均需要进行经食管超声检查（TEE）。有些对 TEE 存在禁忌证的患者或怀疑可能误诊血栓的患者，这些患者需要进行其他检查以排除血栓形成。此时我们就可将 ICE 探头放置在右心室流出道（RVOT）或左肺动脉（LPA）内进行 LAA 图像探测（图 13.4）[3]。通过其他邻近结构如冠状静脉窦（CS）同样也可以看清楚左心耳[4]。

13.3 术中图像

血管途径

位相性 ICE 可通过标准的血管穿刺途径置入体内。我们通常采用大 1Fr 号的血管鞘，以便 ICE 到位

图 13.2 左侧：采用内镜透视图显示左心房三维 CT 重建图像和 LPV 环形消融图像。右上：ICE 从右房间隔部平面可观察到左侧肺静脉共干合并凹陷的嵴部（C）。环形标测导管在左上肺静脉（LS）内。右下：从 RVOT 平面显示左上肺静脉（LS）和左心耳（LAA）之间突出的嵴部（R）

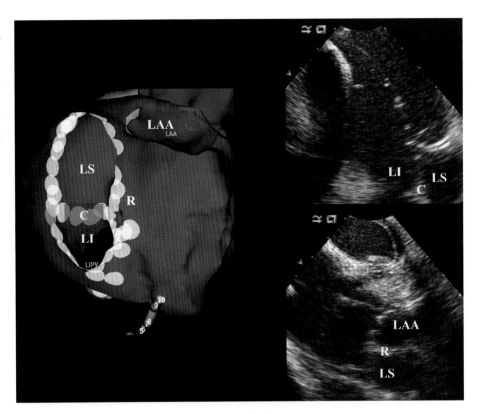

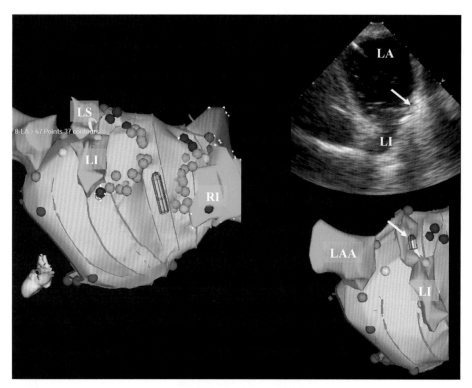

图 13.3 ICE 图和 CARTO Sound™ 系统构建的电解剖标测图进行融合。左心房三维壳通过将多个二维超声轮廓图（左）进行融合而成。导管的尖端（箭头所示）放置在 LS 静脉顶部，实时投影在超声图像上（右上）。导管尖端（箭头所示）对应的解剖位点显示在三维图像上（右下）

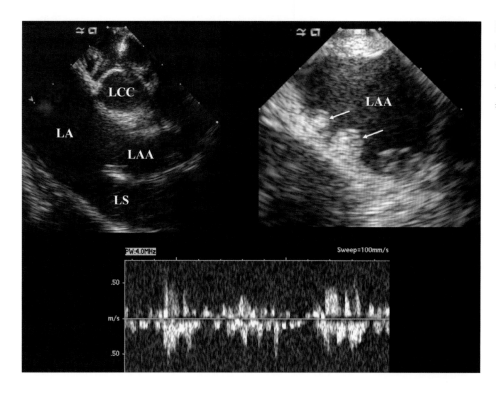

图 13.4 在 RVOT 的远程切面（左上方）和 LPA 的近场切面（右上方）可以看到 LAA。下方显示 LAA 的脉冲多普勒图像。具体见文内描述

后还能够通过鞘管灌注液体。对于股静脉途径受限的患者，我们通常采用颈内静脉途径放置标准诊断电极（例如 CS），以便于通过股静脉放置 ICE 导管。这样可方便术者在术中操纵超声导管到达各个平面。

位相性 ICE 导管导航

大多数患者无需透视即可将超声导管通过股静脉途径放置心脏中。通过旋转和（或）弯曲导管以保持导管顶端沿着静脉长轴方向（图 13.5 和视频

图 13.5 非透视导航位相性 ICE 导管经下肢静脉进入心腔。左侧髂总静脉（LCIV）和下腔静脉（IVC）之间的锐角可以清晰显示在图像换能器的顶端。轻轻弯曲导管并顺钟向旋转导管可以显示出 IVC 的长轴切面（右侧）

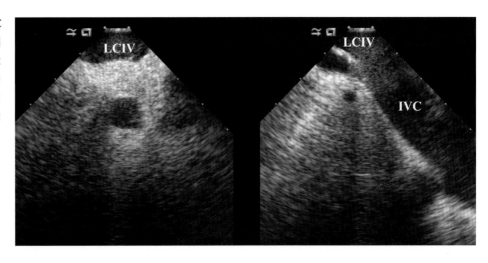

13.1）。无透视指导下安全地操纵位相性导管的关键是保持超声导管尖端与管壁结构之间保持一定的超声图像清晰空间。

掌握 ICE 图像技术需要一个中度的学习曲线，但也需要基本导管操纵和超声技术的衔接。位相性导管具有 8 个自由度：①弯曲：前、后、左、右；②角度旋转：顺钟向或逆钟向；③移动：推进或回撤。考虑到 ICE 导管获得的图像层面与导管相对位置密切相关，只有到达适当的位置才会有清晰的图形平面。因此，任何单个二维图像的解剖结构均与术者操纵导管的方向有关。但是，如果导管从基础界面开始操作，解剖关系是非常清晰的。

房颤消融的基线 ICE 图像

位相性导管起初放置在右心房（RA）。消融前基线平面（home view）的长轴是右心室和三尖瓣，不用弯曲导管即刻获得（图 13.6 和视频 13.2）。Home view 平面可以评估三尖瓣结构和功能，同时可以通过连续多普勒评估肺动脉压力。大多数后继获得图像均可从 home view 平面通过旋转导管获得图像。术中任何时间点获取的图像如不清楚可退回到 home view 平面，松开弯曲，轻轻顺时针旋转导管直到看清楚三尖瓣。

从 home view 平面顺时针旋转导管，图像平面切面直接指向左后侧。顺时针旋转到 45°，可看到主动脉弓的长轴切面，进而可以评估主动脉瓣的结构和功能；如果存在主动脉瘤，可以从这个切面观察到（图 13.6 和视频 13.3）。继续顺时针旋转 ICE 导管（home view 偏离 90°），可以看到二尖瓣环和左心耳（图 13.6）。由于二尖瓣环和左心耳位于超声探头的远场，有必要降低图像频率以改善远距结构的图像分辨率。正如之前提到的，左心耳最好从邻近的结构观察，例如左侧肺动脉（LPV）或 CS 远段。

继续从二尖瓣环平面旋转导管可以观察到左侧肺静脉（LPVs）（视频 13.4）。这个平面对 LPV 大小

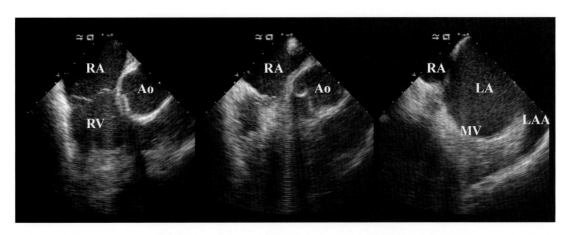

图 13.6 基线 ICE 扫描从 home view 界面开始，通过三尖瓣的长轴切面（左）。轻轻顺时针旋转导管，图像直接指向左侧后壁，显示主动脉瓣长轴切面（中间）。继续顺时针旋转直接指向卵圆窝，可以观察到二尖瓣环（MV）和 LAA

和形态特征具有非常重要的作用。LPVs 常常出现共干，但肺静脉之间的嵴部非常突出，常常需要在此消融以完成 PVI。从这个切面可以观察到不同 LPVs 和共同开口的大小（图 13.7）。PV 彩色和脉冲多普勒血流速度也可以通过该平面测量基线值（图 13.7）。食管近邻 LPV 或 RPV 的后壁，可以进一步旋转 ICE 导管获得食管纵轴图像（图 13.8 和视频 13.5）。在这个位置，导管已经偏离 home view 平面 180°。

继续沿着后壁轻轻顺时针旋转可以观察到右下肺静脉（RIPV）。右侧肺静脉（RPVs）的口部常常是分离的，右上肺静脉（RSPV）常常特征性沿着房间隔（IAS）右侧方向。RSPV 和 RIPV 一般难以在同一个二维图像平面观察到（图 13.9 和视频 13.6）。通常 RSPV 最难看到，其图像平面较薄、位于 IAS 的上肢。这种解剖局限性可以通过弯曲导管指向三尖瓣环或者

调整探头指向卵圆窝上方克服。如果采用后一种方法，超声导管常常可通过卵圆窝进入左心房。这可以通过导管头端和左心房之间缺乏房间隔识别出来（见视频 13.6）。直接在左心房进行图像筛查可清楚观察到 RPVs。RPVs 的精确评估可通过肺静脉口部的中间独立 PV 分支确定，这可以使术者在前庭消融过程中避免直接在肺静脉内消融（图 13.10 和视频 13.7）。

LA 和 PVs 确定后可以评估基线左心室功能和是否存在的心包积液。将 ICE 导管放置在右心室，通过室间隔获取左心室图像。具体从 home view 界面开始，向前弯曲导管，跨过三尖瓣送至右心室（见视频 13.8）。一旦导管通过三尖瓣，弯曲的导管可以放松伸直。在右室下壁，导管可顺时针旋转 90°，可看到左心室侧壁（图 13.11、视频 13.9）。从这个角度可以清楚看到左心室。在导管消融期间我们反复多次使用这个界面以监测

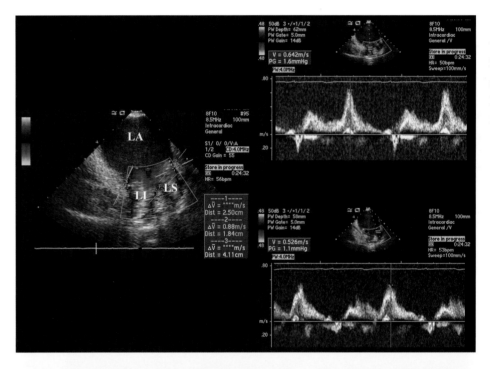

图 13.7 彩色多普勒血流显示左侧肺静脉［左上肺静脉（LS）和左下肺静脉（LI）］（左侧）。在这个切面可以测量各支肺静脉的直径。右上和右下分别显示 LS 和 LI 脉冲多普勒血流速度

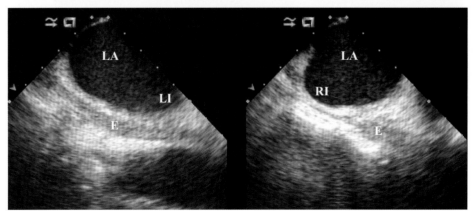

图 13.8 不同患者的食管（E）位置变化较大，但常常呈现为斜行。左侧显示食管在长轴方向。同一患者右侧显示食管靠近右下肺静脉（RI）后方近端

图 13.9　我们常规在右心室和左心室切面评估基线状态双心室功能和是否存在心包积液。ICE 导管刚刚通过三尖瓣环即刻采集右心室图像（左侧）。再顺钟向旋转 ICE 导管指向室间隔即可显示左心室切面（右侧）。箭头显示心包空间；因患者是平卧位，心包积液区的位置一般就是最早出现心包积液的地方

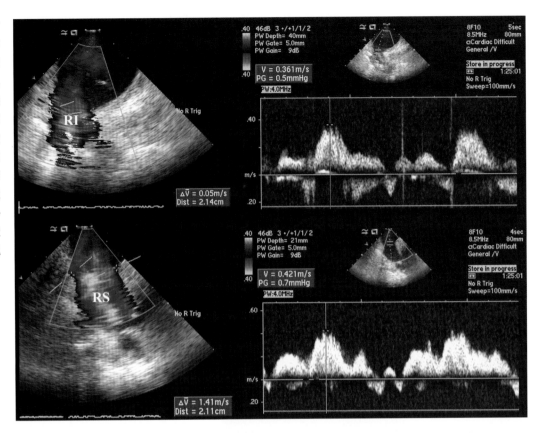

图 13.10　左上和左下显示右侧肺静脉〔右上肺静脉（RS）和右下肺静脉（RI）〕彩色多普勒血流图像。这个切面可以测量各个肺静脉直径。右上和右下显示右上肺静脉和右下肺静脉脉冲多普勒血流速度

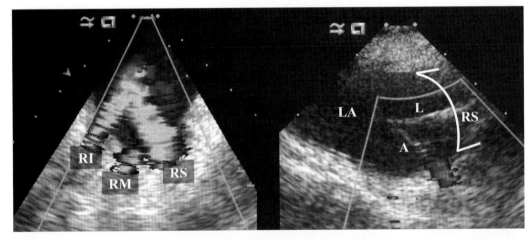

图 13.11　右侧肺静脉变异较常见。左侧显示右中肺静脉（RM）。右侧显示变异的肺静脉起源于右上肺静脉（RS）口部后壁。如果看不到，这些肺静脉可能在消融中被意外损害

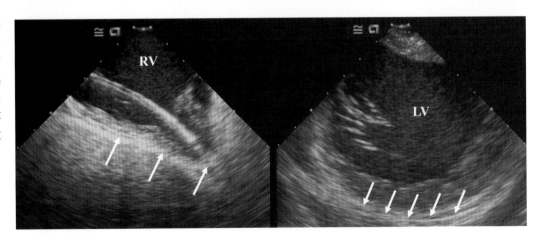

心包积液的发生。进一步顺时针旋转45°，可以观察到主动脉弓短轴切面。在主动脉弓部以下，可以观察LAA、LSPV和界嵴区（见视频13.10）。

通过 ICE 和 CARTO Sound™ 系统（Biosense Webster, Diamond Bar, CA）进行图像整合，可使术者在无需透视条件下进行左心房三维图像重建。具体就是通过鼠标描绘每个二维超声图像边线，从而形成三维解剖图像（图13.3）。每个 PVs 可以独立描绘，标记重要解剖结构（例如肺静脉口部、边缘、二尖瓣环）。我们通常将 RA 和 RVOT 层面和 LA 图像进行融合。最重要的是避免多个切面采样线交叉，

这将会扭曲左心房图形。

房间隔穿刺

在经过 ICE 提供的图像辅助房间隔穿刺后，很难想象没有 ICE 图像进行房间隔穿刺了。一般超声导管放置在右心房中部，ICE 能够迅速观察到 IAS 的异常变异，例如膜部瘤或脂肪增厚（图13.12和视频13.11）。房间隔膜部瘤并非少见，在房间隔穿刺中可观察到膜部瘤通过整个左心房甚至进入 LPVs；这种情况下建议术者可采用专用的房间隔穿刺设备，例如房间隔穿刺导丝依赖的系统。

ICE 还可以直接观察到房间隔穿刺过程中的帐篷（tenting）现象。轻轻旋转导管指向卵圆窝，显示出间隔穿刺鞘与邻近组织结构的解剖关系。这个特征可避免穿刺到主动脉内。通常穿刺鞘方向不准确可导致严重创伤，这些穿刺鞘轻微而快速的方向变化仅仅通过透视是很难观察到（图13.13，视频13.12和视频13.13）。

我们通常采用 ICE 指导房间隔鞘指向 LPVs。部分患者 RIPV 处于 LA 的低位。这些患者通过 ICE 直接在卵圆窝的下缘进行穿刺可以易化环形标测导管进入 RIPV。左心房内径较小患者或者进行磁导航的患者，房间隔穿刺点更加易于靠前（指向左心耳），以便鞘管安全进入左心房和增加导管操纵空间。

导管放置和接触

肺静脉隔离（PVI）需要清晰确定 PV 口部位置。术前评估 PV 直径可利于环形标测导管的选择。采用 ICE 可以将环形标测导管放置在肺静脉口部或前庭（图13.14）。选择性置入各个 PV 有助于评估传

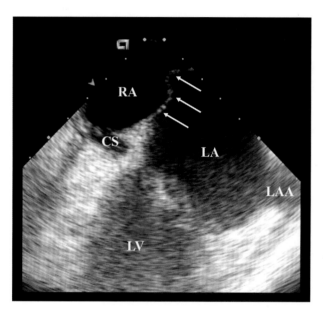

图13.12 图示房间隔膜部瘤（箭头所示）。ICE 对此类患者特别有用。膜部瘤常常导致穿刺顶向整个左心房，增加意外损伤左心房壁的风险。而透视下是不能观察到这些重要的解剖关系的

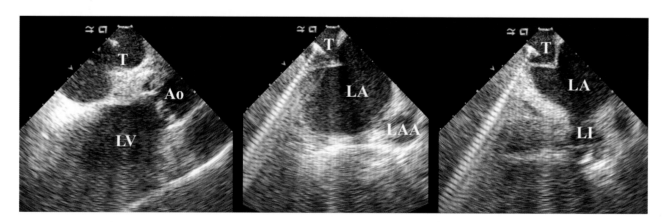

图13.13 位相性 ICE 能提供穿刺前穿刺针和鞘管方向的重要信息。该技术可避免穿刺针误入主动脉（左侧）。对心房小或者采用磁导航技术的患者，可选择稍偏前的指向左心耳的穿刺点（中间）。当然大多数患者我们还是选择指向左肺静脉（右侧）

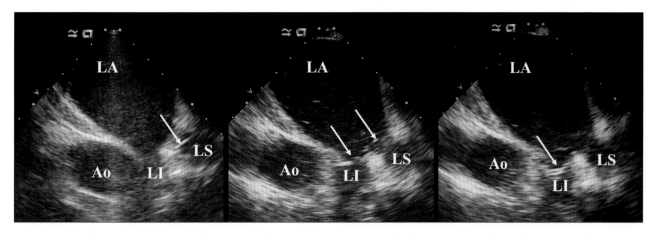

图 13.14 ICE 指导下可轻松进行环形标测电极定位。先用 ICE 确定每个肺静脉口部。这些定位可存储作为电解剖标测的定位参考点。箭头所示环形标测电极在左上（左）、左侧共干（中）和左下肺静脉（右）

入和传出阻滞，采用较大的环形标测导管难以观察到传导阻滞。消融后 PV 周围水肿也可导致 PV 口部直径缩小，使得标测导管难以置入 PV 内。因此，对于 PV 直径较小患者常常采用 15mm 固定直径环形标测导管。这对于那些曾经接受消融造成 PV 口部狭窄的患者非常有用。

在 LAA 和 LPV 之间的嵴部进行消融非常重要，也非常难，部分是因为三维解剖结构的复杂性和组织相对较厚。我们应用 ICE 确定这些解剖组织结构，可易化消融操作。将 ICE 放置在 RVOT 内可轻松观察到这些复杂的解剖关系（见视频 13.14）。

采用透视和电解剖标测系统来证实消融导管与组织贴靠度可能会被误导，而 ICE 可以实时评估。部分病例，可以通过增强导管尖端超声组织密度来确定消融组织水肿区域（图 13.15、视频 13.15 和视频 13.16）。

ICE 对右心房房性扑动消融三尖瓣峡部也有指导意义。Home view 能观察 CTI 的长度及解剖变异［例如右心房皱褶或凹陷（pouch）］（图 13.16）。

监测并发症

ICE 的持续监测能力能够提供早期发现和治疗手术并发症的极高灵敏性，包括心包积液/压塞、心内血栓和肺静脉狭窄。

房颤消融中发生血流动力学不稳定的心包积液一

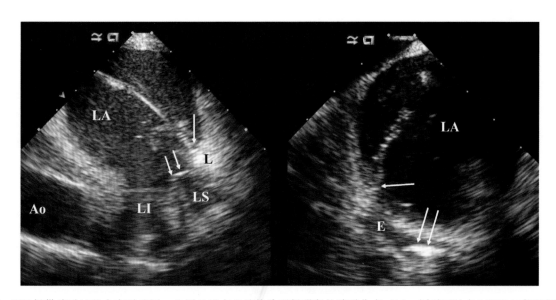

图 13.15 ICE 提供消融过程中实时监测。左图显示在左肺静脉顶部明亮的消融位点（L）。同时可见在 LSPV 口部的环形标测导管（双箭头）和在更加靠近左心房顶部的消融导管（单箭头）。右图显示另外一个患者在右下肺静脉后壁消融。消融导管（单箭头）尖端靠近食管（E）。在食管附近消融，常规需降低消融功率，并采用食管探针（双箭头）监测食管温度

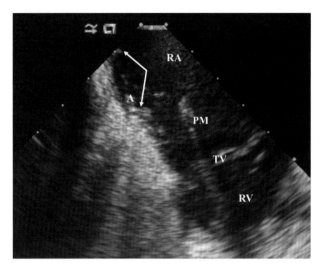

图 13.16 图示三尖瓣环峡部多处消融后未能达到双向传导阻滞，超声可见大的憩室或凹陷（箭头所示）。消融导管尖端（A）弯曲进入凹陷的尖端，在这个位点消融达到下壁双向传导阻滞。可以看到起搏器电极（PM）横跨三尖瓣环

般发生速度较快，ICE 能够迅速确定诊断、易化快速处理（见视频 13.17）。这对于不间断应用华法林抗凝治疗的患者非常重要。对于既往无心外科手术的患者心包积液常常是环形的，但是开始常常表现为节段性。通过右室间隔可以清晰观察到左心房后壁、侧壁和左心室，这些区域是房颤消融常见发生创伤性积液区域。对于既往曾行心外科手术患者，我们需要应用多个平面去排除局灶性积液（图 13.17）。当然，明显的血流动力学变化是心包积液的晚期发现，这可以通过收缩压变化观察到。我们也在没有临

床体征改变的情况下周期性筛查心包积液的发生。一般是在进行 ACT 检测时同时监测心包情况。

消融过程中的低血压原因评估也可以通过 ICE 图像辅助诊断。空气栓塞有可能通过穿间隔鞘管或通过系统性静脉鞘管矛盾性地经间隔通路进入左房。右冠状动脉最常受累。将导管放置在 RVOT 可以观察到短暂性室壁运动异常（图 13.18），常同时出现 ST 段升高。然而，这些改变在电生理系统 100mm/s 走纸速度的心电图很难观察到。异丙肾上腺素灌注期间发生低血压非常常见，常见原因是全身血管扩张所致。这些可通过注射 α 受体阻滞药（例如去氧肾上腺素）可观察到。对于持续性或动力性左心室流出道（LVOT）梗阻患者需要特别注意，这些患者容易发生低血压。

心内血栓形成常常发生在房间隔穿刺鞘，亦发生在心内导管或消融心肌部位（图 13.19 和视频 13.18）[5]。无症状性血栓形成更加常见，诊断与检测频度有关。大多数血液凝块可发生栓塞但常常没有症状。LA 内鞘管血栓可以抽吸回鞘管内然后将鞘管经房间隔撤回到右心房内。

使用 ICE 还可以减低 PV 狭窄的发生率。通过脉冲多普勒测量肺静脉血流可明显提高（>120cm/s）远期肺静脉狭窄的预测，这些患者应该在术后数月再次进行 PV 影像学检查（图 13.20）。真正的前庭 PVI 亦能导致 PV 流速明显增加。脉冲多普勒测量可受到静脉注射儿茶酚胺的影响，因此，我们常规在异丙肾上腺素灌注前测量这些参数。

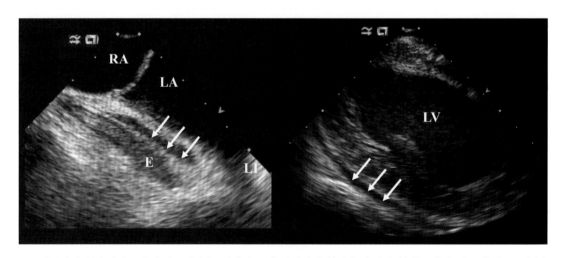

图 13.17 ICE 可迅速发现和治疗心包积液。左图显示在左心房后壁和食管之间产生少量的心包积液（箭头）。右图显示另一位患者在左心室后侧壁 4mm 的心包积液（箭头）。所有积液均与消融中心内膜损害有关，在快速诊断和抗凝拮抗治疗后均不需要心包穿刺

图 13.18 图示患者在房颤消融中发生气栓。左上和左下显示基线左室收缩末期超声图像和心电图。右上和右下显示在空气栓塞后左心室后侧壁收缩期厚度减低和心电图下壁导联 ST 段抬高。详见文内对应部分

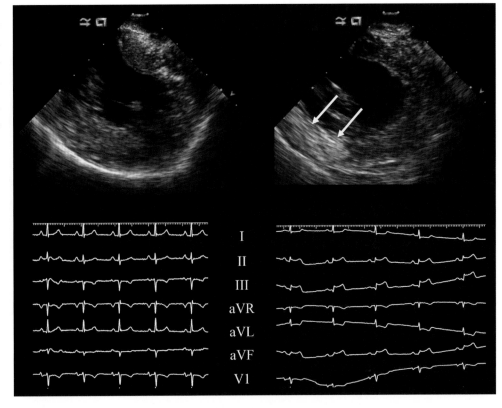

图 13.19 ICE 能够发现心腔或导管相关的心腔内血栓。左图显示在穿间隔过程中穿间隔鞘管形成的巨大血栓。该患者尽管 INR 3.5 和 ACT 380s，也形成血栓。右图显示在 RSPV 顶端左心房顶部区域消融后形成小的血栓（箭头所指）。这些血栓均未导致不良临床后果

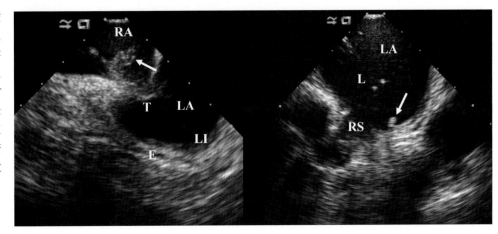

13.4 术后护理

当所有导管撤出心腔后进行再次 ICE 检查以排除心包积液。我们注意到术后心脏压塞，常常是冠状静脉窦导管撤除后经冠状静脉窦出现穿孔。我们通过静脉注射低剂量鱼精蛋白（10min 内注射 10～15mg）中和肝素。患者在鱼精蛋白静脉注射期间发生全身性低血压，甚至会持续 1h 以上。一旦 ACT 低于 200s 后我们可以撤出静脉鞘管。术后患者需要平躺 4h。

13.5 手术并发症

与 ICE 直接相关的手术并发症主要源于血管穿刺损伤和右心导管操作，发生率＜2%。误穿动脉可导致动静脉瘘或假性动脉瘤。术中或术后出现不能解释的血红蛋白下降常常合并不能解释的低血压，需要迅速评估外周血管损伤或大的血肿。ICE 导管也有导致血管或心脏穿孔的风险。这些风险可通过从置入导管未产生抵抗力和保持超声导管尖端留有空隙来减低风险。

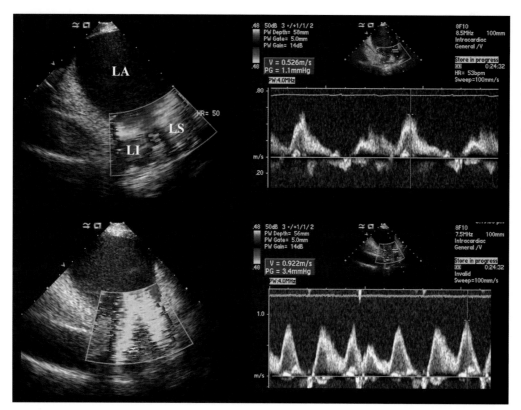

图13.20 消融后肺静脉狭窄导致多普勒血流速度增加和花斑样彩色多普勒血流。相对于基线状态（左上），该患者LPVs轻度狭窄，消融后彩色多普勒血流花斑样改变。LSPV血流速度由基线的53cm/s（左上）增至消融后的92cm/s（右下）。详见文章内部分

13.6 优势和局限性

房颤消融中应用ICE导管确实有多种优势。可以实时观察到：①左心房和肺静脉结构，②心内导管位置和接触情况，③早期发现并发症。我们经验提示还可易化房间隔穿刺，避免穿刺针穿孔。采用ICE更能减低患者和术者的X线暴露量[6]。

除了需要增加静脉穿刺，ICE的主要局限性是费用昂贵。大手术量的医学中心还需配置一台超声机，这将花费5万～20万美元。单个新的超声导管平均费用约2100美元。导管可以重复应用以降低费用。我们的经验是最大程度重复使用导管，但可导致图像质量下降。

13.7 结 论

采用ICE指导房颤消融能够明显提高手术的安全性和有效性。尽管掌握ICE图像的标准切面需要一个较长的学习曲线，但大多数有超声经验的心内科医师可以很快掌握该项技术。位相性导管除了可获得二维超声图像外，还可获得其他生理参数，包括彩色或频谱多普勒性能。早期发现并发症和减少手术透视时间能使术者和患者双方受益。我们认为ICE虽增加手术费用但其提供的实时精确的图像能力足以平衡这一缺憾。

参考文献

1. Dong J, Dickfeld T, Dalal D, et al. Initial experience in the use of integrated electroanatomic mapping with 3-dimensional MR/CT images to guide catheter ablation of atrial fibrillation. *J Cardiovasc Electrophysiol*. 2006;17(5):459–466.

2. Singh SM, Heist EK, Donaldson DM, et al. Image integration using intracardiac ultrasound to guide catheter ablation of atrial fibrillation. *Heart Rhythm*. 2008;5(11):1548–1555.

3. Reddy VY, Neuzil P, Ruskin JN. Intracardiac echocardiographic imaging of the left atrial appendage. *Heart Rhythm*. 2005;2(11):1272–1273.

4. Hutchinson MD, Jacobson JT, Michele JJ, Silvestry FE, Callans DJ. A comparison of intracardiac and transesophageal echocardiography to detect left atrial appendage thrombus in a swine model. *J Interv Card Electrophysiol*. 2010;27(1):3–7.

5. Ren JF, Marchlinski FE, Callans DJ. Left atrial thrombus associated with ablation for atrial fibrillation: identification with intracardiac echocardiography. *J Am Coll Cardiol*. 2004;43(10):1861–1867.

6. Reddy VY, Morales G, Ahmed H, et al. Catheter ablation of atrial fibrillation without the use of fluoroscopy. *Heart Rhythm*. 2010;7(11):1644–1653.

视频描述

视频 13.1 通过下肢静脉无需透视下位相性 ICE 导管导航。左侧腋静脉总干（LCIV）和下腔静脉（IVC）之间的急性转角可通过导管尖端超声图像丢失证实。轻轻前向弯曲和顺时针旋转导管可以看到 IVC 的长轴切面，顺势送入导管

视频 13.2 Home View 切面即三尖瓣长轴切面，可以轻易通过右房中部获得。大多数基础心脏切面均可通过该平面顺时针旋转获得

视频 13.3 该图像显示导管从 Home View 顺时针旋转导管获得的图像。这个图像直接指向左后方。三尖瓣指向主动脉弓部长轴方向（CW45°）。之后可见二尖瓣环和左心耳（CW90°）。然后 LPV、LA 后壁、食管（CW180°）和 RPVs 依次可见

视频 13.4 可见 LPVs。上下肺静脉通过一个突出的嵴部分开

视频 13.5 可见 LPVs 腔内超声血流。下肺和上肺静脉通过一个突出的嵴部分开

视频 13.6 该视频显示右下肺静脉彩色多普勒血流。顺钟向旋转 ICE 导管，可以看到右上肺静脉。在同一个切面同时看到右侧肺静脉并不常见

视频 13.7 该视频显示右侧肺静脉常见的解剖变异——右中肺静脉口部。在左上和右上肺静脉和右中肺静脉之间可见右下肺静脉

视频 13.8 从 Home View 可见 ICE 导管向前弯曲，通过三尖瓣进入右心室

视频 13.9 ICE 导管进入右心室后，顺钟向旋转图像通过室间隔提供左室切面。这个切面可在术中用于快速评估左室功能和心包积液形成

视频 13.10 ICE 导管旋转进入右室流出道可见主动脉弓部短轴切面。这个切面可区分左上肺静脉口部和左心耳

视频 13.11 在右房中部可直接看到卵圆窝。该患者合并巨大突向右房房间隔瘤，瘤体向卵圆窝的前方突出，逆时针旋转导管可变得更不突出

视频 13.12 房间隔穿刺针顶着房间隔指向左侧肺静脉。前一个鞘管跨过穿刺针的 IAS 下方

视频 13.13 针过房间隔后，可以观察到顶部回撤。穿刺扩张鞘通过穿刺鞘的末端进入左房。第二个鞘管更加靠下，横跨房间隔

视频 13.14 我们常规应用环形标测导管进行左房结构重建。ICE 在定义复杂三维解剖时非常有价值，例如左侧肺静脉和 LAA。在这个从 RVOT 获得的切面，环形标测电极蜷曲在嵴部

视频 13.15 可见消融后急性水肿，邻近消融导管附近的组织水肿。该图像显示在 LSPV 上方广泛消融损伤。也可显示在 LSVP 的口部的环形标测导管

视频 13.16 当消融靠近食管，常规降低输出功率，并采用食管探针监测食管内温度。该视频显示在右下肺静脉后壁消融。在消融导管远端可见导管靠近食管近端。同时可见食管腔内温度探针

视频 13.17 ICE 导管可快速发现和治疗心包积液。ICE 导管在右室可获得左室图像。可见大的环形心包积液影

视频 13.18 该图像显示在房间隔穿刺过程中鞘管黏附的巨大血栓。扩张鞘指向房间隔。然而，血栓更加靠近鞘管顶端。尽管 ACT380s 和 INR3.5 亦可见到血栓形成

如何行心房颤动的环肺静脉前庭隔离术

Chapter 14　How to Perform Pulmonary Vein Antrum Isolation for Atrial Fibrillation

Marco V. Perez，Amin Al-Ahmad，Andrea Natale 著

林　琨　单兆亮　译

14.1　引　言

环肺静脉前庭隔离术（pulmonary vein antrum isolation，PVAI）通过对左心房后壁与肺静脉口周围环形消融达到肺静脉电隔离。在胚胎发育早期，肺静脉平滑肌伸展到左心房后壁、部分顶部和右侧肺静脉前壁[1]。这些地方就是肺静脉前庭。前庭隔离术的靶点是左心房内致心律失常的异位电活动灶及其他可能导致电重构的因素，如左心房神经分布部位。由于改善了长期预后及并发症发生率低，这种消融方法得到认可[2]。

14.2　术前准备

左心房影像

所有患者术前都应进行影像学评估。最常使用二维超声检查。左心房大小，房间隔增厚或膨出瘤以及其他的超声异常发现对手术十分重要（见视频 14.1）。有些患者需要进行心脏 CT 或 MRI 检查。在心脏 CT 或 MRI 影像中，前庭呈一个漏斗状结构（图 14.1）。

这些图像能够显示肺静脉及分支的重要的解剖结构（图 14.2 和视频 14.2）或某些异常，像肺静脉共干或异常的肺静脉分支。

当应用一种电解剖标测系统时，CT 扫描图像也可用于与电解剖图像实时对比或融合（图 14.3）。虽然术前心脏 CT 和 MRI 可以帮助界定前庭位置，但

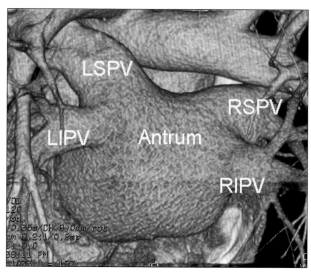

图 14.1　三维 CT 重建左心房。LSPV＝左上肺静脉；LIPV＝左下肺静脉；RSPV＝右上肺静脉；RIPV＝右下肺静脉；Antrum＝心房

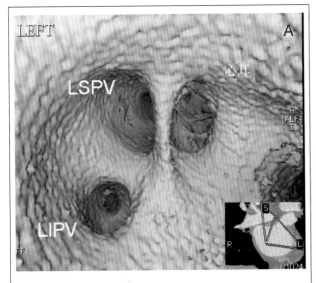

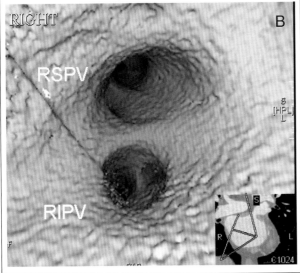

图 14.2 左心房内部的三维 CT 重建 **A.** 左肺静脉（LSPV，LIPV）和左心耳，**B.** 右肺静脉（RPV，RIPV）

对于完成手术并非必需，部分是由于可用心内超声心动图（intracardiac echocardiography，ICE）评估。消融前和消融过程中使用 ICE 有利于解剖定位。ICE 帮助确定肺静脉与左心房连接部位，确定消融过程中消融导管与肺静脉的相对位置（图 14.4 和视频 14.3）。

预防卒中

接受肺静脉前庭隔离术的患者可能在消融过程中自行或消融后经心脏转复恢复窦性心律。为了减小栓塞风险，术前通过经食管超声除外左心血栓。检查通常在术前一天或手术当天早晨进行。CHADS$_2$ 评分为 0 ~ 1 分的患者如果房颤持续超过 48h 需要行食管超声检查。对于 CHADS$_2$ 评分超过 2 分的患者，不论为何种节律均应进行经食管超声检查。要求患者使用家庭监护装置并在术前一天将心律数据传输过来。

大部分患者常规在术前停用华法林，改用低分子肝素。这是减少出血风险的传统方法，诸如心脏压塞和腹股沟血肿。然而，近期我们中心的经验提示维持治疗剂量华法林进行消融是安全的。我们观察到维持华法林治疗下进行消融可降低卒中风险[3]。

14.3 手术过程

患者准备

我们给予大部分患者全身麻醉（简称"全麻"）。全麻有许多优势，最主要的是可以控制呼吸，避免因深呼吸导致的导管突然移位。患者疼痛阈值和对麻醉药物的反应存在明显差异。因为术中通过盐水灌注消融

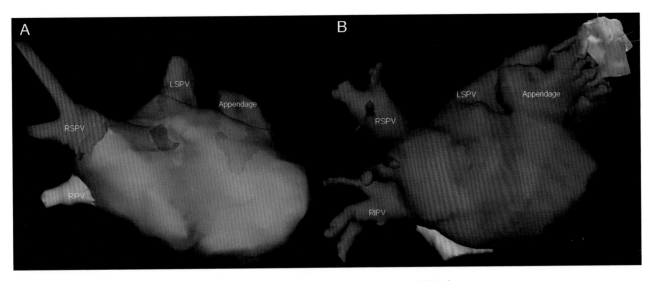

图 14.3 右前斜位电解剖图像（A）三维 CT 图像融合（B）

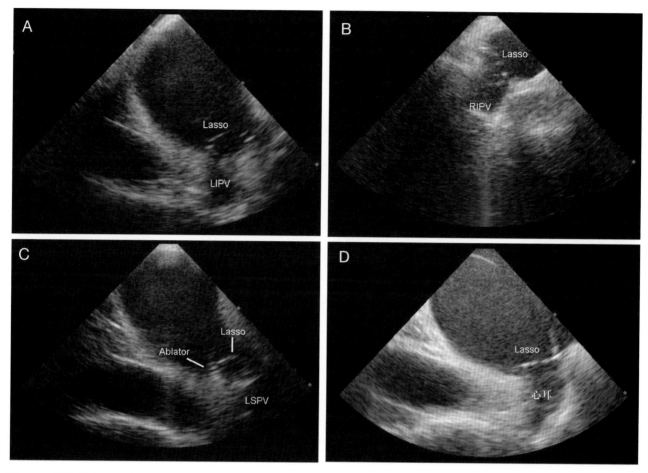

图 14.4 经食管超声显示 Lasso 电极在心腔内位置。**A.** Lasso 电极在左下肺静脉口（LIPV），**B.** Lasso 电极在右下肺静脉口（LSPV），**C.** Lasso 电极和消融电极（Ablator）在左上肺静脉口（LSPV），**D.** Lasso 电极在左心耳口部

导管输入患者体内的液体通常为 2~4L，所以镇静后所有患者给予留置导尿。镇静后给予经食管温度监测。

右侧股静脉穿刺放置两个 8Fr 穿刺鞘，然后交换房间隔穿刺鞘。左侧股静脉穿刺并放置一个 11Fr 鞘用于 ICE 探头通过。通常在左股动脉留置压力监测导管。右侧颈静脉用于通过 20 极可调弯标测电极。该电极放置于冠状静脉，头端 10 极在冠状静脉内，后 10 极在右心房内（图 14.5）。

常规在房间隔穿刺前按 100~150U/kg 的剂量给予肝素弹丸式注射，也可以在第一次房间隔穿刺后立即给药。另外，第二次房间隔穿刺完成后再次追加 50U/kg 肝素，开始消融时按照大约 14U/(kg·min) 剂量注射肝素。ACT 目标值为 350~400s。消融过程中每 10~15min 测一次 ACT。必须将 ACT 保持在目标值，因此要反复注射或持续泵入肝素。

房间隔穿刺

在 ICE 指导下进行两次房间隔穿刺。穿刺过程中，

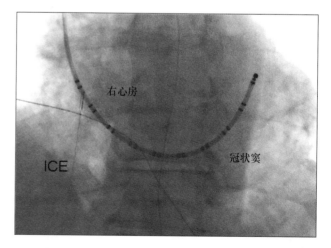

图 14.5 放置 20 极电极和心内超声（ICE）导管

需要注意沿着房间隔向后透视，这样可清楚显示左侧肺静脉（图 14.6、视频 14.4 和视频 14.5）。经手加压将房间隔穿刺针、扩张鞘及指引导管送入左心房。本中心最近经验显示，通过射频能量穿刺间隔的钝性穿刺针（Baylis 间隔穿刺针，Baylis Medical Company

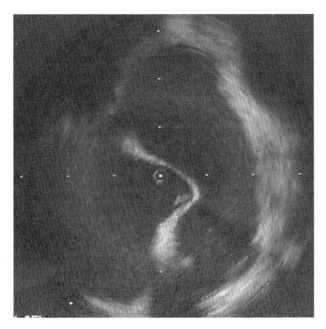

图 14.6 房间隔穿刺前的房间隔隆起

Inc.，Montreal，QC，Canada）穿刺间隔时所需力量小，可控性强。分别在 X 线透视或 ICE 下利用对比剂或声学造影证实房间隔穿刺成功。左心房压力监测可以判断是否穿过主动脉。第一次房间隔穿刺成功后，将 Lasso 电极沿鞘管送至肺静脉，然后进行第二次房间隔穿刺。虽然第二次房间隔穿刺可使用交换导丝的方法，但我们观察到再次穿刺可避免鞘管间的相互干扰。

导管和指引鞘管的选择

可以选择多种指引鞘管进入左心房。我们发现使用中弯且不带次弯的鞘管，例如供消融导管使用的 Daig SL-0 鞘（St. Jude Medical，St. Paul，MN），和环形标测导管使用的 LAMP-90 鞘，可以帮助导管更易达到左心房后壁。

Lasso 电极可用于建模并可指引消融导管。Lasso 电极导管直径必须足够小，可以在左心房自由操作，但同时又必须足够大、不易掉入肺静脉远端。对于多数成年人，20mm 的 10 极 Lasso 导管在操作性和尺寸大小之间取得了平衡。尽管没有 Lasso 电极，消融一样可以完成，但 Lasso 电极可以帮助寻找消融的靶电位。但 Lasso 电极的指导下，可以在消融过程中实时监测电位变化。

射频是 PVAI 时常规使用的能量。冷盐水灌注导管可以在更高的能量而不显著升高温度或形成血凝块，有效造成更大的损伤[4]。开放式灌注导管有两个主要缺点。第一个是"气爆"风险，心脏压塞和胃肠不适。对输出能量的调节可以减少这些风险。第二个是我们经常注意到消融过程中没有失血，但血细胞比容下降。这种下降可能由于灌注稀释，每例患者在消融中注入 2～4L 生理盐水。我们选择 3.5mm 的 F 弯 Thermocool 消融大头（Biosense Webster Inc，Diamond Bar，CA）。小弯导管适用于少数心房很小的患者，J 弯适用于大心房。

标测

三维图像系统在 PVAI 术中作用显著。虽然不是必要的，但三维图像系统能够有效标记消融点和消融范围。任何电解剖图像系统都可以使用，但目前只有 EnSite NavX Navigation & Visualization Technology（St. Jude Medical，St. Paul，MN）和 Carto-3 系统（Biosense Webster Inc，Diamond Bar，CA）可以在消融过程中实时显示所有导管。Lasso 导管的显像可以快速完成心房标测，并指引消融导管靠近 Lasso 电极恰当的部位。

早期快速准确地判定与标测肺静脉和左心耳可加快消融过程。我们发现在使用 Lasso 标测肺静脉的过程中使用 ICE 能够帮助确认每个肺静脉的位置（图 14.4）。ICE 看到左心耳后轻轻顺时针旋转导管就能显示左肺静脉。将导管稍向前送，然后顺时针旋转导管可见到右侧肺静脉。左心房前上方标测到高大电信号的部位是左心耳。

消融

PVAI 术的目的是达到肺静脉电隔离和消除左心房前庭的电信号。在 Lasso 指引下，对前庭包括肺静脉周围和房顶部位进行消融（图 14.7）。通过移动 Lasso

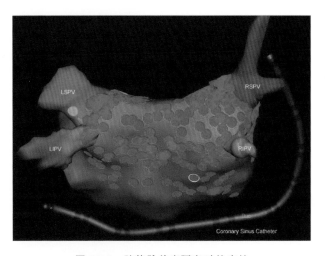

图 14.7 肺静脉前庭隔离时的病灶

导管确定电信号，然后操控消融导管到达靶点消融。

我们使用盐水灌注导管，功率从 30W 开始，到最大功率 40W，最高温度 42℃。有时候，需要更高的功率，但我们通常不超过 45W。我们采用连续放电的方式进行消融，在 Lasso 电极指引下操控导管至靶点处放电消融直到电信号消除。透视（图 14.8）和三维导航系统（图 14.9）可以大致判断消融导管

与 Lasso 电极的接触情况，两根导管之间出现电信号干扰现象可以确认。保证导管与 Lasso 导管的接触有助于避免在肺静脉深处消融。我们通常在前后位和右前斜位下进行消融。然而，当 Lasso 和消融电极接触不清楚时，切面位是有帮助的。左前斜体位有助于消融右侧肺静脉。

一旦确认了消融电极与 Lasso 电极的接触，即开

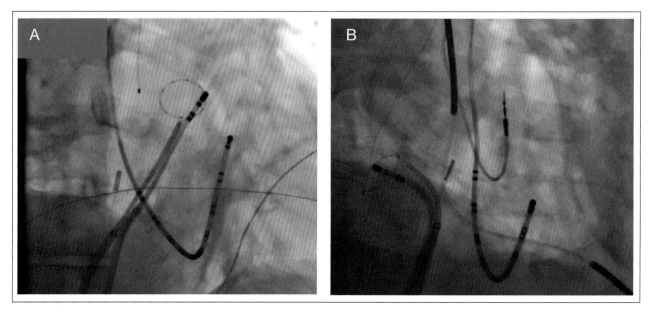

图 14.8 透视下观察消融导管在肺静脉口部与 Lasso 导管接触。**A.** Lasso 位于左上肺静脉口部。**B.** Lasso 导管位于一例双腔 ICD 植入术后患者的右上肺静脉

图 14.9 Lasso 导管指引右上肺静脉口部周围的消融

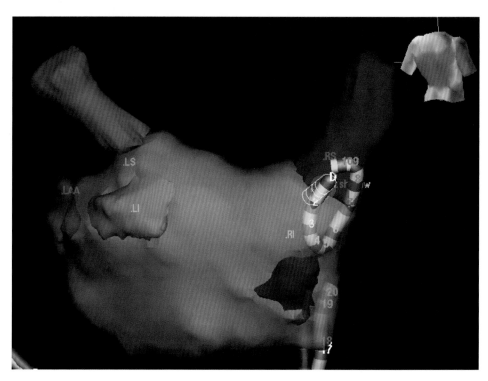

始放电消融，每点消融约 20s 或放电至局部电位消失。在接近食管部位，我们通常每点放电 15～20s 后将导管移至其他位置，待食管冷却后再返回继续消融。我们严密监测食管温度并随时进行调整，使探测头尽可能接近消融部位。经常记录到局部温度急剧上升，一旦发生应立即移开消融导管。尽管移开消融导管，也经常观察到食管温度会有延迟性的升高。食管温度不宜超过 38～39℃，避免引起深部组织的损伤。

我们通常开始是在 lasso 电极指导下进行环绕肺静脉消融的。肺静脉电隔离是通过传出和传入阻滞验证的。Lasso 电极导管可以放入各个肺静脉内，在原先可观察到肺静脉电位的地方不再记录到电信号证实传入阻滞。偶尔，可以记录到分离的肺静脉电位（图 14.10）确认传出阻滞。此外，肺静脉内起搏可以证实传出阻滞，但我们并不常规确认传出阻滞。

肺静脉隔离完成后，我们会集中到其他前庭部位。Lasso 电极对发现左心房后壁及顶部电位非常有用。与隔离肺静脉的操作方法相同，将消融导管靠近 Lasso 电极，标测到电位然后放电消融。

我们观察到每个人达到电位消失的难度差别很大。一些患者电位振幅迅速减小，另一些患者则需要较高能量消融。我们尽量把左心房前庭及顶部所有的电位消融，不管它是否是房颤的触发灶。不管是房颤或窦性心律都可以完成手术。

多数患者需要大约 2h 完成肺静脉前庭隔离消融术。之后将导管撤回至右心房，将 Lasso 电极送至上腔静脉与右心房连接部。这个地方的电位也是消融靶点。应当注意需要高能量起搏上腔静脉侧壁勾勒出膈神经走向，避免在其附近区域消融。

当消融完成后患者仍为房颤心律，应进行心脏复律。在窦性心律时，前庭残存的电位振幅会比较大，可作为消融靶点。如果患者在消融后恢复为窦性心律，应静脉注射 20～30μg/(kg·min) 的异丙肾上腺素，如果诱发形态一致的房性期前收缩或房性心动过速，该部位应进一步消融。

附加消融部位

对于年轻的阵发性房颤患者来说，清除肺静脉及前庭部位的触发灶的就够了。而对于合并心脏基

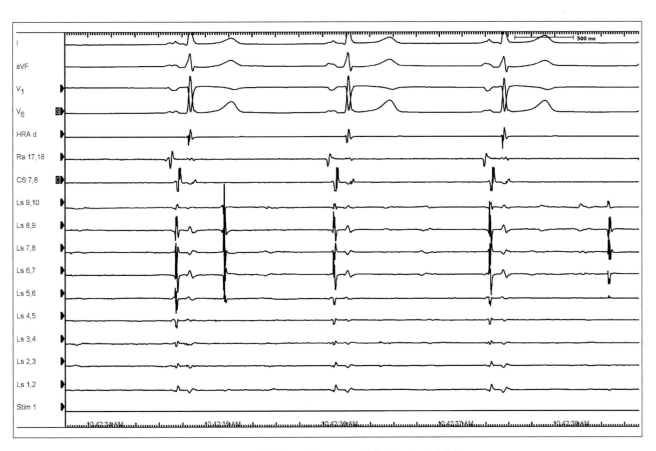

图 14.10 肺静脉电隔离。Lasso 导管位于左下肺静脉

础疾病的房颤患者，虽然缺乏足够的临床研究，但增加消融靶点可能会使患者受益。房间隔右肺静脉前方消融可能会提高成功率。对于部分永久性房颤患者，上腔静脉和冠状窦电隔离可能有益。心房复杂碎裂电位（CAFE）消融可以作为 PVAI 术的补充，有助于房颤转为房速或房扑。在 PVAI 术中，为终止房颤和相关的心动过速而采用的激进消融不能改善长期成功率[5]。有明确典型房扑的患者在 PVAI 后应隔离三尖瓣峡部。消融肺静脉前庭的同时也消融了自主神经节，后者被认为参与了房颤的触发和维持。病灶时常需消融相关自主神经节[6]。进一步拓展消融范围，如左心房底部和前壁也可能是有益的，尤其是对于曾进行过消融且心房电静止的患者。此类患者可能还需要进行左心耳电隔离以根治房颤。

14.4 术后处理

恢复

消融后，导管撤出左心房并停止输注肝素。鱼精蛋白对抗肝素作用待激活凝血时间（ACT）时间不超过 180s 后拔除鞘管。消融过程中使用冷盐水灌注导管使多数患者体液正平衡，必要时可给予利尿剂。由于使用大鞘管，拔管后患者通常平卧 6h。6h 后开始给予抗凝治疗。

所有患者术后应用华法林治疗。术前停用华法林的患者需要静脉应用肝素桥接，第二天早晨换成低分子肝素。对于没有停用华法林的患者不需要使用肝素。我们给予患者半量依诺肝素（0.5mg/kg，每日 2 次）预防卒中并降低出血风险直到华法林治疗达标。患者通常在第二天出院。INR 达标的手术患者后不需要应用低分子肝素。

随访

患者在肺静脉前庭隔离术后应密切随访。患者通常在术后 3、6 和 12 个月到医院复查，在每次随访之前应在门诊完善多日的心电事件监测。我们通常在前 2～3 个月不改变患者抗心律失常治疗方案，或者根据房颤负荷决定停止、继续、或更换抗心律失常药物治疗。无论有无卒中风险，所有患者都在前 3 个月应用华法林抗凝。是否选择长期抗凝取决于 $CHADS_2$ 评分。评分 0～1 的患者 3 个月后可停用华法林。评分在 2 分以上的消融后患者长期卒中风险尚无充分研究，但低危患者和无房颤复发患者可以停用抗凝。

再次消融

报道显示，肺静脉前庭隔离术，持续/永久性房颤首次肺静脉前庭隔离消融手术成功率高达 67%，阵发性房颤为 77%[1]。我们术前与患者解释，有时可能需要二次或三次手术。房颤复发患者的房颤负荷和症状往往较前减轻。许多术前药物治疗无效的患者可在消融后用抗心律失常药物控制。在一些患者中，尤其是那些永久性房颤，PVAI 可以作为疾病基质的改良法，使房颤更易于控制。

至少 3 个月的窗口期后，即使使用了抗心律失常药物，但患者仍然反复发作房颤或症状明显，我们将和患者讨论再次消融的事宜。第二次手术方法与第一次类似。多数患者会有不同程度肺静脉传导和前庭电位的恢复。再次消融时，我们重新隔离肺静脉，并在首次消融时因为食管温度上升而未消融的靠近食管的前庭部位进行更为激进的消融。这往往需要反复短时间消融，使食管有冷却机会。

14.5 手术并发症

严密的血流动力学和温度监测可以避免或早期发现可能的并发症。消融过程中，血压和血氧饱和度的突然下降要特别小心。尽管神经节附近的消融引起迷走神经反射可能会导致短暂的低血压和心动过缓，但如果没有立即恢复，需要评价是否存在心脏压塞。尤其是在房间隔穿刺不顺利，或心耳和左心房顶部操作时压力过大更要小心。应立即应用 ICE 评估导致压塞的心包积液原因，但对更全面评估需要做 TTE。

因为术后应用抗凝，最常见的并发症是血管并发症，包括血肿和动静脉瘘，发生率大约 1%～2%。不到 0.5% 的患者出现脑血管事件。由于 PVAI 在食管附近进行广泛的消融，在消融后的几个星期内可以出现心房食管瘘，尽管这些都是极其罕见的。膈神经麻痹也会发生，但通常是可逆的。患者气短应考虑是否有膈神经麻痹或肺静脉狭窄，这些通常也是可逆的。有时术后可能出现无血流动力学改变的渗液。多数无症状的渗液可以保守治疗。

14.7　优势和局限性

目前比较 PVAI 和其他房颤消融方法的随机长期研究很少。尽管大范围的消融可能会导致心房功能障碍，但随访过程中的影像学检查中没有观察到明显的功能障碍[7]。小规模的研究显示与消融 CFAE 电位相比 PVAI 成功率更高[8]。已经证实在永久性房颤患者，PVAI 优于大范围的节段性消融[9]。

节段性消融加辅助线性（比如在顶部或二尖瓣峡部）消融的患者容易出现非典型房扑。然而，我们的经验显示，PVAI 术后不易出现此类心动过速，这可能与回路的基质被消融有关。

PVAI 方法，特别是在 Lasso 电极指导下并使用电解剖标测，可以大大显缩短房颤消融时间。手术时间通常减少到大约 3h。虽然手术可以由一个术者完成，但两个术者，一个控制 Lasso 导管，另一个控制消融导管可进一步加快手术进程。

14.7　结　论

总之，PVAI 术是一种肺静脉隔离方法，不仅消融了肺静脉口部周围组织，还对可能的房颤触发灶（如左心房后壁和左心房顶部）包含肺静脉平滑肌的位置进行了消融。这种消融方法较之其他方法如 CFAE 电位消融，会有更高的成功率，且房速发病率较低。但是，目前尚缺乏大型的对比研究。术前影像学检查、ICE、Lasso 导管和和三维电解标测系统的使用大大方便了这种消融手术方法的施行。有经验的术者在使用这些辅助工具的情况下可以将手术时间减少到平均 3～4h。

虽然普遍认为，肺静脉隔离在房颤消融中是必需的，但是对于需要消融的范围和附加消融的部位还没有达成共识。有必要进一步研究房颤消融除 PVAI 之外，是否需要消融左心房底部或其他部位。技术上的进步也能进一步提高手术的成功率。我们的早期经验显示，使用机器操作导管进行 PVAI 能够减少能量输出，增加术者的舒适度和放射防护。有必要在未来研究评估导管遥控系统的优势和成功率。房颤消融取得了明显的进展，尚需进一步的研究来帮助我们确定这种疾病的最佳策略。

参考文献

1. Mommersteeg MT, Christoffels VM, Anderson RH, Moorman AF. Atrial fibrillation: a developmental point of view. *Heart Rhythm.* 2009;6(12):1818–1824.
2. Bhargava M, Di Biase L, Mohanty P, et al. Impact of type of atrial fibrillation and repeat catheter ablation on long-term freedom from atrial fibrillation: results from a multicenter study. *Heart Rhythm.* 2009;6(10):1403–1412.
3. Di Biase L, Burkhardt JD, Mohanty P, et al. Periprocedural stroke and management of major bleeding complications in patients undergoing catheter ablation of atrial fibrillation: the impact of periprocedural therapeutic international normalized ratio. *Circulation.* 2011;121(23):2550–2556.
4. Kanj MH, Wazni O, Fahmy T, et al. Pulmonary vein antral isolation using an open irrigation ablation catheter for the treatment of atrial fibrillation: a randomized pilot study. *J Am Coll Cardiol.* Apr 17 2007;49(15):1634–1641.
5. Elayi CS, Di Biase L, Barrett C, et al. Atrial fibrillation termination as a procedural endpoint during ablation in long-standing persistent atrial fibrillation. *Heart Rhythm.* 2010;7(9):1216–1223.
6. Hou Y, Scherlag BJ, Lin J, et al. Ganglionated plexi modulate extrinsic cardiac autonomic nerve input: effects on sinus rate, atrioventricular conduction, refractoriness, and inducibility of atrial fibrillation. *J Am Coll Cardiol.* 2007;50(1): 61–68.
7. Verma A, Kilicaslan F, Adams JR, et al. Extensive ablation during pulmonary vein antrum isolation has no adverse impact on left atrial function: an echocardiography and cine computed tomography analysis. *J Cardiovasc Electrophysiol.* 2006;17(7):741–746.
8. Di Biase L, Elayi CS, Fahmy TS, et al. Atrial fibrillation ablation strategies for paroxysmal patients: randomized comparison between different techniques. *Circ Arrhythm Electrophysiol.* 2009;2(2):113–119.
9. Elayi CS, Verma A, Di Biase L, et al. Ablation for long-standing permanent atrial fibrillation: results from a randomized study comparing three different strategies. *Heart Rhythm.* 2008;5(12):1658-1664.

视频描述

视频 14.1　超声上显示增厚的房间隔

视频 14.2　一漂移的左心房 CT 重建

视频 14.3　ICE 视频显示 ICE 扇面从二尖瓣逐渐转向右侧肺静脉

视频 14.4　ICE 视频显示房间隔穿刺

视频 14.5　显示 X 射线透视下的房间隔穿刺

如何进行心房颤动的环状消融

Chapter 15 How to Perform Circumferential Ablation for Atrial Fibrillation

Carlo Pappone，Vincenzo Santinelli 著

龙德勇 译

15.1 引 言

如今，心房颤动（房颤）已成为 21 世纪心血管疾病蔓延的关键因素之一，持续增加的发病率和死亡率一直堪忧。现今，导管消融是阵发性或持续性房颤最有效的治疗方法，优于长期抗心律失常药物疗法。在经皮导管消融房性期前收缩（早搏）出现 20 年之后，房颤的导管消融已成为广泛开展于全球各大中心的最常见的手术，取得的进步令人瞩目，罕有严重并发症。成功的房颤消融可以同时阻止心肌细胞的电学、结构性和机械性重构，改善心力衰竭（心衰）患者的左心室功能以及降低血栓栓塞的风险。窦性心律的恢复促使重构逆转，从而使心腔壁修复和心房体积缩小。因此房颤导管消融已成为广泛被接受和采用的治疗策略。在全球众多实验室中，消融技术常年开展。针对阵发性房颤和持续性房颤这两种类型，发展为从单独隔离肺静脉[1]到肺静脉外消融的众多术式，如最初的环肺静脉消融（CPVA）[2]。对于阵发性房颤不伴左心房增大和结构性心脏病或仅有左心房轻度增大的患者，尤其是在心律失常发生初期，单纯肺静脉隔离已经足够[1]。位于肺静脉内的心房自律点高频放电被认为可能是房颤持续的驱动力，这促使了一些对复杂房颤也仅采

用肺静脉隔离的尝试，从而经常出现消融不足和反复手术的情况。而附加的线性消融提高了阵发性房颤伴左心房增大和持续性房颤患者的单次手术成功率，且没有严重并发症。可以确信的是进一步的消融进行了心房基质改良，并把心房线性分隔以阻断大折返环，后者可能在房颤持续过程中起重要作用。现今，肺静脉隔离加线性消融已经是治疗房颤患者的最常用方案，更高的成功率常有报道，但二次手术亦不少见。在接下来的数年中，随着技术提升和新工具的出现，全球大中心实验室的单次手术成功率将会显著提高，从而避免重复手术、降低潜在并发症风险。

15.2 技术进步和工具革新

尽管在提高房颤消融策略的安全性和有效性方面已经取得巨大进步，大量的研究仍有必要。新技术诸如通过标测系统进行多影像融合、旋转血管造影、远距离磁场导航系统等，逐步发展起来，打破了单次手术获得高成功率的限制[3-4]。随着房颤患病率的预期增加和消融手术的相应增多，新技术因结合现有技术带来更有效的治疗方案而受到欢迎。目前，笔者的实验室正在对新的工具、技术理论和技巧进行研究，以提高单次消融手术，尤其对慢性持

续性房颤患者治疗的安全性和有效性。这些技术包括能更好满足远程手术技术需求的远距离磁导航盐水灌注导管及相应系统，改进包含旋转血管造影在内的成像和电标测系统，以及 MRI 引导下的消融技术。在缺乏经验的中心，成功完成肺静脉电隔离和临近的线性消融透壁损伤以避免消融线上的漏点会有一定的挑战性。通过将术前采集的计算机化断层扫描图像或磁共振成像得到的三维图像，与对应的消融导管实时的位置融合呈现在计算机屏幕上，能够对标测和消融提供电解剖指引。近期诞生了一项

新的影像技术，能将传统造影设备环绕患者获得的多重旋转血管造影与 CARTO 或 NavX 等电解剖标测系统结合起来。造影剂注入肺动脉或经房间隔穿刺直接注入左心房。当左心房被造影剂充盈时，C 臂快速旋转取得实时影像。若造影剂注入肺动脉，还会记录时间密度曲线来测量左心房充盈时间和排空时间，以估计最适宜的成像时间。所有影像经过专用软件处理后，生成 CT 质量的三维图像，以备同一台手术使用（图 15.1 和 15.2）。由于这种 CT 类型的影像是术中取得的，能体现实时的解剖结构，优于术

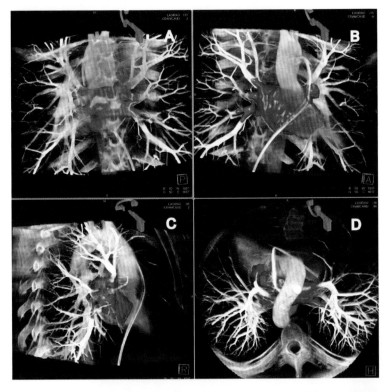

图 15.1 分离的左心房和肺静脉的外部视图。Dyna-CT 心脏表面分割成像的左心房和肺静脉（红色部分）。图 **A** 为后前位，图 **B** 为前后位，图 **C** 为左侧位，图 **D** 为头位

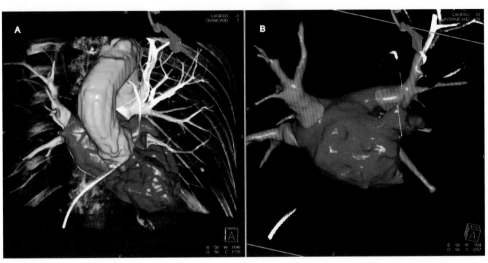

图 15.2 左心房（红色）与临近结构的 DynaCT 三维重建和旋转血管造影前后位视图（图 **A** 和 **B**）

前采集的影像。像 CT 一样，这些影像可以阅读以及导入影像系统或电解剖标测系统（图 15.3）。笔者的实验室采用的是 Artis zeego（Siemens，Medical Erlangen，Germany），有着像汽车行业的机械臂一样可控制的造影 C 臂（图 15.4A）。这为 C 臂和导管床的高度自由移动来快速旋转提供了可能性。机械臂不是完全固定的，因而可以上下移动或向各个轴向旋转。这一技术有助于成像质量的提升和成像获取的便捷性。按照我们的经验，旋转联合成像提供了符合手术需求的更精确的视觉信息，其解剖结构准确性可与 CT 媲美，且具有更低的放射剂量、更短的时间和更高的性价比。既然房颤消融已经是推荐的治疗策略，技术创新就显得尤为重要，这样术者才

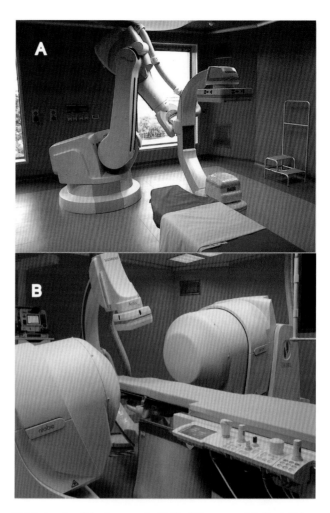

图 15.4　**A.** "Artis zeego" 系统（Siemens，Medical Erlangen，Germany）。**B.** 远程磁导航消融系统（Niobe，Stereotaxis，St. Louis，MO）

能在更短时间内更安全有效的完成手术，且具有高成功率和低并发症发生率，对慢性持续性房颤患者更是如此。

15.3　远程消融

在笔者的实验室中，逐渐发展起来的远程技术带来了出色的导管稳定性和操作的可重复性，使消融损伤连续且透壁[3-4]。基于磁场导航系统（Niobe®，Stereotaxis，St. Louis，MO）的一套新的心腔内远程导管导航系统在我们的实验室中被建立起来，并已证明对以房颤为代表的复杂心律失常的消融是有效的。这套机械磁场导管导航系统包含两个置于患者两侧的由计算机控制的集中聚焦的永磁体（图15.4B）。永磁体的磁场形成一个球形的直径 20cm 的

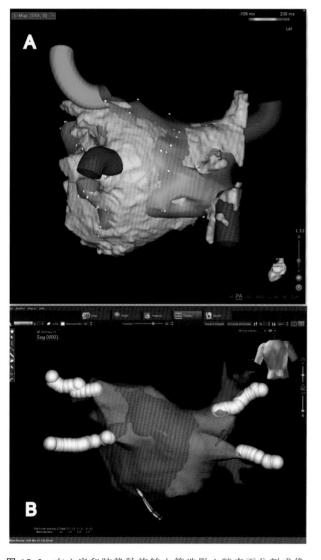

图 15.3　左心房和肺静脉旋转血管造影心脏表面分割成像，融合入两种电解剖标测系统。CartoMerge，Biosense Webster Inc.（**A**）和 Ensite Velocity，St. Jude Medical（**B**）

导航区域，含有三个磁感应器的导管可以置入并沿磁场向量操控。操作者在另外的房间通过操纵杆和键盘指令操作导管（图 15.5）。我们的经验证明其单次手术成功率与手动消融相近，且受辐射剂量减少[4]。初期的学习曲线表明手术时间延长，主要由于额外手术步骤的耗时。而随着远程消融手术量增加，受辐射时间较手动消融减少。随着房颤等心律失常导管消融需求增加，开展这类消融手术的中心增多，对降低操作技术难度和提升操作舒适度的需求也相应增加。目前灌注消融导管仍不能应用于 Noibe 系统中。然而，新的灌注消融导管的发布打破了这一重要限制，并广泛应用于采用 Noibe 系统的房颤消融手术中。当前有一种新型带磁场的盐水灌注导管可供使用。同最初的非灌注磁导航导管相比，磁导航灌注消融能产生更深更有效的损伤而没有焦痂形成[3]。如今，Noibe 系统的安全性和有效性已与传统消融工具相近。

15.4 房颤的导管消融

自 1999 年以来，我们采用三维电解剖系统引导

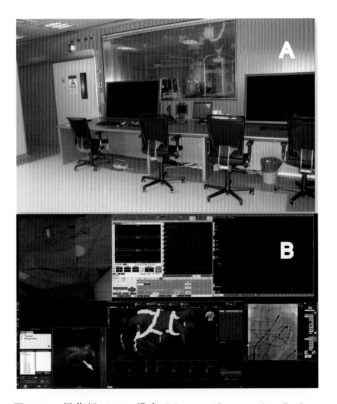

图 15.5 操作间（**A**），设有 Odyssey（Stereotaxis，St. Louis，MO）显示屏，用于远程标测和消融，用一套方案将不同系统融为一体（**B**）

下的标准 CPVA 来阻断肺静脉传导，以终止或限制房颤患者的致心律失常电位产生的基质[2]。正如笔者的小组最初建议的，数年来 CPVA 被成功地广泛施行于房颤患者，包含阵发性或持续性房颤，伴或不伴左心房增大、结构性心脏病或合并症，这些情况常见于大部分房颤患者。经短期和长期随访证实单次手术成功率高且无严重并发症，这提示 CPVA 可能是治疗大部分房颤患者最合适的策略。相反，正如 Bordeaux 小组最初所建议的，单纯肺静脉隔离消融技术[1]，仅限于不伴左心房增大和结构性心脏病的阵发性房颤患者。不幸的是，对于那些伴有左心房增大和（或）器质性心脏病/合并症的患者，和持续性房颤患者一样，单纯肺静脉隔离策略并不足以获得良好结果。因此，目前广泛接受的是，对这些占房颤患者大部分的人群而言，除单纯肺静脉隔离之外，针对与心律失常相关的心房基质的线性消融是必要的[2]。

15.5 CPVA 手术

环肺静脉消融是治疗房颤患者的标准术式。当前，标测和消融都是在新的特别设计的三维电解剖系统（CARTO，NavX）的引导下进行，包括但不限于旋转血管造影（图 15.1～图 15.3）。手术经单一房间隔穿刺进行，通常采用手动操作的头端灌注导管或远程控制的磁导航头端灌注导管。这一术式通过逐点消融形成大环损伤和额外的线性损伤来针对性的隔离肺静脉，通常还要进行严格的起搏验证（图 15.6）。在手术结束时房颤和房速不能被诱发是必要的，若恢复窦性心律后房颤/房速仍可以诱发，需要返回所有的消融线和隔离区域检查有无漏点残留，必要时补充消融。笔者实验室的数据表明对心房大小在最低增大限度之下的房颤患者，单次 CPVA 手术可以达到 90% 的成功率。但是对于慢性持续性房颤患者（持续 1 年以上），单次手术需要分阶段双房消融，以达到房颤/房速不能诱发且窦性心律稳固，手术需时较长（大于 3h）。这一耗时的阶段式损伤策略包含对维持房颤极为重要的组织进行一系列的消融，消融对房颤周长的影响和对房颤/房速可诱发性的效果也要基本证实这一点。实际采用的 CPVA 之外的消融的顺序和程度依据患者的临床特征而有所不同。

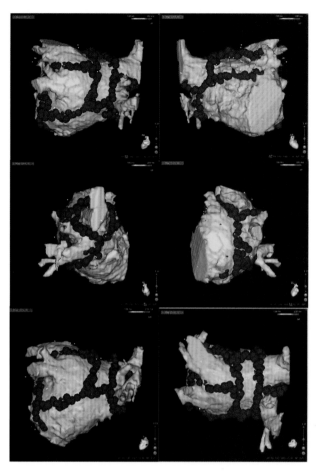

图 15.6 CartoMerge 解剖图从不同角度展示的 CPVA 标准的消融位点（红色点）

图 15.7 DynaCT 获取的左心房和肺静脉解剖图（红色）融合至 Ensite Velocity 系统。可见二尖瓣峡部线和正在进行的环左侧上下肺静脉的消融线。消融点标记为白色

CPVA 的终点

步骤 1：肺静脉电隔离

CPVA 的首要步骤是肺静脉的电隔离，经肺静脉开口外连续进行点对点的消融损伤，所消融的这一区域通常定义为前庭。双侧肺静脉消融环内单独或均进行线性消融，以阻断所有的肺静脉传导（图 15.7）。电位中断（EGM 下降 90% 以上或振幅小于 0.1mV）可以证明包括消融环内的远端电隔离，环状电极验证并不常规使用[5]。良好的导管稳定性和心房壁贴靠可在单次放电、50s 内快速实现心房电位下降，从而更快实现肺静脉阻滞。部分损伤信号提示需要更进一步的消融，才能消融其他部位。

步骤 2：去迷走神经化

房颤与自主神经系统之间的关系是当前研究的热门领域。笔者的小组第一个报道了房颤消融过程中的自主神经激惹和消融成效间存在关联[6]。我们发现三分之一的患者在房颤消融时会出现迷走反射。因此，手术的一个重要的终点是迷走反射终止，随后出现窦性心动过速或房颤。除射频放电之外不能重复诱发该反射，可视为神经阻滞。观察到这一现象的手术成功率可达 99%，而未发现迷走反射终止

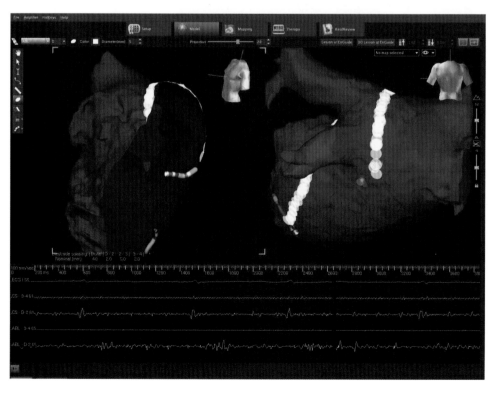

现象的手术成功率为 85%[6]。这些结果促使一些小组进一步探索靶向自主神经节在房颤消融策略中的潜在角色——是独立方案还是附加策略。详细的左心房"自发电位图"作为消融靶点已经由笔者的小组报道[6]。我们相信需要更多的研究以更好地探讨自主神经节导管消融在房颤治疗中的作用。

步骤 3 和步骤 4：连接上肺和下肺静脉的后壁线和二尖瓣峡部线

标准的 CPVA 术式中，附加消融线位于左心房顶部和后壁，分别连接两侧上、下肺静脉（图 15.8）以及二尖瓣环（图 15.9）。顶部线可在无射线条件下进行数分钟的消融。二尖瓣峡部线消融的目的是预

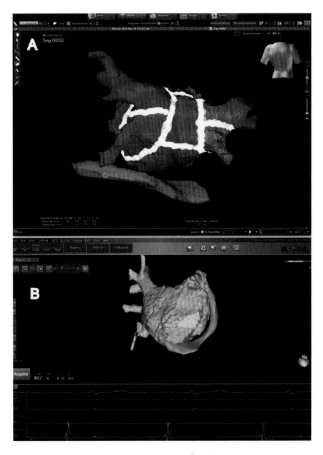

图 15.9 Ensite Velocity 系统中后前位（**A**）和左前斜位（**B**）左心房和肺静脉的解剖图。二尖瓣峡部线标示为白线，白点为消融点

防消融后左心房大折返性心动过速[7-9]，并减少心动过速存在的基质基础。完整的左心房顶部线阻滞后，左心耳起搏时后壁的电位应沿足头方向传导。二尖瓣峡部线的验证是一个关键终点，具体操作为在冠状窦心内膜起搏时进行冠状窦标测，沿消融阻滞线可见广泛的双电位，且不同起搏条件均可见[7]。我们建议阻滞后冠状窦起搏时二尖瓣峡部线处的双电位间期不小于 150ms，具体取决于心房容积和消融线宽度。

步骤 5：冠状窦阻滞

冠状窦是最后的消融靶点，必要时可在对该点消融之前再进行一步线性消融（通常为间隔部或左心耳基底部）。传导通路出现双电位和两侧的动作电位均朝向阻滞线可以证明传导阻滞。冠状窦心肌的快速心房激动可能是慢性和持续性房颤的驱动力。冠状窦与心房的电学隔离可以通过心内膜或心外膜消融实现（图 15.10）。冠状窦电活动的完全终止是最理想的终点，但冠状窦的规律电活动和（或）与

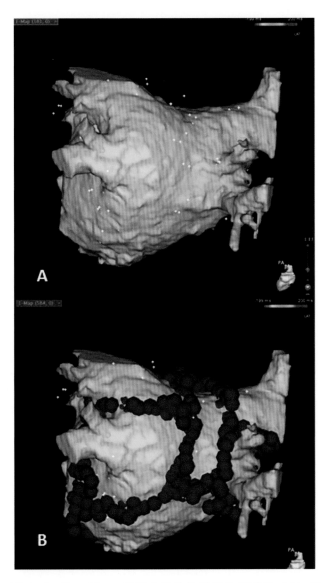

图 15.8 CartoMerge 系统中后前位视图的消融前（**A**）后（**B**）左心房和肺静脉的解剖图（黄色）

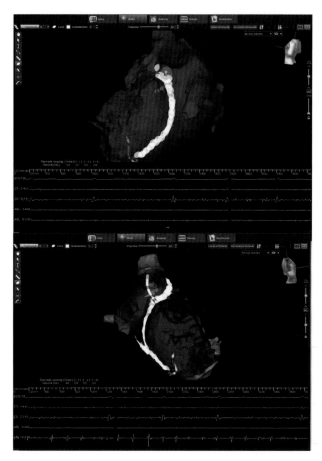

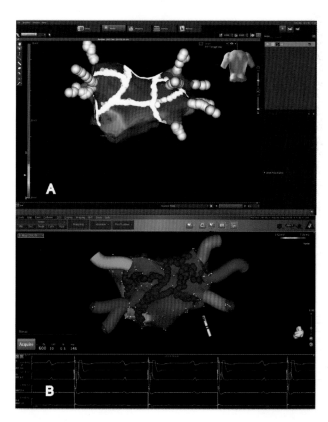

图 15.11　Ensite Velocity（A）和 CARTO3（B）系统中的消融后三维电解剖电压标测图。红色代表低电压（＜0.1mV）

图 15.10　A. 左心房、肺静脉和冠状窦消融后解剖重建。标准消融点以白点标记，橘色点代表冠状窦内的消融点。B. 左心房、肺静脉（黄色）和冠状窦（灰色）通过 CARTO3 系统快速解剖建模技术的解剖重建

左心房电位无关的局部慢电位也可作为冠状窦隔离的证据。对慢性房颤和心房增大的患者，常需对冠状窦行心内膜和（或）心外膜消融。

步骤 6：三尖瓣峡部线

对慢性房颤的患者进行三尖瓣峡部线消融。

消融后再次标测

消融之后一旦房颤/房速不能被诱发，即对左心房重新标测，并对比消融前后的激动图。对于术前为窦性心律（窦律）的患者，在消融前的左心房模型基础上再次取点标测，并对比消融前后的双极电压图（图 15.11）。对于术前为房颤心律的患者，恢复窦律后，在原先房颤发作时建立的左心房解剖模型上重新标测，以精确验证消融线阻滞。即便心动过速不能诱发，若存在沿消融线的传导中断则仍提示不完全阻滞，仍需要进一步消融实现完

整的阻滞线。

消融靶点判定

迅速而精确的靶点判定和消融，对避免主要并发症、成功达到消融终点和带来极佳的远期效果均至关重要。目前，三维导航标测系统带来的精确解剖和电生理引导，促进了这一目标实现。通常 CPVA 可在 1h 内完成，但对于持续性房颤伴左心房增大的患者，则需要更长时间（可达 3h）以达到包括冠状窦隔离和房颤/房速不能诱发在内的全部终点。我们并不常规使用心内超声和 Lasso 导管。

消融难点

达到所有消融终点至关重要，但某些部位的消融有一定挑战性[8]。通常，左上肺周围的电位难以消除，常需要多次、高功率和高灌注消融。左上肺与左心耳之间的嵴部消融隔离也需要更高的功率多次放电。若嵴部过于狭窄，消融线通常位于左心耳基底部（图 15.12）。右侧肺静脉区域和二尖瓣峡部是另外两处标测和消融难点，需要不断调节功率和灌注流速以达到期望终点。不完整的消融线，尤其在

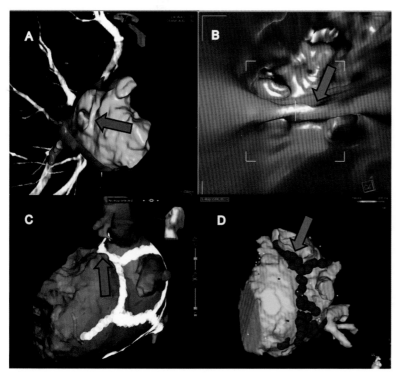

图 15.12　A. 术前 DynaCT 心脏分段左心房朝向左上肺的切面展示嵴部（箭头处）。外表面为红色，内表面为绿色。B. 嵴部的腔内视图。C 和 D. Ensite Velocity（C）和 CartoMerge（D）系统引导下的嵴部消融（箭头处）

二尖瓣峡部，可能导致残留的漏点和术后无休止的左心房性心动过速。二尖瓣和/或主动脉瓣有金属修复瓣膜的患者，二尖瓣区域的标测和消融相当困难，但在笔者的中心尚无导管嵌顿于人工瓣膜的案例发生。二尖瓣峡部线的隔离需要起搏验证，且多数患者须同时在冠状窦内消融。在冠状窦的近心房侧心肌消融时，应采用低功率低灌注流速①，并严密观察，以避免穿孔和心脏压塞。通常我们采取由远端向近端拖拽导管时给予连续两次低功率放电（一般在 15 至 30 W 之间），取代单次操作，以使温度下降，避免潜在并发症。后壁同样是易损伤部位，采用头端灌注导管时可能出现心脏压塞和食管损伤等并发症。众所周知，后壁不仅是左心房最薄处，也是距食管最近的部位。在此区域消融时，我们会设置更低的功率，并降低灌注速率，缩短消融时间。

节律控制效果

没有临床症状并不一定代表窦性心律的稳固，精确评价术后转归主要依赖于 ECG 记录。通常，术后我们会安排在第 1、3、6、12 个月末进行 24～48h Holter 检测，以及每日 ECG 监测并电话传输心电图，于手术之日起至术后一年，以发现无症状性复发[10-12]。

有效率

成功的 CPVA 通常认为是术后至少 12 个月内无超过 30s 的有/无症状的房颤、房速或房扑发作。我们将术后三个月作为"窗口期"，此期间的房颤或房扑复发不认为是手术失败。这是由于术后三个月常见房颤发作[7,10-11]。但半数案例为一过性现象，不需要重复手术。阵发性房颤的长期有效率大于 90%，持续性房颤手术结束时达到房颤/房速不能诱发者的有效率约为 85%。阵发性房颤且局部去迷走神经化者的远期成功率更高。如果持续性房颤复发或每月均发作的有症状性阵发房颤在窗口期之外出现，或出现症状明显的无休止左心房或右心房房扑，则需要在术后六个月进行二次手术。每位患者最多可进行三次消融手术。

心房重构

评估射频消融对左心房收缩力的潜在影响对评价血栓性风险十分重要。消融后，我们会认真评价术前和术后长时期的左心房传输功能。按照我们的经验，消融后左心房直径减小，收缩功能增强，但

---

①　译者注：原文确实为 lower irrigation rate，但国内均为高灌注流速。

获益程度主要取决于术前心房容积[6,13]。对无复发且心房传输和功能改善的患者（心房重构逆转），停止长期抗凝治疗。

术后房速

若术中终点成功达到，术后房速的发生率低于5%[7]，且通常漏点相关的大环或微折返性心动过速较局灶性更常见（图15.13）。在我们的经验中，这类房速初始应给予药物和复律等保守治疗。仅对无休止的有症状性房速患者，再次消融为最佳方案，绝大部分案例术后痊愈[7-11]。消融应针对心动过速机制，切忌经验性线性消融。首先应细致观察12导联体表心电图的P波形态和方向，这是由于尽管P波间的等电位线提示局灶性机制，但持续性发作通常缘于大环折返。我们常规采用激动标测联合电压标测，并结合起搏拖带来确定最优化消融方案。通常，激动标测会依据参考位点两侧的与心动过速周长相等的范围，标示出最早和最晚激动点，以不同颜色代表。最常见的术后房速为二尖瓣大折返性（大于80%周长）心动过速。当二尖瓣环上、下部3个以上

不同位置拖带PPI≈TCL，沿二尖瓣环的激动时间约等于房速周长，强烈提示为二尖瓣折返性房速。与右心房峡部依赖性房扑类似，二尖瓣峡部最狭窄处位于左下肺静脉与二尖瓣环连接处，而最恰当的方式为寻找残留漏点并再次消融。对于起源于再通的肺静脉前庭部的局部微折返性房速（小于80%周长），在能够隐匿性拖带的最早激动点消融通常可以成功。电压标测经常能够通过局部电压残留提示前次手术未发现或未完整消融的靶点。围绕左侧或右侧肺静脉的折返可以通过冠状窦近端和远端、左心房顶部以及间隔部起搏证明。手术过程需要三维激动图来展示心动过速过程，并描绘出与解剖障碍相连的消融线来阻断房速折返环。通过细致的电解剖标测和隐匿拖带鉴别出关键峡部并消融。通常，关键峡部简单的消融即可有效终止此类心动过速且无法再诱发，但有些案例需要进一步的线性消融。心动过速与消融过程中终止，且高频刺激和（或）程序刺激不能诱发相同形态的心动过速，视为消融成功。

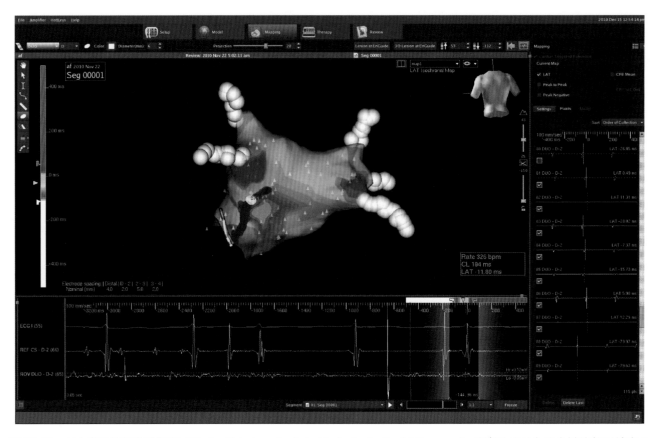

图15.13 左心房电解剖激动标测（Ensite Velocity，St. Jude Medical，St. Paul Minnesota）重建展示了由二尖瓣峡部区域离心传导的心房电位。在该部位的消融即刻终止房速并转为窦性心律，被腔内图记录下来

15.6 结 论

日渐明显的是，对房颤患者，尤其是慢性持续性房颤[14]，单次手术后维持稳定的窦性心律是重要的终点，特别是房颤消融逐渐被视为能确实取代目前药物治疗的有效方案。然而，为获得单次消融手术的最大化的远期成功率且避免严重并发症，所有的短期终点均应在安全的前提下达到。按照我们推测，随着新技术、新工具的诞生和对房颤病理机制更深的了解，单次手术成功率将在今后数年内提高到 90%。目前，许多房颤消融策略像 CPVA 一样有效，但多数案例需要再次手术，这将增大并发症风险。

参考文献

1. Haïssaguerre M, Jaïs P, Shah DC, et al. Spontaneous initiation of atrial fibrillation by ectopic beats originating in the pulmonary veins. *N Engl J Med.* 1998;339:659–666.

2. Pappone C, Oreto G, Rosanio S, et al. Atrial electroanatomic remodeling after circumferential RF pulmonary vein ablation: efficacy of an anatomic approach in a large cohort of patients with atrial fibrillation. *Circulation.* 2001;104:2539–2544.

3. Pappone C, Vicedomini G, Manguso F, et al. Robotic magnetic navigation for atrial fibrillation ablation. *J Am Coll Cardiol.* 2006;47:1390–1400.

4. Pappone C, Vicedomini G, Frigoli E, et al. Irrigated-tip magnetic catheter ablation of AF: a long-term prospective study in 130 patients. *Heart Rhythm.* 2011;8(1):8–15.

5. Augello G, Vicedomini G, Saviano M, et al. Pulmonary vein isolation after circumferential pulmonary vein ablation: comparison between Lasso and 3-dimensional electroanatomical assessment of complete electrical disconnection. *Heart Rhythm.* 2009;6:1706–1713.

6. Pappone C, Santinelli V, Manguso F, et al. Pulmonary vein denervation enhances long-term benefit after circumferential ablation for paroxysmal atrial fibrillation. *Circulation.* 2004;109:327–334.

7. Pappone C, Manguso F, Vicedomini G, et al. Prevention of iatrogenic atrial tachycardia after ablation of atrial fibrillation: a prospective randomized study comparing circumferential pulmonary vein ablation with a modified approach. *Circulation.* 2004;110:3036–3042.

8. Pappone C, Santinelli V. How to perform encircling ablation of the left atrium. *Heart Rhythm.* 2006;3:1105–1109.

9. Mesas CE, Pappone C, Lang CE, et al. Left atrial tachycardia after circumferential pulmonary vein ablation for atrial fibrillation. *J Am Coll Cardiol.* 2004;44:1071–1079.

10. Pappone C, Augello G, Sala S, et al. A randomized trial of circumferential pulmonary vein ablation versus antiarrhythmic drug therapy in paroxysmal atrial fibrillation: the APAF Study. *J Am Coll Cardiol.* 2006;48:2340–2347.

11. Oral H, Pappone C, Chugh A, et al. Circumferential pulmonary-vein ablation for chronic atrial fibrillation. *N Engl J Med.* 2006;354:934–994.

12. Oral H, Scharf C, Chugh A, et al. Catheter ablation for paroxysmal atrial fibrillation: segmental pulmonary vein ostial ablation versus left atrial ablation. *Circulation.* 2003;108:2355–2360.

13. Pappone C, Rosanio S, Augello G, et al. Mortality, morbidity, and quality of life after circumferential pulmonary vein ablation for atrial fibrillation: outcomes from a controlled nonrandomized long-term study. *J Am Coll Cardiol.* 2003;42:185–197.

14. Haïssaguerre M, Sanders P, Hocini M, et al. Catheter ablation of long-lasting persistent atrial fibrillation: critical structures for termination. *J Cardiovasc Electrophysiol.* 2005;11:1125–1137.

如何进行心房颤动的心房复杂碎裂电位消融

Chapter 16　How to Perform Ablation of Atrial Fibrillation by Targeting Complex Fractionated Atrial Electrograms

Koonlawee Nademanee，Montawatt Amnueypol 著

夏云龙　译

16.1　引　言

　　肺静脉电隔离（pulmonary vein isolation，PVI）是心房颤动（简称房颤）导管消融的基石，多数中心将 PVI 作为治疗阵发性房颤的主要方法。单次 PVI 治疗阵发性房颤的成功率为 38%～70%，多次手术则可达 65%～90%[1]。

　　然而，对于慢性房颤而言，单纯 PVI 的治疗效果并不理想，因此在传统 PVI 基础上增加左心房线性消融及冠状窦和右心房的消融已成趋势。房颤基质消融的重要性由此可见，其应为房颤消融策略中不可或缺的一部分。

　　按照逻辑，确定房颤消融靶点的最好方法是找到致心律失常基质。过去认为房颤的基质并不能进行标测，因为基质内的折返环分布具有随机性，不适于心内膜的逐点标测。但是我们近期的观察研究显示，通过寻找心房复杂碎裂电位（complex fractionated atrial electrograms，CFAE）可以辨别出参与房颤维持的基质。在房颤维持期间，心房特殊区域可记录到 CFAE，并且具有明显的时空稳定性。消融持续存在 CFAE 的区域，房颤的终止率可达 85% 以上，更重要的是无论阵发性房颤还是持续性房颤，该消融策略的长期预后均十分理想[2-3]。本章我们将阐述如何单独运用 CFAE 消融治疗房颤。

16.2　术前准备

　　所有患者均接受包括二维超声心动图在内的心脏评估。除以研究为目的外，CFAE 消融无需 CT 或 MRI 进行左心房成像。所有患者均需进行甲状腺功能检测以除外甲状腺功能异常，尤其是甲状腺功能亢进。所有抗心律失常药物术前均停用至少 5 个半衰期（胺碘酮停用 1 个月）。术前抗凝治疗继续。对于未接受抗凝治疗的患者，术前应用华法林（INR 2～3）或达比加群至少 2～3 周。接近 3 年的实践经验表明，持续抗凝方案中严重出血和栓塞并发症的发生率远低于传统的术前低分子肝素桥接华法林方案。

　　过去常规对持续性房颤和长程持续性房颤患者以及高危的阵发性房颤患者进行经食管超声心动图

检查。但是自二维实时心内超声（ICE）的出现以来，我们将 ICE 代替经食管超声作为左心房血栓的评估手段。此外，实时二维 ICE 成像也提供了心腔结构（如肺静脉前庭）、食管位置等重要信息，可以完美地配合 CFAE 电解剖标测（CARTO）。

16.3 手术过程

消融前的患者准备

大多数患者术中应用咪达唑仑、芬太尼或偶尔应用氢吗啡酮进行清醒镇静，少数特定病例（如合并终末期心脏病、肺部疾病或明显肥胖）将在全身麻醉下（简称全麻）进行手术。平均手术时间通常为 2～3h，充分镇静可让患者避免疼痛及消除术中不好的回忆，但仍有少于 5% 的患者不能顺利达到镇静状态而会存在过度的活动，故也需进行全麻。鉴于全麻后认知功能方面的问题，我们认为让手术时间相对减少而不进行全麻的策略具有诸多的优势，尤其是老年患者。常规不对患者导尿，并且不在食管内放置体温探头监测食管位置和温度。

右股静脉置入 2 个静脉鞘（7Fr 和 8Fr），随后用房间隔穿刺鞘替换 8Fr 鞘。有时也会在右股静脉置入另外 1 个 8Fr 鞘以进行右心房和冠状窦的标测及消融，除非打算应用 SoundStar ICE（Biosense Webster，Diamond Bar，CA）进行实时成像。对于应用 ICE 者，通过左股静脉置入 11Fr 鞘以实现对 SoundStar ICE 导管的调节，同时也可对右心房和冠状窦进行标测和消融。SoundStar 和标测消融导管可通过此鞘进行交换。常规应用无创血压监测，偶尔也有患者应用有创动脉血压监测。经 7Fr 静脉鞘将十极导管（BARD）置于冠状窦内。

房间隔穿刺

在无 ICE 引导下进行 1 次房间隔穿刺，但对于少数房间隔解剖结构异常或增厚以至需要较大力量才能穿过房间隔的患者（如既往接受过多次房间隔穿刺消融的患者），可将猪尾导管置于主动脉瓣（必要时应用 ICE）以确定穿刺针的位置，让术者穿刺间隔时更有把握。持续监测动脉压，一旦穿刺针进入左心房，即可见左心房压力的典型波形。常规注射造影剂以确保成功进入左心房。术中持续监测左心房压力。对于国际标准化比值（INR）在 2～3 之间

的患者，给予负荷量肝素 3500～5000U，ACT 目标值 300～350s，术中每 15min 检测 ACT，根据结果补充肝素剂量。

导引鞘和导管的选择

可通过多种鞘进入左心房，我们主要应用 Daig SL-0 鞘（St. Jude Medical，St. Paul，MN），有时根据情况也会应用 SL-1 鞘。

对于左心房大小正常者，我们应用 F 弯 3.5mm 冷盐水灌注导管（Biosense Webster Inc，Diamond Bar，CA），对左心房增大者则应用 J 弯型号。

标测

识别房颤基质的基本方法是全面寻找存在 CFAE 的区域。在应用此技术进行房颤消融治疗时，明确何种心房腔内心电图（EGM）是理想的消融靶点及如何定位其分布并能理解 CFAE 的潜在机制十分重要。

房颤发生时，心房 EGM 有 3 种不同模式：单电位、双电位和复杂碎裂电位。这些 EGM 并非散在分布而是倾向于集中在心房特殊区域，换言之，这些心房 EGM 具有令人惊奇的时空稳定性。CFAE 是最引人注目的 EGM，因其可能代表房颤基质，故 CFAE 分布的位置应为房颤基质消融的重要靶区域。而且消融 CFAE 持续存在的区域，的确可以终止房颤并使其不被诱发。因上述特点，在过去的 10 年中，CFAE 标测已成为我们中心指导实现房颤基质成功消融的方法，并具有十分理想长期预后。

CFAE 定义为：①由 2 个或 2 个以上碎裂波折，和（或）基线在较长时间内持续曲折（如图 16.1 所示）；②心房激动周长≤120ms（如图 16.1 中所示左心房顶部电位）。但并非所有 CFAE 均相同，我们更感兴趣的是分布于心房特殊区域、具有明显时空稳定性且电位振幅为 0.05～0.25mV 并比心房其他区域周期更短的 CFAE。在某些房颤患者中，CFAE 可能周长很短（<100ms）却无清晰的多重延长电位，但若与心房其他部位电位相比，此区域的周长最短。

CFAE 的电生理机制

CFAE 的发生和维持机制并未明确阐明，但目前已存在一些理论解释。Well 等[4]的先驱性研究将房颤时心房 EGM 分为 4 种类型：

I 型：有等电位线的不连续电位；

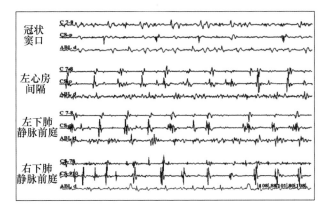

图 16.1 消融导管（ABL d）在不同部位记录到的各种 CFAE。图中描记了 4 个部位的 CFAE，分别来自冠状窦口（CS os）、左心房间隔、左下肺静脉前庭、右下肺静脉前庭。每个部位的记录信息中同时也显示了冠状窦近端的参照电位［CS-7,8 和 CS-9,10（CSp）］。虽然冠状窦口和左下肺静脉前庭也存在碎裂 EGM，但左心房间隔部的 EGM 最为碎裂。右上肺静脉前庭的 EGM 相对来说并不那么碎裂，但周长却很短，可能也代表一个"驱动灶"

Ⅱ型：不连续电位但在两个电位之间有微小电位；

Ⅲ型：无不连续电位及等电位线的碎裂 EGM；

Ⅳ型：Ⅲ型 EGM 能够周期性的转为Ⅰ型和（或）Ⅱ型。

图 16.2 分布于左、右心房或其附近位置的 6 个心脏神经节丛对房颤的触发和维持具有重要作用：左心房上部神经节丛、左房后外侧神经节丛、左房后中部神经节丛、左前降支神经节丛、右房后部神经节丛、右房上部神经节丛（Armour JA，Murphy DA，Yuan BX，et al. Gross and microscopic anatomy of the human intrinsic cardiac nervous system. Anat Rec. 1997；247：289-298. Pauza DH，Skripka V，Pauziene N，et al. Morphology，distribution，and variability of the epicardiac neural ganglionated subplexuses in the human heart. Anat Rec. 2000；259：353-382.）

Konings 等[5]结合上述理论及术中研究，根据传导机制将房颤分为 3 种类型：

Ⅰ型：无明显传导延迟单个宽大的波振面，表现为仅有短的传导阻滞弧或存在传导延迟但不影响主要播散的小区域；

Ⅱ型：存在 1 个或 2 个与传导阻滞和（或）传导延迟相关的子波；

Ⅲ型：存在 3 个或 3 个以上与传导延迟（10cm/s）区域和多个传导阻滞弧相关的子波。

Kalifa 等[6]以羊为研究对象，发现主频区和碎裂电位区之间存在重要关联，研究者可定位这种具有规律、快速、时空稳定性电活动的区域，并且能标测周围组织。源自此区域的传导波在边缘带被破坏并改变方向，表现为局部 EGM 的碎裂状态。该研究表明，边缘带高频折返假说相关的房颤电生理机制参与了碎裂电位的形成。

CFAE 发生的最卓越理论是心房组织与心脏自主神经系统间的复杂相互作用，心脏神经节丛是自主神经的集合[7-10]。6 个可能影响心房的主要神经节丛分别位于（图 16.2）：

左心房上部

左心房后外侧

左心房后中部

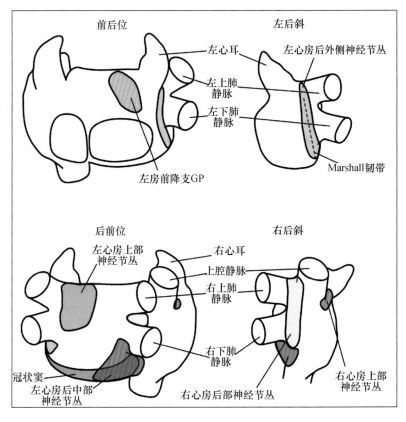

前降支

右心房后部

右心房上部

在动物模型研究发现，刺激神经节丛内副交感神经能够缩短心房 ERP，利于房颤维持，同时，也会刺激到同部位的交感神经，而引起肺静脉触发电位。遗憾的是标测和消融神经节丛费时且困难。

进一步的动物研究表明 CFAE 的分布与神经节丛具有密切相关性，如果这一关系能够在人类得到验证，那么 CFAE 消融则可能代替神经节丛的改良。的确，消融此区域可产生去迷走效应，并且在治疗房颤方面已显现出很好的疗效。

CFAE 的区域分布

CFAE 具有时间和空间稳定性，有利于对其进行精确的标测。这些区域在心房的分布并不均匀，但标测时却可预见地在某些特定部位被找到。我们中心总结出的 CFAE 分布的重要区域如下：①冠状窦近端；②上腔静脉-右心房连接部；③右上肺静脉和下肺静脉前间隔部；④左心耳内侧前壁；⑤左心耳和左上肺静脉间区域；⑥左上肺静脉内侧后上壁（图 16.3）。一般而言，持续性房颤或永久性房颤比阵发性房颤存在更多的 CFAE[1]。

心房中 CFAE 的分布具有非常不均性，虽然存在位置差异性，但 CFAE 却出奇地固定，时间和空间均相对稳定。因此可以实现对 CFAE 区域的逐点

标测，并将其与电解剖标测结合。

16.4　CFAE 标测和消融

CFAE 标测通常是在房颤时逐点进行的，需对左心房、冠状窦进行详细标测（偶尔也需标测右心房）。若手术时未发生房颤，则在冠状窦和心房内进行激进的诱发：以低于 1∶1 应答下限或周长 ≥ 170ms 的频率进行起搏，必要时静脉应用异丙肾上腺素（1～20μg/min）。持续 60s 以上的房颤被认为是稳定的，可进行标测。CFAE 的时空稳定性有助于对其 EGM 实现准确定位。

我们中心经常最少可通过 100 个点即可建立标测图，尤其在公认 CFAE 高密度的区域。此外，我们也经常建立冠状窦近端（有时也包括右心房）的详细标测图。找到具有稳定 CFAE 的区域后"标记"为消融靶点，而仅存在短暂 CFAE 的区域不作为消融靶点。高度可靠的标测图可以减少射线曝光时间，我们中心的平均手术时间为 113～150min，而射线曝光时间通常少于 10min。

近期，我们开发并测试了一个定制的软件包用来辅助标测（CFAE 软件模块，CARTO，Biosense Webster，Diamond Bar，CA）[3]。软件将消融导管收集的 2.5s 内的心房 EGM 分析后，通过 2 个变量进行表达：①最短电位间期（shortest complex interval，SCL），连续 CFAE 电位间期里，标测到的最短

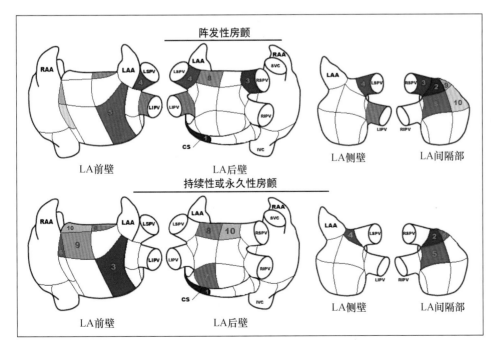

图 16.3　左、右心房网格中标记的是 CFAE 最常见的部位（深色阴影）。LA：左心房；LAA：左心耳；RA：右心房；RAA：右心耳；CS：冠状窦；FO：卵圆窝；LSPV：左上肺静脉；LIPV：左下肺静脉；RSPV：右上肺静脉；RIPV：右下肺静脉；SVC：上腔静脉；IVC：下腔静脉

间期（单位为 ms）。②间期可信水平（interval confidence level，ICL），判定为 CFAE 的连续电位间期数，假设特定时间内电位间期数越多（即重复次数越多），则 CFAE 的可信度就越高。上述变量的信息可根据颜色在三维电解剖模型上显现，有利于实现对有意义 CFAE 区域的多次定位（见视频 16.1）。

实时二维 ICE 成像可实现对胸廓和心脏结构（如食管、左心耳、肺静脉前庭）的实时评估，应用价值不可估量。实时 ICE 图像给我们提供了重要信息，使我们能够精确调整消融能量，避免损伤食管和肺静脉。我们应用大弯或超大弯型 3.5mm 冷盐水灌注消融导管（Termacool F or J curve，Biosense Webster），消融中灌注速度为 30ml/min。心房的消融能量功率设定为 35～50W，心房后壁因邻近食管而将该处消融能量功率设定为 15～30W（见二维 ICE 图像），冠状窦设置为 10～25W（图 16.4）。消融时需精确控制消融能量以确保消融彻底。当患者感觉不适或 CFAE 消除时停止消融，消融时间通常为 10～60s。因消融过程中偶尔会出现噪音，故也可实施多次短时间（15～30s）消融的策略。

再次到已消融部位验证无电活动恢复是 CFAE 消融的重要步骤（也是早期学习曲线中最常见的困难）。如果所有可视 CFAE 消融后患者仍存在房颤，则静脉应用伊布利特（1mg，输注时间为 10min 以上，若未转律，则重复应用 1 次，总剂量不超过 2mg）延长"非驱动灶"心房组织内的心律失常周长，故也突出了剩余区域最大的意义（如 CFAE 与

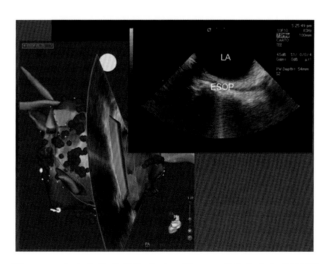

图 16.4　左心房的后前位实时二维 ICE 成像和电解剖标测图。图中显示了位于左心房中间的食管远离左上肺静脉前庭后壁的消融部位。插图显示了食管（ESOP）和左心房（LA）的二维超声图像

房颤维持相关）。

另外，替代方案是静脉应用 1000mg 普鲁卡因胺以 20mg/min 的速度输注。在 CFAE 消融治疗房颤中，房颤可能转为房性心动过速（房速），此时可利用 CS 电极作为参照，对房速进行标测和消融。一般而言，房速最常见的起源部位与 CFAE 的位置相同，也就是手术初始消融目标的位置。消融终点需要满足以下 2 条中的 1 条：①房颤终止（如果是阵发性房颤，则必须不能被诱发）；②所有 CFAE 均被消除。

有时，少数患者在 CFAE 全部被消除且应用伊布利特后仍为房颤或房速，这种情况则需要进行心脏复律。

16.5　术后护理

康复

消融结束后，在手术室内立即拔出所有鞘管，不应用鱼精蛋白拮抗肝素。过去 1 年里，我们无论全血激活凝血时间（ACT）多少，均采取立即拔出鞘管并人工压迫止血的方法，实现止血的时间通常为 30min，有趣的是，我们发现使腹股沟并发症的发生率远低于过去的办法，即待 ACT 降至 200s 后再拔出鞘管（通常会留在血管内数小时）。

我们持续监测左心房压力，当术后左心房压力 ＞20mmHg 时，静脉给予呋塞米 20～40mg。术后拔出鞘管后患者常规平卧 4h，大部分患者术前未停用抗凝，术后继续抗凝治疗。患者术后次日出院。对于国际标准化比值（INR）达标的手术患者，不需应用低分子肝素。

16.6　随　访

术后对患者进行密切随访，首次随诊为术后 2 周内门诊复诊，随后 3、6、12 个月进行随访，6 个月时常规在门诊进行多日监测，之后每年随访 1 次。术后 2～3 个月内我们通常不对患者的抗心律失常进行干预。所有患者，无论卒中风险如何，术后均接受 3 个月的抗凝治疗。根据我们对高危房颤患者的研究，如果患者在术后 3 个月后仍维持窦性心律，则停用华法林，改为应用阿司匹林或氯吡格雷（或二者都用）。复发房颤者，如果房颤持续时间超过 12h 或每

周累计持续时间大于 12h，则重新启用华法林治疗。上述方案无疑是有争议的，但是我们近期发表的数据明确表明，我们中心术后维持窦性心律的患者的卒中风险明显减小，不需要长期抗凝治疗。术后 3 个月复发房颤或房速的患者将再次进行消融。

手术并发症

近年来，技术的发展使房颤的消融治疗越来越安全。灌注导管的应用及术前、术中、术后持续有效的抗凝、血流动力学的监测、实时二维成像定位重要结构（如食管、肺静脉前庭、心耳）以避免其潜在的损伤都是重要的进步。我们中心虽不应用体温监测探头，但已完成的 5000 余例手术未发生心房食管瘘。在过去的 2 年里，我们应用二维 ICE 成像实时定位食管，从而可在消融左心房后壁时精确调控消融能量以避免对食管的损伤。过去 3 年超过 1000 例的手术中，我们中心并发症的发生率很低，未出现缺血性卒中，但是有 1 例患者出院 2 天后由于 INR 未达标，在家中应用低分子肝素（依诺肝素）桥接治疗时发生脑出血。虽然应用高功率消融能量，我们心脏压塞发生率仍低于 1%。初始阶段即可通过 ICE 评估心包积液是否引起心脏压塞，从而可及时进行心包穿刺。

16.7 优势和局限

当我们报道关于 CFAE 标测指导房颤消融替代肺静脉隔离（对于阵发性房颤，单独应用 CFAE 消融，对于慢性房颤则联合线性消融）的介绍后，其他中心也效仿此方法[1-2,11]。但遗憾的是，均未能复制我们的结果。大部分中心都未能像我们一样实现房颤的急性终止并产生良好的预后。

虽然，导致我们中心和其他中心研究结果（短期和长期）差异的因素未能明确，正如以前我们详细讨论过的[12]，以下重要因素可能会解释结果间的差异：

1. 右心房消融 我们患者中 15% 需要进行右心房消融，常见部位是右后间隔、三尖瓣环-下腔静脉峡部、三尖瓣环，以及个别患者需进行右心房后壁和上腔静脉-右心房连接部消融。

2. 射频消融能量应用的时间和功率 我们的消融能量功率明显高于其他中心。

3. 消融终点 这可能是影响结果差异的最重要因素。我们认为 CFAE 是 0.05～0.25mV 的低电压心房信号，伴有较低电压信号（0.05～0.1mV）的区域是理想的消融靶点。相反，大部分研究者将成功消融定义为电压减低至 <0.1mV 或减低≤80%，这个信号因素可能解释为什么其他研究者不会有高的房颤急性终止率。以我们的经验，房颤终止的消融部位是我们既往已消融过的区域，该位置心房信号的电压在 0.5～0.8mV 之间。

4. 手术终点 其他中心的手术终点同样不同于我中心。CFAE 消除后，我们会仔细消融所有"新"心律失常，包括各种类型的房速，以实现转复窦性心律。另外，我们应用伊布利特并非只为转律，而是作为 CFAE 消融后房速标测消融的辅助治疗。通常应用伊布利特后，我们发现需要到先前消融的位置再次消融终止心动过速。左心房内 CFAE 标测需要仔细、辛苦地探索整个心房。

5. 全面标测 最后，用于寻找 CFAE 的电解剖标测图需要由均匀分布的高密度标测点组成。尚不清楚其他中心术中是否做到了 CFAE 的详细标测，但毫无疑问的是 CFAE 指导房颤消融成功的重点是心房和冠状窦的所有区域均需被标测到。

CFAE 消融作为肺静脉电隔离和线性消融的辅助

近来，CFAE 消融已成为房颤消融杂交式的一部分，尤其对于非阵发性房颤更是如此，因为单纯 PVI 对于大多数长程持续性房颤并不十分有效。因此许多学者在探索治疗该类型房颤的更好方法。许多中心现已联合 CFAE 消融作为他们消融策略的辅助。许多中心将 PVI 作为房颤消融的基石，并附加 CFAE 消融，但成功率却存在较大变数。在一项阵发性房颤的研究中[13]，研究者首先进行 CFAE 消融，房颤终止率达 88%，随后进行 PVI，这些阵发性房颤患者单次手术的成功率高达 90%。此结果令人印象深刻，也表明联合 PVI 和 CFAE 消融治疗房颤的疗效需要进一步评估。

16.8 结 论

总之，关于 CFAE 标测指导下房颤基质消融的数据（不同于既往大多以年轻的阵发性房颤患者为研究对象的研究）显示，该消融策略使伴有结构性心脏病的高龄、高危人群获益更多。肯定的是，在推荐导管消融作为高危房颤患者一线治疗方案之前需要更多的研究。同时，我们的研究显示此消融策略对许多症状性房颤来说是一项有前途的方法，并有望成为房颤治疗的主流方法。

最后，我们必须明确，无论应用什么技术，房颤消融都是一项有挑战性的工作，需要术者能够熟练操控心房内的导管，理解各种临床电生理现象，能早期发现并治疗手术相关并发症。这些技能多需要进行培训及在手术的实践经验中获得。

技术的进步和新工具的研发（如机器人导航导管）日新月异，无疑可以帮助电生理医生越来越精通此项工作。同样，在具有先进电生理（EP）标测系统和辅助设备及经验丰富的团队的医疗中心进行房颤消融时，最重要的是确保让患者有尽可能好的预后。

参考文献

1. Calkins H, Brugada J, Packer DL, et al. HRS/EHRA/ECAS expert Consensus Statement on catheter and surgical ablation of atrial fibrillation: recommendations for personnel, policy, procedures and follow-up. A report of the Heart Rhythm Society (HRS) Task Force on catheter and surgical ablation of atrial fibrillation. *Heart Rhythm.* 2007;4:816–861.
2. Nademanee K, McKenzie J, Kosar E, et al. A new approach for catheter ablation of atrial fibrillation: mapping of the electrophysiologic substrate. *J Am Coll Cardiol.* 2004;43:2044–2053.
3. Nademanee K, Schwab M, Porath J, Abbo A. How to perform electrogram-guided atrial fibrillation ablation. *Heart Rhythm.* 2006;3:981–984.
4. Wells JL Jr, Karp RB, Kouchoukos NT, MacLean WA, James TN, Waldo AL. Characterization of atrial fibrillation in man: studies following open heart surgery. *Pacing Clin Electrophysiol.* 1978;1:426–438.
5. Konings KT, Smeets JL, Penn OC, Wellens HJ, Allessie MA. Configuration of unipolar atrial electrograms during electrically induced atrial fibrillation in humans. *Circulation.* 1997;95:1231–1241.
6. Kalifa J, Tanaka K, Zaitsev AV, et al. Mechanisms of wave fractionation at boundaries of high-frequency excitation in the posterior left atrium of the isolated sheep heart during atrial fibrillation. *Circulation.* 2006;113:626–633.
7. Armour JA, Murphy DA, Yuan BX, Macdonald S, Hopkins DA. Gross and microscopic anatomy of the human intrinsic cardiac nervous system. *Anat Rec.* 1997;247:289–298.
8. Scherlag BJ, Yamanashi W, Patel U, Lazzara R, Jackman WM. Autonomically induced conversion of pulmonary vein focal firing into atrial fibrillation. *J Am Coll Cardiol.* 2005;45:1878–1886.
9. Patterson E, Po SS, Scherlag BJ, Lazzara R. Triggered firing in pulmonary veins initiated by in vitro autonomic nerve stimulation. *Heart Rhythm.* 2005;2:624–631.
10. Scherlag BJ, Nakagawa H, Jackman WM, et al. Electrical stimulation to identify neural elements on the heart: their role in atrial fibrillation. *J Interv Card Electrophysiol.* 2005;13:37–42.
11. Nademanee K, Schwab MC, Kosar EM, et al. Clinical outcomes of catheter substrate ablation for high-risk patients with atrial fibrillation. *J Am Coll Cardiol.* 2008;51:843–849.
12. Nademanee K. Trials and travails of electrogram-guided ablation of chronic atrial fibrillation. *Circulation.* 2007;115:2592–2594.
13. Porter M, Spear W, Akar JG, et al. Prospective study of atrial fibrillation termination during ablation guided by automated detection of fractionated electrograms. *J Cardiovasc Electrophysiol.* 2008;19:613–620.

视频描述

视频 16.1　CFAE 标测和消融：标测图是电解剖标测图和 CT-CARTO 图结合而成。消融和导管的位置以及对应的 EGM 周期性的显示

如何应用步进式策略消融长程持续性心房颤动（波尔多术式）

Chapter 17　How to Ablate Long-Standing Persistent Atrial Fibrillation Using a Stepwise Approach (The Bordeaux Approach)

Daniel Scherr，Michala Pedersen，Ashok J. Shah，
Séastien Knecht，Pierre Jaïs 著

郑志涛　刘兴鹏　译

17.1　引　言

持续性心房颤动（房颤）是一种复杂的心律失常，是多种致房颤因素共同作用的结果。因此，在转复窦性心律（窦律）的过程中需要考虑消融所有致房颤因素。持续性房颤的步进式消融策略包括：肺静脉电隔离，左心房和冠状窦基于电位的消融（复杂碎裂心房电位消融），左心房顶部、二尖瓣峡部、三尖瓣峡部的线性消融以及必要时进行右心房消融。因此，该项技术致力于消除房颤的触发和维持因素，从本质上说，就是应用最小的消融损伤达到消除房颤的触发灶及维持基质的目的。

持续性房颤步进式消融过程中，心房节律逐步由混乱变得缓慢、同时更加有规律。图 17.1 显示了步进式消融策略每一步的累积效应。消融过程的任何步骤中，只要房颤终止转复窦律即达到这项序贯式消融策略的终点。在消融过程中，房颤可以直接转复为窦律，但是更多见的是先转变为房性心动过速（房速），然后需要进一步标测、消融。本章将会详细阐述这项消融策略的具体步骤。房速的标测和消融将会在其他章节阐述。

17.2　术前准备

患者选择

持续性房颤定义为持续时间超过 7 天，或持续时间不足 7 天但是需要经药物复律或电复律转复窦律的房颤。"长程持续性房颤"包括在持续性房颤的分类之中，定义为持续时间 1 年以上的房颤[1]。该项治疗适用于那些抗心律失常药物治疗无效、有症状的持续性房颤，而且患者接受了房颤消融的获益及风险，以及大于 50% 的患者可能需要二次消融。房颤导管消融是一项对术者要求较高的技术操作，可能引起一些严重的并发症。我们强调在进行房颤消融前应该仔细的权衡利弊。

患者的排除标准不包括左心房大小及伴随的结构

图 17.1 步进式消融策略每一步终止房颤的累积效应

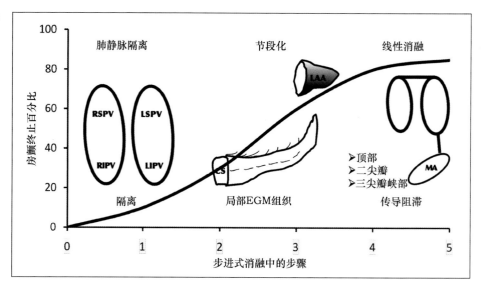

性心脏病。相反，经过选择的心力衰竭和（或）射血分数减低的患者转复窦律后获益更加明显。消融前需要停用除胺碘酮以外的所有抗心律失常药物 5 个半衰期。

左心房影像

所有患者均需要进行心脏影像术前评估。最常使用标准的二维超声心动图。超声心动图除了探查心房大小、心室射血分数等标准参数外，还应该积极探查其他的异常情况，比如房间隔膨出瘤或卵圆孔未闭。

消融前所有患者均要进行经食管心脏超声检查以除外左心房血栓。大约 1% 的患者无论 CHADS$_2$ 积分如何，尽管接受了合理的抗凝治疗，但是仍存在左心房血栓[2]。常规在消融术前一天进行经食管心脏超声检查。术前进行 CT 和（或）MRI 检查可以提供更加详细的心脏解剖、结构信息，同时为三维电解剖标测的融合提供帮助。然而，针对个体患者消融时，我们不常规使用术前的三维影像和（或）三维电解剖标测。

卒中的预防

消融前，患者应该持续口服华法林抗凝，并保持 INR 在 2～3 之间稳定 4 周，术前停用华法林 48h，常规进行低分子肝素桥接治疗。

17.3 手术方面

患者准备

进行房颤消融的所有患者不需要常规麻醉，均

在清醒镇静下进行。应用咪达唑仑联合吗啡镇静，必要时在麻醉师指导下应用芬太尼镇静。不常规进行动脉内压力监测、导尿及食管温度探查。

经右侧股静脉常规放置一个 6Fr 鞘管和两个 8Fr 鞘管（其中一个 8Fr 鞘管用于交换房间隔穿刺鞘）。放置 10 极可调弯电极，左前斜位（LAO）30°下使其头端位于二尖瓣环 3 点钟位置。

房间隔穿刺

目前存在多种房间隔穿刺技术。我们建议应用如下技术：在 X 线影像前后位下使穿刺针指向 4～5 点钟方向。穿刺针通过房间隔前，在 X 线左侧位下确认穿刺针指向房间隔平面（理想的穿刺位点通常位于 12 点钟至 1 点钟之间）。在压力监测下进行房间隔穿刺，并且在扩张内芯及鞘管通过房间隔前经穿刺针注射造影剂确认穿刺针位于左心房。穿刺成功后将指引导丝送入左上肺静脉，然后在导丝支撑下将扩张内芯和鞘管（SL-0，圣犹达公司）同时回撤入右心房，以保证消融导管可以通过房间隔上的穿刺孔进入左心房。待消融导管进入左心房后，再沿导引钢丝送扩张内芯和鞘管一同进入左心房。穿刺成功进入左心房后弹丸式注射肝素（50U/kg）。肝素盐水（200ml/h）冲洗长鞘。每 30～60min 测量一次 ACT，必要时重复应用肝素以保证 ACT 维持在 250～300s 之间。

鞘管和消融导管

经房间隔长鞘将 10 极、20mm 环状电极放置在肺静脉口的远端，在肺静脉隔离时用来标测肺静脉

周长。使用盐水灌注导管（Thermocool，3.5mm 头端，Biosense Webster Inc，Diamond Bar，CA）进行标测和消融。

消融能量

使用 Stockert 射频仪（Biosense Webster）进行消融，消融能量设置见表 17.1。已经证实这种消融能量的设置可以带来有效的消融损伤，并使肺静脉狭窄、气爆伤、心脏压塞、膈神经损伤、食管损伤、回旋支损伤等并发症的风险降到最低。消融温度设定在 42℃，最大消融温度 45℃。手动调节盐水灌注速度（0.9% 生理盐水，CoolFlow 泵入，Biosense Webster），流速波动在 5～60ml/min。

电信号记录

房颤消融术中，应用数字放大器及电脑记录系统（LabSystem Pro，Bard Electrophysiology，Lowell，MA）持续记录并储存 12 导联体表心电图及双极腔内心电图。所有信号 1kHz 取样，腔内心电图滤波设置在 30～250Hz，体表心电图滤波设置在 0.1～50Hz。标测/消融导管腔内电图放大率 0.1mV/cm，采用 16×。冠状窦电极、Pentaray、Lasso 采用 0.2mV/cm，8×。

三维标测

目前存在多种三维电解剖标测系统（EnSite NavX Navigation & Visualization Technology，St. Jude Medical，St. Paul，MN；CARTO，Biosense Webster）用来评价解剖、分析电位图、量化消融对

心房电压的影响。这些技术还可以用来标测房颤终止后或消融术中出现的房速。电解剖标测系统可以在消融过程中实时显示消融导管的位置。实时显示 Lasso 导管可以快速进行左心房标测，并能指导消融导管快速到位（所想到达的 Lasso 导管显示的电极对部位）。

肺静脉造影

在消融前需要进行肺静脉造影。应用多功能导管和 NIH 导管对每根肺静脉注射造影剂进行选择性肺静脉造影。这样可以快速、精确的定位肺静脉口部的解剖结构，指导消融，最大程度避免在肺静脉内消融导致肺静脉狭窄的并发症。

房颤周长（AFCL）

评价 AFCL 对于指导消融是非常重要的。持续性房颤患者的电位图很复杂，除了右心耳和左心耳外，其他部位不能稳定的测量周长（图 17.2）。在步进式消融的整个过程中，AFCL 会逐渐延长直到房颤终止转复窦律或转变成房速，大多数病例会转变成房速，然后常规进行房速的标测和消融。

17.4 房颤消融

肺静脉电隔离

基于肺静脉的消融策略是所有房颤消融的基石。以肺静脉作为消融靶点时，消融目标为肺静脉电隔离以及消除所有肺静脉近场电位[1]。消融时必须仔细识别肺静脉开口以避免在肺静脉内消融。环状 Lasso 导管对肺静脉标测和消融起指导作用。

消融部位应该距离肺静脉开口 1～2cm。我们中心常规在左上肺静脉后缘开始消融，采用连续消融的方式，在移动导管至下一个消融点之前，保证这个消融点放电 30～60s 或直到局部电位消失，以此方式完成左肺静脉后缘消融线（从上到下的垂线），然后移动导管至左肺静脉开口的前缘进行消融。左肺静脉大环消融完成后进行右肺静脉大环消融，同样也要保证连续的环形损伤。此外，可能还需要在肺静脉最早激动点或肺静脉电位极性反转的部位进行消融。电隔离的证据是环状电极在消融损伤线远端标记肺静脉电位消失或记录到肺静脉分离电位（图 17.3 和 17.4）。

表 17.1

房颤消融的能量设置

消融部位	能量（W）	消融时间（min）
冠状窦	20	4～8
左心房后壁	25	3～6
左心房前壁	30	3～6
左心房下部	30	5～10
左心房顶部	30	10～15
肺静脉（后壁消融 25W）	30	25～35
左心房间隔	30	3～6
右心房	30	0～20
二尖瓣峡部	35	10～20

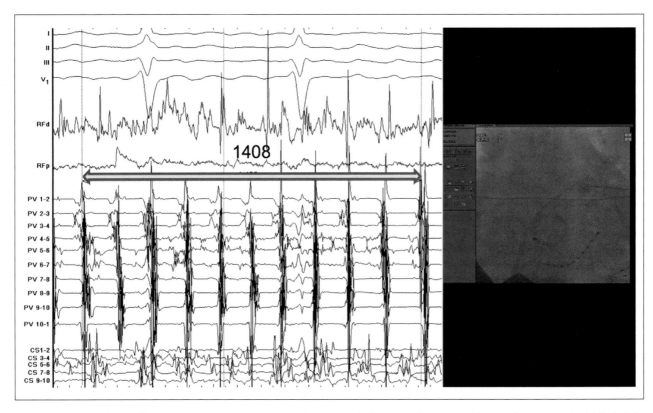

图 17.2 从上至下依次为体表心电图 I、II、III 和 V₁导联，消融导管位于左心房下壁，环状电极位于左心耳，冠状窦电极。体表心电图和冠状窦电图难以测量房颤周长。位于左心耳的环状电极能更精确的测量房颤周长，连续计数 10 个间期，测量房颤周长 141ms

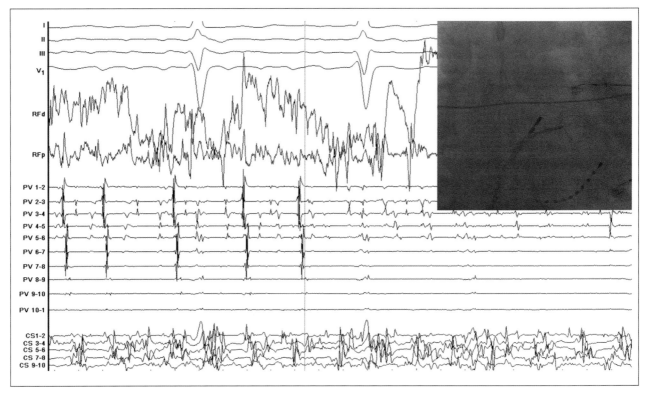

图 17.3 从上至下依次为体表心电图 I、II、III 和 V₁导联，消融导管，环状电极，冠状窦电极。隔离前存在心房向肺静脉的 2∶1 传入阻滞。X 线影像显示 10 极电极位于冠状窦，环状电极位于左上肺静脉，消融导管邻近左下肺静脉开口

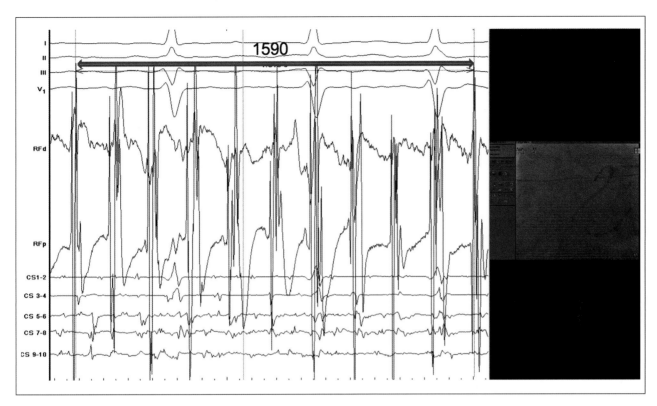

图 17.4 肺静脉电隔离后房颤周长延长。这幅图与图 17.2 房颤周长 141ms 均为同一个患者，图 17.3 所示该患者进行肺静脉电隔离，房颤周长从 141ms 延长至 159ms

在房颤持续的过程中，肺静脉激动顺序会不断改变。无论是自发的或是在消融前记录到持续一致的肺静脉激动顺序，通常意味着肺静脉传导的突破口所在部位。放电消融可以导致肺静脉 - 左心房连接部变窄或二者的连接数量减少，进而引起肺静脉激动顺序一致。

房颤时需要从肺静脉电位中识别出远场电位，识别方法有如下几种：

● 肺静脉 - 左心房连接处消融后可以导致肺静脉周长一致性延长。

● 肺静脉电位代表局部心肌的激动，因此与远场电位相比，肺静脉电位更尖锐、更大。

● 如果局部记录到双电位，可以把标测导管放在可能产生远场电位的部位，特别是左心耳。如果左心耳电位和肺静脉电位同步激动，就证实环状电极所记录的电位是左心耳远场电位（在房颤持续的情况下，这种方法并非不可能，只是应用起来比较困难）。

就像上文提到的，肺静脉电隔离后只有很少一部分长程持续性房颤会终止。一旦恢复窦律，再次确认完全的肺静脉电隔离是至关重要的。最好的方法是再次将环状 Lasso 导管放入每一根肺静脉内进行验证。

基于电位的消融

消融策略的下一步是基于电位的消融，通常称为去碎裂化消融或 CFAE 消融。一般情况下，肺静脉电隔离后左心房激动仍然是无序的、杂乱的，并且如果根据电激动、电位形态或局部激动周长进行标测会发现所有的激动均是非常复杂、难以标测的。基于电位消融的目的是消融"感兴趣区"进而使得全部左心房激动变得缓慢、有序。

左心房拟消融的"感兴趣区"可表现为连续电位、复杂的碎裂电位、存在激动梯度的部位（激动梯度是指消融导管的远端和近端电极记录到电位激动时间明显不同）、或者是比左心耳平均周长还要短的区域[3-4]。晚近的研究发现，与在碎裂电位、高电压电位和局部周长较长的部位消融相比，在存在连续激动的部位消融可以明显使房颤周长延长以及增加房颤的终止率[5]。

不同的病理学研究可以解释 CFAEs 存在于多个部位的原因。这些部位代表了波阵面相撞的部位、微波移动的旋转中枢以及阻碍波形引起碰撞的解剖部位，例如瘢痕或瓣膜、心耳等结构。在快速激动部位的边缘可以记录到复杂的电位图，通常伴随着向周围组织过渡的频率梯度。图17.5显示了以复杂电位图作为消融靶点的例子。

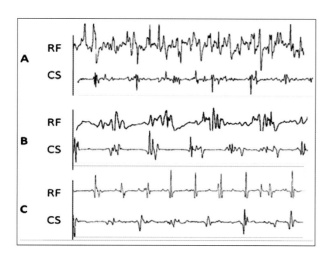

图 17.5 消融导管和冠状窦导管均在左心房内，同步记录。**A.** 消融导管记录到远离基线的连续激动。**B.** 消融导管记录到存在等电位间期的碎裂电位。**C.** 消融导管记录到快速激动，与冠状窦电极之间存在频率梯度

左心耳基底部、房间隔、左心房下壁以及左心房前壁是需要特别关注的部位。左心房消融的目标是使得局部激动有序，也就是使双极导管远端和近端同步记录（表明局部所记录到的激动是被动激动）的复杂的、碎裂的、快速的、连续的电位转变成更加规律的、有序的电活动。这可能消除掉局灶的颤动样传导，并使房颤更容易转变成房速或窦律。图17.6是一例左心房下壁杂乱电位图的消融。通过去碎裂化消融步骤后，应该重新评估左心耳部位的房颤周长（图17.7）。

线性消融

完成以上步骤后，患者如果仍然是房颤律，接下来的消融步骤将是线性消融，在步进式消融步骤中，线性消融是很重要的一步[6]。

左心房顶部和二尖瓣峡部的侧壁是重要的、常见的线性消融部位。这些部位的线性消融通常在房颤律下完成，但是只能在窦律下验证双向阻滞。之前的消融步骤可能已经使房颤转变为房速。假如是这样的话，就需要在房速下完成线性消融，这是常

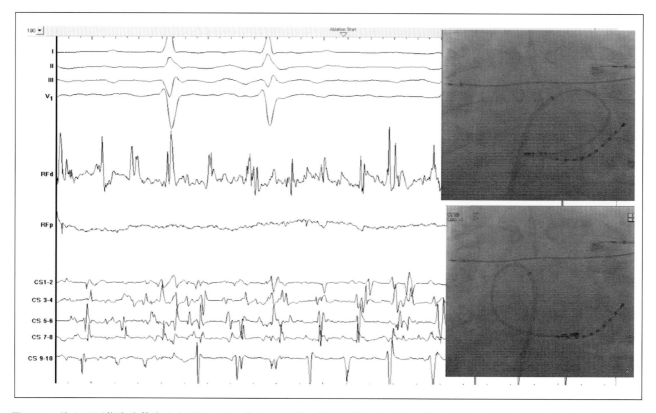

图 17.6 从上至下依次为体表心电图Ⅰ、Ⅱ、Ⅲ和V₁导联，消融导管记录到复杂的电位图，10极冠状窦电极确认房颤。左心房下部消融可以通过沿着左心房底部推送和回撤导管完成，无论是从左向右（上行插图），还是从右向左（下行插图）

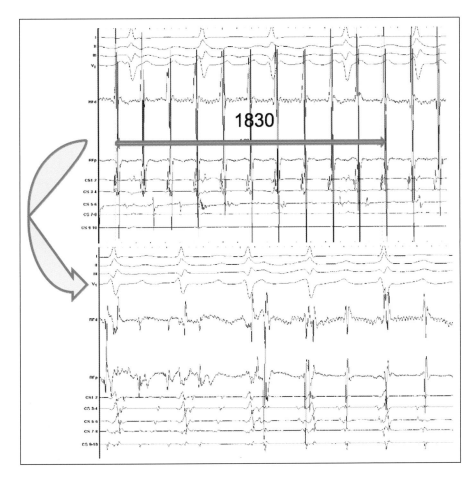

图 17.7　从上至下依次是体表心电图Ⅰ、Ⅱ、Ⅲ、V₁ 导联，10 极冠状窦。上图中消融导管位于左心耳内，测量 10 个间期房颤周长为 183ms。消融后，房颤不能维持，转变为房速。与图 17.3 为同一个患者

见的标测和消融步骤（见下文）。

　　一般来说，在步进式消融步骤中线性消融是最后一步。这是因为线性消融非常困难，不仅需要花费很长的时间，还需要进行更多的消融损伤才能达到完全的双向阻滞。这不仅增加了心脏穿孔、心脏压塞等并发症的风险，此外，不完全的消融线还有致心律失常的作用[7]。下面分别讨论这两条左心房消融线。

左心房顶部线消融

　　左心房顶部线相对较短，是位于已经隔离的左上肺静脉和右上肺静脉之间的连线。在大多数患者中，这一步要在房颤律下进行，消融终点是消融线上的所有局部电位消失。进行顶部线消融时应尽可能在左心房正顶部进行，以避免消融左心房后壁，从而避免消融损伤食管[8]。

　　消融导管经长鞘进入左心房。消融导管和长鞘的配合是很重要的，二者配合操作可以调整消融导管的指向，以使得消融导管更好的贴靠左心房顶部多样的解剖形态。无论是从右向左还是从左向右，通过沿着顶部线进行打弯、松弯、推送、回撤等操作使消融导管的盐水灌注头端平行于房顶。在左心房内打大弯通常是有用的（图 17.8）。如果导管头端垂直于顶部消融，需要减小消融能量（至 25W）以避免气爆伤和心脏穿孔的风险。

　　顶部消融的电生理终点是完整的实现阻滞的顶部线（位于两侧上肺静脉之间）。随着顶部线消融完成，起搏左心耳夺获左心房前壁，如果顶部线是完整的，左心房后壁的激动顺序是从下向上，并且激动不能跨越左心房顶部（图 17.9）。

二尖瓣峡部线消融

　　二尖瓣峡部消融可进一步增加持续性房颤导管消融的成功率[9]。通常，这一步消融仅在认为必需的情况下进行，也就是说，如果之前的消融步骤不能终止房颤或者患者存在二尖瓣峡部依赖的房速/房扑时才需要进行此步骤消融。如果在房颤律下进行二尖瓣峡部消融，消融目标是所有的局部电位消失或减小 90%，一般可以在消融线上记录到双电位（图 17.10）。如果在房速（二尖瓣峡部依赖的房扑）下进行，消融目标是心律失常终止。再次强调，很可能需要在窦律进行更多的消融以达到双向阻滞。

图 17.8 左图为顶部线消融时导管形态展示。右图从上至下依次是体表心电图 Ⅰ、Ⅱ、V₁ 导联和消融导管记录的电位图。在顶部依赖的房速下消融，转变为窦律前消融导管记录到复杂碎裂电位

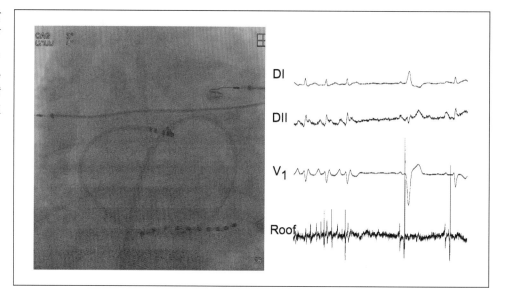

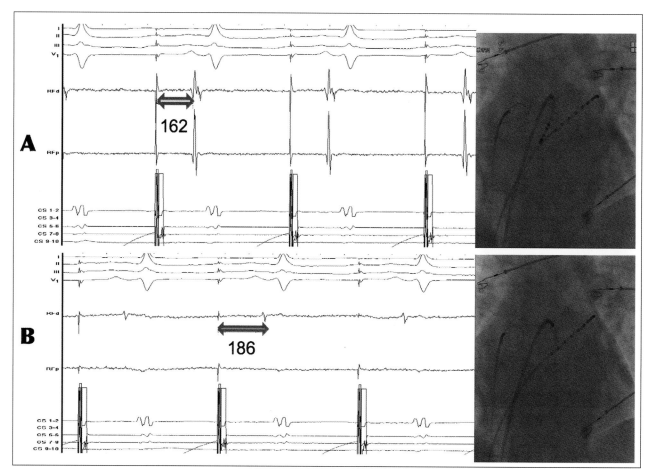

图 17.9 左图从上至下依次是体表心电图 Ⅰ、Ⅱ、V₁ 导联，然后是消融导管，最下方是 10 极导管的 5 个双极电图，通过房间隔放在左心耳。经过穿间隔的孔放在左心耳。冠状窦远端（左心耳）起搏。**A.** 消融导管放置在左心房后壁低位；**B.** 消融导管放置在左房后壁高位。在左心耳起搏时，起搏信号至左心房后壁低位的传导时间是 162ms，至左心房后壁高位的传导时间是 184ms，提示左心房后壁从下至上的传导顺序，从而证实顶部线阻断

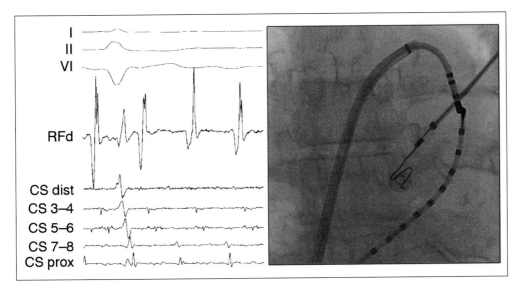

图 17.10 消融导管位于二尖瓣峡部线的起始部位。左图从上至下依次是体表心电图 I、II、V₁ 导联，消融导管，10 极冠状窦。二尖瓣峡部消融前可以记录到电压很高的电位图

二尖瓣峡部较短，从二尖瓣环到左下肺静脉开口（或左心耳），长 2～4cm。消融线经常需要从下肺静脉的开口扩展到左心耳基底部以达到完全阻滞；同样，多达 80% 的病例需要在冠状窦内消融[9]。二尖瓣峡部线消融要从二尖瓣环的心室侧开始。顺钟向旋转鞘管和消融导管，使消融点向左下肺静脉移动，如果需要的话可以进一步顺钟向旋转使消融点向左心耳基底部移动。如果这样不能达到二尖瓣峡部阻滞，就需要在冠状窦内进行二尖瓣环的心外膜侧消融。心内膜消融为了达到透壁损伤，需要将消融功率增加到 35W，盐水灌注速度增加到 60ml/min。

完成二尖瓣峡部线消融后需要验证二尖瓣峡部阻滞。验证方法：在冠状窦电极的不同部位起搏，以及将消融导管放置在左心房侧壁（即二尖瓣峡部线前方）起搏或左心耳内起搏。如果二尖瓣峡部阻滞，起搏左心耳时，激动会沿着左心房前壁传导至房间隔，然后扩布至后壁，从后壁间隔侧向侧壁的方向传导。冠状窦电极的激动顺序是从近端向远端（图 17.11A）。另一个方法，首先起搏冠状窦远端（接近二尖瓣峡部线），测量从起搏信号到左心耳的延迟传导时间；然后起搏冠状窦靠近端的电极，再测量从起搏信号到左心耳的延迟传导时间，如果二尖瓣峡部阻滞，那么后者的时间应该短于前者的时间（图 17.11B）。

右心房消融

15% 的持续性房颤仅进行左心房消融不能转复窦律，需要进行右心房消融。[10] 在消融过程中当右心

耳的房颤周长延长短于左心耳的房颤周长延长程度时需要考虑进行右心房消融；右心耳房颤周长比左心耳房颤周长短 10～20ms 时提示房颤的驱动灶位于右心房。同样，当左心房电位激动出现长间歇，而对应时刻右心房仍然存在电位激动时，应该考虑右心房为房颤的驱动腔。右心房的标测、消融及电位图靶点和左心房一样。在一些特殊的解剖部位消融复杂碎裂电位终止房颤的可能性较高，这些解剖部位包括：右心耳、腔静脉与心房的连接部位、上腔静脉、冠状窦口。三尖瓣峡部线性消融是步进式消融策略的常规部分。

房颤消融相关房速

在整个步进式房颤消融过程中，任何步骤都可能发生房速。就像之前描述的，步进式消融的终点是转复窦律，这可能需要消融一种或多种房速来达到此目的[11-12]。此外，房速是房颤终止患者心律失常复发的主要形式。

17.5 房颤术后护理

房颤术后即刻管理包括持续抗凝、穿刺部位止血和支持性治疗。

消融结束后，要从左心房撤出长鞘并停用肝素。由于使用大号鞘管，拔除鞘管后患者需要平卧 6h。消融后所有患者均需服用华法林抗凝。消融术后当晚开始注射低分子肝素直到国际标准化比值（INR）达标。通常患者术后要进行心脏超声检查。

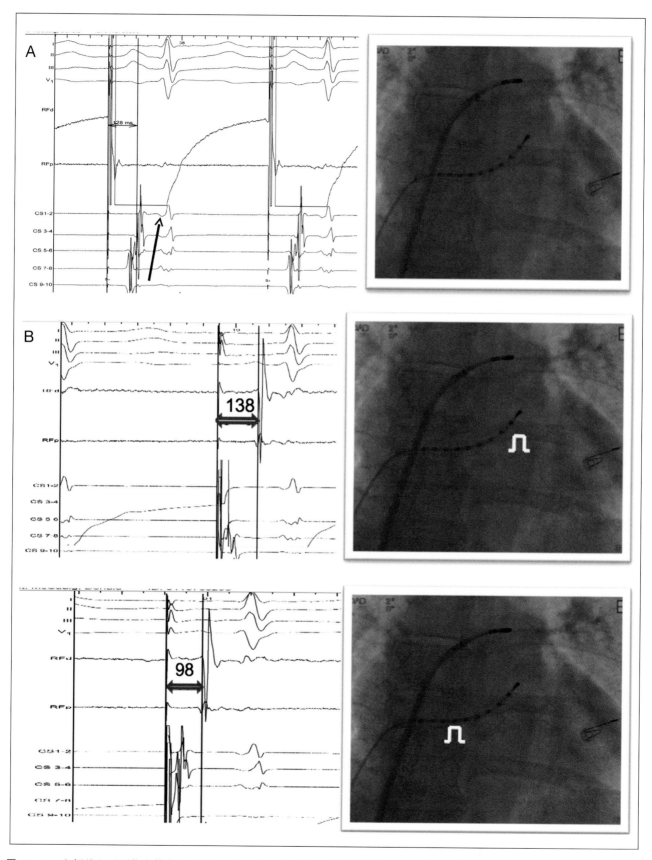

图 17.11 左侧从上至下依次体表心电图 Ⅰ、Ⅱ、Ⅲ、V₁ 导联，消融导管置于二尖瓣峡部线前侧，10 极冠状窦。**A.** 起搏消融导管，通过冠状窦电极由近端到远端的激动顺序确认二尖瓣峡部线顺钟向阻滞。**B.** 不同的起搏部位确认逆钟向阻滞：起搏冠状窦远端时起搏信号到消融导管的传导时间为 138ms，起搏冠状窦近端时起搏信号到消融导管的传导时间是 98ms

消融术后密切随访。术后 3、6、12 个月，患者需要再入院 24h，进行 Holter 及超声心动图评估。术后至少服用华法林 6 个月，之后根据是否存在常见栓塞风险及是否维持窦律指导后续治疗。CHADS$_2$ 积分≥2 分的患者无论是何种心律均需要华法林抗凝。停用所有抗心律失常药物 3～6 个月（房颤复发除外）。房颤复发患者建议再次消融。

17.6 并发症

持续性房颤消融过程中可能发生多种并发症，在术前签署知情同意书时需要仔细向患者解释这些情况。《HRS/EHRA/ECAS 房颤消融指南》详细地描述了主要并发症。任何进行房颤消融的术者或机构应该熟悉这些指南[1]。总的来说，心脏压塞、肺静脉狭窄、心房食管瘘和（死亡）、空气栓塞、脑血管及外周血管并发症占累计并发症发生率的 2%～4%。下面详细讨论心脏压塞和膈神经麻痹这两个特殊的并发症。

心脏压塞

我们不常规进行动脉内压力监测，每 10min 进行一次无创血压测量。当收缩压突然下降超过 10～20mmHg 时需要排除心脏压塞。我们时刻注意 X 线透视下心脏轮廓的改变，并且一旦发生情况我们将很快使用超声心动图排除心脏压塞。必须快速具备急诊心包穿刺的能力和经验。

膈神经麻痹

在右心房消融时可能会发生膈神经麻痹。在解剖上，右侧膈神经紧邻右上肺静脉和上腔静脉，在这些部位或相邻的部位进行心内膜消融时容易损伤膈神经。在右心房或右上肺静脉消融前，我们尝试使用高电压起搏确定膈神经位置，并且在消融这些部位时注意膈肌的收缩。

17.7 手术结果

步进式消融策略对持续性房颤的终止率达到 87%。经过再次消融，在所有通过消融终止房颤的患者中，中期随访窦性心律维持率达到 95%。与此相反，如果消融术中房颤未能终止，在随访期间仅有 52% 的患者维持稳定的窦律[11,13]。我们这组结果的后续分析与其他组已经公布的研究结果有相同的发现，并且支持这一结果，即消融过程中房颤终止转复窦律强烈预示长期成功率高[10,14]。

房颤持续时间及房颤周长是房颤终止的独立预测因子[13,15]。房颤持续时间小于 12 个月，房颤终止可能性为 90%。房颤持续时间超过 48 个月，成功率降至 54%。同样，房颤周长可以预测消融成功，房颤周长大于 161ms，房颤终止率为 95%，房颤周长小于 120ms，房颤终止率降至 50%。

17.8 结 论

持续性房颤的步进式消融是一种杂交的消融策略，部分由事先确定的消融部位决定，部分由心腔内电位图指导消融[16]。这是一种由电生理终点指导的、针对个体患者量身定做的消融方法。这种方法可以使 85% 的房颤终止，并且至少中期随访时无心律失常发作。然而，超过 50% 的患者需要一次以上的消融达到维持窦律的目的。与消融过程中房颤未能终止相比，消融过程中房颤终止预示长期临床预后良好。

致谢

感谢 Michel Haïssaguerre 教授，感谢在我们部门工作的同事们，谢谢你们为书写这一章节所给予的灵感和激情。

参考文献

1. Calkins H, Kuck KH, Cappato R, et al. 2012 HRS/EHRA/ECAS Expert Consensus Statement on catheter and surgical ablation of atrial fibrillation: recommendations for patient selection, procedural techniques, patient management and follow-up, definitions, endpoints, and research trial design. A report of the Heart Rhythm Society (HRS) Task Force on catheter and surgical ablation of atrial fibrillation. *Heart Rhythm*. 2012;9:632–696.

2. Scherr D, Sharma K, Dalal D, et al. Incidence and predictors of periprocedural cerebrovascular accident in patients undergoing catheter ablation of atrial fibrillation. *J Cardiovasc Electrophysiol*. 2009;20:1357–1363.

3. Nademanee K, McKenzie J, Kosar E, et al. A new approach for catheter ablation of atrial fibrillation: mapping of the electrophysiologic substrate. *J Am Coll Cardiol*. 2004;43:

2044–2053.

4. Haïssaguerre M, Sanders P, Hocini M, et al. Catheter ablation of long-lasting persistent atrial fibrillation. critical structures for termination. *J Cardiovasc Electrophysiol.* 2005; 16:1125–1137.

5. Takahashi Y, O'Neill MD, Hocini M, et al. Characterization of electrograms associated with termination of chronic atrial fibrillation by catheter ablation. *J Am Coll Cardiol.* 2008;51: 1003–1010.

6. Knecht S, Hocini M, Wright M, et al. Left atrial linear lesions are required for successful treatment of persistent atrial fibrillation. *Eur Heart J.* 2008;19:2359–2366.

7. Chugh A, Oral H, Lemola K, et al. Prevalence, mechanisms, and clinical significance of macroreentrant atrial tachycardia during and following left atrial ablation for atrial fibrillation. *Heart Rhythm.* 2005;2:464–471.

8. Hocini M, Jaïs P, Sanders P, et al. Techniques, evaluation, and consequences of linear block at the left atrial roof in paroxysmal atrial fibrillation: A prospective randomized study. *Circulation.* 2005;112:3688–3696.

9. Jaïs P, Hocini M, Hsu LF, et al. Technique and results of linear ablation at the mitral isthmus. *Circulation.* 2004;110: 2996–3002.

10. Hocini M, Nault I, Wright M, et al. Disparate evolution of right and left atrial rate during ablation of long-lasting persistent atrial fibrillation. *J Am Coll Cardiol.* 2010;55:

1007–1016.

11. Haïssaguerre M, Hocini M, Sanders P, et al. Catheter ablation of long-lasting persistent atrial fibrillation. Clinical outcome and mechanisms of subsequent arrhythmias. *J Cardiovasc Electrophysiol.* 2005;16:1138-47.

12. Jaïs P, Matsuo S, Knecht S, et al. A deductive mapping strategy for atrial tachycardia following atrial fibrillation ablation: importance of localized reentry. *J Cardiovasc Electrophysiol.* 2009;20:480–491.

13. O'Neill MD, Wright M, Knecht S, et al. Long-term follow-up of persistent atrial fibrillation ablation using termination as a procedural endpoint. *Eur Heart J.* 2009;30: 1105–1112.

14. Rostock T, Salukhe TV, Steven D, et al. Long-term single- and multiple-procedure outcome and predictors of success after catheter ablation for persistent atrial fibrillation. *Heart Rhythm.* 2011;8(9):1391–1397.

15. Matsuo S, Lellouche N, Wright M, et al. Clinical predictors of termination and clinical outcome of catheter ablation for persistent atrial fibrillation. *J Am Coll Cardiol.* 2009;54:788–795.

16. O'Neill M, Jaïs P, Takahashi Y, Jönsson A, Sacher F, Hocini M, Sanders P, Rostock T, Rotter M, Pernat A, Clémenty J, Haïssaguerre M. The stepwise ablation approach for chronic atrial fibrillation—evidence for a cumulative effect. *J Interv Card Electrophysiol.* 2006;16:153–167.

如何用步进式消融长程持续性心房颤动（NATALE 术式）

Chapter 18　How to Ablate Long-Standing Persistent Atrial Fibrillation Using a Stepwise Approach (The Natale Approach)

Luigi Di Biase，Pasquale Santangeli，Andrea Natale 著

蔡　衡 译

18.1　引　言

长程持续性心房颤动（AF）是最难治疗的一种心律失常。虽然反复消融可以改善其预后，但目前效果仍不能令人满意。所用的消融术式也有可能会影响预后。本章将介绍我们治疗长程持续性 AF 的策略，即"Natale 术式"，这是 Natale 医生及其同事应用的治疗策略。

18.2　术前管理

所有患者均应用口服抗凝剂，进行至少 2 个月的有效抗凝治疗。患者在门诊启用华法林治疗，消融术前 4～6 周每周监测 1 次国际标准化比值（INR），靶目标值 2～3。术前不停用华法林，也不进行低分子肝素桥接[1]。

如果患者不能提供术前 4～6 周 INR 的治疗情况，或者手术当日华法林仍未达到治疗剂量，那么这部分患者需要在术前接受经食管超声心动图

（transesophageal echocardiography，TEE）检查；其余患者不需要常规行 TEE。所有患者均检测血型并进行交叉配血，预备浓缩红细胞和新鲜冰冻血浆，以备在发生出血并发症时输注。如果术前 INR＞3.5，我们会给予 1～2U 新鲜冰冻血浆以部分抵消华法林的抗凝作用。一项包含持续性和长程持续性 AF 患者的大型队列研究证实，相比术前停用华法林并应用低分子肝素桥接的抗凝策略，我们的方法能显著降低出血和血栓栓塞并发症的风险[1-3]。

消融术前 3～5 天停用抗心律失常药物[1-3]。通常情况下，术前 4～6 月停用胺碘酮，而换用多菲利特，并于术前 5 天停用。

需要再次消融或有先天性心脏病病史的患者，术前需行 CT 或 MRI 检查以进行肺静脉（pulmonary veins，PVs）成像。在术后 3 个月随访时，所有患者均行 CT 或 MRI 检查[4-5]。

18.3　麻醉方案

所有患者均在全身麻醉（全麻）下进行消融手

术。麻醉开始时，给予异丙酚（2mg/kg）和芬太尼（1～2μg/kg），随后给予神经-肌肉阻滞药（通常应用罗库溴铵0.6～1mg/kg），并经气管插管给予间歇正压通气。在消融过程中，所有患者均插入食管探头监测食管温度[6]。

18.4　电生理检查操作

在麻醉诱导后，应用 Seldinger 穿刺技术建立 4 条静脉入路：右侧股静脉 2 条，左侧股静脉 1 条，右侧颈内静脉 1 条。在完全抗凝状态下，如果医生担心插入鞘管可能造成血管损伤，则可以应用超声技术进行指导。此外，在行右侧颈内静脉穿刺置管时，可以应用预先置入上腔静脉（superior vena cava，SVC）的标测导管或导丝（通过股静脉途径置入）作为透视下静脉走行的标志（图 18.1）。

经右侧颈内静脉途径，将 20 极导管送入冠状静脉窦（coronary sinus，CS）。导管远端 10 极送入围绕二尖瓣环的 CS，近端 10 极则放置在高位右心房和（或）界嵴（取决于右房大小）。

经左侧股静脉置入 11F 静脉鞘管。在透视指导下沿鞘管送入 10F 64-元素相控阵超声成像导管（64-element phased-array ultrasound imaging catheter，AcuNav，Acuson，Mountain View，CA，USA）至

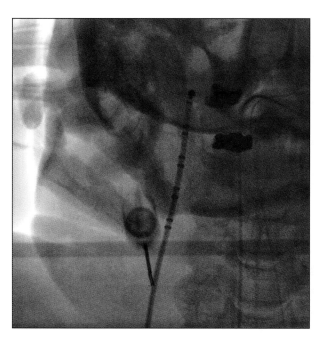

图 18.1　前后位透视下，预先置入右侧颈内静脉的 20 极导管，可作为透视下颈内静脉走行的标志

右心房，并将该心腔内超声（intracardiac echocardiography，ICE）导管放置在中位右心房（RA）。顺时针旋转 ICE 导管，直接显示其后方结构，可顺序显示主动脉弓（更靠前）、左心房（LA）前壁、二尖瓣和左心耳（left atrial appendage，LAA）、左侧肺静脉（PVs），以及左心房后壁和右侧 PVs。房间隔（interatrial septum，IAS）总是出现在超声影像的近场位置；如果 IAS 距离探测器太近，则可将传感器向右心房游离壁轻度弯曲，以使 IAS 图像移动至超声影像的中场位置（图 18.2）。

经两次房间隔穿刺建立左心房入路（详见第 12 章）。房间隔穿刺方法与透视指导下采用的方法相同。简言之，在透视指导下，经右侧股静脉途径将 0.032in（0.81mm）J 型长导丝送入 SVC，到达气管隆嵴水平。沿导丝将长房间隔穿刺鞘管（内含扩张鞘）送至气管隆嵴水平（第 1 次穿刺使用 LAMP 90° 8.5F，St. Jude Medical，St. Paul，MN；第 2 次穿刺使用 SLO 50° 8.5F，St. Jude Medical，St. Paul，MN）；将长导丝撤出，并用肝素盐水持续冲洗鞘管。在这一阶段，我们会经静脉推注普通肝素，通常男性给予 10 000U（女性 8000U），且要求必须在房间隔穿刺前完成。为维持活化凝血时间（ACT）＞300s，术中需适时追加普通肝素。采用我们的方法必须在房间隔穿刺前给予肝素。

将带有针芯的房间隔穿刺针置入房间隔穿刺鞘管内，并推送至距离扩张鞘头端 2～4cm 的位置。将穿刺针针芯撤出，并应用肝素盐水和造影剂冲洗穿刺针。在左前斜位或前后位透视下，将整个系统（穿刺针、扩张鞘和房间隔穿刺鞘管）轻轻回撤，并使穿刺针箭头型手柄指向 4 点钟至 6 点钟方向。在透视下，当回撤的穿刺针尖端在指向房间隔方向出现"跳跃征"时（通常在左前斜位下最容易观察），该位置即为卵圆窝穿刺位点，可通过 ICE 影像进一步明确。穿刺位点确定后，将扩张鞘轻轻地顶向卵圆窝，穿刺针亦进一步顶向房间隔（图 18.2）[7]。通常，只需轻微的压力，穿刺针即可穿过卵圆窝。在 ICE 影像下只需注射少量造影剂，即可明确穿刺针进入左心房。但部分患者的房间隔增厚或肥大（例如脂肪变性或心脏手术后的患者），将有碍于房间隔穿刺，此时，通过穿刺针体外部分的尾端给予射频消融能量，将有助于成功穿刺。通常将射频功率设置为 30W，并将其应用于穿刺针头端，利用电烙术中"电切"的方式穿透房间隔（见

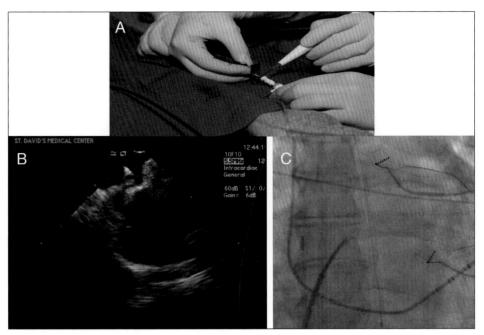

图 18.2 A. "Bovie" 射频电刀触碰房间隔穿刺针尾部，在穿刺针出扩张鞘时启动 "Bovie"，电切功率 30W，电凝功率 0W；B. 心腔内超声（ICE）显示，在启动 "Bovie" 电刀前，穿刺针位于房间隔右侧并顶向卵圆窝；C. 前后位透视下，房间隔穿刺装置指向卵圆窝，与 B 图位置一致

视频 18.1）。

如经 ICE 证实穿刺针进入左心房（应用射频能量后 1s），则先将扩张鞘沿穿刺针送入左心房，再将房间隔穿刺鞘沿扩张鞘送入左心房。此后，将穿刺针和扩张鞘撤出，并对房间隔穿刺鞘排气，以及应用肝素盐水冲洗鞘管。

最佳房间隔穿刺点仅在 ICE 指导下获取，这有利于提高导管在左心房（left atrium，LA）内的可操作性。第 1 次房间隔穿刺的位点要相对靠前（置入 LAMP 鞘管），用以送入环状标测导管；第 2 次房间隔穿刺的位点要相对靠后，并指向左侧 PVs，此处距主动脉根部和 LA 后壁的距离最远，用以送入开放式盐水灌注消融导管（经 SLO 鞘管）。

18.5 肺静脉前庭隔离（pulmonary vein antrum isolation，PVAI）和 SVC 隔离

在透视检查和 ICE 的指导下，将环状标测导管分别放置于各条肺静脉前庭内。通过环状标测导管识别肺静脉电位。先以左侧 PVs 为靶点，再以右侧 PVs 为靶点，应用射频能量消融以达到所有 PV 前庭的电位消失。由于 PV 前庭横截面的直径通常大于环状标测导管，因此需要多次移动环状标测导管至 PV 前庭的不同部位进行标测，以确定达到完全隔离。

沿着每条静脉内壁轻轻拖动环状标测导管，形成一个微小的环形轨迹。当环状标测导管沿前庭部或在静脉内均记录不到 PV 电位时，则认为达到完全隔离。此时，PV 自发电位与 LA 分离，也能确定传出阻滞。

PV 前庭包括各 PVs 之间的全部后壁，并沿着 IAS 左侧向前延伸至右侧 PVs。消融终点即为环状标测导管上的局部电位完全消失（图 18.3 和 18.4）。消融能量设置为最大温度 41℃，功率 40～45W，灌注流速为 30ml/min。当消融各 PVs 之间的后壁时，功率应降至 35W。在距离食管较近的后方，当食管内探头的温度快速上升至 39℃时，需要中断消融。如果探头温度上升缓慢，则应下调消融功率。重要的是，每个消融点的消融时间均控制在 20s 以内。

为了降低组织气化 pop 的风险，手术中需要持续监测阻抗变化和导管头端的温度。消融手术的最后，重新对所有四个 PV 前庭进行广泛标测，检查残存的 PV 电位，如果 PV 传导恢复或记录到残存电位，则需要进一步消融。

在 PV 前庭重新标测之后，针对传导裂隙的突破口进行巩固消融，以实现后壁的完全消融；此后，可以将消融部位延伸至 CS 的内膜面和房间隔左侧。消融 LA 和 CS 内膜及外膜侧的复杂碎裂电位（complex fractionated atrial electrograms，CFAEs）。在这些步骤之后，如果 AF 仍然不能终止，则可以通过电转复使心脏恢复窦性节律。此时，给予患者静脉滴注异丙肾上腺素，速度 30μg/min，持续 15min，

图18.3 环状标测电极在心房后壁和左侧间隔不同部位拖动时的透视影像。图中从右至左、从上至下，显示了从顶部至低位间隔的定位

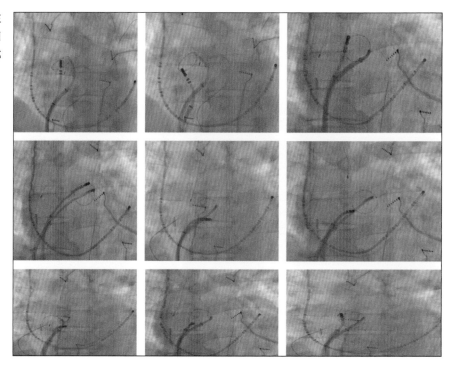

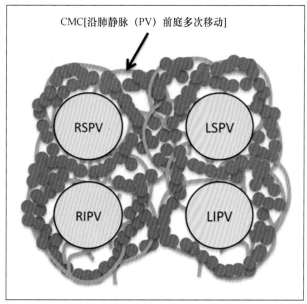

CMC[沿肺静脉（PV）前庭多次移动]

RSPV　LSPV

RIPV　LIPV

图18.4 显示导管在沿肺静脉前庭和后壁及低位间隔延伸部进行消融的区域。黑色箭头所指为环状标测导管连续拖动的轨迹。LIPV，左下腔静脉；LSPV，左上腔静脉；RIPV，右下腔静脉；RSPV，左上腔静脉

用以提高早期 PV 传导恢复和 AF 非 PV 触发灶的检出率。在异丙肾上腺素作用期间进行标测，将环状标测导管置于左上 PV，而将消融导管置于右上 PV（图18.5）。

利用这种方法，通过与窦性心律下激动顺序的比较，可以对任一显著异位心房激动的起源点进行标测和消融靶点定位。CS 远端和环状标测电极之间

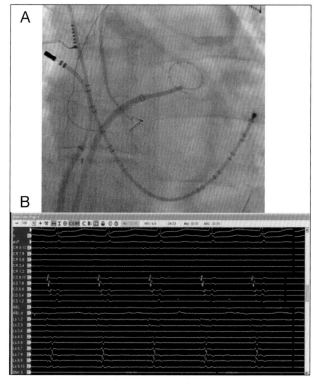

图18.5 **A.** 右前斜（RAO）位透视显示环状标测导管位于左上肺静脉（PV），消融导管位于右上 PV，而 20 极导管则沿着右侧界嵴至 CS 远端。环状标测导管记录到来自左心耳（LAA）的远场电位。**B.** 在 20μg/min 异丙肾上腺素输注作用下，多道心电图记录为窦性心动过速，由上至下依次为：
- 体表 ECG：Ⅰ、Ⅱ、aVF；
- 右心房界嵴（RA），从近端（9-10）至远端（1-2）；
- 冠状窦导管（CS），从近端（9-10）至远端（1-2）；
- 消融导管（ABL），从近端（p）至远端（d）；
- 环状导管（LS），1-2 至 9-10，记录 LAA 电位

的激动差异，可用于鉴别左侧 PV 电位和 LAA 电位。由于心房激动可经 Bachmann 束快速传导，故将环状标测导管放置于 LAA 开口，在正确检测 LAA 电位方面没有价值；而这种情况下记录到的 LAA 电位通常与间隔-右心房（right atrium，RA）的快速激动有关。如果我们能够看到源自 CS 或者 LAA 的触发活动，那么这些结构的隔离将是最好的消融终点（图 18.6～18.8）。

如果出现右侧心房的异位激动，那么分析消融

导管头端、界嵴和 CS 电极记录到的不同电位，可以用来检测异位激动的起源。

LA 消融完成后，应停用肝素，同时将导管和鞘管撤回 RA。在 ICE 指导下，将环状标测导管置于 SVC 和 HRA 之间，对 SVC 进行消融隔离。我们通常将 SVC 间隔侧的电位作为靶点开始消融。在隔离 SVC 外侧部之前，通过高电压起搏（至少 30mA）可以检测到膈神经刺激。如果出现膈神经夺获，则 SVC 侧壁没有隔离（图 18.9）[7-9]。

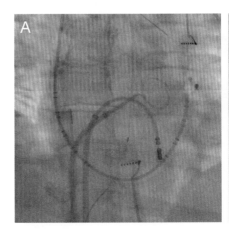
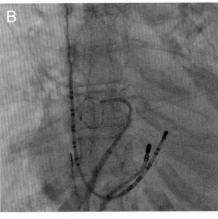

图 18.6　**A**. 前后（AP）位透视下显示消融导管于 CS 中部内膜侧完成 CS 隔离。**B**. AP 位透视下显示消融导管位于心外膜侧的 CS 远端

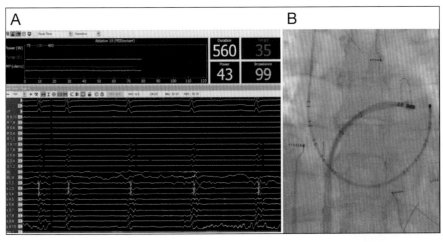

图 18.7　**A**. 心腔内电图。环状标测导管位于 LAA 基底部。由上至下依次为：
体表 ECG：Ⅰ、Ⅱ、aVF；
RA 界嵴，从近端（9-10）至远端（1-2）；
冠状窦导管（CS），从近端（9-10）至远端（1-2）；
消融导管（ABL），从近端（p）至远端（d）；
环状导管（LS），1-2 至 9-10，记录 LAA 电位。
B. AP 位透视下显示环状标测导管位于 LAA 基底部。消融导管在环状标测导管记录到最早电位的部位进行消融，试图达到 LAA 隔离。

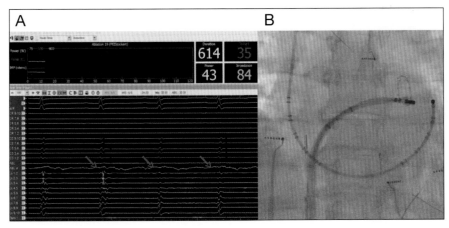

图 18.8　LAA 隔离时心腔内电图（**A**）和透视影像（**B**）。红色箭头标示 LAA 达到电隔离。由上到下为：
体表 ECG：Ⅰ、Ⅱ、aVF；
右心房界嵴（RA），从近端（9-10）至远端（1-2）；
冠状静脉窦导管（CS），从近端（9-10）至远端（1-2）；
消融导管（ABL），从近端（p）至远端（d）；
环状导管（LS），1-2 至 9-10，在 LAA 水平

图 18.9　SVC 隔离时的透视影像
（**A**）和心腔内电图（**B**）。从上至下为：
体表 ECG：Ⅰ、Ⅱ、aVF；
右心房界嵴（RA），从近端（9-10）
至远端（1-2）；
冠状静脉窦导管（CS），从近端（9-
10）至远端（1-2）；
消融导管（ABL），从近端（p）至
远端（d）；
环状导管（LS），1-2 至 9-10，在上
腔静脉水平

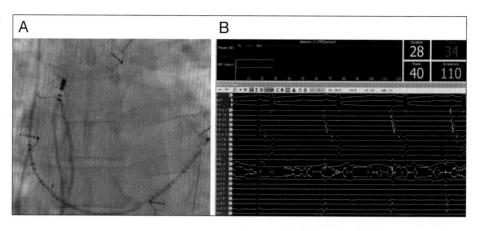

手术最后，根据 ACT 结果，使用至多 40mg 鱼精蛋白来中和体内的过量肝素。在 ACT 小于 250s 时撤出鞘管。

图 18.10 和 18.11 展示了一例长程持续性 AF 患者应用"Natale 法"治疗的消融痕迹。

18.6　其他靶点

除 PVAI 之外，消融治疗可以拓展至整个 LA 后

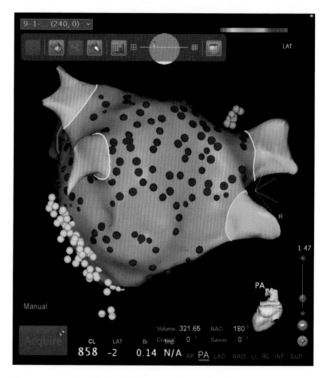

图 18.11　LA 电解剖标测的后前位 3D 视图（CARTO-3™）。
红点：代表在 PV 前庭和整个后壁下至 CS 水平的消融点；蓝点：代表 CS 内的消融点；粉点：代表 SVC 水平的消融点

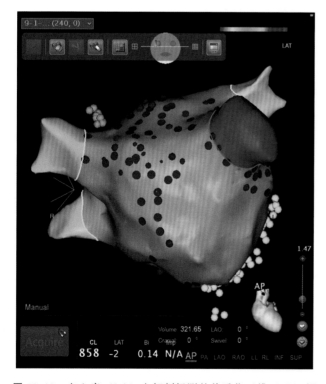

图 18.10　左心房（LA）电解剖标测的前后位三维（3D）视图（CARTO-3™）。红点：代表在肺静脉（PV）前庭和左侧间隔水平的消融点；蓝点：代表冠状静脉窦（CS）内的消融点；粉点：代表上腔静脉（SVC）水平的消融点

壁至 CS 以及整个左侧间隔。LA 和 CS 内的 CFAE 也是消融靶点[10-11]。

目前我们已经放弃了 RA 内的 CFAE 消融。完成 LA 后壁下至 CS 水平消融的技术要点与 PVAI 相似，简言之，将环状标测导管置于后壁，通过消融隔离使标测导管记录到的电位消失。如前所述，在消融后壁时，我们会将消融功率降至 35W，且在食管探头的温度突然上升至 39℃ 时中断消融。

CFAE 消融应在 PVAI 之后。CFAE 的定义标准如下：①心房电图上，碎裂电位由两个或多个顿挫组成，和（或）有持续的基线电活动；②心房电位

周长（CL）≤120ms[10]。在记录这些电图时，消融导管必须稳定至少 10s，目的是为了避免因导管不稳定而造成的伪差。心腔内双极电图的滤波范围是 30～500Hz，通过目测法进行 CFAE 的检测和消融。在 CFAE 消融期间，三维标测系统可特别使用从而辅助导管导航。

隔离 CS 通常首先沿着心内膜方向进行（图 18.6A），然后于 CS 内完成（图 18.6B）。在心内膜方向，我们通常从 CS 远端开始消融（LAO 投射位上 LA 侧壁大约 4 点钟位），向间隔部位进行，向前至右侧 PVs。在心内膜方向进行 CS 消融时，消融导管的正确放置通常是向前送鞘，并使消融导管在 LA 前上方打弯，使其尖端指向后部的二尖瓣环。完成 CS 的心内膜消融通常需要 90°～180° 的弯（图 18.6A）。在沿 CS 近端和低位 LA 间隔消融时，需要持续监测 PR 间期，因为损伤房室结的左侧后延伸可能会造成 PR 间期延长，并偶尔造成房室传导阻滞。

在内膜消融后，CS 隔离还需在 CS 内消融才能完成。消融开始于远端，并沿着血管持续进行，最终达到 CS 开口。终点是完成所有 CS 电位的消融（图 18.6B）。在这期间，监测 PR 间期至关重要，如 PR 间期延长则中断 RF 放电。该部位消融的能量设置为 30～35W。

已有多个临床研究显示，相比单纯 PV 前庭和 SVC 隔离，扩展消融上述结构在长程持续性 AF 患者中具有重要意义。持续性和长程持续性 AF 的特点是心房结构和 EP 功能的显著改变，即所谓"心房重塑"。在这种情况下，非 PV 位点在心律失常的触发和维持中起着重要作用；因此，将单纯 PV 隔离作为一种有效的消融策略是不适宜的[10-11]。

在我们医院，手术终止 AF 并非所追求的消融终点[11]。在一项前瞻性研究中，306 名长程持续性 AF 患者接受了首次 PVAI 联合 CFAE 消融，仅 6 名患者（2%）在消融过程中直接转复为窦性心律；172 名患者（56%）在术中转为房性心动过速（房速），从而接受了进一步标测和消融；128 名患者（42%）术中始终为 AF，并在手术最后接受了复律治疗。

有趣的是，在平均随访 25±6.9 月后，69% 的患者维持了窦性节律，且在术中 AF 中止/转为房速的患者群和接受复律治疗的患者群之间没有显著性差异。值得注意的是，术中 AF 转化可能是复发的预测模型，其与房速的复发具有显著相关性（P =

0.022)[11]。

结论，我们在持续性和长程持续性 AF 患者中实行广泛消融模式。PVAI 与 SVC 隔离，和全部 LA 后壁、CS 与 LA 的 CFAE 消融相结合。此种方法得到了临床证据支持。

18.7　患者再次消融的注意事项

在近期的研究中，我们在 987 名（29% 阵发性 AF，71% 非阵发性 AF）需要再次导管消融的患者中，报道了 AF 触发来自 LAA 的患病率。评估 LAA 电位，需在所有潜在传导恢复的部位进行检查和相应消融之后进行，包括需要验证 PV 前庭、后壁和间隔；如果发现传导恢复，则应实施消融。

总的来说，在基线水平或给予异丙肾上腺素后，266 名患者（27%）显示出源自 LAA 的激动，且在 8.7% 的患者中 LAA 是心律失常的唯一来源。LAA 激动（LAA firing）的定义是最早激动源于 LAA 的房性期前收缩，或是起源于 LAA 的 AF/房速（AT）。在这些情况下，LAA 的完全隔离便成为能够提供最佳长期预后的消融策略。

在 266 名呈现 LAA 激动的患者中，43 名患者未消融（第 1 组），56 名患者接受局部消融（第 2 组），167 名患者在环状标测导管和 ICE 的指导下接受了 LAA 隔离（第 3 组）。平均随访 1 年，第 1 组有 74% 的患者 AF 复发，相比之下，第 2 组有 68% 的患者 AF 复发，而第 3 组是 15%（P<0.001)[12]。

LAA 隔离的技术与 PVAI 相似，只是需要更长的消融时间。此外，由于 LAA 壁非常薄而易于穿孔，故在消融此部位时需要特别注意（图 18.7 和 18.8）。有趣的是，LAA 隔离不会造成机械功能的显著改变。TEE 显示，在消融后 6 个月，60%～65% 患者的收缩功能得以保留。

另一方面，有必要通过进一步的前瞻性研究来探索 LAA 隔离和其潜在并发症的临床关联。"BELIEF"研究［在接受导管消融时经验性 LAA 隔离对于持续性或长程持续性 AF 患者长期预后的影响（NCT01362738 on www.clinicaltrial.gov)］，是一项随机对照试验，目的在于比较 LAA 隔离联合标准消融方法和单纯应用我们的标准方法消融对于长程持续性 AF 患者预后的影响，届时将可能回答上述问题。在报道了源于 LAA 的触发活动后，我们近期的手术中，如果证实触发源自这一部位，甚至在手术开始时一经证实，我们也会实行 LAA 隔离。

18.8　术后监护与随访

所有患者在离开 EP 实验室前均接受单剂量阿司匹林（325mg）口服，并持续应用华法林口服以维持目标 INR 在 2～3 之间。

使用开放式盐水灌注导管可能会造成液体负荷过重和（或）肺淤血，因为在长程持续性 AF 的消融过程中可能会给予高达 4L 的液体量。在手术过程中，我们会常规监测液体摄入量和尿量。在手术之后会立即应用 40～60mg 呋塞米。此外，在消融术后的次日清晨，所有患者均接受追加的 80mg 呋塞米（静脉输入）和补钾；在出院后，常规应用呋塞米 80mg，每日 2 次，持续 2～3 天。告知每名患者要监测体重，如果体重未能降至术前状态，则需要住院调整。

所有患者均在手术当晚住院严格监测预后和并发症，并在次日出院前进行症状评估、连续的神经科检查和穿刺部位检查。术后 6h，所有患者均接受超声心动图检查以除外心包积液。患者在一夜的密切观察后方可出院。通常，患者在出院后还应继续服用先前的低效抗心律失常药，并持续整个空白期（12 周）。在空白期之后，终止应用抗心律失常药物。如果在空白期后复发，则再次使用抗心律失常药。

在术后 3、6、9 和 12 个月时进行随访，此后每 6 个月随访 1 次；随访时查 12 导联 ECG 和 7 天 Holter 监测。在消融术后，患者应接受 5 个月的事件记录仪（event recorder）监测，并告知患者在每次出现心律失常症状时进行上传，同时在无症状时也应至少每周上传 2 次。任何一次 AF/AT 发作持续超过 30s，均应被认为是复发。

有专职的护士评估恢复进程和症状。当出现症状或可疑并发症时，患者需要到当地任何一家急诊室或我们的急诊室就诊，或找首诊医师随访。我们的 AF 中心负责收集所有的访视文件。关于院外长期抗凝管理，患者需要定期到抗凝门诊调整用药，以期达到稳定治疗的 INR 水平。我们遵循一种标准的、统一的且经过验证的术后长期抗凝管理流程。简言之，如果患者未曾出现任何房性心动过速复发、严重 PV 狭窄（PV 狭窄程度＞70％），以及由 TTE 和 TEE 评估的严重 LA 机械功能不全，则不管 CHADS₂ 评分如何，均停用口服抗凝药。

$CHADS_2 \geqslant 1$ 分的患者，如早期 AF 复发，则应维持华法林至少 6 个月。这部分患者，如果在后来的 3 个月中未应用抗心律失常药且没有 AF 复发，则应停用华法林，而启用阿司匹林（81～325mg）。$CHADS_2 \geqslant 1$ 的患者，如果在停用华法林后出现新的 AF 复发，则应重新启用口服抗凝药。

除了以上标准，接受 LAA 隔离的患者需要在术后 6 个月时进行 TEE 评估，以决定抗凝治疗是否中止。如果 LAA 收缩性保留且血流速度正常（＞0.3m/s），则停用华法林。如果 LAA 收缩性未能保留，患者需要维持华法林治疗或者在应用 LAA 封堵装置后考虑停用华法林。

在我们的方法中，应用全身麻醉以获得导管的稳定性，同时应用了高功率（可达 45W）的开放式灌注导管，因此无论是中期随访还是远期随访，在 AF 复发的患者中，PV 前庭周围的传导恢复是少见的。但存在源自 PV 外的触发激动如 CS、LA 顶部和 LAA，常是传导连接的位置。在长期随访时，新的 PV 外触发灶或先前消融的 PV 外触发灶传导恢复是心律失常复发常见的原因[6]。

参考文献

1. Di Biase L, Burkhardt JD, Mohanty P, et al. Periprocedural stroke and management of major bleeding complications in patients undergoing catheter ablation of AF: the impact of periprocedural therapeutic international normalized ratio. *Circulation*. 2010;121:2550–2556.
2. Santangeli P, Di Biase L, Sanchez JE, Horton R, Natale A. AF ablation without interruption of anticoagulation. *Cardiol Res Pract*. 2011;2011:837–841.
3. Gopinath D, Lewis WR, Di Biase LD, Natale A. Pulmonary vein antrum isolation for AF on therapeutic coumadin: special considerations. *J Cardiovasc Electrophysiol*. 2011; 22:236–239.
4. Di Biase L, Fahmy TS, Wazni OM, et al. Pulmonary vein total occlusion following catheter ablation for AF: clinical implications after long-term follow-up. *J Am Coll Cardiol*. 2006;48:2493–2499.
5. Barrett CD, Di Biase L, Natale A. How to identify and treat patients with pulmonary vein stenosis post AF ablation. *Curr Opin Cardiol*. 2009;24:42–49.
6. Di Biase L, Conti S, Mohanty P, et al. General anesthesia reduces the prevalence of pulmonary vein reconnection during repeat ablation when compared with conscious sedation: results from a randomized study. *Heart Rhythm*. 2011;8: 368–372.
7. Bhargava M, Di Biase L, Mohanty P, et al. Impact of type of AF and repeat catheter ablation on long-term freedom from AF: results from a multicenter study. *Heart Rhythm*. 2009;6:1403–1412.

8. Arruda M, Mlcochova H, Prasad SK, et al. Electrical isolation of the superior vena cava: an adjunctive strategy to pulmonary vein antrum isolation improving the outcome of AF ablation. *Cardiovasc Electrophysiol.* 2007;18:1261–1266.

9. Corrado A, Bonso A, Madalosso M, Rossillo A, Themistoclakis S, Di Biase L, Natale A, Raviele A. Impact of systematic isolation of superior vena cava in addition to pulmonary vein antrum isolation on the outcome of paroxysmal, persistent, and permanent AF ablation: results from a randomized study. *J Cardiovasc Electrophysiol.* 2010;21:1–5.

10. Elayi CS, Verma A, Di Biase L, et al. Ablation for long-standing permanent AF: results from a randomized study comparing three different strategies. *Heart Rhythm.* 2008;5: 1658–1664.

11. Elayi CS, Di Biase L, Barrett C, et al. AF termination as a procedural endpoint during ablation in long-standing persistent AF. *Heart Rhythm.* 2010;7:1216–1223.

12. Di Biase L, Burkhardt JD, Mohanty P, et al. Left atrial appendage: an underrecognized trigger site of AF. *Circulation.* 2010;122:109–118.

13. Themistoclakis S, Corrado A, Marchlinski FE, et al. The risk of thromboembolism and need for oral anticoagulation after successful AF ablation. *J Am Coll Cardiol.* 2010; 55:735–743.

视频描述

视频 18.1　该视频显示了经卵圆窝穿间隔的方法，以及在利用"bovie"经穿刺针外端释放 RF 能量后 LA 中的器械操作（注意气泡），正如图 18.2 中所示

如何进行心房颤动的冷冻球囊消融术

Chapter 19   How to Use Balloon Cryoablation for Ablation of Atrial Fibrillation

Pipin Kojodjojo，D. Wyn Davies 著

刘　俊 译

19.1 引　言

肺静脉隔离（PVI）是房颤消融的基石。PVI 手术预防阵发性房颤复发的成功率为 60% ～ 77%[1-2]。在持续性房颤消融过程中 PVI 只是步进式消融终止房颤的第一步[3]。

采用传统逐点消融达到 PVI 的方法需要较长的学习曲线，主要是因为左心房后壁的解剖变异性较大、导管与心房组织很难获得稳定的接触[4]。在肺静脉前庭进行 PVI 能够降低肺静脉狭窄的风险，同时达到消融致心律失常病灶的目的。因此，肺静脉前庭消融预防房颤复发的效果优于节段性消融[5]。基于这些考虑，在肺静脉前庭进行环形消融的消融技术能够易化房颤消融成功。

目前可用的消融能量有很多，例如射频、激光、冷冻治疗等。冷冻消融理论上存在诸多优势，包括组织结构框架完整、手术并发症（例如肺静脉狭窄、左心房穿孔、心房-食管瘘等）的发生率较低[6]。冷冻消融术后发生症状性肺静脉狭窄极少见，直到 STOP-AF 试验才首次报道[7]。与冷冻消融相关的心房食管瘘和冠状动脉闭塞尚未报道。尽管早已认识到冷冻消融的优势，可直到冷冻球囊系统问世才能在肺静脉前庭进行连续性消融。在早期冷源释放平台进行 PVI，例如 6mm 可弯曲的环形冷冻消融导管，手术时间需要 6h 以上，而临床效果并不满意[8-10]。这主要是因为血流通过导管导致局部温度迅速回升，降低了消融病灶的大小。而冷冻球囊能够阻挡肺静脉回流的血流，因此能够消除该局限性。

下文将介绍我们应用冷冻球囊导管治疗房颤的手术方案和经验。

19.2　术前准备

冷冻消融治疗的对象是对 2 种或 2 种以上抗心律失常药物治疗无效的症状性房颤患者。在我们的实践中，冷冻球囊消融一定要用于行首次房颤消融的患者，其原因我们将在下文讨论。包括阵发性房颤（7 天内能够自行转复）或持续性房颤（房颤持续时间超过 7 天，需要电复律恢复窦性心律或 1 年内由阵发性房颤转化为持续性房颤）。至于我们不首选持续性房颤进行冷冻消融的原因是因为房颤持续时间越长左心房越大、重塑越重。理论上，这些患者需要额外的心房消融，例如碎裂电位消融和（或）线性消融以增加维持窦性心律的可能性。冷冻消融很难进行这些额外的消融策略。

所有患者在消融前均签署知情同意书。所有抗心律失常药物除了胺碘酮外均停止 5 个半衰期。

6. Di Biase L, Burkhardt JD, Mohanty P, et al. Left atrial appendage: an underrecognized trigger site of atrial fibrillation. *Circulation.* 2010;122:109–118.
7. Mahapatra S, LaPar D, Kamath S, et al. Initial experience of sequential surgical epicardial-catheter endocardial ablation for persistent and long-standing persistent atrial fibrillation with long-term follow-up. *Ann Thorac Surg.* 2011;91: 1890–1898.
8. Mahapatra S, La Meir M, Pison L, Ailawadi G. One year follow-up of hybrid surgical-catheter ablation for AF at two centers. *Heart Rhythm* (Poster). 2011:PO4-79.
9. Mahapatra S, La Meir M, Pison L, Ailawadi G. Location of endocardial gaps after minimally invasive surgical AF ablation. *Heart Rhythm* (Poster). 2011:PO4-80.

视频描述

视频 22.1　右侧剥离

视频 22.2　神经节

视频 22.3　右侧夹子

视频 22.4　顶部线

视频 22.5　底部线

视频 22.6　左肺静脉

视频 22.7　左心耳钳夹

视频 22.8　电生理部分

如何消融 Marshall 静脉

Chapter 23　How to Ablate the Vein of Marshall

Seongwook Han，Peng-Sheng Chen，Chun Hwang 著

夏瑞冰　贾玉和　译

23.1 引 言

Marshall（马绍尔）韧带（LOM）是一束包含斜行的 Marshall 静脉（VOM），自主神经和心房肌束（即 Marshall 束，MB）的心外膜结构[1]，是心房间下位传导通路的终末部分[2]。左外侧嵴是位于左心耳（LAA）和左肺静脉（PVs）之间的心内膜部分，是房颤射频消融的重要结构[3]。LOM 则位于对应左外侧嵴的心外膜处。MB 在异丙肾上腺素滴注[4]时能产生自主节律，可作为阵发性房颤的起源[5-6]，并且在持续性房颤时快速激活[7]。2005 年一个全球范围的调查显示：有 22.8% 的临床电生理学实验室会将 LOM 作为房颤消融靶点[8]。LOM 是年轻阵发房颤患者的常见起源，这类患者常合并有肾上腺素诱发房颤[9]的病史，也即因运动或高儿茶酚胺水平导致的房颤。在电生理实验室，大剂量异丙肾上腺素（10～20μg/min）可用于该类患者的房颤触发。源自 MB 的异位起搏在体表心电图 II 导联上常表现为双向 P 波或负向 P 波。来自冠状窦中部的心内记录可能显示双电位。如果异位起搏或房颤激动起源于冠状静脉窦中部或末梢部，且双电位也在这些位置上，则应考虑进行 MB 标测。另外，若最早心内膜激动电位位于左肺静脉内，但是在触发电位中肺静脉激动比左心房激动提前小于 45ms，则应考虑进行 LOM 标测。最后，如果在肺静脉完全消融后电生理检查提示左侧肺静脉处一个期前收缩（早搏）位点可触发房颤，但是尽管经过仔细标测也不能在肺静脉内发现该触发点，那么 LOM 标测也许对确定消融位点有帮助。

23.2 LOM 的解剖

Marshall 韧带在解剖结构上可分为近端、中间及远端三部分。近端部位与冠状静脉窦心房肌束直接相连。中间部分与左心房或左肺静脉相连。终末部分延伸至肺静脉以外，常纤维化而并不表现电活性。位于心外膜的 LOM 有重要的形态学变异。对 Marshall 束近端和中间部分的尸检组织病理研究提示其与左心房有多重联系[10-11]。Marshall 束和左心房之间最主要的联系位于冠状静脉窦连接处、左心房和左肺静脉连接处以及位于冠状静脉窦和肺静脉之间多重连接处的左心房上。在冠状静脉窦连接处，MB 完全环绕 VOM 并直接嵌入 CS 的肌肉组织中，或者在更远端嵌入左心房后壁。在 LOM 的中部或远端部分，MB 逐渐转化成多种肌肉纤维，然后消失或嵌入左心房前壁心外膜和左肺静脉（主要是左下肺静脉）中。在 MB 和 LA 之间有三组不同的解剖联系：在 CS 连接处的单一联系；在 CS 和 LA-PVs 的双重联系；在 CS 和 PVs 的多重联系。图 23.1 是 LOM 在人类心脏的典型结构[12]。除了 MBs 之外，对 LOM 的免疫组化研究证实其内存在交感神经纤维

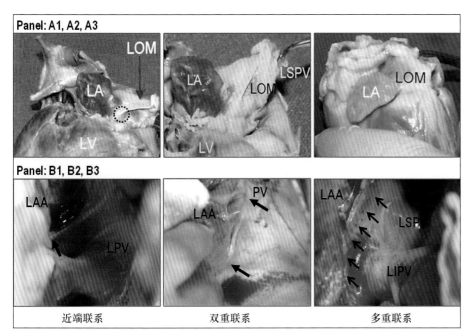

图 23.1 LOM 的解剖学变异 A. 图片来自尸检标本。B. 图片来自术中。A1 中的黑圆圈指示 LOM 近端与 CS 之间的连接处。A2 是同一心脏的另一视角，LOM 的终末部分嵌入 LSPV。A3，另一个心脏中 LOM 完全附属于心外膜，未找到分支韧带。B1. LOM 近端和 CS 之间的联系（箭头所指）。B2. LOM 的近端和终末联系（2 个箭头所指）。B3. 第三个心脏中多重肌肉纤维（箭头所指）连接 LOM 和 LA。LIPV，左上肺静脉；LSPV，左下肺静脉；LV，左心室；其他缩写含义详见文中

和神经节细胞[4,11]。Ulphani 等的一个较近的研究结果表明，除了交感神经，LOM 同时也受副交感神经的广泛支配[13]。这些副交感神经组织也许是在 MB 消融中出现迷走应答的原因，也可能参与房颤的起始和维持。

23.3 MB 的电生理特点

Scherlag 等首先描述了 LOM 的电活动特点[2]。观察者称 MB 是连接左、右心房的下位房间隔通路的一部分。最近的研究展示了人类 MB 基于解剖学联系的三种心电生理特点[13]。

单一联系

在对 MB 最初的研究即发现了这一联系[5]。在有单一联系的患者中，窦房结激动通过 Bachmann 束和下位房间隔通路传至左心房，并以近端到远端的方向激动 MB。MB 和 LA 之间再无其他联系，因此 MB 不会被来自 Bachmann 束的窦房波提前激动。EGM 记录显示了在窦性节律下典型的从近端到远端的激动顺序（图 23.2A），以及房颤时同样的激动顺序（图 23.2，B and C）。这些激动与左心房内部的激动相比有相关规律性。与其他两种联系相比，此类联系中 MB 的电活动在房颤发生时会更慢、更规律。因为 MB 仅和 CS 肌束相连，故 LA 无法和 MB 产生直接电交流。延迟的 CS 肌束收缩可能使一些房颤波阵面无法到达 MB。因此，MB 的激动较慢。这类型有些患者 MB 的终末部分在房颤中表现额外的异位电活动。这些电活动（图 23.2，B 和 C 中向下箭头）以较 MB 被动激活时更慢的频率按从远端到近端的方向激活 MB。尽管此类 MB 会通过这些额外异常电活动诱发房颤[5]，但从持续性房颤发作时变慢的激活提示可能为房颤维持的重要因素。

双重联系

若 MB 与 CS 和 LA（或 PVs）均有联系，来自 CS 和 LA（或 PVs）的波阵面会争相激活 MB[14]，因此 MB 的电描记图（EGM）也许会不明显。图 23.3A 为在窦性节律下的记录。需注意的是 MB EGM 和局部 LA EGM 在 MB 远端彼此十分接近，并且大部分的 MB EAMs 与局部 LA EGM 在窦性节律下不易区分。但是，可以通过来自 LSPV（虚箭头，图 23.3B）的期前收缩来显示 MB 的多种动作电位。MB 以从远端到近端的方向激动，这点也符合它与 LSPV 之间的远端联系。在成功导管消融 MB-LA（PV）之间联系后，仅留 MB-CS 之间联系传导通路，就会在窦性节律中见到 MB 激动。在这种情况下，激动是从近端延至远端，与单一连接的激动方式类似（实箭头，图 23.3C）。在双重联系中，MB 在不经过 LA 的情况下，可作为连接 CS 和左肺静脉的旁路，这一旁路是大折返线路的基础。在对犬进行电诱导房颤的模型中，可以看到左肺静脉和 MB 之间快速的往返电活动参与折返[15]。这一发现的重要临床意义在

图 23.2 MB-CS 单一联系的 EGM 特点。**A.** 窦性节律。通过放置在 LOM 心外膜 20 电极记录的 LOM 通道上的第二个电位就是 MB 电位。最早的激动位点是邻近冠状窦的 MB 近端点，并传导至远端（箭头所指）。**B.** 房颤发生时 MB 的单一联系。MB 的电活动（标记为 LOM）有规律且不会被混乱的房颤电活动影响。除了被动激活，还可以观察到来自远端部分的 MB 异位搏动（箭头所指）。**C.** 在持续性房颤中，MB 的激动由近端至远端（虚箭头所指），但是 MB 的异位搏动是从远端到近端的方向（箭头所指）。AF，心房颤动（经允许引自参考文献 13）

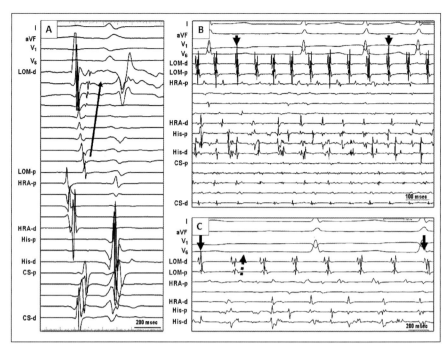

图 23.3 双重连接（MB-CS 和 MB-LA-PVs）的 EGM 特点。**A.** 窦性节律。MB EGM 很接近 LA EGM。因此，在多数记录中未见到明显的 MB 电位。**B.** 来自 LSPV 的期前收缩（虚箭头所指）首先传导至 MB 远端，后由远至近的方向激动 MB（实箭头所指）。**C.** MB 与 LSPV 之间消融术后记录的双重连接类型。在窦性节律中，MB 的激动方向与单一连接一致（由近到远，实箭头所指）。需注意的是存在分离的 PV 电位（虚箭头）。**D.** 左前斜位的 X 线检查图像。置于 LSPV 的圆形标测导管，放置在 LOM 心外膜 20 个电极（经允许引自参考文献 13）

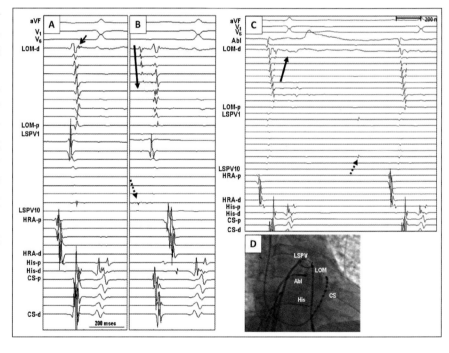

于，PV-MB 连接通过 CS 肌束为 PV 和 LA 之间提供了一个心外膜通路。若保留该心外膜通路（旁路），LA 激动会伴随 PV 内电刺激，反之亦然。这些通路的发现可以用于解释临床电生理专家进行房颤射频消融术中肺静脉消融的失败。存在双重联系的患者，其 MB 有 1/2 直接与肺静脉的肌束相连。肺静脉内直接消融时需消融这些终末连接以获得完全冠状窦消融。肺静脉内成功消融的位点可能位于 MB 异位搏动起源处，或位于 MB 搏动最早

的激活点。

多重联系

在 MB-LA 多重联系中，电激动的方式取决于 MB-LA 最早的突破点以及 MB-LA 连接通路数量。在这类患者中，由于肌束较细，故来自 MB 的动作电位通常较小，且不会像单一联合那样遵循由近到远的传播方式，也不会像双重联系期前收缩那样由远到近传播。当然，中心位点和周边位点都可以作为

独立最早激动位点，且最早的激动不在 MB 的两端（图 23.4，A and B）。由于这些额外联系的存在，局部心房 EGMs 和 MB 之间的间隔可能要么很短要么不存在。因此，很难在窦性节律下找到明显的 MB 动作电位。存在多重联系的患者中，可以观察到 MB 传导至 LA 中部的期前收缩电活动早于至 LA 末端。后者见图 23.4C，粗箭头指向最早的 LA 激动。MB 和 LA 之间由于传导延迟而存在明显分离。所有多重联系的患者在房颤发作时都可以记录到快速而复杂的碎裂电活动（图 23.5A）。MB 消融后，一些患者表现为 MB 动作电位分离以及在输入异丙肾上腺素后 MB 心动过速（图 23.5B）。实验研究显示房颤维持

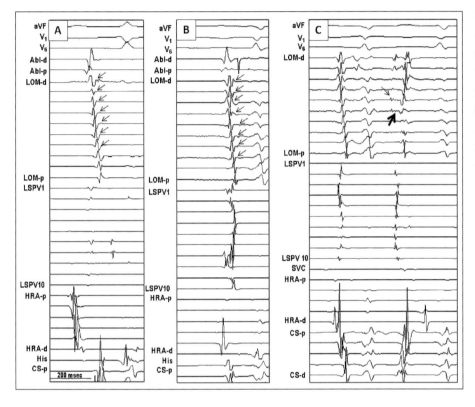

图 23.4 多重连接的 EGM 特点。A 和 B. 窦性节律下记录的 MB。最早的突破位于 MB 中部，MB 动作电位通常很小（箭头所示），MB 的激动顺序无规律且并非近端或远端激动方式。C. MB 期前收缩（细箭头）时，最早的突破点（粗箭头）位于中部而非两端。SVC，上腔静脉；其他缩写含义详见正文（经允许引自参考文献 13）

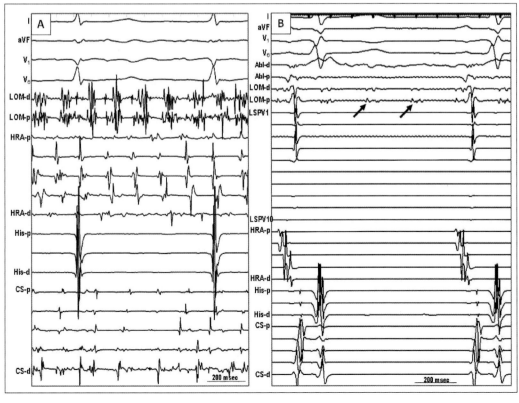

图 23.5 MB 多重连接患者消融前后 MB 的动作电位。A. 房颤时，MB 呈持续复杂碎裂激活。B. 消融后及 1ug/min 异丙肾上腺素滴注时，MB 呈快速但规律的表现，与 LA 其余部分分离的心动过速（箭头）（经允许引自参考文献 13）

的主要来源可能是产生高频螺旋波以及空间分布频率梯度的转子[16-18]。临床研究发现在房颤时不同频率电活动的分层分布存在于不同区域[19-20]。消融频率最快的点可减慢或终止房颤[20]。因此，产生房颤波传导的快速驱动位点可能是房颤驱动点，这些驱动点常常是导管消融的靶点[21-22]。对动物和人的研究已经发现在持续性房颤中 MB 有最高的主频率[7,23]。MB 和 LA 之间复杂的电解剖联系是折返的基础，这可以导致 MB 复杂碎裂的电活动。将 MB 与 LA 隔离后，在心房保持窦性节律的情况下，交感神经刺激能诱发 MB 局部心动过速。这表明 MB 可以快速激动而并不总是被动的由邻近的心房波阵面来激动。

23.4　Marshall 束标测方法

通过心外膜或心内膜途径可以标测源自 MB 的心律失常[5,7]。通过 Marshall 静脉（VOM）穿刺置管的患者有 45% 可以利用 7Fr 的 10 极导管直接于 CS 来完成心内膜标测。通常用 8Fr 的带锁静脉鞘选择右颈内静脉。以左前斜位或右前斜位，在 CS 内观察 VOM 时可进行 CS 闭合静脉造影（图 23.6A）。之后可将 7Fr 导管置入 VOM 开口处。CS 导管末端 10mm 必须塑形，这样顶端有利于进入 VOM 开口。置入 CS 导管腔内的 1.5Fr 的 4 极导管（Cardima，Cardima Inc.，Fremont，CA，USA）指向 VOM。一旦置管于 VOM，标测导管可向左侧和左肺静脉的方向逐渐向前。这种途径少见的并发症是导致 VOM 或 CS 的夹层，但却不会引起大出血或其他并

发症。夹层通常在 30min 以内缓解。CS 血管造影后不能看到 VOM 或者 VOM 不能置管的患者，MB 的标测可以通过心外膜途径，它的优势是导管可以自由移动且不受限于 VOM 管腔大小[24-25]。心外膜标测也可用于已进行房颤消融但在左肺静脉内残余潜在诱发点，难以完全前庭隔离或肺静脉口隔离。心外膜途径方法是剑突下心包穿刺[26]后用可调弯 12 极导管来标测和 8Fr SL 1 穿间隔的鞘（Fast-Cath guiding introducer，St. Jude Medical，Inc.，St. Paul，MN）来稳定 MB 的记录（图 23.6B）。若在 CS 血管造影下可以观察到 VOM，则心外膜标测导管可置于 VOM 之上，若不能观察到 VOM，则可置于左肺静脉和左心耳之间。若 VOM 不可见，VOM 的开口可通过造影时显示的 Vieussens 静脉瓣凹陷来辨别[27]。若有来自 MB 的期前收缩，小振幅的电位后跟随着大振幅的（心房）电位，则可证明是 MB 电位（图 23.2 和图 23.3）。否则，可通过 CS、左肺静脉或左心耳起搏来辨别 MB 电位（图 23.7）。来自这些部位任何位点的起搏都能将第二个小振幅的电位与第一个大振幅（心房）电位分离，这表明第二个电位并非来自左心房的其他部位。

23.5　Marshall 束消融

多电极标测导管也可以用作指导心内膜消融以及确认 MB 消融成功的解剖学标记。通常，MB 成功消融后韧带全程将不会出现 MB 电位[5]。此外，从 VOM 多个位点或心外膜标测导管对 MB 行选择

图 23.6　右前斜位（RAO），两种不同标测 MB 的方式。A. 在球囊闭合 CS 血管造影下观察 Marshall 静脉（VOM）。1.5Fr 标测导管向前可通过 CS 进入 VOM 进行心内膜标测。B. 通过剑突下心包膜穿刺置入心外膜标测导管（经允许引自参考文献 24）

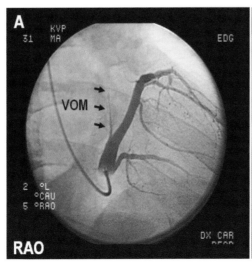
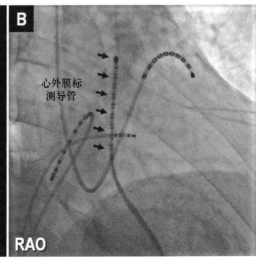

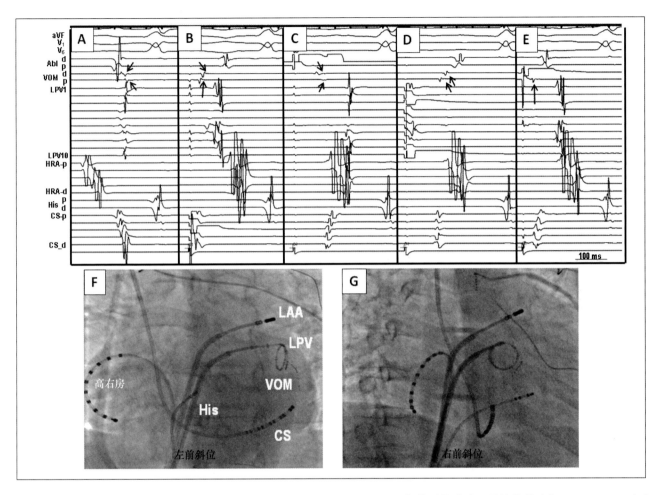

图 23.7 鉴别起搏标测 MB 电位范例。**A.** 窦性节律下在心内的记录。**B.** CS 起搏下的激动，最早的激动位于 CS，VOM 内电位由远至近传导。VOM 电位（箭头）显然比 PV 和 HRA 电位都早。**C.** 之后就是通过导管远端在 LAA 内起搏，VOM 导管（箭头）记录的电位与心房和 PV 电位完全分离。**D.** 从左 PV 的起搏将 PV 电位和 VOM 电位（箭头）分离。**E.** 从 VOM 远端起搏显示 VOM 近端的电位（箭头）在 PV 电位之前，说明这些电位并非来自 PVs。**F 和 G.** 鉴别起搏的透视图像。Abl，消融；LAA，左心耳，其他缩写含义详见文中（经允许引自参考文献 13）

性起搏可以帮助判断在 MB 和 LA 之间是否存在传出阻滞。EGMs 上没有 MB 电位以及在起搏期间显示 MB 和 LA 之间存在传出阻滞均提示 MB 成功消融。CARTO 系统（Biosense Webster, Diamond Bar, CA）电解剖标测表明，LA 内膜到 MB 之间距离最短的位点位于左房前庭下方，恰位于左下肺静脉开口之下[24]，MB 中间部分的消融可以从 LIPV 口下方的左侧脊的前下方向进行（图 23.8A）。在这一区域应用开放灌注导管的射频能量（流量 30ml/min，30W）能完成 90% 患者的 MB 消融。但是，有极少的例子，在左侧崤和房间束上方、邻近左肺静脉开口处以及在 LAA 崤部必须使用更高的能量（35W 及以上）才能切断全部 MB 的联系（图 23.8B）。在大部分患者心内膜消融可以完全消除全部 MB 电位。但是，有小于 4% 的患者，仅心内膜消融不足以消除所有纤维连接，因为有证据显示仍可以记录到 Marshall 韧带的电位[24]。此时心外膜途径也许可以完全消融此类患者的所有纤维联系。

23.6 对常规房颤消融过程的额外启示

对持续性房颤通常的消融方法包括在未标测诱发房颤情况下，依靠经验对全部肺静脉和双侧前庭进行消融。双前庭消融通常在左房顶或侧面峡部的线形消融线来进行。侧面峡部的消融线位于 LIPV

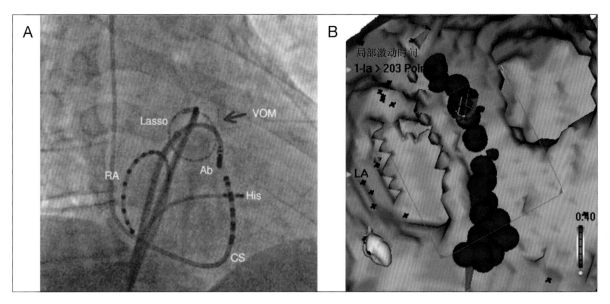

图 23.8 消融 MB 连接。**A**. 导管位置。箭头所指为 VOM 内 1.4Fr 标测导管。消融导管在 VOM 近端的心内膜部位发出射频能量可成功消除 CS-MB 之间联系。**B**. MRI 图像应用于三维标测图。左侧嵴的红点显示消融灶。三维标测图指导左侧嵴部消融可切断多重 MB-LA 联系纤维

到二尖瓣环侧方或后侧方之间。但是，由于没有解剖标志，将二尖瓣峡部消融线置于何处并无统一意见。我们建议可在 VOM 导管的指引下设置消融线[24]。这种做法的好处是有确实的标记来指导峡部消融。此外，术者还可以消除连接 CS 心肌的 MB 近端部分，以及消除 LOM 周围分布的自主神经。

参考文献

1. Marshall J. On the development of the great anterior veins in man and mammalia; including an account of certain remnants of foetal structure found in the adult, a comparative view of these great veins in the different mammalia, and an analysis of their occasional peculiarities in the human subject. *Philos Trans R Soc Lond B Biol Sci.* 1850;140:133–170.

2. Scherlag BJ, Yeh BK, Robinson MJ. Inferior interatrial pathway in the dog. *Circ Res.* 1972;31(1):18–35.

3. Cabrera JA, Ho SY, Climent V, Sanchez-Quintana D. The architecture of the left lateral atrial wall: a particular anatomic region with implications for ablation of atrial fibrillation. *Eur Heart J.* 2008;29(3):356–362.

4. Doshi RN, Wu TJ, Yashima M, et al. Relation between ligament of Marshall and adrenergic atrial tachyarrhythmia. *Circulation.* 1999;100(8):876–883.

5. Hwang C, Wu T-J, Doshi RN, Peter CT, Chen P-S. Vein of Marshall cannulation for the analysis of electrical activity in patients with focal atrial fibrillation. *Circulation.* 2000;101(13):1503–1505.

6. Katritsis D, Ioannidis JPA, Anagnostopoulos CE, et al. Identification and catheter ablation of extracardiac and intracardiac components of ligament of Marshall tissue for treatment of paroxysmal atrial fibrillation. *J Cardiovasc Electrophysiol.* 2001;12(7):750–758.

7. Kamanu S, Tan AY, Peter CT, Hwang C, Chen P-S. Vein of Marshall activity during sustained atrial fibrillation. *J Cardiovasc Electrophysiol.* 2006;17(8):839–846.

8. Cappato R, Calkins H, Chen SA, et al. Worldwide survey on the methods, efficacy, and safety of catheter ablation for human atrial fibrillation. *Circulation.* Mar 8 2005;111(9):1100-1105.

9. Coumel P. Autonomic influences in atrial tachyarrhythmias. *J Cardiovasc Electrophysiol.* 1996;7(10):999–1007.

10. Kim DT, Lai AC, Hwang C, et al. The ligament of Marshall: a structural analysis in human hearts with implications for atrial arrhythmias. *J Am Coll Cardiol.* 2000;36(4):1324–1327.

11. Makino M, Inoue S, Matsuyama TA, et al. Diverse myocardial extension and autonomic innervation on ligament of Marshall in humans. *J Cardiovasc Electrophysiol.* 2006;17(6):594–599.

12. Hwang C, Chen P-S. Ligament of Marshall: why it is important for atrial fibrillation ablation. *Heart Rhythm.* 2009;6(12, Supplement 1):S35–S40.

13. Han S, Joung B, Scanavacca M, Sosa E, Chen PS, Hwang C. Electrophysiological characteristics of the Marshall bundle in humans. *Heart Rhythm.* 2010;7(6):786-793.

14. Omichi CCC, Lee MH, Chang CM, Lai A, Chen PS. Demonstration of electrical and anatomic connections between marshall bundles and left atrium in dogs: implications on the generation of p waves on surface electrocardiogram. *J Cardiovasc Electrophysiol.* 2002;13(12):1283–1291.

15. Tan AY, Chou C-C, Zhou S, et al. Electrical connections between left superior pulmonary vein, left atrium, and ligament of Marshall: implications for mechanisms of atrial

fibrillation. *Am J Physiol Heart Circ Physiol.* 2006;290(1): H312–H322.

16. Jalife J, Berenfeld O, Mansour M. Mother rotors and fibrillatory conduction: a mechanism of atrial fibrillation. *Cardiovasc Res.* 2002;54(2):204–216.

17. Mandapati R, Skanes A, Chen J, Berenfeld O, Jalife J. Stable microreentrant sources as a mechanism of atrial fibrillation in the isolated sheep heart. *Circulation.* 2000;101(2): 194–199.

18. Skanes AC, Mandapati R, Berenfeld O, Davidenko JM, Jalife J. Spatiotemporal periodicity during atrial fibrillation in the isolated sheep heart. *Circulation.* 1998;98(12): 1236–1248.

19. Sahadevan J, Ryu K, Peltz L, et al. Epicardial mapping of chronic atrial fibrillation in patients: preliminary observations. *Circulation.* 2004;110(21):3293–3299.

20. Sanders P, Berenfeld O, Hocini M, et al. Spectral analysis identifies sites of high-frequency activity maintaining atrial fibrillation in humans. *Circulation.* 2005;112(6): 789–797.

21. Oral H, Chugh A, Good E, et al. A tailored approach to catheter ablation of paroxysmal atrial fibrillation. *Circulation.* 2006;113(15):1824–1831.

22. Waldo AL. Mechanisms of atrial fibrillation. *J Cardiovasc Electrophysiol.* 2003;14(12 Suppl):S267–S274.

23. Wu TJ, Ong JJ, Chang CM, et al. Pulmonary veins and ligament of Marshall as sources of rapid activations in a canine model of sustained atrial fibrillation. *Circulation.* 2001;103(8):1157–1163.

24. Hwang C, Fishbein MC, Chen PS. How and when to ablate the ligament of Marshall. *Heart Rhythm.* 2006;3(12):1505–1507.

25. Pak HN, Hwang C, Lim HE, Kim JS, Kim YH. Hybrid epicardial and endocardial ablation of persistent or permanent atrial fibrillation: a new approach for difficult cases. *J Cardiovasc Electrophysiol.* 2007;18(9):917–923.

26. Sosa E, Scanavacca M, d'Avila A, Oliveira F, Ramires JAF. Nonsurgical transthoracic epicardial catheter ablation to treat recurrent ventricular tachycardia occurring late after myocardial infarction. *J Am Coll Cardiol.* 2000;35(6): 1442–1449.

27. Chou CC, Kim DT, Fishbein MC, Chen PS. Marshall bundle and the valve of Vieussens. *J Cardiovasc Electrophysiol.* 2003;14(11):1254–1254.

如何诊断和消融基于心房颤动消融术后的房性心动过速

Chapter 24 Diagnosis and Ablation of Atrial Tachycardias Arising in the Context of Atrial Fibrillation Ablation

Amir S. Jadidi，Ashok J. Shah，Mélèze Hocini，
Michel Haïssaguerre，Pierre Jaïs 著

刘俊鹏 译 施海峰 校

24.1 引 言

1997 年房颤射频消融开始出现。由于发现肺静脉是阵发性房颤主要驱动灶[1]，目前全球消融策略是进行肺静脉前庭处电隔离（肺静脉-左房连接处的近端）[2]。消融策略取决于房颤的临床类型，但是尤其对于持续性和长时程持续性房颤，消融治疗房颤的左房组织容积高（包括肺静脉隔离、快速碎裂心房组织消融、左房和右房内线性消融）。导管消融仅仅破坏有限的心房组织能够治疗阵发性房颤，因为肺静脉电隔离（PVI）能够有效这种类型的房颤[2]。持续性和长时程持续性房颤（房颤持续时间超过 1 年以上）需要更加广泛的消融才能恢复窦性心律。这包括除了肺静脉隔离还有房颤时持续心电图碎裂电位/激动直至达到局部电活动规律化的心电图指导的消融。左房顶部（连接左上肺静脉和右上肺静脉）线性消融和二尖瓣峡部线（左下肺静脉或左上肺静脉至二尖瓣环）对于持续性房颤恢复窦律非常重要。

阵发性房颤的年轻患者肺静脉隔离术后房速的发生率较低。房速常常发生在结构性心脏病患者，特别是进行广泛的消融后。因此，房颤消融术后房速的总体发生率在 5%～75% 之间不等。持续性房颤患者房颤消融恢复窦律前几乎都能看到房速，长时程持续性房颤发生率更常见。

24.2 房颤消融后房性心动过速的发生率

房性心动过速（简称"房速"）的发生受许多因素的影响，包括心脏基础疾病、左心房的大小、基础房颤激动周长、房颤的类型（尤其是房颤的持续时间）、房颤消融策略以及消融终点。目前报道的肺静脉电隔离术后房速的发生率变化较大，2.9% 至 10% 不等[10-14]。与节段性肺静脉电隔离相比，环肺静脉电隔离术后房速发生率更高，这可能与之相应的损伤范围更多相关[12-13]。环肺静脉电隔离和线性消融术后房速发生率可高达 10%～30%[15-18]。单一采用碎裂电位指导的房颤消融术后房速发生率<20%。但以碎裂电位结合 PVI 和线性消融后房速发

生率增加至 40%～57%[3,7,19]。在一项针对持续性房颤仅仅进行碎裂电位消融有效性研究而不联合肺静脉隔离和线性消融的多中心研究显示导管消融术后房速发生率＞40%。

24.3　房速的分类

临床上根据电生理机制不同，通常将房速分为大折返性和局灶性两大类[20]。大折返性房速以大的折返环为特点（直径＞3cm），而局灶性房速多为自律性增高、触发活动或局灶性微折返[22]。房颤消融术后局灶性房速多表现为直径＜2cm 的微折返[22]（图 24.1）。房颤消融术后房速 46%～70% 为大折返型房速，30%～53% 为局灶性房速。而在局灶性房速中 26%～50% 为局灶起源，50%～74% 为局部微折返[21-22]。

24.4　房速的机制

为简化和便于诊断，我们将房速的机制分为大折返相关和局灶起源。局灶起源房速的主要特征是心房激动顺序表现为离心性、大多由局部小折返（直径＜2cm）引起。但是，真正的自律性增高和触发机制的局灶亦不少见。

24.5　药物治疗

通常那些术前抗心律失常药物治疗均无效的房颤患者在消融术后复发时再接受药物治疗会有一定效果。但是，房速对药物的反应要差于房颤。另外，

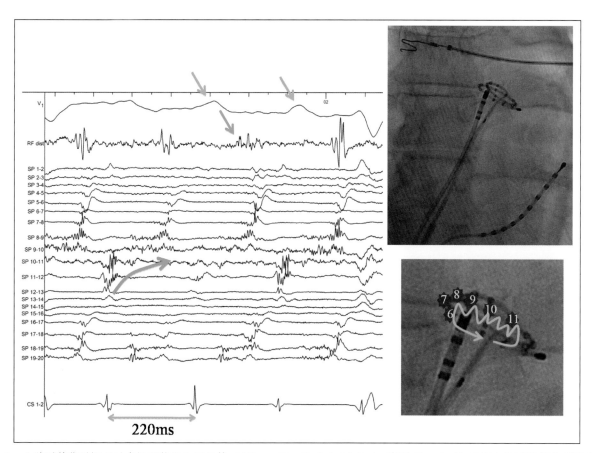

图 24.1　心脏后前位透视显示多极环状电生理导管（AFocus Ⅱ，St. Jude Medical；直径 20mm）和 10 极电生理导管分别置于左心房内和冠状窦内，环状电极正在左心房顶部进行标测。在一处不足 5cm² 的局部区域，局部电位从环状电极 11～12 至环状电极 6～7 几乎涵盖到了心动过速的整个心动周长（220ms）（见绿色曲线箭头）。环状电极 11～12 至环状电极 7～8 可见缓慢碎裂的舒张期电位。这些电位提示此处为房速的慢传导关键峡区，即消融的理想靶点。消融导管记录到领先于体表心电图 P 波（V₁，绿色直线箭头）的舒张期电位。腔内电图呈低电压，最大振幅为 0.2mV。此为局部微折返起源的房速的典型表现。与局灶起源点不同，局部折返的微小区域的激动至少占据心动过速折返周长的 70%。心房其他部分的激动呈离散型传导，从而形成了局灶型房速表现

房速患者的心室率往往要快于房颤发作时心率，这降低了其对药物的耐受性。同样，房速状态下因心动过速性心肌病导致充血性心力衰竭的风险高于房颤状态。术后复发的房颤或房速可能是一过性的，维持时间较短。但是，我们的经验是它们通常比较顽固，持续数月仍不终止。因此，对于术后一月内持续或反复发作的房速建议射频消融治疗。同样，在房颤射频消融过程中发作的房速通常也需要列为消融目标进行消融。

房颤消融过程中发生的房速

长时程持续性房颤患者导管消融常采用"step-by-step"步进式消融策略，即在肺静脉电隔离后进行以基质改良为主的碎裂电位消融，最后进行左心房顶部和二尖瓣峡部线性消融。如果消融过程中房颤转为窦性心律即达到消融终点，不再进行进一步消融。如果最终的心律是房速，则需要重新标测和消融。重新进行消融前需确保肺静脉完全电隔离以及阻滞线的双向阻滞。大多数情况下，房颤的消融过程中会房颤周长会进行性延长。当周长延至200ms左右时房颤转为房速。因此，房颤转为窦性心律时常常出现一过性房速[19]。这种在消融过程中出现的房速可能是房颤复发的潜在机制之一。房颤转成慢性持续性房速即意味着恢复窦性心律的可能性微乎其微。此时常常需要准确的标测，并对关键折返峡区或起源点进行消融才能终止心动过速。换言之，房速可能是房颤发作和维持的一种基质，尤其是在维持房颤方面起着一定作用。对动物和人的房颤周长频谱分析研究显示房颤发作主频与随后发作房速的周长存在一定的相关性[23-24]。

房颤消融后的房速

房颤消融后心房存在不同程度的炎症反应。这些消融损伤的心肌组织经过6～12周时间，会逐渐机化形成纤维瘢痕。我们将房颤消融后的这段时期称为空白期，主要以反复而短暂的非临床性房性心律失常发作为特点。随着局部炎症反应消散恢复[25]，不连续性瘢痕与正常和（或）部分损伤的心房组织互相交错，导致心房肌排列结构的不均一性。心房腔转变成被瘢痕组织不均一分割的具有不同电生理特性的内腔。低电压区和慢传导区与不连续的瘢痕组织和间隙共同存在，产生了折返形成的条件。以传导缓慢、不完全瘢痕组织为特点的传导缝隙会随着消融范围的扩大而增加。空白期后发生的心律失常与消融导致的心律失常有关。换言之，它们也可能是房颤消融致心律失常效应的结果[22]。

24.6 房速传导环路的定位

肺静脉电隔离能够有效治疗绝大多数阵发性房颤患者。极少数患者在术后发生房速。这些房速多与原消融瘢痕区之间的间隙有关，在肺静脉口局部形成折返环。环肺静脉前庭电隔离的消融范围更大，少数患者还会出现围绕左心房顶部或二尖瓣峡部依赖的大折返性房速。

持续性房颤患者常需要更广泛的消融才能终止房颤，因此术后各种类型房速均可能出现。值得注意的是，已行左心房顶部或二尖瓣峡部线性消融的患者术后复发房速多表现为左心房内大折返，最常见的是二尖瓣峡部依赖的心房扑动（房扑），其次为左心房顶部依赖的房扑。三尖瓣峡部依赖型房速相对少见，它的特点表现为右心房大折返。以上这些大折返房速多表现为单独发作。更值得注意的是，由于此前广泛消融致心房内大量瘢痕形成，三尖瓣峡部依赖型房扑的体表心电图F波往往不典型。尽管大折返型房速的消融具有一定挑战，但是往往只需要不到10min的标测就能够判断是否可以消除它们。

局灶性房速表现为心房内离散性激动扩布特点，发生机制与局部微折返或"真性"局灶触发相关。局部微折返环常常局限于较小的区域，比如静脉口部（肺静脉口、上腔静脉口和冠状窦口）、左侧间隔部、左心耳基底部、左心耳与房顶连接处、左心房后壁以及二尖瓣峡部的后侧部。这些局部微折返呈离心性向四周扩布传导（图24.1）。绝大多数情况下，它们多位于左心房的消融损伤形成的慢传导区域。然而，左心房前壁微折返可表现为自律性，并可能参与房颤的维持。这意味着此类型心律失常并不完全由消融导致[21-22,32]。与典型的局灶房速不同，这些触发灶由围绕慢传导区的直径约2cm的折返环构成（图24.1）。

24.7 诊 断

房速的体表心电图诊断

临床上运用体表心电图诊断房颤消融后房性心

律失常，尤其是进行线性消融后出现的房性心律失常尚存争议。心房内广泛消融损伤和心房重构造成了激动传导速度和幅度的改变，从而显著影响心房不同部位激动电位和向量，导致体表心电图 P 波不能准确反映房速的机制和起源。因此，对于消融范围较大的患者常规心电图检查不能提供有价值的线索。

对于仅进行肺静脉电隔离（无论是节段还是连续）而未进行左心房线性消融的患者术后发作房速的 12 导体表心电图能够反映房速的相关机制。在这种情况下，当所有 12 导联的等电位间期均大于 90～100ms，可作为诊断局灶性折返的标准[28]。该方法可应用于所有离散性传导心律失常的诊断。

12 导联心电图也可用来辨别二尖瓣峡部依赖的折返。根据我们的经验，在仅行肺静脉电隔离的病例中准确性高[30]，而随着消融范围越大准确性越低。

房速的电生理诊断

通过电生理检查明确房速的潜在机制是重中之重，其有助于指导治疗。第一步是明确此前消融区域并判断是否达到消融终点（即此前消融线是否仍然双相阻滞），这是非常重要的。

如果进行电生理检查开始时为窦性心律，应该首先评估肺静脉是否仍完全电隔离。如果发现肺静脉电连接有恢复，应该首先进行肺静脉补点电隔离。这是因为肺静脉不仅与房颤相关，还与房速有关，

尤其是存在不完全隔离或重新连接的情况下。如果此前曾对三尖瓣峡部、左心房顶部、二尖瓣峡部进行过线性消融，需再次检测是否依然双向传导阻滞。无论任何情况下，为实现完全性双向传导阻滞而再次消融是很有必要的。

如果进行电生理检查时处于心动过速发作期间，我们可采用 3 步演绎推断法（图 24.2）来明确房速的类型（大折返或局灶）[22]。在房速发作期间我们将一根 4 极盐水灌注消融导管送至心房、一根 10 极电生理标测导管送至冠状静脉窦内即可完成诊断。

第一步　判断房速的稳定性

首选记录 1min 左心耳或冠状窦内心房电图，测量心动周长的均值与变化幅度。如果周长变异度超过 15％提示局灶房速可能性大。如果节律稳定（变异度＜15％），则需要与大折返型房速鉴别[21]。

第二步　判断左心房激动的模式，对大折返型房速进行拖带

大折返型房速/房扑可分为三大类型：①二尖瓣峡部依赖的房扑，②左心房顶部依赖的房扑，③三尖瓣峡部依赖的房扑。因此，我们根据左心房和冠状窦激动情况可以鉴别折返的类型。

观察冠状窦激动顺序非常重要，因为它反映左心房后侧壁的激动顺序。冠状窦呈"V"形的激动顺序（即不是由近端传到远端，也不是由远端传到近

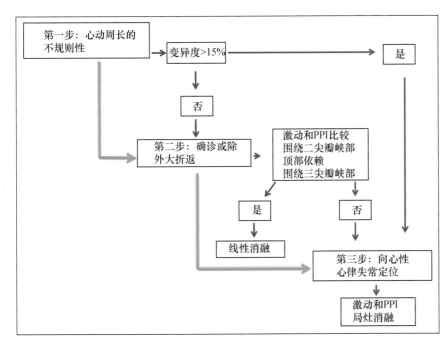

图 24.2　房速的诊断流程图：通过三步法来诊断在房颤消融中或术后发生的房速。PPI＝起搏后间期（在拖带时测量）（经允许修改自 Jaïs P, et al. J Cardiovasc Electrophysiol. 2009；20（5）：480-491.）

端）可排除二尖瓣峡部依赖折返，左心房顶部依赖的大折返可有类似表现。冠状窦由近端传至远端的激动顺序可以为三尖瓣峡部依赖型房扑，亦可为逆钟向传导的二尖瓣峡部依赖型房扑。冠状窦由远端至近端的激动顺序则提示为顺钟向传导的二尖瓣峡部依赖型房扑。左心房顶依赖型房扑中均可出现以上 3 种类型的冠状窦激动顺序[22]。

对于大折返型房速，了解折返环在前后壁的激动顺序是很有必要的。在左心房下部激动由间隔部传向侧壁（冠状窦有近端至远端传导），再由侧壁向间隔部前壁传导，提示为逆钟向折返的二尖瓣峡部依赖型房扑。反之则为顺钟向折返的二尖瓣峡部依赖型房扑（图 24.3）。

对于诊断左心房顶部依赖型房扑，也可同样采用分析左心房前后壁激动顺序的方法来实现。如果前壁和后壁激动分别由高至低或由低至高，则提示逆钟向或顺钟向折返的左心房顶部依赖型房扑。另外，左心房顶部依赖型房扑以围绕右肺静脉折返最常见。从治疗的角度考虑，没有必要区分左心房顶部依赖型房扑是围绕右肺静脉还是左肺静脉折返。因为无论哪种类型，治疗的策略均是左心房顶部线性消融（图 24.4）。

典型逆钟向折返的三尖瓣峡部依赖型房扑，其右心房激动顺序为右心房间隔部由低往高，再由右心房侧壁由高往低。而左心房的激动是由间隔部往

侧壁传导。因此绝大多数情况下，冠状窦激动顺序表现为由近端至远端。

拖带刺激对于验证基于激动标测提示的大折返心动过速非常有效。对于大折返型心动过速，特征性表现为在两个对立面分别进行拖带刺激结果呈现一致性。比如，左心房间隔部拖带刺激和侧壁拖带刺激均提示在折返环上（即 PPI-TCL＜30ms），则可诊断二尖瓣峡部依赖型折返。相反，如果仅左心房侧壁在折返环上（即 PPI-TCL＜30ms），而间隔部不在折返环上（即 PPI-TCL＞50ms），则应注意排除侧壁局灶起源离散传导型房速。

第三步　离散性传导房速的定位：局灶和微折返

此类房速的心房激动表现为由起源点向四周离散性传导的特点。在一个心动周期里，当冠状窦的激动情况（由近及远或由远及近）与左心房的激动情况（根据左心房前壁和后壁的激动时间）不符合大折返传导表现时可根据其记录到的局部信息判断房速的起源位置。当局部记录到碎裂电位图时程占 TCL 达 50％～75％时，则提示存在局灶折返（微折返）（图 24.1）。

对局灶折返性房速进行拖带刺激时反应与大折返型房速不同。大折返型房速的维持需要 3～4 个心房节段参与。但是局灶折返性房速与大折返型房速

图 24.3　围绕二尖瓣顺钟向传导的房速，冠状窦电极提示激动由左心房侧壁向间隔部传导（黑色标记至绿色标记）。标测导管于左心房的两处不同部位进行了记录（红色和蓝色标记）。冠状窦远端（黑色标记）传导至左心房前侧壁（红色标记）时间为188ms，冠状窦远端（黑色标记）传导至左心房前间隔部（蓝色标记）时间为133ms。因而，心动过速时左心房的激动顺序是由侧壁传导至后壁，再由间隔部传导至前壁。这些表现符合顺钟向折返的二尖瓣房扑特点。二尖瓣环的激动涵盖了整个房扑的周长。在行二尖瓣峡部线性消融前，通过在二尖瓣环相对的两个部位拖带（左心房侧壁和间隔部），测量PPI是否相等来验证二尖瓣峡部依赖型房扑

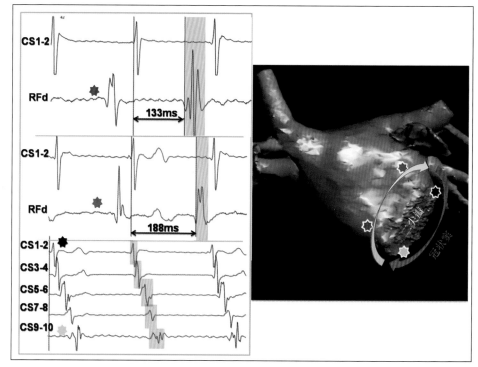

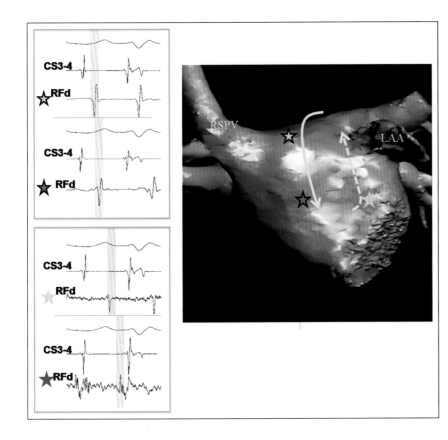

图 24.4 记录左心房前后壁的四个不同部位（分别由绿色、蓝色、黄色和褐红色星表示）和冠状窦（CS$_{3-4}$）的心内电图。由 CS$_{3-4}$ 传导至左心房前壁上部（绿色星）和下部（蓝色星）的时间分别是 168ms 和 214ms，提示左心房前壁激动是由上至下。由 CS$_{3-4}$ 传导至左心房后壁上部（褐红色星）和下部（黄色星）的时间分别是 274ms 和 262ms，提示左心房后壁激动是由下至上。从而显示为左心房顶依赖型房扑

不同，它往往仅局限于 1 个心房节段面。另一个很重要的特点是随着刺激与起源点距离的增加起搏后间期越长。换句话说，起搏位置离起源点越近 PPI 越短。这一特点成为诊断局灶折返性房速起源点的重要标准[26]。我们认为当 PPI-TCL＜30ms 时提示刺激位点已位于起源点附近（图 24.5）。但是，在实际操作中会遇到一些困难。有时即使给予最大起搏输出电压或电流亦不能在感兴趣的部位起搏成功。另外，局部碎裂的心电图不便于准确测量。因此，在这些情况下可尝试在目标区域附近、相对可起搏和记录的部位进行起搏，PPI-TCL 达到 30～50ms 亦可以接受。通过上述起搏及拖带方法，在左心房若未找到起源点，则应在右心房继续寻找。与大折返型房速相比，局灶折返性房速定位虽难，但消融相对容易。

局灶性房速的发生多受自主神经影响，持续性房速在房颤消融术后相对少见。这种自律性心动过速其周长变异率较大，且可自行发生和终止，常表现为温醒现象。离散型心房激动特点有助于定位局灶的起源点。不同于连续的局部低电压碎裂电位，局灶性房速起源的局部电位特点是尖锐而高频的收缩前电位，伴深倒 dV/dt 单极波形（QS 型）。自律性心动过速在同一部位重复超速起搏刺激会出现不

同的反应，这是因为自主触发灶的超速起搏后恢复时间存在较大变异性。

三维标测技术的应用

三维电解剖标测系统对于房速的诊断和消融可提供了很大的帮助，但并非必须。通常，射频消融过程中在恢复窦性心律之前会出现不止一种类型的房速。房速治疗中从一种类型转换到另一种类型时均需要重新进行激动标测。另外，低电压区对于了解心动过速机制至关重要。但在三维标测时容易被当成噪音而被系统过滤掉，并且系统不能完全准确的自动识别每个心电图的激动时间。因此常常需要手动调整，这种情况多见于系统不能显示的慢传导或局部微折返的情况时。然而，对于大折返型房速的折返环路，应用三维电解剖标测系统能更直观地显示房速关键的折返峡部及其范围。多极导管结合标测系统（比如 NavX 系统）能够在 8～10min 内实现心房激动顺序的高密度标测[31]。CaridoInsight 公司（Cleveland，OH）研发的无创体表标测系统也能实现。这项技术很适用于非持续性发作的心律失常。只要在标测过程中没有其他心律失常（也不在 QRS 波或 T 波内）的干扰，该技术对于房速机制以及定位能提供参考性诊断，有助于临床去进一步验证[29]。

图 24.5 记录左心房前后壁的四个不同部位（分别由绿色、蓝色、黄色和粉色星表示）和冠状窦（CS$_{1-2}$）的腔内电图。CS$_{1-2}$ 的心内电图作为参照点，左心房前壁高位（绿色星）和低位（蓝色星）的时限分别是 −66ms 和 +6ms，提示左心房前壁激动是由上及下。左心房后壁高位（粉色星）和低位（黄色星）的时限分别是 −128ms 和 −158ms。最早的房速激动点（显著领先于体表心电图 V$_1$ 导联的 P 波，距 CS$_{1-2}$ 时限 −168ms）位于左心房后壁高位与低位之间的左肺静脉开口附近。这些特点与肺静脉消融后局灶起源的房速一致。值得注意的是，在不同部位拖带标测后测量 PPI-TCL 显示左心房后壁中部＜30ms，右肺静脉 60ms，左心房顶 70ms，左心房前壁更长（200ms）。注解："七角星"位于左心房后壁中部，为心动过速起源位置，箭头显示激动呈离散型传导，于该激动最早点射频消融，成功终止房速

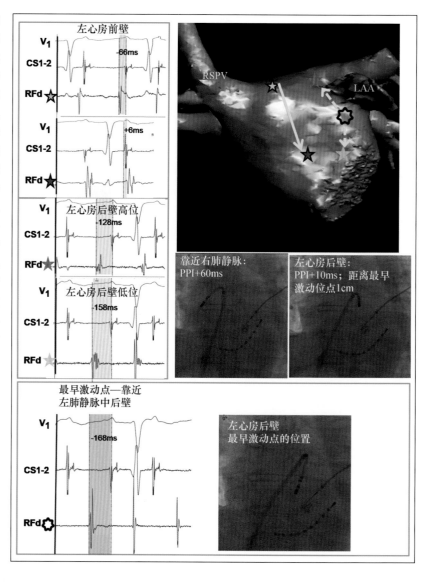

24.8　导管消融

　　与电生理诊断相比局灶性房速的消融相对容易，而大折返型房速恰恰相反。消融过程中心动过速的终止均可以作为这两类房速的消融终点，但对于大折返型房速还需要进一步达到消融线的完全性传导阻滞。在恢复窦性心律之前，房速常常会转变成另一种房速，常伴随着周长、激动顺序及 P 波形态的不同程度变化。因此，在射频消融过程中，仔细观察腔内及体表 EGM 变化非常重要。局部激动和周长的细微改变可能是唯一提示房速改变的线索。另外拖带刺激反应的变化也有助于识别房速改变。当射频消融后房速不终止或无反应则需要重新进行电生理诊断心动过速，注意比较其周长或冠状窦激动顺序是否发生了细微改变。

局灶性房速

　　局灶性房速消融靶点为局灶起源点。使用盐水灌注消融导管（≥60ml/min），设定目标温度小于 42℃，消融能量 30W，每个消融点放电时间 30～60s，并持续监测心内电图的变化。当消融到达正确靶点时，随着消融进行心动过程会出现频率加速现象。放电至少 60s 以上心动过速未终止或转为另一种房速，则需要重新激动标测，确定更佳的消融靶点。

大折返型房速

　　大折返型房速消融靶点为折返环关键性峡部的线性阻断。三尖瓣峡部消融通常应用于三尖瓣峡部依赖型房扑。左心房顶部的线性消融通常选择于左

心房顶上方，将左、右上肺静脉开口相连接（为避免食管损伤，左心房顶后壁线不推荐）。该线性消融能够终止两种类型的左心房顶部依赖的房扑，即分别绕右肺静脉或左肺静脉的房扑。

环二尖瓣房扑

环二尖瓣房扑的消融位置为二尖瓣后侧部的峡部区域。二尖瓣峡部消融起始于二尖瓣环的心室侧逐步回撤到二尖瓣峡部［峡部区心房电图（EGM）与心室电图的振幅比例为 1∶1 或 2∶1］，终止于左下肺静脉（为二尖瓣峡区后部线）或左上肺静脉的前部即左心耳的后部（为二尖瓣峡区侧位线）。另外，伸入冠状窦内于二尖瓣环的外膜面进行消融也是相当有必要的（占 60%）。在大多数情况下，为达到透壁损伤消融能量在心内膜面（近二尖瓣环）设定为 35W，在外膜面（冠状窦内远端）设定为 25W。线性消融的终点是实现消融线的完全传导阻滞。恢复窦性心律后应检验是否实现双向传导阻滞。使用可调弯鞘（Agilis，St. Jude Medical，St. Paul，MN）有助于提高二尖瓣峡部消融的成功率[33]。

二尖瓣峡部线性消融后，分别起搏冠状窦电极远端和近端，测量刺激传导至左心耳的激动时间，可判断消融线是否实现阻滞。如果冠状窦近端起搏传导至左心耳的时间短于冠状窦远端起搏，提示传导单向阻滞。然后再起搏左心耳，冠状窦激动顺序由近端至远端，进一步说明实现双向阻滞（图 24.6）。

顶部线的评估需在窦性心律和（或）起搏左心耳时进行。如果在窦性心律或起搏左心房前壁时，左心房后壁激动顺序由下往上，说明顶线传导阻滞。随后，在左心房后壁不同部位起搏记录左心耳的激动时限也可检验是否实现双向阻滞。如左心房后壁下部起搏至左心耳的时间短于左心房后壁上部起搏提示左心房顶部线实现双向阻滞。由于房颤消融后导致左心房后壁多处瘢痕形成，在后壁起搏验证时会出现失夺获的情况，因此以上的检测方法存在一定局限性。遇到此类情况时，在顶部阻滞线记录到明确的宽大双电位亦可作为证明完全阻滞的替代标准[7,27]。

24.9 治疗的结果和预后

采取以上的诊疗策略，我中心最近发表的研究显示 97% 的房速能够正确诊断，平均标测时间<11min。广泛的低电压区域或瘢痕导致标测不连续或者心动过速在标测过程中终止或发生变化均会给诊断过程造成困难。需要注意的是，该局限性在房颤消融中对消融导致的水肿组织进行标测时会表现得更加突出。所有诊断明确的病例均治疗成功。二尖瓣峡部线、左心房顶部线和三尖瓣峡部线的完全阻断率分别为 95%、97% 和 100%。随访（21±10）个月，持续性房速的复发率为 5%。经过再次消融，窦性心律的维持率达 95%[22]。

24.10 房性心动过速的预防

房性心动过速的发生一定程度上是医源性的。随着左心房消融范围的扩大房速的发生率呈现增加趋势。正因为消融的面积与房速发生相关，所以减

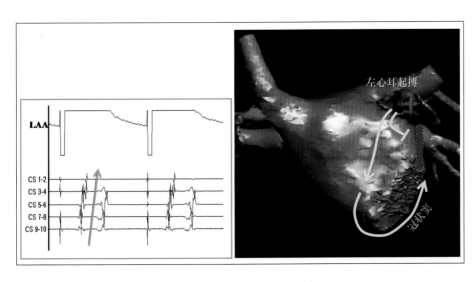

图 24.6 起搏验证二尖瓣峡部阻滞。左心耳起搏显示冠状窦激动顺序由近端至远端，提示二尖瓣后侧位峡部线实现单向阻滞。CS9-10：近端冠状窦，CS1-2：远端冠状窦。二尖瓣环后壁分别起搏 CS3-4 和 CS5-6，同时记录左心耳电位，若 CS3-4 起搏记录到的左心耳激动晚于 CS5-6 起搏提示二尖瓣峡部实现双向阻滞

少心房的消融范围能够有效降低房速的发生。审慎的选择消融能量也有利于降低折返型或局灶型房速的发生。大折返型房速多见于此前线性消融阻断不完全的患者。线性消融后确保实现完全性双向阻滞对于预防大折返型房速的复发是至关重要的。房颤消融过程中一个重要的教训是肆无忌惮和不加区分的消融能量选择只会增加房颤术后房速发作的风险。因而,对于阵发性房颤适度消融实现肺静脉电隔离即可,而持续或长程持续性房颤采取肺静脉电隔离联合必要的碎裂电位和达到双向阻滞的线性消融的策略能有效降低房颤消融后房速的发生。持续性房颤的消融靶点越局限于激动关键点或房颤维持区越能够达到最佳的治疗效果。但这种方法还未明确。另外,当房颤消融过程中出现房速时我们应想到这也许是治疗有效的反应,因为这些房速可能是导致房颤发作或维持的潜在基质。

24.11 结 论

随着房颤消融的开展,无论大折返型房速还是局灶折返性房速的发生率均呈上升趋势。消融治疗造成广泛的慢传导和低电压区域是促成折返型房性心律失常的发生和维持的良好基质。在长程持续性房颤的消融过程中房颤转律前常伴随房速出现。线性消融要尽可能达到双向阻滞、对关键靶点选择适度的能量进行有效消融,这些均有助于减少消融后房速的发生。在消融过程中合理应用工具和观察心内电图的变化,结合推荐的演绎运算法,有助于诊断和治疗这类房速。

参考文献

1. Haïssaguerre M, Jaïs P, Shah DC, et al. Spontaneous initiation of atrial fibrillation by ectopic beats originating in the pulmonary veins. *N Engl J Med.* 1998; 339:659–666.

2. Ouyang F, Bansch D, Ernst S, et al. Complete isolation of left atrium surrounding the pulmonary veins: New insights from the double-Lasso technique in paroxysmal atrial fibrillation. *Circulation.* 2004; 110:2090–2096.

3. Nademanee K, McKenzie J, Kosar E, Schwab M, Sunsaneewitayakul B, Vasavakul T, Khunnawat C, Ngarmukos T. A new approach for catheter ablation of atrial fibrillation: mapping of the electrophysiologic substrate. *J Am Coll Cardiol.* 2004;43:2044–2053.

4. Haïssaguerre M, Sanders P, Hocini M, et al. Catheter ablation of long-lasting persistent atrial fibrillation: Critical structures for termination. *J Cardiovasc Electrophysiol.* 2005; 16:1125–1137.

5. Willems S, Klemm H, Rostock T, et al. Substrate modification combined with pulmonary vein isolation improves outcome of catheter ablation in patients with persistent atrial fibrillation: a prospective randomized comparison. *Eur Heart J.* 2006; 27:2871–2878.

6. Oral H, Chugh A, Good E, et al. Radiofrequency catheter ablation of chronic atrial fibrillation guided by complex electrograms. *Circulation.* 2007; 115:2606–2612.

7. Jaïs P, Hocini M, Hsu LF, et al. Technique and results of linear ablation at the mitral isthmus. *Circulation.* 2004; 110:2996–3002.

8. Gillinov AM. Ablation of atrial fibrillation with mitral valve surgery. *Curr Opin Cardiol.* 2005;20:107–114.

9. Mason PK, Dimarco JP. Atrial tachycardias after surgical ablations of atrial fibrillation: an incoming tide. *J Cardiovasc Electrophysiol.* 2007;18:356-357.

10. Gerstenfeld EP, Callans DJ, Dixit S, Russo AM, Nayak H, Lin D, Pulliam W, et al. Mechanisms of organized left atrial tachycardias occurring after pulmonary vein isolation. *Circulation.* 2004; 110:1351–1357.

11. Essebag V, Wylie JV Jr, Reynolds MR, et al. Bi-directional electrical pulmonary vein isolation as an endpoint for ablation of paroxysmal atrial fibrillation. *J Interv Card Electrophysiol.* 2006;17:111–117.

12. Karch MR, Zrenner B, Deisenhofer I, et al. Freedom from atrial tachyarrhythmias after catheter ablation of atrial fibrillation: a randomized comparison between 2 current ablation strategies. *Circulation.* 2005;111:2875–2880.

13. Shah D, Sunthorn H, Burri H, Gentil-Baron P, Pruvot E, Schlaepfer J, Fromer M. Narrow, slow-conducting isthmus-dependent left atrial reentry developing after ablation for atrial fibrillation: ECG characterization and elimination by focal RF ablation. *J Cardiovasc Electrophysiol.* 2006;17:508–515.

14. Cummings JE, Schweikert R, Saliba W, et al. Left atrial flutter following pulmonary vein antrum isolation with radiofrequency energy: linear lesions or repeat isolation. *J Cardiovasc Electrophysiol.* 2005;16:293–297.

15. Deisenhofer I, Estner H, Zrenner B, et al. Left atrial tachycardia after circumferential pulmonary vein ablation for atrial fibrillation: incidence, electrophysiological characteristics, and results of radiofrequency ablation. *Europace.* 2006;8:573–582.

16. Daoud EG, Weiss R, Augostini R, et al. Proarrhythmia of circumferential left atrial lesions for management of atrial fibrillation. *J Cardiovasc Electrophysiol.* 2006;17:157–165.

17. Mesas CEE, Pappone C, Lang CCE, et al. Left atrial tachycardia after circumferential pulmonary vein ablation for atrial fibrillation: electroanatomic characterization and treatment. *J Am Coll Cardiol.* 2004;44:1071–1079.

18. Chae S, Oral H, Good E, et al. Atrial tachycardia after circumferential pulmonary vein ablation of atrial fibrillation: mechanistic insights, results of catheter ablation, and risk factors for recurrence. *J Am Coll Cardiol.* 2007;50:1781–1787.

19. Matsuo S, Lim KT, Haïssaguerre M. Ablation of chronic atrial fibrillation. *Heart Rhythm.* 2007;4(11):1461–1463.

20. Saoudi N, Cosio F, Waldo A, et al. Classification of atrial flutter and regular atrial tachycardia according to electrophysiologic mechanism and anatomic bases: a statement from a joint expert group from the Working Group of Arrhythmias of the European Society of Cardiology and the North American Society of Pacing and Electrophysiology. *J Cardiovasc Electrophysiol*. 2001;12:852–866.

21. Morady F, Oral H, Chugh A. Diagnosis and ablation of atypical atrial tachycardia and flutter complicating atrial fibrillation ablation. *Heart Rhythm*. 2009;6:S29–S32.

22. Jaïs P, Matsuo S, Knecht S, et al. A deductive mapping strategy for atrial tachycardia following atrial fibrillation ablation: importance of localized reentry. *J Cardiovasc Electrophysiol*. 2009;20(5):480–491.

23. Berenfeld O, Mandapati R, Dixit S, et al. Spatially distributed dominant excitation frequencies reveal hidden organization in atrial fibrillation in the langendorff-perfused sheep heart. *J Cardiovasc Electrophysiol*. 2000;11:869–879.

24. Yoshida K, Chugh A, Ulfarsson M, et al. Relationship between the spectral characteristics of atrial fibrillation and atrial tachycardias that occur after catheter ablation of atrial fibrillation. *Heart Rhythm*. 2009;6:11–17.

25. Takahashi Y, O'Neill MD, Hocini M, et al. Effects of stepwise ablation of chronic atrial fibrillation on atrial electrical and mechanical properties. *J Am Coll Cardiol*. 2007;49:1306–1314.

26. Mohamed U, Skanes AC, Gula LJ, Leong-Sit P, Krahn AD, Yee R, Subbiah R, Klein GJ. A novel pacing maneuver to localize focal atrial tachycardia. *J Cardiovasc Electrophysiol*. 2007;18:1–6.

27. Hocini M, Jaïs P, Sanders P, et al. Techniques, evaluation, and consequences of linear block at the left atrial roof in paroxysmal atrial fibrillation: A prospective randomized study. *Circulation*. 2005;112:3688–3696.

28. Shah D, Sunthorn H, Gentil-Baron P, Pruvot E, Schlaepfer J, Fromer M. Narrow, slow-conducting isthmus dependent left atrial reentry developing after ablation of atrial fibrillation: ECG characterization and elimination by focal radiofrequency ablation. *J Cardiovasc Electrophysiol*. 2006;17:508–515.

29. Cuculich P, Wang Y, Lindsay B, Faddis M, Schuessler R, Damiano R, Li L, Rudy Y. Noninvasive characterization of epicardial activation in humans with diverse atrial fibrillation patterns. *Circulation*. 2010;122:1364–1372.

30. Gerstenfeld EP, Dixit S, Bala R, Callans DJ, Lin D, Sauer W, Garcia F, Cooper J, Russo AM, Marchlinski FE. Surface electrocardiogram characteristics of atrial tachycardias occurring after pulmonary vein isolation. *Heart Rhythm*. 2007;4(9):1136–1143.

31. Patel AM, d'Avila A, Neuzil P, Kim SJ, Mela T, Singh JP, Ruskin JN, Reddy VY. Atrial tachycardia after ablation of persistent atrial fibrillation: identification of the critical isthmus with a combination of multielectrode activation mapping and targeted entrainment mapping. *Circ Arrhythm Electrophysiol*. 2008;1(1):14–22.

32. Jaïs P, Sanders P, Hsu LF, et al. Flutter localized to the anterior left atrium after catheter ablation of atrial fibrillation. *J Cardiovasc Electrophysiol*. 2006 Mar;17(3):279–285.

33. Arya A, Hindricks G, Sommer P, Huo Y, Bollmann A, Gaspar T, Bode K, Husser D, Kottkamp H, Piorkowski C. Long-term results and the predictors of outcome of catheter ablation of atrial fibrillation using steerable sheath catheter navigation after single procedure in 674 patients. *Europace*. 2010;12(2):149–150.

如何利用三维拖带标测法治疗房颤消融术后的房性心动过速及心房扑动

Chapter 25　How to Perform 3-Dimensional Entrainment Mapping to Treat Post-AF Ablation Atrial Tachycardia/AFL

Philipp Sommer，Christopher Piorkowski，Gerhard Hindricks 著

马　坚　周公哺　郭晓刚　译

25.1　引　言

在过去的十年中，导管消融已经成为治疗房颤患者的一种标准方法。作为消融术的基石，双侧肺静脉的大环隔离几乎应用于所有的房颤患者。随着这项技术的推广，约 20% 的房颤患者在消融术后出现了房速和不典型房扑，而这种心律失常通常与导管的组织接触不良所致的不完整消融损伤有关（图 25.1）。随着标测和导航技术的发展，这类医源性心律失常的发生率下降至约 5%。对机制的了解是治疗这类心律失常的关键。

25.2　术前准备

影像学资料

在首次消融术前，所有患者均应接受心脏影像学检查，通常为 128 排 CT 或者 MRI（在年轻患者中尤为重要）。对于所有房颤消融术后的患者，房颤消融术前的影像学检查也可以参考。因为数字影像学（DICOM）资料在二次手术的三维重建中十分重要，不仅是左心房，右心房也可能在这种类型的心律失常中扮演重要的角色。另外，电解剖重建结构与三维 CT 结构的结合也是十分必要的（图 25.2）。

术前超声

对于所有患者，无论其心律情况和血栓风险，均应行食管超声除外心房血栓的存在。进一步地，食管超声也可以测量左室射血分数以了解患者是否由于房速和快速的心室反应导致心动过速型心肌病。这些资料可能对于手术方案特别是麻醉方式（比如丙泊酚对左心室射血分数下降患者存在负性肌力作用）和随访重点产生影响。

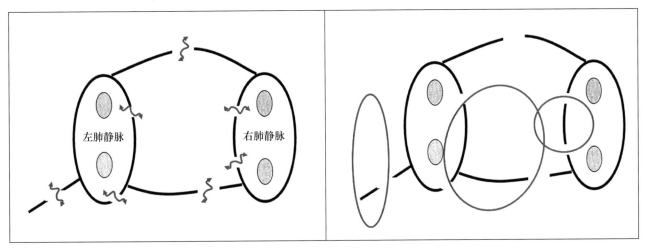

图 25.1 四支肺静脉及持续性房颤消融治疗的模式图，包括环肺静脉消融，后壁盒式消融和二尖瓣峡部线。红色箭头表示可能出现的消融线缺口（左图）。由于这些缺口，可能出现多种左心房大折返性心动过速（红圈，右图）

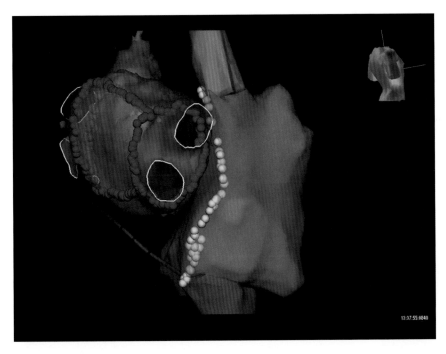

图 25.2 三维标测模块的结合：CT 重建并导入的左心房三维模型（灰壳），电解剖标测的上腔静脉（黄壳），右心房（蓝壳），冠状静脉窦内的 10 极诊断电极（黄色），左心房肺静脉隔离及线性消融（红点）以及右心房上腔静脉及下腔静脉间的消融线（黄点）

25.3 手术过程

患者准备

同肺静脉隔离术一样，隔离术后的房速消融也应对患者进行深度的镇静镇痛。在股静脉穿刺前可静脉缓慢泵注咪达唑仑和芬太尼。然后再给予负荷量的丙泊酚继之以连续泵注。通过左侧股静脉分别送入 5Fr 鞘管（RVA）和 6Fr 鞘管（CS）作为标准诊断电极。我们常规使用可调弯 10 极冠状窦电极，因为其可以通过股静脉放置。在右侧股静脉则放置

12Fr 短鞘以通过房间隔穿刺鞘。另外，一根动脉导管（4Fr）可用作有创性动脉血压监测。最后，于食管内置入温度探头并监测消融时的食管温度。

房间隔穿刺

如果 HRA 电极和 CS 电极的拖带结果提示心动过速为左心房起源，则行单次房间隔穿刺术进入左心房。房间隔穿刺主要通过注入造影剂影像法指引。也可以利用针头的压力监测来确认针尖位置。通过注射造影剂和射线透视来确认成功的穿刺。食管超声指引的房间隔穿刺仅在极少数情况是必要的（＜1%）。房间隔穿刺后，给予 100U/kg 的负荷量肝素，并每隔 20min

测量全血激活凝血时间（ACT）一次，保持 ACT 值在 250 到 350s 之间。如有必要须在术中追加肝素。

鞘管和导管的选择

选择可通过环形标测电极导管和消融导管，并且可双向打弯的导引鞘管（Agilis®，St. Jude Medical，St. Paul，MN）。对于左心房内径正常或轻度扩大者（＜45mm），我们选择小弯型，而对于左心房扩大者则应选择中弯型。鞘管以 2ml/h 速度的肝素盐水持续冲洗。常规情况下我们仅使用射频能源作为消融能源。外灌注消融导管（Cool Path duo，M 弯，IBI，Irvine，CA）是标准的消融导管，灌注速率为 30ml/min，环形标测电极是可调节（15～25mm）Optima（IBI，Irvine，CA）。

25.4 标 测

三维标测系统

对于房颤消融，尤其是房速和房扑消融，三维标测系统可以显著提高手术效果。与影像资料整合后，三维标测系统可以重复确认和观察折返环。在进行房速/房扑的消融时，我们常规使用 EnSite NavX 导航及可视化技术（St. Jude Medical，St. Paul，MN）。

三维 CT 模型的导入

房间隔穿刺后，利用环形标测电极进入各支肺静脉进行建模。再将三维 CT 模型进行重叠融合（图 25.3），

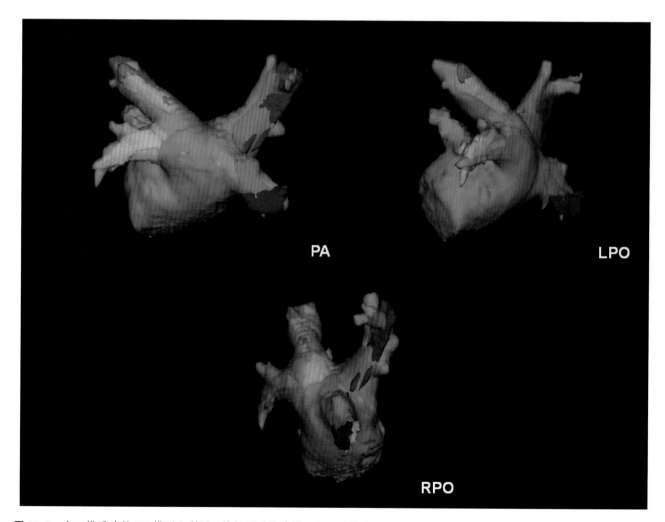

图 25.3 在三维重建的 CT 模型上利用三维标测系统建模：左上肺静脉（蓝色），左下肺静脉（黄色），右上肺静脉（粉色）和右下肺静脉（棕色）进行了电解剖重建并与 CT 模型（灰壳）进行融合后的后前位（PA），左后斜位（LPO）和右后斜位（RPO）的图像（引自 Piorkowski C，Kircher S，Arya A，et al. Computed tomography model-based treatment of atrial fibrillation and atrial macro-re-entrant tachycardia. *Europace*. 2008；10（8）：939-948.）

并利用消融导管手动采集 10 至 15 个特征点（如二尖瓣环 3，6，9，12 点和顶部）[2]。一旦 CT 模型被导入，电解剖信息可直接标注于该壳上。

PPI 标测

房速/房扑消融术的关键在于对心动过速机制的理解。最初，利用三维标测系统进行激动标测是研究大折返性房速的基本方法。但是除了难以在连续的折返环上确定局部激动的早晚，折返环外的缓慢传导也会干扰局部激动时间的确定。为了区分局部晚激动部位与旁观部位的缓慢传导区（非折返环路的一部分），拖带可以确定刺激部位与折返环的解剖距离。通常，拖带刺激的周长较心动过速周长短 30ms。但过快的刺激频率可能终止或转化心动过速，而过慢则难以夺获心房。拖带后的回归周期

（PPI）和心动过速周长（TCL）的差值则提示拖带部位与折返环的距离[1]。若 PPI 与 TCL 相同，那么刺激部位就位于折返环上（图 25.4A）。两者之间的差值越大，刺激部位与折返环的距离就越远（图 25.4B）。在透视图像上进行拖带标测的一大缺点就是心脏的空间朝向会影响距离的判断。为了全面了解折返环的三维路径，我们利用三维颜色标记拖带信息。拖带标测的结果在电生理记录仪测得后转入三维标测系统的激动标测模型。各点均利用 PPI 进行标记，而与局部电图的激动时间无关。通过对标记条的校对，PPI-TCL 为 0ms 标记为红色，PPI-TCL 为 150ms 标记为紫色。利用导入的 CT 影像，这一信息可直接投射在解剖模型的表面。随着按照一定顺序进行的逐一部位的拖带，就可以形成一张新的标测图，这张标测图

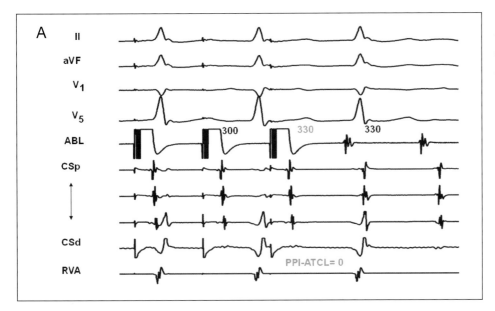

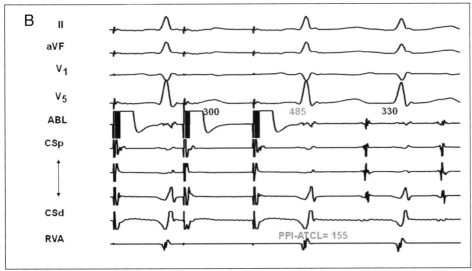

图 25.4　A. 电生理仪记录：四个心电图体表导联，消融导管通道（ABL），冠状静脉窦电极近端（CSp）至远端（CSd）通道和右室心尖部（RVa）通道记录的腔内电图。TCL 为 330ms，消融导管以 300ms 的周长拖带心动过速，PPI 为 330ms，PPI 与 TCL 之间的差值为 0ms，因此消融导管应位于折返环路上。B. 记录通道与 A 图一致，在这里，PPI 为 485ms，PPI 与 TCL 之间的差值为 155ms，消融导管所在的位置应远离折返环路

不代表各部位的激动时间相对于参考电图的提前程度，而是各部位相对于折返环的解剖相近程度（图 25.5）[3]。

消融

一旦折返环被标测出来就可以进行消融。肺静脉隔离术后可产生几种主要的折返环路：围绕二尖瓣环折返（图 25.6A），顶部依赖的折返（图 25.6B），围绕同侧肺静脉的环形消融后缺口相关的折返（图 25.6C），左心耳起源的房速（图 25.6D）和后壁起源的房速（图 25.6E）。比如，对于常见的二尖瓣环折返，需要消融二尖瓣峡部线。在消融的过程中，TCL 通常会逐渐延长后心动过速终止。然而，随着阻滞线的行程，二尖瓣环状折返可以改变其折返环，因此 TCL 延长并伴 CS 内激动顺序改变通常提示出现另一种心动过速。在这一例中，需要重新进行标测。通常消融功率设置为 40W，温度限制为 48℃。如果食管温度探头显示温度上升至 41℃以上，消融能量设置和（或）导管位置也应对应改变。一旦心动过速终止并转为窦性心律，使用环形标测电极验证肺静脉隔离，必要时再行消融隔离肺静脉。在手术的最后，进行快速刺激尝试诱发心动过速。手术的终点应为未诱发任何形式的规则心动过速。

25.5 术后处理

恢复

手术结束后，拔出可调弯鞘管，注射鱼精蛋白拮抗肝素的作用，最后再拔出其他鞘管。患者通常在停止丙泊酚给药后的 10~15min 苏醒。患者术后须平躺 6h 并得到严密的监护（血压，氧饱和度，心率）。手术当天不再给予肝素，术后第一天给予 1mg/kg 低分子肝素一次，术后第二天给予低分子肝素 1mg/kg 两次。无论其血栓栓塞风险，所有患者均在术后 3 个月内服用维生素 K 拮抗剂。患者通常在术后 1 至 2 日出院。

随访

患者术后行 7 日动态心电图检查，并于术后 3，6，12 个月重复该检查。一般来说，此前服用的抗心律失常药物可以停用，出院患者仅服用 β 受体阻滞剂。是否在术后 3 个月之后继续服用口服抗凝药主要取决于患者的血栓栓塞风险（CHA$_2$DS$_2$-VASc 评分）。对于所有评分为 2 分或 2 分以上的患者需要继续口服抗凝治疗。若患者的动态心电监测和置入监测器械（起搏器或置入循环记录器）均未显示存在复发，也可以考虑停用。

图 25.5 颜色标记的三维拖带标测的理念。在每一个三维标测点（三维图像中的小黄点），通过消融导管的头端发放拖带刺激，A~D 为在四个不同部位刺激的示例。每个标测点的时值代表了该处拖带的回归周期与心动过速周长的差值，并以不同颜色来表示。以颜色条来表示拖带信息，红色代表焦段的回归周期，提示接近折返环的位置，蓝色和紫色代表较长的回归周期，提示刺激部位远离折返环（引自 Esato M，Hindricks G，Sommer P，et al. Color-coded three-dimensional entrainment mapping for analysis and treatment of atrial macroreentrant tachycardia. Heart Rhythm. 2009；6（3）：349-358.）

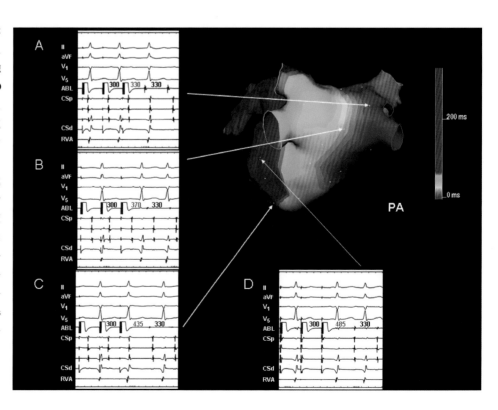

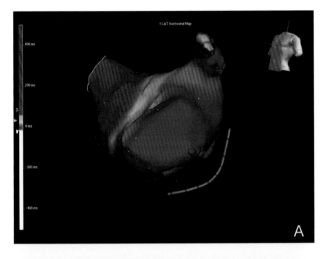

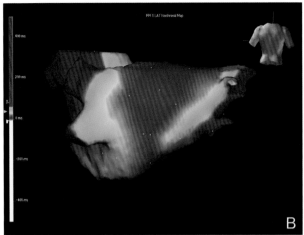

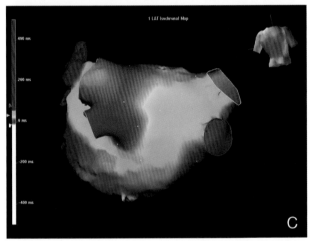

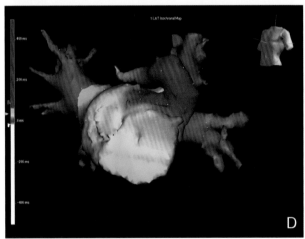

图 25.6 肺静脉隔离术后出现的常见的折返环路的拖带标测图：围绕二尖瓣环折返（**A**），顶部依赖的折返（**B**），围绕左侧肺静脉折返（**C**），围绕左心耳折返（**D**），左心房后壁大折返（**E**）。

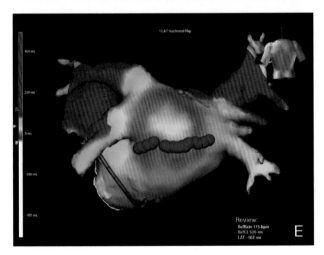

成功率

　　如果术中达到了手术终点如心动过速终止和无法诱发心动过速，成功率通常较高（～90％）。病变进展所致的纤维化可能会造成新的心律失常基质，但可能在非常长的随访时间后才导致新的心动过速。

25.6　手术并发症

　　利用连续的有创动脉血压监测可以有效地在早期发现心包积液所致的心脏压塞。在有经验的中心，心包积液的发生率不应超过 1%。最常见的是血管并发症，通常发生率为 1%～2%。房速消融术后出现肺静脉狭窄的情况极少，因为房速多来源于左心房而不是肺静脉。同样少见的还有膈神经麻痹和心房食管瘘（0.4% 和 0.2%）[4]。消融二尖瓣环折返时可能出现的一种特殊并发症是在房间隔消融时损伤房室结。在这种情况下，消融过程中应仔细观察房室传导情况。

25.7　优点和不足

与激动标测相比，对肺静脉隔离术后房速的拖带标测可以很快理解折返机制，尤其是在于三维标测系统相结合时。不足的是，三维 PPI 标测要求心动过速周长稳定且可被拖带。因此该方法无法应用于心动过速周长不稳定和反复退化为房颤的心动速。如果在缓慢传导区进行拖带就有可能造成矛盾性的长 PPI、心动过速终止或退化。我们所发表的经验仍然是单中心的，没有与目前主流的激动标测就术中数据和有效性进行比较。

25.8　结　论

颜色标记的三维拖带（PPI）标测是一种新的可以直接显示完整的折返环，有助于对消融部位的选择，使得消融部位不一定必须要在心动过速的缓慢传导区。这种方法切实可行，可以详细定位完整的折返环路，指导消融可得到非常好的术中成功率和长期疗效。

参考文献

1. Waldo AL. AFL: entrainment characteristics. *J Cardiovasc Electrophysiol.* 1997;8:337–352.
2. Piorkowski C, Kircher S, Arya A, et al. Computed tomography model-based treatment of atrial fibrillation and atrial macro-re-entrant tachycardia. *Europace.* 2008;10(8):939–948.
3. Esato M, Hindricks G, Sommer P, et al. Color-coded three-dimensional entrainment mapping for analysis and treatment of atrial macroreentrant tachycardia. *Heart Rhythm.* 2009;6(3):349–358.
4. Dagres N, Hindricks G, Kottkamp H, et al. Complications of atrial fibrillation ablation in a high-volume center in 1,000 procedures: still cause for concern? *J Cardiovasc Electrophysiol.* 2009;20(9):1014–1019.

视频描述

视频 25.1　移动消融导管构建的 4 个肺静脉立体构图（灰）与三维 CT 重建的图（暗红壳）进行融合。10 极电极放置在冠状静脉窦（CS）（黄色）。移动的绿色头端为消融导管，并用于在操作界面上锁定相应的融合位点

视频 25.2　完成环二尖瓣房扑消融后，在 NavX 系统下与三维 CT 图融合。起搏后间期（PPI）标测显示是围绕二尖瓣环的折返。消融二尖瓣峡部（红点）（内膜两条线），然后在冠状窦内消融（心外膜，黄点）终止了心动过速（绿点）。最后，完全隔离肺静脉

视频 25.3　完成顶部依赖的环右肺静脉房扑消融后，在 NavX 系统下与三维 CT 图融合。患者既往做过二尖瓣修补和冷冻消融术。在 LAO 透视体位下可见二尖瓣环。消融左房顶部（红点）过程中终止了心动过速（黄点）。最后，完全隔离肺静脉

如何进行心房颤动的自主神经节导管消融术

Chapter 26　Catheter Ablation of Autonomic Ganglionated Plexi in Patients with Atrial Fibrillation

Hiroshi Nakagawa，Benjamin J. Scherlag，Warren M. Jackman 著

黄 鹤 刘 育 译

26.1 引 言

迄今为止，心房颤动（房颤）导管消融治疗的术式已有很多[1-8]，包括肺静脉（PV）口部隔离，扩大的肺静脉环状径线至左心房后壁以包含更多的肺静脉前庭组织（前庭隔离），增加左心房线性消融［顶部线和（或）二尖瓣峡部线］，上腔静脉隔离，以及消融房颤时右心房、左心房和冠状静脉窦内[9-11]存在复杂碎裂电位（CFAE）的位点[7]。最近有关房颤的实验和临床研究提示固有心脏自主神经系统的激活在碎裂电位的产生以及房颤的发生和维持中发挥重要作用[9-21]。

自主神经对心脏的影响产生于外源性（中枢）和内源性心脏自主神经系统。外源性心脏自主神经系统由从大脑和脊髓发出的支配心脏的迷走-交感神经系统组成。内源性心脏自主神经系统包括位于左、右心房心外膜表面的自主神经节丛（ganglionated plexi，GP）[22-23]。内源性系统接受外源性系统发出的神经纤维，但也可独立调节心脏功能，包括自律性、收缩和传导。

内源性心脏自主神经系统包含位于左、右心房

心外膜脂肪垫和 Marshall 韧带的 GP[22-23]。GP 包含心房肌和中枢自主神经系统（外源性系统）发出的传入神经元、胆碱能和肾上腺素能传出神经元（主要支配肺静脉心肌和 GP 周围的心房肌）以及广泛的连接神经元[22-23]。

研究推测，GP 活性增加诱发房颤归因于早期后除极（EADs）导致的触发性快速电活动[16-17]。GP 的激活包括了 GP 和 PV 周围心肌的副交感和交感神经刺激。副交感神经刺激主要缩短动作电位时程，尤其是肺静脉心肌（图 26.1 和 26.2）。交感神经刺激增加钙负荷和肌浆网钙释放（增强钙瞬变）。动作电位时程的缩短（早期除极）和钙释放的增强导致复极时和复极后即刻细胞内钙浓度的升高。复极时和复极后即刻高钙浓度驱动 Na^+/Ca^{2+} 交换，3 个 Na^+ 进入细胞内，1 个 Ca^{2+} 运出细胞外，形成一个净内向电流，从而产生 EADs 和触发性快速电活动（"钙瞬变触发快速电活动假说"，图 26.1）[17]。长停搏可增强心肌收缩、EADs 和触发性快速电活动，尤其是快频率后长停搏。快频率增加细胞钙负荷（更短的舒张间期阻止收缩期进入细胞内的钙离子排空）。增加的钙离子在停搏时储存于肌浆网内。停搏结束时激活细胞导致肌浆网钙离子过多释放（增强钙瞬变），产生触发性快速电活动（图 26.1）[17]。

图 26.1 肺静脉内短阵快速不规则电活动触发房颤的"钙瞬变触发快速电活动"假说

动作电位以黑色绘图，钙瞬变以红色绘图。神经节丛（GP）激活导致交感神经和副交感神经刺激。乙酰胆碱缩短动作电位时程，去甲肾上腺素增强钙瞬变。动作电位时程缩短和钙瞬变增强的不一致产生内向钠-钙交换电流和早期后除极（EAD）。快频率后停搏进一步增强钙瞬变，导致触发性快速电活动（经授权根据参考文献 17 修改）

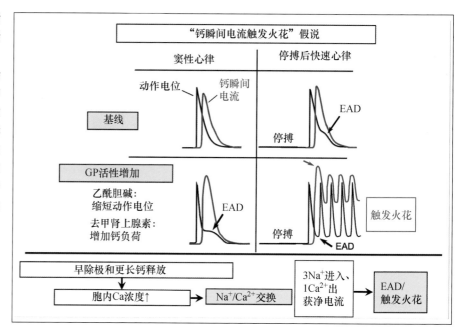

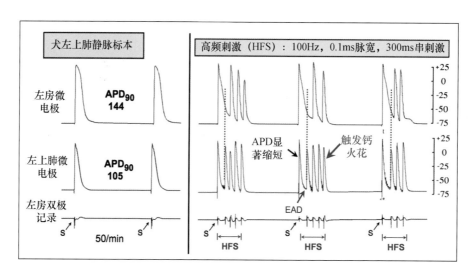

图 26.2 犬动物模型上高频刺激 GP 产生肺静脉触发性快速电活动

在离体犬肺静脉标本上微电极记录左心房和左上肺静脉电位。左侧：左心房以 50 次/min 起搏时（未行高频刺激），肺静脉心肌细胞动作电位复极 90%时间（APD$_{90}$）（105ms）显著短于左心房心肌细胞（144ms）。右侧：每个起搏刺激后即刻（不夺获左心房）在左心房起搏部位行短阵高频刺激（周长 10ms，脉宽 0.1ms，每阵刺激时间 300ms，电压 100V）。高频刺激引起左心房和肺静脉心肌细胞动作电位时程显著缩短、EADs 和触发性快速电活动。在每阵刺激的第一个触发搏动，左上肺静脉激动早于左心房激动，提示触发性快速电活动起源于左上肺静脉。肺静脉心肌细胞 APD$_{90}$ 缩短更为显著和发生触发性快速电活动，提示肺静脉对自主神经刺激的敏感性强于左心房（经授权根据参考文献 16 修改）

在含有毗邻左心房缘的左上肺静脉（LSPV）的犬离体标本上，选择性电刺激（高频刺激，HFS：周长 10ms，脉宽 0.1ms，每阵刺激时间 300ms）起源于 GP 的轴突可导致肺静脉心肌动作电位时程的显著缩短，EAD 和触发性快速电活动（图 26.2）[16-17]。高频刺激的效应可被低浓度河豚毒素灌流完全阻断。

河豚毒素可阻断神经元，但不影响左心房或肺静脉心肌的动作电位，证实高频刺激发挥其效应是通过刺激自主神经轴突（即 GP 活性）而不是直接电刺激心肌细胞。在这个模型上，阿托品防止高频刺激所致的动作电位时程缩短，进而阻止触发性快速电活动[17]。阿替洛尔不影响高频刺激所致的动作电位时程缩短，但阻止了触发性快速电活动的发生。Ryan-odine 阻止肌浆网钙离子释放，允许动作电位时程一定程度缩短，但可完全防止 EAD 形成和触发性快速电活动的发生。Ryanodine 的效应支持肌浆网钙释放在 EAD 产生和触发性快速电活动发生中的作用。这个标本上 EAD 和触发性快速电活动被快频率后停搏所增强，类似于临床上停搏依赖的肺静脉快速电活动模式（图 26.3）[17]。

高频刺激产生的动作电位缩短程度，EAD 形成和触发性快速电活动在肺静脉心肌较毗邻的左心房心肌更为显著（图 26.2）[16]。肺静脉心肌增强的敏感性可能解释阵发性房颤患者触发房颤的局灶性快速电活动通常位于肺静脉肌袖的临床现象。

在在体犬动物模型上，我们发现心外膜高频刺激含 GP 的脂肪垫可导致：①迷走神经反射（窦性心动过缓或房室阻滞）；②显著缩短 GP 附近心肌有效不应期；③持续性房颤发生（自发或 GP 附近心肌房性期前刺激诱发）[10-11,14-15]。在远离 GP 的左心房心肌检测发现心房有效不应期仅轻度或没有缩短，房性期前刺激也不能诱发持续性房颤[10-11,15]。高频刺激 GP 诱发房颤时，快速、碎裂心房电位位于 GP 毗邻的肺静脉和 GP 周围的左心房组织（图 26.4）。远离 GP 的心房位点记录到的腔内电图则呈现更为规则的心房电位和更长的周长。这些实验数据提示 GP 的自主神经活性与心房碎裂电位间存在一定的关系（图 26.4）。

在犬动物模型上，GP 可通过心内膜高频刺激定位[10,14]。当靠近 GP 时，通过标测导管行心内膜高频刺激可产生迷走反应，表现为房颤时 RR 间期的显著延长（一过性房室阻滞）。在这些位点行心内膜射频消融可消除再次高频刺激产生的迷走反应。射频消融通常可减少或消除 GP 附近心肌的碎裂心房电位[19,23]。这些动物研究提示 GP 可能在临床上房颤的发生中发挥重要作用，特别是阵发性房颤患者。

26.2　心内膜高频刺激定位左心房 GP

在行导管消融治疗房颤时，GP 可通过心内膜高频刺激来明确和定位[10-11]。我们在房颤状态下对左心房和 4 根肺静脉行高密度双极电解剖标测（CAR-TO-XP，Biosense Webster，Inc，Diamond Bar，CA），获得左心房和肺静脉的解剖图以及左心房内碎裂心房电位的分布部位。我们发现左心房碎裂电位主要位于 4 个区域：①左心耳嵴部碎裂电位区（左心耳与左侧肺静脉之间）；②左上碎裂电位区；③后下碎裂电位区；④右前碎裂电位区（图 26.5A）。通过标测/消融导管远端电极在左心房和 4 根肺静脉内行心内膜高频刺激（HFS，周长 50ms，实际输出电压 12～15V，脉宽 10ms，Grass 刺激仪）[14-17]。对高频刺激呈现迷走反应阳性的位点主要位于 5 个区域（图 26.5B）。我们定义这 5 个区域为：Marshall 韧带 GP，左上 GP，右前 GP，左下 GP 和右下 GP（图 26.5A 和 26.6）。除了 Marshall 韧带 GP 沿左心耳嵴

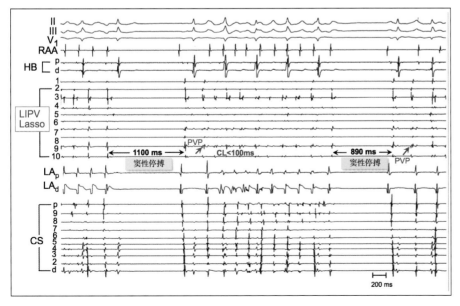

图 26.3　一例阵发性房颤患者左下肺静脉内自发停搏依赖性肺静脉快速电活动

自上至下依次为体表心电图导联 II、III、V₁ 电图，以及右心耳、希氏束区域、左下肺静脉、左心房和冠状静脉窦的腔内电图。短阵房颤的自发终止导致窦性停搏（1100ms），随之在左下肺静脉内发生非常快速（平均周长<100ms）、不规则电活动，触发房颤。房颤再次终止，导致另一次窦性停搏（890ms）和肺静脉快速电活动。PVP：肺静脉电位（红色箭头所示）

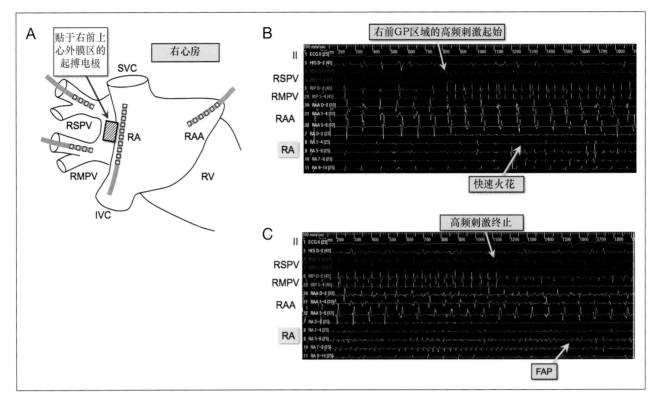

图 26.4 犬动物模型上房颤时右前 GP 刺激对腔内电位的影响

A. 右心房示意图，显示心外膜记录电极（蓝色电极导管）和右前 GP 脂肪垫上心外膜起搏电极（红色阴影线区域）的位置。心外膜起搏电极用于右前 GP 行高频刺激。RSPV：右上肺静脉；RMPV：右中肺静脉；RA：毗邻右前 GP 的右心房；RAA：右心耳；RV：右心室。**B.** 快速右心房刺激仅诱发非持续、相对规则的短阵房颤（记录的起始部分）。在规则房颤时行右前 GP 区域的高频刺激（不夺获心房肌）（上方黄色箭头所示）。高频刺激导致快速电活动，最早出现在临近刺激 GP 的右心房电图（RA3-4，下方黄色箭头所示），进而加速房颤。**C.** 随着高频刺激持续 30s，房颤变为持续性，在临近右前 GP 的电图上继续加速，呈现非常短周长（<30～40ms）的碎裂心房电位，即便终止高频刺激后依然如此（经授权根据参考文献 16 修改）

部以外，高频刺激产生迷走反应的位点通常位于肺静脉外。左上 GP，左下 GP 和右下 GP 通常位于肺静脉口外 1.0～2.0cm 处。右前 GP 通常位于右上肺静脉口部 1.0cm 以内。重要的是，5 个左房 GP 均位于 4 个碎裂电位区域（图 26.5A 和 26.6）。此外，高频刺激 GP 常使毗邻的肺静脉和远处肺静脉电位碎裂性增加[10]。这些发现提示 GP 激活与心房碎裂电位的产生存在相关性，且 GP 之间存在联系（激活一个 GP 可导致其他 GP 的激活）。

26.3 导管消融左心房 GP

对于心内膜导管消融 GP，射频能量作用于对高频刺激呈现阳性迷走反应的位点[10-11]。每次射频消融后重复高频刺激。如果迷走反应仍然存在，则再次行射频消融直至迷走反应消失。每个 GP 通常需行 2～12 次（中位数 6）射频消融（通常 30～40W，30～40s，靠近食管时射频功率降低）才能消除高频刺激产生的迷走反应。

通过观察高频刺激产生的迷走反应（一过性房室阻滞）可能并不能明确全部的 GP 区域。高频刺激诱导的一过性房室阻滞是下腔静脉和冠状窦口之间的中心脂肪垫内的中心 GP（crux GP）激活所致。因此，高频刺激激活左上 GP，左下 GP，Marshall 韧带 GP 或右前 GP 时也将激活其他 GP，包括右下 GP，其进一步激活支配房室结的中心 GP。当连接至中心 GP 通路上的某一个中间 GP 消融后，高频刺激产生的迷走反应（一过性房室阻滞）可能将不会发生。为了最大程度减少迷走反应的丢失，我们按以下顺序消融 GP：Marshall 韧带 GP，左上 GP，右前 GP，左下 GP，最后是右下 GP。高频刺激时偶尔不

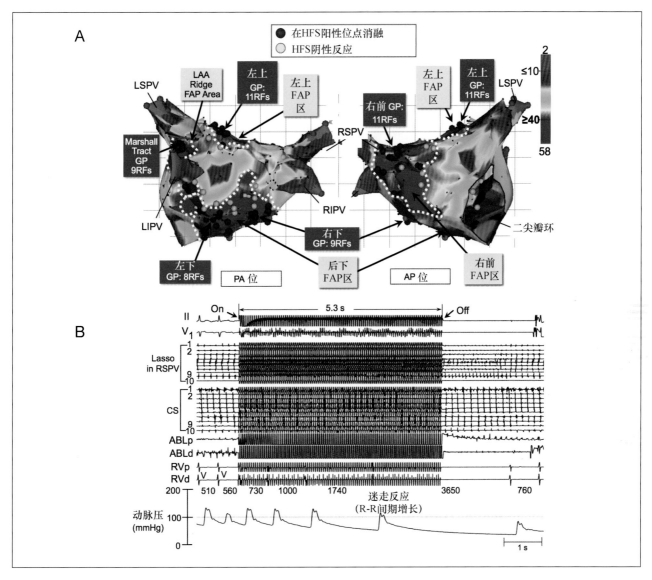

图 26.5 一例 59 岁行导管消融阵发性房颤的男性患者碎裂心房电位（FAP）和 GP 位置的关系

A. 一例阵发性房颤患者碎裂心房电位的电解剖标测图。腔内电图在左心房和 4 根肺静脉每个位点记录 2.5s。记录呈现持续性或一过性碎裂心房电位的位点，以红色显示（碎裂心房电位节段≥40/2.5s）。不规则振幅、极性和周长，但不快速的位点分类为中等碎裂心房电位，以亮绿色显示。高振幅、心房电位明显、平均周长≥180ms 的位点分类为缓慢、规则心房电位，以紫色显示（碎裂心房电位节段≤10/2.5s）。4 个碎裂心房电位区被明确（左心耳嵴部碎裂心房电位区，左上碎裂心房电位区，后下碎裂心房电位区，右前碎裂心房电位区）。心内膜高频刺激产生迷走反应位点（图 26.5B）标记为棕色圆点，对应 5 个主要 GP部位：①Marshall 韧带 GP；②左上 GP；③左下 GP；④右下 GP 和⑤右前 GP。高频刺激不能产生迷走反应的位点标记为黄色圆点。注意全部 5 个 GP 位于 4 个碎裂心房电位区域内。PA：后-前；AP：前-后。**B**. 自上至下依次为体表心电图导联Ⅱ、V1电图，右上肺静脉、冠状静脉窦和右心室的 Lasso 导管电图，以及动脉压。房颤时，通过放置在右前碎裂心房电位区域（右上肺静脉口前 1.0cm）的消融导管（ABL）行心内膜高频刺激（周长 50ms，脉宽 10ms，5.3s 刺激）导致一过性完全性房室阻滞（RR 间期增加至 3650ms）和低血压（迷走反应），进而确定为右前 GP

产生迷走反应，但可观察到其他 GP 激活的表现（比如毗邻刺激 GP 的肺静脉之外的其他肺静脉的快速电活动）[10,24]。

在 70 例行左心房 GP 消融和肺静脉前庭消融的阵发性房颤患者中，单纯 GP 消融（肺静脉前庭消融之前）将肺静脉快速电活动比例从 GP 消融前的76%（53/70）降低至 GP 消融后的 16%（11/70）（P＜0.01）。进一步行肺静脉前庭消融消除了剩余11 例患者的肺静脉快速电活动。提示肺静脉前庭消融阻断了 GP 发出的神经轴突，其在 GP 消融时未能

图 26.6　碎裂心房电位（FAP）区域和 GP 位置的关系的示意图
棕色圆点显示阳性高频刺激反应位点（GP 位置）。红色阴影线区域表示碎裂心房电位区。左心耳嵴部碎裂电位区和 Marshall 韧带 GP 位于左侧肺静脉前部，沿左心耳嵴部分布。5 个 GP 全部位于 4 个碎裂心房电位区域内。PA 位：后-前，AP 位：前-后（经授权根据参考文献 10 修改）

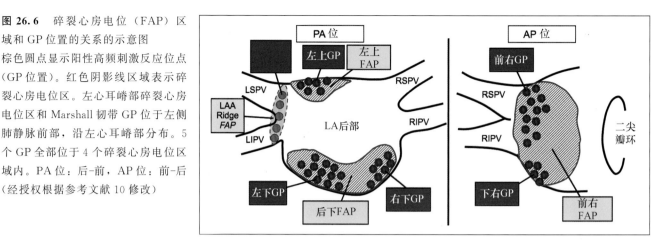

被损毁。早期研究发现，肺静脉隔离而不是在肺静脉快速电活动产生位点消融可消除肺静脉快速电活动[10,25]，这可能是由于阻断了 GP 延伸至肺静脉心肌的神经轴突。肺静脉心肌可能需要交感神经和副交感神经刺激才产生局灶性快速电活动。因为神经轴突在肺静脉前庭隔离后可能再生，且肺静脉前庭隔离可能并不持久，神经轴突再生可能导致了部分患者肺静脉快速电活动和房颤的复发。GP 消融（针对 GP 细胞体部）可能更为持久，可进一步补充肺静脉前庭消融的效果。尽管仅消融一个比 CFAE 分布区域显著小的区域，单纯 GP 消融通常可消除绝大部分 CFAE 区域。而 CFAE 消融只可消融掉大部分碎裂电位的原因可能是通过消融神经轴突，而不是 GP 细胞体部，因此不太可能产生永久损伤。

　　GP 消融也降低了持续性房颤（大于 3min）的诱发率，从消融前的 69%（48/70）降低至消融后的 36%（25/70）（P＜0.01）。随后的肺静脉前庭隔离进一步将持续性房颤的诱发率降低至 17%（12/70）（P＜0.01）[9-10]。GP 消融后房颤仍然持续的 8 例患者进行了 GP 消融（肺静脉前庭隔离之前）前、后的左心房和肺静脉内碎裂电位标测。尽管消融位点局限于对高频刺激呈现迷走反应阳性的部位，但 GP 消融显著降低了全部 8 例患者的碎裂电位的分布面积（中位数由 27.9cm^2 减至 2.8cm^2，P＜0.01）。这些发现与动物实验一致说明序贯性消融 4 个 GP 可逐渐减少碎裂心房电位[26]。临床和实验研究提示 GP 激活可产生碎裂心房电位，GP 消融可减少或消除神经轴突延伸产生的大部分碎裂心房电位面积。直接针对 GP（细胞体部）较针对周围碎裂心房电位区域更具优势，因为消融周围神经轴突可导致碎裂心房电位一过性消失。神经轴突可再生，而消融 GP 内细胞体部

可能是永久性的（不能再生）。

参考文献

1. Haïssaguerre M, Jaïs P, Shah DC, et al. Spontaneous initiation of atrial fibrillation by ectopic beats originating in the pulmonary veins. *N Engl J Med.* 1998;339:659–666.
2. Chen SA, Hsieh MH, Tai CT, et al. Initiation of atrial fibrillation by ectopic beats originating from the pulmonary veins: electrophysiological characteristics, pharmacological responses, and effects of radiofrequency ablation. *Circulation.* 1999;100:1879–1886.
3. Haïssaguerre M, Shah DC, Jaïs P, et al. Electrophysiological breakthrough from the left atrium to the pulmonary veins. *Circulation.* 2000;102;2463–2465.
4. Pappone C, Oreto G, Rosanio S, et al. Atrial electroanatomic remodeling after circumferential radiofrequency pulmonary vein ablation: efficacy of an anatomical approach in a large cohort of patients with atrial fibrillation. *Circulation.* 2001;104:2539–2544.
5. Harken O, Scharf C, Chugh A, et al. Catheter ablation for paroxysmal atrial fibrillation: segmental pulmonary vein ostial ablation versus left atrial ablation. *Circulation.* 2003;108:2355–2360.
6. Marrouche NF, Martin DO, Wazni O, et al. Phased-array intracardiac echocardiography monitoring during pulmonary vein isolation in patients with atrial fibrillation: impact on outcome and complications. *Circulation.* 2003;107: 2710–2716.
7. Nademanee K, McKenzie J, Kosar E, et al. A new approach for catheter ablation of atrial fibrillation: mapping of the electrophysiologic substrate. *J Am Coll Cardiol.* 2004;43: 2044–2053.
8. O'Neill MD, Jaïs P, Takahashi Y, et al. The stepwise ablation approach for chronic atrial fibrillation-evidence for a cumulative effect. *J Interv Card Electrophysiol.* 2006; 16:153–167.
9. Nakagawa H, Jackman WM, Scherlag BJ, et al. Relationship of complex fractionated atrial electrograms during atrial fibrillation to the location of cardiac autonomic ganglionated plexi in patients with atrial fibrillation. *Circulation.* 2005; 112:II–746. Abstract
10. Nakagawa H, Scherlag BJ, Patterson E, et al. Pathophysiologic

basis of autonomic ganglionated pelxus ablation in patients with atrial fibrillation. *Heart Rhythm.* 2009;6:S26–S34.

11. Nakagawa H, Yokoyama K, Scherlag BJ, et al. Ablation of autonomic ganglia. Pp. 218–230 in Calkins H, Jaïs P, Steinberg JS, eds. *A Practical Approach to Catheter Ablation of Atrial Fibrillation.* Philadelphia, PA: Wolters Kluwer/ Lippincott Williams & Wilkins, 2008.

12. Armour JA, Hageman GR, Randall WC. Arrhythmias induced by local cardiac nerve stimulation. *Am J Physiol.* 1972;223:1068–1075.

13. Sharifov OF, Fedorov VV, Beloshajeko GG, et al. Roles of adrenergic and cholinergic stimulation in spontaneous atrial fibrillation in dogs. *J Am Coll Cardiol.* 2004;43:483–490.

14. Scherlag BJ, Yamanashi WS, Patel U, et al. Autonomically induced conversion of pulmonary vein focal firing into atrial fibrillation. *J Am Coll Cardiol.* 2005;45:1575–1880.

15. Scherlag BJ, Nakagawa H, Jackman WM, et al. Electrical stimulation to identify neural elements on the heart: their role in atrial fibrillation. *J Interv Electrophysiol.* 2005;13:37–42.

16. Patterson E, Po SS, Scherlag BJ, et al. Triggered firing in pulmonary veins initiated by in vitro autonomic nerve stimulation. *Heart Rhythm.* 2005;2:624–631.

17. Patterson E, Lazzara R, Szabo B, et al. Sodium-calcium exchange initiated by the Ca2+ transient: an arrhythmia trigger within pulmonary veins. *J Am Coll Cardiol.* 2006;47:1196–1206

18. Po SS, Scherlag BJ, Yamanashi, et al. Experimental model for paroxysmal atrial fibrillation arising at the pulmonary vein-atrial junctions. *Heart Rhythm.* 2006;3:201–208.

19. Lin J, Scherlag BJ, Zhou J, et al. Autonomic mechanism to explain complex fractionated atrial electrograms (CFAE). *J Cardiovasc Electrophysiol.* 2007;18:1197–1205.

20. Lemola K, Chartier D, Yeh YH, et al. Pulmonary vein region ablation in experimental vagal atrial fibrillation: role of pulmonary veins versus autonomic ganglia. *Circulation.* 2008;117:470–477.

21. Lin J, Scherlag BJ, Lu Z, et al. Inducibility of atrial and ventricular arrhythmias along the ligament of Marshall: role of autonomic factors. *J Cardiovasc Electrophysiol.* 2008;9: 955–962.

22. Armour JA, Yuan BX, Macdonald S, et al. Gross and microscopic anatomy of the human intrinsic cardiac nervous system. *Anat Rec.* 1997;247:289–298.

23. Pauza DH, Skripka V, Pauziene N, et al. Morphology, distribution, and variability of the epicardiac neural ganglionated subplexuses in the human heart. *Anat Rec.* 2000;259: 353–382.

24. Hou YL, Scherlag BJ, Lin J, et al. Interactive atrial neural network: determining the connection between ganglionated plexi. *Heart Rhythm.* 2007;4:56–63.

25. Macle L, Jaïs P, Scavee C, et al. Electrophysiologically guided pulmonary vein isolation during sustained atrial fibrillation. *J Cardiovasc Electrophysiol.* 2003;14:255–260.

26. Niu G, Scherlag BJ, Lu Z, et al. An acute experimental model demonstrating 2 different forms of sustained atrial tachyarrhythmias. *Circ Arrhythm Electrophysiol.* 2009;2: 384–392.

如何使用电解剖标测系统快速诊断和治疗心房颤动消融术后房性心动过速和心房扑动

Chapter 27　How to Use Electroanatomic Mapping to Rapidly Diagnose and Treat Post-AF Ablation Atrial Tachycardia and Flutter

Aman Chugh[①] 著

刘　铮　译

27.1　引　言

　　心房颤动（房颤）导管消融术后可能会发作房性心动过速，且可能需要再次行导管消融治疗。这些心动过速可能起源于左心房（LA），右心房（RA），以及冠状窦（CS）。与三尖瓣-下腔静脉峡部依赖性心房扑动（房扑）不同，标测和再次消融导管消融术后的房性心动过速仍然具有挑战性，而前者容易识别且手术成功率高。其原因在于缺乏特异性心电图特征，机制复杂，起源多样。但是，这些心动过速在绝大多数患者可以彻底治愈。本章将对如何使用电解剖、标测系统标测这类心动过速的实践操作进行阐述。

27.2　术前计划

　　一旦考虑到患者需要行房颤导管消融，就必须做好手术方式的规划。在术前我们就会告知患者，特别是那些持续性房颤患者，他们可能需接受多次消融治疗。首诊医师也会一起加入术前计划的讨论之中，因为他们是团队的一部分，并且要参与到患者术后的管理。在持续性房颤消融手术后，大约有50%的患者将需要多次消融治疗。有不少的患者可能在左心房消融持续性房颤后不久就会出现房性心动过速，然而，这些患者中，不一定都需要重复导管消融，因为对于部分患者，房性心动过速只是短暂性现象。依我们的临床经验，消融手术后的最初几个月内复发的患者均接受经胸电复律，而出现短

　　① 声明：Aman Chugh 医生接受勒迪克大西洋网络的资助

阵性房性心动过速的患者，将予以抗心律失常药物治疗。如果心律失常仍再次复发，我们才予以导管消融术。大多数选择再次消融手术而不是服用抗心律失常治疗的患者，要么因为药物治疗失败，要么则不希望通过长期抗心律失常药物来控制节律或长期接受抗凝药物治疗。

如果患者在等待消融手术过程中服用抗心律失常药物，则应在手术前停药至少5个半衰期。胺碘酮应在手术前停药至少2个月。在阵发性房性心动过速患者中，除了胺碘酮，我们通常在手术前4～6周终止服用抗心律失常药物，以增加心律失常发作的概率。理想情况下，房性心动过速消融手术应该在心律失常发作时进行。但有一些患者，即便是使用了异丙肾上腺素和积极的诱导方案，仍然无法诱发房性心动过速。这时，经验性消融策略可能无法消除临床心律失常，从而导致再次复发。

心室率控制药物通常也在手术开始前数天停止服用。对于持续房性心动过速的患者，这可以改善房室结传导。大多数患者往往对短暂性心动过速可以有良好的耐受性。然而，在有的患者中，突然中断心室率控制药物可能导致房性心动过速1：1下传至心室，从而导致血流动力学情况恶化。这些患者可能需要紧急复律，这当然有助于减轻急性症状，但同时也中止了心动过速，并且可能无法再诱发。为了防止这种可能性，已知房室传导良好的患者通常在手术前一天入院，以洗脱心脏药物。如果发现快速心室率反应，可以在监护下，临时静脉内给予控制心室率的药物。这些药物可以在手术前几小时停止使用。

我们中心推荐在左心房消融时不间断使用华法林抗凝治疗。这种策略是安全有效的，可以减少血栓栓塞并发症和穿刺部位的并发症。是否需要通过食管超声检查排除血栓要因人而异。在无器质性心脏病，抗凝INR达标的窦性心律患者中，经食管超声检查并不是必须的。然而表现为房性心动过速的患者则在术前常规进行经食管超声检查。对于存在器质性心脏病（包括：严重的左心室功能障碍；严重的左心房增大，＞5.5cm；前一次手术发现存在心房病变或者是左心耳的延迟激动）的患者，无论患者处于什么心律或是否服用抗凝药物，均应该予以经食管超声检查排除心脏血栓。

CT 和 MRI 对于术后出现房性心动过速的诊治有一定帮助。在绝大多数的情况下，术前的心房成像可以帮助术者了解肺静脉的解剖变异。但是对于房性心动过速的患者而言，这些并不是起决定作用的信息。回旋支动脉或窦房结动脉的解剖，可能会影响术者在二尖瓣峡部消融和在左心房顶部线消融的决策（见下文）。对于大多数的电生理学家而言，从影像上评价冠状动脉分支的解剖非常困难，因此需要咨询心胸放射科医生。

27.3 消融术后房性心动过速的标测和消融

血管和左心房入路

对于消融术后房速的再次消融至少需要两根导管。有时，反复进行手术的患者在股静脉区域会出现严重的软组织抵抗，或出现瘢痕。这时，在同一侧股静脉使用3支鞘管会非常困难。在这种情况下，术者可以简化采用两根鞘管或者在对侧的股静脉寻求入路。我们的经验是采用两根鞘管，尤其是在女性和体型瘦小的患者，这样有助于减少血管并发症。左心房的入路会比较困难，因为在反复进行房间隔穿刺后会出现房间隔的增厚。这种情况下，需要在穿刺针头端增加射频能量辅助房间隔穿刺。

P 波形态

在导管消融之前，仔细回顾患者房性心动过速 P 波形态非常有用。尽管绝大多数的消融后房性心动过速来自左心房，但三尖瓣峡部依赖性房扑也经常出现。在任意胸前导联出现负向波，提示房性心动过速起源于右心房（图 27.1）[1]。下壁导联出现负向波也指示右心房起源，但是特异性较差。对于2：1房室传导的心动过速，房扑则不那么容易识别。心室起搏可以使心房激动变得清晰。腺苷也有助于显示房扑波，但是也可以诱发出房颤或者改变房性心动过速。即便确认了是右心房起源，也不应排除穿刺房间隔的可能，因为需确保肺静脉电隔离，以减少复发。心电图还有助于排除粗波房颤（organized AF）。在房性心动过速时，P 波形态应该一致，而对于粗波房颤，P 波形态则出现变化，哪怕是细微的变化。

设定电解剖标测的参考

对于激动标测和起搏标测，都需要有稳定的参

图 27.1 三尖瓣峡部依赖逆钟向房扑的 12 导联心电图。由于广泛的左心房消融，下壁导联负向波成分减少。然而，胸前导联房扑波起始的负向成分（箭标）支持典型房扑诊断。纸速=25mm/s

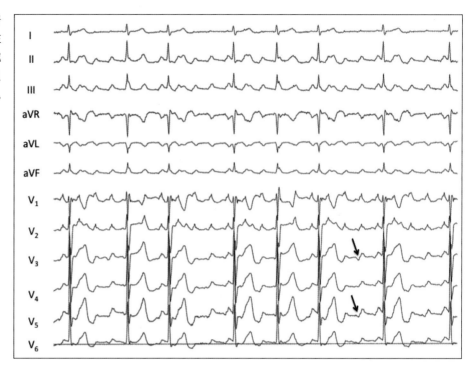

考。而一般情况下，都是将放置在冠状窦的十极电极导管作为参考。在激动标测时，需要选择心房波大而心室波小的冠状窦双极电图作为参考。在少数情况下，冠状窦的电位会非常小，或者是不稳定。在这种情况下，可以选择将参考电极放置在右心耳；或者使用小口径的电极（如美敦力的 6416 电极）临时固定在右心房，用作参考。CARTO（Biosense Webster，Diamond Grove，CA）和 Navx（St. Jude Medical，St. Paul，MN）系统均可以用作房性心动过速的标测。

建立左心房模型（LA shell）

　　除非 P 波形态指示为右心房起源，否则我们一般均会从左心房开始进行标测。因为 80% 的心动过速都在左心房被成功消融。在激动标测之前，需要先通过环形标测导管（Lasso，Biosense Webster）在新的三维标测系统（CARTO 3，Biosense Webster）支持下建立快速左心房电解剖模型。这可以提供更加丰富的左心房和肺静脉轮廓。而与使用消融导管（Thermocool，Biosense Webster）逐点建立的左心房模型相比，该法更加便捷（<1min）。

激动标测

　　在激动标测之前应该记录稳定的心动过速周长。若周长变化>10%，常常提示激动的不稳定性。而

心室的舒张期常常是最佳的信号采集区间。

　　在采集激动信号之前，应当先确立三维标测系统的兴趣窗口。确定兴趣窗口的方法也有多种。而最为常用的是设定足以涵盖 90% 心动过速周长的兴趣窗口。例如：对于一例周长为 230ms 的房性心动过速，兴趣窗口的宽度设置为 210ms。这个间期通常被对半分割为两部分，−105ms 至 105ms（分别表示在参考之前和之后）。另外，也可以根据心律失常的机制来设定兴趣窗口，换言之，就是确定是局灶还是大折返。在前者，兴趣窗口只占整个心动过速周长的一部分。然而，前提是明确心动过速的机制，而这一点可能是十分困难的。

　　设置兴趣窗口还需要考虑到 P 波的位置[2]。这有助于凸显舒张中期峡部。如果在心电图中的 P 波不明显（例如：2∶1 房室下传），心室起搏或者是运用腺苷有助于充分展示 P 波。虽然这种方法并不会改变大折返心动过速的消融策略，但是这种方法可以帮助凸显小折返环的关键峡部。

　　用环形导管快速建立好心房模型后，还需采用逐点的激动标测。此时在呼气末采集每个采样点是十分重要的，这样有助于避免导管在不同呼吸周期位移所产生的假性解剖结构。在逐点采集信号的同时，应该同时修正心房解剖模型。需要的采集点个数因人而异。但能够肯定的是，大的心房需要采集更多的点才能明确房性心动过速的机制。对于存在广泛低电压/瘢痕或者传导阻滞区域的患者，则需更

加精细的标测。如果初步的标测没有获得明确诊断的情况下，进一步标测也是必需的。

激动标测的重要步骤之一就是矫正每个采样点相对于参考点的激动时间。不一致的校正可以导致匪夷所思的标测结果，延长手术时间。激动标测的信号通常来自标测导管的远端双极电图。双极电图的峰通常用于计算局部激动时间。当选取采样点后，标测系统会自动在兴趣窗内设定时间。然而，术者必须确认时间，有时候必须手动将标尺移动到局部激动时间处。

对于低电压信号，有时候很难确定真正的激动时间。鉴别近场电位和远场电位有时候十分困难。起搏有助于鉴别近场和远场电位。但是，这有可能改变或终止心动过速。设定碎裂电位和分裂电位（双电位）的局部激动时间有时也非常困难。在这种情况下，激动时间矫正标准需要保持恒定，或者是在建立全局激动后，重新矫正该部位的激动时间。如果电位持续出现在兴趣窗口外，则有可能是兴趣窗口设定错误或者是心动过速周长发生较大变异。如果只有较少的电位出现在兴趣窗口之外，则可以将局部激动时间设定到兴趣窗口的最早和最晚处。在校准激动时间时需要保持参考的一致，不然将得到无意义的激动图。

在建立激动图时，准确地定义解剖屏障十分有用，在线性消融时可以将其一端锚定在解剖屏障上。在没有电活动的区域需要设定成"瘢痕"。存在传导阻滞的区域通常表现为分隔很开的双电位，中间存在等电位线。这些区域应该被标注为"双电位"。需要准确地描绘出二尖瓣和三尖瓣环。在很多的情况下，在标测的早期就会遇到长程的碎裂电位，有时候我们会忍不住即刻进行拖带标测甚至消融。然而最好的做法应该是在建立整体标测图并且了解心动过速机制后，再予以拖带标测和消融。

通常情况下，大折返性心动过速的激动图会表现出"早接晚"的激动特征［色彩编码红色（早）与紫色（晚）部位临近］。此外，标测应该包含到近乎完整的心动过速周长。否则，应该考虑为对侧心房或者冠状窦起源的心动过速。需要时刻记住，大折返性心动过速没有绝对的早和晚，这都是相对于参考电位而人为设定的。此时，消融"最早"的激动是错误的。通常首先通过拖带标测明确心动过速机制，然后确定解剖屏障和线性消融的附着点。其他的机制，包括小折返，只是涉及左心房的一小段，例如：左心房的前壁和后壁，而不是全部（见下文）。小折返房性心动过速的激动图可以表现为"早

接晚"的激动特征模式（见下文）。对于局灶性心动过速，则应该标测到从激动点为中心的离心性的激动特征（红-黄绿蓝紫）。即使记录了整个心房的激动，也只占心动过速周长的一部分。

在着手消融之前，术者需要理解心动过速的机制。必须时刻记住，这例房性心动过速患者已经接受过持续性房颤的广泛消融：包括肺静脉前庭，复杂碎裂电位，顶部线和二尖瓣峡部线的消融。因此，会经常遇到瘢痕、慢传导、传导阻滞的区域。这些区域往往会使传导激动杂乱无章。因此，在激动标测的基础之上，辅以拖带标测十分重要。

27.4　左心房大折返房性心动过速

二尖瓣峡部依赖性房扑

房颤消融术后最常见的大折返性房性心动过速就是二尖瓣峡部依赖性房扑[3]。二尖瓣峡部指的是二尖瓣环游离壁和左肺静脉之间的区域。环二尖瓣房扑通常发生在二尖瓣峡部消融过后，但是在没有接受过消融手术的患者中也可以遇见。与围绕三尖瓣环逆钟向折返的典型房扑不同，二尖瓣峡部依赖性心房扑动，出现顺钟向和逆钟向折返的概率相同。诊断二尖瓣折返性房扑包括以下要素：激动标测覆盖整个心动过速周长，在二尖瓣环出现"早接晚"的激动特征（图 27.2）；在二尖瓣任意部位予以拖带标测，其起搏后间期（PPI）在心动过速周长的 20～

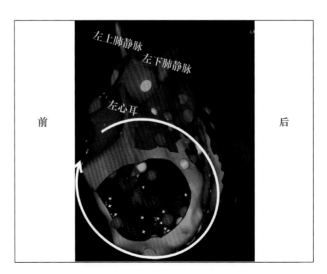

图 27.2　左前斜下（LAO），顺钟向型围二尖瓣折返性房性心动过速的激动图。金色的标注点为拖带标测后回归周长最佳的部位（见图 27.3）

30ms内（图27.3）（注意：若只用拖带标测，那么在二尖瓣的两个对立面，如游离壁和间隔，予以拖带，若起搏后间期较心动过速周长的延长度均小于20～30ms，就可以明确诊断）。

消融线应该连接二尖瓣环的游离壁和左肺静脉前壁。20%的患者在二尖瓣游离壁峡部存在凹坑（pouch），因此该部位消融有时候会十分困难[3]。将导管从二尖瓣游离壁向回拉时反复出现"弹跳"（skip），则提示该患者很有可能存在凹坑。消融过程中实时观察阻抗变化同样也可以反映是否存在凹坑。在这种情况下，应该将消融线延伸至瓣环的后游离壁或者是前游离壁。一般情况下，内膜消融二尖瓣环峡部所需的功率较高（35W，盐水灌注射频消融）。

然而，内膜消融常常不能终止心动过速。在2/3的患者中，需要增加在冠状窦内部的外膜消融来终止围绕二尖瓣环房扑，和（或）达到峡部的双向阻滞（图27.4）。消融导管顺延进入到冠状窦的远端，到达内膜消融线的对应位置。在放电消融前，应该将消融导管旋转到冠状窦的心房侧，避免在心室侧支内放电消融，因为那样更容易导致冠状动脉的损伤。如果消融导管的远端电极记录到较大的心室波，应该予以高输出的起搏，以确保心室不被夺获。

在冠状窦内消融时，消融能量应该降低到20W，消融导管逐渐回撤，直到冠状窦中部。如果心动过速没有终止，则需要反复上述操作，直至局部心房波消除。在冠状窦内消融时，应该严密监测阻抗/温度曲线，以免过度加热或者导管移位到心室侧支。后者，将会伴随阻抗突然增高。在尝试过数次消融后，如若

心动过速周长没有延长，心房激动顺序和P波形态没有改变，则需再次予以拖带标测，以确保心动过速是否和之前相同（见下文"多环房性心动过速"）。

心动过速终止后（图27.4），接下来一步则是判定二尖瓣峡部的线性阻滞。通过在冠状窦近端起搏（图27.5）或者是左心耳起搏（图27.6）可以用于判定消融线是否阻断。我们通常在左心耳基底部放置一环形电极导管，观察消融时是否会出现激动顺序的突然改变。在二尖瓣峡部阻断之前，起搏左心耳时冠状窦会记录到从远端向近端传导的激动顺序。在达到传导阻滞后，冠状窦电极记录的激动顺序会突然转变为近端向远端传导。用不同的冠状窦电极起搏可以有助于排除传导延缓，以确定双向传导阻滞（图27.7）。二尖瓣峡部双向传导阻滞的成功率为90%，在有些患者中，则十分困难。最可能的原因是在冠状窦和外膜峡部之间存在回旋支动脉[4]。动脉扮演着下水渠（sink）的作用，将消融热量带走，从而阻碍了二尖瓣峡部的充分加热。此外，还有导致回旋支动脉损伤的风险。如果不能达到双向阻滞，下一步则是继续消融，也可能需要更高的能量输出，然而这有可能仍无法造成双向阻滞，并且增加冠状动脉损伤风险。

三维系统对于标测和消融围绕二尖瓣环的房扑存在许多优势：首先，由于无需持续的透视来判断导管位置，有助于减少曝光。在消融线上做标记，有助于确保消融的连续性，避免漏点的发生。其次，能够方便确定内膜消融线，有助于确定冠状窦内外膜消融时的起始位置（图27.8）。在冠状窦内放电时，要持续关注温度和阻抗曲线，这样有助于减少

图27.3 图27.2中同一例患者二尖瓣环的拖带标测结果：心动过速频率加速到起搏频率（230ms）。停止起搏时，起搏后间期（PPI）与心动过速周长相近（250ms）。符合围二尖瓣环折返性房扑的诊断。注意：在消融导管远端电极记录到的电位的初始成分非常碎裂。CS＝冠状窦，Abl＝消融导管

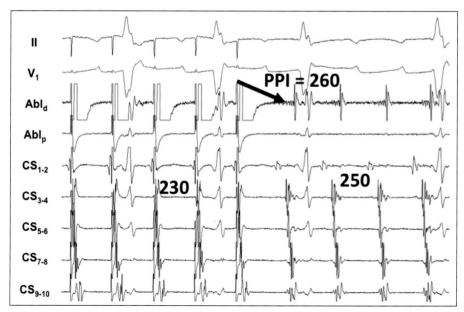

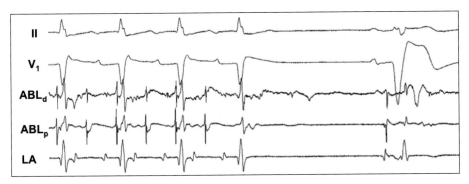

图 27.4 （上接图 27.3）围绕二尖瓣环房扑在冠状窦远端消融时终止。LA＝左心房

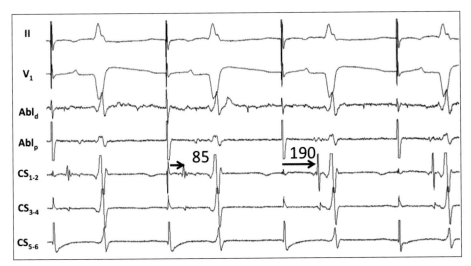

图 27.5 （上接图 27.4）在冠状窦远端放电时，冠状窦近端起搏提示峡部出现线性阻滞。注意刺激-心房电位间期突然从 85ms 延长到 190ms。左心耳起搏时，冠状窦的激动顺序为近端到远端。证实二尖瓣峡部线性阻滞（未显示）

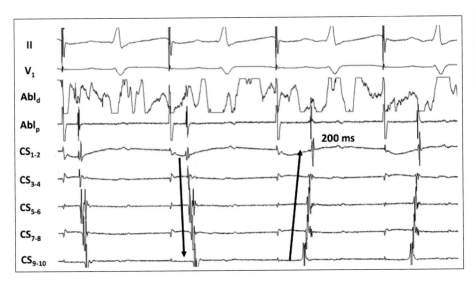

图 27.6 冠状窦远端消融导致二尖瓣环峡部阻滞，左心耳起搏下的腔内图。注意冠状窦激动顺序的突然改变。由远端向近端激动转变为由近端向远端传导

并发症，包括穿孔和心室侧支的误放电。

顶部依赖性大折返

除了二尖瓣峡部外，顶部是第二常见的房颤消融术后的左心房大折返形成区域。激动波阵面可以围绕左肺静脉或者右肺静脉双向传导（图 27.9 和 27.10）。有时候会遇到更加少见的激动形式，例如双环折返。每个折返环围绕侧上肺静脉，并且在左心房顶部相交。冠状窦的激动顺序既可以是近端到远端也可以是远端到近端，这依折返出口位置而定。

图 27.7 不同部位的鉴别起搏方法确认二尖瓣峡部双向阻滞。与从近端的双极（CS$_{3-4}$）（**B** 图）起搏相比，从远端双极（CS$_{1-2}$）（**A** 图）可以产生较长的刺激-心房电位间期，这可以排除峡部区隐含缓慢传导并可确认峡部双向阻滞。左心房标测电极位于消融线前方。数字指从 CS 到左心房的激活延迟（以 ms 为单位）

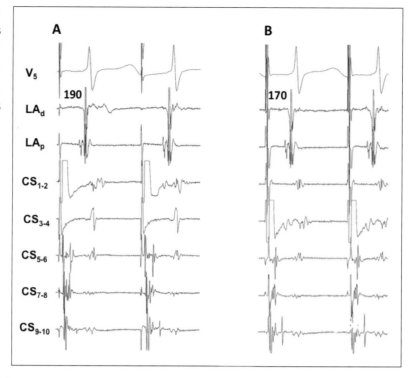

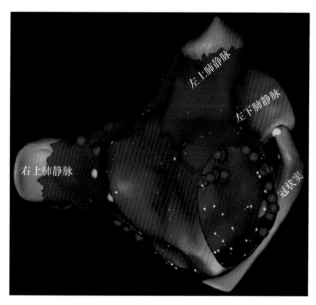

图 27.8 左前斜投照展示冠状窦和二尖瓣环之间的关系。这例患者，在二尖瓣峡部的心内膜侧，无良好的心房电位（灰色标注）。因此，尝试于冠状窦远端予以射频消融，冠状窦内的下部黄色标记为消融终止围二尖瓣折返房速的部位，而上部的标记为消融达到完全双向阻滞的部位。本例患者未标记出心耳，在手术中已经将其缝合。建立激动模型共采样 100 点，耗时 20min

在大折返环的整个周圈，予以拖带标测，都可以记录到良好的回归周长，例如：左心房的前壁和后壁，左心房的下壁，冠状窦中部区域，以及两个上肺静

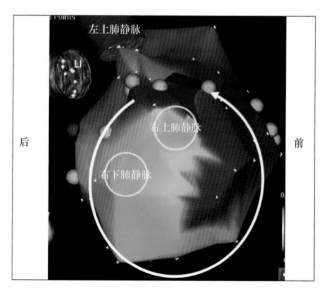

图 27.9 图示右侧位时，一例左心房顶部依赖性的大折返性心动过速。金色标记提示拖带标测证实良好回归周长的部位（见图 27.10）

脉之间的左心房顶部。此时可在左心房顶部的最上部区域，以最小功率予以消融（25W），连接两个上肺静脉。如果初次消融未能成功，则在原消融线的稍前方和稍后方予以消融。如果选择更后部消融，术者则需要注意患者的食管。消融稍前方的消融线，则需要予以更高的能量（30W），因为局部的导管稳定性不佳。心动过速终止后（图 27.11），可以通过观察窦性心律和左心耳起搏时的腔内激动顺序来判

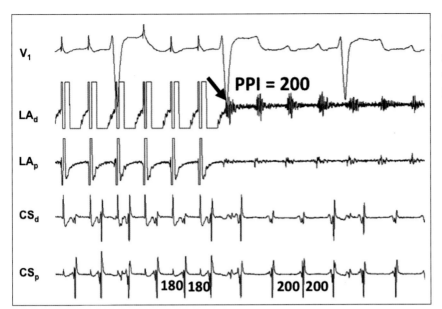

图 27.10 与图 27.9 为同一患者，其拖带标测记录。心动过速周长加速到起搏频率（180ms），并且 PPI 和心动过速周长相匹配，从而判定该起搏部位是折返环的关键部位。PPI＝起搏后间期

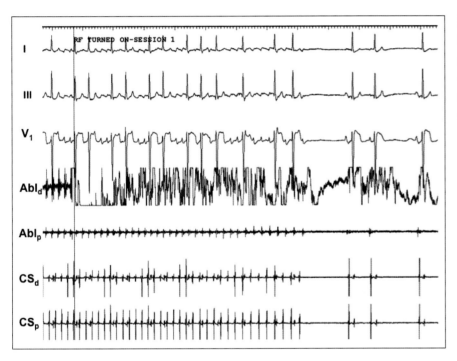

图 27.11 （上接图 27.10）在图 27.10 和 27.11 所示部位消融一次，终止心动过速，患者恢复窦性心律。Abl$_d$＝消融导管远端电极，Abl$_p$＝消融导管近端电极，CS$_d$＝冠状窦远端，CS$_p$＝冠状窦近端

定消融线的完整性。在消融时，术者可以突然记录到双电位（图 27.12），这可以提示左心房顶部消融线双向传导阻滞。同样激动标测也可以证实是否出现双向阻滞。在顶部传导正常时，左心房后壁呈由上向下的激动顺序（图 27.13）。而当顶部阻滞线完成后，在窦性心律或者左心耳起搏的传导会在左心房顶部出现阻滞，而使左心房的后壁呈现出由下向上的激动顺序（图 27.14）。并且在心耳起搏时，在左心房顶部可以记录到电静止区域，并且出现一明确的双电位走廊。

左心房顶部的线性阻滞较二尖瓣峡部更容易达到，成功率为 90％ 左右。在有的患者中，尽管进行了广泛的顶部消融，但仍达不到双向阻滞。近期的研究表明，这是左侧的窦房结动脉起到了地下导热沟的作用，其在左心房的前上部跨过左心房顶部，从而妨碍顶部线性消融的效果[5]。

用三维标测系统指导左心房顶部的线性消融非常有用。首先，它有助于设计跨越左心房上顶部的最佳路径的顶部消融线。这种消融的好处在于其较偏前或者偏后的消融线，导管更加稳定。其次，也很少要求进行透视，因为单纯的透视并不能达到这般高的分辨率。再有，运用三维解剖进行简单的激

图 27.12 射频消融达到顶部线性阻滞:在左心耳起搏时,在左心房顶部的中间位置记录到碎裂的电位(黑色箭标)。在该部位射频消融,突然出现宽间距的双电位(红色箭标)。符合左心房顶部线性阻滞表现。Abl$_d$ = 消融导管远端电极

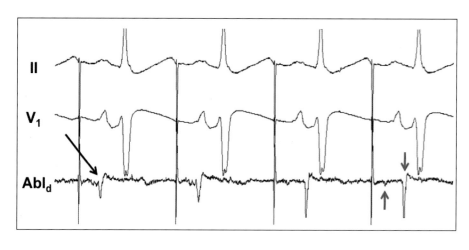

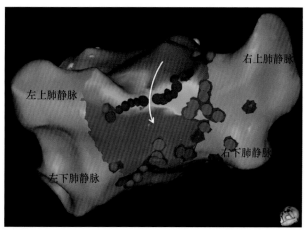

图 27.13 在初次尝试在左心房顶部制造线性阻滞后,窦性心律下,左心房后壁呈现出由上向下的激动方式。这表明,左心房顶部依然存在跨越阻滞线的传导,消融线并不完整

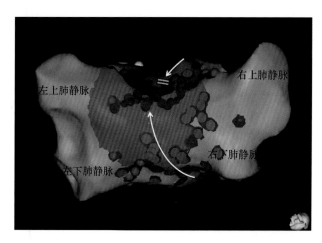

图 27.14 (上接图 27.13)在左心房高位前壁进一步消融后,窦性心律激动无法跨越顶部线传导。因此,左心房后壁的激动顺序呈现出由下向上的激动顺序。支持左心房顶部线性阻滞

动标测,有助于判定消融损伤是否彻底。左心房后壁的激动顺序,在左心耳起搏下或者是窦性心律时,

在左心房后壁简单采点就可以获得。

其他的大折返性房性心动过速

二尖瓣峡部依赖性房扑和顶部折返占房颤消融术后左心房大折返性房扑的绝大多数。在消融完这些区域后,其他的部位也可能产生大折返,包括:左心房前壁、左心耳。在前一种情况下,可以进行二尖瓣前壁至右肺静脉的消融线。通常情况下,在消融到 Bachmann 束时(位于左心房的前上部,右上肺静脉前外侧),心动过速就会终止。但这时,常常需要较高的能量输出(35W)。随着消融功率的提升,起源于回旋支的窦房结动脉损伤的风险也会增加。有时候,彻底消除这种心动过速还需要在右心耳的间隔侧进一步消融,因为 Bachmann 束是连接左、右心耳的重要结构。因此,在有的病例中,需要对该结构的全程进行消融。由于 Bachman 束是外膜结构,在内膜消融有时候不能终止心动过速。因此,为了彻底消除心动过速有时候需要外膜消融途径。

理想情况下,消融大折返性房性心动过速的终点是达成线性阻滞,而非仅仅是心动过速终止。然而,达到这个目标并非易事,尤其是左心房前壁相关的心动过速。离断左心房前壁对于左心房的机械功能会产生较大的影响。因为,反复接受房速消融的患者,其左心房后壁已经接受过广泛的消融(肺静脉电隔离)。左心房收缩功能的重要决定因素则是左心房前壁的同步性。而且,广泛前壁消融常常涉及 Bachmann 束区域的消融。这一结构,尤其是对于之前接受过消融术的患者,会导致房内传导阻滞,以及左心耳的电隔离。最后,如果消融区域涉及靠近二尖瓣环的左心房间隔下部,同样存在很大的损伤房室结的风险。

多环（多重折返）房性心动过速

我们将需要在多个峡部或靶点进行消融才能终止的心动过速定义为多环（多重折返）房性心动过速。这些心动过速约占房性心动过速患者 20%[2]。多个环可以同时结合，也可以在手术过程中依次遇见。很多情况下，尽管首先进行峡部广泛消融，但心房激动顺序、心动过速周长，或 P 波形态仍然可能没有变化。唯一的线索是起搏后间期的变化，即从一个消融前具有良好回归周长的部位转变为较长的起搏后间期部位。因为每个峡部（例如，二尖瓣、左心房顶部、下腔静脉三尖瓣峡部）都需要精细的消融并确定线性阻滞，如此一来手术过程将相当耗时（图 27.15）。由于多条消融线中的任何一条消融线都可能出现传导恢复，因此多环（多重折返）房性心动过速患者的复发概率比单一折返房性心动过速患者高。

小折返性房性心动过速

在排除外大折返性心动过速后，术者应该考虑是否为小折返房性心动过速。与大折返性心动过速不同，这些心动过速只局限在左心房的局部节段。例如：要么是左心房的前壁，要么是左心房的后壁，但不会同时涉及——同时涉及的情况有时会在顶部依赖性大折返才会出现。折返环的大小只有几个厘米，这远小于大折返但却比局灶稍大（见下文）。只要足够的精细标测，就可以记录到整个心动过速周

长。通常，激动标测可以记录到整个激动过速周长的绝大部分，光凭这一点本身，不能诊断为大折返性心动过速。传导阻滞区域和传导缓慢区域是形成小折返环的必备条件。也正由于存在传导阻滞区域和传导缓慢区域，经典的"早接晚"激动形态可能不会被观察到，而表现出一种荒谬的激动形态。

小折返性的一个重要特点是在关键区域存在碎裂电位，并且占心动过速周长的相当比例。在靶点区常可记录到一种被称为长程电位的碎裂电位，是因为该区域传导极度缓慢（图 27.16）。在折返环周围的峡部点拖带标测都可以获得良好的回归周期。其他的心房都是被动激动，因此该种心动过速和局灶性心动过速都被归类于"离心性激动"[6]。然而这种"离心性"的激动在周围存在传导延缓和传导阻滞时会变得不典型。此外，即便是在离开折返环很近的区域予以拖带标测也会得到很长的回归周长，这也是小折返的一个特点。而这种情况在大折返性心动过速则不存在。

有时候，拖带标测可以导致极其缓慢的传导区域，从而减慢和中止房性心动过速。并且标测过程中予以机械刺激也可以中止心动过速。在三维标测图上标记拖带良好和机械中止心动过速的部位有助于在心动过速变化后仍然能够指导术者消融。消融小折返性心动过速的终点是心动过速中止，并且不诱发。

小折返性房性心动过速可以来源于左心房和右心房的众多区域。这些区域包括左心耳基底部，左心房前壁，间隔，肺静脉口外侧的心房肌，左心房

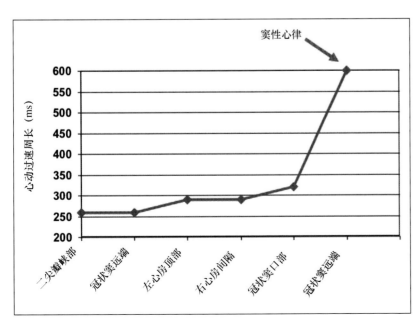

图 27.15 图示一例多环（多重折返）房性心动过速转归窦性心律的消融步骤。注意在反复消融冠状窦远端之前，心动过速周长很少发生变换。尽管存在多条峡部，但 P 波和心房的激动顺序没有发生改变

图 27.16 在左心房间隔部射频消融的反应：该房性心动过速是由起源于二尖瓣环间隔侧的小折返所引起。注意记录到的舒张中期的碎裂电位，时长160ms，>50％的心动过速周长（280ms）。用 25W 射频消融即刻终止了心动过速，患者恢复窦性心律，并且随后无法诱发

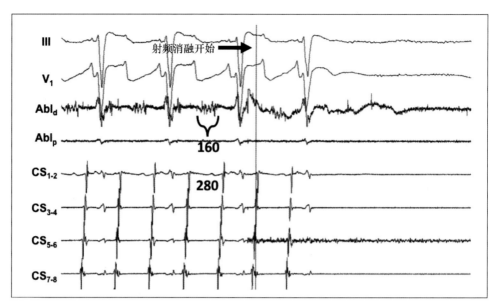

的下壁、后侧壁，冠状窦，以及欧氏嵴和冠状窦口之间的区域。在消融功率 25～30W 时，通常能够很快起效。因为通常存在心房心肌细胞间的失偶接和缓慢传导的峡部区（图 27.16）。

局灶性房性心动过速

起源于左、右心房局部区域的局灶性房性心动过速可能为微折返、触发活动，或是自律性异常。利用三维标测系统进行激动标测可以展现出起源于某点的离心性的传导顺序（图 27.17）。在局灶性机制的心动过速中，在整个心房标测起源局灶，也不能覆盖整个心动过速周长。其原因在于心动过速周长通常都要长于整个心房激动所需的时间。然而需

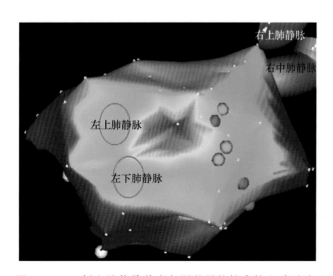

图 27.17 一例左肺静脉前庭起源的局灶性房性心动过速。注意其从起源点离心性的激动顺序

要注意的是，存在慢传导和传导阻滞的患者中，激动整个心房所需要的时间可能会显著延迟，有时候会被误认为是大折返。

单纯在激动图上展现出离心性传导，并不足以明确心动过速机制，也不能急于消融。在局灶性机制时，术者应该确保最早激动的电位提前于体表心电图的 P 波，多数情况下是 20ms 左右。激动标测图都是以心腔内信号作为参考，而不是体表心电图。因此，激动图上的红色区域仅表示相对于心腔内参考的最早激动，而并非是真实的心律失常起源。如果由于 QRS 波或 T 波的干扰，而难以识别 P 波的起始，则可以发放心室起搏，以期清晰展现 P 波。如果所谓的最早激动电图并不提前于 P 波，该处则不会是局灶性心律失常的起源，因此需要进一步标测。这种情形在心动过速起源于对侧心腔时经常出现，因此记录到的最早激动只是标测心房的最早突破口，在这种提早激动的区域进行消融是毫无意义的。

局灶房性心动过速可能起源于左心房、右心房和冠状窦。其他的可能的靶点包括恢复连接的肺静脉，左心耳，左心房后壁，二尖瓣环、三尖瓣环心房肌，Marshall 韧带，间隔，上腔静脉，右心房后壁和界嵴区域，冠状窦口，右心耳基底部。局灶房性心动过速的消融终点是心动过速终止，并且在滴加异丙肾上腺素后无法诱发。

手术终点

在临床房性心动过速消除后，术者还应该进行完整的肺静脉隔离以预防心动过速复发。如果要进行二

尖瓣峡部线和左心房顶部线的消融，则必须做到严格的双向阻滞的电生理标准。在不存在围二尖瓣环折返房扑的患者中，我们现在不会进行预防性的二尖瓣峡部线消融。原因主要有：首先，达到线性阻滞很难，因为在大多数患者中都需要在冠状窦内消融，存在导致动脉损伤的风险。其次，即便是达到了完整的线性阻滞，也存在传导恢复的可能，而这时导致心律失常的可能性更大。再有，即便是形成了完整的长的消融线，也可能会起到屏障的作用，促进小折返的产生。对于之前接受过心律失常手术治疗的患者，需要根据手术记录做经验性的消融。如果二尖瓣环峡部接受过手术，则应该确保二尖瓣环峡部传导阻滞，即使患者之前没有出现过围绕二尖瓣环折返房扑。

在持续房颤病史的患者，如果需要接受房性心动过速消融，即便是没有诱发出心律失常，我们也会常规进行三尖瓣峡部的消融。原因是这些患者在随访过程中可能会发作典型房扑。并且，消融峡部非常易行，发生并发症和诱导心律失常的可能性较小。

在滴加异丙肾上腺素（$10 \sim 20\mu g/min$）的情况下给予心房程序刺激，若能够诱发出其他的房性心动过速，也需要进行消融而不应考虑手术时间过长。如果心律失常确实是"非临床"的，且没有被清除，那么术后复发的可能性很大，多数需要再次消融或者是抗心律失常药物治疗。另外进行心房程序刺激的原因在于偶尔还能够发现房室结折返性心动过速，或者是顺向型房室折返性心动过速。消融这些心律失常对于预防复发也同样重要。

27.5　术后治疗

在消融结束后，患者需要在遥测病房进行监护。有时候患者会复发房性心动过速，而这种情况一般发生在术中无法消融所有心动过速时。急诊处理策略取决于患者的血流动力学稳定性、症状，以及心动过速时心室率。手术结束即刻，出院前应该记录患者的 12 导联心电图评价是否存在心肌缺血（尤其是在冠状窦内放电消融过的患者）和心包炎。轻微的心包炎相对常见，通常在手术后数天可以自行缓解。短时间的给予非激素类抗炎药，有助于缓解患者的症状。患者出现剧烈胸痛和血流动力学不稳定时应该进行紧急超声检查，排除是否出现心包积液。

在使用开放式冷盐水灌注导管消融时，患者所能接受的液体容量是一个常常易被忽视的话题。为

了抵消患者接受的过多液体容量，我们会在术中和术后静脉给予呋塞米加强利尿，以达到出入量平衡。在有的患者中，由于麻醉药物产生的低血压，术后短时间内无法给予利尿药。这种情况下，则建议在术后几天内口服利尿药。这有助于降低患者术后因容量超负荷发生呼吸困难而急诊就医的数量。

如果患者临床房性心动过速成功消融，且无法诱发出其他的心动过速，术后则无须用抗心律失常药物。患者只需服用相同的心室率控制药物，直到下次随访时间。如果房性心动过速未能成功消融，则须同时服用抗心律失常药物和心室率控制药物。

术后应该予以服用口服抗凝药物 3 个月。在绝大多数情况下，决定是否终止口服抗凝药，应该依据患者潜在血栓栓塞风险。我们会在术后予以事件触发的随访记录仪记录 4 周，然后在第 6 月和第 9 月随访。没有复发的客观证据、未口服抗心律失常药物、无血栓栓塞病史，以及无其他抗凝适应证的患者，均停止口服抗凝药物。

27.6　手术结果

90％的患者能够达到消除临床房性心律失常以及不诱发的手术终点。但是，仍然有约 25％的患者需要接受心动过速复发的再次消融手术。一半的复发患者是由于阻滞线的传导恢复，而其余则是形成了之前手术无法诱发的小折返。长时间随访，约 80％的患者在无抗心律失常药物的情况下心律失常未复发。

一组来自密歇根大学的 173 例患者的队列，一共接受了 226 次房速导管消融手术。两次手术中出现了严重并发症（1％），一例患者出现了心包压塞，经皮心包穿刺引流后得以控制，另一例患者，在予以二尖瓣峡部消融数月后，发现冠状静脉远端回流阻断。此外，永久性的房内或者是房间的传导阻滞，以及左心耳隔离发生率为 2％（5 例患者）。一例患者因为左右心房分离，需要植入永久性起搏器，这些患者在前一次手术时出现了大量的双心房的瘢痕。

27.7　激动标测的优势和不足

消融术后的房性心动过速可以通过三维标测系统和单纯的拖带标测予以完成。激动标测的一个优势就是让术者能够识别整个折返环，术者可以清晰

地识别解剖阻滞区，有利于设定消融路径。并且，使用三维标测系统可以极大地减少曝光。激动标测的另外一个好处在于可在不终止心动过速的前提下，获取大量的机制信息。拖带标测最大的缺点是它可以改变或者终止心动过速，而之后再想诱发却十分困难。术者可以自己在三维解剖图上标注感兴趣的部位（例如：碎裂电位区）。这些区域可能是临床房性心动过速的关键区域，也可能是成功消融前者后诱发出新房性心动过速的关键区域。

激动标测的主要不足是耗时，因为需要逐点记录激动信号。在不久的将来，多极导管可以让术者用很短的时间获得更大面积区域的激动信息，这种方式较采用消融导管远端双极获取信号更加高效。并且，现如今在 15～20min 内也可以建立高密度的标测图（图 27.8）。然而，有时候高密度标测也不能提供明确诊断。通常是发生在严重病态的心肌和之前接受过线性消融的情形。因此，激动标测提示的诊断通常需要与拖带标测的结果一致才行。

在临床操作中，因情况不同选择使用激动标测还是拖带标测。对于消融术后房性心动过速的患者，我们首先使用激动标测，时常是，患者可能会在临床房性心动过速消融终止后出现另外一种心动过速。对于多种心动过速建立多次激动标测图并不现实。在这种情况下，通常使用拖带标测，并在三维模型上标注是否能够有好的匹配的 PPI。这种方式也有助于术者观察折返环，并且有助于术者在相对少曝光的情况下消融。对于接受持续性房颤消融术的患者，步进式的消融可能能够终止房颤，并转化为房性心动过速。而这一转化过程通常需要多步消融和数小时的时间。对残余房性心动过速单纯进行激动标测，只能进一步增加原本已经冗长的手术时间。要有策略地进行拖带标测。简而言之，激动标测和拖带标测并无优劣之分，而事实上，是相辅相成的。

27.8 结 论

由于心动过速起源部位和机制的复杂性，标测和消融房颤消融术后的房性心动过速可能十分棘手。即便是在诊断明确时，例如围二尖瓣环折返的房扑，消融心律失常和验证线性阻滞对于有的患者而言十分困难。基于此，我们需要尽量预防这种心动过速的产生。可以肯定的是，广泛的激进式的消融极易

产生或暴露这些心动过速。为了减少房性心动过速的发生率，在持续性房颤患者中，我们不会预防性地进行左心房线性消融。为了减少消融术后的房性心动过速，在持续房颤患者中，我们也不会进行经验性的线性消融。

无论消融策略如何，进行房颤消融的电生理医生都会遇到自己手术后复发房速的患者。也不管是用激动标测还是拖带标测，在消融前弄清楚心动过速的机制都至关重要。如果进行线性消融，一定要客观地评价消融线是否阻断完全。在消除临床心动过速后，消融终点包括肺静脉隔离和房性心动过速无法诱发。

尽管在过去几年里，我们对于消融术后房性心动过速机制的认识有所提升，然而应对这些心动过速的工具并没有跟上发展的步伐。逐点消融制造消融线是耗时的。跨越峡部，并能够一次性消融成功的线性消融导管会使过程极为简化。结合心电图和标测结果，快速的诊断心律失常的机制也非常有用。在内膜操作的基础上辅以外膜标测和消融有助于提高困难房性心动过速的消融成功率。但愿这些进步能够帮助减少消融后房性心动过速的患病和再次手术治疗率。

参考文献

1. Chugh A, Latchamsetty R, Oral H, et al. Characteristics of cavotricuspid isthmus–dependent atrial flutter after left atrial ablation of atrial fibrillation. *Circulation.* 2006;113: 609–615.
2. De Ponti R, Verlato R, Bertaglia E, et al. Treatment of macro-re-entrant atrial tachycardia based on electroanatomic mapping: identification and ablation of the mid-diastolic isthmus. *Europace.* 2007;9:449–457.
3. Chae S, Oral H, Good E, et al. Atrial tachycardia after circumferential pulmonary vein ablation of atrial fibrillation: mechanistic insights, results of catheter ablation, and risk factors for recurrence. *J Am Coll Cardiol.* 2007;50: 1781–1787.
4. Yokokawa M, Sundaram B, Garg A, Stojanovska J, Oral H, Morady F, Chugh A. Impact of mitral isthmus anatomy on the likelihood of achieving linear block in patients undergoing catheter ablation of persistent atrial fibrillation. *Heart Rhythm.* 2011;8(9):1404–1410.
5. Yokokawa M, Sundaram B, Oral H, Morady F, Chugh A. The course of the sinus node artery and its impact on achieving linear block at the left atrial roof in patients with persistent atrial fibrillation. *Heart Rhythm.* 2012, Apr 16. [Epub ahead of print]
6. Jaïs P, Matsuo S, Knecht S, et al. A deductive mapping strategy for atrial tachycardia following atrial fibrillation ablation: importance of localized reentry. *J Cardiovasc Electrophysiol.* 2009;20:480–491.

如何使用频谱分析指导心房颤动消融

Chapter 28　How to Utilize Frequency Analysis to Aid in Atrial Fibrillation Ablation

Yenn-Jiang Lin，Li-Wei Lo，Shin-Ann Chen 著

刘　铮 译

28.1 引　言

心房颤动（AF，简称房颤）是临床最常见的心律失常。众所周知，触发灶和维持基质的相互作用共同影响着房颤[1]。并且，消除或者隔离肺静脉及其他的非肺静脉的触发灶可以治疗房颤[1-3]。基质改良术可以改善一些阵发性房颤患者以及几乎所有的非阵发性房颤患者的临床预后。近年，心房基质标测有助于帮助我们认识房颤的维持机制，可以帮助我们在触发灶清除后对心房关键基质加以清除。但是，怎样识别关键致心律失常心房基质仍有待探索。

房颤时，心房在时空上由不同频率和不同形态的激动波规则激动。因此，对于像房颤这样复杂的心律失常进行基质标测会十分困难。房颤时复杂的激动形式产生的短周长频率变化的碎裂电位导致确定局部的激动周长和频率十分困难。并且，采样短时间的颤动波不足以准确地反映心房的激动信息。而且在技术层面上，不同部位时域信号很难加以关联和比较[4-5]。一个重要的转化方式，是将时域电信号转化为频域心电信号，也就是通过非时域的方法来阐明数据。频域分析可以作为一种评价房颤时颤动波的时空分布的新方法[4-5]。局部的频域分析可以发现快速反复激动的局部心房触发灶，并且可以反映他们的机制。从动物实验到临床治疗，主频（DF）标测都可指导以腔内电图为基础的基质改良术。

28.2 术前准备：技术考量

傅里叶转换的原理是认为任意信号可以分解为不同频率和相应振幅的正弦波。因此，频谱图是在采样间期内的主频图。心电图的主频是频谱图中最大振幅对应的频率。经适当的滤波后，主频与平均心动过速周长呈负相关。因此，频域分析标测的主要目的是评价房颤杂乱波的平均激动频率。在评价整个右心房和左心房的颤动波后，具有最高主频的区域被认为是房颤的驱动灶。

去除 QRS-T 波的必要性

由于房颤时颤动波（杂乱）的本质，计算主频并非毫无瑕疵。很多因素，包括：滤波、远场 QRS-T 波，以及采样的时间长度都会影响主频分析[6]。例如，通常的主频值位于 3～15Hz，但是 QRS-T 低频率的谐波（harmonics）会影响感兴趣主频值的观察。这会导致心房波主频值可能不准确。而这种情况在使用单极电图时非常常见（图 28.1）[6]。我们中心通常都会在心房频谱分析前将 QRS-T 波去除（图 28.2）。以我们的经验，QRS 波的去除在分析心房波

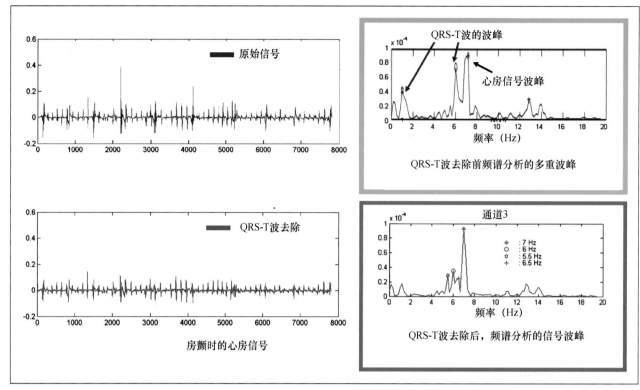

图 28.1 从时域信号进行频域分析的示意图

图 28.2 图示 QRS 去除前、后频谱分析。在去除 QRS 前，频谱分析很难分析，因为存在大量的 QRS-T 波信号的谐波。而在去除 QRS 后，频谱分析则表现出单一主频波峰。这表明对于这个具有较大心室远场心房信号进行频谱分析前，QRS 去除是必需的

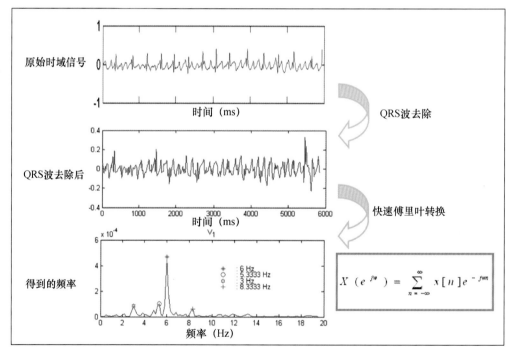

小而心室波大的房颤信号时是必需的。QRS 波去除技术可以加强心内房颤信号频谱分析的可信度。

主频的可信性和稳定性

　　主频值在时空上的可信性，对于临床主频标测十分重要。主频值随着时间变化是否具有稳定性是一个棘手的问题。最近，Habel 等将固定的 64 极篮状电极放置在左心房记录心房激动 5min。他们观察到在重复记录时，主频值的不稳定。这一研究也为逐点标测计算主频值的准确性提出了疑问，但是其他实验室的数据与此相反[7-8]。Sander 等发现在房颤消融时发现了主频值在时间上的稳定性，而主频值

在信号记录大于 5s 时具有较好的稳定性[7-8]。Verma 等在 24 例房颤患者中观察到碎裂电位的稳定性。激动周长＜120ms（＞8.3Hz）的区域与平均激动周长＞120ms 的区域没有显著的差别[9]。Lin 等随后发现只有最短碎裂周长部位的时间变异度最小[10]。这些数据支持了最高主频区域具有时间稳定性，而心房的其他部位主频值则具有一定的变异性。因此使用多极导管或者 Ensite array 球囊进行同步主频标测，可能会提升主频的稳定性（图 28.3 和 28.4，视频 28.1）。但是，这些缺陷并不会妨碍逐点主频标测的应用，因为只有高主频的部位才是房颤电生理标测和消融的感兴趣部位。

窦律下的频谱分析：发现房颤巢

在大多数的导管室，都是对房颤下的心房激动进行主频值计算。另一种方法则是使用窦性心律（窦律）下的电位来进行频谱分析，因窦律下的腔内电图具有时间稳定性。早期的研究发现，异常的心房电位在时域上具有碎裂的特征，而通过窦律下的频谱分析，在频域上则表现出高频的波峰[11-15]。根据 Pachon 的研究[11]，通过频谱分析可以发现具有高

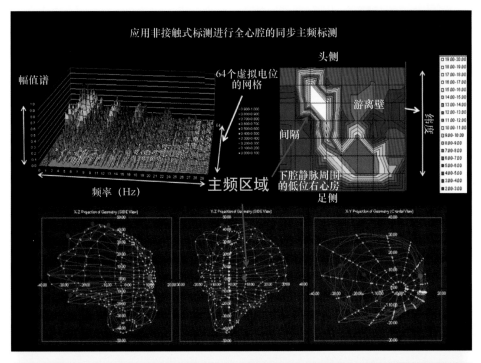

图 28.3 整个心房频谱分析的示意图，二维图展示主频值分布区域。256 个对应不同心腔的非接触式标测的单极电位进行主频分析（6.8s，采样频率＝1200Hz，应用 V$_1$ 导联作为模板进行 QRS-T 波的去除，二维的主频图通过第 11 版本 SPSS 软件生成）

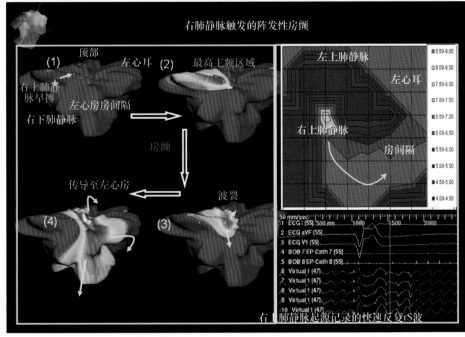

图 28.4 起源于右上肺静脉的阵发性房颤患者的激动图，左心房频谱图，以及单极电位图。主频区域临近右上肺静脉口部，在右上肺静脉触发灶起源部位记录到反复的 rS 单极电位

主频的区域（房颤巢），尤其是＞80Hz 高频区域。在 Pachon 的研究中，该导管室[12] 使用 30Hz 的高通滤波去除背景波峰，突出高主频区域的异常心房基质。技术上，窦律下电位的频谱分析是基于双极电图的（图 28.5）。由于采样的时间较短，对低频的分辨率很低（＞0.5Hz），使得精确的定量主频值较为困难。房颤巢

分析的优势在于其窦律电位的可靠性和一致性。

28.3 手　术

表 28.1 总结了采用主频标测作为基质标测方法

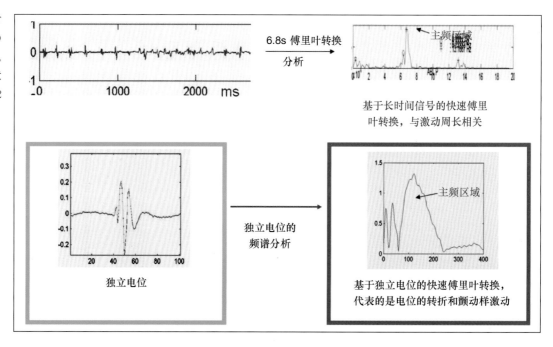

图 28.5 说明房颤时和窦律时（房颤巢）频谱分析的示意图。在争取出版者同意后，数据来自于第 12 份参考文献

表 28.1

房颤主频标测和消融总结

	阵发性房颤/持续房颤（患者数）	快速傅里叶转换的节律	信号分析数据获得方式	高主频区的分布	手术时使用主频分析	消融策略	主频指导的标测消融（是/否）	肺静脉隔离（是/否）
Pachon 等 *Europace* 2004[11]	34/0	窦性心律	逐点的双极信号记录	肺静脉外	指导消融	房颤巢消融	是	否
Lin 等 *Circulation* 2005[13]	13/0	房颤	同步的心腔各部位单极电位记录	右心房*	寻找右心房致心律失常区域*	消融高主频区域	是	否
Atienza 等 *Heart Rhythm* 2009[14]	32/18	房颤	逐点的双极信号记录	左心房/肺静脉	指导消融	主频消融合并肺静脉隔离	是	是
Sander 等 *Circulation* 2005[17]	19/13	房颤	逐点的双极信号记录	左心房/肺静脉	不详＋	肺静脉隔离合并 CFAE 消融	否	是
Yokoyama 等 *JCE* 2009[18]	61/0	房颤	逐点的双极信号记录	左心房/肺静脉	不详＋	肺静脉隔离	否	是
Yoshida 等 *Heart Rhythm*，2010[22]	0/100	房颤	持续性记录心电图和冠状窦	不详**	降低主频作为房颤基质改良的终点	肺静脉隔离合并 CFAE 消融	否	是
Lin 等 *Heart Rhythm*，2010[19]	0/50	房颤	逐点的双极信号记录	左心房	识别左心房的罪犯 CFAE	肺静脉隔离合并 CFAE 消融	是	是

缩写：CFAE，复杂碎裂心房电位；DF 主频；LA 左心房；PVI 肺静脉隔离
* 肺静脉触发房颤已经去除
** 快速傅里叶转换只采用了心电图信号和冠状窦信号
＋为回顾性研究

和消融指导的研究。现如今的研究确证了主频标测可以用于：①分类房颤基质，②定位异常的致心律失常区域，③作为基质改良手术的终点。前瞻性主频标测指导的消融绝大多数都是在阵发性房颤患者中开展的[11,13-14]。在非阵发性房颤患者中使用主频指导的消融缺乏文献报道。

阵发性房颤患者的主频标测

在绝大多数的阵发性房颤患者中，存在着左心房至右心房的主频梯度差。这与急性房颤动物模型相符合，左心房肺静脉（LAPV）产生的高频驱动灶触发房颤并产生左心房至右心房的主频差，因此左心房肺静脉是维持房颤的重要部位。但是，在上腔静脉起源的房颤患者[15]，房颤时最大的主频区域位于上腔静脉内，并且与上腔静脉口部形成主频梯度，这类患者无左心房至右心房的主频梯度（图 28.6 和图 28.7）。最近，Suenari 等在肺静脉隔离前应用三维高密度主频标测阵发性房颤。平均每例患者存在1.5±0.9 个高主频（＞8Hz）的区域，并且绝大多数位于肺静脉口周 1.5mm 范围内。在这些患者中，75%的高主频区域与致心律失常肺静脉相关。在致心律失常肺静脉和左心房之间存在着显著的主频梯度。因此，主频值可以被用于确认潜在的房颤驱动大静脉。

在折返主导的房颤中（占阵发性和持续性房颤的 3%），可以观察到触发的早搏，右心房导管记录到的心动过速周长显著的短于左心房/冠状窦导管记录的周长。房颤电解剖标测可以发现维持房颤的折返驱动。在右心房局部存在固定折返环，可以记录到

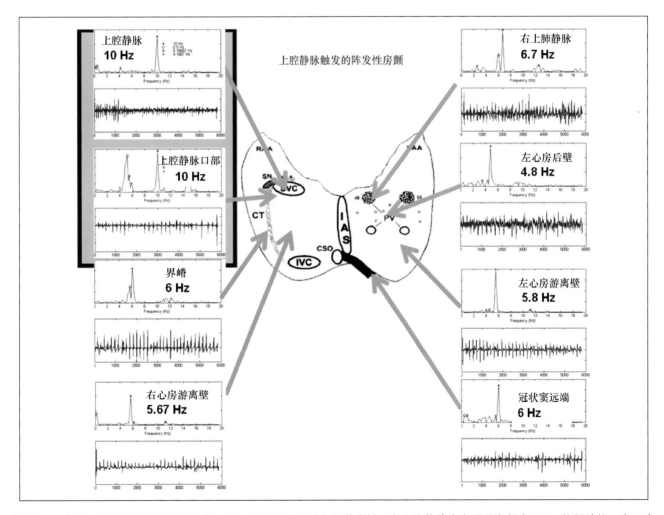

图 28.6 上腔静脉起源的阵发房颤患者多部位双极电图记录和频谱分析。在上腔静脉内发现了主频为 10Hz 的驱动灶。右心房的主频值较低，在 5.67～6.1Hz。从上腔静脉至其他心房肌之间存在频率梯度。这例患者，左心房-右心房的频率梯度不明显。获得出版商批准，该数据源自第 15 项参考文献（IVC：下腔静脉，RAA：右心耳，SN：窦房结，CSO：冠状静脉口，IAS：房间隔，PV：肺静脉）

图 28.7　**A.** 在上腔静脉房颤患者中，最高主频区域位于上腔静脉内或者上腔静脉口部，右心房、左心房、肺静脉和冠状窦主频值依次降低。**B.** 在肺静脉触发房颤患者中，最高主频区域位于肺静脉口部，较附近的左心房（靠近肺静脉口部）高。而且左心房的主频值高于右心房。最低的主频值位于冠状窦、右心房和上腔静脉。这些部位距离发放诱发房颤早搏的最高主频区域较远。获得出版商批准，该数据源自第 15 项参考文献（SVC-AF：上腔静脉房颤；PV-AF：肺静脉触发房颤；SVC：上腔静脉，SVC-O：上腔静脉口部，RA：右心房；LA：左心房；PV：肺静脉；CS-O：冠状窦口部，CS-P：冠状窦近段，NS：无统计学差异）

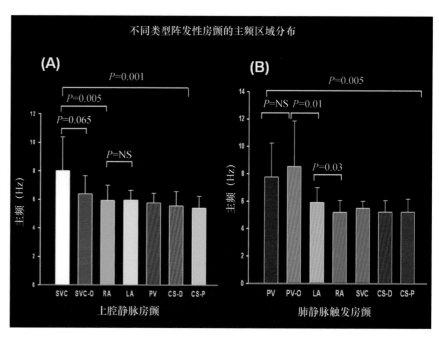

高主频，而周围是不规则的颤动样激动并传导至剩余的心房（图 28.8 和视频 28.2）在这类患者中，选择性的消融传导峡部可以有效地消除这些患者的房颤。总体而言，在阵发性房颤中，位于致心律失常的胸腔静脉内的最高的主频驱动可以传导至心房基质[10,20]。频谱分析可以描绘出房颤时快速放电的触发灶和折返源的分布区。

阵发性房颤患者的房颤巢分析

依照我们的经验，频谱分析（房颤巢）可以发现阵发性房颤的异常心房基质。高频区域通常表现为延长的快速多波折电位，且双极电位较低。左心房高主频区域的分布可以预测肺静脉隔离的效果和基质改良的需求性（图 28.9）。75％～80％的房颤巢位于肺静脉口周，左心房存在高频区域与房颤的诱发性和需要基质改良的需求成正相关。

非阵发性房颤的主频标测

在持续性房颤中，平均的主频值高于阵发性房颤，而左心房–右心房的主频梯度变得不明显[8,16-17]。

图 28.8　右心房房颤患者的激动图（**A**），频谱图（**B**）和腔内单极电图（**C**）。**A.** 在等时线图中，在界嵴附近高主频区域记录到了周长为 120ms 的漩涡样的折返环。**B.** 在折返环周围进行频谱分析观察到最高主频峰（7.3Hz，部位 1）的快速规则电激动。折返环周边激动变异（部位 2）。右心房其他部位的激动相对缓慢且不规则。频谱分析展现出低主频（3.8Hz，部位 3）的多波谱成分。数据稍作加工，原材料源自第 13 项参考文献

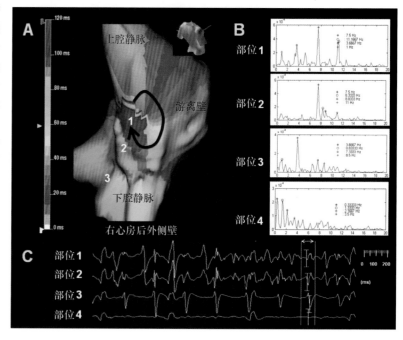

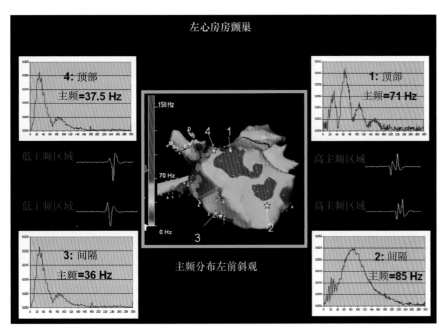

图 28.9 阵发性房颤的高频区域的分布以及肺静脉隔离患者的房颤诱发性。高频区域位于肺静脉和左心房。图示腔内双极电图，以及对应的高主频和低主频区域。左心房前壁是房颤消融终止区域，其窦性心律电图展现出 71Hz 的高主频波峰。腔内图表现出快速的多波折。获得出版商批准，该数据源自第 12 项参考文献

左心房内肺静脉-左心房主频梯度的消失与肺静脉隔离后房颤的可诱发性成正相关[18]。在左心房内主频梯度较小的患者，单纯的肺静脉隔离终止房颤的可能性很小，而更加的需要进行基质改良[18-19]。这类患者通常左心房更大，需更长的激动时间，更多的非肺静脉起源早搏，以及广泛分布的碎裂电位。因此，这类患者存在更多的异常心房基质，并且有更多的高主频区域，并且主频值会降低心房主频值分布的异质性[19]。

非阵发性房颤患者的主频指导的导管消融

频谱分析指导的导管消融策略对于发现维持房颤的关键基质很有帮助[13]。回顾性研究发现成功消融部位与主频区域吻合[16-17]。实时的主频标测指导消融的前瞻性研究较少。Jalife 团队前瞻性的使用实时主频标测和导管消融。研究包含了 32 例阵发性房颤患者和 18 例持续房颤患者（图 28.1）[14]。肺静脉隔离后的主频指导的基质改良清除了左心房-右心房主频梯度，长期随访结果良好。在这项研究中，平均随访 9.3±5.4 月，88% 的阵发性房颤和 56% 的持续房颤患者维持窦性心律。存在心房内主频梯度预示着良好的消融反应，基质改良消融术的终点是清除左心房至右心房之间的频率梯度。这些研究强调了广泛标测主频以及清除这些区域对于长时间维持窦性心律的重要性。

作为辅助手段进行非阵发性房颤患者的基质标测

在我们团队，基质改良是在肺静脉隔离后，予以持续的 CFAE 消融。我们发现频率的变异和碎裂波与肺静脉活动存在一定的关系。在肺静脉电隔离后，局部的主频值和碎裂波的程度会出现下降。主频标测是标测关键性 CFAE 从而终止房颤的辅助策略（图 28.10）。与其他的 CFAE 区域相比，在高主频区周围的碎裂电位区域通常都是即刻终止房颤的部位[20]。这些发现提示结合碎裂电位分析和频谱分析有助于更加精确地发现重要的房颤基质。

术中房颤的即刻终止与慢性房颤消融的长期成功相关。但是，术中房颤终止在长程持续房颤患者中很难达到。此外，当左心房的直径>45mm，术中终止房颤的获益将会减弱[21]。Michigan 导管室将 V_1 导联和冠状窦主频值降低>11% 作为基质改良的终点，并可以长期维持窦性心律[22]。因此，主频分析可以作为非持续房颤基质改良的手术终点。

28.4 临床展望

在实施肺静脉隔离之前，频谱分析结果对于消融策略可以提供有价值的信息。在阵发性房颤患者中，窦性心律下进行左心房频谱分析可以评估左心房重构的程度，尤其是在肺静脉口周区域。依我们

图 28.10 在一例非阵发性房颤患者中，比较碎裂指数（碎裂的程度）和主频（左图）的区域分布。在肺静脉隔离后，对心房进行 CFAE 标测和主频标测。图示局部的心内双极电图以及对应的房颤时频谱分析（右图）。左心房间隔低位的持续性 CFAE 部位与最高主频区域重合，在此处射频消融成功终止心房颤动。数据资料来自于第 20 项参考文献（DF＝主频区域，FI＝碎裂指数）

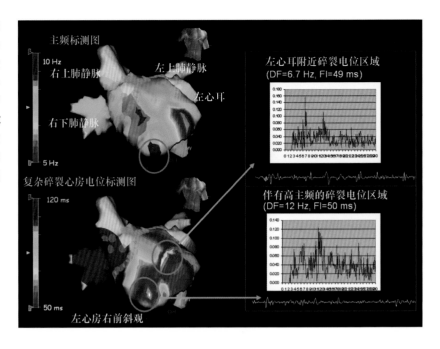

的经验，我们依照频谱分析结果，确定最佳的右肺静脉和左肺静脉隔离消融线。最佳消融线位于影像定位围绕房颤巢的肺静脉口部外 1.0～1.5cm。70%～80% 房颤巢在口周 1.0～1.5cm 内，特别靠近致心律失常肺静脉[23]。在一项随机对照试验中，这种消融方式较传统技术相比，消融效果更好（84.2% vs. 65.6%，平均随访 11 个月）[24]。隔离肺静脉的时间在两组中相当。接下来的问题就是是否需要消融远离肺静脉隔离线的房颤巢。现如今，除非在有可以标测的规则的左心房心动过速时，我们不会常规消融这些部位或者实施其他的消融线。这些患者，我们会更加积极地寻找诱发房颤的非肺静脉触发灶。

对于持续性房颤或手术时处于房颤的近持续性房颤的患者，我们会在肺静脉隔离后进行持续性 CFAE 指导的基质改良术。当消融前难以恢复窦性心律时，房颤时的主频标测，有助于发现高频的房颤驱动灶或者致心律失常静脉。

28.5 局限性

不管房颤机制如何，主频标测都是发现房颤驱动灶的有效方法。首先，对心内电图进行逐点的标测是最为常见的标测方法。多部位的同时标测可能能够提供更加准确的信息。滤波设置，明显的谐波峰，以及较差的信噪比和采样时间都是影响频谱

分析质量的因素[6]。

在长程持续房颤患者中，由于局部的主频梯度很低，基于主频梯度的信号分析方法，意义有限。实时的主频标测对于这类患者相对困难。这类患者，采用持续的碎裂电位标测发现心房基质是主流方法。研究者可以采用规则指数，或者谐波指数用来量化碎裂的程度[25]。规则指数或谐波指数（主频峰和谐波下面积与总频谱面积的比值）代表的是主频值的不规则性，为主频值的恒定性提供了一定的信息（图 28.11）。但是频谱形态指数（主频和谐波指数）会受到背景杂音信号的较大影响。事实上，在看似杂乱的颤动样信号中，确定主频十分困难。在未来，非线性的处理技术对于高度混乱的腔内碎裂电位，可能能更加准确地识别长程持续房颤患者的关键心房基质。

28.6 结 论

主频标测是基于电位为基础的房颤标测的新方法。尽管许多资料证实高主频区域有重要的维持房颤的作用，但只有少数的研究证实了主频区域的消融可以独立预测临床成功。目前的临床证据证实了心房内的主频标测可以用来区分心房基质，帮助识别肺静脉驱动和肺静脉外驱动，并且可以作为阵发性房颤患者肺静脉隔离后或单纯基质改良手术的终点评价。在长程持续房颤患者中，主频的分布区域

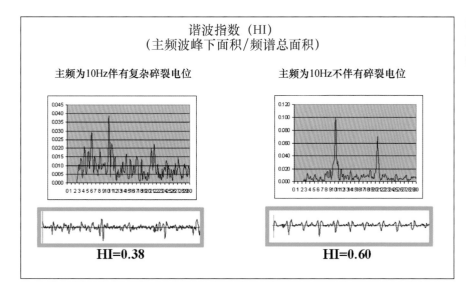

图 28.11 具有同样主频而碎裂程度不同区域的频谱图示意谐波指数。低谐波指数在时域信号上表现为更多碎裂

相对均一，这将使得识别高主频区域变得困难。对频谱分析结果进行复杂的重新分析，在高主频区进行有意的高密度标测，同步的主频标测均会有助于提高高主频区域的识别。如今，大多数应用主频标测的观察性或者治疗性的研究都基于阵发房颤患者。前瞻性研究以及非持续性房颤的患者的研究较少。这种消融策略是否能够成为单一的或是其他消融方法外的复合消融术式仍有待明确。

参考文献

1. Haïssaguerre M, Jaïs P, Shah DC, et al. Spontaneous initiation of atrial fibrillation by ectopic beats originating in the pulmonary veins. *N Engl J Med.* 1998;339(10):659–666.

2. Chen SA, Hsieh MH, Tai CT, et al. Initiation of atrial fibrillation by ectopic beats originating from the pulmonary veins: electrophysiological characteristics, pharmacological responses, and effects of radiofrequency ablation. *Circulation.* 1999;100(18):1879–1886.

3. Lin WS, Tai CT, Hsieh MH, et al. Catheter ablation of paroxysmal atrial fibrillation initiated by non-pulmonary vein ectopy. *Circulation.* 2003;107(25):3176–3183.

4. Konings KT, Kirchhof CJ, Smeets JR, Wellens HJ, Penn OC, Allessie MA. High-density mapping of electrically induced atrial fibrillation in humans. *Circulation.* 1994;89(4):1665–1680.

5. Ropella KM, Sahakian AV, Baerman JM, Swiryn S. The coherence spectrum. A quantitative discriminator of fibrillatory and nonfibrillatory cardiac rhythms. *Circulation.* 1989;80(1):112–119.

6. Ng J, Kadish AH, Goldberger JJ. Technical considerations for dominant frequency analysis. *J Cardiovasc Electrophysiol.* 2007;18(7):757–764.

7. Stiles MK, Brooks AG, John B, et al. The effect of electrogram duration on quantification of complex fractionated atrial electrograms and dominant frequency. *J Cardiovasc Electrophysiol.* 2008;19(3):252–258.

8. Sanders P, Berenfeld O, Hocini M, et al. Spectral analysis identifies sites of high-frequency activity maintaining atrial fibrillation in humans. *Circulation.* 2005;112(6):789–797.

9. Verma A, Wulffhart Z, Beardsall M, Whaley B, Hill C, Khaykin Y. Spatial and temporal stability of complex fractionated electrograms in patients with persistent atrial fibrillation over longer time periods: relationship to local electrogram cycle length. *Heart Rhythm.* 2008;5(8):1127–1133.

10. Lin YJ, Tai CT, Kao T, et al. Consistency of complex fractionated atrial electrograms during atrial fibrillation. *Heart Rhythm.* 2008;5(3):406-412.

11. Pachon MJ, Pachon ME, Pachon MJ, et al. A new treatment for atrial fibrillation based on spectral analysis to guide the catheter radiofrequency ablation. *Europace.* 2004;6(6):590–601.

12. Lin YJ, Kao T, Tai CT, et al. Spectral analysis during sinus rhythm predicts an abnormal atrial substrate in patients with paroxysmal atrial fibrillation. *Heart Rhythm.* 2008;5(7):968–974.

13. Lin YJ, Tai CT, Kao T, et al. Electrophysiological characteristics and catheter ablation in patients with paroxysmal right atrial fibrillation. *Circulation.* 2005;112(12):1692–1700.

14. Atienza F, Almendral J, Jalife J, et al Real-time dominant frequency mapping and ablation of dominant frequency sites in atrial fibrillation with left-to-right frequency gradients predicts long-term maintenance of sinus rhythm. *Heart Rhythm.* 2009;6(1):33–40.

15. Lin YJ, Tai CT, Kao T, et al. Frequency analysis in different types of atrial fibrillation. *J Am Coll Cardiol.* 2006;47(7):1401-1407.

16. Lazar S, Dixit S, Marchlinski FE, Callans DJ, Gerstenfeld EP. Presence of left-to-right atrial frequency gradient in paroxysmal but not persistent atrial fibrillation in humans. *Circulation.* 2004;110(20):3181–3186.

17. Sanders P, Nalliah CJ, Dubois R, et al. Frequency mapping of the pulmonary veins in paroxysmal versus permanent atrial fibrillation. *J Cardiovasc Electrophysiol.* 2006;17(9):965–972.

18. Yokoyama E, Osaka T, Takemoto Y, Suzuki T, Ito A,

Kamiya K, Kodama I. Paroxysmal atrial fibrillation maintained by nonpulmonary vein sources can be predicted by dominant frequency analysis of atriopulmonary electrograms. *J Cardiovasc Electrophysiol.* 2009;20(6):630–636.

19. Lin YJ, Tsao HM, Chang SL, et al. Role of high dominant frequency sites in non-paroxysmal AF patients: Insights from high-density frequency and fractionation mapping. *Heart Rhythm.* 2010;7(9):1255–1262.

20. Lin YJ, Tai CT, Kao T, et al. Spatiotemporal organization of the left atrial substrate after circumferential pulmonary vein isolation of atrial fibrillation. *Circulation Arrhythm Electrophysiol.* 2009;2:233–241.

21. Lo LW, Lin YJ, Tsao HM, et al. The impact of left atrial size on long-term outcome of catheter ablation of chronic atrial fibrillation. *J Cardiovasc Electrophysiol.* 2009;20(11):1211–1216.

22. Yoshida K, Chugh A, Good E, et al. A critical decrease in dominant frequency and clinical outcome after catheter ablation of persistent atrial fibrillation. *Heart Rhythm.* 2010;7(3):295–302.

23. Huang SY, Lin YJ, Tsao HM, et al. The biatrial substrate properties in different types of paroxysmal atrial fibrillation. *Heart Rhythm.* 2011;8(7):961–967.

24. Lin YJ, Chang SL, Lo LW, et al. A prospective, randomized comparison of modified pulmonary vein isolation versus conventional pulmonary vein isolation in patients with paroxysmal atrial fibrillation. *J Cardiovasc Electrophysiol.* 2012 (in press).

25. Everett TH, Kok LC, Vaughn RH, Moorman JR, Haines DE. Frequency domain algorithm for quantifying atrial fibrillation organization to increase defibrillation efficacy. *IEEE Trans Biomed Eng.* 2001;48(9):969–978.

视频描述

视频 28.1 一起源于右上肺静脉的阵发性房颤用球囊在 Ensite 系统模拟双房激动波阵面的动态传导过程（见图 28.4）。可在右上肺静脉见到快速且反复的激动

视频 28.2 一阵发性房颤用球囊在 Ensite 系统模拟右房激动波阵面的动态传导过程。高主频区基本与右房后壁的小口径折返区和连接传导通道并与成功终止和预防房颤再次诱发的线性消融区相匹配

如何使用汉森机器人导管导航系统：奥斯汀法

Chapter 29　Utilization of the Hansen Robotic Catheter Navigation System：The Austin Approach

G. Joseph Gallinghouse，Luigi Di Biase，Andrea Natale 著

储慧民　杜先锋　译

29.1　引　言

抗心律失常药物（AAD）治疗心房颤动（房颤，AF）不仅收效甚微，还存在副作用。因此，射频消融已成为目前治疗房颤的常用方法。随着科技的日新月异，导管消融的安全性及有效性也在不断提高，但是，手动导管导航从上世纪 90 年代中期沿用至今，并没有发生本质性的变化。最近，一种远程导管导航系统的问世可能改变这一局面，使术者获得较手动导管导航更好的导管定位及贴靠。而且，它还能解放术者，使其获得更佳的坐姿，并远离辐射场。位于圣大卫医疗中心 ［St. David's Medical Center （Austin，TX）］ 的德克萨斯心律失常研究所 ［Texas Cardiac Arrhythmia Institute （TCAI）］ 是全世界掌握该导航系统最多应用经验的机构。下面，我们就来了解一下这种新型机器人导管导航系统。

29.2　背　景

上世纪 90 年代中期，我们在参加心脏 EP 培训时，导管消融治疗房颤这一想法几乎被喻为不可追寻的 "圣杯"。我们曾为消除房室旁路和房室结双径路引起的折返性心动过速感到无比的兴奋。在证实了典型房扑的折返环后，我们惊喜地发现只要在三尖瓣峡部进行消融，就能终止这一心律失常。但是，房颤却像一只 "拦路虎"，挡住了我们前进的步伐。直到 1998 年，Haïssaguerre 及其团队[1]发表了他们划时代的新发现：绝大部分的房颤触发灶位于肺静脉 （PVs） 内，只要对它们进行消融，就能控制房颤的发作。由此引发了一轮寻找消除这些触发灶最佳术式的科研热潮，经过逐渐完善，演变成现在的 "肺静脉隔离术"，并出现了多种术式变化[2-8]。

之后的十余年，日新月异的技术发展促进房颤基质消融的进步，使其安全性及有效性不断提升。在市场机遇与竞争的驱动下，医疗器械行业飞速发展，为现代电生理专家们提供各种器械，帮助他们更好地完成手术，即使面对再复杂的心律失常也不在话下。先进的三维电解剖标测系统能让术者实时重建兴趣心腔的解剖结构，并标测出逐跳电激动[9]。通过这些系统的电压标测，室性心动过速消融及评估肺静脉隔离 （PVI） 变得更便捷。心内超声 （ICE） 的发展使导管在相对于重要解剖学结构的位置上持续可视化操作，使得导管穿间隔操作更便利，还能尽早发现心脏压塞

等消融相关并发症[10-11]。而作为治疗的主要工具——消融导管，其导航能力的改进却相对落后。

新的消融导管增加了头端冷盐水灌注冷却的功能，这既有利于损伤病灶的形成，又能避免焦痂形成[12]。由于术者的触觉反馈和视觉提示不能很好地反映组织贴靠，压力监测器也在临床试验开发阶段。但是，现代消融导管的操控装置与20世纪90年代中期相比，却并没有多少改进[13-16]。即便我们现在需要在偌大的几何空间内制造更多复杂的消融灶，但手动导管却依然受限于导丝牵引的单向或双向移动。

最近问世的远程导航系统，可以通过计算机来指导消融导管的移动，其操作精度是手动导航所不能及的。导航系统可以与一种三维标测系统相关联，在实时解剖基础上使得术者可以直观地"驾驭"导管。术中非常良好的贴靠能够增加有效射频消融（RF）能量到组织的传递，从而减少所需的功率。

目前市面上在售的远程导航系统主要有两种。一种是使用磁场矢量驱动的专用导管（Stereotaxis，St. Louis，MO）；另一种就是机器人导管导航系统，通过机械人来操作标准导管（Hansen Medical，Mountain View，CA）[17-30]。本综述会分享我们通过机器人导航系统完成房颤消融的经验——截至目前，此经验是全世界该领域最丰富的。

就像所有新的医疗技术被用于解决有挑战性的临床难题一样，在克服个人和群体的学习曲线后，这一新技术才能在安全性及有效性两方面都发挥出最佳效果。尽管制造商对于系统操作会给出诸多建议，但从治疗患者的角度出发，决定"最优方法"的责任最终仍落在术者身上。机器人导管导航系统也不例外。

在机器人导管导航系统欧洲临床试验完成之后，2007年5月，美国在Cleveland Clinic首批装机完成，随后又于同年9月在德克萨斯州奥斯汀的圣大卫医学中心完成了新系统的安装。我们团队在第一时间开始努力学习新系统的使用，并立即开始用于大量的房颤消融手术。我们承认这种积累前期经验的方法会非常耗时，但我们也希望通过如此大量的重复操作能帮助我们尽快掌握这一新技术。事实也是如此，当我们完成前30例手术时，达到临床终点的消融时间已经相当于手动导航下完成手术的时间了。

2008年和2009年，许多使用过该系统的团队通过会议分享了彼此的经验，希望可以加速"学习曲线的上升"。这让我们能够快速地从各种经验中总结出机器人消融手术技术层面的最佳方案。当方法标准化后，不同中心之间的差异就微乎其微了。

接下来就详细介绍一下"奥斯汀方法"。

29.3 汉森系统简介

汉森机器人导管导航系统是通过计算机指挥床旁的机器人手臂来远程控制消融导管的。当把导管定位在目标心腔后，术者就可以坐在控制台边通过给机器人手臂输入指令来远程控制导管了（图29.1）。

图 29.1 医生工作站

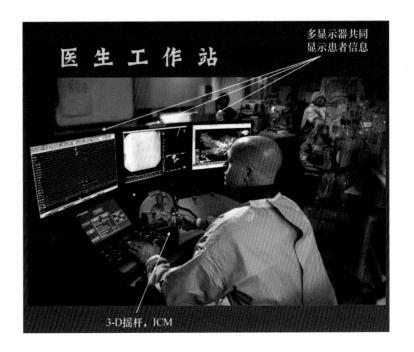

这一系统主要由两部分组成，即 Sensei 机器人导管系统（一种电子控制的机械系统）及 Artisan 指引导管（一种遥控的可调弯鞘，图 29.2）。术者可以通过 Sensei 机器人导管系统远程操控 Artisan 指引导管的移动。Sensei 系统由医生工作站、电子设备架及患者身边的远程导管机械臂（RCM）组成（图 29.1 和图 29.2）。

这一系统让术者在工作站旁边就能通过三维电解剖标测、X 线透视图像及 ICE 图像获得心腔内的视觉信息反馈，并控制导管头端到达预期定位点。术者在工作站通过操作 3-D 摇杆（Intuitive Motion Controller，IMC）来指挥 RCM 控制可调弯指引管的移动。术者可以根据控制台中央的"导航窗"监视器画面进行"直观"的操作。举个例子，如果导航窗显示的是左心房的 LAO 透视图像，那么右移 IMC 可以控制 Artisan 导管向侧壁移动，而朝远离术者的方向推 IMC（即朝向监视器）则可以控制 Artisan 导管向后壁移动。

Artisan 指引导管是一种可以牵拉导丝操作的空腔指引导管。它的内腔直径为 8Fr，可通过 14Fr 的标准导引鞘。Artisan 导管在无菌手术铺巾保护下与 RCM 连接，术者通过操作 RCM 牵拉导丝来控制导管。Artisan 导管仅仅是一种指引导管，本身并不能用于治疗或诊断。当然，市售的消融导管都可以置入其中，只要注意让消融导管远端两极露出 Artisan 导管末端即可。

Artisan 指引导管可以 270°角度向任意方向打弯，最小工作弧度直径为 30mm（图 29.3 和视频 29.1）。

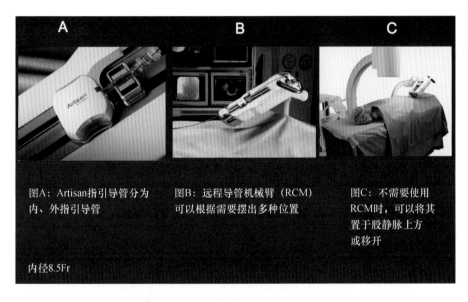

图 29.2 Sensei 机器人导管系统及 Artisan 指引导管

图A：Artisan指引导管分为内、外指引导管

图B：远程导管机械臂（RCM）可以根据需要摆出多种位置

图C：不需要使用 RCM 时，可以将其置于股静脉上方或移开

内径8.5Fr

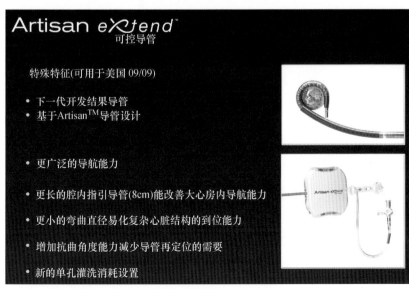

图 29.3 Artisan 指引导管最大可调角度为 270°，最小工作弯度直径为 30mm

Artisan eXtend™ 可控导管

特殊特征(可用于美国 09/09)

• 下一代开发结果导管
• 基于Artisan™导管设计

• 更广泛的导航能力

• 更长的腔内指引导管(8cm)能改善大心房内导航能力

• 更小的弯曲直径易化复杂心脏结构的到位能力

• 增加抗曲角度能力减少导管再定位的需要

• 新的单孔灌洗消耗设置

Artisan 导管简介

在大多数导管室，机械臂都安装在患者左侧，因此 Artisan 导管一般就选择从左侧股静脉穿刺入路。这样右侧就可以留给术者操作第二根标测导管或 ICE 导管。由于 Artisan 导管相比于常规电生理（EP）导管偏粗、硬，因此刚开始练习从左侧放置 Artisan 导管时偶尔会遇到一些问题，尤其在迂曲的髂静脉。已有因髂静脉撕裂导致腹膜后出血并发症的文献报道[22]。

解决方案是在 X 线透视指导下置入一根长鞘管（30cm）直至 IVC，然后通过该长鞘送入 Artisan 导管，并且配合使用相对柔软的消融导管，其头端应超出指引导管头端约 5cm。一旦安全到达 IVC 后，就可以在 X 线透视指导下保持可控弯消融导管在前的情况下推送手动操控 Artisan 导管进入右心房。然后沿固定的消融导管将 Artisan 导管送达低位右心房位置（视频 29.2）。

我们发现，有时由于左侧髂静脉的解剖变异会使长鞘管置入 IVC 的操作遇到困难。将鞘管/扩张器头端以 30°弯塑形和使用硬导丝（Amplatz）是解决这一难题的好方法。但有时在远端髂静脉段，我们需要撤出扩张器，并在鞘管内插入 10Fr 可控弯的 ICE 导管（图 29.4 和视频 29.3）。

之后可以将 ICE 导管作为"轨道"辅助长鞘送至 IVC。我们碰到过一个不得不放弃左侧入路的病例，Artisan 导管只能换从右侧股静脉入路。为了明确左侧髂静脉的走行，我们往往会在置入长鞘之前先置入一根 CS 导管作为路标。

图 29.4 14Fr 导引鞘

29.4 房间隔穿刺

跟其他手术一样，机器人导航下的左心房消融手术也需要将 Artisan 导管穿过房间隔。即使患者存在卵圆孔未闭（PFO），最佳穿刺点还是位于卵圆窝前下方。这能为进行右侧 PVs 附近消融提供比较理想的操作角度。

我们使用一根 SL1 鞘（St. Jude Medical，St. Paul，MN）或与之类似的鞘管，用 Brockenbrough 穿刺针，在 ICE 指导下进入左心房。接着再沿鞘管置入环形标测导管（Lasso，Biosense Webster，Diamond Bar，CA），通过 NavX（St. Jude Medical，USA）或 Carto（Biosense Webster，Diamond Bar，CA）三维电解剖标测系统进行左心房模型重建。完成建模后，撤出 Lasso 导管，沿鞘管送导丝至左侧 PV 作为支撑。然后将鞘管退回右心房，其穿刺部位可留作 Artisan 导管的入路点。

沿着导丝，以刚才标记的卵圆窝前下方部位作为穿刺点，可以非常简单而安全地将 Artisan 导管从右心房送入左心房。机械臂控制 Artisan 消融导管的头端可在 X 线透视及 ICE 指导下定位于卵圆窝附近。选择垂直透视视野，消融导管头端在机械臂操控下可与导丝对齐，小心地从穿刺部位"送"入，直至在左心房见到生理盐水的回声影（见视频 29.4 和视频 29.5）。如果内鞘送入左心房遇到困难，如卵圆窝较厚，可将外鞘前送以加强支撑。

有些术者会选择手动操作穿房间隔送进消融导

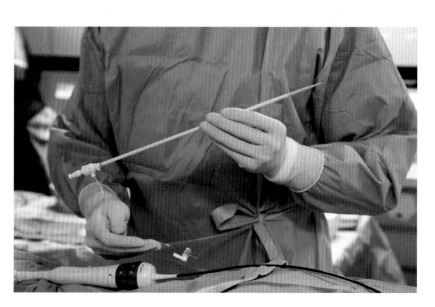

管后，再把 Artisan 导管套着消融导管送进左心房，就像在 Artisan 进入右心房时使用的技术一样。在我们导管室，有时碰到卵圆窝瘢痕组织增生或自身较厚时会选择这种方法。在超过 650 例手术中，我们穿间隔放置导管从未失手，而且用时不超过 1～2min。

贴靠力微调及导管稳定性

在我们看来，汉森机器人导管导航系统在控制贴靠力方面是明显优于手动导航或磁导航的。消融损伤是由多种因素共同参与的，如导管贴靠组织的程度、功率设定、导管稳定性及射频能量输出持续时间。除非消融导管上配有压力传感器，不然术者对于导管头端与组织之间的贴靠力大小只能靠"估计"。近期的 Toccata 研究初步结果充分地说明了这一点，如果没有压力数据指导，绝大多数经验丰富的术者，在他们觉得最佳的放电部位，都会高估或低估贴靠力大小[15]。

Artisan 鞘管的内腔所提供的稳定性平台，可以很好地预防相对较软的消融导管在手动操作贴靠组织后出现的"回弹"现象。因此相对于手动消融时的 35～45W 能量输出，新导航系统下达到有效消融损伤的射频输出功率范围在 15～25W。而且，导管头端的贴靠可以通过 IMC（摇杆）及自动回撤键来进行微调，后者能以设定好的速率（1cm/s）回撤消融导管。这能帮助我们以毫米级的精度实现消融导管头端的精确定位及压力调整[13,24]。

有些术者担心使用 Artisan 内鞘加强支撑会增加

心脏或血管穿孔的风险。不过我们中心没有遇到过类似的病例。考虑到鞘管的硬度要高于手动消融导管，故可通过长的导引鞘由左侧股静脉安全经过迂曲的髂静脉。在这个新的系统里还安装了一种名为"Intellesense（智能感应）"的新型压力感知装置（图 29.5）。它能自动抖动消融导管并将心脏内的压力测量基线校正至 0g。安装在机械臂上的负荷传感器能够计算导管与组织间的贴靠力，并将信息以图表形式实时显示给术者。系统还带有触觉反馈系统，当压力超出设定的临界值，比如 40g，IMC 就会震动提醒术者。当导管头端与组织垂直贴靠时，智能感应的精确度最高，而当导管头端与组织近乎平行贴靠时，其准确度则会下降。因此，尽管尚不完美，在导管对心肌组织压力最高，即：垂直贴靠时[13]，智能感应仍能提供安全保障。

我们发现应用三维电解剖标测系统（NavX, St. Jude Medical）来导航 Artisan 导管，在贴靠力微调方面优势更为明显。Sensei 系统中有一种命名为"Cohesion（整合）"的软件模块，能够将左心房三维标测图整合进导航窗，让术者能够借助图形指向更为直观地操作导管。术者能够通过 Sensei 系统中的轨迹球在消融过程中不断连续翻转三维模型，逐点调整导管位置（见视频 29.6）。在实际操作中我们发现，该功能在通过三维模型指导 Artisan 导管精细操作时，其优势显著，它能使术者完全掌控导管的移动以及三维图形的朝向，从而控制导管到达最理想的消融靶点位置。

最后一点，Artisan 导管能够利用其垂直于导管

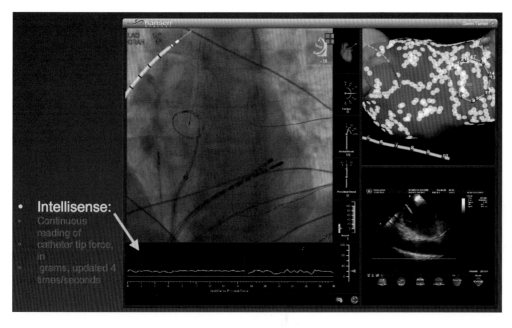

图 29.5 医生工作站的多窗口显示器，可同时看到三维标测图（右上）、X 线透视影像（左上）、ICE 图像（右下）及压力智能感应系统图（左下）。智能感应系统持续监测导管头端的压力克数，每秒更新 4 次

长轴平面可调角度 270°的可操控性完成单/双向手动导管无法完成的导管贴靠微调。比如，左心耳（LAA）嵴部对于手动操作导管头端持续稳定地贴靠是非常有挑战性的，要同时控制好旋转的角度和扭矩来打弯与松弯，才能取得理想的消融效果。导管在狭窄的嵴部很容易滑动，需要经常复位导管。相比之下，Artisan 导管可以直达肺静脉前庭中心，然后根据三维标测的指导调整角度，就能够完成 LAA 嵴部的贴靠。在 IMC 及 Cohesion 的共同调节下，导管能够始终保持稳定地贴靠，即使沿嵴部拖动消融也不在话下。不仅如此，新系统还能利用对导管头端的良好控制解决其他手动导管定位相对困难的情况，比如左心房顶部右上肺静脉（RSPV）附近、右下肺静脉（RIPV）的下方或冠状静脉窦（CS）内消融。

29.5 消融损伤设定

就像全世界大多数中心一样，我们在进行房颤消融时首先完成的是肺静脉前庭电隔离。但是，我们达到该消融终点的方法又有所不同。我们操控环形标测导管（Biosense Webster "Lasso"）置于各肺静脉的前庭，消融至 Lasso 上的双极电位达到隔离为止（视频 29.7）。为了消除所有的异常心房电位，消融灶会一直延伸到心房后壁，大约从上肺静脉上缘至下肺静脉下缘（图 29.6）。消融过程中，我们会将一个儿科用的温度探头置于食管内，跟消融导管头

端的定位始终保持同步，一旦发现温度超过 39℃，就立即停止消融。ICE 能够确保导管头端达到合适的贴靠，并定期监测有无心包积液。

当使用机器人导管消融系统时，导管贴靠改善且稳定性更高、不易反弹，所以达到有效消融损伤所需的能量显著低于手动消融。这一点非常关键，因为过高的能量容易引起气爆（steam pops）和心包积液/心脏压塞的发生。我们在操作中后壁消融能量限制在 15～20W，而前壁为 25～30W。我们完成 PV 隔离所需的能量从未超过 35W，即使达到 35W 也是极少用到。这与 Di Biase 等人所报道的动物模型研究结果是一致的[13]。

长程持续性房颤的患者在接受手术时常选择步进式消融策略。与阵发性房颤的术式一样，首先完成肺静脉前庭隔离。但是，左心房后壁大片区域也被从左心房顶部延伸到 CS 底部的消融径线所隔离。接下来的消融目标在于将心律失常变得规整以及最后终止，尤其是针对位于房间隔（IAS）及 LAA 基底部的复杂碎裂心房电位（CFAE）消融。如必要，还需进行 CS 的隔离（视频 29.8），进而消融右心房（界嵴/间隔部）的 CFAE 及隔离上腔静脉（SVC）。如果正好发现或诱发出典型右心房心房扑动，则还需消融欧氏嵴峡部，并验证峡部双向阻滞。最后，如果发现心动过速可能为 LAA 所驱动，则还需隔离 LAA[8]。

无论是阵发性房颤还是持续性房颤，消融完成后都要静脉滴注异丙肾上腺素（20μg/min×20min），

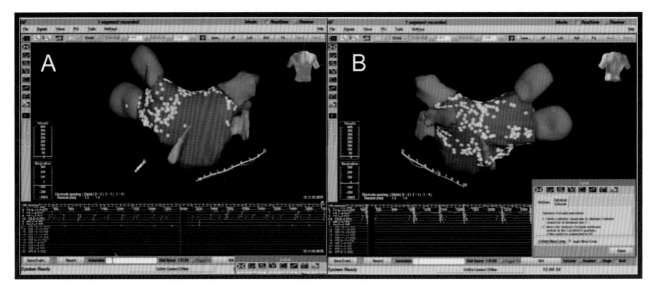

图 29.6 汉森机器人系统通过 NavX™ 标测系统根据消融灶（白点）设定对 LA-PV 及心房后壁进行标测，图 A 为前后（AP）位，图 B 为后前（PA）位

期间不仅需验证 PV 隔离，如果诱发出其他局灶性房速，还需进行额外消融[8]。

以我们应用汉森机器人导航系统的经验，在房颤基质消融方面，它与手动导航相比有着显著的优势。新系统给术者带来的好处是毋庸置疑的，首先术者能够以舒适的坐姿完成手术，并且不用穿铅衣和躲避辐射场。同时，机器人导航能改善患者的手术效果，虽然目前还没有随机对照的数据，但我们已发表了总数 400 例左右的患者进行机器人导航消融或手动导航消融的非随机连续对照研究结果[24]。研究结果显示，无论是阵发房颤还是持续性房颤，机器人消融较手动消融更能改善手术效果，虽然差异未具有显著统计学意义，但趋势非常明显，同时，两组的并发症发生率都很低。

目前正在进行的一项多中心随机临床试验能更好地评估机器人导航系统在阵发性房颤消融方面的价值。该研究入选了抗心律失常药物无效的阵发性房颤患者，并按 2∶1 随机分入机器人组及手动组，然后比较两者的有效性及安全性。由于消融平台的稳定性和贴靠压力的精确控制，新型压力感应消融导管与机器人导航系统的强强联合可能是完成消融的理想选择。

参考文献

1. Haïssaguerre M, Jaïs P, Shah DC, et al. Spontaneous initiation of AF by ectopic beats originating in the PVs. *N Engl J Med*. 1998;339:659–666.

2. Oral H, Scharf C, Chugh A, et al. Catheter ablation for paroxysmal AF: segmental PV ostial ablation versus LA ablation. *Circulation*. 2003;108:2355–2360.

3. Nakagawa H, Scherlag BJ, Lockwood DJ, et al. Localization of LA autonomic ganglionated plexuses using endocardial and epicardial high frequency stimulation in patients with AF. *Heart Rhythm*. 2005;2005:S10.

4. Pappone C, Santinelli V, Manguso F, et al. PV denervation enhances long-term benefit after circumferential ablation for paroxysmal AF. *Circulation*. 2004;109:327–334.

5. Bhargava M, Di Biase L, Mohanty P, et al. Impact of type of AF and repeat catheter ablation on long-term freedom from AF: results from a multicenter study. *Heart Rhythm*. 2009;6:1403–412.

6. Pachon MJ, Pachon ME, Lobo TJ, et al. A new treatment for AF based on spectral analysis to guide the catheter RF-ablation. *Europace*. 2004;6:590–601.

7. Nademanee K, McKenzie J, Kosar E, et al. A new approach for catheter ablation of AF: mapping of the EP substrate. *J Am Coll Cardiol*. 2004;43:2044–2053.

8. Di Biase L, Burkhardt JD, Mohanty P, et al. LAA: an under-recognized trigger site of AF. *Circulation*. 2010;122:109–118.

9. Karch MR, Zrenner B, Deisenhofer I, et al. Freedom from atrial tachyarrhythmias after catheter ablation of AF: a randomized comparison between 2 current ablation strategies. *Circulation*. 2005;111:2875–2880.

10. Verma A, Marrouche NF, Natale A: PV antrum isolation: intracardiac echocardiography-guided technique. *J Cardiovasc Electrophysiol*. 2004;15:1335–1340.

11. Di Biase L, Burkhardt JD, Mohanty P, et al. Periprocedural stroke and management of major bleeding complications in patients undergoing catheter ablation of AF: the impact of periprocedural therapeutic international normalized ratio. *Circulation*. 2010;121:2550–2556.

12. Wilber DJ, Pappone C, Neuzil P, et al. Comparison of antiarrhythmic drug therapy and radiofrequency catheter ablation in patients with paroxysmal AF: a randomized controlled trial. *JAMA*. 2010;303:333–340.

13. Di Biase L, Natale A, Barrett C, et al. Relationship between catheter forces, lesion characteristics, "popping," and char formation: experience with robotic navigation system. *J Cardiovasc Electrophysiol*. 2009;20:436–440.

14. Nakagawa H, Kautzner J, Natale A, et al. Electrogram amplitude and impedance are poor predictors of electrode-tissue contact force in ablation of AF. *Heart Rhythm*. 2010; 7:S65.

15. Kuck KH. TOCCATA European Clinical Study—First multi-clinical study using irrigated ablation catheters with an integrated contact force sensor, presented at Boston Atrial Fibrillation Symposium, 2010.

16. Neuzil P, Shah D, Herrera C, et al. Does catheter contact force during RF ablation relate to AF recurrence rate? 17th World Congress Cardiostim 2010, Nice Acropolis, France, 16–19 June 2010. *Europace*. 2010;12(Suppl 1), 176P/7, i107.

17. Pappone C, Vicedomini G, Manguso F, et al. Robotic magnetic navigation for AF ablation. *J Am Coll Cardiol*. 2006;47:1390–1400.

18. Di Biase L, Fahmy TS, Patel D, et al. Remote magnetic navigation: human experience in PV ablation. *J Am Coll Cardiol*. 2007;50:868–874.

19. Miyazaki S, Shah AJ, Xhaet O, et al. Remote magnetic navigation with irrigated tip catheter for ablation of paroxysmal AF. *Circ Arrhythm Electrophysiol*. 2010;3:585–589.

20. Chun KR, Wissner E, Koektuerk B, et al. Remote-controlled magnetic PV isolation using a new irrigated-tip catheter in patients with AF. *Circ Arrhythm Electrophysiol*. 2010;3:458–464.

21. Pappone C, Vicedomini G, Frigoli E, et al. Irrigated-tip magnetic catheter ablation of AF: a long-term prospective study in 130 patients. *Heart Rhythm*. 2011;8:8–15.

22. Wazni OM, Barrett C, Martin DO, et al. Experience with the Hansen robotic system for AF ablation—lessons learned and techniques modified: Hansen in the real world. *J Cardiovasc Electrophysiol*. 2009;20:1193–1196.

23. Saliba W, Reddy VY, Wazni O, et al. AF ablation using a robotic catheter remote control system: initial human experience and long-term follow-up results. *J Am Coll Cardiol*. 2008;51:2407–2411.

24. Di Biase L, Wang Y, Horton R, et al. Ablation of AF utilizing robotic catheter navigation in comparison to manual navigation and ablation: single-center experience. *J Cardiovasc Electrophysiol*. 2009;20:1328–1335.

25. Schmidt B, Tilz RR, Neven K, et al. Remote robotic navigation and electroanatomical mapping for ablation of AF: considerations for navigation and impact on procedural outcome. *Circ Arrhythm Electrophysiol.* 2009;2:120–128.

26. Hlivák P, Mlãochová H, Peichl P, Cihák R, Wichterle D, Kautzner J. Robotic navigation in catheter ablation for paroxysmal atrial fibrillation: midterm efficacy and predictors of postablation arrhythmia recurrences. *J Cardiovasc Electrophysiol.* 2011;22(5):534–540.

27. Di Biase L, Davies W, Horton R, et al. Acute complication rate with the robotic navigation for catheter of atrial fibrillation: the worldwide experience. *Circulation.* 2008;118: S978–S979.

28. Arya A, Zaker-Shahrak R, Sommer P, et al. Catheter ablation of AF using remote magnetic catheter navigation: a case-control study. *Europace.* 2011;13:45–50.

29. Kautzner J, Peichl P, Cihák R, Wichterle D, Mlãochová H. Early experience with robotic navigation for catheter ablation of paroxysmal AF. *Pacing Clin Electrophysiol.* 2009;32 Suppl 1:S163–S166.

30. Willems S, Steven D, Servatius H, et al. Persistence of PV isolation after robotic remote-navigated ablation for AF and its relation to clinical outcome. *J Cardiovasc Electrophysiol.* 2010;21:1079–1084.

视频描述

视频 29.1 该视频显示 Artisan 导管由两个鞘管组成，可实现 270° 的弯曲和旋转。左心房内的引导导管部分是 8Fr 鞘管，与常规的穿间隔鞘直径相同。靠在右心房内的外鞘（近端部分）可根据需要加上前向弯曲以提供支撑

视频 29.2 和 29.3 沿导引钢丝置入 14Fr 长鞘（30cm）（视频 29.2）后，以开放灌注消融导管为导引将 Artisan 导管推送至右心房（视频 29.3）。一旦安全达到 IVC，继续保持可调弯消融导管在前端，在 X 射线透视下手动推送 Artisan 导管至右心房

视频 29.4 手动建立穿间隔路径后将一根导丝放置在左上肺静脉深部，已标识出卵圆孔位置和从右心房至左心房放置导管的投射路径。该视频显示如何安全地穿间隔放置 Artisan 导管。在 X 射线透视和 ICE 指引下，操作机械臂将 Artisan 导管与消融导管一体的尖端放置于卵圆孔附近。在 X 射线垂直体位透视下，消融导管尖端调整至于导丝同轴并排，后小心推送穿过穿间隔孔，直至左房内腔内超声探及盐水泡回声增强

视频 29.5 视频 29.4 所示的第一步放置完成后，Artisan 导管的外导引鞘继续被前向推送以提供支撑，消融导管即可用于左房内的标测和消融

视频 29.6 操作 Sensei 面板上的轨迹球，术者正调整 3D 图形的朝向和消融导管的位置，以消融环形标测电极上第 5 和第 6 电极这两个电极水平的位置。这一技巧（只能在 NavX 标测系统实现）极为有价值，因为可以完全掌控导管活动和三维图朝向，为微调 Artisan 导管到达靶点位置提供最佳的辅助

视频 29.7 PA 和 AP 体位旋转 3D 视角观察一例持续性房颤病例肺静脉前庭隔离并延伸至左房后壁和 CS 的消融经线。环形标测电极位于左侧肺静脉前庭

视频 29.8 视频显示一例长程持续性房颤病例术中 Artisan 导管经机械臂驱动送入 CS 并在手动置入 CS 的 10 极标测导管指导下进行 CS 隔离。环形标测导管位于 LA

如何使用远程磁导航进行心房颤动消融术

Chapter 30　How to Perform Atrial Fibrillation Ablation Using Remote Magnetic Navigation

J. David Burkhardt，Matthew Dare，Luigi Di Biase，Pasquale Santangeli，Andrea Natale 著

王如兴　译

30.1　引　言

心房颤动（房颤）导管消融不仅要对所有肺静脉进行成功电隔离，而且还要对左心房后壁、间隔、冠状静脉窦、二尖瓣环和上腔静脉，有时甚至对左心耳进行消融或隔离[1-2]，故房颤导管消融较为复杂，常常需要术者具有较强的电生理知识、熟练的手术操作和丰富的消融经验。远程磁导航指在患者体内通过磁场操控特殊设计的磁消融导管进行手术。磁场由位于患者两侧的磁铁形成，磁铁可倾斜、旋转和前后运动，通过改变磁场的方向便可实现磁消融导管在 X、Y 和 Z 轴上的自由运动。已有研究表明磁导航可成功用于房颤导管消融，尤其是有助于经验不足的术者作复杂的操作[3-5]。

30.2　术前准备

采用磁导航进行房颤导管消融术前需和患者进行充分有效的沟通，内容主要包括详细的手术操作过程及存在的风险和获益。术前准备包括询问患者既往房颤发作情况、行超声心动图和运动试验（当存在危险因素时）等检查。超声心动图可用来准确评估患者有无瓣膜性心脏病、左心房大小和先天性心脏解剖异常等，由于这些因素均可影响导管消融的结果。如超声心动图或心导管检查提示需通过冠状动脉搭桥或瓣膜修补术才能治疗上述疾病，那么建议这类患者的房颤宜在行心脏外科手术时的同期行 "切开和缝合（cut and sew）" 的迷宫术治疗，而不建议行导管消融术。如果患者既往有左房消融史，术前需行增强 CT 检查以观察有无肺静脉狭窄或其他异常（图 30.1）。如果患者既往有心脏电子装置植入病史，如起搏器或 ICD，由于磁导航产生的磁场可能会影响电子装置的功能，故术前需对植入装置行合适的程控。普通起搏器位于磁场内可能会以磁铁模式或 DOO 模式工作，而 ICD 进入磁场后电容可能无法正常充电。

消融前患者必须使用华法林抗凝，通常消融前国际标准化比值（INR）达标至少 1 月以上，且术前不停用华法林。如果患者消融术前 INR 未达标，那

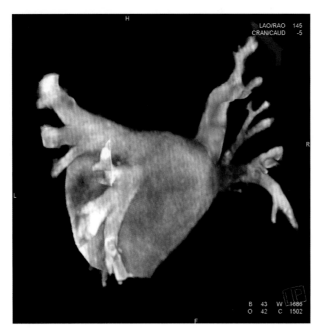

图 30.1 通过旋转血管造影三维重建得到的左心房和肺静脉的模拟 CT 图像

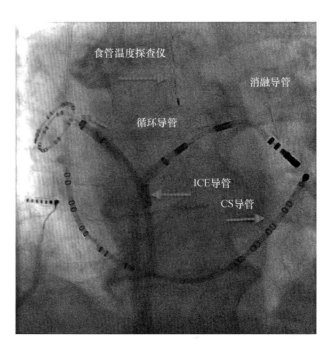

图 30.2 一幅显示心腔内导管和食管温度探查仪的静息 X 线荧光图像

么术前必须行食管超声检查，以观察左心耳有无血栓形成。如食管超声检查发现血栓形成，则 2 月内不能行导管消融治疗，且下次消融前必须再次行食管超声检查。

30.3 磁导航指导下房颤导管消融

术前患者空腹，行气管插管全身麻醉，同时置入食管温度探查仪以监测消融过程中食管温度的变化。患者平卧手术台，常规消毒铺巾后，于右股静脉置入两根 8F 鞘管，左侧股静脉置入一根 10.5F 鞘管，右侧颈内静脉置入一根 7F 鞘管。所有静脉穿刺均在超声指导下进行。在超声指导下血管穿刺可较好鉴别动脉和静脉，通常动脉搏动明显且探头加压时管腔不塌陷，而静脉则无明显搏动感，且加压后管腔塌陷。超声指导下静脉穿刺可明显减少抗凝治疗患者的血管损伤和并发症的发生。

当鞘管全部置入完毕后，静脉负荷肝素并使活化凝血时间（ACT）维持在 400s 左右。通过右侧颈内静脉鞘管置入 20 极冠状静脉窦电极，其中远端 10 极置入冠状静脉窦内以记录和起搏左心房，近端 10 极位于右心房侧壁以记录和起搏右房（图 30.2）。

将一根相控阵侧方探查腔内超声导管置于右心房，用于观察房间隔和肺静脉，并监测心包积液等

并发症的发生。在房间隔穿刺时，如果发现房间隔较厚、较软或存在房间隔缺损，应予以特别注意。心腔内超声还可以观察肺静脉相对于左房的大致朝向关系、肺静脉大小及是否存在共干等。超声的探测深度通常设为 90～100mm 以观察左心房，如要观察术中有无心包积液的发生或评估左室功能，可将探测深度设为 160mm，具体操作是将超声导管背向弯曲后跨越三尖瓣并面向室间隔，这样即可较好地观察到整个心脏边缘和左心室结构。

通过右侧股静脉鞘管将 180cm 导丝送至上腔静脉或锁骨下静脉，取出静脉鞘管，将 LAMP90 房间隔穿刺鞘沿导丝送至上腔静脉，撤回导丝。将含肝素盐水注射器与房间隔穿刺鞘后端相连，并回抽直至见到血液。然后，用生理盐水冲洗鞘管，移去注射器，根据患者超声检查所得下腔静脉和房间隔之间的距离对房间隔穿刺针进行相应塑形。房间隔穿刺针置于穿刺鞘管内，距鞘管开口约 1cm，房间隔穿刺针后部连接抽吸造影剂的注射器。将房间隔穿刺针的箭头指向 5 点钟位置后，下拉鞘管至房间隔上部。旋转腔内超声导管充分展示房间隔和左侧肺静脉的位置，在此位置穿刺有助于环形电极在左心房到达不同部位。继续下拉鞘管和穿刺针，直至穿刺针将房间隔顶起，在可见左肺静脉切面旋转鞘管至见到针尖为止（图 30.3），此时穿刺针继续前行可穿过房间隔。穿过房间隔后，立即通过穿刺针注射造

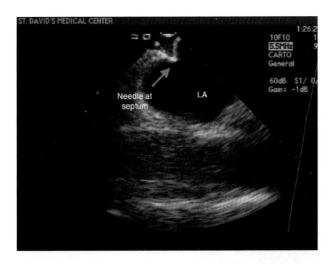

图 30.3 腔内超声心动图图像显示房间隔穿刺时穿刺针将房间隔顶起

影剂（图 30.4 和视频 30.1 和 30.2）。在 X 线透视和腔内超声下确认穿刺针位于左房后，将扩张鞘穿过房间隔并沿穿刺针前行，一旦扩张鞘超过穿刺针尖端，停止前送扩张管，将外鞘管沿扩张鞘前送（图 30.5）。当前送位置超过穿刺针尖端后，将扩张管和穿刺针同时后撤。用注射器抽吸鞘管，直至见到血液，并与压力监测仪相连接，记录左房压力。经充分冲洗后，将 20 极可调直径环形电极放入左上肺静脉，通过环形电极导管记录肺静脉电位。

第二次房间隔穿刺和第一次基本相同，但使用的是 SL0 房间隔穿刺鞘，穿刺位置较第一次穿刺稍偏前，目的是当隔离右侧肺静脉时，消融导管上的三个磁铁可伸出鞘管外。

冲洗第二个房间隔穿刺鞘管和消融导管后，将

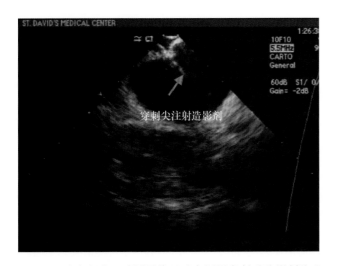

图 30.4 腔内超声心动图图像显示房间隔穿刺后造影剂注入左心房

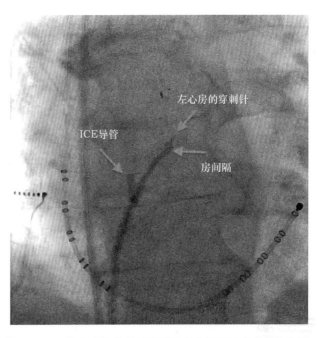

图 30.5 X 线荧光图像显示刚刚穿刺房间隔后穿刺针的位置

磁消融导管送入左房，再将鞘管回撤至房间隔右侧，以便消融导管在左房内运行自如。

此时可行左房建模标测，由于磁导航指导下房颤导管消融并非手动消融，术中术者无导管操作的"触觉反馈"，故建立一个较好的左房模型以准确定位消融导管在左房内的位置尤为重要。标测系统通过环形电极采集信息建立左房模型，建模前将环形电极置于左房中央，建模开始后，先将导管送至左上肺静脉。导管送至肺静脉深处后予以旋转和后拉直至肺静脉前庭位置。此时腔内超声心动图可指导标测导管至肺静脉前庭的合适位置。在右房内将腔内超声导管保持无弯曲时可较好地观察左肺静脉大小和解剖位置。将超声导管稍向后旋转即可观察到左肺静脉的长轴切面。如将超声导管紧贴至房间隔下方并向后弯曲，则可观察到右肺静脉的长轴切面。同样，环形电极可置于其他肺静脉内，在建模上定位肺静脉前庭。再将环形电极在每个肺静脉前庭的前后上下旋转，以更好确定肺静脉前庭的解剖结构。然后将环形电极移至左房的后壁、房顶、前壁、间隔和瓣膜区域以进一步建模标测，左心耳可单独建模以充分观察左上肺静脉和左心耳之间的界嵴（视频 30.3 和 30.4）。标测时采用区域定标的方法以更好地形成肺静脉解剖结构图（图 30.6）。

下一步是准备在磁导航系统内关联 X 线影像和设定 X 线透视窗口。移动 X 线机床将整个左房置于 X 线投照可见区域，务必确保冠状窦导管、房间隔和

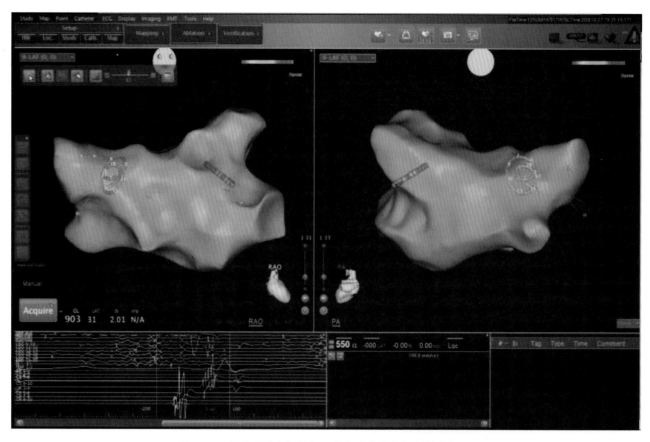

图 30.6 通过环形电极行左心房和肺静脉电解剖结构标测

左房侧壁在视野内，而肺组织尽量少置于视野内。固定 X 线机床，切勿移动，直至磁铁到位及定位信息关联完毕。

将标测系统的定位板放置到位，在 X 线透视下，可清楚见到定位板上有六个黑点，电影曝光保留影像作为磁导航系统与 X 线关联的定标影像（图 30.7）。

移去左右磁铁运行轨道上的所有障碍物，将患者左右上肢尽量置于不容易触碰到磁铁的位置，以确保磁铁可以尽量靠近患者身体而不会因上肢碰撞磁导航机盖上的压力感受器系统出现报警。当按下磁导航运行控制按钮时，左右磁铁会自动向 X 机床移动并至导航位置，进入导航位后会出现一次蜂鸣声，同时在计算机控制系统屏幕显示器上可见到达导航位置的提示信息。

此时，医生可离开导管室，进入控制室，在综合控制台显示器前就位，同时控制磁导航系统、标测系统和电生理记录系统，该显示器还显示腔内超声图像、X 线影像和麻醉监测数据。从磁导航系统显示器下拉菜单中选择相应消融导管名称及关联 X 线下保留的含六个点的电影影像。需要强调的是，只有定位板的六个黑点上出现绿色 X 标志时，才表明

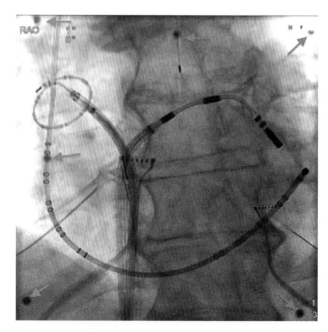

图 30.7 荧光图像显示将 X 线图像信息输入磁导航的 6 个黑点（箭头所示）

定位板上的这六个点定位正确。医生设置定位参考并在 X 线影像上融合解剖模型，以指导消融导管移动（视频 30.5）。

第一步是完成解剖标测时未到达的地方或对解剖标测不满意的地方予以更精确的标测。左房建模完成后，将环形电极置于左上肺静脉前庭部，充分打开环形电极，使其直径达到最大并旋转后贴靠在前庭前部。

环形电极到位后，将消融导管送至环形电极处，主要通过先将磁导航向量朝向解剖模型的 LSPV 后壁方向，然后朝向偏前壁方向，配合使用导管退送操纵杆将消融导管前送来实现的。当消融导管到位后，即可行消融治疗（视频 30.6）。消融能量设定为 40W，温度低于 40℃，如果消融过程中温度超过 40℃，则需降低消融能量，直至温度下降到 40℃以下。每点消融时间为 20s，然后移至下一点，移动过程中不停止放电。强调的是消融过程中必须密切观察消融导管阻抗的大小及其变化。如果消融过程中肺静脉电位不消失，必要时可予以适当增加消融能量，消融过程中主要通过观察环形电极电位的变化判断消融的效果。通常先消融左上肺静脉前庭的前壁部分，消融时将环形电极移至后壁，然后在肺静脉前庭的上下部分重复这一过程。消融完毕后，肺静脉电位通常已隔离，可将环形电极稍微向肺静脉内推送以确认是否隔离成功（图 30.8 和 30.9）。如果发现仍存在漏点，予以补点消融。再分别将环形电极移至左下肺静脉前庭、右上肺静脉前庭和右下肺静脉前庭，每根肺静脉前庭的消融方法相同。

磁导航指导下左肺静脉、左房顶和左房后壁的消融相对简单，将磁场向量指向上述位置后，消融导管几乎都可以直接到达。将磁场向量向上和向下稍微运动后，消融导管即可到达环形电极整圈的所有位置。为能使消融导管与肺静脉前庭达到最好的贴靠压力，可将消融导管前送直至 X 线透视可见导管稍有弯曲，此时还可以观察到消融导管与建壳的表面贴靠紧密，且压力计测得的压力数值较高。

磁导航指导下右肺静脉和间隔部的消融可能相对较为困难。左房小则操作尤为困难，因为磁导管磁铁难以全部露出穿间隔鞘管。如果消融过程中右侧肺静脉不能直接到达，可通过环形操作来克服。具体操作如下：磁向量先向后朝向左上肺静脉，然后直接指向下方，再至右肺静脉，并沿磁向量逐步前送导管。通过以上操作，消融导管在心房内可形成一个环状结构，其中环体，即消融导管的体部固定贴靠于左肺静脉侧，可通过左房侧壁对消融导管顶端产生较好的支撑力，这时只要较小地改变磁场向量方向即可操作导管顶端的移动，且此时导管还可进行微小的前进和后撤运动。使用这种方法可到达右侧肺静脉的任何部位，且由于减少了消融导管的可活动长度，从而增加了消融导管与肺静脉的接触压力（图 30.10 和视频 30.7）。

图 30.8 肺静脉隔离前环形电极（绿色信号）显示的腔内心电图

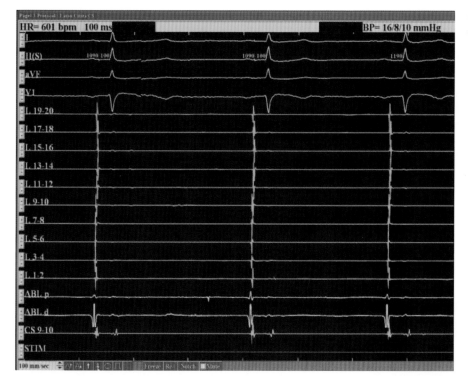

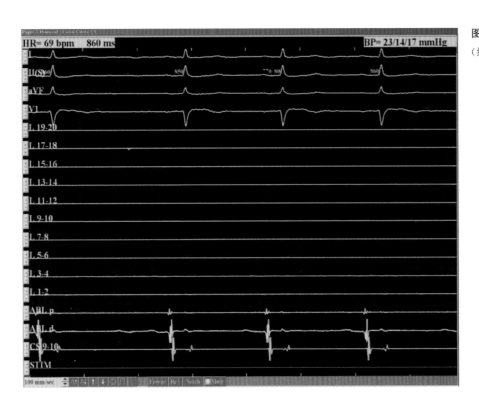

图 30.9　肺静脉隔离后环形电极（绿色信号）显示的腔内心电图

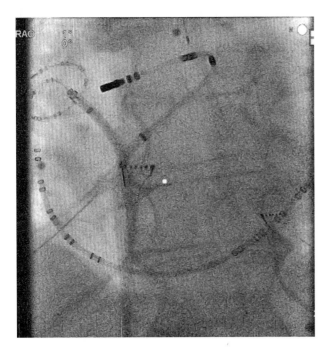

图 30.10　荧光图像显示采用环状打弯技术隔离右上肺静脉前庭

一旦所有肺静脉前庭隔离后，将环形电极移至左房后壁处。在左房后壁消融时，尤其要仔细监测食管探头温度的变化。通过前移或后撤食管探头使其尽量靠近消融导管顶端位置，如果消融过程中食管探头温度超过 38℃ 或温度上升迅速，则应立即终止消融。

后壁消融结束后，对房顶和间隔进行消融（图 30.11）。如果患者转为窦性心律，此时可终止消融，予以静滴异丙肾上腺素，初始给予 $20\mu g/(kg \cdot min)$ 的剂量以激发任何可能的房颤触发灶。如果患者心率上升反应不充分，则将异丙肾上腺素剂量增加至 $30\ \mu g/(kg \cdot min)$。如果出现房颤触发灶，则予以消融。这些触发灶一般起源于冠状窦、左心耳（可能需要完全隔离）或界嵴。消融触发灶完毕后，再次将环形电极移至各个肺静脉以确认隔离，如有漏点，予以进一步消融。

如果消融后患者仍为房颤或转变为规则的房速，则采取措施终止房颤或房速。对仍为房颤心律的患者继续行复杂碎裂电位消融或左心耳隔离；对转变为稳定房速的患者，通过激动标测和拖带标测技术对房速进行标测和消融。如果房颤或房速能够终止，也按照上述的方案予以静滴异丙肾上腺素以显露可能的触发病灶。

左房消融完成后，将环形电极移至上腔静脉。具体操作如下：首先将腔内超声导管向上推送并旋转直至可探及肺动脉；环状电极最好置于腔内超声所见肺动脉下半部分对应的上腔静脉内。围绕环形电极行上腔静脉消融，直至上腔静脉电位隔离。在靠近膈神经处消融时，需先予以高输出起搏，如出现膈神经刺激，则避免在此处消融（视频 30.8）。

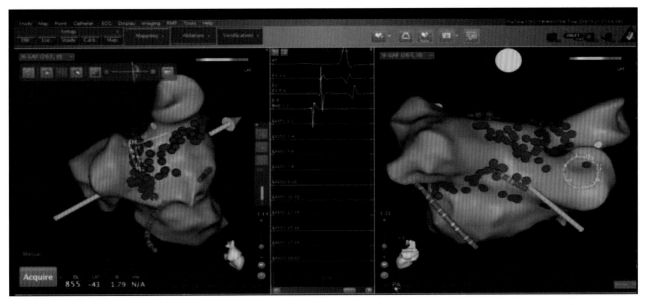

图 30.11 　导管消融结束后的电解剖标测图

30.4　术后处理

房颤消融术后，给予鱼精蛋白部分中和体内肝素，当 ACT 降至 250s 以下时，可拔除鞘管。术后建议患者平躺 4 个小时，并使用呋塞米以抵消消融术中静脉输注的生理盐水以及心房消融所致的钠水潴留作用。如果患者没有并发症发生，通常仅需在医院观察一晚。出院前对患者进行宣教，并发放一个心律失常传呼机用于联系专门负责房颤术后随访的护士。术后 8 周停用抗心律失常药物，如有症状提示并发症发生应及时前来就诊。在随访期间，建议患者一直服用华法林抗凝治疗。

30.5　术后随访

术后 1 年患者每 3 月随访一次，在前 2 次随访时需回顾患者家庭监护记录，并于术后 3 月、6 月和 12 月分别行连续七日动态心电图监测。如果患者房颤在空白期后复发，可以考虑再次行房颤导管消融治疗。如术后怀疑有肺静脉狭窄，需及时行心脏 CT 检查。对有左心功能不全史的患者，随访时需行超声心动图检查。如经长期随访，仍无房颤复发，可在充分告知患者卒中风险、指南推荐和现有临床证据的基础上，考虑停用抗凝药物。

30.6　术中并发症

磁导航指导下房颤导管消融术中可能发生的并发症与手动消融相似，但发生率较低[6]。房颤消融中导管对心房的压力大小是发生心脏压塞和左房食管瘘的重要因素，但由于磁导航消融导管与左房的接触压力比手动消融低，故磁导航指导下房颤消融发生心脏压塞和左房食管瘘的概率较低[7]。通过采用超声指导下静脉穿刺可最大限度地减少血管并发症的发生。隔离肺静脉时在前庭位置消融以及上腔静脉侧壁消融时仔细监测，很少发生膈神经麻痹[8]。少数情况下，一些患者术后会出现食管和胃运动减弱的症状表现，通常经保守治疗后即可自行缓解[9]。

30.7　优势和不足

磁导航指导下房颤导管消融与手动消融的疗效相似，且前者安全性更高，且荧光照射时间短[6]，但手术和消融时间相对较长。

磁导航指导下房颤导管消融具有如下不可低估的优势，主要包括较高的安全性、较低的 X 线透视时间和手术时术者较为舒适。当然，在这些优势中，安全性最重要，与手动消融相比，磁消融导管与消融处接触压力较低是减少消融并发症发生的重要原因。尽管这不是评估消融有效性的指标，但对患者非常有益。X 线透视时间减少也应该认为是一个重要安全因素，且对手术涉及的所有人员，包括医护人员和患者均有利；手术中术者舒适度提高同样重要，不仅可减少术者手术疲劳，而且可以减少穿戴式射线防护设备的骨关节负荷，从而延长术者手术年限。

磁导航指导下房颤导管消融的主要局限性可能是操作时间和消融时间相对较长，对手动消融经验丰富的术者，这可能更为明显[4-5]。但在一些房颤导管手动消融经验不丰富的中心，使用磁导航指导下房颤导管消融，可能会感到消融时间延长并不明显。磁导航指导下房颤导管消融时间延长主要是由于磁消融导管的移动速度有限以及消融时间增加所致。随着磁导航消融导管移动速度的加快及与组织贴靠压力的增加，可能有望于减少手术操作时间和消融时间。

30.8　结　论

远程磁导航是房颤导管消融术中极为有价值的新工具，可使术者在导管室的控制室而不是手术台旁对患者进行有效的房颤导管消融，从而避免术者必须长时间穿着沉重的铅衣进行手术，减少了术者的疲劳。使用磁导航系统进行房颤导管消融同时还具有较高的安全性，随着系统改进，其手术操作时间可能将会和手动消融相似或者甚至可能更短。磁导航指导下房颤导管消融遇到困难时可采取一些特殊方法，如对右侧肺静脉难以消融时，可将消融导管环形打弯后到达右肺静脉。随着磁导航系统自动化程度和消融导管移动性能的提高，磁导航有望成为房颤导管消融优先选择的技术。

参考文献

1. Di Biase L, Burkhardt JD, Mohanty P, et al. Left atrial appendage: an underrecognized trigger site of atrial fibrillation. *Circulation*. 2010;122:109–118.
2. Elayi CS, Di Biase L, Barrett C, et al. Atrial fibrillation termination as a procedural endpoint during ablation in long-standing persistent atrial fibrillation. *Heart Rhythm*. 2010;7:1216–1223.
3. Arya A, Kottkamp H, Piorkowski C, Bollmann A, Gerdes-Li JH, Riahi S, Esato M, Hindricks G. Initial clinical experience with a remote magnetic catheter navigation system for ablation of cavotricuspid isthmus-dependent right atrial flutter. *Pacing Clin Electrophysiol*. 2008;31:597–603.
4. Chun KR, Wissner E, Koektuerk B, et al. Remote-controlled magnetic pulmonary vein isolation utilizing a new irrigated tip catheter in patients with atrial fibrillation. *Circ Arrhythm Electrophysiol*. 2010.
5. Di Biase L, Fahmy TS, Patel D, et al. Remote magnetic navigation: Human experience in pulmonary vein ablation. *J Am Coll Cardiol*. 2007;50:868–874.
6. Katsiyiannis WT, Melby DP, Matelski JL, Ervin VL, Laverence KL, Gornick CC. Feasibility and safety of remote-controlled magnetic navigation for ablation of atrial fibrillation. *Am J Cardiol*. 2008;102:1674–1676.
7. Yokoyama K, Nakagawa H, Shah DC, Lambert H, Leo G, Aeby N, Ikeda A, Pitha JV, Sharma T, Lazzara R, Jackman WM. Novel contact force sensor incorporated in irrigated radiofrequency ablation catheter predicts lesion size and incidence of steam pop and thrombus. *Circ Arrhythm Electrophysiol*. 2008;1:354–362.

视频描述

视频 30.1　X 射线荧光透视下房间隔穿刺

视频 30.2　腔内超声心动图指导下房间隔穿刺

视频 30.3　采用三维电解剖标测系统建立左房模型

视频 30.4　在 X 射线荧光透视下采用环形电极行左房建模

视频 30.5　术者在磁导航系统综合控制台旁操作，左下显示磁场向量和导管运动情况

视频 30.6　消融过程中磁导航系统整个综合控制台界面

视频 30.7　磁消融导管弯成环形后头端可到达右侧肺静脉

视频 30.8　在上腔静脉侧壁予以高输出起搏可刺激膈神经收缩（荧光透视下可见）

如何实现心脏影像与三维电解剖标测系统的精确融合

Chapter 31　How to Perform Accurate Image Registration with Electroanatomic Mapping Systems

Francesco Perna，Moussa Mansour 著

张树龙　王嘉慧　译

31.1　引　言

心脏射频导管消融能治疗多种心律失常（包括心房颤动等），要得益于近年来日益精确的导管标测定位技术与心脏解剖学影像融合技术的大力发展。电解剖标测所能做的，就是将三维解剖信息和实时导管标测的电信号结合起来创建既有解剖信息又有相关电信号的三维心脏结构。然而，即使是采用细致的高密度标测来构建这种三维结构，所得到的解剖信息仍然低于心脏磁共振成像（MRI）和计算机化断层扫描（CT）提供的信息。这是由肺静脉和左心房复杂的解剖关系所决定的。比如在肺静脉之间以及肺静脉与左心耳之间有许多窄的嵴将它们分开，这些结构在电解剖结构中就未必能得到体现。因此，单纯依靠左心房导航导管来构建足以保证手术安全和消融效果的左心房解剖结构有时就变得力不从心。

为使手术过程中融入详细的左心房解剖信息，人们一直在试图发展图像融合技术。通过将 CT 与 MRI 的信息融合到导管定位系统，可以为术者提供在解剖学上更加准确的心脏三维模型上的导管位置[1]。目前现有的图像融合算法可用于依赖于磁或阻抗的电解剖标测系统。除了 CT 和 MRI，三维旋转血管造影也可以获得左心房的解剖图像，并且可以与导管定位系统融合。

图像融合可以更好地显示左心房消融导管与左心房关键结构（如肺静脉口部和左心耳嵴部）的相对位置。观察性和前瞻性随机研究都已证实图像融合可以减少透视时间、提高成功率而改善手术结果[2-6]。然而，为了达到这个目的，图像融合必须准确。这种方法的主要缺点是 CT 或 MRI 检查与导管标测是非同步的，而且融合过程中的任何失误都可导致导管在心脏三维图像中位置判断的错误。因此准确的图像融合对于导管定位是必要的，以确保消融手术最大限度的安全和有效。在这一章，就一些可以提高图像融合准确性的技术进行讨论。

31.2　术前准备

患者准备

成像检查前应仔细询问患者的病史，排除造影剂过敏或与 MRI 不兼容的装置（例如心脏设备或金属植入物）情况。建议所有绝经前妇女在接受 CT 扫

描前测试血 HCG 水平。必须评估肾功能，因为有碘造影剂肾病和钆诱导的肾源性系统性纤维化风险。幽闭恐惧症也可能一个问题，尤其是在患者接受 MRI 检查时。

成像

心脏 CT 和 MRI 都可以用于获取与电解剖标测相融合的解剖图像，且图像的质量和信息相差不大，因此其选择很大程度上取决于医疗机构自身设备的配置和专业的情况。MRI 检查可以让患者避免遭受电离辐射和使用碘造影剂可能带来的风险。尽管还没有最终结论，但有研究提示肾功能显著受损的患者在接受 MRI 检查时可能会由于使用钆引起严重的临床后果。此外，MRI 不如 CT 配置广泛。最后，患者对 MRI 的耐受性差，主要由于该项检查的持续时间长和空间局限。

在心脏成像检查和导管消融治疗时血流动力学状态的变化能够影响融合的准确性。为了减少影像学检查和消融手术不同时间获得的心脏图像之间的差距，应尽可能减少两者间隔时间。

CT 扫描

多层螺旋 CT 能在一个屏气周期完成图像采集。更先进的 CT 设备有更多排的 X 光线探测器，可进一步降低图像采集的时间。这使同时采集相对容积大的数据成为可能。用于心脏成像必须至少是 16 排 CT。近年来，宽探测器或动态容积扫描的使用，如 320 层螺旋 CT 扫描仪（Aquilion One，Toshiba，Otawara，Japan），可覆盖整个心脏而无须螺旋扫描。这种新技术将辐射剂量降低到传统多排螺旋 CT 扫描时的四分之一以下，与心电门控扫描相比还减少了造影剂的量。"心电脉冲技术"将管电流调制在 R-R 间期的 40% 与 80% 之间，有可能减少 80% 的辐射剂量。静脉弹丸式注射碘造影剂，然后盐水冲洗。

MRI

钆增强的 MRI 检查也可以研究左心房和肺静脉的解剖结构。1.5 到 3T 的 MRI 系统在吸气末屏气状态下完成心脏成像。血管 MRI 通常是由一个三维快速区域螺旋梯度回波成像获得。获得的影像切片厚度约 1.5mm。注射顺磁性造影剂后完成扫描。快速旋转系统可使图像采集与造影剂通过左心房同步，减少曝光时间。

旋转血管造影

近来使用旋转血管造影采集术中左心房容积已经被引进[7-8]。在造影剂注入右心腔中后，C 型臂透视围绕患者快速旋转，通过三维立体解剖旋转透视左心房-肺静脉获得图像。这些图像可以叠加到心脏的透视投影或融合到一个电解剖标测系统。这种创新的技术可能克服在消融前后不同的时间获取图像可能有差异的限制，但连续的碘对比剂的负担和辐射剂量是重要的限制因素。

图像采集完成后储存成专有的格式。数据可以从扫描仪导出。一个称为 DICOM（Digital Information and Communications in Medicine）的医学图像标准已被设计和应用。这允许将数据在不同的扫描仪和主机之间交换。

31.3 图像融合程序

图像分割

CT 和 MRI 图像采集后被传输到三维电解剖标测系统中的应用软件（CartoMerge，Biosense Webster，Inc.，Diamond Bar，CA；或 NavX Fusion/Verismo，St. Jude Medical，St. Paul，MN）。从整体影像图片中隔离出感兴趣结构的过程称为分割。第一，在左心房造影剂密度最大时从左心房横切面中设置强度阈值。低于阈值强度的像素分为一组，剩余像素为另一组。这样同一类的彼此相邻像素区就会形成一个均质区域。之后，在腔室中央做好标签或"种子"以优化目标腔室的分离。当腔室不能通过半自动化软件分开，还可以通过"切和冲"工具菜单手动编辑分离。肺静脉往往在靠近心房侧进行分割，这时肺静脉远端的分支不会影响血管之间的区分。因为不会在肺静脉远端消融，因此肺静脉远端部分的丢失不影响消融手术。一旦左心房-肺静脉的三维重建成功，即可输出到实时标测系统。

三维建模

进行图像融合之前，必须先用三维标测系统建立左心房外壳。目前有两个这样的系统可用：以磁为基础的 Carto 系统（Biosense Webster Inc，Diamond Bar，CA）和以阻抗为基础的 EnSite NavX 系统（St. Jude Medical，St. Paul，MN）。两套系统的最新版本都是通过导管尖端在兴趣腔室内膜面滑动构建模型，这使更快收集大量的点和更好的解剖信息成为可能，尤其是在使用多电极导管时。

取点时导管的贴靠是通过透视观察导管和心脏运动的关系，心房电图和三维导航系统上导管投影判定的。取样采点的一致性可以避免建模图形变形。左心房结构中易于走样的部位（左心房顶，前壁，心耳）应小心建模（图 31.1）。

抵消呼吸时（呼吸补偿）心脏移动的算法和手动去除"假腔"（例如，取点稀疏的模型）和错误结构，对再现真实的心脏解剖结构也很重要。NavX 系统中的分区尺度算法可补偿不同心脏腔室和血管间阻抗的变化，因此使最后的模型在生理和解剖上更接近三维放射影像。

定标过程

定标是将左心房的三维图像与实时的电解剖图进行解剖上准确的对合过程。

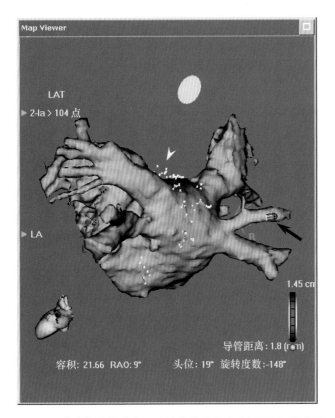

图 31.1 准确的影像融合。后视位显示左心房 MRI 的融合图像。消融导管（黑色箭头）进入右下肺静脉小分支没有突出于 MRI 壳外。沿顶部白色的点（白箭头所指）凸出 MRI 壳外是在采点时顶部扩张的结果。LAT，局部激动时间；LA，左心房

CartoMerge（*Carto* 融合技术）

目前有两种策略可完成这步操作：路标点融合和表面融合。通常是用 CartoMerge 软件结合两种方法完成图像配准的。

（1）路标点融合：在不同的解剖结构上选择几个在透视和三维 CT/MRI 上都易于识别的基准点，称为路标点融合。左心房后壁和肺静脉口都锚定在心包腔周围，因而是理想的基准点。将导管头端放置到标记位点相应的心腔位置，并在电解剖图上取点。解剖融合需要至少三个相对应的基准点。在此之后，将 CT 或 MRI 的左心房三维图像与电解剖图通过锚定相对应的基准点进行图像融合。标测左侧心腔时，使用左侧结构（左心房，肺静脉分支，主动脉）进行图像融合可以显著提高融合的准确度。

（2）表面融合：通过调整图像方向使电解剖图与三维影像图间的表面距离达到最小从而精细融合，称为表面融合。当电解剖标测系统取了足够的点（左心房一般至少 20 个），即可进行表面融合，前者可以进一步调整放射影像图，因此提供满意的心房模型。点融合选得越好，面融合时需要采集的点就越少。还有另外的策略认为只取单个基准点，而主要集中在面融合上即可。从理论上讲，完成图像配准至少需要一个基准点，不过这种方法准确性差，不提倡应用。

NavX Fusion（*NavX* 融合技术）

这一融合技术是以 CT/MRI 图像为模具动态建模的。电解剖图"融合"到放射影像图像上分为两阶段，称为初级和二次融合。

（1）初级融合：使用三个基准点将模型与放射影像叠加。正如 CartoMerge 软件一样，由于左心房后壁与周围组织的位置相对固定，是优先选用进行融合的基准点。

（2）二次融合：在两个图像首次融合匹配不好的区域选用更多的基准点进行二次融合。在这个阶段，以 CT/MRI 的表面为模具进行建模，同时在模型中将三维导航的空间"弯曲"。图像融合后关闭模型的显示功能，所有消融点、标记和导管都应投影在三维 CT/MRI 图像上[2]。

定标是图像融合过程中关键的一步，因为它容易发生错误，使得整个图像融合过程无效。有时达到完美的融合是很困难的。两个点的紧密对应是非常关键的，尤其是在具有潜在的影响消融成功和安

全性的部位，也就是肺静脉-左心房交界和相邻结构之间的嵴部，如肺静脉和左心耳。CartoMerge 软件模块通过计算电解剖标测图与 CT/MRI 图像的最小平均距离点（"面到点的距离"）估算融合误差。一个成功的定标可使平均融合误差不到 3mm。然而，为了更加准确，还需要参考其他备用临床信息如 EP 数据（EGM，阻抗），以及 X 光线透视和超声下观察导管的位置。

心内超声图像融合（CartoSound）

以上图像融合的局限性是导管操作过程中心脏易变形，从而使图像融合不理想。且 CT/MRI 检查和消融建模是分别在不同时段获得的，不同时段心脏状态的变化包括容积、心律、心动周期或呼吸，相对手术而言，都会限制放射影像的可靠性。Carto-Sound（Biosense Webster，Diamond Bar，CA）是项新技术，心内超声导管（ICE）可以清楚显示左心房内膜面并可快速大量获取空间信息。而利用内置了相控矩阵换能器和定位器（Sound Star，Biosense Webster，Diamond Bar，CA）的超声导管，就能将导管扇面垂直扫描到的包括位置和走向在内的信息，传输到 Carto 工作站从而重建出超声左心房三维模型。导管置于右心房或通过房间隔穿刺置于左心房，可以获得实时图像[9]。获得心电门控的左心房超声心动图像后，通过对心内膜面的确定、画线和整合等步骤创建左心房三维立体图像。这种左心房建模方法具有很多优势，它可以最大程度减轻导管标测时心脏的变形，能细致观察左心房及其周围结构，减少放射线剂量。此外，三维超声图像通过结合二维超声图像和电解剖信息提供实时信息。也可将导航标测导管获得的其他电解剖点用相同的坐标系统融入到已建的三维超声图像中。该技术可以是独立的应用工具，也可以用 CartoMerge 软件对术前 CT/MRI 壳进行融合。

31.4 影像融合技术的影响因素

影响图像融合准确性的因素有技术和患者相关的两个方面的因素。

图像采集时的呼吸周期

通常建议患者屏气，在呼气末摄取 MRI、CT 或

旋转血管造影图像。已经证实这样可以使其与同样在呼气末采集的电解剖图融合的更为准确[10]。

心腔容积

已证实左心房大小会影响图像融合的准确性[11]。左心房容积大于 110ml 与融合误差增加相关[11]。这可能是因为左心房相对较大时确定相应的结构获得相似的精确度难度更大。左心房大的也比左心房小的更难标测。在操作导管时，扩张的左心房更易在导管压力下变形，降低了电解剖图准确性。

研究了一些其他因素，但未发现其对图像融合的精度有影响，这些因素包括左心室射血分数、房颤类型（持续性与阵发性）、影像设备（CT 和 MRI）、心脏节律（房颤与窦性心律）。

31.5 术后护理

图像融合通常不需要有特殊护理。对于造影剂肾病的高危患者，CT 检查后持续水化，并且至少 48h 内进行肾功能评估。术后并发症包括胸腔、心包胸腔积液和肺静脉狭窄可通过 CT 或 MRI 评价。

31.6 并发症

图像融合除了常规的手术程序外仅仅需要一次额外的影像学检查，因此与传统的透视法相比并不会显著增加手术并发症。

行碘造影剂 CT 检查的患者可能会发生造影剂肾病。虽然多数情况下是一过性的，但是血清肌酐浓度升高反映着肾脏的损害，导致一些造影剂肾病患者并发症增多甚至死亡。到目前为止，围术期增加血浆容量是降低造影剂肾病风险的唯一确定方法。

近来报道的肾源性系统性纤维化是一种导致身体衰弱的全身性疾病，最常见于肾功能不全患者。接触钆造影剂可引起皮肤病变、骨骼肌纤维化，关节损害，以及肝、肺、心脏等器官损害，严重者可能会致命。本病的治疗没有持续有效的方法。改善肾功能可减缓或遏制肾源性系统性纤维化的进展。

图像质量不佳或图像融合的准确性差使得消融

位置不合适，可降低手术疗效。另外，由于不能准确判断消融导管与易损伤的心脏结构间的距离，也能增加房颤消融并发症的风险，如肺静脉狭窄或心房食管瘘。

31.7 优势和局限性

图像融合这种策略的主要优点是精确显示对于导管消融安全和成功极为关键的解剖学变异和结构，如肺静脉口和左心房嵴部。心脏 CT 或 MRI 检查的解剖精确度达到 1～3mm。此外，在电解剖标测过程中导管导致的心脏腔室壁的伸张不影响影像学图像的左心房重建。帮助定位周围组织，如食管，可避免在这些结构附近高功率消融从而提高消融的安全性[13]。此外，CT 和 MRI 可观察术后并发症如肺静脉狭窄。

相当多的研究证实图像融合技术对手术结果有利。包括能减少透视时间和提高手术成功率[2-6]。

图像配准后若患者移动可显著降低图像融合的准确性。全身麻醉下进行房颤消融有利于预防患者移位，因而受到一些术者的青睐。如果左心房的影像学图像质量不佳或融合不准确，融合后的图像对指引导管操作是有害的。

这种方法的主要局限是，CT/MRI 检查与导管标测所建的模是在不同时间段完成的，而且图像融合过程的任何失误都会转化为导管与图像之间位置的判断错误。因此，准确的图像融合是精确判断导管在影像中的位置所必需的，以确保最大的消融安全性和有效性。在未来，实时 MRI 可能会替代术前获得的图像。

31.8 结 论

对解剖基质的正确认识是射频消融安全和成功的基石。新颖的成像技术已经用于提高人类对心脏真实解剖的认识，从而帮助指引消融导管在左心房、肺静脉等复杂解剖结构中的操作，确定消融位点。图像融合技术是将 MRI 或 CT 成像获得的左心房复杂解剖结构的详细信息，应用于标测和消融手术中。这项技术是有益的，因为它提高了心脏结构（如肺静脉窦口）的可视化，这是电解剖标测很难精确标测的。然而准确性差的融合不仅使消融位点不合适

降低手术疗效，而且使导管与易损心脏结构之间距离判断失误从而增加手术并发症风险。

致谢

这项工作已得到迪恩房颤卒中综合研究所部分支持。

参考文献

1. Reddy VY, Malchano ZJ, Holmvang G, Schmidt EJ, D'Avila A, Houghtaling C, Chan RC, Ruskin JN. Integration of cardiac magnetic resonance imaging with three-dimensional electroanatomic mapping to guide left ventricular catheter manipulation: feasibility in a porcine model of healed myocardial infarction. *J Am Coll Cardiol*. 2004;44: 2202–2213.

2. Brooks AG, Wilson L, Kuklik P, et al. Image integration using NavX Fusion: initial experience and validation. *Heart Rhythm*. 2008;5(4):526–535.

3. Della Bella P, Fassini G, Cireddu M, et al. Image integration-guided catheter ablation of atrial fibrillation: a prospective randomized study. *J Cardiovasc Electrophysiol*. 2009;20(3):258–265.

4. Caponi D, Corleto A, Scaglione M, et al. Ablation of atrial fibrillation: does the addition of three-dimensional magnetic resonance imaging of the left atrium to electroanatomic mapping improve the clinical outcome? a randomized comparison of Carto-Merge vs. Carto-XP three-dimensional mapping ablation in patients with paroxysmal and persistent atrial fibrillation. *Europace*. 2010;12(8):1098–1104.

5. Dewire J, Calkins H. State-of-the-art and emerging technologies for atrial fibrillation ablation. *Nat Rev Cardiol*. 2010;7(3):129–138.

6. Kistler PM, Earley MJ, Harris S, et al. Validation of three-dimensional cardiac image integration: use of integrated CT image into electroanatomic mapping system to perform catheter ablation of atrial fibrillation. *J Cardiovasc Electrophysiol*. 2006;17:341–348.

7. Thiagalingam A, Manzke R, D'Avila A, Ho I, Locke AH, Ruskin JN, Chan RC, Reddy VY. Intraprocedural volume imaging of the left atrium and pulmonary veins with rotational X-ray angiography: implications for catheter ablation of atrial fibrillation. *J Cardiovasc Electrophysiol*. 2008;19(3): 293–300.

8. Al-Ahmad A, Wigström L, Sandner-Porkristl D, et al. Time-resolved three-dimensional imaging of the left atrium and pulmonary veins in the interventional suite—a comparison between multisweep gated rotational three-dimensional reconstructed fluoroscopy and multislice computed tomography. *Heart Rhythm*. 2008;5(4):513–519.

9. Singh SM, Heist EK, Donaldson DM, Collins RM, Chevalier J, Mela T, Ruskin JN, Mansour MC. Image integration using intracardiac ultrasound to guide catheter ablation of atrial fibrillation. *Heart Rhythm*. 2008;5 (11): 1548–1555.

10. Noseworthy PA, Malchano ZJ, Ahmed J, Holmvang G,

Ruskin JN, Reddy VY. The impact of respiration on left atrial and pulmonary venous anatomy: implications for image-guided intervention. *Heart Rhythm.* 2005;2(11):1173–1178.

11. Heist K, Chevalier J, Holmvang G, Singh J, Ellinor P, Milan D, D'Avila A, Mela T, Ruskin J, Mansour M. Factors affecting error in integration of electroanatomic mapping with CT and MR imaging during catheter ablation of atrial fibrillation. *J Interv Card Electrophysiol.* 2006;17(1):21–27.

12. Patel AM, Heist EK, Chevalier J, Holmvang G, D'Avila A, Mela T, Ruskin JN, Mansour M. Effect of presenting rhythm on image integration to direct catheter ablation of atrial fibrillation. *J Interv Card Electrophysiol.* 2008;22(3):205–210.

13. Aleong R, Heist EK, Ruskin JN, Mansour M. Integration of intracardiac echocardiography with magnetic resonance imaging allows visualization of the esophagus during catheter ablation of atrial fibrillation. *Heart Rhythm.* 2008;5(7):1088.

第三部分

室性心动过速的消融

Section Ⅲ Ablation of Ventricular Tachycardia

如何利用 12 导联心电图对室性心动过速进行定位

Chapter 32　How to Localize Ventricular Tachycardia Using a 12-Lead ECG

Hicham El Masry，John M. Miller 著

韩　昊　译

32.1　引　言

在过去的 10 年间，利用导管消融治疗持续性室性心动过速（室速，VT）的实践显著增多。成功消融有赖于准确定位靶点，以尽量破坏致心律失常组织，而不破坏正常心肌。对于折返机制的室速，要明确缓慢传导区的峡部，对于自律性增高机制和触发机制的室速，要确定反复发放冲动的局灶。多数患者的靶点相当精细，准确的定位对于确保手术成功至关重要。心电图（ECG）是一项简单而且无创的检查，术者根据心电图上 VT 的形态特征，可以大致确定一个感兴趣区，在这个区域进一步标测、检验可以指导成功消融。因此，要努力记录每一次持续性/非持续性 VT 发作的 12 导联心电图，这不但有助于判断消融靶点的部位，而且可以作为起搏标测的模板（通过在选定的位置起搏，来复制心电图上VT 的形态）。另外，很多患者都合并器质性心脏病，可以诱发出多种形态的 VT，首要目标是消融临床发作的 VT，其次再消融其他诱发的 VT。

ECG 检查时电极片的放置位置很重要，电极片位置轻微的改变（特别是胸前导联）即可导致同一室速心电图明显的不同，对 VT 定位造成混淆。如果在导管室不能诱发出室速，可以标记电极片位置，这有助于之后获得患者的 VT 发作时的心电图，或者保留电极片将患者送至导管室。

本章我们讨论在不同的临床疾病基础下，如何通过心电图对不同临床类型的 VT 的起源作出定位，包括冠心病、非缺血性心肌病（NICM），以及起源于右心室流出道（RVOT）、左心室流出道（LVO）、心外膜以及与浦肯野纤维网相关的室速。

32.2　束支折返性室速

束支折返性室速（Bundle Branch Reentrant Ventricular Tachycardia，BBRVT），其折返环包括左、右束支，近端与 His 束相连，远端与间隔部心肌相连。BBRVT 常见于有结构性心脏病的患者，特别是扩张型心肌病，形成较大的折返环，和（或）希氏-浦肯野系统（HPS）疾病造成足够的传导延迟以维持折返[1]。扩张型心肌病患者出现室速时，特别是窦性心律时心电图有完全性左束支传导阻滞（LBBB）或者有非特异性室内传导延迟的患者，应该行电生理检查明确是否为 BBRVT。BBRVT 呈典

型束支阻滞（BB）图形（与窦性心律相似），心室率高达 180～300 次/分，常导致血流动力学不稳定，VT 发作时呈 LBBB 图形伴有电轴左偏更常见[2]。与其他 VT 不同，BBRVT 起始有短的类本位曲折，因为 BBRVT 首先激动的是 HPS，而不是心肌细胞间的电传导。

32.3　合并冠心病的室速患者

心肌梗死后的 VT 通常是折返机制，在接近梗死区域（瘢痕）的部位是折返环的缓慢传导区，折返的出口部位决定 ECG 上 VT 的形态。由于之前梗死部位的心肌传导发生改变，心梗后 VT 对于靶点的定位通常不如局灶性 VT 定位那么精确。但 ECG 还是可以将 VT 的出口定位在 10～15cm^2 的区域[3]。目前提出的一些方法可以帮助定位 VT 的出口，而以下这些原则也很重要。

1. 心肌梗死（简称"心梗"）后 VT 常起源于左心室或室间隔，明确之前梗死部位利于 VT 的定位，之前患下壁心梗者发生的 VT 起源于间隔或游离壁的基底段，之前患前壁心梗者发生的 VT 常起源于心尖部前壁或心尖部下壁的间隔侧或游离壁。

2. 起源于间隔侧的室速 QRS 波群较起源于游离壁的室速 QRS 波群窄。

3. 呈 LBBB 的室速几乎都起源于间隔，而呈 RBBB 的室速可以起源于左心室的任何部位，定位较困难。

4. 如果室速时胸前导联方向一致为正向或负向，分别高度提示出口位于基底部或心尖。

5. 下壁导联电轴向上（负向）提示出口指向特发性室速的起源部位（很多下壁心梗后的 VT 电轴较高）或者心尖部（前壁心梗），而下壁导联电轴低（正向）提示 VT 起源于前基底部。

按照这些简单的原则，足以对常见的 VT 进行定位，Miller[3]，Kuchar[4] 以及最近 Segal[5] 提出了更加复杂的算法。

根据 Miller[3] 提出的算法，根据之前梗死的部位、束支阻滞的类型、QRS 电轴和 R 波移行分析 VT 的起源，图 32.1 描述了 8 种 R 波移行模式。对于之前有下壁心梗病史的患者，常在 V$_2$～V$_4$ 导联可见高大 R 波，当折返出口靠近侧壁或后壁时，R 波的振幅会降低或呈负向。电轴左偏常见于起源于间隔部的 VT，而 VT

起源越靠近侧壁，电轴越右偏或前上（即越负向）。对于之前有前壁心梗病史的患者，由于心肌损伤范围大，通过 ECG 定位 VT 的起源部位不如下壁心梗的患者精确。LBBB 形态的 VT 常起源于心尖间隔部，根据电轴确定起源部位偏前或偏下。RBBB 形态的 VT 电轴常偏右上，起源于前壁心尖的间隔侧。这种情况常常是最难以准确定位的，可能是由于心肌梗死的范围不同，以及残存心肌对心电图的影响。

Kuchar[4] 等提出的一个算法是基于心梗后患者的起搏标测结果（图 32.2），将左心室每个轴向分为三部分（心尖/中部/基底部，间隔部/中部/游离壁，前壁/中部/下壁），但这种算法的作用有限，因为瘢痕区传导的变异性很大（结果不特异）。

按照 Segal[5] 的算法，根据 BBB 的形式和肢体导联的极性来研究 VT（图 32.3），研究人群不局限于前壁心梗和下壁心梗，而是包括所有部位的心梗。不同于 Miller[3] 的算法，Segal 不以 R 波移行作为确定 VT 出口的主要依据。左心室的划分与 Kuchar[4] 的方法类似。所有呈 LBBB 型的 VT 均标测间隔，电轴向上对应基底部和中间隔区域，电轴向下常常在中间隔区域。所有 RBBB 型 VT 均在远离间隔的部位标测，Ⅰ 导联正向而且电轴向上提示出口位于后壁中部或基底部，如果 Ⅰ 导联为负向而且电轴向上，则在心尖部后壁标测。RBBB 型电轴向下的 VT 在前壁标测，Ⅰ 导联为负向定位于前壁中部，Ⅰ 导联为正向定位于前壁基底部。这种算法的总体阳性预测值 ≥70%[5]。

使用这些算法，仍然有 15%～20% 的室速不能被定位，因此我们要将心室进行分区以指导标测。我们采用高密度标测建立详尽的全心室激动顺序图，在怀疑是出口的部位进行重点标测，特别是针对血流动力学稳定的持续性室速患者。

对于各种类型的非缺血性心肌病患者，ECG 对室速的定位作用都很有限，折返环路和出口很可能位于左/右心室的靠基底部的 1/3[6-7]。而且，心肌病患者发生 BBRVT 和心外膜折返比陈旧心梗患者更常见。

对于 ARVC 的患者，室速主要起源于右心室基底部（三尖瓣瓣环附近和流出道），而且常常需要在心外膜消融才能成功[8]。结节病相关室速常常累及右心室多于左心室，而在心肌病患者中，大多数室速起源于左心室[9]。室速形态呈 LBBB 型，胸前导联 R 波振幅逐渐增高，额面电轴常常能够提示出口的部位（例如：电轴指向左上，提示出口位于右心室的

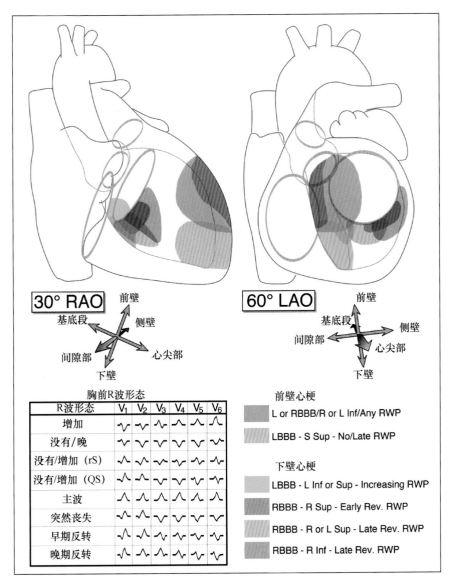

图 32.1 既往有心肌梗死病史的患者，ECG 和室速出口的对应关系（Miller 的算法[3]）。RAO 和 LAO 的心脏示意图，通过心肌梗死部位、BBB 类型、额面电轴，胸前导联 R 波移行（RWP）（左下方）综合分析，确定室速在心内膜侧的起源部位（彩色的阴影部分），阳性预测值＞70％。RAO，右前斜位；LAO，左前斜位；RWP，R 波形态

下侧壁，电轴向下提示出口位于流出道）。

这些算法是为了定位瘢痕相关室速的出口，而不是最佳消融靶点（舒张中期通路），很多证据表明出口和舒张期通路距离在 2cm 之内。此外，很多有结构性心脏病的室速患者之前就植入了埋藏式心脏复律除颤器（ICD），可以很快终止室速，使得我们无法获得室速的 12 导联心电图，无法根据室速的心电图形态制定进一步的标测和消融计划。

32.4 特发性室速

特发性室速约占临床发生室速的 10％，定义为不合并可识别的结构性心脏病的室速。可根据室速起源部位或者室速对药物干预的反应对特发性室速进行分类，后者包括得到广泛认可的维拉帕米敏感性室速和腺苷敏感性室速。

维拉帕米敏感的浦肯野纤维相关的室速

这些室速以往被称为束支相关的室速，现在认为属于浦肯野纤维相关性室速，浦肯野纤维是左心室间隔折返环的组成部分，多数特发性室速是折返机制（其他为局灶起源）。以前认为出口部位（尖锐的 P 电位）是消融靶点，但最近的证据表明靶点是间隔的较小的舒张期电位[10]。这种室速的典型心电图表现为 RBBB 型伴有左前或左后束支阻滞图形（图 32.4），QRS 波群时限相对较窄（140ms），与室速的出口位于间隔的相符。电轴偏向左上，则出口位于后间隔（朝向后中乳头肌），而电轴偏向右上，则出口更靠近心尖。下壁导联的升支常常有"阶梯"。由于这种室速的

图 32.2 既往有心肌梗死病史的患者，ECG 和室速出口的对应关系（Kuchar 的算法[4]）。"3 步骤"算法预测室速在心内膜侧的起源部位，阳性预测值＞70%。将左心室的每个平面分为 3 个区。RAO，右前斜位；LAO，左前斜位

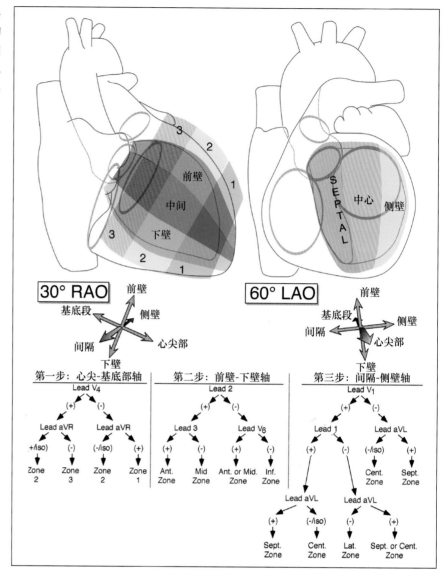

QRS 波群时限相对较窄，发生于年轻人多见，通常血流动力学稳定，可以被维拉帕米终止（不被腺苷终止），常被误诊为室上性心动过速。

腺苷敏感性、流出道和基底部室速

这类室速是局灶起源的，而不是折返机制，不存在缓慢传导区，没有与瘢痕相关的传导中断，室速的出口即是起源部位（消融靶点）。室速可以被机体动作或药物终止，特别是腺苷。很多特发性室速起源于心室流出道，其临床表现多样，可以表现为频发的单形性室性早搏，也可以是长时间持续的室速，临床表现形式与自主神经调节密切相关对运动特敏感。所有的室速电轴方向向下（多为 LBBB 型），对室速作出准确定位比较困难，因为 RVOT，LV-OT，主动脉窦以及心外膜有复杂的毗邻关系（图

32.5）。另一方面，通过无创的手段对室早作出定位对消融手术是有很大帮助的，比如有可能需要把 CS 电极深插至心大静脉（左心室基底部的心外膜面），有可能要靠 ICE 结合 X 线影像确定主动脉窦的位置、RVOT 的边界或肺动脉瓣的位置，也有可能需要做冠脉造影确保在特定部位消融的安全性。对于怀疑起源于流出道的室速，尽管我们提倡要进行双心室流出道标测，以确定最早心内膜激动部位，但根据室速时 ECG 形态作出预判，仍然是电解剖标测确定靶点，以及减少辐射暴露的关键。了解左右心室流出道的解剖关系很重要，特别是向左走行的 RVOT 和肺动脉，以及向右走行的 LVOT 和主动脉根部（I，V$_5$，V$_6$ 导联是否出现 S 波）。此外，注意 V$_1$ 导联起始是否有 R 波，对应室速起源在流出道的前后分布[11]。

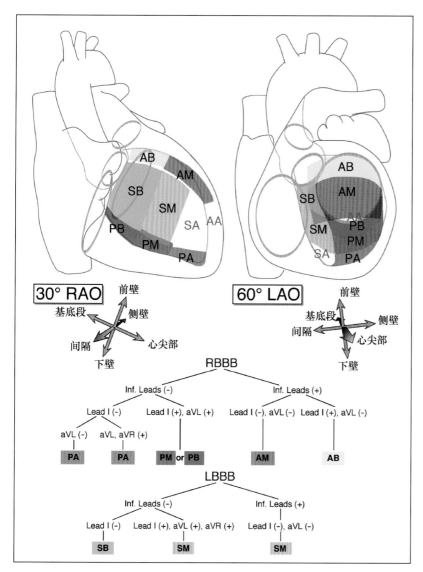

图 32.3 既往有心肌梗死病史的患者，ECG 和室速出口的对应关系（Segal 的算法[5]）。无论梗死在哪个部位，将室速分为 LBBB 和 RBBB 型室速，分别推测室速在心内膜的起源部位，阳性预测值＞70%。将左心室分为 9 个区。RAO，右前斜位；LAO，左前斜位；AB，前壁基底段；AM，前壁中间段；AA，前壁心尖段；SB，间隔基底段；SM，间隔中间段；SA，间隔心尖段；PB，后壁基底段；PM，后壁中间段；PA，后壁心尖段；Inf. Lead，下壁导联；Lead，导联

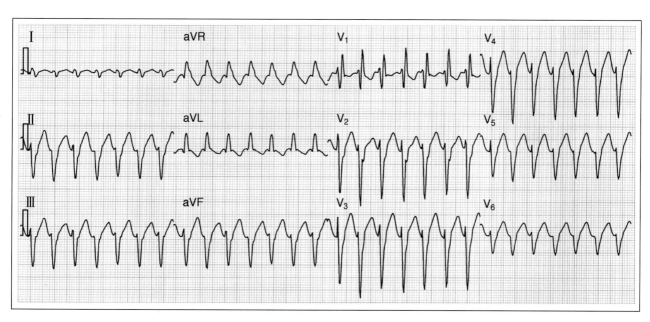

图 32.4 RBBB 型，电轴左上偏的室速（维拉帕米敏感，浦肯野纤维相关）。QRS 波群相对较窄，电轴偏上下壁导联升支有钝挫

RVOT 室速

大多数室速起源于 RVOT 的间隔侧（实际上是左侧游离壁，肺动脉瓣下），心电图呈特征性的 LBBB 型，下壁导联有正向的 QRS 波群，aVR 和 aVL 导联 QRS 波群呈负向，I 导联 QRS 波群呈多向性或者轻微正向。对于起源于 RVOT 其他部位的室速，通过分析下壁导联 QRS 波群时限和电轴方向，以及胸前导联的移行可以对起源部位作出精确定位（图 32.5）。

II 和 III 导联 QRS 波群的时限决定室速起源于"间隔"或者游离壁，QRS 时限＜140ms 对应起源于流出道左侧（靠近传导系统），QRS 时限较长、R 波较小、有切迹对应起源于右侧游离壁的局灶。胸前导联 R 波移行早提示起源点更靠近基底部，甚至是主动脉根部/主动脉窦[12]。如果局灶偏向流出道的右侧下后方，则胸前导联移行较晚，而且 I 和 aVL 导联的 R 波会更高些[13]。如果 V_1 和 V_2 导联的起始 R 波＞0.2mV，提示起源位置较高[12,14]。

起源于肺动脉瓣以上的室速，下壁导联的 R 波比 RVOT 室速更高，胸前导联移行更早，I 导联呈 QS 或 rS 型，对应局灶位置偏左侧[15-16]。

LVO 室速

起源于左心室流出道的室速相对少见（实际上没有肌性的通道），由于与 RVOT 的解剖位置毗邻，所以心电图特征有许多相似的特点，但如果胸前导联移行在 V_1 或 V_2 导联，I 导联呈 QS 型或有 S 波则提示起源于 LVO[17-19]。

起源于主动脉瓣上的室速有类似的心电图特征，但 V_5 和 V_6 导联没有 S 波，V_1 和 V_2 导联的 R 波更高（R/QRS 的时限比值超过 50%，R/S 的振幅比值超过 30%）[20]。这类室速中，起源于右冠状窦的较常见，心电图 I 导联 R 波振幅较高。而起源于左冠状窦的室速 I 导联呈 QS 形或 rS 形，V_1 导联 QRS 波群呈"M"或者"W"形，既可能是 RBBB，也可能是 LBBB。无冠状窦内很少有肌纤维延续至左心室，所以起源于无冠状窦的室速很少见[18,20]。起源于主动脉窦的室速定位仍然比较困难，因为心电图的特征（例如一个垂位心，会更处于后位、I 导联合更负向）以及起搏标测时起搏的图形都会受心脏位置的

图 32.5 流出道和特发性室速出口的对应关系，从左肩角度观察心脏流出道的示意图，虚线示意主动脉窦，图中显示心电图 V_1 和 V_2 导联的位置关系。心电图特征和对应的起源部位见图下部表格。RVOT，右室流出道

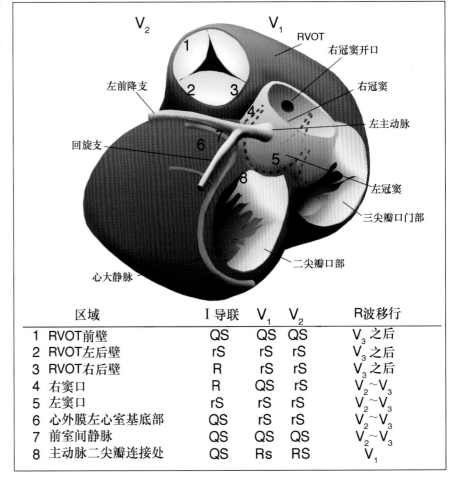

区域	I 导联	V_1	V_2	R波移行
1 RVOT前壁	QS	QS	QS	V_3 之后
2 RVOT左后壁	rS	rS	rS	V_3 之后
3 RVOT右后壁	R	rS	rS	V_3 之后
4 右窦口	R	QS	rS	$V_2 \sim V_3$
5 左窦口	rS	rS	rS	$V_2 \sim V_3$
6 心外膜左心室基底部	QS	rS	rS	$V_2 \sim V_3$
7 前室间静脉	QS	QS	QS	$V_2 \sim V_3$
8 主动脉二尖瓣连接处	QS	Rs	RS	V_1

影响[20]而变异较大，而且，同一个局灶可以引起 QRS 不同形态的室速/室早，在同一部位消融即可消除多个形态的室速/室早[21-22]。

32.5　心外膜室速的心电图特征

近年来对起源于心外膜的室速有了普遍认识，不同的基质引起心外膜局灶或折返性室速的概率不同：心肌梗死后室速很少是起源于心外膜的室速（1%～2%），而 ARVC 引起的室速 5%～10% 为心外膜室速，NICM 引起的室速 25%～45% 为心外膜室速，Chagas 病引起的室速 30%～40% 为心外膜室速。要仔细分析临床发生的室速的心电图特征，特别是对于 NICM 的患者，首先经心包途径进行心外膜标测更为合理，因为在左心室内膜标测需要使用抗凝药物，这样可以避免抗凝后再穿刺心包。

一些心电图标准可用于识别心外膜室速，包括：

1. 假性 delta 波超过 34ms（任一胸前导联最早的心室激动至最早的本位曲折）[23]。

2. V_2 导联类本位曲折（V_2 导联 QRS 波群起始到 R 波顶点）时间超过 85ms[23]。

3. 最短的 RS（任一胸前导联最早心室激动到 S 波的最低点）间期超过 121ms[23]。

4. 最大转折指数（maximal deflection index，MDI），即任一胸前导联 QRS 起始到最大转折处时间占 QRS 时限的比值，超过 0.55[24]。

5. QRS 波群时限超过 200ms[25]。

对于结构性心脏病患者，除了 MDI 指数，其他标准都有定位价值（图 32.6）。

如果没有瘢痕（结构性心脏病）的影响，QRS 的形态和心外膜室速起源位置紧密相关，如果 Ⅰ 导联出现 Q 波提示起源在基底部上部或心尖上部，如果下壁导联均没有 Q 波提示起源在基底部上部，如果下壁导联有 Q 波提示起源在间隔部下部或心尖下部（图 32.7）[25]。对于起源于右心室的室速，Ⅰ 导联起始有 Q 波，并且 V_2 导联呈 QS 形，高度提示室速起源自右心室心外膜前壁；如果 Ⅱ，Ⅲ，aVF 导联起始有 Q 波，提示起源于右心室心外膜下壁[26]。

通过分析心电图形态和一些定量的标准，可以提高识别心外膜起源的室速的敏感性和特异性。Vallès[27]提出分步分析心电图的方法，识别的定位 NICM 患者心外膜室速的敏感性为 96%，特异性为 93%。

32.6　结　论

心电图可以为确定室速的出口提供很多线索，一些算法相对比较准确（阳性预测值＞70%）地确定室速最早激动的 2～5cm² 区域。如果没有结构性心脏病，这些算法可以确定冲动的起源部位（这类室速大多数为局灶机制）；但对于合并器质性心脏病的患者（心肌常常有瘢痕），这些算法确定的是室速的出口，而最佳消融靶点的激动常常在心脏的舒张期，在心电图上没有表现，所以通过算法确定的区域几乎都不是理想的消融靶点。无论是否合并结构性心

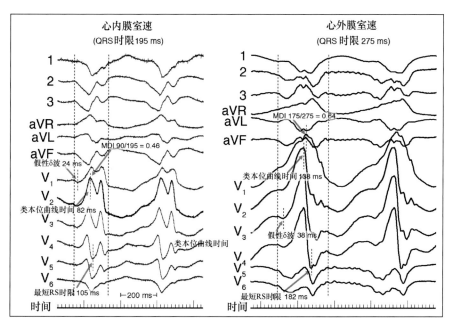

图 32.6　心外膜起源的室速的心电图特征，两份 12 导联室速心电图，以及一些心外膜室速的判定标准，左图提示出口在心内膜，右图 QRS 波群更宽，提示出口在心外膜。MDI，移行指数

图32.7 起源于心外膜的左心室特发性室速心电图特征，右前斜位（RAO）观察左心室示意图，图中显示心电图每个导联的特征对应的室速起源部位

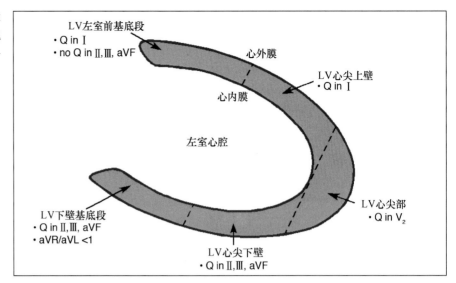

LV左室前基底段
· Q in I
· no Q in Ⅱ,Ⅲ, aVF

心外膜

心内膜

左室心腔

LV心尖上壁
· Q in I

LV心尖部
· Q in V₂

LV下壁基底段
· Q in Ⅱ,Ⅲ, aVF
· aVR/aVL <1

LV心尖下壁
· Q in Ⅱ,Ⅲ, aVF

脏病，ECG 可以为确定室速的出口提供非常有用的线索，有助于大致确定开始标测的区域、然后在这些区域寻找真正的靶点。随着对局灶性和外膜起源室速标测和消融经验的增加，可以对一些算法进行改进，从而使得心电图在指导室速标测和消融方面的作用得到进一步加强。

参考文献

1. Blanck Z, Dhala A, Deshpande S, Sra J, Jazayeri M, Akhtar M. Bundle branch reentrant ventricular tachycardia: cumulative experience in 48 patients. *J Cardiovasc Electrophysiol.* 1993;4(3):253–262.

2. Daoud E. Bundle branch reentry. In: Zipes DP, Jalife J, eds. *Cardiac Electrophysiology: From Cell to Bedside.* Philadelphia: WB Saunders, 2004:683–688.

3. Miller JM, Marchlinski FE, Buxton AE, Josephson ME. Relationship between the 12-lead ECG during ventricular tachycardia and endocardial site of origin in patients with coronary artery disease. *Circulation.* 1988;77:759–766.

4. Kuchar DL, Ruskin JN, Garan H. ECG localization of the site of origin of ventricular tachycardia in patients with prior myocardial infarction. *J Am Coll Cardiol.* 1989;13:893–903.

5. Segal OR, Chow AW, Wong T, et al. A novel algorithm for determining endocardial ventricular tachycardia exit site from 12-lead surface ECG characteristics in human, infarct-related ventricular tachycardia. *J Cardiovasc Electrophysiol.* 2007;18(2):161–168.

6. Hsia HH, Callans DJ, Marchlinski FE. Characterization of endocardial electrophysiological substrate in patients with NICM and monomorphic ventricular tachycardia. *Circulation.* 2003;108:704–710.

7. Soejima K., Stevenson WG, Sapp JL, Selwyn AP, Couper G, Epstein LM. Endocardial and epicardial radiofrequency ablation of ventricular tachycardia associated with dilated cardiomyopathy: the importance of low-voltage scars. *J Am Coll Cardiol.* 2004;43:1834–1842.

8. Marchlinski FE, Zado E, Dixit S, et al. Electroanatomic substrate and outcome of catheter ablative therapy for ventricular tachycardia in setting of right ventricular cardiomyopathy. *Circulation.* 2004;110:2293–2298.

9. Jefic D, Joel B, Good E, Morady F, Rosman H, Knight B, Bogun F. Role of radiofrequency catheter ablation of ventricular tachycardia in cardiac sarcoidosis: report from a multicenter registry. *Heart Rhythm.* 2009;6:189–195.

10. Nogami A, Naito S, Tada H, et al. Demonstration of diastolic and presystolic Purkinje potentials as critical potentials in a macroreentry circuit of verapamil-sensitive idiopathic left ventricular tachycardia. *J Am Coll Cardiol.* 2000;36:811–823.

11. Bala R, Marchlinski FE. ECG recognition and ablation of outflow tract ventricular tachycardia. *Heart Rhythm.* 2007;4;366–370.

12. Dixit S, Gerstenfeld EP, Callans DJ, Marchlinski FE. ECG patterns of superior right ventricular outflow tract tachycardias: distinguishing septal and free-wall sites of origin. *J Cardiovasc Electrophysiol.* 2003;14:1–7.

13. Tada H, Tadokoro K, Ito S, et al. Idiopathic ventricular arrhythmias originating from the tricuspid annulus: Prevalence, ECG characteristics, and results of radiofrequency catheter ablation. *Heart Rhythm.* 2007;4:7–16.

14. Tada H, Ito S, Naito S, et al. Prevalence and ECG characteristics of idiopathic ventricular arrhythmia originating in the free wall of the right ventricular outflow tract. *Circ J.* 2004;68:909–914.

15. Timmermans C, Rodriguez LM, Medeiros A, Crijns HJ, Wellens HJ. Radiofrequency catheter ablation of idiopathic ventricular tachycardia originating in the main stem of the pulmonary artery. *J Cardiovasc Electrophysiol.* 2002;13:281–284.

16. Sekiguchi Y, Aonuma K, Takahashi A, et al. ECG and electrophysiologic characteristics of ventricular tachycardia originating within the pulmonary artery. *J Am Coll Cardiol.* 2005;45:887–895.

17. Kamakura S, Shimizu W, Matsuo K, et al. Localization of optimal ablation site of idiopathic ventricular tachycardia from right and left ventricular outflow tract by body surface

ECG. *Circulation*. 1998;98:1525–1533.

18. Hachiya H, Aonuma K, Yamauchi Y, et al. ECG characteristics of left ventricular outflow tract tachycardia. *Pacing Clin Electrophysiol*. 2000;23:1930–1934.

19. Ito S, Tada H, Naito S, et al. Development and validation of an ECG algorithm for identifying the optimal ablation site for idiopathic ventricular outflow tract tachycardia. *J Cardiovasc Electrophysiol*. 2003;14:1280–1286.

20. Lin D, Ilkhanoff L, Gerstenfeld E, et al. Twelve-lead ECG characteristics of the aortic cusp region guided by ICE and electroanatomic mapping. *Heart Rhythm*. 2008; 5:663–669.

21. Yamada T, Platonov M, McElderry HT, Kay GN. Left ventricular outflow tract tachycardia with preferential conduction and multiple exits. *Circ Arrhythm Electrophysiol*. 2008;1:140–142.

22. Yamada T, Murakami Y, Yoshida N, et al. Preferential conduction across the ventricular outflow septum in ventricular arrhythmias originating from the aortic sinus cusp. *J Am Coll Cardiol*. 2007 Aug 28;50(9):884–891.

23. Berruezo A, Mont L, Nava S, Chueca E, Bartholomay E, Brugada J. ECG recognition of the epicardial origin of ventricular tachycardias. *Circulation*. 2004;109:1842–1847.

24. Daniels DV, Lu YY, Morton JB, Santucci PA, Akar JG, Green A, Wilber DJ. Idiopathic epicardial left ventricular tachycardia originating remote from the sinus of Valsalva: electrophysiological characteristics, catheter ablation, and identification from the 12-lead ECG. *Circulation*. 2006;113(13):1659–1666.

25. Bazan V, Gerstenfeld EP, Garcia FC, et al. Site-specific twelve-lead ECG features to identify an epicardial origin for left ventricular tachycardia in the absence of myocardial infarction. *Heart Rhythm*. 2007;4:1403–1410.

26. Bazan V, Bala R, Garcia FC, et al. Twelve-lead ECG features to identify ventricular tachycardia arising from the epicardial right ventricle. *Heart Rhythm*. 2006; 3:1132–1139.

27. Valles E, Bazan V, Marchlinski FE. ECG criteria to identify epicardial ventricular tachycardia in NICM. *Circ Arrhythm Electrophysiol*. 2010;3:63–71.

如何诊断和消融流出道及主动脉瓣起源的室性心动过速

Chapter 33　How to Diagnose and Ablate Ventricular Tachycardia from the Outflow Tract and Aortic Cusps

Takumi Yamada，G. Neal Kay 著

林加峰　译

33.1　引　言

不论有无结构性心脏疾病，心室流出道及主动脉窦都是室性心律失常的主要起源位点[1-11]。这些部位作为室性心律失常的起源正在被逐渐认识并作为导管消融的靶点[2-12]。虽然心电图和电生理特点可以帮助定位室性心律失常的起源，但心室流出道及主动脉窦区域解剖结构的复杂性限制了根据心电图及电生理特点推测心律失常起源的可靠性[9-14]。对于这一区域的室性心律失常，经心内膜的导管消融通常是有效的，然而在某些情况下需要经心大静脉及剑突下心外膜途径的心外膜导管消融[2-17]。在这一章节，我们讨论了心室流出道及主动脉窦起源的室性心律失常的导管消融方法。

33.2　消融前准备

虽然右室流出道、左室流出道及主动脉窦在解剖位置上彼此靠近[18-19]，然而在这些部位进行标测和导管消融的技术方法和设备却不尽相同。因此，在标测及导管消融前充分的准备对于节省操作时间及减少手术花费及并发症非常重要。消融前准备一般是基于心电图特征及其他一些考量。

心电图诊断

心电图特征在预测这一区域室性心律失常的起源非常有用[5,8-11,20]。它对判断室性心律失常是左侧来源还是右侧来源有重要作用。心电图上束支阻滞的形态，胸前导联移形区以及 V_1 和 V_2 导联上 R 波或 QRS 波群的大小和宽度有助于室性心律失常起源的定位。右束支阻滞波形表明室性心律失常起源于左侧。如果是左束支阻滞波形，那么应该继续评价胸前导联移行区及 V_1 和 V_2 导联上 R 波或者 QRS 波群的大小和宽度（R/S 波振幅和时限指数）（图 33.1）。通过 QRS 波波峰或波谷到等电位线的振幅计算 V_1 及 V_2 导联上 R/S 波振幅的比值。相对于 V_1 或 V_2 单个导联上的 R/S 波振幅比值，R/S 波振幅指数——V_1 和 V_2 导联上较大的 R/S 波振幅比值有更大的参考意义。通过 V_1 及 V_2 导联上相对较长的 R 波时限与 QRS 波群时限之比计算 R 波时限指数。胸前导联移形在 V_4 导联之后，或 R/S 振幅指数<0.3 及 R 波时限指数<0.5 强烈，提示室性心律失常起源

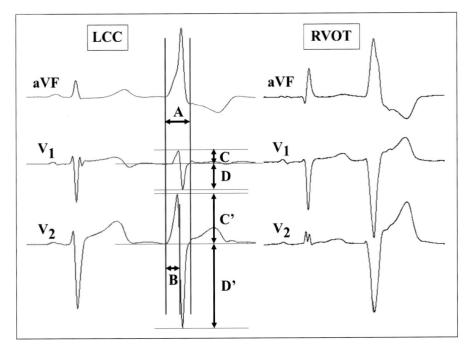

图 33.1 室性心律失常心电图解析举例。第一个 QRS 波为窦性搏动，第二个 QRS 波为左冠状窦和右室流出道起源的室性心律失常。**A.** 总的 QRS 波时限，**B.** V_1 或 V_2 导联上较长的 R 波时限，此例在 V_2 导联上测量从 QRS 波起点到 R 波与等电位线的交叉点的时限，**C.** R 波振幅，测量 R 波的峰点到等电位现的距离，**D.** S 波振幅，测量 S 波的谷点到等电位现的距离。V_2 导联上 R/S 波振幅比值（C'/D'）大于 V_1 导联（C/D），从而决定 C'/D' 是 R/S 波振幅指数。R/S 波振幅指数 < 0.3 且 R 波时限指数 < 0.5 提示室性心律失常为右心室流出道起源，而非左冠状窦起源

于右侧（图 33.1）[8]。反之，则考虑起源于左侧（图 33.1）。I 导联的 S 波也可用于区别室性心律失常起源于主动脉窦还是右室流出道[5,8]。QRS 波中段的顿挫强烈表明室性心律失常起源于右室流出道的游离壁[21]。V_6 导联的 S 波提示室性心律失常可能起源于主动脉瓣下的左心室心内膜[5]。右胸导联上 qrS 形态对于预测室性心律失常起源于左、右主动脉窦交界处有高度特异性[9]。

心电图特点在识别室性心律失常能否从心内膜或心外膜成功消融亦有重要意义。最大偏转指数（maximum deflection index，MDI）——胸前导联上的从最早室性激动到最大转折的时限（取时限最短的导联）与 QRS 波时限的比值，以及 aVL/aVR 比值（aVL 与 aVR 导联上 Q 波振幅的比值）在判断心内膜或心外膜起源时有一定的作用[20,22]。MDI > 0.55 以及 aVL/aVR 比值 > 1.4 提示室性心律失常可以从心外膜消融，然而这些计算方法通常只适用于左室流出道心内膜起源的室性心律失常，不适用于主动脉窦及左室流出道心外膜起源的室性心律失常。

由于右室流出道、左室流出道及主动脉窦在解剖结构上的紧密相邻，这些区域起源的室性心律失常呈现出类似的心电图特征。另外，由于这些区域解剖结构的复杂性限制了心电图计算方法的可靠性。在准备进行标测及消融前，我们需要牢记心电图在诊断上的局限性，充分考虑各种可能性。

其他考虑

右室流出道的室性心律失常多发于女性，而左室流出道室性心律失常多发于男性[10,23]。右室流出道的室性心律失常多于异常节律点引起，可由运动及静脉注射异丙肾上腺素诱发，并可由 β 受体阻滞药抑制。左室流出道的室性心律失常发生多基于触发活动的机制，可以由心室电刺激诱发。

33.3　射频消融手术步骤

患者准备

所有患者以空腹状态送入导管室。静脉注射咪达唑仑、芬太尼、异丙酚进行深度镇静后，进行电生理检查和导管射频消融。室性早搏（室早）的患者在镇静前记录临床室性早搏的 12 导联心电图，因为镇静会抑制室早。

右股静脉置入 3 个鞘管用于导管的置入，其中 8Fr 鞘管用于消融导管的置入。右股动脉置入 8Fr 鞘管用于左心室标测。置入鞘管后，立即静脉给予首剂为 100~150U/kg 的肝素，在标测和消融过程中，静脉给予肝素以维持活化凝血时间（ACT）在 250s 左右。如需冠脉造影，可在左股动脉置入 6Fr 鞘管。

电生理检查

　　为进行标测及起搏，通过右股静脉在希氏束附近放置一个 4 极导管并在冠状静脉窦放置一个 6Fr 或 7Fr 的可弯曲的 10 极导管。尽可能将冠状静脉窦电极递送至心大静脉远端，甚至可进入前室间静脉，直至在室性心律失常发作时，近端的双电极记录到的室性激动早于最远端的双电极（图 33.2 和 33.3）。如不能置入，通过右股静脉递送入 7Fr Amplatz 造影导管，将 2.3Fr 多电极导管（PATHFINDER™，CARDIMA，

图 33.2 左心室穹顶部 CT 图（左侧）和透视图（右侧）。在透视和冠脉造影下，左心室穹顶部位于左心室心外膜靠近左主干分叉处，沿着左前降支和左回旋支前侧方，呈一弧形区域（黑色虚线示），在第一室间支（黑色箭头示）之上。心大静脉将左室穹顶部一分为二，上部分由白色虚线围绕（不可接近区），下部分由红色虚线围绕（可接近区）。白色箭头代表前降支的第一对角支。消融导管置于可接近区，10 极导管在心大静脉内。ABL，消融导管；AIVV，前室间静脉；Ao，主动脉；CS，冠状静脉窦；HB，希氏束；LAO，左前斜位；LCx，左回旋支动脉；GCV，心大静脉；LMCA，左主干；PA，肺动脉；RAO，右前斜位（图片使用许可来自参考文献 17）

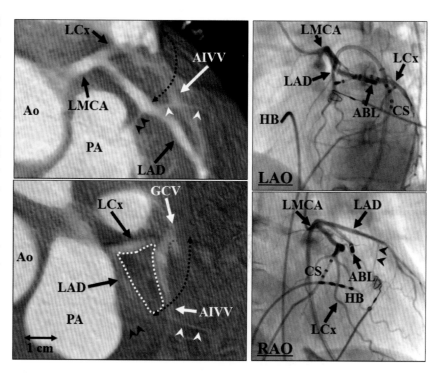

图 33.3 心大静脉内的多极导管记录到的心脏电活动。室性心律失常发作时，多极导管中间的双电极（箭头示）记录到的室性激动早于其远端电极及主动脉瓣-二尖瓣环连接处（AMC）电极记录到的室性激动。AMC uni，位于主动脉瓣-二尖瓣环连接处标测导管的远端单极电极；V-QRS，局部心室激动到 QRS 波起点的相对时间；d（m，p），相关导管的远端（中段，近端）电极。其他缩写与图 33.2 一致

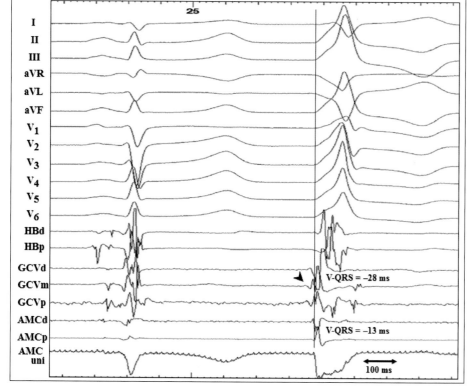

Fremont，CA，USA）由此递送至心大静脉，进而在心脏静脉系统内进行标测（图 33.4）。通过右股静脉或动脉递送入头端为 4mm 或 5mm 的 7Fr 消融导管在心室流出道心内膜进行起搏和标测。如果电生理检查开始时，室早没有出现或很少出现，静脉使用异丙肾上腺素后，于右室流出道或右室心尖部短阵快速起搏进行室性心动过速（室速）或室早的诱发。

标测

因为射频消融前的心电图诊断有其局限性，所有表现为左束支传导阻滞波形的室性心律失常必须首先在右心室进行标测。在室性心律失常发作时，通过激动标测寻找最早的双极电位和（或）呈 QS 型的局部单极电位是确定室性心律失常起源位点最可靠的方法。当室速或室早频发时，可以运用电解剖标测，这可以提高消融手术的成功率[24]。当室性心律失常发作不频繁时，起搏标测可以用来初步确定起源位点。起搏标测在确定右室流出道室性心律失常起源位点上有其特殊作用[3,12]，而在主动脉窦起源室性心律失常上，因为优先传导通路的存在[13]（图 33.5）或运用高起搏电流不能产生心室夺获，导致这一区域不能起搏出和临床室性心律失常完全一致的 QRS 波形，从而限制了起搏标测的效果。但通过对比右侧起搏与左侧起搏可以帮助预测室性心律失常是否能在右侧或左侧成功消融（图 33.6）。当在右心室起搏不能呈现和室性心律失常一致的波形并产生较早的胸前导联移行，我们需要考虑起源位点可能在左心室。通过对比主动脉窦、左室流出道心内膜及心大静脉的起搏标测，可以帮助预测室性心律

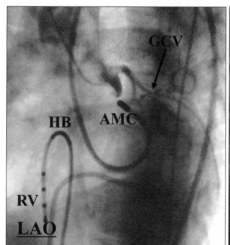
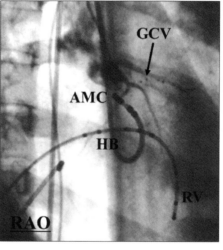

图 33.4 经右股静脉途径，透视图显示多极导管通过 Amplatz 造影导管置于心大静脉内。消融导管在左冠状窦下方的主动脉瓣-二尖瓣环连接处。RV，右心室，其他缩写与图 33.1 一致

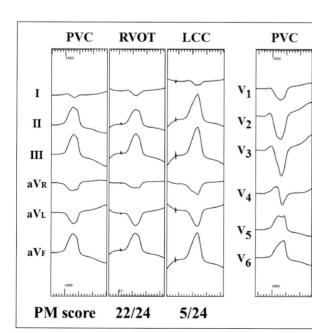

PM score **22/24** **5/24**

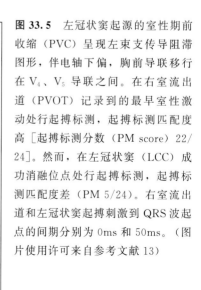

图 33.5 左冠状窦起源的室性期前收缩（PVC）呈现左束支传导阻滞图形，伴电轴下偏，胸前导联移行在 V4、V5 导联之间。在右室流出道（PVOT）记录到的最早室性激动处行起搏标测，起搏标测匹配度高［起搏标测分数（PM score）22/24］。然而，在左冠状窦（LCC）成功消融位点处行起搏标测，起搏标测匹配度差（PM 5/24）。右室流出道和左冠状窦起搏刺激到 QRS 波起点的间期分别为 0ms 和 50ms。（图片使用许可来自参考文献 13）

失常在心内膜或心外膜消融（图 33.6）。在对比时，MDI 及起搏标测分数可以用于评价。当心大静脉起搏标测到的 MDI 较主动脉窦及左室流出道的室性心律失常的 MDI 更相近时，则室性心律失常的来源可能在心外膜。运用远端双极电极以起搏周长 500ms 且能产生持续夺获的最小刺激振幅（最大输出心电 20mA，脉宽 2.0ms）进行起搏标测。起搏标测的分值由 R 波高度/S 波深度比值（R/S）完全匹配的导联数（12 代表在所有 12 导联上 R/S 比值完全匹配）和之前报道过各导联上细微顿挫匹配的导联数决定（完全匹配为 24 分）[3]。匹配分值＞20 分即为匹配度高的起搏标测。通过对比起搏的 QRS 波形态与自发的室早或室速的 QRS 波形态，起搏匹配分值可由电脑软件自动生成。

当在右心室标测到得最早室性激动领先 QRS 波起点超 20ms 且领先心大静脉记录到的室性激动，同时此处的起搏 QRS 波形与临床室性心律失常的 QRS 波形高度匹配，则可在该处行导管射频消融术。倘若右心室没有标测到较早的室性激动，或在右心室消融没有成功，进一步在主动脉窦及左室流出道进行标测。因为右室流出道的后侧部与左心室靠近主动脉根部位置相邻近，倘若在左室流出道消融未成功，在决定行心外膜标测消融前，必须再次在右室仔细标测。

在主动脉瓣上行标测及消融前，必须先进行主动脉和冠脉的选择性造影以确定冠状动脉窦的开口及精确定位消融导管的位置，避免冠脉损伤（图 33.7）[10-11]。通过两个平面的主动脉造影或冠脉造影可以清楚地辨认三个主动脉窦。左前斜位投影时，左冠状窦在主动脉根部的最侧方及希氏术导管的左上方位（图 33.7A）。右冠状窦通常需要右前斜位和左前斜位的冠脉造影以明确其和右冠脉开口的关系（图 33.7B）。在右前斜位投影时，消融导管通常位于右冠状窦窦口的前下方。在左前斜位投影时，典型的消融位点比起右冠状窦窦口更靠近右冠状窦的左侧。由于无冠状窦是三个主动脉窦中最下方且最接近希氏束导管，使得其最容易辨认。在右前斜位投影时（图 33.7C），无冠状窦内的导管在右冠状窦窦口的后下方且在希氏束导管的上方。在左前斜位时（图 33.7C），无冠状窦在希氏术导管的上方，且在右冠状窦窦口的后方。心腔内超声可以帮助确定消融导管的位置。由于无冠状窦在房间隔之上，无冠状窦内心房电位的振幅往往大于心室电位。

当室性心律失常在 I 导联表现为 R 波，且在希氏束导管记录到局部心室电位领先 QRS 波起点，应首先到右冠状窦及无冠状窦进行标测，要想到这两个主动脉窦下位置是室性心律失常的起源。另外，还应先进行左冠状窦及主动脉-二尖瓣环连接处（AMC）区域的标测，因为这些部位也是室性心律失常的好发部位。当室性心律失常发作时，在主动脉

图 33.6 对比不可接近区起源的室性心律失常和左右心室流出道不同部位起搏的 12 导联心电图。注意无论从心内膜或是心外膜起搏都不能与室性心律失常 QRS 波较好的匹配，特别在下壁导联 R 波振幅较高的情况。其他缩写与前图片一致（图片使用权来自参考文献 17）

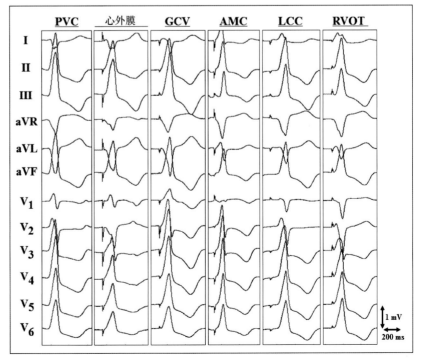

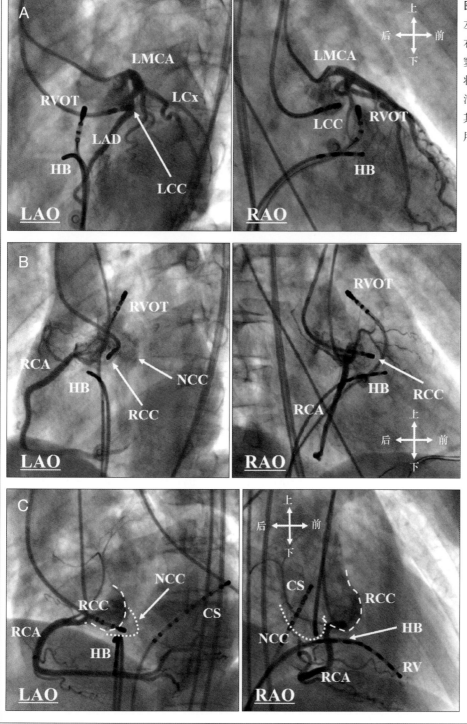

图 33.7 冠脉造影和导管位置 **A.** 左冠脉造影。**B.** 右冠脉造影。**C.** 右冠脉造影且消融导管在无冠状窦（NCC）。注意左冠状窦及右冠状窦起源的室性心律失常的典型消融位点在窦底。RCA，右冠脉；其他缩写与前图片一致（图片使用许可来自参考文献 11）

窦区标测到领先 QRS 波起点的心室前电位，往往预示这是有效的消融靶点（图 33.8）。在主动脉窦部起搏时，往往其电刺激至 QRS 波起始的时间较长（相对于右冠状窦，在左冠状窦更容易出现），然而主动脉瓣下区域起搏时却没有以上特点（图 33.5 和 33.6）。

当在主动脉窦部和左室流出道心内膜标测到最早室性激动领先 QRS 波起点超 20ms 且领先心大静脉记录到的室性激动，可在该处行导管射频消融术。当心内膜导管消融不成功，或室性心律时常发作时，心大静脉标测到局部室性激动早于心内膜任何部位记录到的室性激动，需要考虑进行穿静脉或穿心包的心外膜消融。

左心室心外膜表面由前降支及回旋支包围且位

图 33.8 右冠状窦起源室早成功消融位点的心脏电活动标测。箭头指示 QRS 波起始前的前电位。缩写与前图片一致

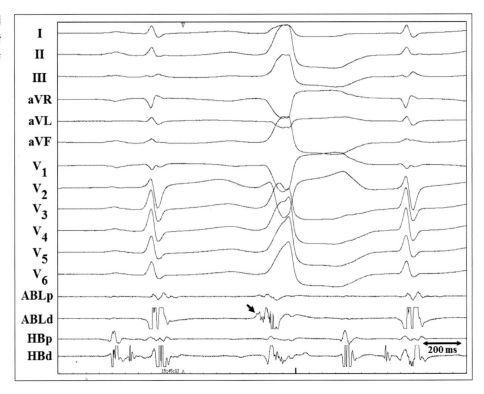

于主动脉的左心室出口部分上方的区域，因为其为左心室最上方部分，被 McAlpine 命名为左心室穹顶部（summit）（图 33.2 和 33.9）[18]。此区域靠近心大静脉的终末和前室间静脉起始处，是心外膜特发性室性心律失常主要的起源部位之一。左心室穹顶部被心大静脉平分为两个区域，一个区域为左心室穹顶部的侧方，心外膜导管可出入此区域（可接近区），另一个区域为左心室穹顶部的上方，由于此区域靠近冠状动脉且为较厚的心外膜脂肪组织覆盖在

这些血管近端，心外膜导管不能随意出入此区域（不可接近区）。左心耳有时位于可接近区上（图 33.2），当标测导管到达左心耳时，会记录到一个较大的心房电位，还可能观察到导管诱发的房性早搏。当在心大静脉或前室间静脉标测到的局部室性激动领先 QRS 波起点超过 20ms，同时此处的起搏 QRS 波形与临床室性心律失常的 QRS 波形高度匹配，则尝试在心大静脉或前室间静脉内行导管射频消融术。倘若在心大静脉或前室间静脉内消融失败，可以通

图 33.9 左心室穹顶部的心脏尸检解剖图（后俯视图）。图片转载来自经许可的参考文献 18。左图显示包括右冠状窦（R）、左冠状窦（L）、无冠状窦（N）的主动脉根部。右图，主动脉根部结构被移除，从而显示左心室与右冠状窦、左冠状窦交接口呈椭圆形，同时展示左心室穹顶部。APM，前乳头肌；LA，左心房；LAFT，左前纤维三角；LFT，左纤维三角；L-RCC，左右冠状窦连接处；PM，后侧乳头肌；PPM，后乳头肌；PSP，左心室后上方；X，左心房附着于房室的膜部。其他缩写与前图片一致（图片使用许可来自 Springer Science＋Business Media.）

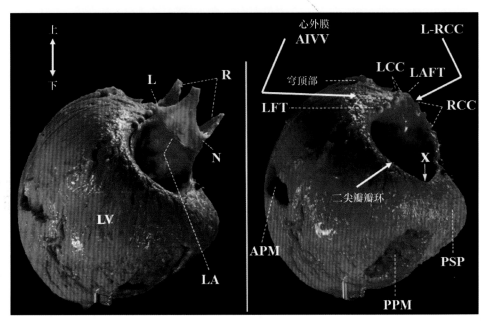

过剑突下穿刺至心外膜进行室性心律失常的标测和消融。当进行经剑突下途径心外膜标测时，原先心大静脉内的标测导管可指引该区域的心外膜标测。由于左心室穹顶部的不可接近区由较厚的脂肪垫覆盖，此处往往可记录到远场电位，并且局部阻抗很高，甚至在此处使用最大输出电流进行起搏都不能引起心室夺获。倘若在不可接近区记录到最早的室性激动，可放弃导管消融，因为此区域靠近左冠状动脉。倘若记录到的最早室性激动位点在可接近区，且距离冠状动脉超 5mm 时，可尝试导管消融。在可接近区，由于脂肪垫较少，即使标测到远场电位，导管消融仍然可能有效。

导管消融

非盐水灌注的消融导管常用于右室流出道、主动脉窦部及左室流出道心内膜起源的室性心律失常的导管消融：首先，心室流出道血流速度快，有很好的冷却效果，保证导管能输出足够的消融能量；其次，盐水灌注导管释放的消融能量易导致右室流出道游离壁的穿孔及主动脉瓣的损伤。选择非冷盐水灌注导管进行消融时，一般预设温度 50～60℃，最大输出能量 50W。当进行主动脉窦区射频消融时，将造影导管置于冠状动脉（冠脉）开口处，在 X 线透视下，每隔 15s 注射造影剂以观察冠脉血流，在距冠脉 5mm 内禁止放电。

使用盐水灌注消融导管，通过穿静脉的方法或经皮剑突下穿刺的方法进行心外膜消融。当室性心律失常考虑为室壁内起源，应使用盐水灌注消融导管在内膜处放电。使用盐水灌注导管在心大静脉及前室间静脉内消融时，选择能控模式，输出能量从 20W 开始，最大输出能量不超过 30W，在心外膜表面消融时，输出能量从 30W 开始，最大不超过 50W，盐水灌注速度为 30ml/min。消融过程中，阻抗下降应不超过 8～10Ω，且消融温度＜41℃。在心外膜消融过程中，每隔 15s 行左冠脉造影，以明确消融导管和左冠脉的位置，以减少血管热损伤的风险（图 33.2），在距冠脉 5mm 内禁止放电。

一般有效靶点为放电 10s 内室早或室速减少或加速，有效靶点继续放电 30～60s。另外，一次放电结束，应对消融导管进行重新定位。以室早/室速消失，异丙肾上腺素静脉滴注（2～4mg/min）及右室短阵快速电刺激（周长 240ms 左右）等方法均不能诱发为消融终点。在心外膜消融后，需复查左冠脉

造影以确保冠脉无损伤。

无论心内膜途径还是经冠状静脉或剑突下的心外膜途径，遇到起源不可接近、冠状静脉系统内阻抗高、室性心律失常室壁间起源、消融位点毗邻冠脉或心外膜消融位点在脂肪垫下方等情况时，有效的射频能量的释放可能会被限制。当遇到冠状静脉系统内阻抗高或消融位点毗邻冠脉时，可选择冷冻消融代替射频消融[16]。

33.4 消融后护理

恢复

消融后，在床边心脏超声确定无心包积液后，拔除腹股沟鞘管。倘若患者抗凝过量，可使用鱼精蛋白中和肝素的作用，当确认 ACT 小于 170s 后方可拔除腹股沟鞘管。在所有鞘管移除后，患者仍需平卧 6h。经心外膜途径消融的患者，除非有持续性出血，否则所有心外膜鞘管在操作结束时都要移除。心包腔内注射 0.5～1mg/kg 的甲强龙或 2mg/kg 中效糖皮质激素（去炎松）用于预防消融后心包炎或炎性粘连形成。假如因心包腔内存在持续出血而行心包引流，必须静脉注射头孢类抗生素预防感染。在左室流出道及主动脉窦射频消融术后，为了预防消融位点血栓形成，嘱患者每天口服 81mg 阿司匹林片，持续 6 周。术后须监测患者生命体征一整晚。

随访

在成功射频消融术后，患者在随访过程通常不服用任何抗心律失常药物，门诊予 12 导联心电图及 24h 动态心电图对患者进行监测。倘若患者的室性心律失常可由运动诱发，可予运动负荷试验检查。心室流出道及主动脉窦部室性心律失常的复发通常在术后早期（前三个月内），迟发性复发很罕见。

33.5 射频消融术并发症

由于邻近许多重要的解剖结构，在心室流出道及主动脉窦部行射频消融，需注意可能发生的并发症。最严重并发症是冠脉损伤，冠脉损伤可以引起致命性的后果，所以在冠状动脉附近放电时应非常谨慎[25]。由于存在这种并发症的可能性，所以消融

前必须进行多体位投影确保消融导管不紧邻冠脉或直接位于冠脉上。主动脉瓣反流也可能由于机械性损伤或消融电流直接损伤瓣膜组织而发生。除此之外，在右冠状窦及无冠状窦或这些窦下区域行导管消融时，有可能损伤房室传导系统的可能，因为中心纤维体位于这些窦下区域，而希氏束正好于此穿过中心纤维体。虽然以前的研究显示此并发症的发生率非常低[1-12,14-17]，但仍不能忽视此并发症，因为这些研究都是来自于有高技术人才的经验丰富的大中心。有研究曾报道过右心室流出道室性心律失常射频消融诱发室颤的案例[26]。有研究报道过在右冠状窦消融时，一过性的窦性心动过缓后出现一过性完全性房室传导阻滞[10]。在右冠状窦消融时，其产生的热效应可作用于前侧心外膜脂肪垫内副交感神经节，刺激迷走神经[10,27]。在右心室流出道消融时，由于此处室壁相对较薄，有发生心包积液及心脏压塞的风险。右心室流出道游离壁的穿孔是非常危险，可快速导致血流动力学塌陷。在这种情况下，必须进行紧急心包穿刺，由于这种穿孔常呈现为线性的撕裂伤，经常需要外科手术修补。通过剑突下途径行心外膜标测消融时，需要考虑腹腔内出血及心外膜冠脉撕裂等并发症[28]。

33.6 结 论

大部分室性心律失常起源于心室流出道及主动脉窦，对于治疗此类室性心律失常，导管射频消融是非常安全有效的。但由于此区域解剖结构复杂，且一些室性心律失常是心外膜起源，定位室性心律失常的具体起源有时候是非常困难的。要达到成功消融此区域起源的室性心律失常需要对心室流出道、主动脉窦、心大静脉及左心室心外膜进行一丝不苟的标测。然而，由于此区域和一些重要解剖结构相邻，如冠脉、房室传导系统等，此区域的导管消融亦可引起严重的并发症。准确辨认这些解剖结构对预防导管消融并发症有重要作用。

参考文献

1. Buxton AE, Waxman HL, Marchlinski FE, Simson MB, Cassidy D, Josephson ME. Right ventricular tachycardia: clinical and electrophysiological characteristics. *Circulation*. 1983;68:917–927.
2. Morady F, Kadish AH, DiCarlo L, et al. Long-term results of catheter ablation of idiopathic right ventricular tachycar-dia. *Circulation*. 1990;82:2093–2099.
3. Coggins DL, Lee RJ, Sweeney J, et al. Radiofrequency catheter ablation as a cure for idiopathic tachycardia of both left and right ventricular origin. *J Am Coll Cardiol*. 1994;23: 1333–1341.
4. Dixit S, Gerstenfeld EP, Callans DJ, Marchlinski FE. Electrocardiographic patterns of superior right ventricular outflow tract tachycardias: distinguishing septal and free-wall sites of origin. *J Cardiovasc Electrophysiol*. 2003;14:1–7.
5. Ito S, Tada H, Naito S, et al. Development and validation of an electrocardiographic algorithm for identifying the optimal ablation site for idiopathic ventricular outflow tract tachycardia. *J Cardiovasc Electrophysiol*. 2003;14:1280–1286.
6. Callans DJ, Menz V, Schwartzman D, Gottlieb CD, Marchlinski FE. Repetitive monomorphic tachycardia from the left ventricular outflow tract: electrocardiographic patterns consistent with a left ventricular site of origin. *J Am Coll Cardiol*. 1997;29:1023–1027.
7. Kanagaratnam L, Tomassoni G, Schweikert R, et al. Ventricular tachycardias arising from the aortic sinus of valsalva: an under-recognized variant of left outflow tract ventricular tachycardia. *J Am Coll Cardiol*. 2001;37: 1408–1414.
8. Ouyang F, Fotuhi P, Ho SY, et al. Repetitive monomorphic ventricular tachycardia originating from the aortic sinus cusp: electrocardiographic characterization for guiding catheter ablation. *J Am Coll Cardiol*. 2002;39:500–508.
9. Yamada T, Yoshida N, Murakami Y, Okada T, Muto M, Murohara T, McElderry HT, Kay GN. Electrocardiographic characteristics of ventricular arrhythmias originating from the junction of the left and right coronary sinuses of Valsalva in the aorta: the activation pattern as a rationale for the electrocardiographic characteristics. *Heart Rhythm*. 2008;5: 184–192.
10. Yamada T, McElderry HT, Doppalapudi H, et al. Idiopathic ventricular arrhythmias originating from the aortic root: prevalence, electrocardiographic and electrophysiological characteristics, and results of the radiofrequency catheter ablation. *J Am Coll Cardiol*. 2008;52:139–147.
11. Yamada T, Litovsky SH, Kay GN. The left ventricular ostium: an anatomic concept relevant to idiopathic ventricular arrhythmias. *Circ Arrhythmia Electrophysiol*. 2008; 1:396–404.
12. Stevenson WG, Soejima K. Catheter ablation for ventricular tachycardia. *Circulation*. 2007;115:2750–2760.
13. Yamada T, Murakami Y, Yoshida N, et al. Preferential conduction across the ventricular outflow septum in ventricular arrhythmias originating from the aortic sinus cusp. *J Am Coll Cardiol*. 2007;50:884–891.
14. Yamada T, McElderry HT, Doppalapudi H, Kay GN. Catheter ablation of ventricular arrhythmias originating from the vicinity of the His bundle: significance of mapping of the aortic sinus cusp. *Heart Rhythm*. 2008;5:37–42.
15. Chun KR, Satomi K, Kuck KH, Ouyang F, Antz M. Left ventricular outflow tract tachycardia including ventricular tachycardia from the aortic cusps and epicardial ventricular tachycardia. *Herz*. 2007;32:226–232.
16. Obel OA, d'Avila A, Neuzil P, Saad EB, Ruskin JN, Reddy VY. Ablation of left ventricular epicardial outflow tract

tachycardia from the distal great cardiac vein. *J Am Coll Cardiol.* 2006;48:1813–1817.

17. Yamada T, McElderry HT, Doppalapudi H, et al. Idiopathic ventricular arrhythmias originating from the left ventricular summit: anatomic concepts relevant to ablation. *Circ Arrhythm Electrophysiol.* 2010;3:616–623.

18. McAlpine WA. *Heart and Coronary Arteries.* New York: Springer-Verlag; 1975.

19. Anderson RH. Clinical anatomy of the aortic root. *Heart.* 2000;84:670–673.

20. Daniels DV, Lu YY, Morton JB, Santucci PA, Akar JG, Green A, Wilber DJ. Idiopathic epicardial left ventricular tachycardia originating remote from the sinus of Valsalva: Electrophysiological characteristics, catheter ablation, and identification from the 12-lead electrocardiogram. *Circulation.* 2006;113:1659–1666.

21. Yoshida Y, Hirai M, Murakami Y, et al. Localization of precise origin of idiopathic ventricular tachycardia from the right ventricular outflow tract by a 12-lead ECG: a study of pace mapping using a multielectrode "basket" catheter. *Pacing Clin Electrophysiol.* 1999;22:1760–1768.

22. Yamada T, McElderry HT, Okada T, Murakami Y, Doppalapudi H, Yoshida N, Yoshida Y, Inden Y, Murohara T, Epstein AE, Plumb VJ, Kay GN. Idiopathic left ventricular arrhythmias originating adjacent to the left aortic sinus of valsalva: electrophysiological rationale for the surface electrocardiogram. *J Cardiovasc Electrophysiol.* 2010; 21:170–176.

23. Nakagawa M, Ooie T, Ou B, Ichinose M, Takahashi N, Hara M, Yonemochi H, Saikawa T. Gender differences in autonomic modulation of ventricular repolarization in humans. *J Cardiovasc Electrophysiol.* 2005;16:278–284.

24. Yamada T, Murakami Y, Yoshida N, et al. Efficacy of electroanatomic mapping in the catheter ablation of premature ventricular contractions originating from the right ventricular outflow tract. *J Interv Card Electrophysiol.* 2007;19: 187–194.

25. Pons M, Beck L, Leclercq F, Ferriere M, Albat B, Davy JM. Chronic left main coronary artery occlusion: a complication of radiofrequency ablation of idiopathic left ventricular tachycardia. *Pacing Clin Electrophysiol.* 1997;20:1874–1876.

26. Ito S, Tada H, Lee JD, Miyamori I. Ventricular fibrillation induced by a radiofrequency energy delivery for idiopathic right ventricular outflow tachycardia. *Int J Cardiol.* 2008;128:e65–67.

27. Cummings JE, Gill I, Akhrass R, Dery M, Biblo LA, Quan KJ. Preservation of the anterior fat pad paradoxically decreases the incidence of postoperative atrial fibrillation in humans. *J Am Coll Cardiol.* 2004;43:994–1000.

28. Yamada T, Kay GN. Recognition and prevention of complications during epicardial ablation. In: Shivkumar K, Boyle NG, Thakur RK, Natale A, eds. *Cardiac Electrophysiology Clinics: Epicardial Interventions in Electrophysiology.* Elsevier Inc., 2010;2:127–134.

如何诊断和消融分支型室性心动过速

Chapter 34　How to Diagnose and Ablate Fascicular Ventricular Tachycardia

Frederick T. Han，Nitish Badhwar 著

杨　兵 译

34.1　引　言

分支型室性心动过速（室速）是特发性室性心动过速的一种。分支型室性心动过速是一种特殊类型的心动过速，且被研究得比较透彻，具有以下特点：①对维拉帕米敏感；②心房刺激可以诱发；③发生在没有结构性心脏病的患者中[1]。分支型室速预后较好，在成功的射频消融术后不需要植入植入式心脏复律除颤仪（ICD）[2]。由于分支型室速起源于左心室的束支分支，参与折返的分支不同，每一种室性心动过速的亚型都会表现为不同的体表心电图形态[1]特征：

（1）左后分支室速（LPF VT）：右束支传导阻滞合并电轴左偏（普通型）；

（2）左前分支室速（LAF VT）：右束支传导阻滞合并电轴右偏（特殊型）；

（3）左侧室间隔上部分支型室速（septal VT）：窄 QRS 和正常额面电轴（少见型）。

一些研究显示，在分支型室速发作时标测到舒张中、晚期电位，拖带标测出现显性和进行性融合等的现象[3-8]，可以确认缓慢传导区的存在，但并非所有分支性室速都符合折返性心动过速的特征[9-10]。目前还很难确定分支型室速是局部的微折返，还是浦肯野纤维系统参与的大折返性心动过速，或两者均有。最近，也有人用分支间折返机制来解释不同类型的分支型室性心动过速[11]。通过分析室速的体表心电图形态，结合束支及分支电位的标测和拖带等方法，判断分支型室速的机制和折返路径，可以深入理解消融策略，单次消融后长期成功率可提高至 95% 以上[12]。

34.2　术前准备

因为分支型室速主要发生于无器质性心脏病的患者，常规的术前准备主要包括对病史、体格检查和影像学检查来排除结构性或缺血性心脏病。由于进行左心室的激动标测和消融需要逆行性经主动脉途径到达，术前需要排除严重的外周血管疾病或者主动脉疾病。如果由于解剖原因或者合并临床疾病的原因不能经逆行性主动脉途径到达左心室，那么还可以考虑经穿间隔途径到达左心室。术前需要停用所有的抗心律失常药物至少 5 个半衰期。

对室速体表心电图的仔细分析不但有利于明确诊断同时还有利于制订合适的心内膜标测和消融策略。图 34.1 显示了左后分支型室速的 12 导联心电图。由于室速出口位置不同，根据出口位于相关分支的近端或者远端，左后分支和左前分支的室速都

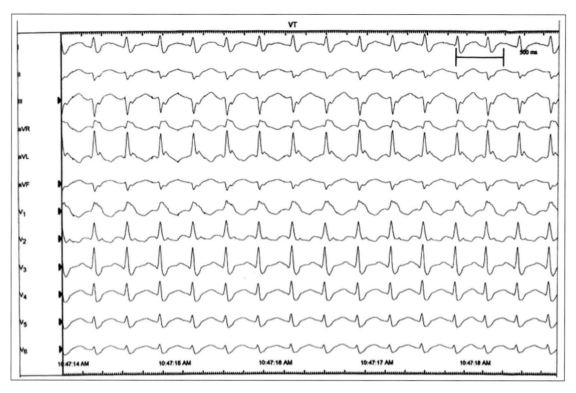

图 34.1 维拉帕米敏感性左后分支室速体表心电图呈现为右束支阻滞合并电轴左偏的形态

可分为近端和远端亚型。Nogami 和他的团队研究发现左前分支近端亚型（中间隔出口）具有心电图上 Ⅰ、V_5 和 V_6 导联 "RS" 或 "Rs" 形态，而左前分支远端亚型（前侧壁出口）则在上述导联表现为 "QS" 或 "rS" 形态（图 34.2）[6]。然而，左后分支型室速的近端和远端型不能够通过体表心电图 QRS 波群形态来判别，只能通过心内膜标测左心室舒张晚期电位出现的位置来判断了。左后分支近端型舒张晚期电位多出现于室间隔的基底部到中下间隔之间，而左后分支室速远端型在心尖部低位间隔处能发现舒

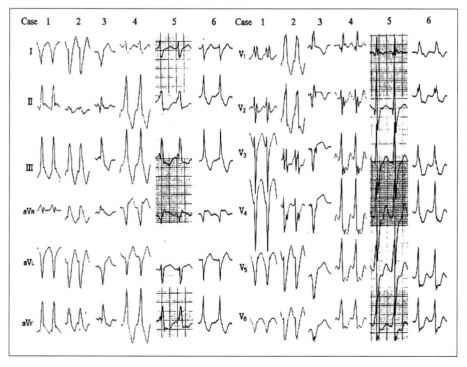

图 34.2 维拉帕米敏感的左前分支室速体表心电图表现为右束支阻滞形态。前 3 位患者室速的出口在左前分支远端，而患者 4～6 室速出口则位于左前分支近端（取自 Nogami A，et al. J Cardiovasc Electrophysiol. 1998；9：1269-1278.）

张晚期电位。图 34.3 显示左上间隔室速的 12 导联心电图。由于出口位于高位间隔，这些室速可能表现为窄的 QRS 波，此时从 QRS 波宽度和形态来判断室速可能较为困难。

34.3 手术过程

患者的准备

大多数分支型室速的患者都是无合并症的健康患者，如果没有其他的情况，一般采取镇静、镇痛和局部麻醉完成手术。部分患者多在锻炼身体或交感神经兴奋的状态下发作，全身麻醉则可能会抑制心动过速的诱发。

我们通常从右侧颈内静脉放置一个 10 极的冠状窦导管，右侧股静脉放置一根 4 极导管至高位右心房，一根 4 极导管至希氏束，一根 4 极导管至右心室。高位右心房导管在进行完心房的程序刺激后可以移到右心室流出道。穿刺右侧股动脉成功后置入 8Fr 动脉鞘，送入 7Fr，4mm 4 极消融导管，头端是 2mm 的极间距，通过逆行性主动脉途径导航进入左心室，考虑到合并分支型室速的患者无严重的病理性左心室扩张，一般标测和消融使用中弯的消融导管就可

以。导管进入心腔后，就可以给予注射 70U/kg 的普通肝素，之后约 1000U/h 维持使用。每隔 15min 测量一次 ACT，根据 ACT 结果调整肝素的剂量，使 ACT 维持 250~350s。

诊断

需要进行基础的电生理检查。分别在高位右心房、右心室心尖部和左心室（图 34.4）进行 2 倍阈值强度，脉宽 2ms 的程序刺激和 burst 刺激。Burst 刺激一般可以刺激最短周长为 200ms。如果刺激不能诱发室速，高位右心房的导管可以被移动放置于右心室流出道进行诱发和刺激。如果右心室流出道仍然不能诱发室速，可以静脉滴注异丙肾上腺素并重复上述程序刺激。异丙肾上腺素静脉滴注可以 10μg/min 速度静脉滴注，目标为提高基础心率的 20%。

Nogami 等已经对分支型室速的折返途径进行了经典描述（见图 34.5）[4]。他们认为在分支型室速的折返路径中，顺向的前传支是浦肯野纤维或者浦肯野纤维网中的一个分支，通常具有递减传导和对维拉帕米敏感的特性。室速的折返环通常与肌束伴行，有或无心肌组织参与逆传支的形成，大多逆传支由传导纤维自身组成。因此，在窦性心律下，浦

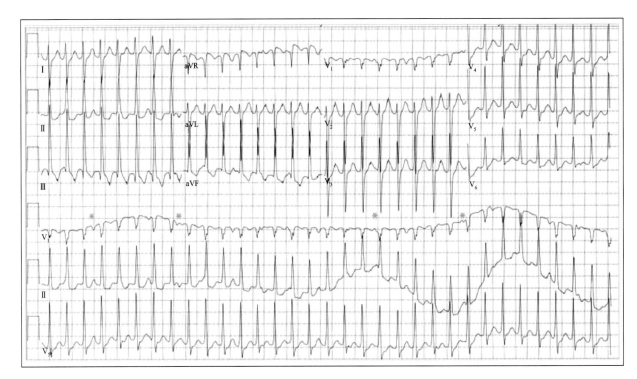

图 34.3　维拉帕米敏感型左上间隔来源的分支型室速体表心电图表现为左束支阻滞合并电轴右偏。QRS 形态不符合传统的室速诊断标准；然而，在 V₁ 导联可见明显的房室分离，P 波均用 * 标出，都支持室速的诊断

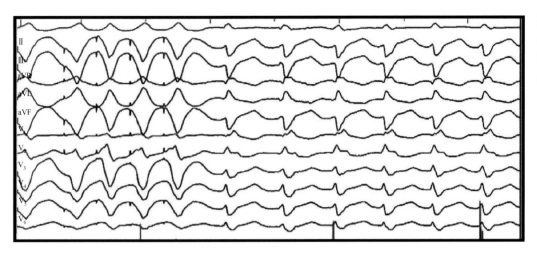

图 34.4 体表心电图显示为通过右心室心尖部刺激来诱发的左后分支型室速

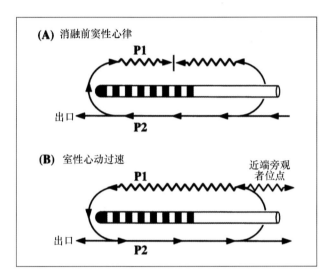

图 34.5 左后分支型室速的折返环示意图。P2 代表左后分支激动电位或者接近于左后分支浦肯野纤维，形成了室速折返环的逆传支。P1 代表构成浦肯野纤维的左后分支或者心室肌纤维形成的室速折返环的前传支。波浪线表示具有递减传导和对维拉帕米敏感的折返环部分。A. 窦性心律下的激动传导。因为窦性心律下 P1 电位的激动是逆行性传导，DP 则是发生于 QRS 波后方。B. 在室速时，P1 顺向激动并且表现为舒张期电位，而 P2 是逆钟向激动的。P1＝舒张期电位，P2＝浦肯野电位（取自 Nogami A，et al. J Am Coll Cardiol. 2000；36：811-823.）

肯野电位是基底部到心尖部的激动顺序，远端的浦肯野电位和最早的心室激动电位（室速出口）融合。反之，在室速发作时，舒张晚期电位为从基底部向心尖方向激动而浦肯野电位为从远端向近端激动模式。

一旦室速被诱发，许多诊断性的步骤可以用于确诊分支型室速并且确定折返环的位置。首先，需要标测浦肯野电位和舒张期电位。其次，浦肯野电位间期和舒张晚期电位间期应该随 VV 间期的变化而

变化。再有，如果是左前分支型室速或者左后分支型室速，希氏束激动应该紧跟 QRS 波后方。在左上间隔分支型室速，表现为短的 HV 间期。室速发作时 HV 间期可能比窦性心律下的 HV 间期更短。仔细的标测同时也能发现在室速时左束支电位早于希氏束电位（图 34.6）。最后，心动过速应该能被心房和（或）心室拖带。

从高位右心房或者右心室流出道拖带能表现为连续性和进行性融合（图 34.7）。而且，随着起搏频率的增加，能发现刺激到舒张期电位间期的延长。在拖

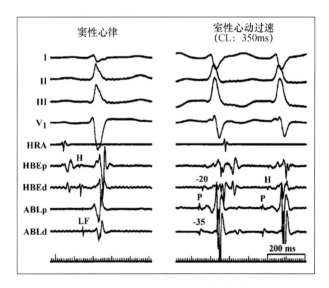

图 34.6 左上间隔的分支型室速成功消融部位腔内心电图。这个位置在室速时存在左束支电位。在室速时，左束支电位在 His 电位前方。ABLd＝消融导管远端，ABLp＝消融导管近端，CL＝周长，H＝希氏束电位，HBEd＝希氏束电极远端，HBEp＝希氏束电极近端，HRA＝高位右心房，LF＝窦性心律下的左束支电位，P＝室速时的左束支电位（选自 Nogami A，et al. Card Electrophysiol Rev. 2002；6：448-457.）

图 34.7　体表心电图 V_1 和在右心室流出道，右心室心尖部和左心室记录的腔内心电图。**A.** 从右心室流出道以 170，180，190 和 200 次/分（bpm）的频率起搏拖带室速，显示为进行性融合。**B.** 窦性心律下右心室流出道 180 次/分起搏（取自 Okumura K，et al. Am J Cardiol. 1996；77：379-383.）

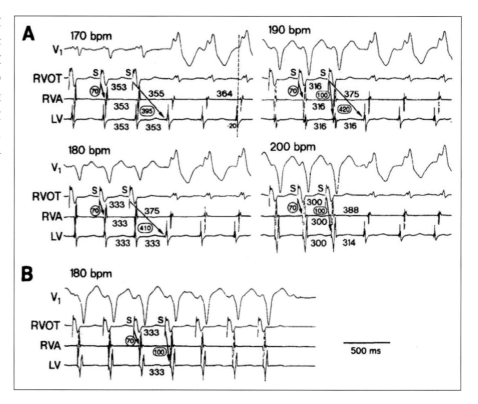

带过程中，我们试图寻找连续性和进行性融合、刺激到舒张期电位间期的变化或者舒张期电位到浦肯野电位间期变化，为了证明舒张期电位在维持心动过速的缓慢传导区域内。

如果没有标测到一个合适的舒张期电位，可以利用室速出口部位起搏的隐匿性拖带来确定缓慢传导区。除此之外，PPI-TCL 小于 20ms 能确定起搏拖带部位位于心动过速的折返环上（图 34.8）。随着起搏频率的增加，有一个刺激到舒张期电位间期的增加出现，这表明室速缓慢传导区的递减性传导（图 34.7）。随着持续的递减刺激，最终心动过速会被起搏刺激终止，因此产生可激动间隙的上限频率。

通常可以出现多个舒张期电位，这些部位也是通常的消融候选区域。如果未能发现舒张期电位，最早的浦肯野电位和室速的出口就是消融的候选区域。

电解剖标测

没有三维电解剖标测系统时，通常在影像指导下通过激动标测寻找靶点。但如果室速不能被诱发，电解剖标测则有利于开展线性消融策略。激动标测策略有助于寻找由自律性增加机制参与的极少部分的分支型室速的起源点。一旦排除了自律性机制，

就可以寻找参与心动过速的折返环。除此之外，对于那些先天性解剖变异或者其他合并症导致不能够从主动脉逆行途径进入的患者，磁导航系统（Stereotaxis，St. Louis，MO）是除穿间隔外另一个好的选择。这种方法同时避免了不适当的导管操作终止室速。

如果室速被诱发并且血流动力学能够耐受，可以利用圣犹达 NavX 或者强生公司的 CARTO 三维电解剖标测系统进行激动标测。在激动标测过程中，使用消融导管从心尖部到基底部沿着左心室下位间隔（LPF VT）或者前侧壁（LAP VT）进行详细的标测。采用相同的方法对左心室左上间隔室速进行基底间隔部仔细地激动标测。在激动标测过程中，应该仔细寻找室速中需要消融的 3 种电位：①舒张期电位或者连续的碎裂舒张期电位，②最早的浦肯野纤维电位，③具有收缩期前融合浦肯野电位的最早心室激动电位所在部位代表了室速的出口位置。起搏标测可以用于确定需要消融的室速出口位置。然而，因为激动标测都是建立在舒张期电位（缓慢传导区的前向传导）或者分支电位（折返环路的逆传支）。因为缓慢区域的前传和分支的逆传区域不是正好在准确的出口位置，起搏标测常常不能产生完美的隐匿性拖带（图 34.8）。而且，每个起搏位置夺获心肌数量不同导致 QRS 波形态会改变

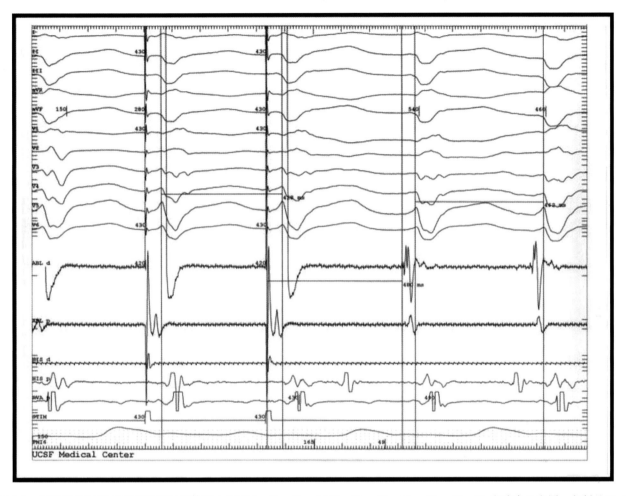

图 34.8 在室速出口部位进行拖带时的体表心电图 I，II，III，AVR，V₁，V₂，V₃，V₄，V₅，V₆ 和腔内心电图，包括 ABLd＝消融导管远端，ABLp＝消融导管近端，HISd＝His 远端，HISp＝His 近端，RVAp＝近端 RVA。在室速出口利用大头远端起搏拖带，起搏周期是 420ms 产生类似左后分支室速的 QRS 波形态。起搏后间期（PPI＝480ms）减去心动过速的周长（TCL＝462ms）小于 20ms，表明起搏部位位于室速的折返环上（此图由 San Francisco 医疗中心的 Dr Melvin M. Scheinman 提供）

（图 34.9）。

　　并非所有患者的室速都可以在术中被诱发，或者在做接触性标测时被机械损伤终止后不能再诱发。假如电解剖激动标测不能够定位理想的消融靶点，可以采取以下两种办法：①标测或者消融逆传的浦肯野电位（逆传的浦肯野电位代表室速缓慢传导区在窦性心律时的逆向激动电位）或者②在束支中段及中远端的线性消融策略。这两种方法包括在窦性心律下构建左心室三维电解剖激动图，在构图过程中需要标测并标记出希氏束、左束支和前后分支所在区域。

　　在分支型室速的患者中，逆传的浦肯野电位被定位位于前后分支。理想的逆传浦肯野电位是在窦性心律时能标测到的最早分支逆传电位（图 34.10）。Ouyang 等证明了这些逆传的浦肯野电位代表折返环

上的缓慢传导区，在心室起搏时具有递减传导的特性（逐渐延长的刺激到逆传浦肯野电位距离）。这些有逆传浦肯野电位的区域在分支型室速时也表现出舒张期电位（图 34.11）[7]。

　　如果未标测到逆传的浦肯野电位，在浦肯野电位存在的基础上行起搏标测，左心室分支远端 1/3 到 2/3 区域行横贯的线性消融（图 34.12）。同时，一些研究者也把左后分支阻滞作为线性消融的手术终点，但是，左后分支阻滞并不是所有线性消融的终点[13-14]。

消融

　　理想的情况下，应该在室速发作时进行消融，成功的消融会终止室速。消融靶点为左心室中间隔（左后分支型室速）或者左心室前中间隔（左前分支

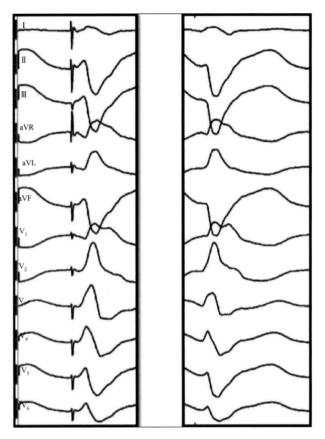

图 34.9 利用起搏标测来判断左后分支型室速的出口位置。尽管以最小的输出进行起搏，仍然不能够得到起搏标测评分的 12 分满分，因为起搏夺获周围心肌数量不同。在这个部位消融能终止室速

型室速），这些部位在缓慢传导区内，窦性心律下具有舒张期电位。对于左后分支型和左前分支型室速，

消融的最大能量为 40W，最高温度为 60～65℃，持续 60s，目标阻抗为降低 8～10 欧姆（ohm）。消融最早的舒张期电位并不是成功消融的必需步骤。然而，如果消融 20s 后不能终止室速或者使室速频率减慢，那么消融导管应该更换靶点区寻找更早的舒张期电位。对于左上间隔分支型室速，舒张期电位和融合的浦肯野电位位于间隔的基底部。在明确了希氏束和左束支部位后，可以在窦性心律下消融，同时注意监测有无交界心律和房室阻滞出现。消融的起始能量为 10W，逐渐增加能量至达到目标温度和（或）阻抗下降。之后需要反复诱发室速来评估消融是否成功。

如果不能沿着室间隔标测出舒张期电位，那么在室速出口的舒张晚期融合浦肯野电位将成为靶点，消融能量设置参数如前。

如果不能找到室速出口或者舒张期电位，那么沿着后分支或者前分支的逆行浦肯野电位将成为靶点。靶点位置是沿分支分布的最早逆传浦肯野电位并且具有起搏时递减传导的特征。

如果逆传的浦肯野电位不能被标测出，我们可以开展在左心室基底部至心尖位置中点，垂直于左心室长轴的线性消融。对于左后分支型室速，这些线性消融区域从心室中部到间隔和下壁的连接处（图 34.12）。对左前分支型室速，就是从中间隔中段消融至间隔与前壁交界处这个消融是在收缩期前浦肯野电位（图 34.13）和起搏标测的指导下进行的。

消融终点（假设在消融前能够被诱发）是室速最后一次消融后 30min，在有和无静滴异丙肾上腺素

图 34.10 体表心电图和腔内心电图表明窦性心律下在左后分支区域大头记录的浦肯野电位（箭头）。体表心电图导联 Ⅱ，V₁，V₅ 和腔内心电图：ABLd＝消融导管远端，HIS7，8＝希氏束近端，HIS3，4 和 HIS5，6＝希氏束中段，HIS1，2＝希氏束远端和 RVAp＝右心室心尖部近端。欧阳和他的团队提出最早的逆传浦肯野电位和在室速中舒张期电位相关，可以作为不能诱发室速的消融靶点

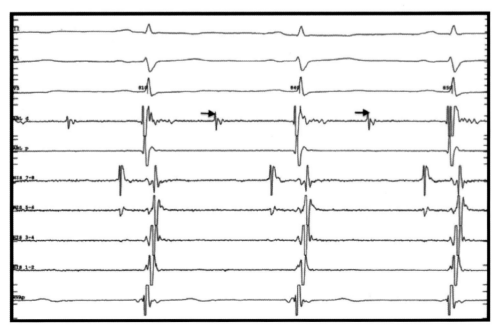

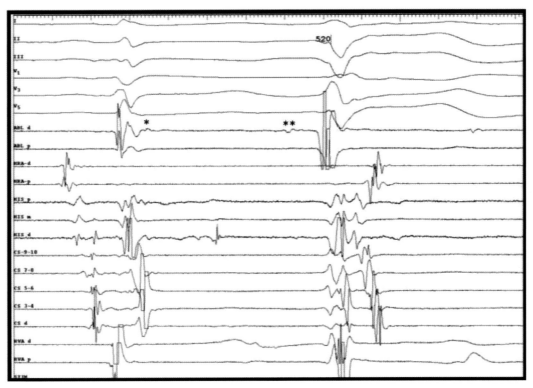

图 34.11 体表心电图和腔内心电图显示窦性心律下的逆传浦肯野电位和左后分支室早时的提前出现的舒张期电位。体表心电图导联Ⅰ，Ⅱ，Ⅲ，V₁，V₃，V₅。腔内心电图：ABLd＝消融导管远端，ABLp＝消融导管近端，HRAd＝高右心房远端，HRAp＝高位右心房近端，HISp＝近端希氏束，HISm＝中段希氏束，HISd＝远端希氏束，CS9-10＝近端冠状窦（CS），CS7-8＝CS 双极 7-8，CS5-6＝CS 双极 5-6，CS3-4＝CS 双极 3-4，CSd＝远端冠状窦，RVAd＝右心室心尖部远端，RVAp＝右心室心尖部近端。左后分支室性期前收缩成功的消融部位显示有窦性心律下的逆传浦肯野电位（＊）和左后分支型室早前的舒张期电位（＊＊）。逆传浦肯野电位在大头远端局部电位后 75ms。舒张期电位在大头远端局部电位和 QRS 波前方 85ms 处

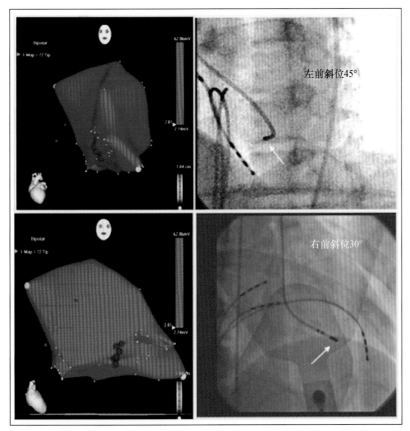

图 34.12 左前斜和右前斜位的左心室三维电解剖图及相应的左前斜 45°，右前斜 30°影像。呈线性排列的红色小圆点代表局部消融位置（重印获 Elsevier Science，Inc 准许，引自 Lin D，et al. *Heart Rhythm*. 2005；2：934-939.）

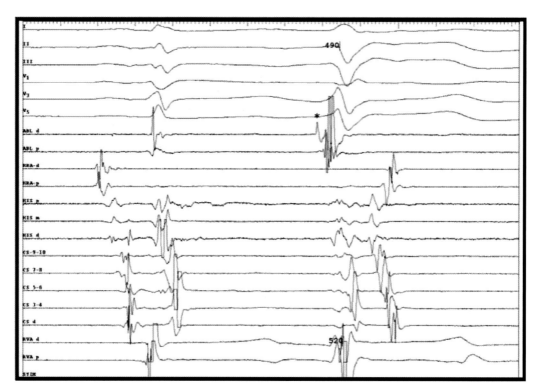

图 34.13 体表和腔内心电图显示左后分支型室性期前收缩前的浦肯野电位。体表心电图导联Ⅰ，Ⅱ，Ⅲ，V_1，V_3，V_5。腔内心电图：ABLd＝消融导管远端，ABLp＝消融导管近端，HRAd＝高右心房远端，HRAp＝高位右心房近端，HISp＝希氏束近端，HISm＝希氏束中段，HISd＝希氏束远端，CS9-10＝近端冠状窦（CS），CS7-8＝CS双极7-8，CS5-6＝CS双极5-6，CS3-4＝CS双极3-4，CSd＝冠状窦远端，RVAd＝右心室心尖部远端，RVAp＝右心室心尖部近端。标测左后分支确认紧跟大头远端局部电位的舒张晚期浦肯野电位（*）

的情况下，分别进行心房和心室的程序刺激，反复刺激不能诱发室速。

34.4 手术后随访

术后康复

在消融后观察一阵后，从左心室撤出消融导管。术后给予鱼精蛋白来拮抗肝素，监测 ACT 水平小于180s就可以拔除动脉鞘和静脉鞘了。患者术后需要卧床6h。每日口服阿司匹林325mg，需要服用8～12周。如果是经穿间隔途径进行的手术，患者需要监护一晚。出院时患者不需要口服抗心律失常药物治疗。

随访

患者出院后4到6周需要门诊随访，然后每年随访，观察有无心动过速复发。根据消融前每位患者

的不同症状，术后三月需要复查动态心电图或者事件记录仪，有心动过速复发症状应随时检查。

再次消融

如果患者发生室速复发并且选择再次手术，我们仍需要标测在室速发作时的舒张期电位和融合的浦肯野–心室电位。这些靶点是针对能诱发的室速。如果室速不能诱发，应该沿着左束支及其分支标测逆向浦肯野电位。但是，对于不能诱发的病例，不能把不诱发作为终点，而是把消融这些逆向浦肯野电位作为这类室速的消融终点。如果室速不能被诱发，逆向浦肯野电位也不能被标测出来，那么穿过分支的线性消融则成为首选。这条消融线是根据浦肯野电位的存在和起搏标测来确定的。我们不追求分支阻滞这一终点，但是其他研究者曾经以分支阻滞作为消融终点，并获得了高的手术成功率。

34.5 手术并发症

因为手术包括了穿刺血管，进入左心室及消融，潜在的并发症包括出血、动静脉瘘、假性动脉瘤、心脏穿孔、卒中和血栓栓塞。针对分支型室速消融的特异性并发症包括左束支阻滞和房室阻滞，特别是靶点位于左侧间隔基底部时容易出现上述并发症。曾经有报道，在中间隔消融时可出现短暂的左束支阻滞及房室传导阻滞。另外有一例曾经报道在进行分支型室速消融时出现二尖瓣腱索断裂伴二尖瓣反流。

34.6 优点和缺点

考虑到分支型室速发病率低，特别是左上间隔室速，并没有太多术式可以采用。如果室速能够被诱发和标测，进行室速拖带，确定舒张期电位和室速的出口，标测室速的缓慢传导区，这种术式可以证明室速的折返机制同时定位消融的靶点位置。一旦不能诱发室速，标测和消融窦性心律下逆传的浦肯野电位和垂直于分支行线性消融这一术式仍具有高的手术成功率。在消融中造成的无论左前分支还是左后分支阻滞，是否在以后的长期随访中会增加传导系统疾病的发生率仍不清楚。

34.7 结 论

分支型室速具有特征性的心电图，可以用来判别能否从消融中获益。分支型室速可通过诱发出室速进行拖带标测确定出折返环的关键束支来得到确诊和明确性治疗。室速环路的关键分支显示为缓慢传导区的舒张期电位，同时具有递减传导和维拉帕米敏感的特征。对折返环路的关键分支进行消融具有较高的成功率。

因为并不是所有的分支型室速在电生理检查时都能够被诱发，窦性心律下进行标测并定位左束支，左前分支和左后分支可以使逆向浦肯野电位的标测和沿中远室间隔进行的线性消融更容易。这些方法都具有很高的成功率。无论在窦性心律下或者室速时进行标测，使用电解剖系统标测都使手术进行更加容易，同时也能减少射线的使用和射线暴露。

参考文献

1. Nogami A. Idiopathic left ventricular tachycardia: assessment and treatment. *Card Electrophysiol Rev.* 2002; 6:448–457.
2. Ohe T, Aihara N, Kamakura S, Kurita T, Shimizu W, Shimomura K. Long-term outcome of verapamil-sensitive sustained left ventricular tachycardia in patients without structural heart disease. *J Am Coll Cardiol.* 1995;25:54–58.
3. Okumura K, Yamabe H, Tsuchiya T, Tabuchi T, Iwasa A, Yasue H. Characteristics of slow conduction zone demonstrated during entrainment of idiopathic ventricular tachycardia of left ventricular origin. *Am J Cardiol.* 1996; 77:379–383.
4. Nogami A, Naito S, Tada H, Taniguchi K, Okamoto Y, Nishimura S, Yamauchi Y, Aonuma K, Goya M, Iesaka Y, Hiroe M. Demonstration of diastolic and presystolic Purkinje potentials as critical potentials in a macroreentry circuit of verapamil-sensitive idiopathic left ventricular tachycardia. *J Am Coll Cardiol.* 2000;36:811–823.
5. Tsuchiya T, Okumura K, Honda T, Iwasa A, Yasue H, Tabuchi T. Significance of late diastolic potential preceding Purkinje potential in verapamil-sensitive idiopathic left ventricular tachycardia. *Circulation.* 1999;99:2408–2413.
6. Nogami A, Naito S, Tada H, Oshima S, Taniguchi K, Aonuma K, Iesaka Y. Verapamil-sensitive left anterior fascicular ventricular tachycardia: results of radiofrequency ablation in six patients. *J Cardiovasc Electrophysiol.* 1998; 9:1269–1278.
7. Ouyang F, Cappato R, Ernst S, Goya M, Volkmer M, Hebe J, Antz M, Vogtmann T, Schaumann A, Fotuhi P, Hoffmann-Riem M, Kuck KH. Electroanatomic substrate of idiopathic left ventricular tachycardia: unidirectional block and macro-reentry within the purkinje network. *Circulation.* 2002; 105:462–469.
8. Okumura K, Matsuyama K, Miyagi H, Tsuchiya T, Yasue H. Entrainment of idiopathic ventricular tachycardia of left ventricular origin with evidence for reentry with an area of slow conduction and effect of verapamil. *Am J Cardiol.* 1988;62:727–732.
9. Gonzalez RP, Scheinman MM, Lesh MD, Helmy I, Torres V, Van Hare GF. Clinical and electrophysiologic spectrum of fascicular tachycardias. *Am Heart J.* 1994;128:147–156.
10. Zipes DP, Foster PR, Troup PJ, Pedersen DH. Atrial induction of ventricular tachycardia: reentry versus triggered automaticity. *Am J Cardiol.* 1979;44:1–8.
11. Kim AM, Tseng ZH, Viswanathan MN, et al. Diagnosis and ablation of multiform fascicular tachycardia. *Heart Rhythm.* 2009;6:S176.
12. Aliot EM, Stevenson WG, Almendral-Garrote JM, et al. EHRA/HRS expert consensus on catheter ablation of ventricular arrhythmias: developed in a partnership with the European Heart Rhythm Association (EHRA), a Registered Branch of the European Society of Cardiology (ESC), and the Heart Rhythm Society (HRS); in collaboration with the

American College of Cardiology (ACC) and the American Heart Association (AHA). *Heart Rhythm.* 2009;6:886–933.

13. Ma FS, Ma J, Tang K, Han H, Jia YH, Fang PH, Chu JM, Pu JL, Zhang S. Left posterior fascicular block: a new endpoint of ablation for verapamil-sensitive idiopathic ventricular tachycardia. *Chin Med J* (Engl). 2006;119: 367–372.

14. Lin D, Hsia HH, Gerstenfeld EP, Dixit S, Callans DJ, Nayak H, Russo A, Marchlinski FE. Idiopathic fascicular left ventricular tachycardia: linear ablation lesion strategy for noninducible or nonsustained tachycardia. *Heart Rhythm.* 2005;2:934–939.

15. Tada H, Nogami A, Naito S, Tomita T, Oshima S, Taniguchi K, Aonuma K, Iesaka Y. Retrograde Purkinje potential activation during sinus rhythm following catheter ablation of idiopathic left ventricular tachycardia. *J Cardiovasc Electrophysiol.* 1998;9:1218–1224.

如何标测和消融血流动力学稳定的室性心动过速

Chapter 35　How to Map and Ablate Hemodynamically Tolerated Ventricular Tachycardias

Kojiro Tanimoto，Henry H. Hsia 著

高惠宽　译　吴永全　校

35.1　引　言

持续性室性心动过速（室速）是引起结构性心脏病患者发病率和死亡率升高的一个重要原因。尽管植入式心脏复律除颤仪（ICD）可以有效终止室速和降低死亡率，但除颤仪不能预防心律失常复发。ICD 放电，特别是当反复放电，会极大降低患者的生活质量[1]。此外，在心律失常"风暴"中，ICD 多次放电与死亡率的升高相关[2]。当室速反复或持续发作时，需要其他措施进行干预。抗心律失常药有时是有用的，但是可引起心脏性及非心脏性的毒性，而且其长期有效性是有限的[3]。导管消融是控制室性心律失常复发的一种替代方法，尤其是对于血流动力学稳定的患者。尽管室速消融仍然难度极高，但是经过周密计划和详细标测可以安全地完成室速消融。

35.2　术前准备

病史及资料回顾

要进行室速消融的患者术前需完成详细的心血

管评估。心律失常的机制和起源常取决于患者潜在的心脏病，而这需要详细的描述。对于有缺血性心脏病患者，室速折返环路经常是位于靠近梗死区域的心内膜下区域[4]。然而，对于有非缺血性心脏病患者，并不存在这种倾向性。观察发现，左心室局部心内膜异常低电压[5]，伴心外膜高电压区，通常位于瓣环附近的左心室侧壁基底部[6-8]。此外，心脏核磁检查可发现心肌内部瘢痕[9-10]。非缺血性心脏病的患者室性心律失常的基质可能位于心内膜、心肌内和心外膜。

有致心律失常型右心室心肌病的患者，其心肌内相当大的低电压区包括漏斗部、游离壁、瓣环周围的基底部，组成了该病心内膜室速的基质[11-12]。此外，最近识别到广泛的心外膜瘢痕的存在[13]，而且室速的折返环路经常位于心外膜表面。先天性心脏病进行手术后的患者，折返环路经常与手术切口及外科重建相关。

评估冠状动脉疾病

结构性心脏病的患者，存在单一形态的室速，表明一种相对"固定"的心律失常基质，通常与基于瘢痕的折返相关。然而，需要指出的是，有结构

性心脏病的患者，有时也会出现特发性室速。

尽管单独心肌缺血及急性心肌梗死很少引起单形性室速，但仍需评估缺血的可能性，尤其是对患有冠状动脉疾病和陈旧心肌梗死的患者。

评估心脏功能及室壁运动异常

在室速消融前，需行经胸超声检查以评估心功能异常的程度及室壁异常运动的部位。室壁异常运动或存在室壁变薄提示瘢痕的面积及心律失常起源基质的可能位置。此外，心腔内存在活动性栓子也是进行心内膜标测的禁忌证，尤其是心室功能严重不全或左心室室壁瘤的患者。

心脏钆增强核磁共振显像可以帮助确定缺血性心脏病或非缺血性心脏病患者的瘢痕位置[9-10]。术前影像学检查确定瘢痕位置（心内膜、心外膜、心肌内）有助于手术方案的制订。

心电图

详细回顾心电图是术前规划中关键的一步。关注室速的起始、终止、周长振荡，可以获得室速的机制（大折返或局灶）及起源部位。"温醒"现象、明显的周长振荡（$\geq 20 \sim 30ms$）意味着局灶、自发机制；而伴有室性期前收缩（PVC）的突发突止暗示折返机制。

存在窦性心律（窦律）时的 Q 波揭示心肌瘢痕的位置及心律失常可能的基质。束支传导阻滞提示病态传导系统可能参与利用浦肯野纤维或束支折返的心律失常。如果有室速发作时的 12 导联心电图，室速或 PVC 的 QRS 波形态反映心室最早的激动位点，并且可相当精确地识别室速起源位点（折返环路的出口或局灶起源的早期激动点）。

在心电图分析中，有几个基本原则可以应用[14]。我们关注：①V_1 导联束支传导阻滞形态；②Ⅰ导联 QRS 波额面电轴；③下壁导联（Ⅱ、Ⅲ、AVF）QRS 电轴；④胸前导联 R 波反折模式。左束支传导阻滞形态（LBBB、V_1 导联负向为主）、Ⅰ导联 QRS 波正向（电轴偏左）提示室性心律失常起源于室间隔或右心室。右束支传导阻滞形态（RBBB、V_1 导联正向为主）、Ⅰ导联 QRS 波负向（电轴偏左）提示室性心律失常起源于左心室游离壁附近。下壁导联 QRS 波正向（电轴偏下）提示出口在前/上壁，而下壁导联 QRS 波负向（电轴偏上）提示出口在下/后壁。胸前导联 R 波形态早期移行（V_3 导联正向）提示起源于基底部，而 R 波形态无移行或移行晚（$V_4 \sim V_6$ 导联 Q 波为主）提示出口在心尖附近。

心电图其他特征可以帮助识别室性心律失常起源于心内膜或心外膜。一般来说，起源于心外膜附近的室性心律失常较心内膜心律失常具有更宽的 QRS、QRS 起始部有模糊不清的向上顿挫。存在以下情况更支持心外膜起源：①$\geq 34ms$ 的假 δ 波；②V_2 导联延迟的本位曲折到 R 波峰值时限 $\geq 85ms$；③最短的 RS 波群，胸前任一导联室性激动最早点至第一个 S 波最低点时间 $\geq 121ms$[15]。此外，胸前导联最大反折指数（maximum deflection index，MDI）≥ 0.55 提示心外膜起源[16]。MDI 计算方式为：任一胸前导联的起始至最大反折的时间除以 QRS 时程。

因为有的患者术中可被诱发出多种室性心动过速，因此识别临床上的室性心动过速是有用的[17]。因为自发的心律失常心电图常无法获得，因此 ICD 中存储的电记录图可以提供有用的数据。比较术中实时 ICD 存储心电图与自发性室速心电图中室速的形态及周长（图 35.1），可以确认临床上的室速[18]。此外，分析窦性心律的心电图是很重要的。如果自发性心动过速时 ICD 记录的腔内心电图与窦性心律时记录的相似，那么心动过速时心室激动模式与窦律时是相似的。这提示室速可能采用自身的传导系统（图 35.2）。需要考虑束支折返性室速或分支室速。

35.3 手术过程

患者准备

因为 12 导联心电图是室速出口的定位及起搏标测所必需的，因此正确放置心电图体表电极至关重要。电极位置的错误或心电图误读会导致混乱、手术延期甚至手术失败。

我们的手术方案推荐使用电解剖系统进行室速的标测和消融（CARTO，Biosense Webster，Diamond Bar，CA，USA）。必须仔细放置参考定位电极以补偿由于左心室扩大引起的心脏左旋。参考定位电极须放在前后位射线透视的左心室轮廓的中心以确保导航数据的正确记录。对于实时 ICD 电图记录，厂家提供有专门的接线盒，可以将其连接至电生理记录仪并通过模拟频道显示。

主动脉逆行途径通过在右股动脉置入 8Fr 鞘进

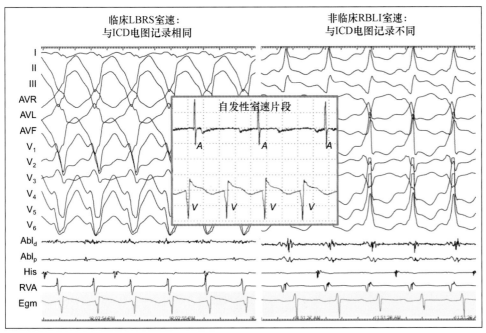

图 35.1 室速消融中植入式心脏复律除颤仪（ICD）电图（EGM）记录的应用。术中可以诱发出两种不同形态的室速。12 导联心电图及电图可记录到左束支阻滞形态、右上电轴（LBRS）的室速（左图）。室速时 ICD 电图与 ICD 中存储的自发性室速发作时的电图相符合（插图）。在心动过速时 ICD 电图记录了被诱发出的右束支阻滞形态、左下电轴（RBLI）的室速，但其与自发性室速发作时的记录不符合（右图）。LBRS 室速被认为"临床"心律失常。需要注意的是，实时 ICD 电图记录时间经常与其他心动过速时心内记录不同，这是由于 ICD 程控仪输出与电生理记录系统之间的参数延迟

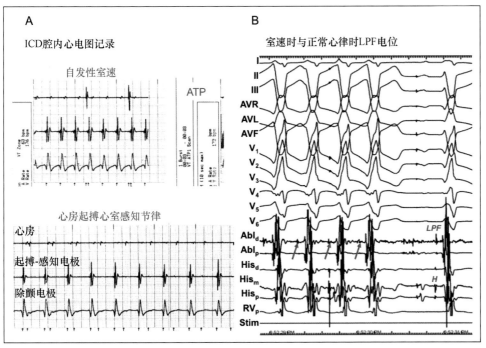

图 35.2 A. 室速时与心房起搏时 ICD 电图的对比。室速时见到明显的房室分离，可被抗心动过速起搏（ATP）终止。起搏-感知电极（近场）与除颤电极（远场）的心室电图形态完全相同，这提示室速时与正常传导时的激动完全相同。B. 室速时 12 导联心电图为右束支传导阻滞、左前分支阻滞形态，这与心房起搏时的心电图形态完全相同，提示这两种心律沿左后分支（LPF）传导。室速时可记录到左后分支电位（箭头）。心房起搏时左后分支电位出现在希氏束（H）记录之后

行。长鞘（≥30cm）可能有帮助，尤其是对明显外周血管疾病或主-髂动脉系统迁曲患者。对于明显心脏疾病的患者，为精确监测血流动力学，需要独立的动脉压力监测。对于患有严重外周动脉疾病或主动脉瓣疾病/换瓣后的患者，应考虑采用穿间隔途径。常规放置两个右心室电极，一个放在心尖部，一个放在希氏束附近。右心室心尖部电极标志着心尖部，His 电极标志着心底部，主动脉瓣的对侧。

对于预计采用心外膜途径或室速可能起源于二尖瓣附近的患者，需要从右颈内静脉或右股静脉置入额外的冠状窦电极，以标测和界定左心室基底部轮廓。对于起源于左心室流出道的室速，需要一个 4Fr 导管或微导管（Pathfinder，Cardima，Fremont，CA）以记录心室"最高点"处（靠近前冠状静脉或心大静脉）心外膜电图。

心内超声对建立心室三维解剖外壳及室壁运动异常瘢痕的识别是有用的[19]。此外，使用心内超声实时监测导管头端与组织间的接触是有用的，尤其

是室速起源于复杂的解剖位置例如左心室流出道及乳头肌时。心腔内超声对于早期识别心腔内血栓或心脏压塞也是有帮助的。右股静脉置入 11Fr 鞘可用于放置 10Fr 大小的相控心内超声导管。

麻醉

我们导管室手术时多数室速消融的患者需全身麻醉。术中经常可诱发多种难以耐受的心律失常，需进行除颤。全身麻醉可以减少患者的不适、减少移位、提高标测的准确性。而全身麻醉的缺点包括：①室速诱发更加困难，②室速发作时由于可代偿性收缩血管的交感张力的抑制可引起血压偏低。麻醉师与电生理专家的密切交流与合作才可以保证室速消融的安全与成功。

抗凝

置血管内导管，消融损伤的产生，凝血因子激活，可能的动脉粥样斑块破裂，都可以增加消融术中及术后的血栓风险。左心室室速导管消融发生卒中或血栓栓塞的风险与其他左心室导管治疗一样，大约≤1%。我们建议每 20~30min 监测一次激活凝血时间（ACT）。ACT 目标维持在 300s 左右。在右心导管放置/消融术中，由于多数患者要长时间放置多个血管内导管，因此也推荐进行低层次的抗凝治疗，预防静脉血栓并发症。

若拟进行心外膜标测/消融，抗凝须在到达心外

膜途径之后。此外，在行经皮剑突下心包穿刺前，需完全拮抗抗凝治疗[8,20]。

基本原则

室速消融必须遵循系统性的方法（图 35.3）。传统标测方法与基质标测方法相结合的杂交手术方案可以优化手术效率、提高成功率。

消融前需进行室速的诱发以明确诊断、评估束支折返、确定哪种心律失常是临床上的室速。通常进行两个部位（右心室心尖部及右心室流出道）的程序刺激，600ms 及 400ms 的基本周长刺激后，还需 3 个额外的刺激。

多数患者可诱发出多种的心律失常（平均 4±3 种室速形态），还有些血流动力学及形态不稳定的室速无法进行大范围的标测。了解窦律或起搏心律下的电生理基质特征，以便减轻室速诱发/发作，尤其对伴有其他心脏病的患者更要如此。

35.4 基质标测

特征性的基质区可确定异常心肌的区域，尤其是低电压瘢痕内的缓慢传导区，其可能参与组成折返环路。这允许对有限的感兴趣区域进行详细标测，利于设置消融的损伤线路。对于血流动力学稳定的室速，延长的持续的心律失常亦可诱发缺血或加重心力衰竭。因此基质标测同样推荐用于血流动力学

图 35.3 室速的导管标测及消融方法的流程图。采用传统标测与基质标测相结合的杂交方案

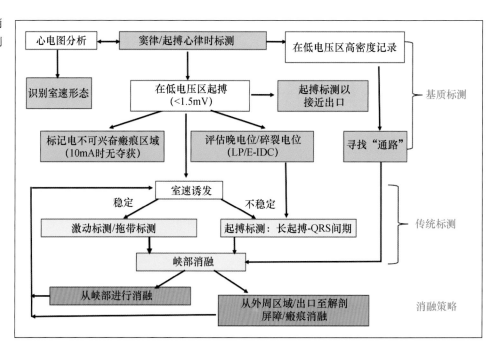

稳定的室速。对于一个成功且高效的手术，基质标测与传统标测结合至关重要。基质标测技巧包括：①分析局部电图电压，②界定传导通路，③识别有孤立延迟成分的电图（E-IDC）或晚电位，④起搏标测，⑤检测电不可兴奋瘢痕（EUS）。关于基质标测的详细描述已经超出本章的范围，故在此只做简单讨论。

电压标测

正常心内膜双极电图电压≥1.5mV。"致密瘢痕"定义为电压低于 0.5mV 的区域。"边界区"定义为致密瘢痕区与正常组织（0.5~1.5mV）间的移行区[21]。多数峡部位于低电压区（<0.5mV），而出口常位于边界区域（0.5~1.5mV）[22-23]。分析电压解剖图可以明确室速的近似环路，标测时主要在低电压区（<0.5mV）定位峡部。

传导通路

通过细致的电压颜色调整，室速相关的传导通路可显示为一彩色走廊，中间为相对较高电压幅度的连续的心电信号，边缘为低电压瘢痕包绕（图35.4）。当瘢痕电压设置为 0.2~0.3mV 时，多数通路可被识别[23-24]。室速相关的可能通路尚需其他方法协助明确，比如激动标测、起搏标测和拖带标测。

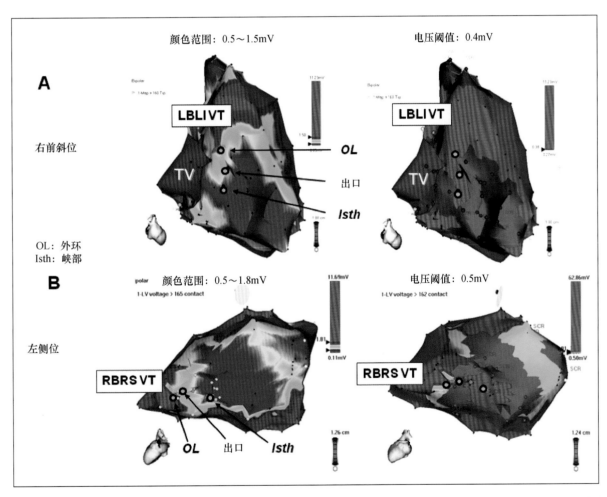

图 35.4 识别室速折返环路的峡部。本图为两位单一形态室速患者的双极电压图。通过拖带标测以寻找相应的室速环路内的心内膜位点。左侧为标准颜色范围的电压图，右侧为调整电压阈值后的电压图。**A.** 患致心律失常型右心室心肌病的持续性左束支传导阻滞形态-左下电轴的室速患者的右心室图。在电压阈值定为 0.4mV（瘢痕密集为 0.38mV 的灰色区域）时，可见高电压的走廊伴有被顺向激动的室速位点界定的径路。**B.** 既往心肌梗死的缺血性心肌病、右束支阻滞形态-右上电轴的室速患者的左心室图。在电压阈值定为 0.5mV（瘢痕密集区为 0.4mV 的灰色区域）时，可见高电压的通路伴有在折返性室速时顺向激动的位点。LBLI VT：左束支阻滞形态-左下电轴的室速，RBRS VT：右束支阻滞形态-右上电轴的室速（经作者同意后改编自 Hsia H，et al. Heart Rhythm. 2006；3；503-512.）

晚电位

在体表 QRS 之后出现伴孤立延迟成分的电图（E-IDC）或晚电位（LPs）反映病变心肌局部传导延迟，可能与室速峡部相关[24-26]。室速峡部位置大多与晚电位相关，多见于致密瘢痕区域。此外，局部传导延迟的程度（QRS-LP 间期）在室速环路的入口及中部较出口明显延长（≥200ms）（表 35.1，图 35.5）。与窦律相比，右心室心尖部起搏或室性额外刺激时晚电位更多见，这提示波前激动或冲动传播延迟的改变，可揭示阻滞区域及缓慢传导的通路[24]。

表 35.1

晚电位与室速环路之间的关系

	入口	峡部	出口	外环
总数	13	86	101	11
有 LP 的室速环路	60%	90%**	36%	0%
有 LP 的百分比%	53.8%	82.6%**	25.7%	0%
QRS-LP 时程（ms）	203±26*	201±65*	115±39	n/a

LP：晚电位
* P<0.05 出口与峡部及入口相比较
** P<0.05 峡部与入口及出口相比较
经作者同意后改编自 Hsia H. J Interv Card Electrophysiol. 2009；26：21-29.

起搏标测

起搏标测亦可以识别室速峡部[27]。在室速环路出口附近起搏可以产生与室速形态相似的 QRS 波。确定室速出口之后，应从交界区逐步向瘢痕密集区（<0.5mV）起搏，以明确峡部的可能位置。在室速峡部位置进行起搏标测可产生与室速相似的 QRS 波，但起搏至 QRS 间期（S-QRS）延长，因为在通路内传导缓慢（图 35.6）。在瘢痕深部记录到长 S-QRS（>40ms）是不正常传导的标志，而这常与室速峡部相关[27]。

电不可兴奋瘢痕（EUS）

EUS 的定义是高输出单极起搏（>10mA，脉宽2ms）时无夺获的瘢痕区域[28]。这些区域双极电图振幅≤0.2mV，位置上接近折返环路的峡部及传导通路。

基质标测过程中获得的信息需分类标记在电压图上以参考（可能的室速相关传导通路，EUS，LPs，好的起搏标测位点）。这些数据有助于定义环路的几何结构及其与潜在瘢痕的关系，有助于识别室

图 35.5 晚电位与室速环路之间的关系。下侧部有一大的瘢痕、表现为 RBRS 室速的患者的左心室电压图。拖带标测界定出口、峡部、入口、外环。黄色部分为晚电位，测量 QRS 起始至最后一个晚电位直接的时程即为 QRS-LP 间期（ms）。局部传导延迟（QRS-LP 间期）在室速环路的入口及峡部处明显。RBRS VT：右束支阻滞形态-右上电轴的室速

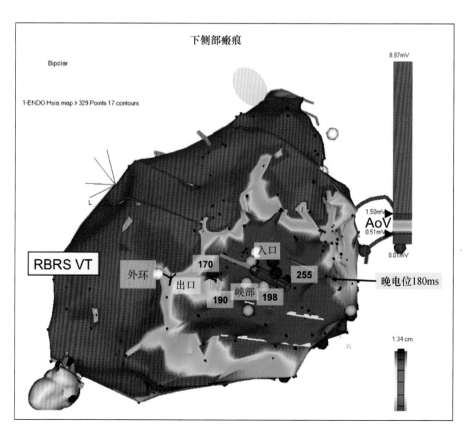

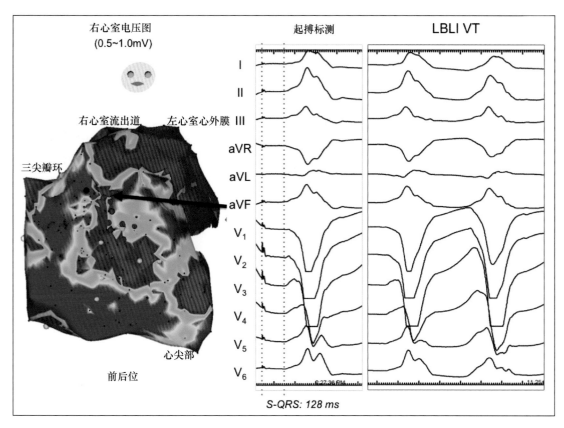

图 35.6 起搏标测识别室速峡部。左图为致心律失常型右心室心肌病患者心外膜电压图。右心室心外膜的前面可见大的低电压区。可见一对应于室速峡部的可能的"通道"。沿"通道"（蓝点）起搏标测可致起搏-QRS 间期逐渐延长。箭头处起搏图与 RBRI 室速相吻合，其起搏-QRS 间期（S-QRS）较长为 128ms，提示为室速峡部。射频消融切断峡部后室速不可再诱发。LBVI VT：左束支传导阻滞形态－左下电轴室速

速峡部及设计消融手术的损伤径路。基质标测之后，假定的室速环路必须结合各种标测方法进行明确。标测/消融导管应放在推测的室速环路内的位点以便心律失常时进行有限的激动标测和拖带标测。

35.5 血流动力学稳定室速的标测

对于血流动力学稳定的室速，应在先前基质特征的指导下，于室速时采用传统技术进行标测。传统的标测包括：①心电图定位，②激动标测，③拖带标测，④起搏标测。

激动标测

对于单一形态的室性心律失常，激动标测测定局部激动相对于 QRS 起始的时间。室速时体表心电图的 QRS 起始常用作参考。双极电图记录局部激动时间是指越过基线的最尖信号。对于局灶性特发性室速，除极最早的位点被假设为起始部位。起始

部位单极记录常表现为 qS 形。然而，单极标测对于非特发性心律失常可能无用，这是由于低的信号振幅及低分辨率，而这通常与基于瘢痕的折返相关。

在持续性大折返室速时，当激动波阵面从环路出来时为 QRS 起始部。应从预测的出口位点进行系统性的标测。出口位置可通过心电图上 QRS 形态以及电压图进行大体估计。在出口位置，经常可记录到 QRS 之前（QRS 前<100ms）的收缩前电位。然后需从接近交界区（0.5～1.5mV）的出口位点逐渐向致密瘢痕区（<0.5mV）内的更近端位置标测，因为多数室速峡部位于 0.2～0.3mV 的区域[23,29-30]或接近 EUS[28]。在致密瘢痕区以内，应寻找低电压舒张中期电位（MDPs），它可以在多达 50% 的室速峡部记录到（图 35.7）[31-32]。然而，并不是所有的 MDPs 都是消融的适宜靶点，因为它们亦可以是旁观者信号或分离电位（图 35.8）。为明确该位置是否为折返环路的一部分，必须进行超速起搏拖带。

图 35.7 继发性单一形态室速时舒张中期电位（MDP）记录。图示在峡部中心位置超速起搏时体表心电图及腔内心电图。持续的折返中可记录到碎裂的MDP。拖带起搏可将所有的电图及 QRS 波群加速至起搏周长。拖带时无 QRS 形态的改变，始终与隐匿性融合相一致。起搏后间期（PPI，最后一个起搏信号至起搏后第一个非夺获的电图间的时程）与总周长（TCL）一样。起搏-QRS 间期（S-QRS）为 142ms，与室速时电图-QRS 间期（Egm-QRS）一致。起搏-QRS 间期/电图-QRS 间期＜室速周长的 39％，这与环路中心峡部起搏时相一致

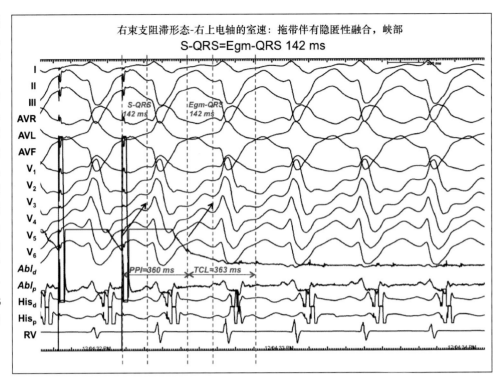

图 35.8 右束支阻滞形态-左上电轴的室速（RBB-LS VT）时2：1分离电位。在消融导管远端电极记录到舒张电位 2：1 传导。这些舒张电位是分离的，明显与室速折返环路无关

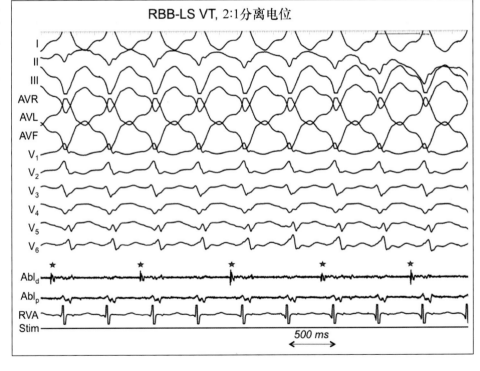

对有大范围心肌瘢痕的患者，依据持续性单一形态室速的 QRS 形态，并非快速定位室速环路的可靠工具，尤其是先前有前壁-心尖部心肌梗死、表现为右束支阻滞（RBBB）形态的室速（V_1 导联 R/S＞1）。激动标测时，QRS-RVA 间期（从 QRS 波起始部测量至右心室心尖部电图记录）可以帮助快速识别室速环路，识别 RBBB 形态的室速是起源于间隔部还是侧壁。QRS-RVA 间期随起源位置的不同而不同，与出口位置相关（间隔部出口＜100ms，侧壁出口＞125ms）[33]。

拖带与重整

单独采用激动标测对定义室速环路是不够的。

持续性心律失常时记录的电位可能与缓慢传导区以外的位置、旁观者位置或与室速环路无关的位置有关（图 35.9）。

多数大折返室速环路有个可兴奋间隙，如此一个恰当的适时的期前室性额外刺激可以重整折返。一个早发脉冲进入环路，促进随后的波阵面离开环路。可以发现一个平坦、递增或混合形式的返回周长（returned cycle，RC）波。这种重整回应反应可确证可兴奋间隙的存在，明确折返的机制[34-37]。

拖带是在心动过速时超速起搏持续重整折返。同单一早搏重整相似，比心动过速稍快的起搏可加速所有的 QRS 波群及局部心室电图至起搏频率，起搏终止后随相同的心动过速恢复[38]。当从折返环路之外的位置起搏时，可以通过以下方式确定拖带：①在快速固定频率起搏时存在固定的 QRS 融合波，最后一个夺获的搏动除外，该搏动产生的波是拖带的，但并非融合；②不同起搏频率时产生逐渐融合的 QRS 波（图 35.10）；③局部传导阻滞可终止心动过速[39]。证实拖带可以区别折返与其他机制（自律性或触发）（图 35.11）。

心室总周长应在超速刺激前即刻测量，拖带应该比室速周长短 20~30ms。应避免使用过度的快速起搏频率（比周长短 50ms 以上），因为这会诱发环路内递减性传导延迟，引起回环波的误测或导致折返的终止。需要适宜的起搏频率和时间以保证可以

充足的夺获心动过速。若无法确认足够的夺获及心动过速环路的加速，可以尝试稍快点（快 10ms）或时间长点的超速起搏。单极起搏更好，虽然双极起搏也是可以接受的。拖带起搏应该尽可能最低输出，刚好在阈值上最好，以利于持续的局部夺获（夺获局部电图）。高输出起搏常导致阳极夺获，而这可能使环路外的组织除极（表 35.2）。需注意的是，输出不足或导管接触不良可能会导致心动过速夺获的间断丢失，易被误读为没有融合的拖带。

除了区别折返型与非折返型心动过速的机制，拖带是明确起搏部位与折返环路关系的必备工具之一（表 35.3）。通过分析以下参数可快速评估室速时的超速起搏拖带：①起搏后间期（PPI），②体表 QRS，③起搏（S）-QRS 与电图（EGM）-QRS 间期比对，④起搏-QRS 与总周长的比（S-QRS/TCL）。

起搏后间期（PPI）

超速起搏终止后，测量加速室速的最后一个起搏刺激至起搏部位处下一个非夺获的局部电位的时间，即是起搏后间期（PPI）（图 35.7 和图 35.9）。与对单一额外刺激的重整反应相似，PPI 与返回周长（RC）相等，可见三种模式的 PPI。相对长的起搏周长夺获室速时，可见到伴完全可兴奋间隙的固定返回周长（PPI）（图 35.10）。在快速起搏周长时，随

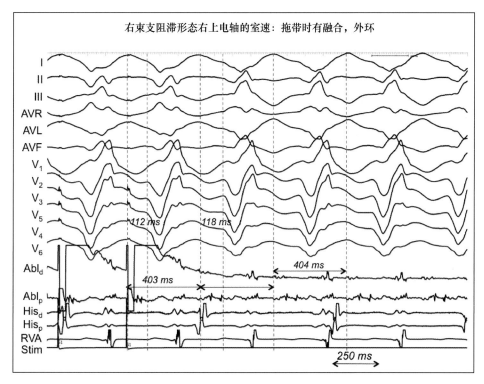

图 35.9 图示室速时在外环部位进行超速起搏拖带。可记录到碎裂的舒张中期电位。起搏可将所有的电图及 QRS 波群加速至起搏周长。可见超速起搏时 QRS 融合及 QRS 形态的改变。PPI 为 403ms，与室速周长（404ms）一致，且与在折返环路起搏时相一致。这些提示该位点位于外环上（电图-QRS＝起搏-QRS＝112ms）

右束支阻滞形态右上电轴的室速：拖带时有融合，外环

112 ms 118 ms 404 ms 403 ms 250 ms

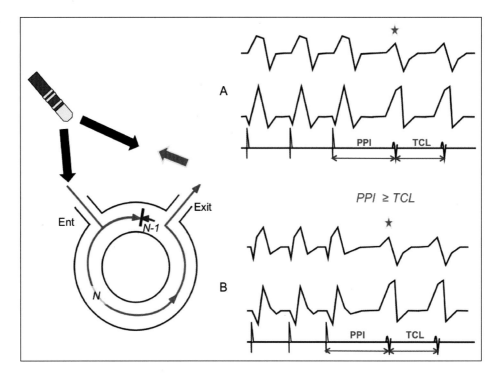

图 35.10 拖带的原理图。起搏波从环路外的位点传导至环路，进入环路，引起顺向及逆向的传导波阵面（左图）。顺向波阵面（N，红色箭头）重整心动过速，逆向波阵面与前一跳的顺向波阵面相碰撞（N-1，蓝箭头）。**A.** 折返环路外的位点起搏导致 QRS 波融合，同时起搏波阵面（大黑箭头，N）及室速环路出来的前一个波阵面（大红箭头，N-1）均可激动心肌组织。当按照固定频率持续拖带时，起搏及室速环路出来的波阵面所致的融合数量是相同的，这导致"持续的融合"。最后一个夺获（星）是拖带的并非融合的。从起搏位置传导至折返环路、从入口传至出口、再传回至记录电极的时间即为起搏后间期（PPI）。因此，PPI 要比沿折返环路传导的时间要长（～TCL）。**B.** 在快速起搏周长时，起搏波阵面激活的组织较室速环路的要多，这引起另一种不同的模式——"逐渐融合"、QRS 形态改变。TCL：总周长

图 35.11 一例非折返性心律失常——起源于右心室流出道（RVOT）的特发性室速患者的超速起搏图。图示采用 400ms、390ms、380ms、360ms 进行超速起搏时 12 导联心电图及腔内心电图。不同起搏周长时的 PPI 并非固定的，这提示该心律失常无法拖带、并非是折返机制产生的。PCL：起搏周长

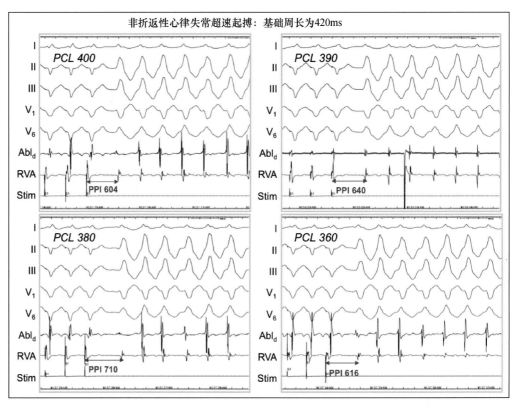

表 35.2

拖带标测的技巧

(1) 折返环路外的位点行阳极夺获：采用最低可夺获的输出；采用单极起搏

(2) 无局部夺获：由于室速频率的变化引起起搏频率不够快；输出过低无法夺获

(3) 拖带结果误判：起搏过快引起 PPI 丢失；改变 QRS 致阳极夺获；导管不稳

(4) 采用近端电图信号作为替代记录

(5) 若局部电图不明显，采用"N+1"方法评估拖带

表 35.3

采用拖带描绘室速折返环路

(1) 环路内的位点：
PPI=TCL
S-QRS=EGM-QRS（假定其他因素相同）

(2) 环路外的位点：
PPI>TCL
S-QRS>EGM-QRS

(3) 采用其他腔内电图记录作为替代/参考

PPI：起搏后间期；TCL：心动过速周长

S-QRS：起搏至 QRS 间期

EGM-QRS：局部电图-QRS 间期

起搏频率的加速，返回周长和 PPI 均逐渐延迟，直到达一个长的平衡 PPI 或者心动过速终止[40]。

起搏后间期反映了起搏部位至折返环路的距离。在远离环路的部位起搏，PPI 一定比总周长要长，这是由于脉冲从起搏电极至环路及从环路回到起搏部位需要额外的传导时间（图 35.10）。因此，PPI-TCL 的差异是起搏部位与折返环路距离的指示标志。

在环路内的部位（入口、峡部、出口或外环）进行起搏产生两个波阵面。起搏的正向波阵面（N）沿环路传导，重整心动过速。逆向波阵面在环路内沿相反方向传导，与前一跳（N-1）的正向波相碰撞。围绕折返环路循环一周的时间（TCL）与起搏后间期相等，PPI-TCL 差值应小于 30ms（图 35.12）[41]。

在瘢痕基质内，在室速时常可记录到多组分的、碎裂电图，PPI 应该参照通过起搏刺激夺获的局部电位进行测量。重要的是区分局部组织除极的近场记录与来自毗邻或远离记录部位的组织除极的远场记录。最大电位可能并不能代表局部记录，其可能是很低的电振幅（图 35.7）。远场电位不能通过起搏刺激夺获，起搏时与刺激信号分开，常可识别。

当局部电图被最后一个人工起搏信号湮灭后，标测导管的近端电极对可作为替代标志，进行 PPI 测量（表 35.2）。作为替代，PPI 可以通过"N+1 方法"，使用刺激后第二跳的可靠参考（QRS 或其他心内记录）进行测量（图 35.13）[42]。

QRS 融合

拖带时 QRS 形态暗示起搏位置是否在受保护的

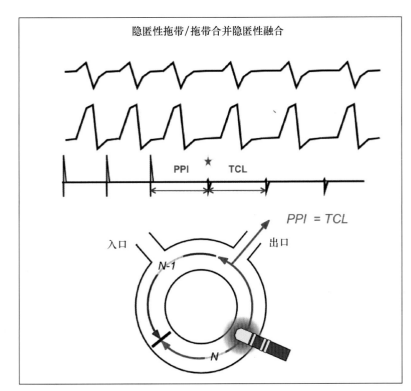

图 35.12 隐匿性融合的拖带原理图。折返环路内起搏产生两个传导波阵面。顺向波阵面（N，红色箭头）沿环路传导、重整心动过速，逆向波阵面与前一次折返的顺向波阵面相碰撞（N-1，蓝箭头）。从最后一个起搏信号至第一个非夺获的被起搏刺激重整的局部电位（星）的时程为 PPI。PPI 等于绕折返环路一周的时间、接近于 TCL，因此 PPI=TCL。由于超速起搏位于环路中"受保护"的走廊位点，因此体表心电图上无可识别的 QRS 融合，故而此拖带是"隐匿的"

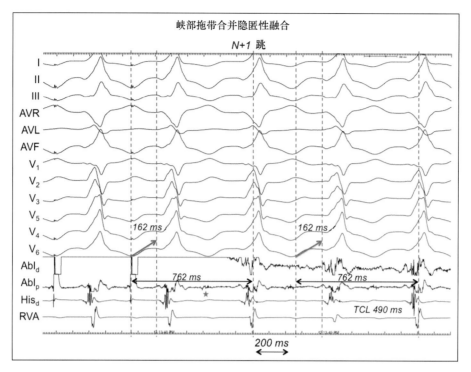

图 35.13 "N+1"方法拖带。左束支传导阻滞、周长 490ms 的室速的 12 导联心电图及腔内心电图。超速起搏可将所有电图（EGM）及 QRS 波群加速至起搏周长。拖带时无 QRS 形态改变，与拖带合并隐匿性融合是一致。但是，由于远端电极记录及人工起搏信号振幅小，PPI 难以测量。故采用 N+1 方法评估拖带的反应。最后一个起搏刺激至第二个起搏后右心室心尖部（RVA）电图的间期为 762ms。此测量需与刺激位点随后任一跳的局部电图至此局部电图后第二个右心室心尖部电图相比较。因为这两个间期相同（762ms），故判定心动过速被拖带了。近端电极可记录到一很低的信号（星）。起搏-QRS 间期等于电图-QRS 间期，均为 162ms。起搏-QRS/TCL<33％，这与峡部位点一致。此位点消融导致室速立即终止

通路上（出口、峡部、入口、旁观者位置）。在受保护通路以外位置拖带可产生明显的融合，这是由起搏波前与折返环路出来的波前通路产生的（图 35.10）。融合的程度依赖于这两种波前激动组织的程度。融合的 QRS 波形态可以提供有关起搏位置与出口之间关系的有用信息。在出口附近位置起搏时，可观察到最小的 QRS 融合；与之相对，在远处起搏时可看到明显的 QRS 融合（图 35.10）。

当在折返环路的受保护通路内进行起搏时，拖带心动过速可以没有 QRS 形态的改变，因为起搏的顺向波前（N）与自发心动过速采用相同方式自环路内出来。起搏的逆向波与前一个顺向波（N-1）在环路内相碰撞，因而在心电图上无可识别的 QRS 融合（隐匿的）（图 35.13）。拖带合并隐匿性融合表明起搏位点位于慢传导的保护区；但需除外邻近的旁观者位点。

刺激-QRS 间期及电图-QRS 间期

与传播波阵面相似，起搏刺激至 QRS 起始（刺激-QRS：S-QRS）间期指的是起搏位置至环路出口的传导时间，应该与在该位置的电图至 QRS 起始（出口）（EGM-QRS）间期一样。这一点对于沿着折返激动的波阵面的位点（入口、峡部、出口、外环）而言是对的。但是，在主要折返环路外的附近的旁观者位点起搏时常导致 S-QRS 较 EGM-QRS 长，尽管是无 QRS 融合的"隐匿性"拖带（图 35.14）。

S-QRS/TCL

S-QRS 间期也可以解释为心动过速周长（TCL）的一部分。这确定了折返环路内的相对位置。S-QRS 间期从出口到峡部至入口逐渐延长。各位置 S-QRS/TCL 比值界定为：出口处<30％，中心峡部为 30％～50％，入口为 50％～70％，内环>70％（图 35.15）。消融最可能打断折返的位置是具有峡部特征的位置，其 S-QRS/TCL 小于室速周长的 70％且有分离的电位[32]。

起搏刺激偶尔引起室速终止致无法全面夺获（图 35.16 和图 35.17）。发现这种"非夺获终止"常提示局部组织处于受保护的峡部内且不引起周围心肌组织除极，通常可作为消融的合适替代靶点。相似

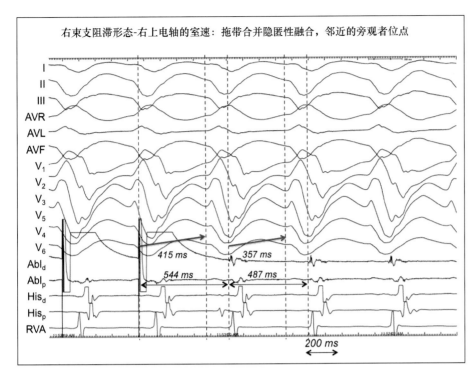

右束支阻滞形态-右上电轴的室速：拖带合并隐匿性融合，邻近的旁观者位点

图 35.14 在邻近的旁观者位点拖带的 12 导联心电图及腔内心电图。超速起搏可将所有电图及 QRS 波群加速至起搏周长。拖带时无 QRS 形态改变，与拖带合并隐匿性融合是一致。PPI 为 544ms，比室速周长要长。起搏-QRS 间期为 415ms，比电图-QRS 间期长。这些表明起搏位点位于邻近的旁观者位点。RVA：右心室心尖部

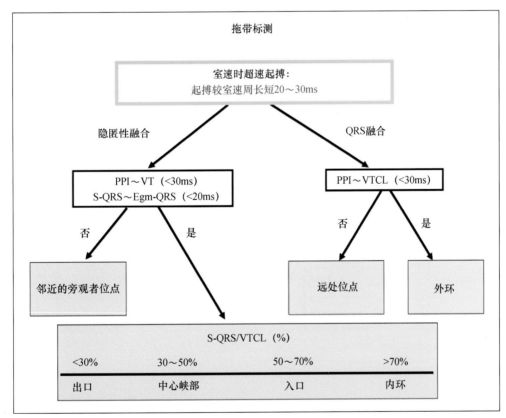

图 35.15 拖带标测的流程图。超速起搏较室速周长快 20～30ms。当通过局部电信号及体表 QRS 加速至起搏频率可确认有足够的夺获后，可分析起搏时体表心电图 QRS 形态的改变。当起搏位点位于环路中"受保护的走廊"（出口、峡部、入口、内环及邻近的旁观者位点）时，可见到隐匿性融合、体表心电图 QRS 无改变。测量起搏后间期（PPI），起搏-QRS 间期（S-QRS），局部电图-QRS 间期（EGM-QRS）。若 PPI 与室速周长（VTCL）相等、S-QRS 与 EGM-QRS 相等，起搏位点位于折返环路/波前。邻近的旁观者位点定义为：PPI＞TCL 和（或）S-QRS＞EGM-QRS。S-QRS 占 TCL 百分比可描述环路内的不同位点，且与折返性心律失常相关。若拖带室速产生 QRS 融合且 PPI 与折返环路内位置一致（PPI＝TCL），此位点位于外环。在环路以外较远的位点起搏可引起 QRS 波融合且 PPI 长于 TCL

图 35.16 无全面捕获的室速终止。图示 12 导联心电图及腔内心电图。消融导管的刺激在无舒张电位的部位传导。尽管起搏刺激无法夺获心室，室速被终止（星）。这样的"阈下刺激"终止折返且无全面的 QRS 激动说明局部组织夺获位于可打断折返的中心峡部

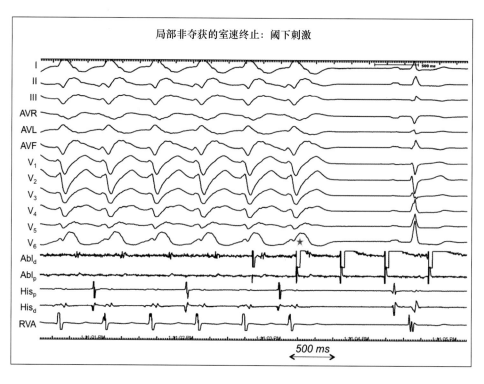

图 35.17 峡部位点的局部夺获致室速终止。图示 12 导联心电图及腔内心电图。在舒张中期电位夺获局部电位的位点超速起搏，可终止室速，且无 QRS 变化。随后的刺激可见 QRS 形态较室速时改变。这表明局部组织夺获打断了受保护通路内的折返，但起搏标测未产生完美的起搏吻合，可能由于逆向波阵面从入口中出来或夺获了邻近组织

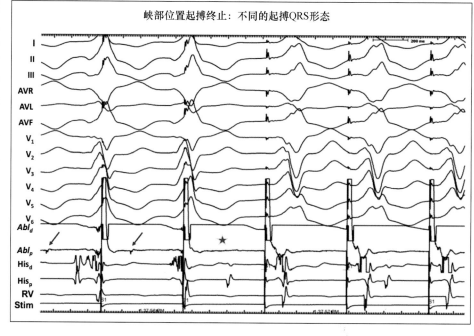

的，由于导管压力所致的机械性室速终止同样提示导管位于峡部。

35.6 消融

消融的最佳靶点是中心峡部，因为其最可能打断折返。尽管如此，出口位置也是可以接受的。对于血流动力学稳定的室速，适合在持续性心律失常时进行消融，因为室速终止可进一步证实消融位置是否在心动过速折返环路上。然而，峡部相对较宽，需要多次消融才能成功切断峡部[43]。

确定室速环路（出口、峡部、入口）的位置后，线性消融应从出口位置逐渐扩展到瘢痕区（＜0.5mV），目标是峡部（0.2～0.3mV）。成功的基质改良常需要多个消融线，无论是平行于或垂直于"出口"。消融能量应集中作用于电图中低电压区域以减小对正常心肌的损伤。消融线可以连接瘢痕密集区（EUS）

和（或）连接瘢痕区与其他解剖屏障（如二尖瓣环）。高输出起搏（10mA/2ms）时无夺获可以帮助确认消融损伤的效果。

消融终点评估

消融的即刻效果可分为：①室速不可诱发；②可诱发，但是室速的形态、周长已改变，较之前"目标"室速要快；③可持续诱发的临床单一形态的室速。消融后，临床室速不可诱发者与可持续诱发者相比室速复发率低[44]。将所有室速均消融掉可能与低复发率相关，但仍有争议[45-46]。最小的消融终点是终止室速且通过程序刺激无法诱发"目标"室速。尽管偶有心律失常复发，导管室速消融已被证明是有效的治疗方法，可以显著的降低反复发作室速的总体发作频度/负担[47]。

35.7 术后治疗

推荐采用标准的术后治疗方案。推荐使用鱼精蛋白中和肝素。一旦 ACT 小于 180s，可立即拔除鞘管。若使用盐水灌注导管进行大范围的心内膜消融，则需保证液体处于正平衡。对于心室功能较差的患者，须利尿、评估心功能，包括超声心动图评估。

推荐室速心内膜消融术后抗凝治疗 1 个月。手术当天开始口服华法林或达比加群以预防卒中，降低血栓栓塞性并发症。对这些患者，通常不需要依诺肝素或低分子肝素进行过渡（"桥接"）。对于其他所有患者（右心室消融、心外膜消融、不适宜抗凝的患者），推荐阿司匹林（325mg/d）。

对于装有起搏器或 ICD 的患者，术后程控是必要的，以保证电极参数及起搏器功能稳定。导管操作可以引起电极移位或电极损坏，在电极附近进行消融可以导致起搏阈值升高及脉冲发生器故障[48]。依据消融术的结果，对 ICD 重新程控以适应电极阈值/起搏器功能的改变，减少对缓慢室速的低感知。

35.8 随 访

室速消融术后每 3～4 月需对患者密切随访。即使室速消融成功，仍需服用数个月的抗心律失常药物。然而，需考虑对多种心律失常药物处方进行简化和（或）减少胺碘酮的剂量。ICD（或起搏器）需进行重新程控以保证可检测"缓慢"的室速。需程控起搏器以检测有无心律失常复发。连续的起搏器程控数据可以有助于调整患者抗心律失常药物处方、评估患者整体的室速负担。

在我们中心 2009—2011 年进行室速消融的连续的 55 个患有结构性心脏病（38 个缺血性心脏病、17 个非缺血性心脏病）的患者中，11% 仅有可标测的室速，64% 仅有不可标测的室速，25% 两种室速都有。在电生理检查过程中，可诱发出 160 种形态的室速，由 32 种（20%）可标测的室速和 128 种（80%）不可标测的室速。手术结束时除 1 个可标测的室速外，成功地消融了所有室速。3 个月后进行随访，76% 的有可标测的室速的患者未有室速复发，其中包括 6 个患有可标测室速的患者。

35.9 术后并发症

在一个包含 226 患有结构性心脏病的患者的多中心临床试验中，使用外灌注导管进行室速消融，手术相关的死亡率为 3%。多数死亡是由于无法控制的室速（2.6%），其中一个患者死于心脏压塞[47]。非致命性的严重并发症发生率为 7.3%，包括心力衰竭（2.6%），1 个患者二尖瓣反流加重（0.4%）。无 1 例发生血栓栓塞并发症或卒中。

在一个包括 146 个有可以标测的室速的患者的多中心临床试验中，使用内灌注导管进行室速消融，手术相关的死亡率为 2.7%，包括 1 例卒中、1 例心脏压塞、1 例瓣膜损伤、1 例由于冠脉栓子所致心肌梗死[45]。主要的手术相关的并发症为 8%，卒中或短暂的缺血的发生率为 2.7%。

35.10 结 论

导管消融适于患有反复发作的室速、药物控制不佳和 ICD 频繁放电的患者。尽管对血流动力学稳定的室速进行消融仍是富有挑战的手术，但是经过周密计划和采用传统标测与基质特征标测相杂交的标测策略可以安全地完成手术。对于详细地标测血流动力学稳定的室速，透彻的理解和熟练的拖带是必要的。

参考文献

1. Schron EB. Quality of life in the antiarrhythmics versus implantable defibrillators trial: impact of therapy and influence of adverse symptoms and defibrillator shocks. *Circulation.* 2002;105(5):589–594.

2. Moss AJ, Greenberg H, Case RB, et al. Long-term clinical course of patients after termination of ventricular tachyarrhythmia by an implanted defibrillator. *Circulation.* 2004;110(25):3760–3765.

3. Connolly SJ, Dorian P, Roberts RS, et al. Comparison of beta-blockers, amiodarone plus beta-blockers, or sotalol for prevention of shocks from implantable cardioverter defibrillators: the optic study: a randomized trial. *JAMA.* 2006; 295(2):165–171.

4. Horowitz LN, Josephson ME, Harken, AH. Epicardial and endocardial activation during sustained ventricular tachycardia in man. *Circulation.* 1980;61(6):1227–1238.

5. Hsia HH, Callans DJ, Marchlinski FE. Characterization of endocardial electrophysiological substrate in patients with NICM and monomorphic ventricular tachycardia. *Circulation.* 2003;108(6):704–710.

6. Soejima, K, Stevenson, WG, Sapp, JL, Selwyn, AP, Couper, G, and Epstein, LM, Endocardial and epicardial radiofrequency ablation of ventricular tachycardia associated with dilated cardiomyopathy: the importance of low-voltage scars. *J Am Coll Cardiol.* 2004;43(10):1834–1842.

7. Cano O, Hutchinson M, Lin D, et al. Electroanatomic substrate and ablation outcome for suspected epicardial ventricular tachycardia in left ventricular nonischemic cardiomyopathy. *J Am Coll Cardiol.* 2009;54(9):799–808.

8. Sacher F, Roberts-Thomson K, Maury P, et al. Epicardial ventricular tachycardia ablation a multicenter safety study. *J Am Coll Cardiol.* 2010;55(21):2366–2372.

9. Nazarian S, Bluemke DA, Lardo AC, et al. Magnetic resonance assessment of the substrate for inducible ventricular tachycardia in nonischemic cardiomyopathy. *Circulation.* 2005;112(18):2821–2825.

10. Bogun FM, Desjardins B, Good E, et al. Delayed-enhanced magnetic resonance imaging in nonischemic cardiomyopathy: utility for identifying the ventricular arrhythmia substrate. *J Am Coll Cardiol.* 2009;53(13):1138–1145.

11. Marchlinski FE, Zado E, Dixit S, et al. Electroanatomic substrate and outcome of catheter ablative therapy for ventricular tachycardia in setting of right ventricular cardiomyopathy. *Circulation.* 2004;110(16):2293–2298.

12. Verma A, Kilicaslan F, Schweikert RA, et al. Short- and long-term success of substrate-based mapping and ablation of ventricular tachycardia in arrhythmogenic right ventricular dysplasia. *Circulation.* 2005;111(24):3209–3216.

13. Garcia FC, Bazan V, Zado ES, Ren JF, Marchlinski FE. Epicardial substrate and outcome with epicardial ablation of ventricular tachycardia in arrhythmogenic right ventricular cardiomyopathy/dysplasia. *Circulation.* 2009;120(5): 366–375.

14. Miller JM, Marchlinski FE, Buxton AE, Josephson ME. Relationship between the 12-lead electrocardiogram during ventricular tachycardia and endocardial site of origin in patients with coronary artery disease. *Circulation.* 1988;77(4): 759–766.

15. Berruezo A, Mont L, Nava S, Chueca E, Bartholomay E, Brugada J. Electrocardiographic recognition of the epicardial origin of ventricular tachycardia. *Circulation.* 2004;109(15):1842–1847.

16. Daniels D, Lu Y, Morton J, Santucci P, Akar J, Green A, Wilber D. Idiopathic epicardial left ventricular tachycardia originating remote from the sinus of valsalva: electrophysiological characteristics, catheter ablation, and identification from the 12-lead electrogram. *Circulation.* 2006;113(13): 1659–1666.

17. EHRS/HRS expert consensus on catheter ablation of ventricular arrhythmias. *Heart Rhythm.* 2009;6(6):886–933.

18. Yoshida K, Liu TY, Scott C, Hero A, Yokokawa M, Gupta S, Good E, Morady F, and Bogun F. The value of defibrillator electrograms for recognition of clinical ventricular tachycardias and for pace mapping of post-infarction ventricular tachycardia. *J Am Coll Cardiol.* 2010;56(12):969–979.

19. Khaykin Y, Skanes A, Whaley B, et al. Real-time integration of 2d intracardiac echocardiography and 3d electroanatomical mapping to guide ventricular tachycardia ablation. *Heart Rhythm.* 2008;5(10):1396–1402.

20. Hsia HH. Epicardial ventricular tachycardia ablation an evolution of needs. *J Am Coll Cardiol.* 2010;55(21): 2373–2375.

21. Marchlinski FE, Callans DJ, Gottlieb CD, Zado E. Linear ablation lesions for control of unmappable ventricular tachycardia in patients with ischemic and NICM. *Circulation.* 2000;101(11):1288–1296.

22. Verma A, Marrouche N, Schweikert R, et al. Relationship between successful ablation sites and the scar border zone defined by substrate mapping for ventricular tachycardia post-myocardial infarction. *J Cardiovasc Electrophysiol.* 2005;16(5):465–471.

23. Hsia H, Lin D, Sauer W, Callans D, Marchlinski F. Anatomic characterization of endocardial substrate for hemodynamically stable reentrant ventricular tachycardia: identification of endocardial conducting channels. *Heart Rhythm.* 2006;3:503–512.

24. Arenal A, Glez-Torrecilla E, Ortiz M, et al. Ablation of electrograms with an isolated, delayed component as treatment of unmappable monomorphic ventricular tachycardias in patients with structural heart disease. *J Am Coll Cardiol.* 2003;41:81–92.

25. Bogun F, Good E, Reich S, et al. Isolated potentials during sinus rhythm and pace-mapping within scars as guides for ablation of post-infarction ventricular tachycardia. *J Am Coll Cardiol.* 2006;47(10):2013–2019.

26. Hsia H, Lin D, Sauer W, Callans D, Marchlinski F. Relationship of late potentials to the ventricular tachycardia circuit defined by entrainment. *J Interv Card Electrophysiol.* 2009;26:21–29.

27. Brunckhorst C, Delacretaz E, Soejima K, Maisel W, Friedman P, Stevenson W. Identification of the ventricular tachycardia isthmus after infarction by pace mapping. *Circulation.* 2004;110:652–659.

28. Soejima, K, Stevenson W, Maisel W, Sapp J, Epstein L, Electrically unexcitable scar mapping based on pacing

threshold for identification of the reentry circuit isthmus: feasability for guiding ventricular tachycardia ablation. *Circulation.* 2002;106:1678–1683.

29. Soejima K, Suzuki M, Maisel WH, et al. Catheter ablation in patients with multiple and unstable ventricular tachycardias after myocardial infarction: short ablation lines guided by reentry circuit isthmuses and sinus rhythm mapping. *Circulation.* 2001;104(6):664–669.

30. Arenal A, del Castillo S, Gonzalez-Torrecilla E, et al. Tachycardia-related channel in the scar tissue in patients with sustained monomorphic ventricular tachycardias: influence of the voltage scar definition. *Circulation.* 2004;110(17):2568–2574.

31. Bogun F, Bahu M, Knight BP, et al. Comparison of effective and ineffective target sites that demonstrate concealed entrainment in patients with coronary artery disease undergoing radiofrequency ablation of ventricular tachycardia. *Circulation.* 1997;95(1):183–190.

32. Kocovic D, Harada T, Friedman P, Stevenson W. Characteristics of electrograms recorded at reentry circuit sites and bystanders during ventricular tachycardia after myocardial infarction. *J Am Coll Cardiol.* 1999;34:381–388.

33. Patel VV. Right bundle-branch block ventricular tachycardias: septal versus lateral ventricular origin based on activation time to the right ventricular apex. *Circulation.* 2004;110(17):2582–2587.

34. Almendral JM, Stamato NJ, Rosenthal ME, Marchlinski FE, Miller JM, Josephson ME. Resetting response patterns during sustained ventricular tachycardia: relationship to the excitable gap. *Circulation.* 1986;74(4):722–730.

35. Rosenthal ME, Stamato NJ, Almendral JM, Gottlieb CD, Josephson ME. Resetting of ventricular tachycardia with electrocardiographic fusion: incidence and significance. *Circulation.* 1988;77(3):581–588.

36. Stamato NJ, Frame LH, Rosenthal ME, Almendral JM, Gottlieb CD, Josephson ME. Procainamide-induced slowing of ventricular tachycardia with insights from analysis of resetting response patterns. *Am J Cardiol.* 1989:63(20):1455–1461.

37. Gottlieb CD, Rosenthal ME, Stamato NJ, Frame LH, Lesh MD, Miller JM, Josephson ME. A quantitative evaluation of refractoriness within a reentrant circuit during ventricular tachycardia: relation to termination. *Circulation.* 1990;82(4):1289–1295.

38. Waldo AL. From bedside to bench: entrainment and other stories. *Heart Rhythm.* 2004;1(1):94–106.

39. Waldo AL. Atrial flutter: entrainment characteristics. *J Cardiovasc Electrophysiol.* 1997;8(3):337–352.

40. Callans DJ, Hook BG, Josephson ME. Comparison of resetting and entrainment of uniform sustained ventricular tachycardia. Further insights into the characteristics of the excitable gap. *Circulation.* 1993;87(4):1229–1238.

41. Stevenson WG, Khan H, Sager P, Saxon LA, Middlekauff HR, Natterson PD, Wiener I. Identification of reentry circuit sites during catheter mapping and radiofrequency ablation of ventricular tachycardia late after myocardial infarction. *Circulation.* 1993;88(4 Pt 1):1647–1670.

42. Soejima K, Stevenson WG, Maisel WH, Delacretaz E, Brunckhorst CB, Ellison KE, Friedman PL. The n + 1 difference: a new measure for entrainment mapping. *J Am Coll Cardiol.* 2001;37(5):1386–1394.

43. Tanimoto K, Hsia H. Pace mapping for the confirmation of bidirectional block after mitral isthmus ablation in a patient with inferior myocardial infarction (abstr). *J Arrhythmia.* 2010;26(Suppl):17.

44. O'Donnell D, Bourke JP, Furniss SS. Standardized stimulation protocol to predict the long-term success of radiofrequency ablation of postinfarction ventricular tachycardia. *Pacing Clin Electrophysiol.* 2003;26(1 Pt 2):348–351.

45. Calkins H, Epstein A, Packer D, et al. Catheter ablation of ventricular tachycardia in patients with structural heart disease using cooled radiofrequency energy: results of a prospective multicenter study. Cooled RF Multicenter Investigators Group. *J Am Coll Cardiol.* 2000;35(7):1905–1914.

46. Della Bella P, De Ponti R, Uriarte JA, et al. Catheter ablation and antiarrhythmic drugs for haemodynamically tolerated post-infarction ventricular tachycardia; long-term outcome in relation to acute electrophysiological findings. *Eur Heart J.* 2002;23(5):414–424.

47. Stevenson WG, Wilber DJ, Natale A, et al. Irrigated radiofrequency catheter ablation guided by electroanatomic mapping for recurrent ventricular tachycardia after myocardial infarction: the Multicenter Thermocool Ventricular Tachycardia Ablation Trial. *Circulation.* 2008;118(25):2773–2782.

48. Lakkireddy D, Patel D, Ryschon K, et al. Safety and efficacy of radiofrequency energy catheter ablation of atrial fibrillation in patients with pacemakers and implantable cardiac defibrillators. *Heart Rhythm.* 2005;2(12):1309–1316.

如何标测和消融不稳定性室性心动过速：宾夕法尼亚大学的经验

Chapter 36　How to Map and Ablate Unstable Ventricular Tachycardia：The University of Pennsylvania Approach

Wendy S. Tzou，Francis E. Marchlinski 著

刘启明　译

36.1　引　言

室性心动过速（室速）的最常见病因是器质性心脏疾病，尤其是陈旧性心肌梗死和慢性冠状动脉疾病[1]。存在大面积的心肌瘢痕的非缺血性心脏病，如非缺血性心肌病（NICM）和致心律失常右心室心肌病（ARVC）[2-4]也可引起室速发生。折返是这类室速发作的主要机制。存活心肌细胞与瘢痕组织的混合分布为折返环的形成提供了必要的条件：①结构性或功能性的单向传导阻滞；②为已去极化的细胞提供足够复极时间的慢传导区。

由于抗心律失常药物及 ICD 应用的局限性[5-8]，经皮导管标测和消融已逐渐成为治疗这些极具挑战性疾病的一项可行的有效措施[9-11]。只要术中室速可被诱发且血流动力学稳定，我们就可以成功地识别并且标测出关键的室速折返环。然而，目前大部分室速是"不可标测的"。本文旨在介绍宾夕法尼亚大学附属医院电生理团队在不稳定性室速消融方面的策略。

36.2　术前准备

体表心电图

体表心电图（ECG）可以提供一些重要的线索，如潜在的基础疾病、瘢痕负荷等，还可初步定位室速的起源部位。窦性心律时 ECG 连续多个导联出现病理性 Q 波提示存在陈旧性心肌梗死，非急性缺血期的 ST 段抬高提示存在室壁瘤；这些 ECG 特征有助于识别室速起源部位。窦性心律时心室波表现为宽 QRS 波，应考虑存在 His-Purkinje 的病变，此时室速类型更倾向于束支折返型室速。对于无明显传导阻滞的 NICM，V_1、V_6 导联分别出现显著的 R 波和 S 波，我们就需高度怀疑存在基底部-侧壁瘢痕[12]。年轻的多形性室速患者，epsilon 波或右胸导联 T 波倒置需高度怀疑 AVRC。对于最后两种情况，除了心内膜消融，必要时还需考虑心外膜标测消融[4,13]。提示可能需心外膜标测的情况还有：NICM 患者 I 导联上出现 Q 波，下壁导联 Q 波消失，假 δ 波时限≥75ms，最大偏差指数≥0.59（上述特征提示起源于基底部和高侧壁的心外膜）[14]。此外，室速

发作时 ECG 不但有助于术前消融策略的选择，而且对消融术本身也有一定的帮助（下文将详述）。

非侵入性心脏影像学检查

所有计划行室速消融的患者，术前均需进行非侵入性心脏影像学检查。而对于缺少室速发作 ECG 的患者，该项检查尤为重要。其可为手术策略选择提供重要的参考信息，如超声心动图可提示潜在疾病的病变范围，心室功能和直径，瘢痕或室壁瘤的分布，以及一些严重的瓣膜性疾病；核素显像则有助于发现基质信息、评价急性心肌缺血的程度。心脏 MRI 逐渐成为评价 NICM 非透壁性瘢痕的一项更敏感的检查[15-16]，虽然 ICD 或起搏器植入术后患者为 MRI 检查禁忌，但我们中心和一些其他中心经验认为，该项检查对于非起搏依赖的患者来说是安全的[17-18]。然而，由于 ICD 脉冲发射器及右心室电极产生的伪影，MRI 在图像质量和分析方面尚存一定局限。解决该问题最佳方案是 MRI 检查在植入 ICD 或起搏器术前进行。

ICD 心电图

对于 ICD 植入术后的患者，室速发作时所记录的信息可为治疗策略的选择提供重要参考。无论是非持续性的还是放电后才终止的室速，其发作的次数有助于指导急性事件发生时的治疗策略。另外，ICD 所记录的腔内 ECG 有助于①判断导管消融治疗的潜在疗效性，②定位与消融尚无体表 ECG 证据的临床室速。除非找到一个既可反复诱发室速，又易于定位的室早触发点，我们不建议对多形性室速进行消融。如患者病情稳定，可考虑行无创心室程序刺激（NIPS）检测，以明确所诱发室速的腔内 ECG 特征是否与自发性室速相似，这有利于及早识别临床性室速的发生。

其他准备

在进行有创评估和治疗之前，我们需要通过无创检查或心导管检查来明确是否存在冠状动脉疾病以及评估其严重程度，并评估左心室功能及储备量。该步骤很重要，因为与手术相关死亡大部分是由于低估了术前缺血负荷及术中容量超负荷的重要性。同时，监测患者的抗凝状态以及利用心脏超声技术排除存在不稳定左心室血栓的患者也很重要。术前考虑血管穿刺途径方面的问题有助于提高手术成功

率和安全性。合并严重动脉或主动脉瓣疾病以及截肢的患者，则需考虑行房间隔穿刺以达到左心室。既往行心脏外科手术或患有心包炎可能影响心外膜途径的标测或消融。因此术前收集患者目前和既往的抗心律失常治疗记录十分重要。从理论上讲，术前应暂停抗心律失常药物治疗至少 5 个半衰期，然而由于患者的多种不稳定因素，我们往往很难到达该标准。而且胺碘酮即使停用数天，其对心电生理的影响仍不易消除。程序性刺激和标测模型建立均需考虑上述因素。

36.3 手术过程

患者准备

大部分接受室速消融的患者仅需要清醒镇静或监测下麻醉（MAC），因为更深度的麻醉可能增加心律失常诱导的难度或导致低血压。而在某些特殊情况下，如患者有持续的不适或术前预计其不能配合手术，患者需要接受插管及全身麻醉。如患者的血流动力学稳定性处于临界状态或患有严重的疾病，即使这些情况没有恶化，也应在手术开始时即应用机械辅助支持措施。只要排除严重的周围动脉疾病或主动脉瓣关闭不全，可考虑行主动脉球囊反搏（IABP）。在介入科专家的协助下，电生理实验室越来越多地应用了这项技术。即使是通过外科手术安装了左心室辅助装置的患者仍然可进行室速消融。然而，目前关于是否需要在术中植入临时心室辅助装置（例如 Impella，Abiomed Inc.，Danvers，MA，或 TandemHeart PTVA，CardiacAssist，Inc.，Pittsburgh，PA）尚存争议；这些设备也可经皮植入。

所有的患者均置入了 Foley 导尿管，因其能提供手术时程、盐水灌注消融大头的液体流出量等有价值信息，还能准确追踪其尿量，后者对于管理严重左心室功能不全的患者极为重要。我们要求术前常规放置两组除颤垫（前后位和侧位），以便在出现难治性室速/心室颤动（室颤）时可以及时电复律。如果预计行心外膜标测和消融，则需要对胸部和上腹部进行消毒。对于植入 ICD 的患者，在放置 ECG 电极和外用除颤垫后还需程控关闭其心动过速监测和治疗功能，同时修改基础起搏模式以鼓励自身心室的搏动。然而，如果出现显著心动过缓、高度房室传导阻滞或室性期前收缩等情况，则更倾向于采用

持续心室起搏模式。需要注意的是，在整个手术过程中，ICD 程控者应与患者及时沟通，以确保在诱发或自发室速时 ICD 可记录到瞬间腔内 EGM。

血管穿刺和导管放置

左心室（LV）起源室速消融术的常规电极放置包括：放置于右心室（RV）心尖部的 4 极电极以及 1 个心内超声（ICE）导管。有时还需要放置额外的 4 极电极或 10 极电极以记录 His，RV 和（或）冠状窦（CS）的刺激信号。考虑到需要通过血管鞘注入液体或药物，我们一般选择比导管直径大 1Fr 的血管鞘以便能顺利插入导管。一般情况下，每个股静脉最多可放置两个 11.5Fr 的血管鞘或者两个 7Fr 和一个 11Fr 的血管鞘。

血管穿刺部位选择右股静脉还是右股动脉取决于是采用主动脉逆行途径还是房间隔穿刺途径进入左心室。如果情况需要，也可以先置入 8Fr 或 9Fr 的血管鞘，然后再更换更长的血管鞘。在常规 LV 室速消融中，我们先穿刺左股静脉，然后置入 7Fr 和 9Fr 血管鞘分别放置右心室 4 极电极和常规 ICE 导管，必要时可额外再加用一根电极（如 10 极可塑型电极）。如果未置入 IABP，我们需要在左股动脉内置入另一个 4 极导管以便出现紧急情况时能及时送入。对于采取穿间隔途径的病例，该措施也可以用于持续监测动脉血压。如果预计在右心室内进行标测和

消融，我们还会在右股静脉内置入一个 8Fr 血管鞘，它可在必要时更换更长的血管鞘。球囊导管有时可用于记录初始或持续肺动脉压力，这有助于血流动力学稳定性的监测。

一旦血管鞘已置入，就需要应用肝素抗凝〔用量 100～120U/kg，滴注速度（滴速）12～15U/（kg·min）〕。术中每 15～30min 监测激活凝血时间（ACT）一次，通过调整肝素剂量和滴速使 ACT 维持在 250～300s 范围（房间隔穿刺途径维持在 350～400s）。

ICE 成像可用于评估基础状态下的心脏解剖特点（比如，瓣膜疾病，心室壁运动异常，左心室大小和综合功能，心包积液），还可监测整个术程中可能出现的急性并发症，同时协助标测与消融。在乳头肌附近进行标测或消融时，ICE 有助于确认在乳头肌附近标测和消融时电极是否贴靠良好（图 36.1）。同时，ICE 也可协助房间隔穿刺，并可用于查看消融损伤的形成过程。

经主动脉逆行途径 vs. 穿刺房间隔途径

即便已行 IABP，经主动脉逆行途径依然是导管到达左心室的首选方法。但此途径不适用于合并严重外周动脉、主动脉和（或）严重主动脉瓣膜疾病的患者。在某些情况下，当怀疑室速起源于左心室间隔部时，可能需要穿刺房间隔使导管到达 LV，这样才能使导管与靶点之间的接触更加稳定可靠。对

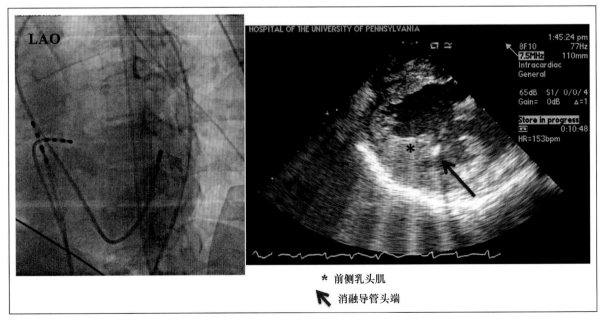

＊前侧乳头肌

➘ 消融导管头端

图 36.1 左图：在左前斜位（LAO）透视下，消融大头大致位于前侧壁乳头肌处，但难以判断是否贴靠良好。右图：ICE 显示消融大头与乳头肌贴靠良好

于合并某些疾病的患者，如慢性冠状动脉疾病、轻至中度的外周动脉疾病、血管曲张，我们常需要把右股动脉内的短鞘更换为一个长度 45～65cm，直径为 8Fr 或 9Fr 的长鞘（Arrow，Teleflex Medical，Research Triangle Park，NC），在透视引导下沿鞘置入一个长而较硬的 J 型导丝（例如 Amplatz，Cook Medical，Bloomington，IN）。通常在使用 65cm 长鞘时务必注意一点，该操作能避免鞘或者导丝穿过主动脉瓣，使潜在的瓣叶损伤风险减少至最低。患者若无上述合并症，短鞘仍然是首选。

肝素起效后，房间隔穿刺技术可在 ICE 与透视的引导下进行。室速消融术中，我们常选用一个较大弯曲度的 Agilis 或 LAMP90 穿隔鞘（St. Jude Medical，St. Paul，MN）和一个房间隔穿刺针（BRK Transseptal，St. Jude Medical）。在左肺静脉和左心耳均在视野内的情况下，一旦观察到穿隔鞘和穿刺针能顶起房间隔，便可推送穿刺针进入左心房。最好选择较肺静脉更靠前的位置穿刺，这样长鞘能尽量指向左心室。另外，通过观察从针尖传导的压力变化也确认是否成功穿刺房间隔。

我们常使用 ThermoCool 3.5mm 大头导管（Biosense Webster，Inc.，Diamond Bar，CA）进行室速消融。一般情况下，F 弯就可以满足大部分室速消融。但若室速起源于流出道或主动脉窦部，D 弯可能会更有效，因为它在这种相对狭小的空间内有更大的操作性。相反，对于心室扩大较严重的患者，J 弯能获得更佳的贴靠。目前我们越来越多地使用双向导管，因为它有更好的操作性，调整不同的弯曲方向能获得不同的曲度（比如 F-J 弯）。

室速的诱发

当缺乏临床室速 12 导联发作 ECG 时。我们通常需要在消融术前诱发室速，根据临床表现，诱发室速可在建立电解剖模型之前、期间或之后进行。如果打算行心外膜标测，我们通常在建立电解剖模型之后再诱发室速。类似于 NIPS 试验的目的，我们旨在观察刺激所诱发的室速是否与 ICD 记录到的室速形态一致。这可协助我们确定"临床"室速或室速的主要消融靶点，并指导我们进行标测与消融。此外，我们通过分析室速的 12 导联 ECG 以及室速诱发前的异常双极电压区，并将标测导管放置于此处进行局部激动标测和拖带标测，可以初步定位一个可疑的起源点。在从室速发生到因血流动力学不稳定

需要终止室速的短暂间歇内，该可疑点或其邻近部位的舒张中期电位往往可以被迅速识别出来。

程序电刺激（PES）的方法多种多样。目前最常用的程序电刺激方法是先用 600ms 和 400ms 的基本起搏周期释放 8 个刺激，然后再释放 1～3 个期前收缩（早搏）刺激。有时短-长-短的刺激模式可能会更有效。这种刺激方式已应用于诱发束支折返性室速，但如果合并器质性心脏病的室速经标准刺激方法反复刺激后仍未能诱发，亦可选择此方式。短串起搏或者交感神经刺激，如注射异丙肾上腺素或应激试验，能更有效地诱发出基于触发机制的心律失常。特殊形态的室速可能需要刺激特殊的室速起源点。我们发现左心室侧壁的刺激可诱发伴有右束支阻滞图形的室速。

心内膜标测

我们通常使用 CARTO 系统（Biosense Webster，Diamond Bar，CA）来建立一个详细的心内膜电解剖电压模型。该过程一般会从已知的心肌梗死区或者瘢痕区开始构建。我们将双极电压振幅＞1.5mV 作为左心室心内膜正常电信号振幅的标准[19]，如果导管记录到的电信号振幅＜0.5mV 则表示此处为致密的瘢痕心肌或动脉瘤，0.5～1.5mV 表示位于瘢痕交界区，＞1.5mV 则表示为健康心肌。右心室的双极标测也与此类似。心外膜双极电压标测将异常电位的截点定义为 1.0mV[13]。重要的是，我们最近发现单极电压标测有助于发现位于更深肌层（如中层心肌或心外膜）的异常基质（左心室电压振幅＜8.3mV；右心室电压振幅＜5.5mV）[20-21]。在双极电压模型建立后，我们还需要用单极电压来验证，尤其是当心内膜双极电压与左心室射血分数不一致，或者可疑的室速出口位于正常的双极电压区时（图 36.2）。

电压模型构建后，需要在窦性心律下或心室起搏节律时对双电位和（或）晚电位（LP）区域进行标记（图 36.3）。晚电位是指一种特殊的易于辨认的双极电位，它位于体表 QRS 波群的终末段，与心室电位起始成分之间有一段等电位间期。一般认为晚电位代表了病变心肌的延迟激动，常出现于室速折返环的关键位置[22-23]。通常，我们会释放刺激不断起搏这些位点以收集关于潜在出口或峡部的线索。该方法成功与否取决于两点：①心室起搏图形与临床室速的 12 导联体表 ECG 或者 ICD 记录的室速形

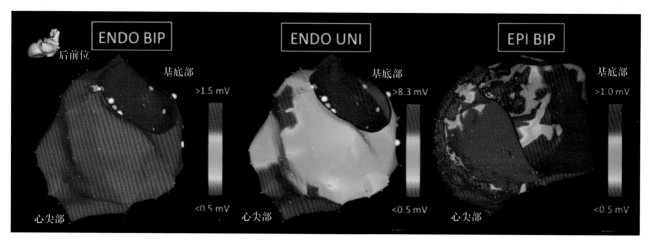

图 36.2 该图显示一位非缺血性心肌病患者的左心室电解剖电压标测模型（后前位）。心内膜双极电压（ENDO BIP）为正常范围。可是心内膜单极电压（ENDO UNI）标测显示广泛的环状低电压带，提示存在位置较深的瘢痕［中层心肌和（或）心外膜］。随后进行的心外膜双极电压（EPI BIP）标测结果与上述相符（经允许摘自 Hutchinson et al.，Circ Arrhythm Electrophysiol. 2011；4：49-55.）

图 36.3 右心室心肌病患者的右心室心内膜双极电压标测（右侧位）。在三尖瓣环侧壁/右心室游离壁的低电压区标测到 LP 电位

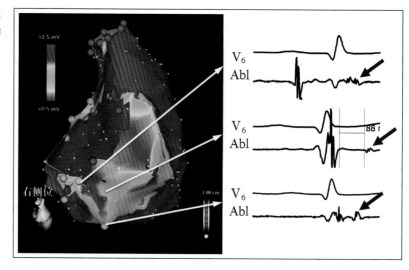

态是否一致；②起搏点到 QRS 波群的间期（stim-QRS）[24]。

　　如果不存在晚电位，我们可以选择起搏标测。具体方法是从室速折返环的可疑出口或入口开始，在窦律下沿着瘢痕的边缘进行起搏标测，直至找到一个 QRS 波群的起搏形态与临床室速形态一致的位点（图 36.4）。使用起搏标测的方法定位室速出口尚存在明显的局限。起搏的 QRS 波群形态并不能准确地反映室速的起源点，同时不能将其作为合适的消融靶点。窦性心律下起搏位点的双向电传导不同于室速折返时的单向电传导。此外，起搏时夺获的输出量能够影响心室激动模式。因为随着虚拟电极的大小增加，起搏标测时更高的输出可以诱发出同一窦性心律下的不同起搏形态的 QRS 波，即使是在室

速折返环的关键位点上起搏也是如此。然而，因为起搏标测是沿着瘢痕的边缘进行，它可使电极最大接近室速的出口。同时，对于那些血流动力学不稳定或不能被诱发的室速，我们通常无法获得较详细的信息，此时起搏标测是能被普遍接受的标测方法。

　　最后，在某些情况下，通过降低颜色范围，突出显示被极低电压区包绕的窄窄的高电压通道区．（图 36.5）[24-25]。在没有持续性室速的情况下，这类潜在的"传导通道"在右心室起搏时更易于识别[26]。碎裂电位经常出现在峡部区，常伴有孤立的延迟电位和（或）多重电位成分；然而在窦性心律时，这些低幅度电信号可因周围大量正常心肌的去极化而被掩盖。与窦性心律相比，不断改变去极化的方向，比如起搏时，能更好地阐明这些电信号与潜在的传导

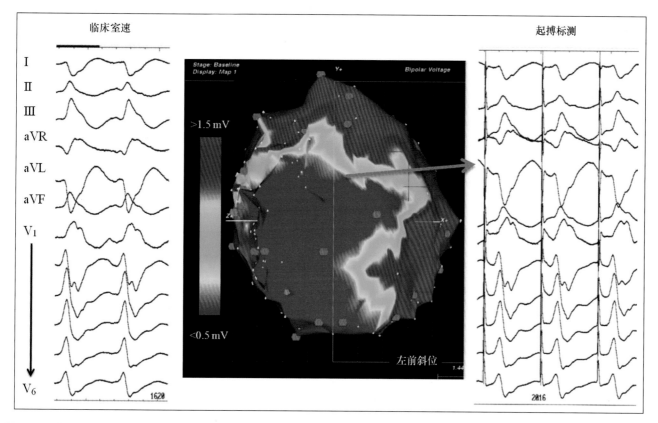

图 36.4 中图为合并陈旧性前壁心梗和前壁-心尖部室壁瘤的患者的左心室心内膜电压标测模型（左前斜位）。左图为该患临床室速的 12 导联 ECG。结合室速形态和左心室瘢痕分布的分析，推测室速出口位于瘢痕的前侧边缘区（箭头所指）。结果也证实，可疑室速出口的起搏标测能诱发出与临床室速相似的室速图形

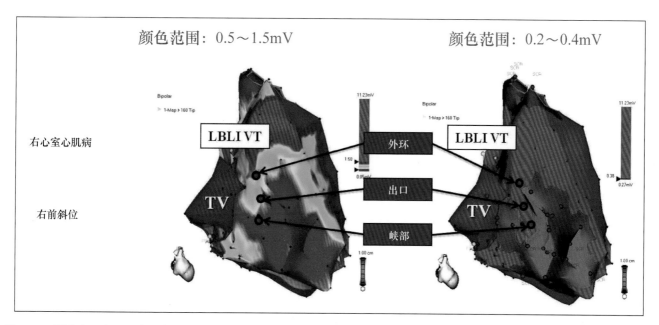

图 36.5 图为右心室心肌病患者的心内膜双极电压标测模型（右前斜位），其室速起源于左束支，方向指向左下（LBLI VT）。左图：拖带刺激识别到标测模型中室速折返环、出口及峡部的位置，并通过设置标准的双极颜色范围截点以显示瘢痕区（0.5～1.5mv）。右图：调整电压颜色范围可以更好地比较正常电压区与致密瘢痕区，从而识别与关键室速折返环部位相对应的传导通道（经 Elsevier 允许摘自 Hsia et al.，Heart Rhythm. 2006；3：503-512.）

通道，我们偶尔也会用这一技术作为上述其他标测技术的补充。

36.4　心外膜标测

在多达 32% 的室速中，折返环的重要成分位于心外膜上[27-28]，即使应用盐水灌注导管也无法仅仅通过心内膜消融就可终止室速。以下这些情况需要进行心外膜标测：①在心内膜没有发现或者只发现较小区域的双极电压异常；②发现一个比双极电压异常区面积更大的心内膜单极电压异常区；③有 NICM、ARVC 病史或之前行心内膜消融失败和（或）④室速的 12 导联体表 ECG 特征[14,29-30]提示起源于心外膜。

到达心外膜的方法在其他章节已详细叙述。我们采用 Sosa 等开发的技术方法[31]。如果既往已接受左心室心内膜消融术，或者患者长期使用华法林术前必须将华发林完全拮抗。一旦采取心外膜途径，首先通过扩张器，沿导丝置入长鞘（比如 Agilis，St. Jude Medical）。退出扩张器与导丝后，即可送入 ThermoCool 导管进行标测与消融。

除了将正常心外膜心肌的双极电压截点定义为 >1.0mV 以外[13]，心外膜标测方法与前述大致相似。在标测时还需要考虑脂肪组织在心外膜的存在与分布。当低电压区域中不存在碎裂电位或延迟晚电位时，尤其是在冠脉与瓣环的可能分布的区域时，低电压的记录应使人想到可能是脂肪组织而非异常的心外膜组织[13]。

36.5　消　融

消融不可标测室速的目标是改变其致心律失常基质。我们通过线性消融来阻断异常心肌细胞分布区内的缓慢传导区，这些区域常导致临床室速的发生。我们集中精力处理那些有临床意义的区域，例如出现 LP 的区域，异常心肌组织内的起搏标测，和（或）慢传导区通道。我们采取的方法是在这些区域行线性消融，在异常组织与正常心肌之间或解剖屏障（如致密、不可激动的瘢痕或瓣膜环）之间建立线性隔离线。在消融时要特别注意避免损伤正常组织。除了建立隔离线，我们还会在出现晚电位或可疑电位区域行补点消融。当晚电位是消融靶点

时，我们通常会在晚电位消失后再次标测靶点区域。对于许多患者，这种强化消融的方法可以有效地隔离异常细胞和使异常心肌细胞同质化以防止室速再发。

无论心内膜还是心外膜消融，我们都要滴定消融导管释放的能量在 20~50W 范围，最高温度为 42~45℃，确保每个消融位点在 1~2min 内阻抗下降 12~18Ω。我们发现这样的参数设置在瘢痕区是安全而有效的。虽然很难明确证实消融线是否已成功阻断折返环，但我们通常会利用消融终点来判断，这些消融终点包括：①即使用最大的起搏输出，也无法在低阈值区诱发出室速；②在同一个位点，消融后的起搏 ECG 图形与消融前发生了改变；③反复程序性刺激不能诱发出室速。总手术时间通常为 4~8h，但是如果存在大范围的解剖学异常，可诱发多形性室速，和（或）同时进行心内膜及心外膜消融，手术时间会更长。

在进行心外膜消融时，应小心避免损伤冠状动脉或膈神经。在行任何心外膜室速消融术前，我们都会行冠脉造影术，包括冠状静脉窦内（CS）的消融，因为左回旋支经常与冠状静脉血管伴行。通常冠脉造影时，消融导管会放置在心外膜上的可疑位点，以直观显示和评估两者间距离。一般而言，在近端或大的冠脉附近 12mm 范围内禁止进行消融。尤其是沿着左心室侧壁进行常规消融时，为了避免损伤膈神经，我们以 20mA/2ms 的脉冲宽度进行双极起搏以标测膈神经的位置。随后就可利用电解剖标测系统标记横膈膜区域。由于膈神经并未附着于心外膜表面，因此可以把它拨开以避免因消融导管距神经太近而造成损伤，这可以通过球囊导管扩张或吸入空气和盐水混合物实现[32-33]。消融导管盐水灌注大头释放的液体在心包腔内不断积累可导致心脏压塞（通常 ICE 可以在血流动力学异常出现之前发现心包积液明显增多），因此定期通过鞘管抽出过多的心包积液或在消融时持续抽吸很重要。

特别令人无奈的是经过广泛的心内膜和心外膜标测后，才发现或推测一些室速的发作是由中层心肌细胞主导的。有时候，一些关键结构（例如冠状动脉）可能会阻碍我们对靶点的精确消融。在这种情况下，我们通常会在靶点的两侧消融或进行多点消融，同时延长消融时间（最长可延长至 3min），以通过这种方式使消融能量穿透并到达消融靶点并造成有效损伤，或者至少阻断靶点。

36.6　术后护理

康复

消融完成后，移除导管，如果使用了穿间隔或者长静脉鞘，可将其一并拉至下腔静脉，并停续肝素。通过最终的 ICE 检查监测术后有无心包积液。如果是心外膜消融，为预防术后心包炎和继发性心包粘连的发生，可予以静注类固醇（如曲安西龙 2mg/kg 或等价物）并观察 10min[34]。伴有猪尾导管的心外膜鞘通常留在原处放置一夜。若 ACT 大于 250s 可予以鱼精蛋白拮抗肝素，但如果 ACT 小于 180s 则可予以拔鞘。术后可据情况重新设置 ICD 参数以适应心动过速或心动过缓的治疗。

在术后康复这段时间内，如果术中已置入 IABP，我们也需评估术后是否继续维持 IABP。如果患者血流动力学平稳，且 IABP 间断或者无反搏，IABP 可维持 1∶1（此时抗凝状态保持在可防止栓塞形成），与此同时可拔除其余股血管鞘。

拔鞘后予以人工加压包扎止血并要求卧床休息 6h。若无明显出血，可继续予以肝素抗凝 24h（如果是因其他原因需要长期使用华法林抗凝的患者则维持时间更长）以确保 PTT 在 50～70s 范围内。

在术后数日观察中，心外膜上血管鞘及猪尾导管若出现以下情况可予以拔除：①无明显心包出血；②术后第二日早晨行超声检查未发现明显心包积液（有时猪尾导管及心外膜鞘可能发生堵塞，使管腔内无法通气造成导管内无液体存在的假象）；③在术后予以继续肝素抗凝 4h 后再次行超声检查仍未发现明显的心包积液。

36.7　随　访

术后急性期，在遥测装置下继续监测患者数日，如果有可能，我们会停止使用抗心律失常药物或者将其术前药物减量。在消融后，我们通常利用患者的植入装置继续行 NIPS 2～3 天用以完成以下目的：①评估临床室速的可诱发性；②评估针对各种室速的抗心动过速起搏治疗的有效性；③最优化设定 ICD 参数以治疗患者将来潜在的自发室速/室颤。这段时期是评估术前使用胺碘酮的患者消融疗效的关键时期，其结果可影响后期用药的策略。我们收集了所有可诱发室速的 ICD-ECG 和 12 导联 ECG，并据此建立一个模板以方便日后随访。考虑到心律失常复发的可能性，对于在消融术后仍可发生临床室速的特殊患者，我们会在临床条件允许的情况下对该患再次进行消融术。

出院后，需对患者进行密切随访。一般要求在出院后 6 周、3 个月、6 个月，之后每 6 个月至我院诊所或指定电生理医师处随访。每次随访内容应包括关于植入设备的程控以及怀疑室速复发的相应症状的评估。

36.8　再次消融

虽然随着灌注消融技术的引入，我们机构的室速消融成功率有了很大提高，但在远期疗效方面仍面临挑战[10,35]。在我们中心，约 30% 的患者仍需行再次射频消融。重要的是，这些患者中大多数为长程持续性室性心律失常，且术前经多种抗心律失常药物治疗（多数包括胺碘酮）无效。目前的数据显示越早行导管消融治疗，其远期疗效越好[11,36]。然而，对于那些顽固性室速的患者，术后予以小剂量的胺碘酮或其他抗心律失常治疗，可以显著降低患者消融术后的室性心律失常负荷。

根据每位患者的临床情况，将对以下患者行再次消融：①在住院观察期间出现自发性室速；②临床室速易于被 NIPS 诱发；③出院后室速复发。一般情况下，再次消融的方法与首次相同。特别是对于那些有广泛瘢痕负荷的患者，当首次消融阻断关键折返环后，我们常可发现其他折返环激活所致的室速。特别在中层心肌病变或心肌存在钙化瘢痕的患者中，折返环在先前靶组织上再次形成也不罕见。即使在首次心外膜消融时已向心包内注射类固醇，再次行心外膜途径消融室速仍会因为心包粘连而更加难以施行，但通常会找到解决这些问题的方法。例如，尝试一个有微小差异的穿刺方式，或者在穿刺后用导管仔细分离粘连的组织，有时还可以换用一个短而易于操作的鞘管。

36.9　术中并发症

得益于上述连续的侵入性血流动力学、ICE 和其他监测手段，许多潜在的并发症能被早期发现并积极处理。我们观察到的主要并发症包括需要及时引流的心脏压塞、血栓栓塞、需要输血或者外科干预的血管并发症（如假性动脉瘤、动静脉瘘或者血肿）、容量负荷过重和（或）窦性心律下进行性加重的血流动力学恶化，它们各自的发生风险为 0.5% ～ 2%。少见的潜在并发症（小于 0.5%）包括膈神经受损、心肌梗死及死亡。

36.10　结　论

我们建立了一个可以成功消融不稳定性室速的手术模式。文中涉及的大多数室速均源于瘢痕参与及折返相关的机制。通过术前仔细进行资料收集与分析，包括心脏影像、ECG 和 ICD 心腔内的室速记录，术中进行详细的三维电解剖标测，我们可以很好地定位室速起源点。在标测过程中获得的额外信息，如晚电位的判断、优先传导通道，以及起搏标测，均有助于室速的消融。手术的终点包括有证据显示术中或术后立即出现的传导阻滞和急性期室速不能被诱发。我们相信通过努力与坚持，这些目标都会达到。

在消融终点和预后方面，还有不少可以改进的方面，需要我们所有人怀有巨大的热忱去创造新的术式和提高手术的成功率。

参考文献

1. Zipes D, Camm A, Borggrefe M, et al. ACC/AHA/ESC 2006 guidelines for management of patients with ventricular arrhythmias and the prevention of sudden cardiac death: a report of the American College of Cardiology/American Heart Association task force and the European Society of Cardiology committee for practice guidelines. *J Am Coll Cardiol.* 2006;48:e247–e346.

2. Hsia HH, Callans DJ, Marchlinski FE. Characterization of endocardial electrophysiological substrate in patients with nonischemic cardiomyopathy and monomorphic ventricular tachycardia. *Circulation.* 2003;108:704–710.

3. Marchlinski FE, Zado E, Dixit S, et al. Electroanatomic substrate and outcome of catheter abative therapy for ventricular tachycardia in setting of right ventricular cardiomyopathy. *Circulation.* 2004;110:2293–2298.

4. Garcia F, Bazan V, Zado ES, Ren JF, Marchlinski FE. Epicardial substrate and outcome with epicardial ablation of ventricular tachycardia in arrhythmogenic right ventricular cardiomyopathy/dysplasia. *Circulation.* 2009;120:366–375.

5. Randomized antiarrhythmic drug therapy in survivors of cardiac arrest (The CASCADE study). The CASCADE investigators. *Am J Cardiol.* 1993;72:280–287.

6. Connolly SJ, Hallstrom AP, Cappato R, et al., on behalf of the investigators of the AVID C, and CIDS studies. Meta-analysis of the implantable cardioverter defibrillator secondary prevention trials. *Eur Heart J.* 2000;21:2071–2078.

7. Connolly SJ, Dorian P, Roberts RS, et al. Comparison of beta-blockers, amiodarone plus beta-blockers, or sotalol for prevention of shocks from implantable cardioverter defibrillators: the OPTIC study: a randomized trial. *JAMA.* 2006;295:165–171.

8. Mason JW. A comparison of seven antiarrhythmic drugs in patients with ventricular tachyarrhythmias. *N Engl J Med.* 1993;329:452–458.

9. Sauer WH, Zado E, Gerstenfeld EP, Marchlinski FE, Callans D. Incidence and predictors of mortality following ablation of ventricular tachycardia in patients with an implantable cardioverter-defibrillator. *Heart Rhythm.* 2010;7:9–14.

10. Stevenson WG, Wilber DJ, Natale A, et al. Irrigated radiofrequency catheter ablation guided by electroanatomic mapping for recurrent ventricular tachycardia after myocardial infarction: the multicenter thermocool ventricular tachycardia ablation trial. *Circulation.* 2008;181:2773–2782.

11. Reddy VY, Reynolds MR, Neuzil P, et al. Prophylactic catheter ablation for the prevention of defibrillator therapy. *N Engl J Med.* 2007;357:2657–2665.

12. Tzou WS, Zado ES, Lin D, et al. Sinus rhythm ECG criteria associated with basal lateral ventricular tachycardia substrate in patients with nonischemic cardiomyopathy. *J Cardiovasc Electrophysiol.* 2011;22(12):1351–1358.

13. Cano O, Hutchinson M, Lin D, et al. Electroanatomic substrate and ablation outcome for suspected epicardial ventricular tachycardia in left ventricular nonischemic cardiomyopathy. *J Am Coll Cardiol.* 2009;54:799–808.

14. Vallès E, Bazan V, Marchlinski FE. ECG criteria to identify epicardial ventricular tachycardia in nonischemic cardiomyopathy. *Circ Arrhythm Electrophysiol.* 2010;3:63–71.

15. Wagner A, Mahrholdt H, Holly TA, et al. Contrast-enhanced MRI and routine single photon emission computed tomography (SPECT) perfusion imaging for detection of subendocardial myocardial infarcts: an imaging study. *Lancet.* 2003;361:374–379.

16. Gaitonde RS, Subbarao R, Michael MA, Dandamudi G, Bhakta D, Mahenthiran J, Das MK. Segmental wall-motion abnormalities of the left ventricle predict arrhythmic events in patients with nonischemic cardiomyopathy. *Heart Rhythm.* 2010;7:1390–1395.

17. Nazarian S, Roguin A, Zviman MM, et al. Clinical utility and safety of a protocol for noncardiac and cardiac magnetic resonance imaging of patients with permanent pacemakers and implantable-cardioverter defibrillators at 1.5 tesla. *Circulation.* 2006;114:1277–1284.

18. Naehle CP, Strach K, Thomas D, et al. Magnetic resonance imaging at 1.5-t in patients with implantable cardioverter-defibrillators. *J Am Coll Cardiol.* 2009;54:549–555.

19. Marchlinski FE, Callans DJ, Gottlieb CD, Zado ES. Linear ablation lesions for control of unmappable ventricular tachycardia in patients with ischemia and nonischemic

cardiomyopathy. *Circulation.* 2000;101:1288–1296.

20. Hutchinson MD, Gerstenfeld EP, Desjardins B, Bala R, Riley MP, Garcia FC, Dixit S, Lin D, Tzou WS, Cooper JM, Verdino RJ, Callans DJ, Marchlinski FE. Endocardial unipolar voltage mapping to detect epicardial VT substrate in patients with nonischemic cardiomyopathy. *Circ Arrhythm Electrophysiol.* 2010.

21. Polin GM, Haqqani H, Tzou W, Hutchinson MD, Garcia FC, Callans DJ, Zado ES, Marchlinski FE. Endocardial unipolar voltage mapping to identify epicardial substrate in arrhythmogenic right ventricular dysplasia/cardiomyopathy. *Heart Rhythm.* 2010;8(1):76–83.

22. Miller JM, Tyson GS, Hargrove WC, Vassallo JA, Rosenthal ME, Josephson ME. Effect of subendocardial resection on sinus rhythm endocardial electrogram abnormalities. *Circulation.* 1995;91:2385–2391.

23. Hsia HH, Lin D, Sauer WH, Callans DJ, Marchlinski FE. Relationship of late potentials to the ventricular tachycardia circuit defined by entrainment. *J Interv Card Electrophysiol.* 2009;26:21–29.

24. Brunckhorst CB, Delacretaz E, Soejima K, Maisel WH, Friedman PL, Stevenson WG. Identification of the ventricular tachycardia isthmus after infarction by pace mapping. *Circulation.* 2004;110:652–659.

25. Hsia HH, Lin D, Sauer WH, Callans DJ, Marchlinski FE. Anatomic characterization of endocardial substrate for hemodynamically stable reentrant ventricular tachycardia: identification of endocardial conducting channels. *Heart Rhythm.* 2006;3:503–512.

26. Arenal A, del Castillo S, Gonzalez-Torrecilla E, et al. Tachycardia-related channel in the scar tissue in patients with sustained monomorphic ventricular tachycardias: influence of the voltage scar definition. *Circulation.* 2004;110:2568–2574.

27. Kaltenbrunner W, Cardinal R, Dubuc M, et al. Epicardial and endocardial mapping of ventricular tachycardia in patients with myocardial infarction. Is the origin of the tachycardia always subendocardially localized? *Circulation.* 1991;84:1058–1071.

28. Sosa E, Scanavacca M. Epicardial mapping and ablation techniques to control ventricular tachycardia. *J Cardiovasc Electrophysiol.* 2005;16:449–452.

29. Bazan V, Bala R, Garcia F, et al. Twelve-lead ECG features to identify ventricular tachycardia arising from the epicardial right ventricle. *Heart Rhythm.* 2006;3:1132–1139.

30. Bazan V, Gerstenfeld EP, Garcia F, et al. Site-specific twelve-lead ECG features to identify an epicardial origin for left ventricular tachycardia in the absence of myocardial infarction. *Heart Rhythm.* 2007;4:1403–1410.

31. Sosa E, Scanavacca M, d'Avila A, Pilleggi F. A new technique to perform epicardial mapping in the electrophysiology laboratory. *J Cardiovasc Electrophysiol.* 1996;7:531–536.

32. Fan R, Cano O, Ho SY, et al. Characterization of the phrenic nerve course within the epicardial substrate of patients with nonischemic cardiomyopathy and ventricular tachycardia. *Heart Rhythm.* 2009;6:59–64.

33. Di Biase L, Burkhardt JD, Pelargonio G, et al. Prevention of phrenic nerve injury during epicardial ablation: comparison of methods for separating the phrenic nerve from the epicardial surface. *Heart Rhythm.* 2009;6:957–961.

34. D'Avila A, Neuzil P, Thiagalingam A, Gutierrez P, Aleong R, Ruskin JN, Reddy VY. Experimental efficacy of pericardial instillation of anti-inflammatory agents during percutaneous epicardial catheter ablation to prevent postproceure pericarditis. *J Cardiovasc Electrophysiol.* 2007;18:1178–1183.

35. Calkins H, Epstein A, Packer D, et al. Catheter ablation of ventricular tachycardia in patients with structural heart disease using cooled radiofrequency energy. *J Am Coll Cardiol.* 2000;35:1905–1914.

36. Kuck KH, Schaumann A, Eckhardt L, et al. Catheter ablation of stable ventricular tachycardia before defibrillator implantation in patients with coronary heart disease (VTACH): A multicentre randomised controlled trial. *Lancet.* 2010;375:31–40.

如何标测和消融不稳定性室性心动过速：伯明翰经验

Chapter 37   How to Map and Ablate Unstable Ventricular Tachycardia：the Brigham Approach

Usha B. Tedrow，William G. Stevenson 著

杨 庆 译

37.1 引　言

室性心动过速（室速）是结构性心脏病患者致残和死亡的重要原因。即便安置了埋藏式心脏复律除颤器（ICD），为终止心律失常，ICD 反复放电也会降低患者的生活质量、增加其精神压力。另外，电击也是引起心力衰竭恶化和死亡率增加的原因。室速的导管消融可以减少 ICD 放电和具有毒副作用的抗心律失常药物的使用。此外，室速无休止发作时，消融室速可以挽救生命。

药物治疗失败而寻求消融治疗的 ICD 植入患者中，仅有不足三分之一的患者是在发作中标测的稳定性室速。而剩下的大部分患者要么为不稳定性室速，要么同时具有稳定室速和不稳定室速。不稳定室速包括需即刻终止的血流动力学不稳定性室速，以及不能稳定诱发，或能诱发但形态多变的室速，这些状况都使室速难以进行标测。导管消融需先标测出导致心律失常的基质。稳定室速的射频消融有赖于在室速持续发作时进行激动标测和拖带标测，而不稳定室速的标测手段较为有限。以下介绍一些不稳定室速的标测方法。

37.2 操作前准备

基础疾病

所有拟行室速射频消融的患者在术前均需进行基础疾病的评估。结构性心脏病合并的持续单形性室速，其折返环多与陈旧性心肌梗死（心梗）、心肌病或外科手术切口相关。因此，当患者出现新发的室速，有必要通过负荷试验或介入手段评估是否有新发的缺血病变，以此评价导管消融的安全性，以及是否需要行血运重建。但有一点很重要，新发的缺血病变很少是单形性室速的唯一原因。

有心肌病的患者，例如结节性心肌病，应考虑疾病活跃的程度。疾病处于炎症活动期时，相比起导管消融，免疫抑制治疗才是首要的。对于未安置 ICD 的患者，心脏核磁共振（图 37.1）可帮助鉴别致心律失常的疾病，例如巨细胞性大动脉炎需要其他治疗，甚至是左心室辅助装置或移植，而非导管消融。

到达心室的路径

心室可从心内膜或心外膜途径到达，而左心室

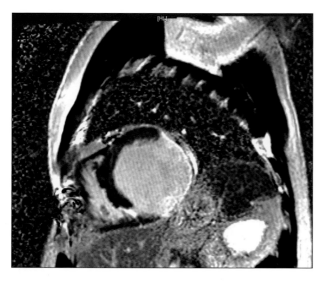

图 37.1 心脏核磁共振。图示心脏核磁共振的短轴切面。延迟增强显像时，正常心肌显示为黑色，瘢痕区显示为白色。该显示的瘢痕位置可为标测和消融提供帮助

心内膜可从主动脉逆行到达，或穿刺房间隔进入。超声心动图是术前评估患者的必要检查。首要的是评估左心室是否有活动的血栓（视频 37.1）。若左心室有血栓，尚可考虑心外膜途径，但应避免心内膜途径，以减少栓塞风险。另外，超声心动图可评估是否有主动脉狭窄，否则会对主动脉逆行路径造成困难。主动脉瓣机械瓣是主动脉逆行路径的禁忌证。在上述情况以及有严重外周血管疾病或腹主动脉瘤时，可选择穿房间隔途径进入左心室。二尖瓣狭窄和二尖瓣机械瓣是经房间隔路径的禁忌证。若心内膜途径失败，不论 QRS 形态如何，可再尝试心外膜途径。

37.3 手术过程

患者准备

标测和消融可在局部麻醉或全身麻醉（全麻）下进行。患者术前应请麻醉科会诊。大部分不稳定室速的患者需全麻。在诱发心动过速时，若患者要马上行电复律，或需要主动脉内球囊反搏（IABP）、升压药甚至心室辅助装置等血流动力学支持时，全麻能全面控制患者状况。全麻也可避免患者在标测时乱动，以防标测无效。但在我们的经验中，全麻比局部麻醉更容易发生低血压。在术中经盐水灌注导管注入的液体达 2～4L，因此所有患者均需安置尿管。

将两根鞘管放入右侧股静脉，若标测的是右心

室心内膜，则从 8Fr 的鞘管中置入消融导管。另一个鞘管放入距头端 15～20cm 处有血管内电极的常规 10 极导管，放于希氏束或右心室，用作起搏和记录。左侧股静脉通常放置 11Fr 的鞘管，放入相控阵体内心脏超声（ICE）导管。经桡动脉或右侧股动脉放入动脉管路，监测血流动力学。若经主动脉逆行路径到左心室心内膜，要将 5Fr 股动脉鞘管改为更大号的 8Fr 鞘管。长鞘（35cm）可助于绕过股动脉系统的弯曲处，从而减少逆行时血管撕裂的风险。

房间隔穿刺

所有的房间隔穿刺都在 ICE 引导下完成。通常使用一个易操纵的大弯鞘管（Agilis，St. Jude Medical，St. Paul，MN），可抵在左心房后壁，使消融导管顺利到达二尖瓣环。ICE 选择包括有房间隔和卵圆窝的声窗。鞘管和穿刺针从上腔静脉向下移至房间隔，直到卵圆窝出现凹陷。可以从左心房抽出血液，房间隔穿刺成功，然后经房间隔鞘快速注入盐水，在左心房内形成超声亮泡显影。另外，使用一根血管成形导丝从穿刺针穿出房间隔，穿过左心房到达左上肺静脉。通过透视和 ICE 确认导丝的位置。将扩张鞘管覆盖过穿刺针，然后鞘管经扩张管进入左心房。穿刺针、扩张鞘管和导丝作为一个整体小心地退出。从外周血管注入肝素并经房间隔鞘持续滴注，使激活凝血时间保持在 250s 以上。

血流动力学支持

不稳定室速进行标测时，可以选择使用经皮左心室辅助装置或体外膜肺氧合来支持循环。但我们一般不将这些作为首选。使用这些设备会使血管穿刺变得复杂，也带来了设备本身相关的一些复杂因素。这些只在基本的引导路径失败时或病情严重下考虑。我们常会放置 IABP 来支持窦性心律下的标测，或在室速引起低血压后帮助血流动力学恢复。加用正性肌力药物也有助于血流动力学支持。

初始标测

一旦血管穿刺完成，下一步就是程序性刺激诱发室速。诱发室速有以下几个目的。首先我们要确认诱发的心律失常确实是室速，而不是室上性心动过速伴差异性传导或由旁路下传的逆向型心动过速。其次要评估是否是束支折返性心动过速，这种心动过速一般是左束支阻滞图形，可能只需要消融右束

支即可成功。束支折返性心动过速容易被起搏终止，在右心室心尖拖带，起搏后间期在 50ms 以内。左束支阻滞形态心动过速时分析 H-H 间期变化并确认希氏束到右束支前传激动，更加支持诊断为束支折返。如果心动过速不是束支折返导致，则根据 QRS 波形态决定下一步。左束支阻滞形态的心动过速需进行右心室标测，评估是否有右心室瘢痕。这时可以不必多费事，如果患者有确定的室速，则集中判断起搏标测与室速的 QRS 形态相似的区域是否有瘢痕。冠心病陈旧性心肌梗死（心梗）患者也可发生右心室室速，这多是因为右心室心梗所致。如果右心室标测不是瘢痕相关的右心室室速，或室速 QRS 波呈右束支阻滞图形，应马上把重点放到左心室。并决定是心内膜还是心外膜标测，以及是否抗凝。

心外膜途径

既往无心脏外科手术史的患者均应考虑心外膜途径。特别是既往心内膜消融失败的非缺血性心肌病（NICM）患者，更需要心外膜标测。既往做过心脏外科手术者不考虑心外膜途径，因为术后心包粘连会阻碍手术操作，除非通过外科方式到达左心室心外膜。非缺血性心肌病的患者，QRS 的形态可提示室速出口在心外膜，但也有例外。陈旧心梗患者，不能通过室速的 QRS 形态判断是否为心外膜出口。若患者既往未做过标测，经冠状窦或冠状静脉左心室支进行标测，偶尔也可标测出折返环位于心外膜的心动过速。左心室有血栓的患者，如果抗凝治疗可在手术期间安全地停止，应首先考虑行心外膜标测[1]。

通常使用硬膜外穿刺针（Codman，Inc.）和头端软、体部硬的导丝如 Benson 导丝（Cook Co.）进行经皮心外膜穿刺。既往无心脏外科手术史的患者，穿刺的成功率超过 90%。从剑突下进入皮肤 2～3cm。有两种穿刺方式，一种是在右前斜位投影下，穿刺针以小角度向上指向右心室心尖部，一般会进入右心室前的心包腔。这种方式多可避开横膈血管，进入左右心室前的心包腔。另一种是在左前斜位投影下，穿刺针向后、指向左肩，进入心室后的心包腔，鞘管一般沿着左心室后面走行。左前斜位和右前斜位共同投影有助于穿刺（视频 37.2）。穿刺针抵达心包时，注射小剂量（<1ml）造影剂，判断穿刺针与心包腔的位置关系。一旦看到心包隆起，再稍微进一点即进入心包，并会有落空感。穿刺针回抽没有血说明没有穿入右心室。注射的造影剂要包围整个

心包腔。然后将导丝放入心包内。必须在左前斜位观察导丝包围心脏轮廓，跨越不止一个心腔，并环形包绕左右心。只观察右前斜位或前后位会有误导，若导丝进入右心室穿过右心房或肺动脉，会误以为导丝在心包内。整个操作在 ICE 监测下进行，穿刺或手术过程中可观察心包腔是否有积液。另外，消融前行冠状动脉造影，以确定消融位置与冠脉分支有一定距离（图 37.2）。5mm 为安全距离的临界值。

基质标测

临床室速和诱发室速的 QRS 形态决定标测的部位，选定了最初标测的心腔（右心室、左心室或心外膜），即开始行电解剖标测。一般说来，V_1 导联呈左束支阻滞形态提示室速出口在右心室或室间隔，V_1 导联 R 波为主提示出口在左心室。额面电轴指向上提示出口在下壁，指向下提示出口在前壁。出口越靠近其中一个胸前导联、该导联 S 波越大，提示其出口位置在基底部和心尖之间。心尖出口的室速在 V_3 和 V_4 导联以 S 波为主，而基底部出口的室速在 V_3 和 V_4 导联以 R 波为主。心外膜折返环的特点是 QRS 时限较长，QRS 斜率较缓，有假性 δ 波（图 37.3），δ 波的形成可能与心内膜浦肯野纤维激动延迟有关。

双极电图电压低于 1.55mV 的区域定义为瘢痕。多处采点得到的双极电图，根据其电压可构建出电压标测图（视频 37.4 和图 37.4）。低电压区很可能藏有折返环。既往发生过心梗的患者，低电压区一般更大一些，很多患者的低电压区周长超过 20cm。ICE（视频 37.5）和术前的 MRI（图 37.5）可与电解剖电压图融合，共同提示瘢痕的位置。瘢痕的边

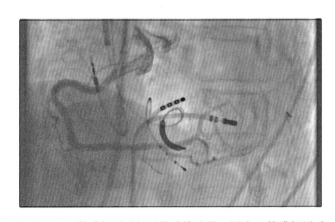

图 37.2 心外膜标测时行冠状动脉造影。图为心外膜标测后间隔时左前斜位的静态投影。希氏束和右心室可见心内 4 极导管，左后间隔可见消融导管头端。右冠状动脉内注射了造影剂，可见消融导管的头端在左心室后支远端的分支之间

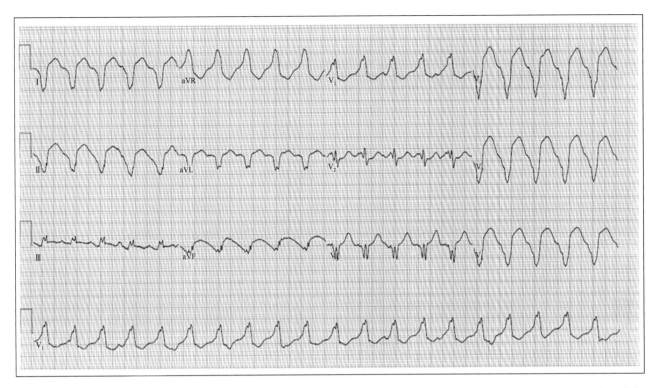

图 37.3 来自于心外膜的室速心电图。图为一个左心室后下壁瘢痕患者的心外膜室速 12 导联心电图。心电图可见房室分离，符合室速的诊断

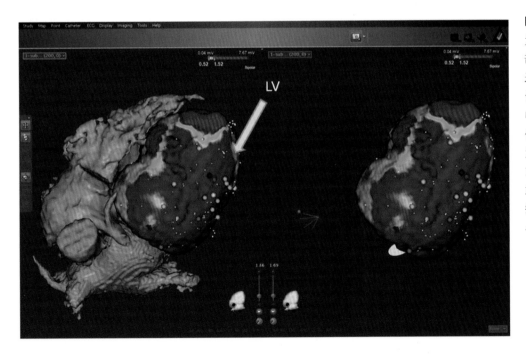

图 37.4 电压标测图。图为在心脏核磁共振显示的一部分左心室（箭头所示）上进行的电解剖电压标测。颜色标识电压变化，红色为低电压区，黄色、绿色、蓝色代表着电压逐渐增高，紫色为正常电压区域（＞1.5mV）。红色部分显示了左心室下侧壁的大瘢痕区。瘢痕向上直到二尖瓣环，左心室心尖相对正常

缘区通常比标测的瘢痕区（电压在 0.5mV～1.5mV）大一些。室速的出口通常沿着瘢痕边缘区。

瘢痕的低电压区标测出来后，即开始起搏标测。出口部位起搏的 QRS 波形与室速的 QRS 波形一致（图 37.6）。其起搏脉冲距 QRS 波起点（S-QRS）的间期很短。而在折返环峡部激动的传播速度较慢，在峡部起搏通常有 S-QRS 的延迟（＞40ms）。

电不兴奋区（电隔离区）是指高输出起搏（单极起搏 2ms 脉冲，＞10mA）下，仍然有固定的传导阻滞区域。在一些低电压区，标记的电不兴奋区可显示出峡部。但对纤维化部位较窄的区域，这种方法可能会忽略其存在。

图 37.5 瘢痕厚度和电压标测。**A.** 室速导管消融时的电解剖电压标测与核磁共振图像合并。正常区域为紫色，电压小于 1.5mV 的为异常区域，红色区域电压最低，黄色、绿色、蓝色区域的电压逐渐增高。**B.** 延迟强化区。绿色箭头指向部分增厚的间隔瘢痕，蓝色粗箭头指向侧壁大的薄壁瘢痕

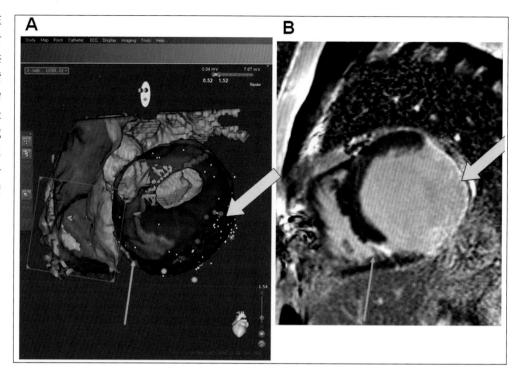

图 37.6 起搏标测临床室速。左侧是目标区的起搏，右侧是临床室速。起搏的波形与临床室速一致，时间上稍有延迟，与室速折返环出口最近的区域一致

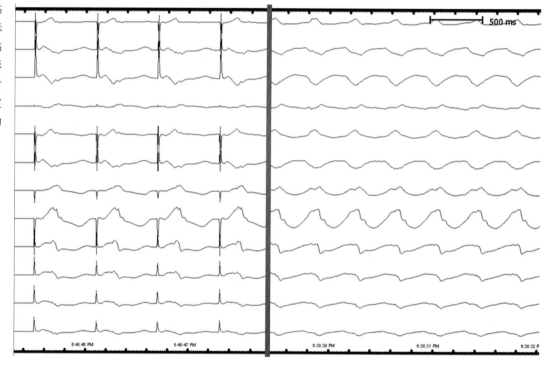

此外，电极与心肌接触不良也可能导致标测错误。电不兴奋区不能仅仅由电压标测决定，实际上电压低于 0.25mV 的区域，大部分部位仍能被起搏夺获。相反，由于有大量远场电位存在，一些电不兴奋区的电压＞ 0.5mV。因此，基质标测时电位和起搏技术可以互补。

即使是在不稳定室速，有限的激动标测和室速发作时的拖带标测也有助于确认折返环的部位，最终在较小的消融损伤下成功消融[2]。因此，基质标测完成、有了目标区域时，将标测导管放置到可能的峡部位置，程序性刺激诱发室速。马上评估心内电图，并拖带室速，随之释放射频能量以期终止室速。若有必要，行快速刺激或体外电复律以终止室速。室速时，折返环的出口和峡部有收缩前（早于 QRS 起始）和舒张期激动（图 37.7）。峡部常可记录到孤

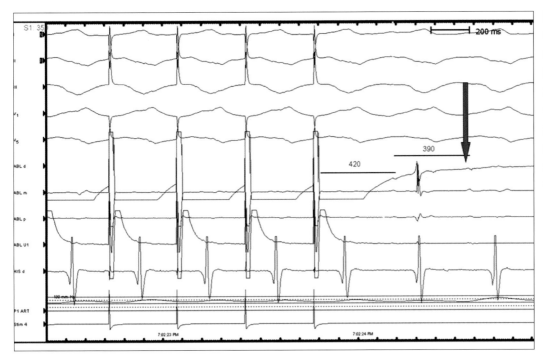

图 37.7 临床室速的拖带标测。图示图 37.6 的目标区域的室速拖带标测。心动过速被起搏加速起搏并出现隐匿融合。该区域测量的起搏后间期（紫色箭头所指）与心动过速周长相比延长了 30ms。在这个区域消融终止了室速

立的舒张期电位。这些电位在接近出口时是在收缩期前，离峡部越近，越逐渐提前并远离 QRS 波起始部。离折返环的近端在 QRS 末被激动，此处没有舒张期电活动，但可以通过拖带鉴别。有些患者做电压标测后不能诱发出室速，这是由于折返环的机械性损伤，还是单纯由程序性刺激的不稳定性导致，目前尚不明确。部分心室功能严重降低患者，短暂的室速即不能耐受，这种患者不建议诱发室速。这些患者，应在推测的出口和（或）峡部行射频消融，然后重复检测室速可否诱发。

37.4 消 融

消融导管通常用 3.5mm 的开放盐水灌溉导管，能量从 30W 开始，逐渐增加到 50W，最大温度 40℃，盐水灌注速度 20ml/min。室速诱发后，目标区的激动标测/拖带良好，则尝试消融以终止临床室速。如果消融无效，就在低电压区，起搏 QRS 波形与室速一致，并有长 S-QRS 间期的部位进行射频消融[3]。消融前以 10mA、2ms 起搏，确保消融后该部位不能起搏夺获，以期形成足够的损伤。有时，即便是小范围心肌，也需要反复放电，才能使这些区域不能再被激动。有时，可能数次消融后即可达到此效果。目标区域的消融方式，可以选择将电不兴奋区、瓣环或其他无电传导结构连接起来[4]（图 37.8 和视频

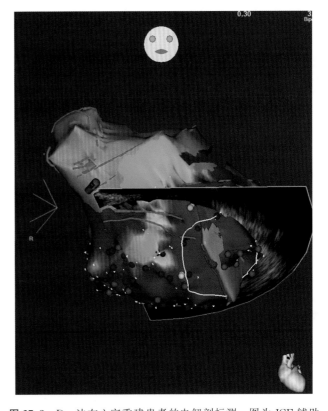

图 37.8 Dor 法左心室重建患者的电解剖标测。图为 ICE 辅助显示的部分左心室心内膜电压标测图。相应的 ICE 图像显示在视频 37.6 灰色为低电压区，褐色点是消融点，白色环是 Dor 补片的边缘。消融点定位在 Dor 补片边缘与二尖瓣瓣环之间的区域

37.6）。消融后应再次诱发室速，如果仍能诱发出室速，则需要进一步进行基质改良。

心外膜消融时，标测时的盐水灌注速度减少至 1ml/min，消融时灌注速度再增加到 10～17ml/min。灌注速度低，是因为即便有血栓形成也不会引起栓塞事件，且这样可限制进入心包内的液体量，避免心脏压塞。数次射频消融，或每隔 15～20min 后，应抽吸一次心包液体，避免积液过多。我们抽吸心包液是通过内含消融导管的可调弯鞘管，其内径比消融导管大一些。ICE 有助于监测灌注盐水累积程度，或监测意料之外的心包腔内出血（视频 37.3）。

有心脏基础疾病的不稳定室速患者心功能较差，或有其他合并症。应与麻醉医生积极沟通，监测外周血氧饱和度和潮气末二氧化碳值。病危的患者应定时监测外周动脉血气分析。消融时应注意液体平衡，正性平衡超过 1～2L 时要考虑使用利尿剂。最重要的是及时发现任何的心肺衰竭或并发症的迹象。

37.5 术后管理

恢复期

消融结束后，使用鱼精蛋白抵消肝素的作用，激活凝血时间小于 200s 即拔除鞘管。建议闭合动脉穿刺点，以减少动脉出血。很多患者使用外源性盐水灌溉导管后会出现液体正平衡，需要使用利尿剂。大鞘管使用并拔出后，患者至少平卧 6h。心内膜消融的患者，在鞘管拔出后，通常要使用 6h 普通肝素。

进一步的抗凝治疗要取决于心内膜消融的范围和其他抗凝适应证。若左心室心内膜消融的范围超过 3cm，建议使用 6 周华法林。使用阿司匹林和噻氯吡啶（thienopyridine）抗血小板药物的患者，出血风险较大，应避免使用华法林。术前停用华法林的患者使用静脉肝素桥接，直至出院。如果不需华法林，每天口服 325mg 阿司匹林 6 周，但预防深静脉血栓的抗凝药要使用到患者可以自由活动为止。

消融后，需重新评估患者利尿剂使用和（或）是否送入 CCU 监护。术后患者至少在医院观察 2 天。患者有时需要入院康复治疗。可诱发且已经终止的室速患者，出院前植入器械的患者可在局麻下行非侵入性程序性刺激，以确保不能诱发出室速。

随访

消融后患者需要严密随访。电生理医生需要和心脏科医生或心力衰竭（心衰）医生交接病情。患者在出院一周内要访视，并定期行 ICD 随访以监测是否有心律失常复发。

37.6 手术并发症

据报道，5%～10% 的患者有主要并发症，包括心脏压塞、休克、卒中（0%～2.7%）、主动脉瓣损伤、血管损伤，以及间隔消融引起的房室传导阻滞。据一个多中心研究报道，消融手术的死亡率达 2.7%，多是因为未能控制室速，而非手术并发症引起[5]。

在很多中心，随访中使用了既往无效的抗心律失常药物，并频繁使用胺碘酮。虽然大多数患者术后室速发作频率减低，室速复发率仍达到 19%～50%。多形性室速和不稳定性室速的复发率更高[6]。

随访中，患者每年的死亡率为 5%～20%，死亡原因主要是进行性心衰。死亡率与心脏基础疾病、心功能减低的程度一致。即使安置了 ICD，若出现自发的室速，则标志着患者可能出现死亡或心衰。老龄、心脏增大和心功能降低的患者死亡率更高。即使术后左心室射血分数没有明显恶化，还是要考虑消融对左心室心功能的影响。基于这种考虑，我们应更加谨慎，在低电压瘢痕区减少射频损伤，并针对左心室功能不全使用药物治疗。

心外膜消融时，应小心避免损伤相邻的心脏结构。消融左心室侧壁时，应起搏以发现膈神经，避免消融到膈神经导致膈肌瘫痪。为避免膈神经损伤，可在消融点与膈神经之间的心包内放置鞘管、球囊或打进空气。可采用造影显示心外膜走行的冠状动脉，并避开血管进行消融，以避免消融可能会引起的急性血管闭塞。外膜的冠状动脉和消融点之间应至少保持 5mm 距离，保证导管在心动周期所有时刻都不会碰到冠状动脉（图 37.10）。食管、肺和大血管也可能受到损伤。并发症中，有症状的心包炎比较常见，但一般病情轻，病程短，且抗炎药治疗效果好。炎性心包积液引起心包粘连后，再次行经皮心外膜穿刺操作就会比较困难。从动物模型上的研究数据来看，术后在心包内注射 0.5～1.0mg/kg 甲泼尼龙可减少心包的炎症反应。最后，除非心包有出血可能，术后所有鞘管均退出心包。

37.7 优势和局限性

室速的导管消融可使患者避免使用有毒副作用的抗心律失常药物，也可使药物无效的室速得到控制，以减少 ICD 放电并提高生活质量。没有确切证据表明消融可以减少心衰的入院率和死亡率，但不是没有这种可能性。

射频消融失败，可能是因为一些解剖因素。譬如，心肌内有折返环，无论是心内膜或心外膜消融都不能到达，这是导致射频消融不成功的重要原因。若找到目标心肌供血的冠状动脉，偶尔也可以尝试酒精消融。目前还需要更多的新技术以能到达心肌内室速靶点。

37.8 结 论

在瘢痕相关左心室心功能不全和 ICD 的患者中，导管消融在减少室速发作中起到重要作用。即使在难以标测的多形性和血流动力学不稳定的频发室速，基质标测也有助于消融。室速消融相比起室上性心律失常的消融效果要差一些。室速消融失败与一些解剖因素有关，例如折返环位于难以到达的心肌内部。目前还需要更多的技术与方法来评估风险和效果。

参考文献

1. Tedrow U, Stevenson WG. Strategies for epicardial mapping and ablation of ventricular tachycardia. *J Cardiovasc Electrophysiol.* 2009;20(6):710-713.
2. Soejima K, Suzuki M, Maisel WH, et al. Catheter ablation in patients with multiple and unstable ventricular tachycardias after myocardial infarction: short ablation lines guided by reentry circuit isthmuses and sinus rhythm mapping. *Circulation.* 2001;104(6):664–669.
3. Brunckhorst CB, Delacretaz E, Soejima K, et al. Identification of the ventricular tachycardia isthmus after infarction by pace mapping. *Circulation.* 2004;110(6):652–659.
4. Soejima K, Stevenson WG, Maisel WH, et al. Electrically unexcitable scar mapping based on pacing threshold for identification of the reentry circuit isthmus: feasibility for guiding ventricular tachycardia ablation. *Circulation.* 2002;106(13):1678–1683.
5. Stevenson WG, Wilber DJ, Natale A, et al. Irrigated radiofrequency catheter ablation guided by electroanatomic mapping for recurrent ventricular tachycardia after myocardial infarction: the multicenter thermocool ventricular tachycardia ablation trial. *Circulation.* 2008;118(25): 2773–2782.
6. Aliot EM, Stevenson WG, Almendral-Garrote JM, et al. EHRA/HRS expert consensus on catheter ablation of ventricular arrhythmias: developed in a partnership with the European Heart Rhythm Association (EHRA), a registered branch of the European Society of Cardiology (ESC), and the Heart Rhythm Society (HRS); in collaboration with the American College of Cardiology (ACC) and the American Heart Association (AHA). *Heart Rhythm.* 2009;6(6): 886-933.

视频描述

视频 37.1 左心室心尖血栓。一个既往有前壁心尖部心肌梗死的患者，经胸超声的声学造影显示出左心室心尖。左心室心尖区有卵圆形团块，部分可活动，是心内膜标测的禁忌证。该患者由心外膜消融途径成功。当经胸超声显像不够清楚时，声学造影和 ICE 可帮助诊断心内血栓

视频 37.2 心外膜穿刺。视频分别显示右前斜位（A）和左前斜位（B）下心外膜穿刺。心包腔内，ICD 导线的下侧部分可见残余的造影剂。导丝伸进心包腔内，能跨过几个心腔，表明导丝没有穿入心腔内

视频 37.3 监测心包液情况。左侧显示电解剖标测图，右侧为相应的 ICE 切面。如声窗所示，心包液的量是可以监测的。心包液可能来自于盐水灌注，或未察觉的缓慢出血。应定期从心外膜鞘管内抽液，以防灌注盐水累积过多

视频 37.4 心外膜的电解剖电压标测图。图为 ICE 显示的一部分心脏的电解剖电压标测和逐点标测。颜色标识电压变化，红色为低电压区，黄色、绿色、蓝色代表着电压逐渐增高，紫色为正常电压区域（＞1.5mV）。单独显示的红色部分是心尖瘢痕。灰色为多极导管，可同时评估瘢痕多个位点的激动

视频 37.5 ICE 重建的左心室部分。视频显示将 ICE 的切面重建为三维左心室心内膜表面。右边显示了典型的 ICE 切面

视频 37.6 左心室 Dor 方法重建的 ICE 切面。视频显示了图 37.8 描述的切面。在图像的 4、5 点钟显示了 Dor 补片的超反应区。消融导管在左心室内打弯，其头端位于过补片的间隔面

如何利用窦性心律下延迟电位标测和消融室性心动过速

Chapter 38　How to Map and Ablate Ventricular Tachycardia Using Delayed Potential in Sinus Rhythm

Eduardo Castellanos，Jesús Almendral，Carlos De Diego 著

任　岚　贾玉和　译

38.1 引　言

基于传统标测技术对器质性心脏病室性心动过速（简称室速）患者（在室速发作过程中）进行的导管消融时，一般要求室速发作稳定且患者可耐受。但这种理想情况并不多。鉴于此，诸多研究均致力于在无室速发作的情况下，对室速相关的特定区域进行定位。这一方法的发展具有重要的意义，因为这意味着不可诱发的或难以耐受的室速也可得以消融治疗。

这一消融方法的理论依据如下：器质性心脏病患者中室速的折返需要缓慢传导区以及阻滞支。而在室速不发作的情况下，该区域可能会通过其局部电位特征和起搏操作被识别出来，进而再针对这一区域行消融治疗就可能会抑制室速的发作。

该消融方法的可行性研究始于 20 世纪 90 年代，彼时室速的外科治疗刚开始兴起，依据使用的工具和结果数据分析，该消融方法的可行性研究可分为三个阶段（表 38.1）。

表 38.1

不同年代研究室速机制的工具及其效果指标

按时间顺序分期	1980s	1990s 晚期，2000 年初期	2000s
标测方式	VT 发作时激动标测	激动标测 + 拖带	激动标测，拖带或非室速发作时标测
室速类型	可标测的	可标测的	不可标测的
工具	影像	影像	影像 + 电解剖标测
消融	否	是	是
结局变量	窦性心律与室速比较	窦性心律与室速比较	临床室速复发

在第一阶段[1-3]，学者们发现在器质性心脏病的室速中可以记录到一些低振幅、长时程的异常双极电位，而在正常心脏中则不能记录到。室速发作时通过激动标测定位的起源点，其在窦性心律下的局部电位图同样表现异常。当然，在室速不相关的其他区域，异常电位同样可以被标记到。因此，该阶段的研究发现，特征性的电位（碎裂、延迟）与室速的起源具有密切的相关性，但其检测敏感性较低。在第二个阶段，学者们引入起搏标测技术和对放电

消融的反应来改进对室速的定位[4-6]，因此，窦性心律下记录的孤立电位（两个成分之间具有等电位线）被认为是室速慢传导区的标记，但同样这一方法也缺乏敏感性。敏感性的提高有望通过更精细的电解剖标测来实现。近年来，部分研究小组开始消融带有异常电位的目标区域。该阶段研究认为，异常电位预示着缓慢传导[7-8]（通常称为晚电位，late potential，LPs）或可传导区与非传导区（阻滞带、通路或用不可兴奋组织或电压梯度来代表）之间的交界区[9-12]。需要注意的是，在以上的研究中，起搏标测只是被用来遴选哪些电位是室速的相关电位。总体来看，尽管研究中并没有以传统的室速发作中标测做对照，但这些新方法的研究结果依然是令人鼓舞的。

此外，缺血性心肌病和非缺血性心肌病患者的心脏基质存在着很大的不同，这也预示着 LP 的发生率和分布也将有很大差异[13-15]。

而我们在本章详述的，则是一种折中的方法，包括窦性心律或起搏节律下对电位详尽的研究，以及对诱发室速的分析。如下所述，这类室速的消融过程中会遇到多种多样的情况，针对不同情况，我们也提出不同的消融策略。

38.2 术前计划

所有患者的术前评估均应包括详细的病史询问和体格检查。由于要判定所诱发的室速是否为既往临床发作的室速，一般多依赖于心电图的比较，因此术前收集并分析既往 12 导联室速发作图是十分重要的。假如无既往体表发作图的记录，那么 ICD 记录的室速腔内电图也是十分重要的参考。事实上，随着 ICD 应用于一级预防的增多，其储存的腔内电图可能成为患者临床室速的唯一记录。因此我们不仅需要关注心动过速的周长，还需要关注腔内电图的形态。

所有的患者术前均需行二维超声检查，测量左心室射血分数，同时排除左心室血栓，其他检查包括运动诱发试验或冠状动脉造影。在某些患者中，电生理检查前还可行心脏磁共振检查来定量左心室容积、左心室功能和瘢痕组织。核磁图像还可与术中的电解剖图像相结合，进而减少射线暴露剂量。

在择期消融的患者中，抗心律失常药物应提前数天停用。

38.3 操作流程

电生理检查

签署知情同意后，患者于空腹、镇静或全身麻醉的状态下行电生理检查。将两到三根直径 5F 的四极标测导管经右股静脉置于右心房、希氏束区和右心室。心房电极的重要性在于当消融大头位于瓣环处时，尤其在起搏状态下，辅助鉴别心室晚电位和心房电位。多导仪腔内电图的滤波为 30～500 Hz，4～6 个体表心电图导联同时记录并储存（LabSystem™ PRO EP Recording System）。

关于进入左心室的路径，我们的标准操作是经主动脉瓣逆行进入。但在主动脉或外周动脉粥样硬化严重以及老年患者中，我们也越来越多地尝试穿房间隔路径进入（视频 38.1 和视频 38.2），可调弯鞘可用于该途径来辅助导管操作。

在左心室进行操作时，需要静脉给予肝素进行抗凝，维持 ACT 在 250～300s 之间。目前，完整的心内膜标测仍然是最基础的电生理检查流程，当心内膜标测不成功时（除外前次消融在其他中心进行），可以考虑经心外膜途径再次标测，此外，潜在的器质性心脏病也需考虑在内。

在心外膜途径中，在抗凝治疗开始前，消融导管可通过剑突下穿刺放置的 8Fr 鞘进入心外膜的空间。此外，冠状动脉造影或融合 CT 成像可以用来定位冠状动脉的位置。

标测流程

电解剖标测已成为基质标测的标准标测方法，应用 CARTO（Biosense Webster，Diamond Bar，CA）或 NavX 系统（Ensite，St. Jude Medical，St. Paul，MN）可对心室进行详尽的三维标测。

在导管的选择上，我们倾向于应用头端较小的导管来获得更精细的局部电位（选用头端 3.5mm 或 4mm，而不选用头端 8mm 的电极）。在 CARTO 系统中，我们通常使用头端 3.5mm 的开放灌注导管（Navistar ThermoCool，2-5-2mm 电极间距）进行标测，以 20mm 的填充阈值来保证对心室内膜面的代表性。而采用 Ensite NavX 三维标测系统时（St. Jude Medical，St. Paul，MN），任何型号的导管都可以使用。在有些电生理实验室中，灌注消融导管可能会导致噪音的产生，在这种情况下，可以考虑选用其他导管进行标测。

双极模式（滤波10～400Hz）下的标测可用以确定具有独立LP的区域，且电压标测可同时完成。双极腔内电图最大成分峰-峰信号的振幅将被自动测量，在行激动标测时，局部激动时间又将被重新校正到腔内电图的起始。电压图将范围在0.5～1.5mV内的区域标记为瘢痕区，并用颜色加以表示。振幅超过1.5mV的区域代表正常组织，振幅在0.1～0.5mV范围内的心内膜区定义为"致密瘢痕"，振幅低于0.1mV的区域则定义为"完全性瘢痕"。而对心外膜标测而言，正常组织的电压下限变为1mV，而致密瘢痕的范围区间依然为＜0.5mV。

记录心内膜腔内电图的目的是，通过间距小于1cm的采点标测，可完整地定义边缘区和瘢痕区。即使在已标记到一个瘢痕区的情况下，我们仍然要对整个心室进行详尽的标测，因为还可能存在其他的瘢痕区。

我们关注的重点在于具有异常电位的位点，尤其是瘢痕区内孤立的小肌束激动延迟产生的晚电位

（LP）。孤立延迟电位定义为在早期出现的心室电位主要成分之后间隔20～50ms等电位线后出现的延迟低电压成分（图38.1和38.2）。通常认为延迟成分出现于QRS波结束后，但我们认为这并不是关键。在我们看来，在一个区域而非一个点上记录到LP的意义最重大，无论这个区域有多小。多位电生理学家根据LP与QRS波的间距，将其分为"中等晚电位"（间距＜100ms）和"非常晚电位"（间距＞100ms）[10]，且认为后者具有更重要的意义。

我们在部分患者中观察到，与窦性心律下相比，右心室起搏下可以记录到更多的LP（图38.3）[7]。但在某些患者中，该现象则正好相反。鉴于这一原因，我们通常在窦性心律下进行标测，同时对每个点进行起搏（图38.4），在其中任一节律下出现LP（视频38.3），则对该点进行标记，在激动标测图上同样加以标示（视频38.4和视频38.5）。

某些情况下，通过调整电压的阈值来寻找反映存活心肌峡部的电压梯度是十分有用的。其中的意义在于，被非激动组织所包围的小块存活心肌可能是室速发作时的缓慢传导峡部区。而基于这些假设所

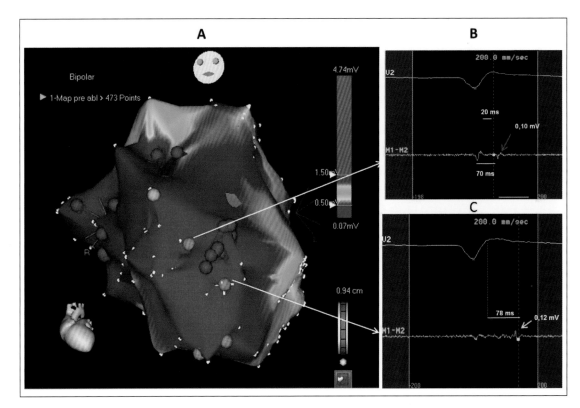

图38.1 既往前壁心梗患者左心室的心内膜电解剖标测图。A. 前后位图显示心尖部致密瘢痕，粉点代表窦性心律下瘢痕区内记录到LP的区域，灰点表示电压低于0.1mV的区域。B. 红色箭头所示心室电位后的LP，其与心室电位间隔70ms，振幅为0.10mV，且该LP与QRS波终末部间隔20ms。C. 黄色箭头示该区域内另一处LP，其与QRS终末的间隔为78ms，振幅为0.12mV。该患者中诱发两种不同形态的室性心动过速，且消融后（见视频38.6）室速未再诱发。M1-M2表示消融导管的远端电极

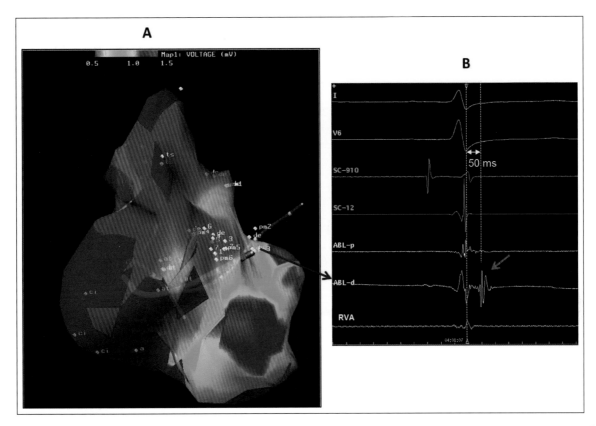

图 38.2 **A.** 一名致心律失常性右心室发育不良（ARVD）患者左前斜体位下右室心内膜双极电压图示腔内图电压低于 0.5mV 的瘢痕区（红色）（RPM®；Real-Time Position Management System；Boston Scientific，S. A.，Natick，MA），**B.** 红色箭头示心室电位后 50ms 的 LP

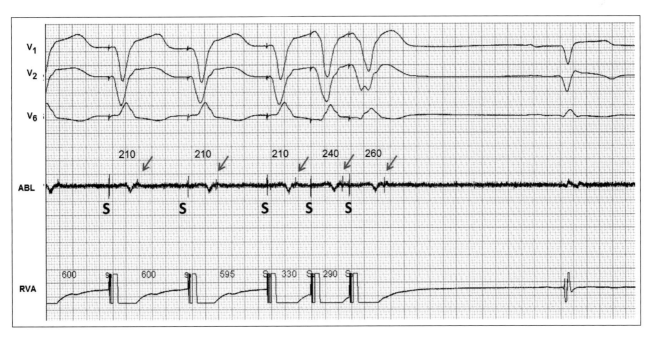

图 38.3 体表 V_1，V_2，V_6 导联和标测导管记录（ABL）的右心室心尖部的腔内电位。右心室心尖部行心室期前程序刺激。标测导管置于起搏标测与临床室速匹配较好且显示 LP 的区域。与窦性心律下相比（最后一跳），该部位的 LP 在心室起搏下更加明显，且显示出递减性延迟传导的特性

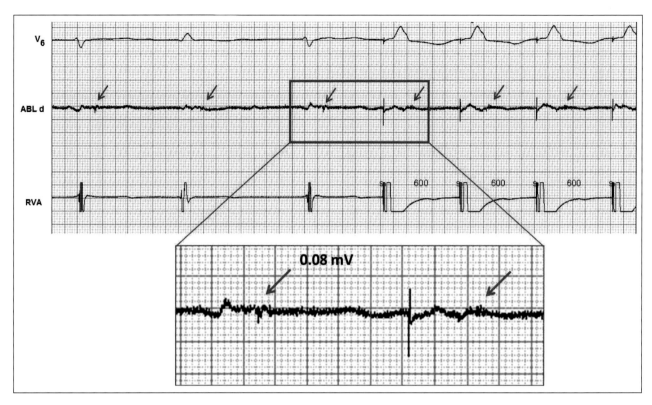

图 38.4 该图示体表 V$_6$ 导联、消融导管远端（ABL d）和右心室心尖部的电位。标测电极记录的局部电位振幅为 0.14mV，且与右心室起搏相比，该部位记录到的 LP（0.08mV）在窦性心律下更明显（斜箭头所示）

设计的消融策略显示出令人振奋的消融结果[11-12]。但是，一项通过直接起搏夺获来测量心肌可激动性的研究结果显示，代表非激动区域的电压信号仍未明确[10]。目前我们仅将这一发现作为次要的依据，当低电压区域电压非常低（≤0.2mV）时，电压梯度的重要意义才被认可。

起搏标测

当电压图和激动图完成后，随后的策略是从大头电极记录到最晚的孤立延迟电位的点开始行起搏标测。将起搏得到的 12 导联心电图与临床发作的室速图进行对比（图 38.5）。目前，我们也越来越关注 ICD 腔内电图所记录远场电位的形态及其与 ICD 双极腔内图之间的时间匹配。由于其鉴别两种不同部位起搏或室速形态的高度敏感性，我们将其记录的既往发作图作为模版，与消融过程中起搏标测时 ICD 腔内图记录的起搏形态比较[16-18]。起搏图形与临床室速发作的体表 ECG 形态或 ICD 腔内图匹配最好，特别是刺激到 QRS 波起始之间的延迟超过 50ms 的点，作为可能的靶点在导航系统上进行标记（折返峡部）。尽管这些点并不是靶点的第一选择，但是在其他靶点消融后室速仍可诱发的时候，这些位点可作为替代靶点进行消融。

室速的诱发和导管消融

当消融导管置于依据前述标准所确定的可能靶点时，我们进行心室的程序刺激诱发室速，期前刺激可加至 S3，应在右心室 2 个部位和左心室至少 1 个部位进行起搏诱发。如果诱发的室速形态与既往记录的发作图形态匹配，我们则认定所诱发的为临床室速。此时，至少可能出现以下三种情况：

1. 室速时血流动力学尚稳定，可耐受激动和拖带标测，可在记录到舒张期电位、对起搏反应好的位点处进行放电消融。以比室速周长短 20ms 的 15 个串刺激在折返环内和外分别刺激，有助于鉴别该舒张期电位与室速的关键峡部相关或仅为旁观者（图 38.6 和 38.7）。

2. 室速发作伴随血流动力学恶化，即收缩压＜80mmHg 超过 10s。此时，最重要的是迅速检查在起搏标测良好的部位，判定室速时此部位是否存在舒张期中期电位。所谓良好的起搏部位是指起搏时至少有一次对心动过速进行拖带并测量 PPI 间期（心动

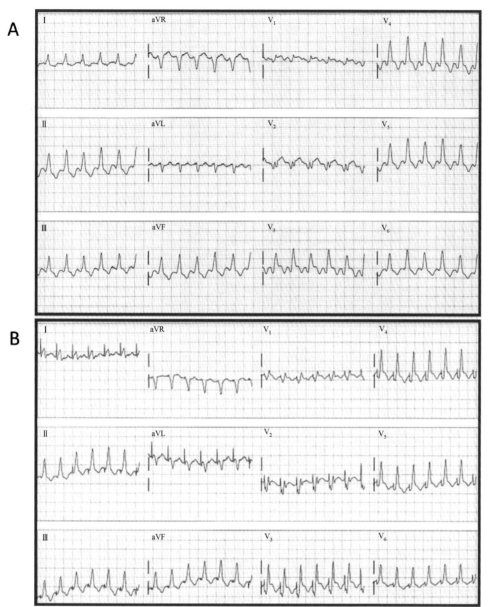

图 38.5　A. 该心电图记录到一名既往下侧壁和前壁心肌梗死患者的室速发作图。B. 该图所示为窦性心律下起搏的 12 导联心电图。可以看到起搏图形与自发室速图形匹配良好，仅在 V₂ 导联上有细微差异

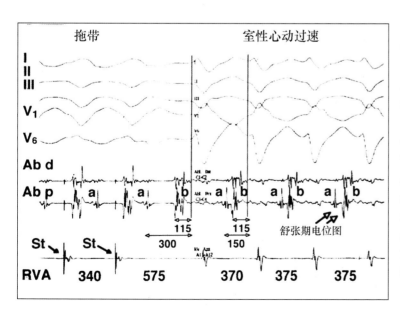

图 38.6　折返环外起搏时记录到与心动过速无关的舒张期电位。此图显示了体表 I，II，III，V₁，V₆ 的体表心电图和左心室（Ab d：远端，Ab p：近端）、右心室（RVA）心尖电极记录到的腔内电图。在室速发作中以周长 340ms 起搏时，最后两跳表现出短暂的拖带。VT 持续无改变（最后 4 个 QRS 波）。标测电极上可以记录到两个电位成分（a 和 b），均为 VT 发作中的舒张期电位。但是，最后一跳起搏后这两种成分发生了变化，成分"a"由室速时提前 QRS 波 150ms 变为 300ms。这一现象提示该成分与室速是不相关的。与此相反，在最后一跳起搏后，"b"成分与 QRS 波的间隔仍然维持 115ms，并无变化。这说明"b"电位才是室速折返环的一部分

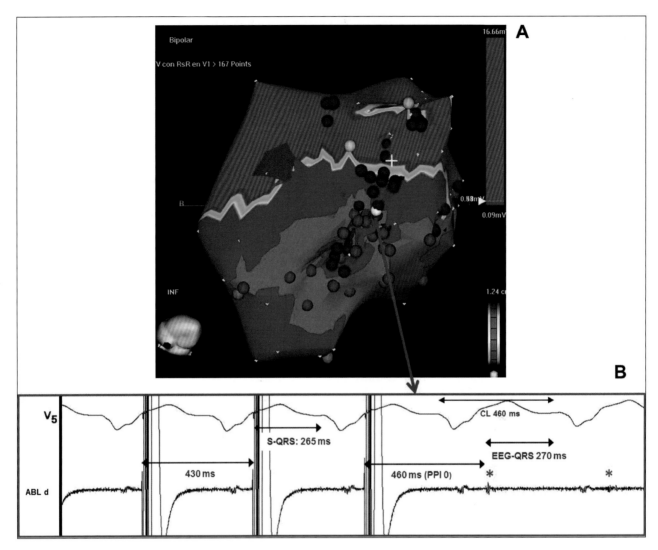

图38.7 标测电极导管在折返环内进行拖带。**A.** 双极电压标测在左心室下后壁发现了瘢痕区（灰色区域为完全性瘢痕，双极电压≤0.1mV，红色区域表示致密瘢痕，电压在0.1～0.5mV之间），孤立的延迟电位在致密瘢痕附近（白点）。诱发室性心律失常后，在该点记录到早舒张期电位（红星）。在此点行射频消融，室性心动过速终止。**B.** 图示体表心电图 V₅ 导联和标测导管（ABL d）记录的心内信号。标测导管记录到与心动过速折返相关的晚电位。拖带标测发现 PPI 和心动过速周长相同。拖带时，刺激信号到 QRS 起始的间期（S-QRS）与心动过速时局部信号与 QRS 起始的间期（EEG-QRS）相同

过速周期与 PPI 的差值）。如果所有参数均提示消融电极位于折返环的关键峡部，则进行放电消融。如果放电消融后的 30s 内心动过速没有终止，或患者血流动力学恶化，此时应通过超速起搏或心脏电复律来终止心动过速。

3. 室速无法诱发：此时进行基质标测，关注出现孤立延迟电的区域。

对基质消融而言，消融通常在出现 LP 且起搏图形良好的区域进行，随后将消融面积扩大到致密瘢痕附近的区域以确保无存活的小条状心肌。在极少数病例中，所有临床室速均被诱发，并在室速发作时成功定位靶点并消融，但 LP 区仍可存在于其他区域，这些区域是否仍然需要进一步消融值得进一步讨论。

盐水灌注大头可以产生深度、广度更大的消融损伤，基质改良更有效，消融成功率也更高。因此，我们更倾向于在结构性心肌病室速患者中使用灌注大头进行消融。消融能量释放是在消融导管远端和后胸贴片电极之间产生 500kHz 的不能调节的持续的正弦波。消融的温度上限设为 43℃，同步泵的灌流速度设为 17～32ml/min（EP shuttle，Cordis-Stockert Ltd.，Freiburg，Germany）。通常使用 35W 作为起始消融能量，并在消融过程中依据阻抗下降的程度进行调整，消融部位阻抗平均下降 10～

14ohms。

消融完成后，如患者临床状况允许，则在右心室两个部位再次行程序刺激进行诱发。消融成功的定义是，放电过程中室速终止，和（或）目标室速无法诱发。对于无法标测的室速，我们则通过临床室速折返环相关区域所记录 LP 的消失情况来进行评估。

38.4 消融术后护理

患者需在 ICU 中密切监护至少 12h，术后 4h 即开始进行低分子肝素抗凝治疗，口服抗凝 3 个月（INR＞2）。随访期间患者继续服术前使用的抗心律失常药物。

出院前患者还需复查心脏超声以排除并发症，并评估左心室射血分数。

手术并发症

消融术最严重的并发症莫过于心肌穿孔或房间隔穿刺操作相关的心脏压塞。主动脉根部的导管操作或放电消融可能引起冠状动脉损伤，有发生心肌梗死的风险（外膜途径也有发生）。其他系统的并发症还包括穿刺血管导致的出血、血肿和血管损伤，以及主动脉内导管操作引起的血管损伤，特别是在伴有血管疾病的患者中，尤其需要注意。此外，卒中或体循环栓塞等血管栓塞性疾病的风险也不可忽视，但这一风险可通过严格的抗凝治疗降到最低。

当标测到的潜在消融靶点区临近希氏束区时，避免消融继发的房室传导阻滞是十分重要的。

患者在消融的过程中可能会出现急性左心衰竭，主要原因是患者射血分数较低且经消融导管灌流导致过多盐水进入体内。此时可根据情况给予利尿剂、小剂量儿茶酚胺和机械通气等措施来维持血流动力学稳定。

在部分患者中，心室程序刺激还可能诱发出快速的室速或室颤而需要体外除颤进行转复。这是术中常见的情况，因而并不能完全归为一种并发症。但是，也有少数患者电除颤后会发展成无休止室速或情况更加恶化。电机械分离和死亡在极少数病例中也有报道。

38.5 优势和局限性

在窦性心律下和右心室起搏下消融孤立 LP 可以消除无法标测和无法诱发的室性心动过速，有效率较高。一年随访结果显示，$60\% \sim 70\%$ 的患者无室性心动过速复发，且绝大多数的患者 ICD 治疗的频率显著降低。识别这些特征性的电位提高了识别慢传导区的特异性。因为与整个瘢痕区域相比，这些区域相对较小，因而射频消融的次数减少。此外，基质消融还可以消除不同室性心动过速的基质，这些基质在传统的心动过速下标测时是不会给予消融的。

该技术有一些局限性：

1. 特异性方面的局限性：在窦性心律下或者右心室起搏时记录到的延迟电位可能是折返环的旁观者而非关键峡部。

2. 敏感性方面的局限性：这一点更加重要。我们无法保证所有的心室内膜都得到了充分准确的标测。因为导管操作存在困难，一些关键峡部可能被遗漏。此外，尽管内膜得到了充分的标测和消融，外膜和（或）心肌中层的基质同样会遗漏。

3. 消融的终点定义模糊：室性心动过速不诱发并不能作为绝对的消融终点，因为这些室速在基础状态下就有不诱发的可能，此外，诱发室速的意义仍然是一个值得商榷的问题。通常需要消除所有记录到的延迟电位，但这取决于消融后进行验证标测时的全面程度。

38.6 结 论

在绝大多数伴随结构性心脏病的室性心动过速患者中，窦性心律或者右心室起搏下标测的孤立的延迟电位可以发现缓慢传导区域，后者与瘢痕中的少量存活心肌相关。将这些信息与起搏标测和拖带标测（如果可行的话）相结合，可以使绝大多数无法标测的室速患者获得良好的预后，有较高的有效性和安全性。值得注意的是，现有的经验绝大多数来自于心肌梗死后室性心动过速的患者，由于缺血性心脏病和非缺血性心脏病存在显著不同的病理基质，因此对于后者是否应该将该方法常规应用还有待探讨。

参考文献

1. Cassidy DM, Vassallo JA, Buxton AE, Doherty JU, Marchlinski FE, Josephson ME. The value of catheter mapping during sinus rhythm to localize site of origin of ventricular tachycardia. *Circulation.* 1984;69:1103–1110.

2. Cassidy DM, Vassallo JA, Buxton AE, Doherty JU, Marchlinski FE, Josephson ME. Catheter mapping during sinus rhythm: relation of local electrogram duration to ventricular tachycardia cycle length. *Am J Cardiol.* 1985; 1;55:713–716.

3. Cassidy DM, Vassallo JA, Miller JM, et al. Endocardial catheter mapping during sinus rhythm: relation of underlying heart disease and ventricular arrhythmia. *Circulation.* 1986;73:645–652.

4. Harada T, Stevenson WG, Kocovic DZ, Friedman PL. Catheter ablation of ventricular tachycardia after myocardial infarction: relation of endocardial sinus rhythm late potentials to the reentry circuit. *J Am Coll Cardiol.* 1997;30:1015–1023.

5. Bogun F, Bender B, Li YG, Groenefeld G, et al. Analysis during sinus rhythm of critical sites in reentry circuits of postinfarction ventricular tachycardia. *J Interv Card Electrophysiol.* 2002;7:95–103.

6. Bogun F, Marine JE, Hohnloser SH, Oral H, Pelosi F, Morady F. Relative timing of isolated potentials during postinfarction ventricular tachycardia and sinus rhythm. *J Interv Card Electrophysiol.* 2004;10:65–72.

7. Arenal A, Glez-Torrecilla E, Ortiz M, et al. Ablation of electrograms with an isolated, delayed component as treatment of unmappable monomorphic ventricular tachycardias in patients with structural heart disease. *J Am Coll Cardiol.* 2003;41:81–92.

8. Bogun F, Good E, Reich S, et al. Isolated potentials during sinus rhythm and pace mapping within scars as guides for ablation of postinfarction ventricular tachycardia. *J Am Coll Cardiol.* 2006;47:2013–2019.

9. Marchlinski FE, Callans DJ, Gottlieb CD, et al. Linear ablation lesions for control of unmappable ventricular tachycardia in patients with ischemic and nonischemic cardiomyopathy. *Circulation.* 2000;101:1288–1296.

10. Soejima K, Stevenson WG, Maisel WH, Sapp JL, Epstein LM. Electrically unexcitable scar mapping based on pacing threshold for identification of the reentry circuit isthmus: feasibility for guiding ventricular tachycardia ablation. *Circulation.* 2002;106:1678–1683.

11. Arenal A, del Castillo S, Gonzalez-Torrecilla E, et al. Tachycardia-related channel in the scar tissue in patients with sustained monomorphic ventricular tachycardias: influence of the voltage scar definition. *Circulation.* 2004;110: 2568–2574.

12. Hsia HH, Lin D, Sauer WH, Callans DJ, Marchlinski FE. Anatomic characterization of endocardial substrate for hemodynamically stable reentrant ventricular tachycardia: identification of endocardial conducting channels. *Heart Rhythm.* 2006;3:503–512.

13. Hsia HH, Callans DJ, Marchlinski FE. Characterization of endocardial electrophysiological substrate in patients with nonischemic cardiomyopathy and monomorphic ventricular tachycardia. *Circulation.* 2003;108:704–710.

14. Garcia FC, Bazan V, Zado ES, Ren JF, Marchlinski FE. Epicardial substrate and outcome with epicardial ablation of ventricular tachycardia in arrhythmogenic right ventricular cardiomyopathy/dysplasia. *Circulation.* 2009;120:366–375.

15. Nakahara S, Tung R, Ramirez RJ, et al. Characterization of the arrhythmogenic substrate in ischemic and nonischemic cardiomyopathy implications for catheter ablation of hemodynamically unstable ventricular tachycardia. *J Am Coll Cardiol.* 2010;55:2355–2365.

16. Almendral J, Atienza F, Rojo JL, et al. Spatial resolution of ICD electrograms to identify different sites of left ventricular stimulation. *Eur Heart J.* 2008;29:645 (abstract).

17. Yoshida K, Liu TY, Scott C, et al. The value of defibrillator electrograms for recognition of clinical ventricular tachycardias and for pace mapping of postinfarction ventricular tachycardia. *J Am Coll Cardiol.* 2010;56:969–979.

18. Almendral J, Marchlinski F. Is it the same or a different ventricular tachycardia? an additional use for defibrillator electrograms. *J Am Coll Cardiol.* 2010;56:980–982

视频描述

视频38.1 RAO透视位下显示一复发性室速并多次经历ICD电击的患者的消融过程。右室心尖部和冠状静脉窦内放置两根导管，用可调弯长鞘穿刺房间隔将消融导管送入左室，消融导管头端位于前壁近心尖部高度钙化的巨大室壁瘤处

视频38.2 与视频38.1相同的同一例患者在LAO透视位下的视频。

视频38.3 左室的双极电压标测。颜色框范围设定0.5～1.5mV；正常电压（1.5mV）定位紫色，低电压由高到低定义为从蓝色到红色（代表最低电压），绝对瘢痕区定义为腔内电图振幅≤0.1mV（灰色），致密瘢痕区定义为≥0.1mV而≤0.5mV（红色）。在前壁近心尖处可标测到病理性双电位和瘢痕，与之前前壁梗死区对应。在窦律时瘢痕区内孤立性晚电位用粉红色点标记

视频38.4 与38.2相同的同一例患者在窦律下激动标测视频。注意，与周围其他区域相比，晚电位区域都是激动延迟的区域

视频38.5 同视频38.2、38.3相同的同一患者，在窦律下激动扩布图

视频38.6 与前面视频同一病例，在消融后进行的双极电压标测，注意，相比整个瘢痕区，消融区面积还是相对小的

如何利用电解剖标测确定室性心动过速消融的关键性通路

Chapter 39 How to Utilize Electroanatomical Mapping to Identify Critical Channels for Ventricular Tachycardia Ablation

Henry H. Hsia，Kojiro Tanimoto 著

刘　俊　方丕华　译

39.1 前　言

复发性室性心动过速（室速，VT）患者导管消融时需要确定折返环的关键性部位，但大部分经验仅局限在血流动力学耐受的单形室速方面。而大多数可诱导的室速发作还不稳定、形态多样，在心律失常发作时常常没有时间去进行详细的起搏拖带检查。

高密度电解剖标测能够提供病变心肌精确的三维特征，以便及时进行室速消融。基质消融策略的重点是确定折返环关键部位的异常心肌。病理学研究提示缓慢传导区/折返环的峡部常常位于心肌瘢痕内；这些部位的局部腔内电图（intracardiac EGMs）常常表现为更高的电压信号，与紧邻的瘢痕心肌EGM形成显著对比[1-2]。通过仔细分析电解剖基质和局部电压的特征可以发现缓慢传导区/峡部[3-4]。通过调整电压图的颜色阈值可以确定与室速相关的传导通路，即：折返环相应的缓慢传导区域。该通路定义为连续的 EGM 电压比周围区域更高的路径，参与室速正向激动顺序（图 39.1）。确定这些通路便于将主要折返环峡部进行定位，而无需其他标测。最后，这种方法还可凭借较少的室速诱导就可消融治疗诸多的瘢痕相关折返的稳定和不稳定室速患者。

39.2 术前准备

详细的围术期评估能够帮助实现有效率的标测和改进消融治疗的效果。确定患者潜在的致心律失常基质需要详细回顾患者的病史资料。冠心病和陈旧性心肌梗死患者折返环常常起源于梗死心肌的心内膜面下，邻近致密瘢痕区域[5-6]。然而目前，与既往特发性室速的非心内膜基质一样，瘢痕相关的非心内膜基质已经越来越容易快速识别了[7-9]。非缺血性心肌病患者心内异常低电压瘢痕区域（心外膜≥心内膜）常常位于左心室后基底段靠近二尖瓣环处。对于既往有冠状动脉旁路移植术或瓣膜手术病史患者，术前进行心外膜消融准备非常重要[10]。患有明显的外周血管疾病，既往曾行主动脉瓣机械瓣置换术、二尖瓣置换术者，则不能通过逆行主动脉途径

图 39.1 通过调整电压颜色阈值确定通路。A. 参与室速的瘢痕和多个通路的折返环。折返环内存在多个低电压瘢痕区域。B. 基线颜色成分显示致密瘢痕（红色）、正常组织（紫色）及其中间过渡颜色区域。C. 显示室速相关传导通路顺向折返激动（峡部→出口→外环）和缓慢传导区域。D. 这种传导通路可通过调整电压激动图的颜色阈值显示出来。E. 室速相关的传导通路定义为连续局部电压高于周围环绕区域

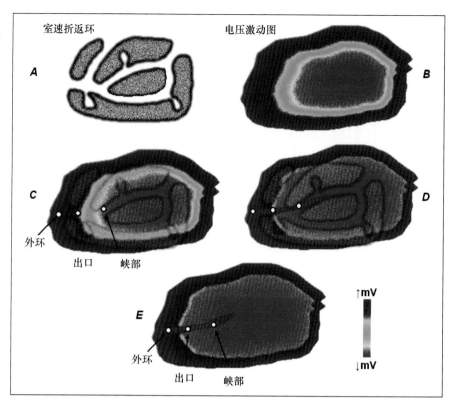

或房间隔穿刺进行心内膜介入治疗，只能准备心外膜消融。

仔细回顾心电图资料是术前准备最关键的一步。心电图显示窦性心律下出现异常 Q 波，往往提示局部有心肌瘢痕和潜在心律失常基质，尤其对于心电图有该特征的缺血性心肌病患者而言更是如此。通过分析室速或室早心电图图形有助于识别室速折返环的出口。另外，心电图还能进行心律失常是起源于心外膜还是心内膜的鉴别诊断[11-13]。

对于置入自动复律除颤器（automatic cardioverter-defibrillator，ICD）的患者，腔内心电图存储的自发型心律失常也能提供有价值的信息。比较诱发的多种室速的实时 ICD 腔内心电图和患者自发心律失常存储的腔内心电图有助于确定哪种是临床发作的室速，从而帮助术者确定标测的重点。另外，如果 ICD 存储的腔内心电图记录到的临床室速发作和窦性心律下记录的心内电描记图相似，常常提示自身希氏-浦肯野传导系统参与了心律失常，这时需考虑束支折返性室速或分支性室速的诊断。

尽管缺血并不引起复发性单型性室速，但详细评估患者（特别是老年、既往有缺血性心脏病、外科或有介入治疗史者）的缺血负荷非常重要。从手术安全性角度，对于严重结构性心脏病患者，我们仍需进行冠状动脉造影以排除潜在的严重冠状动脉狭窄。

术前心脏超声也是术前准备的一部分。室壁运动异常或室壁厚度减低提示局部存在瘢痕。心腔内出现新鲜、活动的且不分层的腔内血栓也是心内膜消融的绝对禁忌证。如果存在明显的主动脉狭窄，应该考虑经房间隔穿刺途径或心外膜途径进行左心室消融。

39.3 手术过程

患者准备

我们中心大部分进行 VT 消融的患者可诱发出多种形态室速。作为一种独特的室速标测方法，心电图形态对于定位室速出口和起搏标测至关重要。因此，精确地放置体表心电图电极位置非常重要。心电图诊断错误将导致诊断混淆、手术延迟和消融治疗失败。

我们推荐使用电解剖标测系统（CARTO，Biosense Webster，Diamond Bar，CA，USA）进行基质标测。特别需要注意的是参考电极片位置需能代偿左心室扩张和左侧转位。参考电极片位置应放置在前后位透视下心室轮廓影中间位，这样能确保与

电解剖导航系统正确结合在一起。尽管 St. Jude En-site NavX 系统（St. Jude Medical，St. Paul，MN）也能用于电压标测，但采用该系统能否确定室速相关传导通路尚未进行研究。

为了获得实时 ICD EGM 记录，需要从经销商那里获得特殊的连接盒（例如 Medtronic），以便将程序刺激仪与电生理记录仪（GE Pruka）相连接。

大多数左心室室速消融患者需要通过右侧股动脉应用 8Fr 或 8.5Fr 血管鞘逆行主动脉途径。对于有明显的外周血管疾病患者需要应用长鞘以获得更好的支撑。对于严重心脏病合并危及生命的心律失常患者还需要增加一个独立的动脉通路以便进行血流动力学监测。我们中心很多患者在进行心内膜或心外膜室速消融中还需要心内超声心动图（intracardiac echocardiography，ICE）图像指导。此时可经右侧股静脉途径放置 11Fr 血管鞘，以便操纵 10Fr 位相性 ICE 导管。两根心室电极常规放置在右心室和 His 束附近。右心室导管能够标记心室心尖部位置，His 导管能够标记心室基底段位置，正好与主动脉瓣相背对。

对于需要进行心外膜途径操作或室速起源于二尖瓣环附近的患者，还需要增加 CS 导管，可从股静脉或颈内静脉途径放置，以显示左心室轮廓、利于标测。

麻醉

尽管并不是所有患者都必须麻醉，但大多数瘢痕相关性室速患者消融时需要全身麻醉（简称"全麻"）。原因在于术中经常多次诱发出不能耐受的心律失常，并且需要电复律。全麻的有利方面包括有助于控制患者的不适感、减少肢体运动、改善标测的精确性。全麻的不利方面是快速室速发作时代偿性血管收缩的交感效应消失。麻醉师和电生理医生之间紧密合作方能获得手术中最佳的血流动力学控制和呼吸支持。

抗凝

穿刺血管、操作导管、消融造成病损，凝血因子激活，动脉粥样硬化斑块破裂均可造成导管消融术中和术后血栓形成。器质性心脏病患者进行左心导管操作的卒中和栓塞风险大约 1%。我们推荐术中每 20min 检测全血激活凝血时间（ACT），目标 ACT 保持在 300s 左右。

标测

大多数室速消融患者有明显的结构性心脏病，可诱导出多种形态（平均 4±3 种形态）的室性心律失常，常常需要传统标测技术和基质标测技术的杂交途径（表 39.1）[14]。传统标测手段包括激动标测、拖带标测，但这些技术均需要持续发作的折返活动，但这些常常因室速时血流动力学状况差得不能允许施行。

为了提高窦性/起搏心律下基质标测的效果，异常心肌区域常常需要标记，这有助于确定折返环的形态及其与周围瘢痕之间的关系。通过确定传导通路及其他标测策略，有助于确定室速折返环的位置［包括电不兴奋性瘢痕（EUS）、延迟局部电位（LPs）及起搏标测］。此时传统标测方法［例如激动标测和（或）拖带/重整反应］也能帮助明确基质标测所确定的传导通路的功能意义。

对于患者标测策略需要个体化。详细的高密度 EGM 记录是基础。每个心腔的采样点数量至少 150～200 点，以确定室速基质的解剖和电生理特征。

我们的方案是采用灌注射频消融导管（NaviStar ThermoCool，Biosense Webster，Diamond Bar，CA，USA）。通过盐水灌注降低电极与组织接触面的温度，该导管在释放更大能量的同时，阻抗和导管尖端温度并没有明显升高。局部形成的消融灶与标准的电极相比，更深、更大，这对于相对较大的折返环特别重要[15-16]。与此同时，与标准的 4mm 或 8mm 消融电极相比，小的远段电极对（3.5mm 直径、2mm 间距）能够提供更好的空间分辨率。

为了确定潜在的室速相关通路，我们首先要进行详细的电解剖电压标测以确定基质的局部电压特征。CARTO 系统记录的双极心内膜心室信号滤波为 10～400Hz，双极信号的峰值信号幅度可自动测量。

表 39.1

室速标测技巧

传统标测技术	基质标测技术
窦性心律标测	局部电位/振幅
心电图分析，起搏标测	传导通路（CC）
激动标测	电不兴奋区（EUS）
拖带标测	局部电图孤立延迟成分（E-IDC）或晚电位（LPs）
个体化	起搏标测

图 39.2 室速导管标测和消融的流程图。确定室速相关的传导通路是室速消融的关键，特别是基质标测。仔细进行起搏或窦性心律下局部双极 EGMs 采样是建立电压标测和电解剖基质特征的关键。通过确认 EUS、LP/E-IDC、起搏标测能使传导通路的探寻变得容易

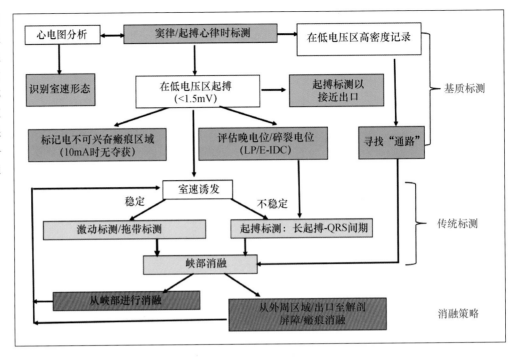

三维电解剖标测系统在进行心腔解剖重建的同时也可显示 EGM 信号，电压标测图以颜色梯度表示。这种电压标测可以通过 ICE 图像技术与采用 CARTOSound 软件重建的解剖结构相互融合。瓣膜位置也需要标记但不参与电压分析。通过 X 线透视将导管尖端放置在瓣膜位点，该位点可记录到振幅相同的心房和心室信号。在进行电压激动标测时悬空于腔内的点可删掉。

既往研究已证实，区别正常与异常心室肌的双极电位振幅界值在右心室为 1.5mV，左心室为 1.8mV。正常心室肌信号振幅是基于 95% 以上心内膜心室双极信号振幅值得来的。致密瘢痕组织的信号振幅低于 0.5mV。边界区定义为致密瘢痕组织和正常组织之间的移行区，电位振幅为（0.5～1.5/1.8mV）[17]。心外膜标测时正常心肌振幅值设置为 1.0mV 以上。

峡部常常位于致密瘢痕（<0.5mV）内区域（>80%）内，而大多数出口位于边界区域内（表 39.2）[4]。在边界区域（0.5～1.5mV）进行起搏标测

更靠近室速折返环的出口。出口的定义为起搏心电图与自身室性心律失常相似而且 S-QRS 波间期较短（<40ms）。一旦出口确定了，就需要从异常边界区外进行起搏标测并逐渐向瘢痕深部标测，因为峡部区通常位于低电压的致密瘢痕（<0.5mV）内。

传导通道（CCs）的确定

CARTO 系统可显示电压标测图和自动选择的最大双极局部电位。电压标测的颜色显示带正常设置的上限是 1.5～1.8mV（紫色），下限是 0.5mV（红色）。边界区就是定义为致密瘢痕和正常组织之间移行区中间颜色。

在低电压区域内（<1.5mV），室速相关的传导通路可通过调整双极电压的颜色在不需诱发室速地情况下显示出来。传导通道定义为，高振幅电压信号和周围其他电位区域之间存在连续电位的通道。这种通路已被证实与拖带标测的折返环紧密相关[4]，无论在心内膜和心外膜表面均可观察到。

在目前的软件版本（CARTO XP 或 CARTO3）中，颜色阈值增强可通过手动调节颜色标签来完成。首先将颜色条带上限值减低到 0.5mV 以缩小中间颜色区域，同时可最大化增强邻近不同电压心肌区域颜色的对比。这样，上限和下限阈值就可以小幅度（0.1～0.2mV）地逐渐下调直到识别出传导通路或达到 0.05mV 的颜色下限值。瘢痕也可以通过瘢痕设置软件的特异性电压值以灰色区域标记并显示出来（图 39.3）。

表 39.2
折返环内的局部心电图振幅

	入口	中心峡部	出口	外环
致密瘢痕（<0.5mV）	17	30	18	6
边界区（0.5～1.5mV）	2	7	26	18
正常（>1.5mV）	—	—	4	8
合计（136 个位点）	19	37	48	32

引自 Hsia 等，Heart Rhythm. 2006，3：503-512.

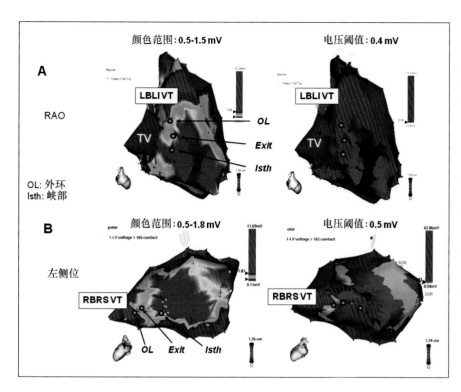

图 39.3 折返性室速折返环传导通路的确定。图示两例单形性室速患者的双极电压图。通过拖带标测确定折返环的心内膜位点。左侧显示标准的电压标测图，右侧为阈值调整后电压图。A. 右心室心肌病合并持续性左束支电轴左下(LBLI)型室速患者的右室图。电压阈值 0.4mV (致密瘢痕电压为 0.38mV，以灰色表示)，传导通路表现为在顺向激动室速位点途径之后的更高电压。B. 缺血性心肌病合并右束支电轴右上型(RBRS) VT 患者的左室图。电压阈值 0.5mV (致密瘢痕电压 0.4mV，以灰色表示)，传导通路的证据是折返性室速顺向激动位点之后的更高电压区 (引自 Hsia 等，Heart Rhythm. 2006；3：503-512.)

需要指出的是瘢痕组织是不均质性的，因此确定传导通路的瘢痕定义/电压阈值的范围较大。单个电压阈值界值并不适合所有室速相关的完全性(VTR-CCC)和不完全性(VTR-ICC)传导通路，通常要设置多个电压阈值[3]。然而，当瘢痕电压阈值设置在 0.2～0.3mV，通路在 23～32mm 范围之间(图 39.4)时，可以确定大多数通路。

在明显的传导通路确定之后，一般通过激动和(或)拖带标测来确定传导通路和折返环之间的关系(图 39.5)。但对大多数血流动力学状况不能耐受室速的患者，也有一些其他的替代标记来确定哪里是保护性缓慢传导区。这些方法包括：①能实现局部夺获起搏的长 Sti-QRS 间期区域；②在通路深部记录到碎裂的 LPs 区域；③这些区域均靠近电不兴奋致密瘢痕区。

利用起搏阈值来判定瘢痕区域的标测手段同样可用于确定非传导组织，即窦律下围绕存活心肌的边

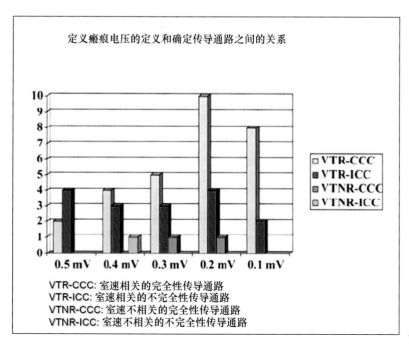

图 39.4 定义瘢痕电压和确定传导通路之间的关系。条图显示在每个瘢痕电压定义确定的传导通路的数量。一些通路表现为不止一个电压水平。室速相关的完全性(VTR-CCC)和不完全性(VTR-ICC)传导通路可以在不同电压阈值表现出来，所有病例应用单一电压界值并不能可行。当瘢痕电压设置在 0.2mV 时可以确定大多数传导通路 (引自 Arenal 等 Circulation. 2004；110：2568-2574.)

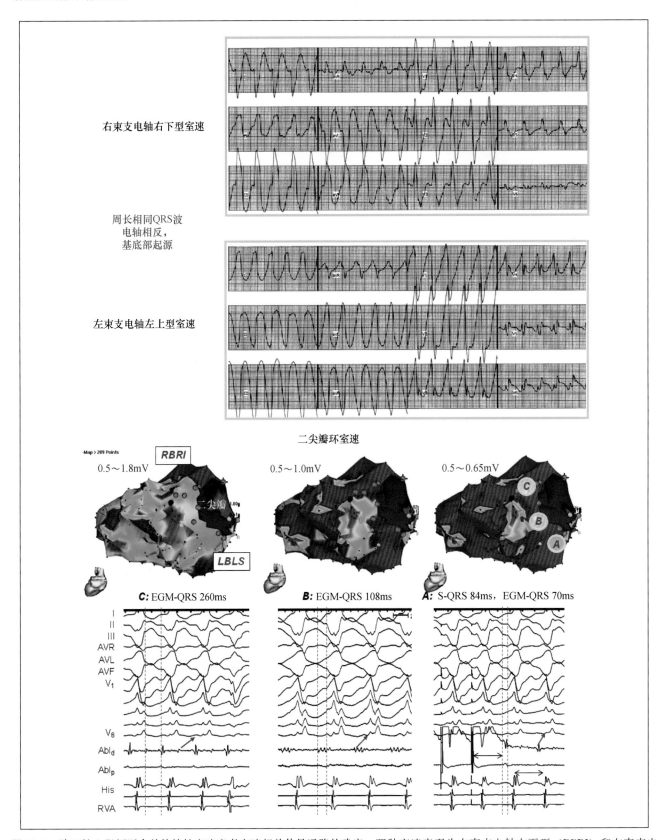

图 39.5 陈旧性心肌梗死合并持续性室速患者室速相关传导通路的确定。两种室速表现为右束支电轴右下型（RBRI）和左束支电轴左上型（LBLS）QRS 波形态。通过仔细调整颜色电压阈值的上限值和下限值（0.5～1.8mV/0.5～1.0mV 和 0.5～0.65mV），传导通路的电压振幅高于周边的区域。在多个位点（A/B/C）拖带刺激可以表现为隐匿性融合和进行性 S-QRS 延长，而 EGM-QRS 间期也等量延长。该图显示二尖瓣室速表现为围绕二尖瓣的逆钟向（LBLS）和顺钟向（RBRI）传导。S-QRS，刺激到 QRS 起始时限；ECG-QRS，局部激动电位到 QRS 波起始距离（引自 Al-Ahmad AA，Callans DJ，Hsia HH，Natale A，Eds. Electroanatomical Mapping：An Atlas for Clinicians. Malden，MA：Wiley-Blackwell；2008.）

界组织^[18]。这种电不兴奋瘢痕可通过高输出起搏而不能夺获（＞10mA）、非常低的局部双极电位幅度（＜0.25mV）来确定。EUS 的位置常常靠近 VT 峡部和关键传导通路（图 39.6）。

通路内的延迟局部激动（LPs）常常在体表 QRS

波完全结束之后才记录到，可反映瘢痕相关的室速折返环内电激动的缓慢传导。在通路内的延迟激动电位（LPs）区域可通过比较右心室心尖部起搏和窦性心律的激动波方向来确定，激动波方向的改变可暴露出一些传导阻滞区和缓慢传导区域（图 39.7）^[19]。引入心

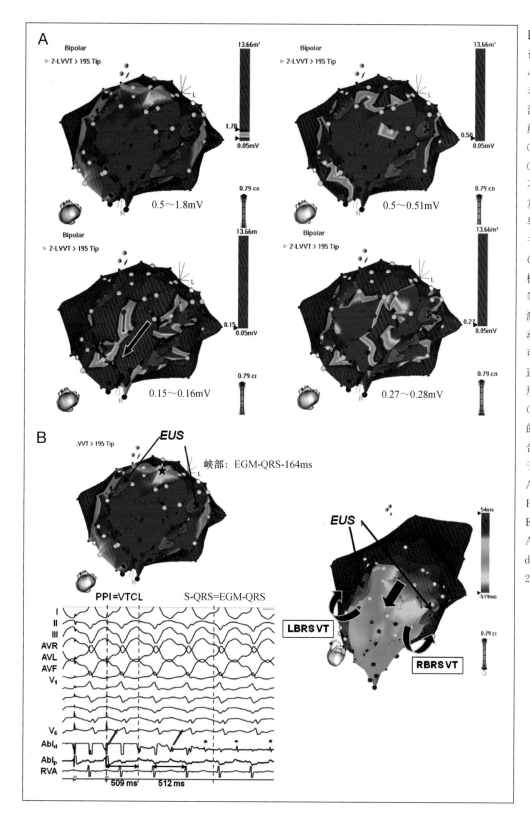

图 39.6 传导通路和电不兴奋瘢痕（EUS）。巨大前侧壁心肌梗死合并持续性室速患者的电解剖标测。**A**. 电压标测显示巨大的前侧壁瘢痕。颜色梯度分别为 0.5～1.8mV、0.5～0.51mV、0.27～0.28mV、0.15～0.16mV。高输出起搏不能夺获显示出 EUS，并以灰色瘢痕显示。室速相关传导通路（箭头所示）通常位于邻近 EUS 的致密瘢痕区域（＜0.5mV）；**B**. 室速的激动标测显示 8 字形折返。空间等势颜色改变显示早接晚的激动模式，红色代表最早激动区、紫色代表最晚激动区。可诱导出两种不同形态的室速，LBLS 和 RBRS QRS 波形态。在 EUS 和传导通路内（星形所示）之间的峡部位点的拖带标测表现为隐匿性融合。EGM-QRS（164ms）等于 S-QRS 间期 172ms（引自 Al-Ahmad AA，Callans DJ，Hsia HH，Natale A，Eds. Electroanatomical Mapping：An Atlas for Clinicians. Malden，MA：Wiley-Blackwell；2008.）

图 39.7 致心律失常性心肌病（ARVC）合并复发性单形性室速患者的室速相关传导通路的心外膜电压图。该患者心律失常对多种抗心律失常药物治疗无效和既往曾行室速导管消融手术。**A.** 左前斜位显示右室心外膜电压图。颜色电压阈值从 0.5～1.5mV 调整到 0.5～0.8mV 显示出传导通路。**B.** 在窦律下潜在的室速相关传导通路可记录到 LPs，在右心室 600ms 起搏时更加明显。此外，在远端电极记录到自发性的 QRS-LP 间期变化，而在近端电极表现为稳定。这提示右心室心尖部激动波开始扩布过程中在近端和远端电极出现递减性传导延迟。**C.** 证实在通道内存在递减性传导延迟。QRS-LP 间期进行性延迟和快频率起搏时发生 2∶1 传导阻滞。电压图显示右室心尖部起搏时传导通道深部进行性延迟的 LP。通道内的起搏标测证实长的 Sti-QRS 间期标测比自发性室速标测更好

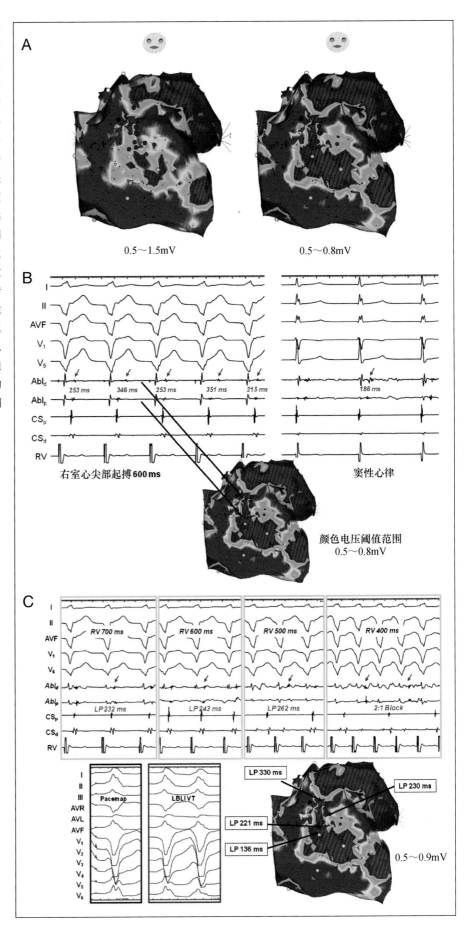

室期前刺激也能发现一些激动在通路内递减性传导延迟的区域（图 39.8）。这种 LPs 区域与 VT 峡部有关，特别存在明显的局部传导延迟（QRS-LP 间期＞200ms）的位点[20]。

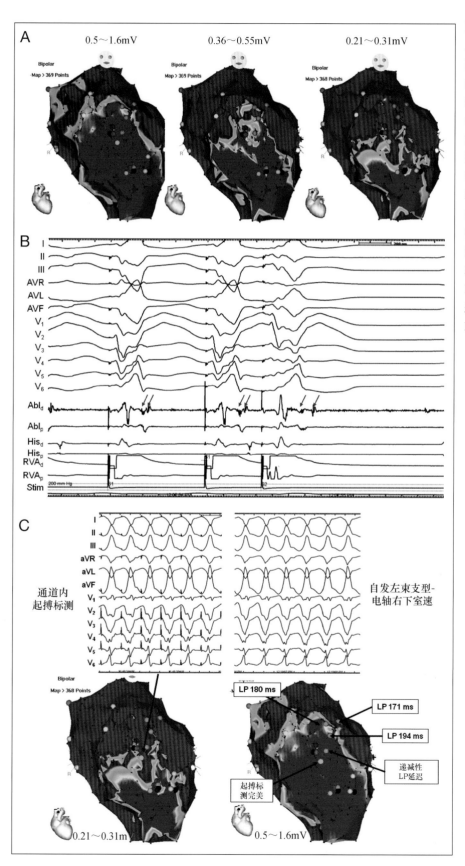

图 39.8 巨大前壁心肌梗死合并无休止单形性室速患者的心内膜电压标测图。A. 心内膜电压标测显示前壁瘢痕。颜色梯度分别对应 0.5～1.6mV、0.35～0.55mV 和 0.21～0.31mV。颜色阈值在 0.21～0.31mV 可以显示出室速相关传导通路。B. 通道内心室早搏刺激显示递减性传导延迟。可以看到 E-IDC 或 LPs（箭头所示）。期前收缩（早搏）刺激时局部电图多种成分的第二个波逐渐延迟提示传导区内存在递减性传导。C. 电压标测显示右心室心尖部起搏时从周边区向瘢痕区出现递减性缓慢传导时记录到进行性的 LP。显示在传导通道内（箭头所示）进行起搏标测比自发性激动标测 LBB-RI 型室速更好。LP，晚电位

既然可通过发现固定的或功能性传导阻滞来确定缓慢传导区内的峡部区域，那么也可通过起搏标测来判定传导通路内的室速峡部位点。在窦律或起搏节律下，在传导通路内不同位点进行局部夺获的起搏标测，选择能产生与临床 VT 类似的 QRS 波。且出现更长的从刺激到 QRS 波间期（S-QRS）的位点可能就是峡部区[21]。这是电激动进入通路出现递减性延长证据的再次验证，同时提示存在缓慢传导的保护性长廊（图 39.7～图 39.10）。

消融

在用颜色可视性地明确了室速的相关通路后，通路的功能性意义应通过激动标测和（或）拖带/重整反应进一步证实（图 39.10）。把感兴趣的异常心肌区标记出来，才可以确定折返环的形态及其与基础瘢痕的关系。这对辅助消融位点的设计非常重要。设计横穿通路/峡部区的消融线能获得更好的效果。

心外膜途径

通常，心外膜标测类似于心内膜标测，但有一些值得注意的差异。首先，正常心外膜双极电压定义为＞1.0mV[8-9]。其次，特别需要区分哪些是真正的瘢痕，哪些是心外膜脂肪垫或接触差/冠状动脉区域低电压区。测量异常的局部 EGM 时，不能仅限于振幅低，而应包括多种成分：宽的或分裂信号和（或）LPs（图 39.7）。再有，因为心外膜起搏阈值较高，进行局部起搏标测或拖带标测可能比较困难。

在心外膜区域，开放灌注导管是射频消融能量释放的主要方法。经皮心外膜途径推荐使用心内超声心动图（ICE）。ICE 能够提供实时监测心外膜液体积聚和提高手术安全性。在消融前进行高能量起搏确定膈神经的走向非常重要，这能够避免膈神经损伤和膈肌瘫痪。急性或延迟冠状动脉损伤/狭窄是心外膜消融的常见并发症，特别是在血管附近 5mm 处消融时容易出现。在心外膜消融前应进行选择性冠状动脉造影，以确定消融电极和邻近大冠状动脉之间的距离。

39.4 术后监护

推荐术后进行标准的监护方案。静脉给予鱼精蛋白有助于逆转肝素抗凝效应，一旦 ACT＜180s 可拔除血管鞘。采用灌注消融电极进行心内膜消融时会产生大量的液体正平衡量。严重心功能不全患者

图 39.9 ARVC 患者室速相关通路的确定。右心室心内膜电压图显示在整个侧壁附近广泛致密瘢痕，从瓣环延伸至心尖部。将颜色阈值从0.5～1.5mV 调整到 0.45～0.48mV 时显示传导通路。通道内拖带刺激反应与峡部定位特征一致。通道内起搏表现为非常好的起搏图。LBLIVT，左束支电轴左下室速

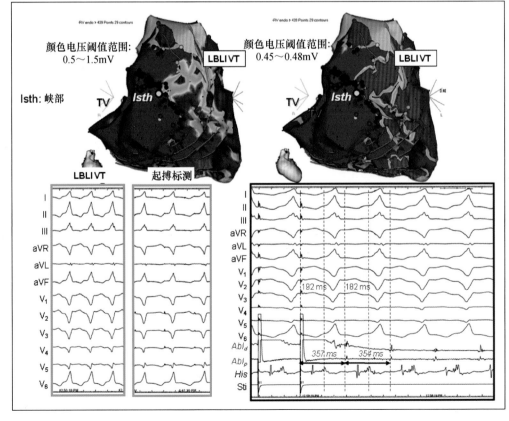

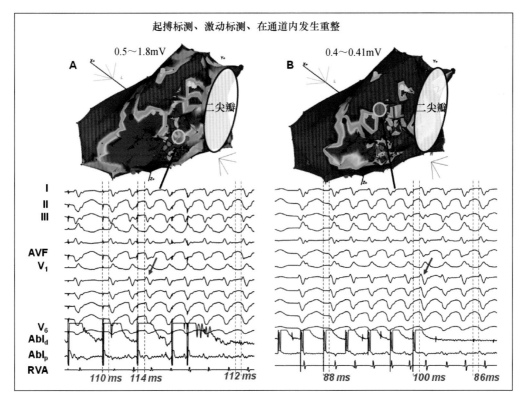

图 39.10 巨大下侧壁心肌梗死合并复发性室速患者的心内膜电压标测图。**A.** 心内膜电压标测图提示下侧壁巨大瘢痕，从基底部延伸至心尖部。颜色阈值设置为 0.5～1.8mV 正常值。心室串刺激诱导 RBBB-电轴右上（RBRS）的室速。标测导管（黄色圈）位于瘢痕深处的一个可能的通路。第二个室速波被与 EGM-QRS 间期（112ms）相同的 S-QRS 间期（114ms）刺激重整（红箭头）。需要注意的是起搏图与等距的 S-QRS 间期（110ms）起搏而得的 QRS 波形态相似。**B.** 颜色阈值和瘢痕的标准调整到 0.4～4.1mV 时显示出巨大瘢痕内的 VT 相关传导通路。标测导管（黄圈）沿着通道向瘢痕周边区移动，心室超速起搏诱导出 RBBS VT。给予 S-QRS（100ms）和 EGM-QRS（86ms）相等的刺激后室速再次被重整（红色箭头），其形态与用 S-QRS 110ms 时室速形态类似。在这个位点，这些间期要短于在通路深部记录到的间期，这提示激动从下壁基底部瘢痕向侧壁瘢痕边缘扩布。该图显示起搏标测和在所有室速相关通路内进行的重整激动标测。跨越通路内的线性消融成功消除了室速

应进行利尿治疗。

进行左心室心内膜消融的患者，推荐术后抗凝治疗 1 月。术后应给予口服华法林或达比加群酯预防卒中和降低栓塞并发症。这些患者并不需要应用依诺肝素或低分子肝素桥接。其他患者（右心室消融、心外膜消融、不适合抗凝治疗的患者）推荐口服每天服用阿司匹林 325mg。

心外膜消融患者，我们通常将 5Fr 猪尾导管放置在心外膜连续引流至第 2 日。术后和术后第 2 日应进行经胸超声心动图随访。我们常规应用激素（曲安西龙 2mg/kg 溶解在 10～20ml）进行心外膜腔灌注，在首次开放引流前先应夹闭 4h。

39.5 手术并发症

对进展性心脏病患者进行室速导管消融是一个复杂的介入手术。手术并发症发生率在 8%，手术相关死亡率为 3%，死亡原因常常是无休止室速[22]。

为了降低手术并发症，我们尽量不诱发心律失常和尽量缩短手术时间。杂交技术的主要依据就是利用窦律/起搏心律的基质特征。对于不能诱发室速的患者要进行详细的和多种标测技术手段替代激动标测手段来确定缓慢传导区的标记（包括激动通路、LPs、起搏标测）。

39.6 局限性

尽管进行了详细的电压标测、高密度采样（>150～200 点），在瘢痕基质内能确认的室速相关性传导通路仅仅可见于 70% 的单形性室速患者[4]。这主要是由于部分室速折返环位于心肌间或心外膜。频率慢

的室速的折返环多位于致密瘢痕区，这可通过发现缓慢传导区来确定峡部区位置。而对于不能耐受的快速的室速，往往仅有几个小的低电压去参与，并没有大的瘢痕区，因此通过确认室速相关性通路而设计消融线路对这部分患者就不易施行。

我们的经验是基质标测确定室速相关的通路可用于大多数大片低电压区域患者，特别是致密瘢痕患者（＜0.5mV）（心内膜或心外膜）（图39.7～图39.10）。通常，单形性室速患者可以看到与折返环相关的单个通路。偶尔，单个通路也能引起多种室速形态（图39.5）。

CARTO系统是自动选择最大局部双极电位，因此必须注意测量真正的局部信号以排除远程电位和起搏伪差。此外，足够的采样点对于通路的定位和标测电解剖特征非常重要。

39.7 总 结

电解剖标测可以确定折返性室速折返环的解剖范围和位置。室速缓慢传导区的峡部解剖大小至少有数厘米，峡部位点大多位于致密瘢痕（0.2～0.3mV）区内。对大多数患者通过调整在窦律下或起搏节律下获得双极电压电图的颜色阈值可确定缓慢传导区内的传导通路。传导通路的确定是大多数室速基质标测和消融的主要策略，特别是那些大的致密心肌瘢痕（无论心内膜还是心外膜）。

为了得到窦律/起搏心律下基质标测的最佳优化效果，需要运用多种技术来确定缓慢传导区域作为潜在的主要折返环峡部的替代标记。然后通过有限的室速诱发应用激动标测或拖带标测来确认这些峡部区。再设计跨越致密的异常心肌区的消融线可易化多种稳定与不稳定室速的消融，甚至是不能诱发的室速。

参考文献

1. Gardner P, Ursell P, Fenoglio J, Wit A. Electrophysiologic and anatomical basis for fractionated EGMs recorded from healed myocardial infarcts. *Circulation*. 1985;72(3):596–611.

2. de Bakker J, van Capelle F, Janse M, Tasseron S, Vermeulen J, de Jonge N, Lahpor J. Slow conduction in the infarcted human heart: "Zigzag" course of activation. *Circulation*. 1993;88(3):915–926.

3. Arenal A, del Castillo S, Gonzalez-Torrecilla E, et al. Tachycardia-related channel in the scar tissue in patients with sustained monomorphic ventricular tachycardias: influence of the voltage scar definition. *Circulation*. 2004;110:2568–2574.

4. Hsia H, Lin D, Sauer W, Callans D, Marchlinski F. Anatomic characterization of endocardial substrate for hemodynamically stable reentrant ventricular tachycardia: identification of endocardial conducting channels. *Heart Rhythm*. 2006;3:503–512.

5. Horowitz L, Josephson M, Harken A. Epicardial and endocardial activation during sustained ventricular tachycardia in man. *Circulation*. 1980;61(6):1227–1238.

6. Harris L, Downar E, Mickeborough L, Shaikh N, Parson I. Activation sequence of ventricular tachycardia: endocardial and epicardial mapping studies in the human ventricle. *J Am Coll Cardiol*. 1987;10:1040–1047.

7. Schweikert R, Saliba W, Tomassoni G, et al. Percutaneous pericardial instrumentation for endo-epicardial mapping of previously failed ablations. *Circulation*. 2003;108:1329–1335.

8. Cano O, Hutchinson M, Lin D, et al. Electroanatomic substrate and ablation outcome for suspected epicardial ventricular tachycardia in left ventricular nonischemic cardiomyopathy. *J Am Coll Cardiol*. 2009;54(9):799–808.

9. Garcia F, Bazan V, Zado E, Ren J, Marchlinski F. Epicardial substrate and outcome with epicardial ablation of ventricular tachycardia in arrhythmogenic right ventricular cardiomyopathy/dysplasia. *Circulation*. 2009;120:366–375.

10. Sacher F, Roberts-Thomson K, Maury P, et al. Epicardial ventricular tachycardia ablation: a multicenter safety study. *J Am Coll Cardiol*. 2010;55(21):2366–2372.

11. Miller J, Marchlinski F, Buxton A, Josephson M. Relationship between the 12-lead electrocardiogram during ventricular tachycardia and endocardial site of origin in patients with coronary artery disease. *Circulation*. 1988;77(4):759–766.

12. Berruezo A, Mont L, Nava S, Chueca E, Bartholomay E, Brugada J. Electrocardiographic recognition of the epicardial origin of ventricular tachycardias. *Circulation*. 2004;109:1842–1847.

13. Daniels D, Lu Y, Morton J, Santucci P, Akar J, Green A, Wilber D. Idiopathic epicardial left ventricular tachycardia originating remote from the sinus of valsalva: electrophysiological characteristics, catheter ablation, and identification from the 12-lead electrocardiogram. *Circulation*. 2006;113:1659–1666.

14. Aliot E, Stevenson W, Almendral-Garrote J, et al. EHRA/HRS Expert consensus on catheter ablation of ventricular arrhythmias. *Heart Rhythm*. 2009;6(6):886–933.

15. Nakagawa H, Yamanashi W, Pitha J, et al. Comparison of in vivo tissue temperature profile and lesion geometry for radiofrequency ablation with a saline-irrigated electrode versus temperature control in a canine thigh muscle preparation. *Circulation*. 1995;91(8):2264–2273.

16. Soejima K, Delacretaz E, Suzuki M, Brunckhorst C, Maisel W, Friedman P, Stevenson W. Saline-cooled versus standard radiofrequency catheter ablation for infarct-related ventricular tachycardias. *Circulation*. 2001;103(14):1858–1862.

17. Marchlinski F, Callans D, Gottlieb C, Zado E. Linear ablation lesions for control of unmappable ventricular tachycardia in patients with ischemic and nonischemic cardiomyopathy.

Circulation. 2000;101:1288–1296.

18. Soejima K, Stevenson W, Maisel W, Sapp J, Epstein L. Electrically unexcitable scar mapping based on pacing threshold for identification of the reentry circuit isthmus: feasability for guiding ventricular tachycardia ablation. *Circulation.* 2002;106:1678–1683.

19. Arenal A, Glez-Torrecilla E, Ortiz M, et al. Ablation of electrograms with an isolated, delayed component as treatment of unmappable monomorphic ventricular tachycardias in patients with structural heart disease. *J Am Coll Cardiol.* 2003;41:81–92.

20. Hsia H, Lin D, Sauer W, Callans D, Marchlinski F. Relationship of late potentials to the ventricular tachycardia circuit defined by entrainment. *J Interv Card Electrophysiol.* 2009;26:21–29.

21. Brunckhorst C, Delacretaz E, Soejima K, Maisel W, Friedman P, Stevenson W. Identification of the ventricular tachycardia isthmus after infarction by pace mapping. *Circulation.* 2004;110:652–659.

22. Stevenson W, Wilber D, Natale A, et al. Irrigated radiofrequency catheter ablation guided by electroanatomic mapping for recurrent ventricular tachycardia after myocardial infarction: the multicenter thermocool ventricular tachycardia ablation trial. *Circulation.* 2008;118: 2773–2782.

如何应用非接触式标测系统进行室性心动过速的导管消融术

Chapter 40　How to Use Noncontact Mapping for Catheter Ablation of Ventricular Tachycardia

Jason T. Jacobson 著

张凤祥　译

40.1　引　言

Ensite Array（St. Jude Medical，Minnetonka，MN）为非接触式标测，是传统接触式标测的有益补充，是起源于左、右心室的室性心动过速（室速）与频发室性期前收缩（室性早搏，简称室早）消融的一项新型标测方法。这种独特的强大标测工具，可以准确地定位特发性、瘢痕性甚至折返通路部分走行于瘢痕内的室速出口部位。因此，这项技术可以应用于频发或偶发非持续性室速/室早，以及血流动力学不稳定室速的点对点标测与消融。应用这一复杂标测系统需要熟悉其工作的科学原理与电图重建的原则，以便更好地了解该系统优缺点。本章将集中讨论 Ensite Array（球囊）标测原理以及其临床应用。

Ensite Array 是由 64 根直径为 0.003in（1in＝25.4mm，约 0.076mm）的导线包绕 7.5cm³ 的球囊编织组成。在每个绝缘导线上都有一个 0.025in（0.635mm）的激光蚀刻以便接受血池中的电信号。Ensite Array 获取的数据由显示系统处理并重建以显示心内膜电活动。此外，该系统还能够显示 12 导联心电图以及从标准导管电极获取的信号。重建腔内电图的

准确性随着远离球囊赤道而降低，最远距离为 50mm。电信号准确性在 34mm 以外变差，一般距离不超过 40mm 重建腔内心电图是相对准确的[1]。

40.2　患者术前准备

缺血评估

手术时间较长患者，术前进行心脏缺血评估是比较明智的做法。因为，缺血本身很少是单形性室速发作原因，若患者存在心肌缺血对消融操作的耐受能力会大大降低。除非禁忌，冠状动脉造影是心肌病患者的首选检查，尤其是室速风暴患者。特发性室速或频发室早患者可能做应力测试。

心室影像学检查

标测前心室影像学检查很重要，不但可提示心室形态和功能，而且还可排除心内膜血栓，以及帮助设计消融方案。标测前发现心室病变部位可以指导 Ensite Array 在心室中具体放置部位。穿刺房间隔途径放置可以更好地显示左心室外侧和前侧瘢痕。而逆行途径可把球囊放到间隔或近心尖部。高凝患

者，Ensite Array 放入左心室后发生血栓栓塞风险较高，应及时注射肝素 100U/kg。另一值得注意的是，心室严重扩大的患者，需要考虑到 Ensite Array 分析电信号的精确性距离球囊赤道 50mm 以内。

超声心动图

经胸超声心动图（TTE），尤其联合超声造影剂可显示心腔的大小、室壁运动异常以及是否存在血栓。室壁变薄与运动下降的区域都可能是发生室速的基质。没有充分抗凝的房颤患者，经食管超声心动图（TEE）还可以判断左心耳是否有血栓，这对合并室速需要电复律的患者至关重要。

除了常规 X 光线影像与三维电解剖标测外，心内超声心动图（ICE）作为一种辅助方式越来越多地应用于室速消融。ICE 可以帮助解剖定位、导管放置、组织接触程度以及早期发现术中并发症，例如心脏压塞等。

核磁共振成像（MRI）

除了可以明确各心腔大小和功能，心脏磁共振成像可以在缺血性心肌病和非缺血性心肌病患者中明确室速发生的基质。钆延迟增强显像可识别瘢痕大小、瘢痕透壁程度以及瘢痕位于心内膜层、心肌层还是心外膜层。此外，MRI 还可发现左心室血栓。

计算机化断层显像（CT）

与超声心动图和心脏磁共振成像相似，CT 可以明确心腔形态、功能、变薄区域和活动度下降区域。但定义心室瘢痕方法的研究正在进行，目前还没有相对可靠方法的报道。

血管评估/入路规划

Ensite Array 是贴附在 9 Fr 导管上，可通过 9 Fr 鞘放入体内。消融导管一般需要 7 Fr 或 8 Fr 鞘，4 极电生理导管一般经 6 Fr 或 7 Fr 鞘送入体内。有外周血管疾病症状或体征拟行左心室手术的患者，事先应做血管超声检查。动脉严重狭窄明显、人工主动脉瓣膜应避免逆行途径送入 Ensite Array 与消融导管。

40.3 麻醉及血流动力学支持

根据患者临床状况，消融可在清醒镇静、静脉麻醉，或全身麻醉（简称全麻）下进行。心力衰竭

明显患者，术前应充分评估，应考虑在全麻下手术。预期手术时间较长或室速发作血流动力学不稳定患者术中需要多次电复律，应选择全麻支持。

目前有许多新型设备可在顽固性心力衰竭患者室速消融过程中提供血流动力学支持。但这些器械都需要经血管进入人体，给 Ensite Array 的入路带来困难。主动脉球囊反搏（IABP）与心室辅助泵（PVAD）需要动脉入路。使用这些装置后，通常采用接触式标测消融治疗室速，非接触式标测不适合使用。

抗心律失常药物

术前，短效抗心律失常药物一般至少停用 5 个半衰期。患者长期（大于 2 周）口服胺碘酮的患者一般不需要停用该药物。但在消融之前，应避免静脉注射胺碘酮。

40.4 手术过程

患者准备

室早患者，首先电生理仪记录 12 导联室早心电图，以免镇静药使用后因其可能抑制触发活动或自律性心律失常而导致室早消失。多数患者，镇静后需要导尿，尤其对心肌病和（或）充血性心力衰竭患者。因为在消融过程中，会灌注很多盐水，需要利尿处理。

Ensite Array 的血管入路

通常右心室放 1 根 4 极电生理导管，既可以从左侧股静脉也可以从右侧送入。消融导管一般经右侧股动脉或股静脉送入，导管经右侧血管可以直接到达左右心室，而且操作方便。Ensite Array 一般从左侧股血管送入（右心室标测时选择左股静脉，左心室标测时选择左股动脉）。左心室前、侧壁存在大片瘢痕时，应考虑右侧股静脉房间隔穿刺途径送入 Ensite Array。若消融导管与 Ensite Array 均需要房间隔穿刺途径进入左心室，那么两者都需要右侧股静脉入路。若事先已放置 2 个 8 Fr 短鞘，则需将短鞘换成房间隔穿刺专用的长鞘。

Ensite Array 准备和放置

Ensite Array 准备

首先，将延长管（在 Array 包装中提供）与 Array 管腔连接，并用肝素盐水冲洗。随后将 Array "撑开"（图 40.1，左），阀门打开，采用 10ml 注射器将球囊通气 2 次。10ml 肝素盐水注入气球并吸出，主要为排空球囊中的任何气泡。放入体内前，注入 70% 肝素生理盐水和 30% 造影剂的混合液，之后吸除。球囊的阀门保持打开，并将 Array "回收"，随后 Array 就可以通过鞘管放入体内（图 40.1，右）。

左心室、逆行入路

当选择主动脉逆行法进入左心室，Array 可经 9Fr 动脉鞘送入，注意在送 Array 进入鞘管时，一定要"抽瘪"Array，一旦 Array 进入鞘管，先把导丝送入"猪尾"头端以使其伸直。导丝先跨过主动脉瓣，然后到心尖部。随后顺导丝送入 Array（导丝固定在原位）。多数情况下，导丝不能充分指导导管到位，此时，可先用普通猪尾导管将导丝送入左室心尖部，然后撤出猪尾并尽量不要移动导丝位置。然后将 Array 顺导丝跨过主动脉瓣送入左室心尖部，再将导丝撤回，这样前面的猪尾自动卷曲将尾端接上盐水灌注管以防止血栓形成。随后充盈 Array 球囊（见下文）。

左心室、穿刺房间隔入路

若需要经穿刺房间隔途径送入 Array，房间隔穿刺前静脉注射肝素 3000U，穿刺成功后追加普通肝素 100U/kg。目标激活凝血酶时间（ACT）值介于 300～350s，手术全程监测 ACT 并保持该水平。术中每 30min 检测一次 ACT。房间隔穿刺成功后应先将 ACT 调整满意后再释放 Array。

通常采用大弯可控鞘将 0.035in（约 0.89mm）导丝送至左心室心尖部。之后撤出鞘管，保留导丝。操作中注意避免导丝移位。撤出房间隔穿刺鞘后，将一根 9 Fr 短鞘沿导丝送至腹股沟。将此鞘管缝合固定以保持 Array 位置。若消融导管和 Array 均需要经房间隔途径送入，则先穿刺房间隔放置 Array，以便有足够的时间在释放 Array 前 ACT 已达到治疗 300s～350s（见下文）。

右心室入路

标测右心室时，可采用猪尾巴或右冠脉造影导管将导丝送入右室心尖部（RVA）或右心室流出道（RVOT）。若把球囊放置右心室流出道标测，导丝则要通过肺动脉瓣直到左侧肺动脉的近端。导丝到位后，小心撤出猪尾巴或右冠脉造影导管。小心导丝不要滑脱。随后沿着导丝将 Array 经三尖瓣环送至右心室心尖部或右心室流出道。值得注意的是，在心尖部放置 Array，需要将导丝撤回到鞘管中使得 Array 末端猪尾状导管恢复自然曲线。而右心室流出道放置，则需要将导丝留在肺动脉内以保持其稳定性。

球囊释放

Array 放置到目标位置时，需要将球囊尾端阀门打开，球囊内注入 7～9ml 盐水与造影剂（70%：30%）混合物将球囊"撑开"，具体注入容量要视心腔大小而定。值得注意的是，当 Array "撑开"后，将会被拉回 1cm 左右的距离。随后，在腹股沟处缝合固定鞘或用胶带贴牢以确保其稳定性。

为了提高效率，最好在 ACT 到达治疗范围后，将准备好的球囊送入体内，随后开始标测。具体操作顺序如下：

1. 建立股动脉或静脉通路；

2. 给起始量肝素，或进行房间隔穿刺后，给足量肝素；

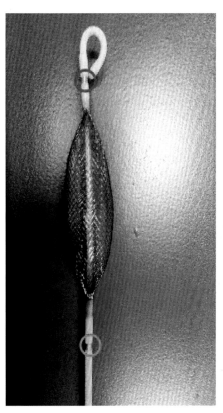
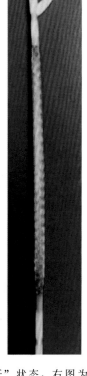

图 40.1 Array 球囊，左图示 Array "撑开"状态，右图为"抽瘪"状态，定位环近端用绿圈标出，远端用红圈标出

3. 放置导丝；

4. 准备球囊；

5. 检测 ACT，根据需要追加肝素；

6. 放置并撑开球囊。

标测

基本原则/概念

标测系统通过应用 Laplace 定律对 Array 测量的电位信息进行反向解析，进而重建 3360 个心室内膜电位图（VEGM）。由于 Array 没有与心内膜接触，这些信号主要在血池内记录到。三维空间的心内膜定位是基于导管在感兴趣区域内移动建立的"壳"上形成的几何图形。Array 通过其远端和近端的定位信号源释放 5.68kHz 定位信号追踪导管的位置（图 40.1）。非常重要的是，Array 是"宇宙的中心"，如果它移动了，VEGM 重建的形态也会发生改变，而需要重新建立新的几何图形。

该系统可根据重建的单极腔内电图呈现不同颜色的等电位图。操作者可设置颜色阈值来显示腔内电图的负电压部分。通常，所有＞0mV（正）的电压被编码为紫色，并且并定义为负值。当腔内电图逐渐变为负值并且到达最大负电位（PNV）后，随着电位从静息状态返回时，系统显示颜色将从紫色依次沿红、蓝、绿、黄、白色，然后再回到紫色（图 40.2）。此系统的颜色设置依赖于假设 PNV 提示单极电图的局部激动。实际上，局部记录到的最大负值的斜率才标志着局部的兴奋，不过在实际应用中 PNV 可作为一个合理的代替。若有需要，该系统可以在回放的激动顺序时候，可以根据每一帧的最大负电位值作为参考显示腔内电图。该功能称为"虚拟追踪"，在屏幕的右下方可以看到该功能的按钮。在图中，会有一个红色的星号作为该虚拟追踪功能的实际定位标识（见视频 40.1）。

操纵者可自定义系统滤波器的高通（HP）和低通（LP）。滤波器的高通最佳用途是消除基线的信号漂移。通常将高通滤波设置为 2Hz。需要注意的是，高通设置不当时，会出现腔内单极电图形态改变。此时，仍采用 PNV 代表局部激动就不适合。也就是说，高通滤波可使术者发现瘢痕中的低电压，如室速发生时的舒张中期电位。低通滤波一般设置为 150Hz，则不再改变。

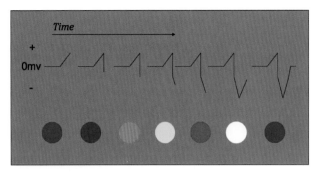

图 40.2 Array 的电压颜色显示：单独一个 VEGM（腔内电位图）在逐步达到最大负电压过程（PNV）中，颜色显示是如何变化的。当电压刚好≥0mV 时，VEGM 点显示紫色，随着电压越来越负、颜色逐渐变为蓝、绿、黄、红，最后变为白色。当电压逐渐减小负值回到 0mV 电位时，颜色再次反转为紫色。必须指出这些颜色标度均是由术者人为操控的。通常，≥0mV 电压设定为紫色，在心腔标测间期内大约一半 PNV 时设定为白色，因此并非所有达到电压点都显示白色。VEGM，虚拟电位图；PNV，负电压峰值

瘢痕定位

Array 本来能通过标测一次心跳就可发现低电压区这是 Array 的终极目标、但这一潜在功能未被充分认识到。该系统目前使用"动态基质标测"（DSM）功能来发现仅由 PNV 定义的低电压区，而不是峰值对峰值 VEGM 电压。系统操作者自行定义感兴趣的时间段和对低电压区阈值的设定。该操作通过对选定时间段内心腔中整体负电位峰值中大多数最负电位的选择而实现（图 40.3）。虽然该方法在动物心梗模型中应用有较好的效果，但在人类心肌梗死中的有效性有待验证[2-3]。另外，DSM 功能能否在非缺血性心肌病中应用，也缺乏动物实验验证。鉴于此，目前使用的 Array 仅凭 DSM 来确定瘢痕区域是不准确的。可喜的是，更新版本中（5.0 或者更高）采用接触式双极电压图与几何图形的混搭，从而使得瘢痕的定位更加精准（图 40.4）。

室速标测

Ensite Array 的一大优势在于对特发性局部室速/室性早搏的标测[4]。该系统可标测室速的第一跳来显示整个激动顺序（见视频 40.1）。如前所述，放置导管前，要记录到 12 导联的临床室速或早搏心电图。Array 可能在心腔内碰出早搏。因此，术中要标测的是临床早搏而不是 Array 碰出的早搏。如何鉴别呢？就是对早搏最早除极点信号的进行对比。如果腔内电图呈

图 40.3 前壁心肌梗死患者的动态基质标测（DSM）。这是一个窦性心律下应用DSM的例子。绿色卡尺放置在窦性心律下QRS前后，以确定应用DSM的兴趣窗。图左侧垂直彩色条（白色矩形）显示正常电压至卡尺之间记录的GPN电压之间的彩色编码。50%GPN以电压图黄色和绿色之间的边界显示。图中点状白线（白色箭头）包绕区域显示低电压区。同时可以看到DSM标记围绕在GPN点30%以下区域（棕色区域的白色实线显示）。红色线区域是低电压区，定义为双极接触标测电压＜1.5mV。DSM标记（50%）和接触标测看起来很好但不完美。DSM标测错误的重要原因是瘢痕区域和二尖瓣-主动脉连接处的混合瘢痕区域，这可以通过30%DSM标记显示出来

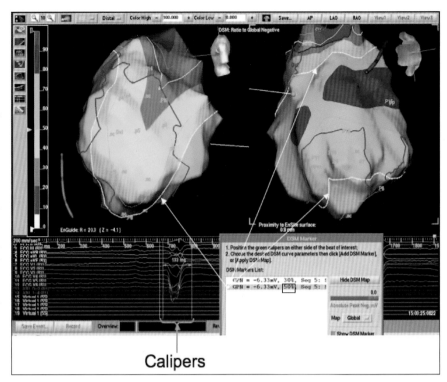

图 40.4 双极接触电压标测图。调整后左后斜位显示后基底部瘢痕。正常电压区（＞1.5mV）以紫色显示。瘢痕区域（＜0.5mV）以灰色显示。右上角落的躯干模型显示标测图的投照体位。屏幕左侧彩色条带显示色彩范围。在心室中间水平可以看到消融导管

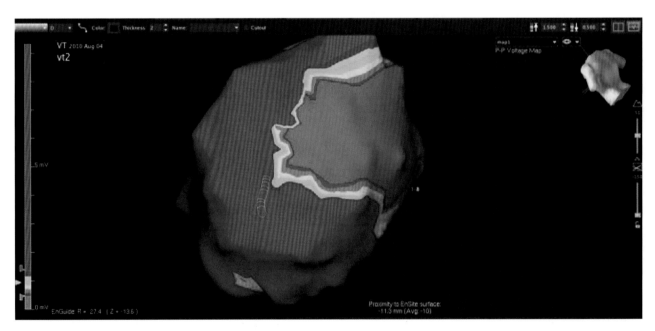

现为紫色，提示早搏是由 Array 碰撞心内膜而出现（图40.5）。需要注意的是，Array 的猪尾端同样可以碰出早搏（图40.6）。因不是电极碰撞心内膜产生，通常信号不饱和。

室速/室早的起源部位至少应在 QRS 波形前10～20ms，且腔内单极电图呈 QS 形，这提示早搏起源于

该点，激动由此向外扩布。而单极电图起始呈 R 形提示激动向该点传导，早搏不是起源于此（图40.7）。系统可回顾标测，可以很慢速度播放使术者可以清楚地阅读信号数据。将光标放在 QRS 波群起始处开始播放分析，示踪出最早负向电压产生点（除紫色以外的颜色），此点即为最早激动点（室速/

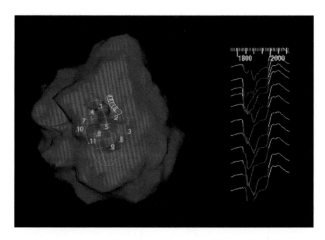

图 40.5 饱和信号。图示左室几何形态，Array 的轮廓以黄色椭圆形取样线的中心区域显示。大量的 VEGM 可供选择，以显示兴趣区的椭圆形区域。图例中，在间隔部选择 VEGM 阻滞区（绿色数字 1～11），而 Array 靠近心内膜生理体位。在右侧显示 VEGM（顶部追踪线是 VEGM 1，基底部是 VEGM 11）。VEGM 的紫色部分提示心室收缩时 Array 进入间隔部引起的饱和信号

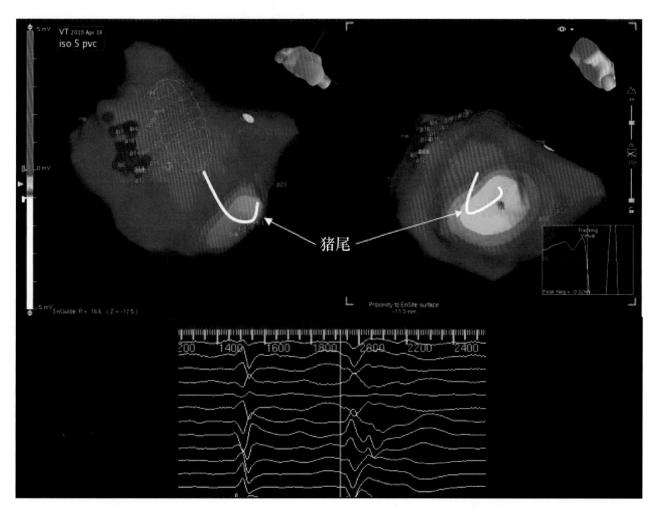

图 40.6 机械刺激诱导的室早。Array 猪尾端引起的 PVC（并未在系统中显示，但是在这张图中显示出来）。左心室的两个投照体位显示通过逆行途径放置的 Array 的方向（黄色椭圆形）。蓝色区域周围红色星号显示 PVC 的起源位点，猪尾端预计接触到心内膜。图片下方显示 ECG 跟踪。窦性心律随后是 PVC。系统显示时间点与黄色垂直线显示在 PVC 的起始点一致。在这个时间段的 VEGM 达到最大负向电压，通过跟踪虚拟显示出来（等势图的红色星号和右下方的显示框）。棕色圆盘提示消融病损。PVC：室性期前收缩

图 40.7 电极电图的方向性。左侧显示在波阵（黄色心状）传播方向的 2 个位点的单极 EGM 形态。位点 A 是起源点。在这个位点，陡直负向折叠提示波阵远离这个位点。B 点偏离起源点。随着波阵达到这个位点，可以看到正向类本位曲线。右侧图显示在波阵从 A 点扩布的相同 2 个位点。在 A 点可以记录到 QS EGM 图形，提示波阵没有到达过这个区域。B 点出现正向波折，随后是负向波折，提示波阵通过 B 点。最大负向斜率点提示局部激动时间

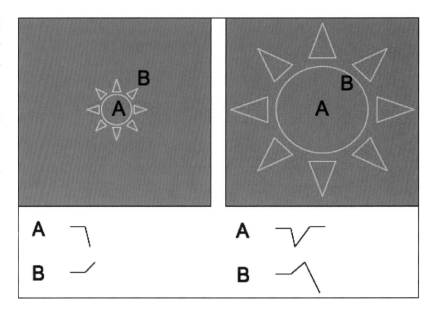

早搏起源点）。对此处波形需要进一步确认，以确保此点为真正最早激动点，而非复极或基线产生的噪音（图 40.8）。若 Array 记录到的最早点波形不呈 "QS" 形，而是 R 波，提示真正起源点可能在其他部位，如附近心腔、室壁内或心外膜。消融前，通常采用接触标测验证 Array 标测结果，因为 Array 位移都会使得几何模型的精确度下降以及标测结果不可信。值得注意的是，通常 Array 标测主动脉窦、冠状静脉系统或心外膜的准确性较差，因为 Array 距离靶点距离较远或潜在心肌层电位干扰。但可通过 Array 定位心内膜最早激动来指导心外膜标测。

采用上述类似方法，Array 可精确标测出（缺血性和非缺血性）瘢痕室速的出口。室速出口部位腔内电图通常为 QS 形，起始比较平缓或有小 R 波，这是由于激动由远处峡部传来所致（图 40.9 和视频 40.2）。Array 标测室速的出口位于体表 QRS 波起始处，若最早心内膜激动在 QRS 波之后，那么室速的真正出口很有可能在其他部位（其他心室、心外膜或心肌深层）。需要注意的是，除束支/分支折返或是由于特发性室速/室早引起的心肌病外，绝大多数心肌病室速起源于瘢痕。但需要对低电压部位进行接触标测验证，以明确瘢痕区域是否为真正的室速出口。若室速出口部位远离瘢痕，那么必须考虑到真正的起源可能在其他心室或者心外膜。

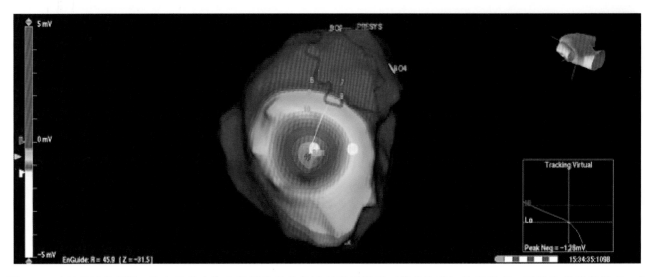

图 40.8 室速的局灶起源。这个非缺血性心肌病患者的室速起源于瘢痕（棕色边界）的远距点。星号为虚拟跟踪点。在 VEGM 上的 QS 复合波显示波阵扩布。白色点仅仅代表标测点

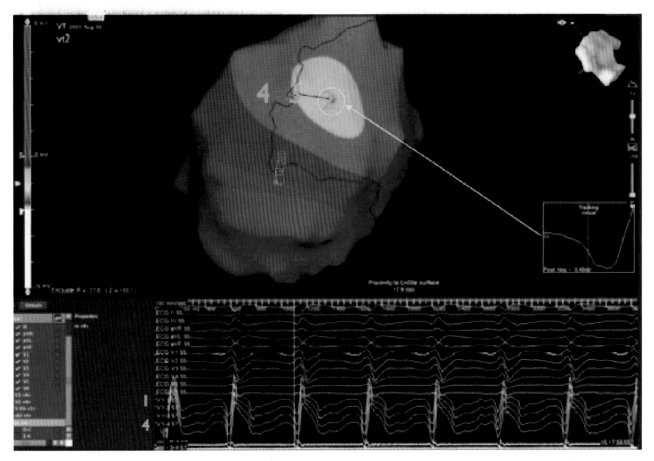

图 40.9　缺血性心肌病患者室速的出口位点。本图与图 40.3 为同一患者。黑色边界是图 40.3 电视的瘢痕区域轮廓。系统并不能同时显示接触双极标测和单极等势标测图。虚拟跟踪线（黄色圈内红色星号，在 VEGM 内也显示）显示在临近出口（黑色箭头显示）的瘢痕内激动。图片下方显示 12 导联 ECG（白色线）和 4 个 VEGM（黄色线 1～4）。VEGM 对应等势图上 1～4 绿色数字。VEGM3 在瘢痕边界的出口。这个 EGM 上陡直的 QS 型，而在 VEFM1 上表现为更大梯度的下斜。视频 40.2 显示 VT 的激动顺序

　　多数情况下（约 70％的室速），室速的峡部（通常与出口相连）可通过 Array 记录的舒张期电位探查到[5-6]（图 40.10 和视频 40.3）。为了更好地标测这些低电压的电信号，可把高通滤波调整到 8Hz 或者更高，可滤掉多余的噪音、复极以及远场电信号干扰（图 40.11）。

消融

　　特发性室早/室速，通常在在最早激动点处消融。对于偶发的室早，起搏标测可帮助明确消融靶点。一般采用 4mm 消融导管就可胜任此项任务，对于疑难病例（起源较深的室速），可考虑使用 8mm 或盐水灌注导管消融。

　　瘢痕室速消融时，需要对低电压区进行消融。盐水灌注导管是最佳选择。若 Array 提示室速峡远端部位于瘢痕内，则消融线要贯通这个瘢痕区域。若 Array 仅标测出室速出口，则需要在出口附近电压＜1.5mV 的低电压区进行消融。起搏标测不仅可帮助验证消融靶点是否准确，而且可作为潜在的消融终点，消融后，若起搏波阵面从瘢痕组织的消融点以外的部位传出，那么表明消融靶点很可能已经失去电传导性。此外，这种操作还可以发现消融线上的传导漏点（图 40.12 和视频 40.4）。

　　当时，Array 的分辨率总体上是不清晰的。如何使系统显示的出口长度与真实消融线匹配还不清楚。利用单极电图有利于将记录电极以外的心肌产生的远场和近场电位区分开。虚拟示踪有助于沿出口位点定位中的点，进而开始消融（瘢痕室速和心肌病患者进行标测和消融时，需要非常仔细的观察液体入量，特别在使用盐水灌注导管的时候。当患者伴

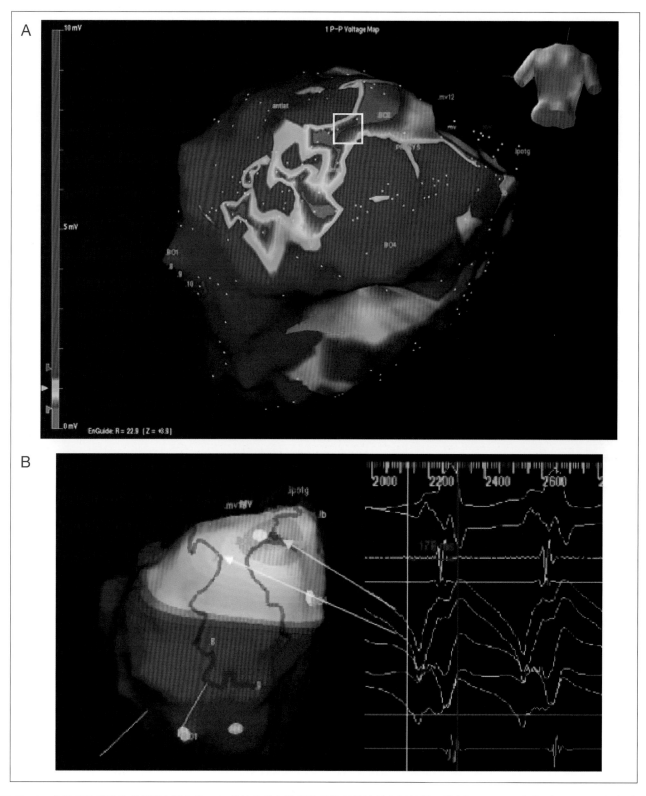

图 40.10 非持续性室速患者舒张中期电位。A. 非缺血性心肌病患者的双极接触电压标测（紫色≥1.5mV，灰色≤0.5mV）。左室后基底部可见小的补丁样瘢痕。在两个致密瘢痕区（白色）之间有一个相对较高的电压带。B. VT 的等势图。右侧图框显示 2 个 ECG 通道信号（上方白色显示）、消融导管信号（下边 2 个白色显示）、4 个 VEGM（黄色显示）和右室导管（下边蓝色显示）。上方白色盒子显示 VT 的横断面带。绿色的 VEGM6-10 显示在瘢痕周围的不同位点。位点 6（黄色箭头）是虚拟跟踪，提示红色星号显示 VEGM 的下降支顿挫（右上方黄色显示），正好位于舒张中期。垂直黄线显示左侧等势图中时间窗口设置。位点 7（白色箭头）是 VT 的出口位点，在 VEGM 上也可见收缩期前的顿挫（上边第二条黄线）。视频 40.3 是 VT 的激动顺序。白点仅仅代表标测点

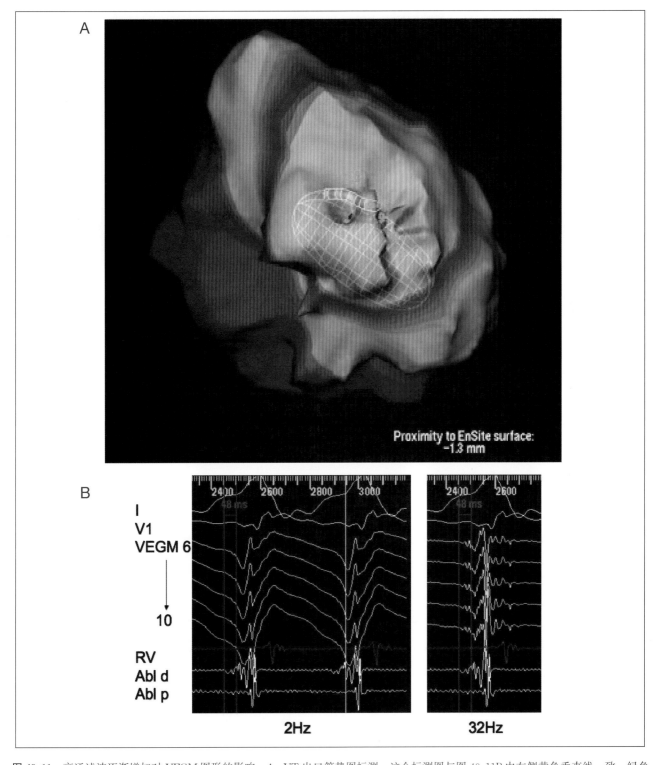

图 40.11 高通滤波逐渐增加对 VEGM 图形的影响。**A.** VT 出口等势图标测。这个标测图与图 40.11B 中左侧黄色垂直线一致。绿色尖端显示消融导管。**B.** 高通滤波在 2Hz（左）和 32Hz（右）的 VEGM。上方显示 ECG I 和 V₁ 导联。VEGMs 6～10（与等势图绿色数字对应）和 RV 导管、消融导管的远端（Abl d）到近端（Abl p）电极记录同时显示。Abl d 放置在 VEGM8 同样的位点。HP 滤波改为 2Hz，VEGMs 显示缓慢上升支伴顿挫。与之前的波形相比，除极波形有点模糊。Abld 显示在 QRS 前起始 48ms 有多个成分信号。HP 滤波改为 32Hz，除极信号最小化了，VEGM 显示同样与 Abl d 记录的双极信号相似的舒张晚期多个成分的信号

图 40.12 左侧等势图显示与图 40.3 和图 40.9 相同的患者消融病损的设置。假设小的瘢痕（与右侧标测图显示相同的方向）并且诱导出多种形态 VT，在瘢痕周围进行消融。在图 40.9 显示的瘢痕内靠近 VT 峡部的位点起搏，波从消融线（黄圈）的缝隙通过。图左侧显示 12 导联 ECG（白色）和波阵周围的 VEGM（黄色，1～4）。垂直黄线显示等势图的时间点。注意长的刺激（白色矩形）到 QRS 波的间隙。起搏 QRS 形态和图 40.9 中 VT 的形态相似。视频 40.4 显示起搏波的激动顺序

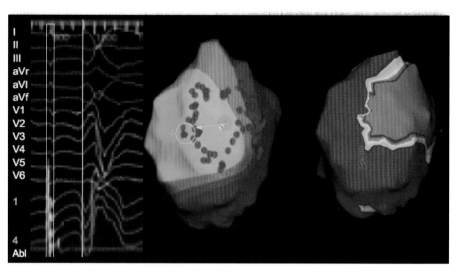

有严重心功能不全时，需要在消融时降低灌注速度或换用封闭灌注导管）。

40.5 术后护理

术后即时护理

射频消融术后，抽出球囊中的对比剂，将 Array "回收"，保持球囊尾端阀门打开，撤出 Array，停用肝素。鱼精蛋白可以中和肝素的抗凝作用，当 ACT 降至 180s 以下可拔除鞘管。若是动脉鞘管，拔出后需要卧床 6h。左心室标测与消融、左心室血栓史、室壁瘤史或房颤需要电复律患者，拔除鞘管 6h 后开始使用肝素。这些患者，通常术后需要口服华法林 1 个月，华法林术后当晚开始使用。

消融术前使用短效抗心律失常药物患者，若时间允许，需要在消融术前停药 5 个半衰期。长期口服胺碘酮患者通常维持到术后约 1 个月，停药要视消融急性成功与否而定。

长期随访

所有患者均应在术后 2～4 周来门诊随访。植入 ICD 的患者须每三个月进行一次心律失常事件遥测。特发性室速/室早患者术后 1 个月要进行 24h 动态心电图检查以明确消融后的心律失常负荷。若心律失常不再复发，术后可考虑停用胺碘酮。若不存在继续抗凝治疗的其他指征，术后 1 个月可停用华法林。

40.6 手术并发症

因 Array 导管比较粗，术中要谨慎操作，避免心脏穿孔发生。一般 Array 不会直接造成心脏穿孔，但很有可能因其造成空间狭小，导管在其周围操作不当引起。血管内超声可观察 Array 及其与周围组织接触情况，帮助预防或及时发现心脏穿孔。

血栓栓塞可发生于任何消融术中。Array 为血栓形成提供额外条件。因此，在术中维持 ACT300～350s 显得格外重要。血管并发症是采用 Array 进行标测消融术中最常见的并发症。因此，术后通常不采用低分子量肝素抗凝，尤其是术中有动脉穿刺。

如前所述，心肌病心衰患者术中必须严格预防和处置消融中灌注问题。

40.7 优势以及局限性

目前为止，还没有一项随机研究对 Array 指导的消融与传统消融进行对比，但有部分研究报道指出两者在成功率方面较为接近[4-6]。此外，Array 球囊的一大优势是其可以对单一早搏的心律失常进行标测。而该优势在血流动力学无法耐受的室速患者显得尤为重要，因为该类型的心律失常被归为"无法标测性"室速（非持续性或诱发性）。

Array 球囊的缺点包括两个方面：物理性和操作性。Array 本身物理缺点包括 Array 放置前准备工作以及放置球囊本身，Array 可诱发早搏，心腔与 Array 大小不匹配以及 Array 周围的导管操作困难等。操作方面的缺点包括了针对重建腔内电图对于心腔大小和几何模型可信度的依赖。Array 移位对几何模型精准度的影响、分辨率不确定性，以及瘢痕内较难识别低电压区等。

40.8 结 论

与传统标测相比，非接触标测有很多优势，尤其对血流动力学不能耐受的"无法标测"的室速来说，其优势尤为明显。基于 Array 的复杂性，电生理医生需要熟悉其性能，而不仅仅依赖技师和临床工程师。目前 Array 的局限性可望在后续版本得到解决。

参考文献

1. Schilling RJ, Peters NS, Davies DW. Simultaneous endocardial mapping in the human left ventricle using a noncontact catheter: comparison of contact and reconstructed electrograms during sinus rhythm. *Circulation*. 1998;98(9):887–898.
2. Jacobson JT, Afonso VX, Eisenman G, Schultz JR, Lazar S, Michele JJ, Josephson ME, Callans DJ. Characterization of the infarct substrate and ventricular tachycardia circuits with noncontact unipolar mapping in a porcine model of myocardial infarction. *Heart Rhythm*. 2006;3(2):189–197.
3. Reek S, Geller JC, Mittag A, Grothues F, Hess A, Kaulisch T, Klein HU. Noncontact mapping of ventricular tachycardia in a closed-chest animal model of chronic myocardial infarction. *Pacing Clin Electrophysiol*. 2003;26(12):2253–2263.
4. Ribbing M, Wasmer K, Monnig G, Kirchhof P, Loh P, Breithardt G, Haverkamp W, Eckardt L. Endocardial mapping of right ventricular outflow tract tachycardia using non-contact activation mapping. *J Cardiovasc Electrophysiol*. 2003;14(6):602–608.
5. Klemm HU, Ventura R, Steven D, Johnsen C, Rostock T, Lutomsky B, Risius T, Meinertz T, Willems S. Catheter ablation of multiple ventricular tachycardias after myocardial infarction guided by combined contact and non-contact mapping. *Circulation*. 200729;115(21):2697–2704.
6. Schilling RJ, Peters NS, Davies DW. Feasibility of a non-contact catheter for endocardial mapping of human ventricular tachycardia. *Circulation*. 1999;99(19):2543–2552.

视频描述

视频 **40.1** 右室流出道（RVOT）起源室早（PVC）的激动标测。RAO（左）和 PA（右）位显示室早起源于前游离壁，红星表示虚拟示踪，其电位显示在右侧插图的底部。His，希氏束位置

视频 **40.2** 图形 40.9 所描述的室速的激动顺序

视频 **40.3** 图形 40.10 所描述的室速的激动顺序。注意，瘢痕区的舒张期激动要早于体表心电图 QRS 起始

视频 **40.4** 图形 40.12 描述的，利用起搏波阵面的激动顺序来发现消融线的漏点

如何利用心内超声心动图辅助室性心动过速的导管消融

Chapter 41　How to Use ICE to Aid in Catheter Ablation of Ventricular Tachycardia

Marc W. Deyell；Mathew D. Hutchinson，David J. Callans 著

谭　琛　译

41.1　引　言

右心室和左心室都是复杂的三维结构，室性心动过速（简称室速）的消融术中确定解剖结构的能力是不可或缺的。心室消融定位的基石是 X 光线透视和电解剖标测系统，然而心内超声心动图（intracardiac echocardiography，ICE）作为辅助成像方法也应用得越来越多，可以提供非常有价值的信息，提高复杂心室消融的有效性和安全性。

目前，有两种可以商用的 ICE 系统，即辐射式和相控阵式。辐射式 ICE（Ultra ICE™，Boston Scientific Co.，San Jose，CA）在导管柄中有换能器，头端有小超声元件，在外置马达驱动下以 600r/min 的速度旋转。探头垂直导管长轴发射超声束，形成以导管为中心的环形影像，类似于冠状动脉介入的血管内超声。导管的轴向分辨率非常好，但组织穿透性仅有 6～8cm，且导管不能打弯，限制了它在室速中的应用。

相控阵 ICE 导管提供扇形影像，类似于经胸或经食管探头。在我们实验室均应用与西门子超声平台兼容的 AcuNav™ 探头（Acuson Corporation，Siemens Medical Solutions USA Inc.，Malvern，PA）。这一 8Fr 超声导管有一个朝前（垂直于头端）的 64 元相位排列的换能器，可沿导管长轴扫描出一个 90°范围的扇面，而且还具有 M 超以及脉冲或连续波多普勒功能。组织穿透力可达 16cm，头端可以向前后左右打弯，为心室成像提供更灵活的平台。圣犹达（St. Jude Medical）生产了一种相位排列的具有独立菲利普超声平台（ViewMate Ⅱ™）的导管（ViewFlex Ⅱ™ Plus ICE 导管），但我们的导管室至今还未使用过。ViewFlex 换能器具有完全的多普勒功能，但导管只能前后打弯。

由于其有利于指导心室消融，下面的章节将针对性介绍相控阵超声成像（尤其是 AcuNav 导管）。我们实验室通常采用经房间隔途径进行室速消融；ICE 对于房间隔穿刺有很大的指导价值，这专门在另一章节有详细的讨论。

41.2　术前准备

导管入路

术中需经股静脉置入一根 9Fr 鞘管专门用于插入 ICE 导管。9Fr 鞘管可保证 ICE 导管通过，同时可于此鞘管静脉输液。如可能，将 ICE 导管置于左侧股

静脉，消融导管置于右侧股静脉，从而易于操作导管而不互相影响。

管理和设置

AcuNav 相控阵 ICE 导管可发射 5.5、7.5、8.5 和 10MHz 多个频段的超声波。我们常常应用 7.5MHz，该频段可满足大多数 ICE 的应用。更高频段（8.5 和 10MHz）有更好的轴向分辨率，有利于感兴趣结构离探头较近，如流出道心动过速的病例。低频段（5.5MHz）用于较远结构探查，如扩大心脏的左心室下壁或侧壁。超声束宽度越宽，则侧方的分辨率越低；因此当需要集中观察某一个特定感兴趣区，如乳头肌或主动脉窦时，我们用最小宽度的扇面。

为获得最佳图像，术者必须能对可变的深度补偿控制有很好的理解，以便在整个影像深度调节相对增益。降低近场增益有助于减少探头附近结构如增厚的房间隔或起搏导线的抑制作用，从而获得更好的远场结构图像。

按惯例，ICE 成像扇面图像左侧的标志提示导管柄位于图像的左侧，导管头端位于右侧。然而在我们实验室，我们将图像翻转使得标志位于右侧（图 41.1）。我们发现这样图像放置方向对电生理（EP）实验室的术者来说更直观，因为当他站在导管床的右侧时，ICE 图像的顶部（左侧）与患者的头部方向一致。该章节大多数图像是按照标志位于左侧的常规方式显示的，当图像翻转放置时我们有特殊提示。

导管进入和操作

ICE 导管可以在无放射线的情况下推送入心脏。

由于 ICE 图像垂直于导管平面，当推送导管时总能看到一小部分静脉管腔和管壁。如果遇到阻力或看不到血管，轻撤导管并旋转至看到管腔。一旦确认血管主腔，可将导管向主管腔方向打弯，再继续推送进入心脏。

术中 ICE 导管的操作可以由操作消融导管的同一位术者进行，当然在消融导管和 ICE 导管的稳定性要求高时，最好有助手帮助。最好有专用的超声图像显示器与腔内心电图、X 线和电解剖标测系统显示器比邻放置。另一位操作者控制超声平台并记录图像。在我们实验室常由进修技师或护士完成；对他们进行充分的超声技术培训是非常必要的。

41.3　手术过程

通过右心房进行心室结构的成像

下面的两节，我们回顾有关室速消融时 ICE 的基础内容，着重学习显示心室结构的标准切面。然而，由于 ICE 在心脏内的可操作性，术者可以在需要时通过导管打弯修改这些标准切面而获得显示感兴趣结构的最佳切面。

ICE 的学习常从"初始"切面开始，将 ICE 导管自然地放在右心房中部，导管朝前使三尖瓣进入该切面（视频 41.1A）。在这一切面也可以看到右心室流出道近端。三尖瓣的彩色多普勒图像可量化基线三尖瓣反流情况（视频 41.1B），射血的连续波（CW）多普勒可以评估基线收缩期肺动脉压力。在合并左心室心功能下降的室速消融时评估基线肺动脉压力是至关重要的。推送以及（常常需要）轻轻地顺时针转动导管

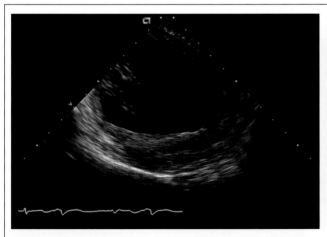
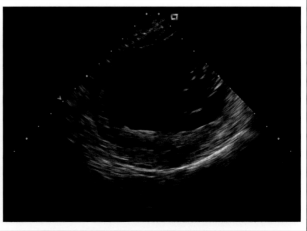

图 41.1　从右心室看到的左心室长轴切面。标准视图（左图）上，提示 ICE 导管柄的标志位于图像的左侧。在我们实验室，图像被翻转，因此标志位于图像的右侧（右图）

将可看到整个右心室流出道和肺动脉瓣（图41.2，视频41.2）。继续顺时针转动导管可以见到主动脉瓣长轴和左心室流出道（图41.3A，视频41.3A）。在自然位

置时，很难看到左心室流出道全貌，但是稍稍向左或向右倾斜就很容易改善图像效果。彩色多普勒可评估主动脉瓣狭窄和反流的基线情况（图41.3B，视频41.3B）。再继续顺时针转动导管可以看到二尖瓣长轴（图41.4A，视频41.4A）。同样左右倾斜导管可以使传感器平行于左心室流入道。彩色多普勒可以评估二尖瓣反流的基线情况（图41.4B，视频41.4B）。

从三尖瓣和右心室位置进行心室结构的成像

ICE 导管向前打弯通过三尖瓣到达右心室，然后松弯至自然位置（视频41.5）。一旦 ICE 导管进入右心室，首先面向游离壁下部及与其临近的心包（图41.5，视频41.6）。顺时针方向转动导管显示左心室长轴，可以看到后中侧乳头肌和二尖瓣（图41.6A，视频41.7A）。再继续轻轻地顺时针转动可见前外侧乳头肌

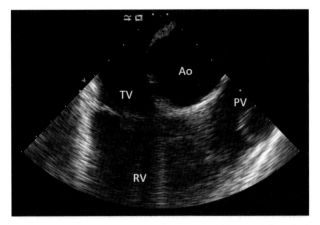

图 41.2 从初始位置开始向前推送 ICE 导管，可见右心室流出道（RVOT）和肺动脉瓣

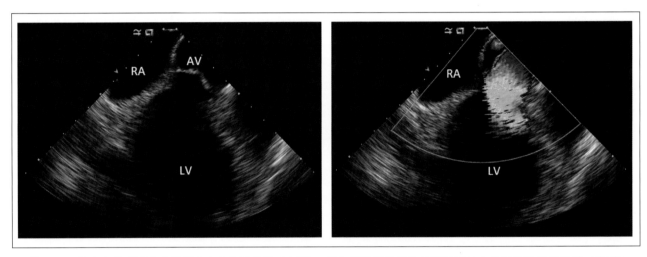

图 41.3 从右心房看到主动脉瓣和左心室流出道（左图）。跨主动脉瓣的彩色多普勒可见大量层流通过流出道（右图）

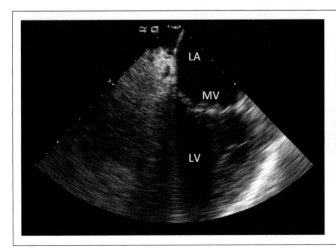
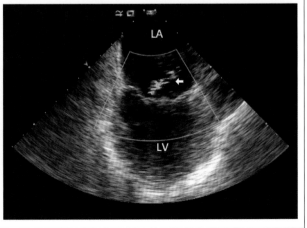

图 41.4 从右心房看到左心室流入道和二尖瓣（左图）。跨二尖瓣的彩色多普勒显示轻度反流（箭头）

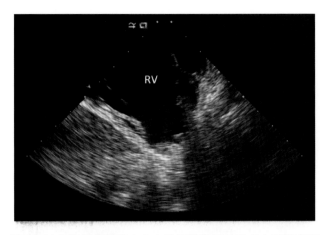

图 41.5 ICE 导管刚进入右心室的图像显示了右心室游离壁下部（左下角）和心尖。可见右心室肌小梁（箭头）

（图 41.6B，视频 41.7B）。当进行左心室成像时，继续顺时针转动导管可以看见更多前壁结构。ICE 导管在右心室还可以继续向前推送显示心尖部结构，或向三尖瓣环后撤显示心底部结构。继续顺时针转动导管可显示主动脉瓣短轴切面（图 41.7A，视频 41.8A），该切面彩色多普勒对于评估反流情况很有用处（图 41.7B，视频 41.8B）。这个切面对主动脉窦部起源的心律失常标测和消融时非常关键。保持同一个平面，继续轻轻地向前移动导管进入右心室可以看到肺动脉瓣及右心室流出道长轴（图 41.8，A 和 B；视频 41.9，A 和 B）。肺动脉瓣反流射血的连续波多普勒可评估肺动脉舒张期压力。另外，顺时针转动导管可显示主动脉瓣长轴和升主动脉（图 41.9，视频 41.10）。该切面可发现升主动脉的动脉粥样斑块，此时应避免应用逆行方法标

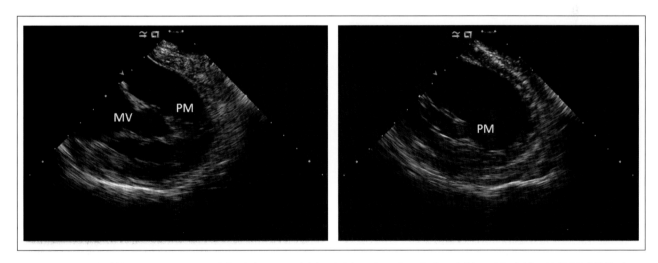

图 41.6 左心室长轴切面视图，可见后中侧乳头肌和二尖瓣（左图）。左心室心内膜面光滑，无肌小梁。继续顺时针转动 ICE 导管可见前外侧乳头肌（右图）。每条乳头肌各有两个头端。在右上角可见右心室

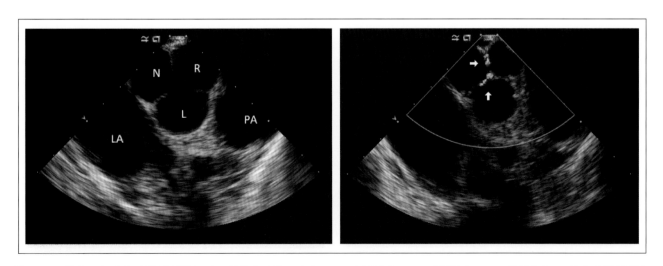

图 41.7 从右心室看主动脉瓣短轴切面，可见主动脉三个窦（L，左冠状窦；R，右冠状窦；N，无冠状窦）。跨主动脉瓣彩色多普勒发现微量反流（箭头，右图）。肺动脉位于图像的右侧

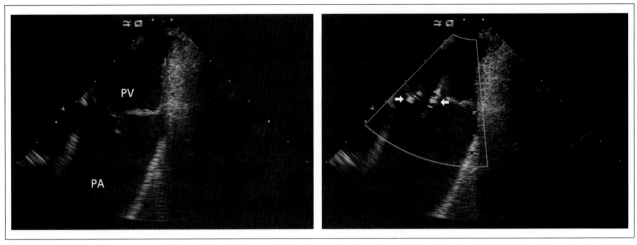

图 41.8 从右心室看肺动脉瓣和肺动脉的长轴切面（左图）。跨肺动脉瓣彩色多普勒可见 2 束少量反流形成的射流（箭头，右图）

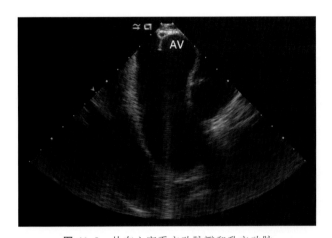

图 41.9 从右心室看主动脉瓣和升主动脉

测左心室（图 41.10；视频 41.11，A 和 B）。

ICE 指导导管到位和损伤形成

消融过程中导管头端良好的稳定性以及与组织贴靠完全是消融能量有效传送的基石。这对于穿透比较厚的左心室心肌更是至关重要的。在心室内达到稳定贴靠是非常大的挑战，尤其是存在结构异常（如瘢痕或室壁瘤等）时。

提示稳定性的传统指标（包括 X 光线透视下的导管形态和腔内心电图特征在内）并不完美。电解剖标测系统可显示消融导管头端实时位置，甚至判断贴靠性。然而，这些系统不是没有局限性，因为它们依靠的解剖结构是通过术中操作几何重建或通过术前影像获得。如果腔室结构发生变化（如容量负荷变化）或者标测系统参照发生位移，结果将失去准确性。ICE 有直观实时显示消融导管和心室肌的优势（图 41.11，视频 41.12），并且可以为三维电解剖标测系统提供更多有价值的信息。心肌的可视化可以连续指导并评估导管的贴靠。这在解剖变异和（或）电位减低的区域，比如致密瘢痕，尤为有用。

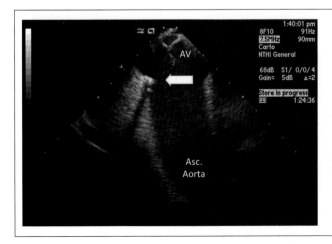
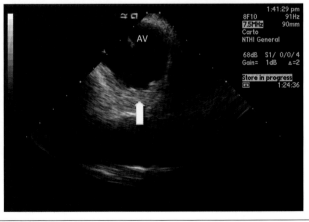

图 41.10 从右心室看升主动脉长轴切面（左图）和斜位切面（右图）。左图可见主动脉窦管交界处局灶粥样斑块（箭头），而右图可见升主动脉多处散在的粥样斑块（箭头）

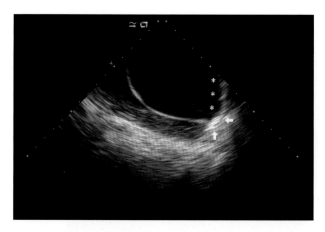

图 41.11 消融导管在前壁心尖部梗死灶边缘（星号）与心内膜良好贴靠。消融损伤病灶在 ICE 上表现为回声密度增加（箭号所示）

评估消融时损伤的形成是有挑战性的，尤其是在瘢痕组织，腔内心电图的变化很难判定，消融时阻抗的改变不足以反映心肌真实的损伤程度。既往有研究表明通过 ICE 显示的心肌回声密度增加与损伤形成相关[1-2]。进一步通过 ICE 定量损伤的形成目前还在研究中，但消融时定性判断心肌回声密度增加可以帮助术者确认消融已形成足够的损伤（图41.11 和图 41.12，视频 41.12 和视频 41.13）。

ICE 对于结构性心脏病合并室速的基质评估

ICE 直接呈现心肌的能力也可以用于区分出室速的基质。瘢痕，尤其是缺血性心脏病患者的瘢痕，在超声影像中表现为心肌收缩力减低或运动消失，伴随

着心肌变薄或消失（图 41.11 和图 41.13，视频 41.12和视频 41.14）。这样的心肌组织与心内膜双极电位异常的区域分布有良好的相关性[3]。组织多普勒成像技术已经应用在 ICE 导管技术中，可以更好的量化瘢痕分布。

对心室解剖结构较大的异常，如室壁瘤，仅应用 X 线透视和电解剖系统进行辨别是有困难的。ICE能够容易地定位及确定室壁瘤的范围，并指导导管标测（图 41.14，视频 41.15）。术者能够更直观地看到这些脆弱组织，避免局部操作不慎引起穿孔，从而大大提高了安全性。

对于某些非缺血性心肌病病例，ICE 也可以探测到中层心肌和心外膜的瘢痕组织[4]。这些瘢痕组织表现为心肌中层或心外膜致密回声病灶，在收缩期与壁层心包有清晰的分界（图 41.15，视频 41.16）。这些区域与电压标测发现的心外膜双极电图异常部位对应良好。在非缺血性心肌病室速消融过程中，病变组织的可视性有助于针对性的标测。

ICE 与电解剖标测系统的整合

将 ICE 所提供的解剖信息与电解剖标测系统相结合，可大大提高建模的准确性。目前只有安装CARTOSound™ 模块的 CARTO™ 标测系统（Bio-sense-Webster，Diamond Bar，CA）才能直接整合ICE 信息。现在可与 Ensite Navx 标测系统整合的ClearICE 导管（均为 St. Jude Medical，St Paul，MN）正处于研发阶段，尚未上市。

CARTOSound 系统应用升级版的 AcuNav ICE导管，该 10Fr 的 SoundStar™ 导管内置有定位感受器，使之在 CARTO 标测系统中可视。ICE 获得的二

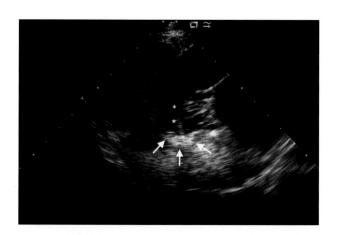

图 41.12 消融导管（星号）头端位于左心室基底部侧壁心内膜面。消融损伤表现为回声增强区域（箭号所示）。注意该图为翻转图像

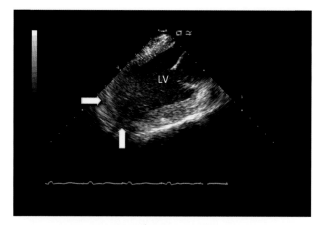

图 41.13 左心室长轴切面视图可见心尖部室壁瘤（箭号所指）。室壁瘤内有自发回声显影（"烟雾"）。注意该图为翻转图像

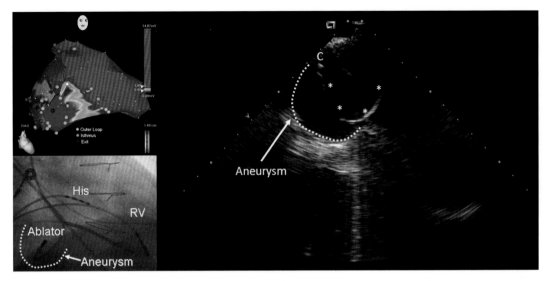

图 41.14 ICE 图像显示了左心室下壁基底部室壁瘤（右图）的范围，此时消融导管置于近瓣环处（C＝消融导管头端，星号＝导管柄）。左下图为对应的右前斜（RAO）X 线透视影像，虚线为室壁瘤边界。左上图为心内膜双极电压解剖图

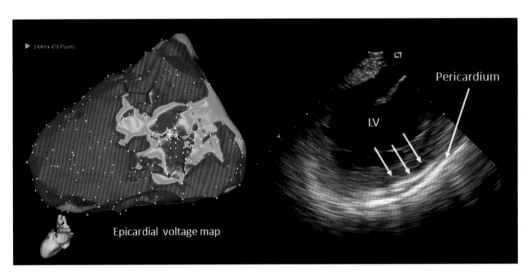

图 41.15 一例非缺血性心肌病患者左心室壁近心外膜表面处可见线状回声增强区域（箭号所指）。左图显示电解剖标测到对应部位为心外膜瘢痕。注意 ICE 图像是翻转的

维扇形图像可在当前标测视图上时显示。根据感兴趣的结构或腔室，获取不同成像平面的多个图像。人工或借助边界探测软件逐一勾勒出每个图像中各腔室心内膜边界（图 41.16，视频 41.17）。所有这些 ICE 图像提供的二维轮廓曲线最后通过 CARTO-Sound 软件重建成三维解剖图像。

在无 X 光线透视下，甚至在消融导管进入之前，ICE 提供的图像信息与标测系统整合可以快速地建立感兴趣腔室的解剖结构模型。许多实验室均在使用导管标测左侧起源的室速或室性期前收缩之前，先应用 CARTOSound 建立左心室解剖图。ICE 整合功能在显示复杂解剖结构，例如主动脉各窦或乳头肌

时特别有用，而相比之下，传统的三维标测难以区分这些结构。下面将具体讨论 CARTOSound 在这些情况下的应用。

起源于主动脉窦的心律失常消融

主动脉窦内可以成功消融左心室流出道起源的特发性室速和室性期前收缩（室性早搏简称室早）这一点已被越来越多的人认识到。主动脉窦的解剖结构复杂，通过 X 线定位很困难。在此区域的标测和消融中，ICE 的价值毋庸置疑，因此在我们中心常规应用。

ICE 导管从右心房或右心室位置可显示主动脉窦

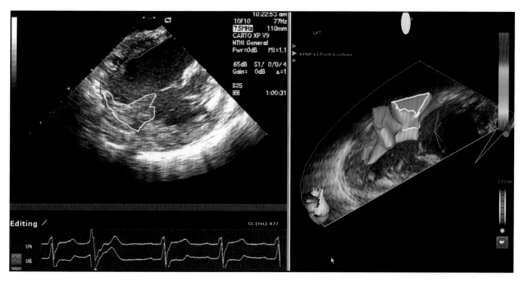

图 41.16 应用 CartoSound 进行前侧乳头肌建模。先人工勾勒出 ICE 图像上乳头肌每个头部的心内膜边界（左图）。然后借助软件将这些轮廓曲线重建成 3D 模型图。注意 ICE 图像是翻转的

的长轴和短轴切面。我们常规把 ICE 导管放在右心室，因为在长轴及短轴切面之间切换仅需要轻轻转动 ICE 导管即可，而且导管的稳定性一般很好。短轴切面很容易确定消融导管头端位于哪个窦内，有利于操作导管到达左冠状窦与右冠状窦的交界部位，这是室速和室早常见的起源部位（图 41.17；视频 41.18，A 和 B）[5]。长轴切面则显示导管与窦底的相对关系（图 41.18，视频 41.19）。在消融毗邻主动脉窦部的组织起源的室速和室早时，消融最佳及最安全的位置往往是主动脉窦的最低点、或左右窦的交界处。

单纯借助 ICE 和 X 光线透视就足以完成这个区域的标测和消融，但是我们通常还联合三维电解剖标测系统以提供更多的信息，比如最早的激动点位

置。最简单的整合方法是借助 ICE 指导将消融导管依次置于两窦交界点以及每个窦的最低点，在标测系统内标记这些点的三维解剖位置，并分别用于建立各窦的解剖模型。另一种方法是直接应用 CAR-TOSound 将 ICE 与电解剖标测系统整合。对于主动脉窦，ICE 导管获得多个左心室流出道和主动脉窦不同切面的图像。每个窦和左心室流出道均可各自建立独立的"腔室"模型（图 41.19，视频 41.20）。当激动标测血流动力可耐受的室速或频发室早时，所有 ICE 图像都应在室速或室早时获取（室速和窦性心律时位置有移动）以保证其解剖模型的准确性。我们的经验是只利用短轴图像可形成窦部最好的解剖图像；结合长轴图像建立模型时常常出现模型图的

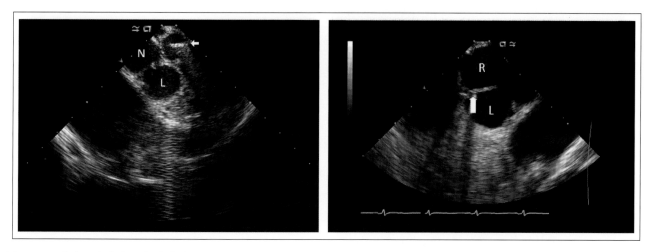

图 41.17 从右心室获得的主动脉瓣短轴切面视图（L＝左冠状窦，N＝无冠状窦），可见消融导管位于右冠状窦内（箭头，左图）。右图（翻转图像）显示消融导管位于右冠状窦与左冠状窦交界处

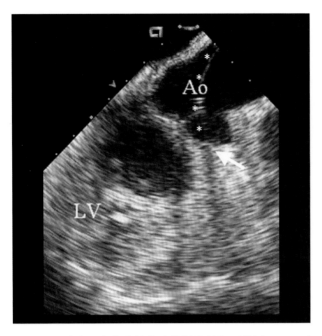

图 41.18 从右心房获取的主动脉瓣长轴切面视图（Ao，主动脉；LV，左心室）。消融导管（星号）头端位于左冠状窦最低点（箭号所指）

变形，原因在于这些图像多为位切面，不能完全与主动脉真正的长轴切面在同一平面上。ICE 从右心室流出道位置很难充分观察到无冠窦的右方，但室速

或室早也罕见起源于无冠窦。

在冠状窦进行消融主要担心的一个问题是与冠状动脉开口的毗邻。大多数中心通过行冠状动脉造影来确定消融导管头端与冠状动脉口的距离。然而，仅应用 ICE 即可准确显示导管头端与冠状动脉口保持安全的距离（＞1cm）。通过仔细操作 ICE 常可见到左冠状窦与右冠状窦的开口。若使用 CARTO-Sound，则可将冠状动脉口标记在三维图上，或建立冠状动脉开口独立的腔室模型图（图 41.19）。如果长轴图像显示消融导管位于某个窦的最低点，该位置一定距离冠脉开口大于 1cm。相似的，当 ICE 证实消融导管位于左右窦交界时，术者可以确定该处消融是安全，除非其右冠脉起源异常。

起源于乳头肌的心律失常消融

乳头肌是一个独特的解剖结构，具有高度复杂性，标测和消融该处起源的室速或室早具有非常大的挑战性。电解剖标测系统依靠消融导管在乳头肌进行点对点采样。对易活动且复杂的解剖结构进行标测时，消融导管稳定性差，消融很困难。乳头肌是腔内的结构，在现有的电解剖标测系统中很难显现出来。如前所述，ICE 可以方便地显示乳头肌（图 41.6 和视频 41.7）。

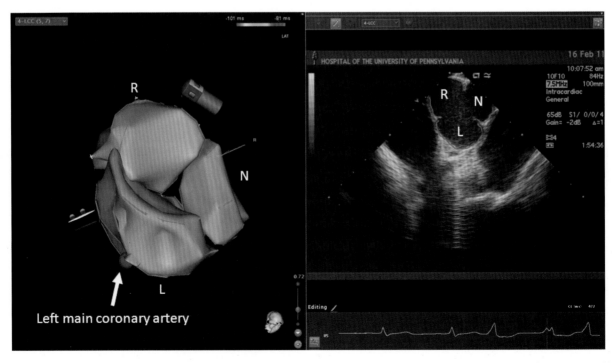

图 41.19 CARTOSound 建立的主动脉窦图。首先在 ICE 图像（右图）上勾勒各窦的轮廓曲线（L＝左冠状窦，N＝无冠状窦，R＝右冠状窦）。每一条轮廓曲线均被投射在三维视图（左图）上并重建成三维模型图。并将 ICE 探及的左主干开口标记在三维模型图上（箭头）。注意 ICE 图像为翻转图像

所以依据心电图的形态怀疑起源于该部位的室早或室速时，我们常规应用 CARTOSound 对乳头肌进行建模以试图消融。ICE 导管可从右心室位置以不同的切面对感兴趣的乳头肌获取多个图像。在每帧图像上分别勾勒乳头肌每个头的边缘，以建立解剖模型（图 41.16和视频 41.17）。对血流动力学可耐受的室速或频发室性早搏进行激动标测时，图形应取自室性早搏时以保证标测的准确性。一旦乳头肌的解剖模型图建好，就可以显示于左心室模型图的内部，且消融导管能够更准确地定位于乳头肌（图 41.21 和视频 41.22）。

41.4 术后管理

消融一结束，我们常规从心脏撤出所有标测和消融导管，并获取术后图像。该检查的首要目的是明确手术并发症情况，这将在后面讨论。我们通常将 ICE 导管撤至下腔静脉，直到患者拔出气管插管或从镇静状态中苏醒且血流动力学状况稳定。这能够在患者离开电生理实验室前快速评估迟发并发症。

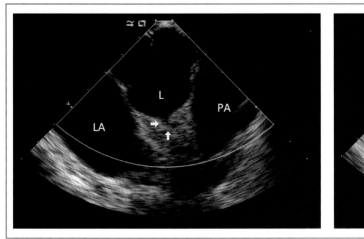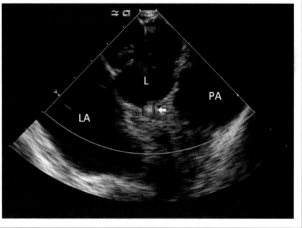

图 41.20 从右心室获取的主动脉瓣短轴切面视图显示左主干（箭头所指）起源于左冠状窦（左图：LA，左心房；PA，肺动脉）。彩色多普勒有助于显示冠状动脉起源（箭号所指，右图）

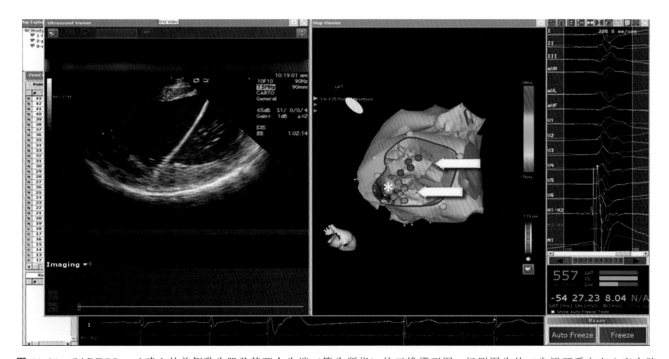

图 41.21 CARTOSound 建立的前侧乳头肌及其两个头端（箭头所指）的三维模型图。标测图为从二尖瓣环看向左心室内腔（右图）。标测图中可见消融导管（星号所示），并可在 ICE 图像中实时显示（左图）。注意 ICE 图像为翻转图像

41.5 手术并发症

应用 ICE 识别手术并发症

应用 ICE 指导心室消融主要优势之一是易于发现手术并发症。通过 ICE 持续监测可早期发现手术并发症，早期处理，避免严重不良后果。

识别手术并发症的关键在于消融导管进入心脏之前获得心脏的基线图像。我们已经概括了这项检查的主要步骤。术中每过一段时间观察到的变化，都可以随时与基线图像进行对比。术中我们每隔一段时间即复查一次影像，尤其是当患者的临床状态出现不能解释的变化时。

心包积液

在进行室速消融过程中，无论是操作标测或消融导管，还是进行房间隔穿刺时，均可能直接引起心室肌穿孔，而导致心包积液的发生。ICE 对心包积液的观察是非常敏感的，可探测到少量心包积液。这让术者在患者发生血流动力学不稳定之前即可给予中和抗凝和心包穿刺引流等干预。ICE 可从右心室位置探查心包。通常检测与右心室游离壁与左心室下壁临近的心包确定心包积液（图 41.22；视频 41.23，A 和 B）。因为此处少量的心包积液即可首先发现。在应用灌注消融导管进行心外膜消融时，持续的心包积液监测可以指导周期性引流。

心源性休克

接受室速消融的患者常常存在心室功能下降，且血流动力学状态可能很脆弱。反复诱发室速、电复律或电除颤，以及灌注导管导致的容量负荷都可以使心室功能恶化及术中心室充盈压增加。ICE 易于对左心室、右心室的收缩性进行快速的重新评估。如果 PA 导管不在位时，可以通过三尖瓣、肺动脉的反流情况重复评估肺动脉压力。ICE 能够帮助指导心源性休克的适当治疗，确定是否开始应用强心药物、利尿剂和（或）器械支持治疗。

瓣膜功能

在手术结束时，须取二维图像和彩色多普勒再次检查每个瓣膜，评估结构或反流的前后变化。在左心室操作过程中，无论是逆行法或穿间隔法入路，都要着重观察主动脉瓣和二尖瓣，以确保在标测或消融过程中未受损伤。

其他并发症

使用 ICE 容易发现在鞘管和导管上以及消融部位的血栓形成情况。早期发现血栓可以在栓塞发生前进行干预。一旦发现血栓，术者可以调整抗凝强度，抽吸血栓，和（或）撤出导致血栓的器械。

室速消融过程中冠状动脉栓塞非常罕见，可以是空气或血栓栓塞。心电图出现 ST 段变化时，ICE 可以通过发现新发的室壁运动异常提供诊断性依据。

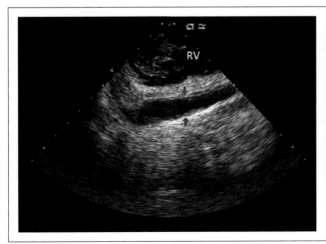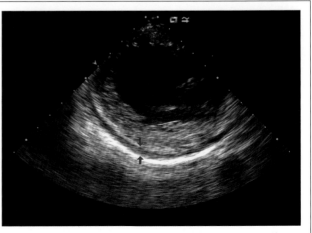

图 41.22 左图可见右心室（RV）下游离壁旁的心包积液（箭头所指）。右图显示同一病例左心室下游离壁旁的心包积液（箭头所指）。注意 ICE 图像为翻转图像

ICE 直接导致的并发症

尽管迄今没有大系列的 ICE 数据以定量其相关风险，直接由 ICE 导致的并发症发生率非常低，与诊断性电生理检查的风险相近。无论怎样，像其他的侵入性导管一样，ICE 导管也同样可以引起血管、心腔内结构的损伤，主要是穿孔并发症。术者小心的操作可以减少 ICE 并发症的发生。只有在探头可探及血管管腔或心腔时并感觉无阻力的情况下，ICE 导管才能向前推送。尤其是术中 ICE 导管留在右心室时更应该引起关注。同其他导管一样，探头手术过程中可能移位并导致穿孔，所以需要定期评估导管的位置。在 CARTOSound 系统应用 10Fr 的 SoundStar 导管较 8Fr 导管更粗硬，因此增加穿孔的风险。

41.6 优越性和局限性

应用 ICE 指导心室消融的最大优点在于可以直接实时地看到解剖结构。ICE 克服了透视及三维标测系统间接、推断性成像的局限性。ICE 提供的连续性解剖结构信息对于确定消融的基质、评估导管的位置及与心肌的贴靠、标测复杂结构、及早期识别并发症等是不可或缺的。

与经食管超声心动图（TEE）相比，ICE 还有其独特的优势。最重要的是，ICE 不需要插管或深度镇静。对于特发性室速和室早患者的标测是至关重要的，因为这些心律失常对交感神经张力变化极为敏感。这种情况下 TEE 则不适用。不像 TEE 探头只能局限在食管内，ICE 导管可以在右心系统自由地操作，在感兴趣区的观察上几乎无角度限制。ICE 探头可同时由电生理医师操作，而 TEE 探头还需要额外的操作者。

阻碍 ICE 更广泛应用的最大限制是导管的价格。每根导管的价格超过 2000 美元，实际的导管价格可因购买所在地和购买的数量略有波动。由于 ICE 导管没有空腔，可重复气体消毒 3 次，这可以帮助控制价格。重复消毒处理的价格是不到新导管的一半。尽管在重复使用时成像质量有轻微下降，我们仍常规重复消毒 ICE 导管。希望更多 ICE 探头销售商的涌现，彼此竞争将会使价格下降。AcuNav 导管的另一个优势是它可整合现有的西门子经胸超声心动图（TTE）和 TEE 操作平台。这样就可以无需购买额外的超声工作站。

41.7 结 论

ICE 可以简便易捷地应用于 EP 实验室，并且可以为室速消融提供更多有价值的信息。我们在左心室室速和室早病例中常规应用 ICE。ICE 所提供的实时解剖信息和导管可视化能够提高消融成功率，尤其对于主动脉瓣窦及乳头肌等困难部位的消融。ICE 能够减少对放射线的依赖，因而减少患者及术者的放射线暴露。最重要的是 ICE 有助于早期发现及早期治疗手术相关的并发症，增加脆弱患者消融的安全性。

随着 ICE 经销商的不断竞争，希望导管价格进一步下降，在 EP 操作中更广泛应用 ICE。在不久的将来，ICE 在技术上无疑会有更大的进步。已有一种前视性相控阵导管在研发中，另外可以同时超声成像和标测的 ICE/EP 复合导管也正在开发中[6-7]。毋庸置疑，有实时的三维成像功能的四维导管不久即将上市。这些导管可使复杂的心室内解剖结构可视化程度更好。

参考文献

1. Callans DJ, Ren JF, Narula N, Michele J, Marchlinski FE, Dillon SM. Effects of linear, irrigated-tip radiofrequency ablation in porcine healed anterior infarction. *J Cardiovasc Electrophysiol.* 2001;12(9):1037–1042.

2. Ren JF, Callans DJ, Schwartzman D, Michele JJ, Marchlinski FE. Changes in local wall thickness correlate with pathologic lesion size following radiofrequency catheter ablation: an intracardiac echocardiographic imaging study. *Echocardiography.* 2001;18(6):503–507.

3. Khaykin Y, Skanes A, Whaley B, Hill C, Beardsall M, Seabrook C, et al. Real-time integration of 2D intracardiac echocardiography and 3D electroanatomical mapping to guide ventricular tachycardia ablation. *Heart Rhythm.* 2008;5(10):1396–1402.

4. Cano O, Hutchinson M, Lin D, Garcia F, Zado E, Bala R, et al. Electroanatomic substrate and ablation outcome for suspected epicardial ventricular tachycardia in left ventricular nonischemic cardiomyopathy. *J Am Coll Cardiol.* 2009; 54:799–808.

5. Bala R, Garcia FC, Hutchinson MD, Gerstenfeld EP, Dhruvakumar S, Dixit S, et al. Electrocardiographic and electrophysiologic features of ventricular arrhythmias originating from the right/left coronary cusp commissure. *Heart Rhythm.* 2010;7(3):312–322.

6. Hijazi ZM, Shivkumar K, Sahn DJ. Intracardiac echocardiography during interventional and electrophysiological cardiac catheterization. *Circulation.* 2009;119(4):587–596.

7. Stephens DN, O'Donnell M, Thomenius K, Dentinger A, Wildes D, Chen P, et al. Experimental studies with a 9F forward-looking intracardiac imaging and ablation catheter. *J Ultrasound Med.* 2009;28(2):207–215.

视频描述

视频 41.1 初始界面：从右心房看右室流入道（RVOT）和三尖瓣（视频 A）。同时可见 RVOT 近端。可见主动脉瓣，但未全部落在该平面上。注意显示的右室的除颤电极导线。三尖瓣彩色多普勒显示轻度 2 束反流信号（视频 B）

视频 41.2 将 ICE 导管从初始界面位置推送至可见 RVOT 和肺动脉瓣

视频 41.3 从右心房看主动脉瓣和 LVOT（视频 A）。跨主动脉瓣彩色多普勒显示大量层流通过流出道，可见生理性反流

视频 41.4 从右心房看左室流入道和二尖瓣（视频 A）。跨二尖瓣彩色多普勒显示轻度反流（箭头）

视频 41.5 从可见三尖瓣的初始界面开始，将导管向前打弯保持三尖瓣可见。导管继续推送跨过三尖瓣至右心室。一旦进入右心室，将导管松弯

视频 41.6 将 ICE 导管刚进入右室的图像显示右室下游离壁（左下）和心尖

视频 41.7 左心室长轴图像可见后间隔乳头肌和二尖瓣（视频 A）。继续顺钟向转动 ICE 导管可见前外侧乳头肌（视频 B）。注意每个乳头肌有 2 个头端

视频 41.8 从右心室看主动脉瓣短轴。可见 3 个主动脉窦（L，左；R，右；N，无冠窦）（视频 A）。也可以显示左主干开口。跨主动脉瓣彩色多普勒显示微量反流（箭头，视频 B）

视频 41.9 从右心室看肺动脉瓣和肺动脉长轴（视频 A）。跨肺动脉瓣彩色多普勒显示 2 束轻度反流信号（箭头，视频 B）

视频 41.10 从右心室看主动脉瓣和升主动脉

视频 41.11 从右心室看升主动脉的长轴切面（视频 A）和斜位切面（视频 B）。视频 A 可见在主动脉窦管交界处局灶粥样斑块（箭头），视频 B 可见升主动脉多处散在粥样斑块（箭头）

视频 41.12 消融导管在无运动的前壁心尖部梗死灶边缘（导管头端上方）与心内膜良好贴靠。注意 ICE 显示消融损伤处超声回声密度增加（箭头所指）。也可见灌注导管产生的水泡

视频 41.13 消融导管头端位于左室侧基底部侧壁心内膜。消融损伤部位可见回声密度增加（箭头所指）。注意本图像为翻转图像

视频 41.14 左心室长轴切面视图可见心尖部室壁瘤（箭头所指）。室壁瘤内可见自发回声显影（"烟雾"）。注意本图像为翻转图像

视频 41.15 ICE 图像显示左室下基底部室壁瘤的范围，消融导管置于近瓣环处（箭头）

视频 41.16 一例非缺血性心肌病患者左室壁近心外膜表面处可见线状回声增强区域（箭头所指）。注意 ICE 图像已翻转

视频 41.17 应用 CARTOSound 进行前侧乳头肌建模。先人工勾勒出 ICE 图像上乳头肌每个头部的心内膜边界（左图）。然后借助软件将这些轮廓曲线重建成 3D 模型图。注意 ICE 图像是翻转的

视频 41.18 从右心室看主动脉瓣短轴切面显示消融导管位于右冠窦内（L，左；R，右；N，无冠窦）（箭头，视频 A）。视频 B（翻转图像）显示消融导管位于右冠窦和左冠窦交界处

视频 41.19 从右心房看主动脉瓣长轴切面（Ao，主动脉；LV，左心室）。消融导管头端位于左冠窦的最低点（箭头）

视频 41.20 CARTOSound 建立的主动脉窦图。首先在 ICE 图像（右）上勾勒各窦的轮廓曲线（L，左冠窦，N，无冠窦，R，右冠窦）。每一条轮廓曲线均被投射在三维视图（左）上并重建成三维模型图。并将 ICE 探及的左主干开口标记在三维模型图上（箭头）。注意 ICE 图像为翻转图像

视频 41.21 从右心室看主动脉瓣短轴显示左主干从左冠窦发出（箭头）。彩色多普勒可以帮助显示冠状动脉起源。注意多普勒上的血流颜色为蓝色，提示血流流向为远离探头，即流入动脉内

视频 41.22 CARTOSound 建立的前侧乳头肌及其两个头端（箭头所指）的三维模型图。标测图为从二尖瓣环看向左室内腔（右）。标测图中可见消融导管，并可在 ICE 图像中实时显示（左）。注意 ICE 图像为翻转图像

视频 41.23 右心室下游离壁图像，可见心包积液（视频 A）。右心室心尖部可见右室除颤电极（箭头）。同样可见左心室下游离壁旁的心包积液（视频 B）。注意图像为翻转图像

如何进行心外膜穿刺

Chapter 42　How to Perform an Epicardial Access

Mauricio I. Scanavacca，Sissy Lara Melo，Carina A. Hardy，
Cristiano Pisani，Eduardo Sosa 著

郑黎辉　姚　焰　译

42.1 引　言

无论是否合并器质性心脏病[1-3]，心律失常可能起源于心外膜下心肌，而心内膜消融难以透壁，这可能是导致射频导管消融治疗术后复发的原因之一。

目前，对于心外膜下心肌的消融主要有两种技术：一是通过冠状静脉窦、心大静脉及其分支[4]；二是经过剑突下心包腔穿刺进行消融[5-6]。经冠状静脉途径对于起源于二尖瓣环或冠状静脉窦血管系统附近心外膜下心肌起源的心律失常非常有效。而穿心包途径能到达心外膜表面更广泛区域。图 42.1 显示了一例心外膜下起源的瘢痕性室性心动过速（简称室速）的心内膜及心外膜的电解剖标测图。此类患者行心外膜消融对于阻断室速的大折返环非常有效。

本章将着重探讨如何经剑突下穿心包途径进行心外膜标测、消融的方法，如何避免并发症，以及如何解决穿刺中的常见问题。

42.2 穿刺术前准备

穿刺前应考虑三个方面：

1. 应充分评估是直接选择心外膜途径或在心内膜途径治疗失败后才选择心外膜途径；

2. 行心外膜途径治疗的相关手术技术条件是否具备；

3. 术前应仔细分析患者的临床资料及影像，并评估心外膜穿刺术中可能遇到的问题。

对于行导管消融治疗的室性心律失常患者，临床资料、影像学检查、心电图特点[7]以及以往手术的情况[3]有助于分析患者的心律失常起源是否位于心外膜下心肌。对于合并器质性心脏病反复发作的持续性室速，如 Chagas 病、扩张型心肌病（束支折返性室速除外），多表现为多种形态的室速，有可能起源于心外膜[8]。包括钆延迟增强的 MRI、ICD 植入患者的 CT 检查等对心外膜基质的评估很有价值。对于高度疑似心外膜起源的室速，可直接行心外膜标测。对于下壁心肌梗死后远期发生的室速[9]，若 QRS 波很宽、存在伪 delta 波、QRS 波时限指数增宽也需考虑心外膜起源。此外在部分特发性室速患者，若在 RVOT、主动脉窦或冠状窦及其分支内[3]常规标测失败，也要考虑心外膜标测。室速的心电图形态有助于决定是否需行心外膜标测。其他患者多需先尝试心内膜标测失败后（往往在心内膜无法标测到满意的电生理信息），才考虑行外膜标测。

尽管经剑突下的心外膜途径通常较安全，很少发生严重的并发症，但仍有可能发生心室穿孔及心包出血，因此术前应充分准备，包括准备自体血回收系统以便心包出血的回输以及外科团队等。

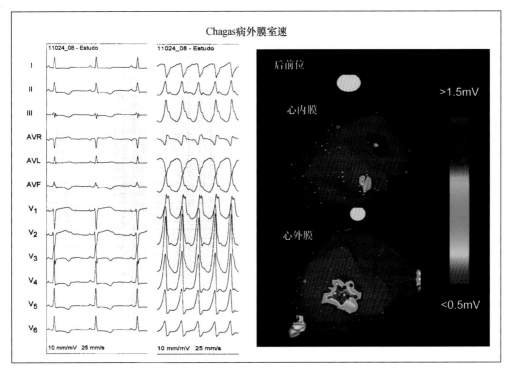

图 42.1 显示为 1 例 Chagas 病合并反复发作持续性室速的患者，左心功能尚可。左图：窦性心律下的 12 导联心电图。中图：持续性室速的 12 导联心电图。右图：基质标测，上图和下图分别为窦性心律下心内膜和心外膜的电解剖标测图。注意瘢痕性室速主要是心外膜下起源的

若患者合并心包粘连，则很难或无法行心外膜途径的标测，这样在评价室速的基质时最好行心脏超声或心脏 MRI 评估心外膜情况。术前还应通过血管造影、MRI 或 CT 扫描充分了解冠状窦的情况。再结合室速 12 导联心电图，于术前充分判断标测的靶点以及可能影响冠状静脉血流的风险。消融时还需再行造影明确消融的安全性。剑突下穿刺可能增加肝脏和结肠穿孔的风险。对于心力衰竭所致的肝大、Chagas 病或特发性结肠扩张症应注意临床病史的采集、腹部查体以及腹部超声、腹部平片或 CT 扫描等进一步明确。

42.3 预防并发症

经剑突下穿刺心包主要应注意两个方面。一方面应尽量避免损伤腹腔内的脏器；另一方面如何在狭小的心包腔内推送穿刺针、并避免心脏损伤及心包腔出血。

剑突下穿刺途径中，在到达心包腔之前需经过上腹腔，其内含有多个腹部脏器，操作不慎可能导致脏器损伤。图 42.2 显示经胸和腹部 CT 扫描矢状

图 42.2 胸部和腹部 CT 扫描显示行剑突下穿刺有可能损伤的 3 个器官：肝、胃和结肠

位心脏、肝和横结肠的关系，剑突下穿刺的主要风险是腹腔内脏器穿孔。肝左叶紧邻心室隔膜面，尤其在合并心力衰竭或肝大时。胃和横结肠通常位置更为深，正常一般不易引起损伤。一般而言，穿刺针与皮肤呈 45°角、在剑突下侧面紧贴肋骨进针较为安全（图 42.3）。若在此区域下方以此角度进针就有可能损伤肝脏甚至结肠。因此以 30°角或 15°角的进针可以安全避免损伤腹膜结构（图 42.4）。若进针位置过于毗邻肋骨，可能导致误穿肋骨。为避免上述损伤，穿刺时最好以左手将胃区拢开，以便为穿刺

留出空间（图 42.5）。总体而言，应在距离肋骨边缘 1～2cm 处以小角度进针，尽可能以较舒适的方式进针，减少腹腔脏器损伤。然而，结肠扩张的患者无论何种进针位置均存在结肠穿孔的风险。在南美洲由于 Chagas 病较为常见，10％的室速消融患者可合并巨结肠，因此这种情况并不少见。图 42.6A 所示为 1 例由于巨结肠症无法行剑突下穿刺的患者，为安全考虑请外科医师行剑突下开窗术，于心包腔内置入两根鞘管后再行消融手术。

胃胀气在全身麻醉下行室速消融的患者中较为常见（图 42.6 B）。总体而言，诱导全身麻醉时可有部分空气进入食管和胃内，胃胀气可增加胃穿孔风险，胃肠减压治疗有效。尽管剑突下穿刺存在腹腔内脏器损伤的风险，但我们中心尚未出现过上述情况。然而术中胃或结肠穿孔确有发生，尤其在最初的学习曲线。

如何安全进入心包腔

心包腔穿刺最主要的顾虑在于心包腔很狭小、可能导致心室穿孔。因此我们采用麻醉医师最早为硬膜外穿刺所设计的 Tuhoy 穿刺针。在多数患者通过剑突下穿刺心包腔时往往先到达右心室外。较之于左心室，右心室壁很薄，更易发生穿孔。为便于理解这一技术，可以以单手佩戴两层手套，以手代表心脏，两层手套分别代表心脏的脏层和壁层心包膜（图 42.7）。若我们想将穿刺针送入两层手套之间（图 42.7A），我们该如果做才能避免损伤我们自己？若我们进针速度过快、角度过于垂直，针头必然会伤及手（图 42.7B）。若缓慢且与手面成角度进针，就不会伤及手（图 42.7 C 和 D）。

根据进针的位置不同，标测导管可能到达心室前壁或后壁（图 42.8）。若导管经前壁途径进入，则

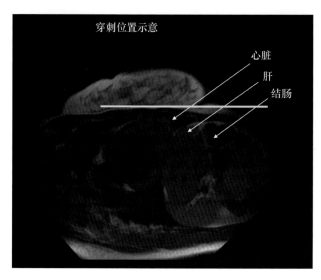

图 42.3 剑突下穿刺可能引起风险的示意图。若以 45°角进针，穿刺点距离肋骨非常靠近，就有可能到达心脏边缘。但若仍以此角度在较低位置进针，可能导致肝脏穿孔，甚至结肠穿孔

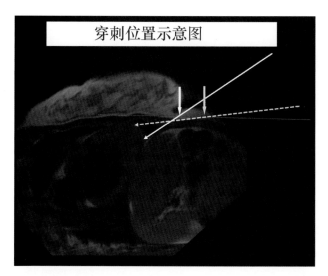

图 42.4 经剑突下穿刺不同角度进针的示意图。若在肋缘进针可能到达下壁。若要到达心脏前壁，则需要以更小角度进针

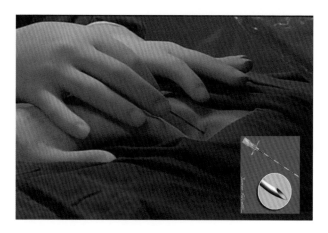

图 42.5 轻轻压迫上腹腔，以便在肋缘下能有较大的空间进行剑突下穿刺

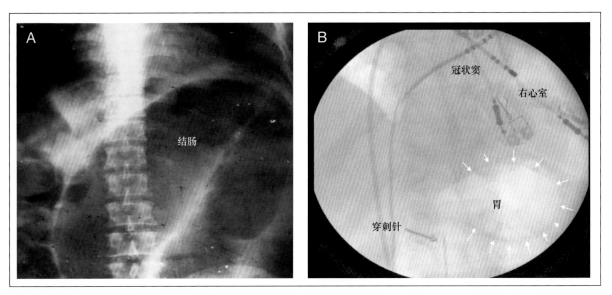

图 42.6 **A.** 腹部 X 光线透视提示 Chagas 病合并巨结肠，该患者应考虑行外科心包开窗术。**B.** 透视显示全身麻醉后胀气所致的胃扩张，此时行剑突下穿刺可能导致结肠或胃穿孔的风险增加，该患者应考虑进行胃肠减压

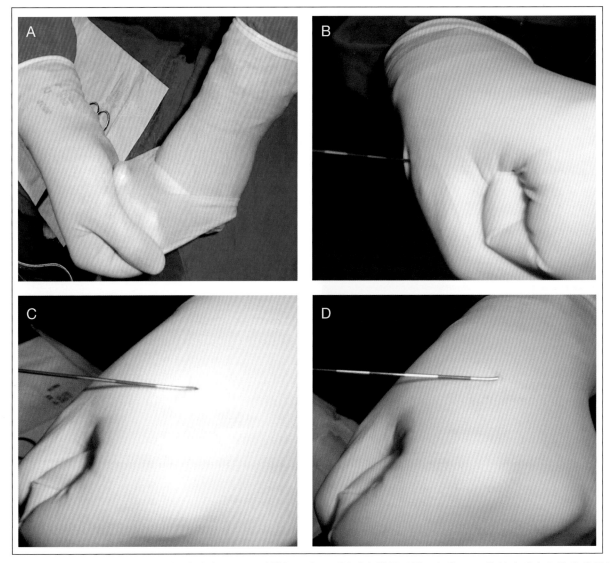

图 42.7 模拟进入心包腔脏层和壁层心包腔内。**A.** 以手模拟心脏，两层手套模拟两层心包膜。**B.** 将针尖垂直心脏边缘进针可能增加心脏穿孔风险。**C** 和 **D.** 将针尖远离心脏边缘穿刺可能避免心脏穿孔

较易到达右心室前壁及左心耳。若导管经后壁途径进入，则较易到达左心房后壁，便于探查斜窦。若针尖与右心室呈切面穿入，针尖斜面朝上，往往可经前壁途径进入心包腔。若针尖沿着偏下、偏心尖方向向下穿入，针尖斜面朝下，多可经后壁途径进入心包腔。可以将导丝、鞘管及导管送向心室下壁方向帮助指导方向。

尽管小心谨慎，仍有约 10% 的患者穿刺后可能出现右室穿孔。若发现右心室穿孔，应缓慢移除穿刺针，将导丝再次送入心包腔。右心室穿孔多导致少量心包出血，一般无需外科干预。主要问题在于术者可能未能察觉到右心室穿孔、继续将鞘管送入右心室，如图 42.9。行右心房造影可以明确鞘管是否误入右心室。为避免这一并发症，送入鞘管前应先确定导丝是否位于右心室内。为确定导丝位于心包腔内，需在左前斜位下透视观察，导丝应能到达心脏的左缘（图 42.10）。

剑突下心外膜穿刺的途径

视频 42.1 和视频 42.2 演示的是心外膜穿刺的步骤。这些视频中还显示了 1 例 Chagas 病合并室速患者心外膜和心内膜标测的过程。

在我们医院需在麻醉状态下进行手术。我们通常使用两根多电极导管作为穿刺的定标，一根置于冠状静脉窦内（见视频 42.1），另一根置于右心室心尖部（见视频 42.2）。我们的心包穿刺点常位于上腹

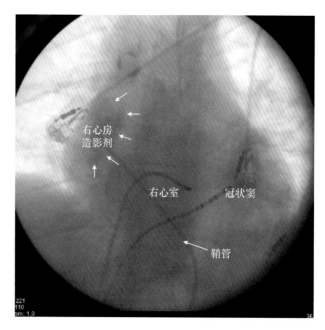

图 42.9 显示剑突下穿刺时导致的穿刺并发症。经右心房造影提示导管输送鞘管破了右心室，头端进入了右心房

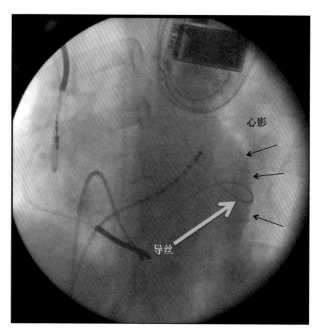

图 42.10 在左前斜位下透视可见导丝到达心影边缘，提示导丝位于心包腔内

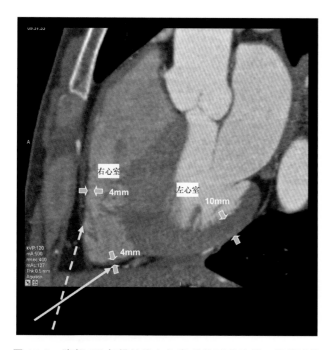

图 42.8 胸部 CT 扫描显示心包穿刺的两种途径。根据进针的角度，穿刺针可分别到达心室心包面的前壁或后壁

部，送入 Tuhoy 穿刺针，并通过透视进一步排除肝大（见视频 42.2）、结肠和胃扩张者。以小针采用利多卡因局麻后（见视频 42.4），以穿刺长针在剑突下和左侧肋缘间进针。我们有时在皮肤上做一小切口（见视频 42.5），以减少 Tuhoy 针穿刺时的皮肤阻力，以便术者能更好感觉到针尖穿透心包膜的突破感、而不会受到皮肤阻抗的干扰。根据术者的习惯可将

Tuhoy 针朝向心室前缘或后缘方向进针；逐渐缓慢进针直至通过针尖头端感觉到心跳搏动。将针尖斜面朝前就可以将导丝送入心室前壁；否则将针尖斜面朝向下方，导丝将沿着针尖头端进入心室后壁。当针尖进入心包腔多有明显的突破感（见视频 42.6）。为了确保针尖位于心包腔内，需推注造影剂；但某些情况下，推注的造影剂过多可能导致无法清楚显影针尖和导丝。因此可通过导丝来确保针尖是否位于心包腔内。主要方法是在左前斜位下透视确定导丝的位置（见视频 42.7）。在送入 7Fr 或 8Fr 的常规鞘管后，移除导丝前，我们都通过冲洗鞘管确认是否存在心包出血（见视频 42.8），并通过推注造影剂确认鞘管在心包腔内的深度（见视频 42.9）。射频消融时也可使用可调弯的长鞘加强导管的稳定性。随后移除导丝，将标测和消融导管送入心包腔（见视频 42.10），使得导管在心外膜腔内能有较大的活动度（见视频 42.11）。心外膜标测结束后，再次冲洗鞘管确定是否存在心包腔出血，若未发现明显出血，则移除导管和鞘管（见视频 42.12）。若有些出血情况，则撤出导管，送入猪尾导管，引流 6～24h 后拔除导管。

42.4　心包穿刺并发症的处理

第一个问题是，若未能及时发现导丝未在心包腔而是在右心室内，我们该怎么办？总体而言，这不是一个很大的问题：可以将导丝撤出右心室、重新置入心包腔内。更主要的问题在于有时候看起来导丝的位置似乎很好，但实际上却是位于心室内，还要送入鞘管么？我们曾遇到此类情况，采用的方法是拔除鞘管，尽管患者有少许心包出血，但并没有造成临床后果。然而在移除鞘管之前，应该在心包腔内再放置一根鞘管进行引流，以避免心脏压塞，并应有外科的后备支持。图 42.11 显示的是 1 例术者在多次尝试后不能进入心包腔，之后患者进行了心脏外科手术。外科手术期间，发现患者存在明显的心包粘连，导致心包穿刺困难。该患者既往无心外科手术史，消融前超声检查并未发现明显的心包粘连。

心包出血的处理

心包穿刺后发生心包出血一直是个问题。通常心

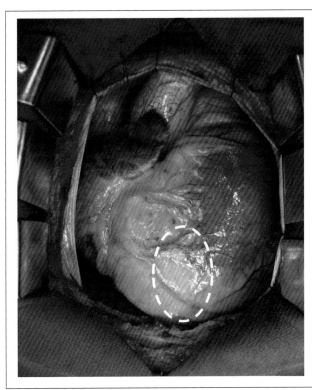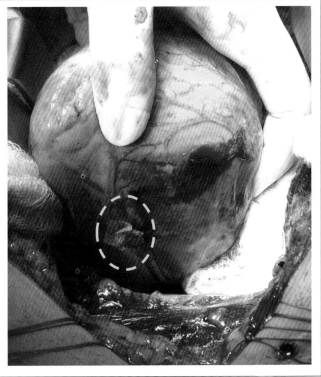

图 42.11　左图显示外科开胸观，显示心包穿刺常用区域内分布的冠状动脉和静脉。右图显示 1 例患者因室间静脉破裂所致的持续心包出血进行开胸外科手术

包穿刺后出血量小（＜100ml），多在 10～30min 内自行停止，可继续手术。但有时出血持续存在，可将冲洗的血液经股静脉回输，直至出血停止。若 30min 后出血仍不停止，且出血引流量＞300ml，通常采用将自体血回输系统将引流的血液以更安全的方式回输体内。在持续引流 1h 后仍有明显出血者需考虑外科治疗。在一项研究中，373 例患者中 10% 的患者出血量在 100ml 或以上。3 例患者（0.8%）进行了外科修补治疗。其中 1 例右心室出现了 2 处穿孔，提示针尖可能穿破了右心室游离壁。其余 2 例进行开胸探查发现冠状静脉窦破裂导致的心包出血。图 42.11 的左图中显示开胸后，心脏的冠状动脉和静脉途经了心包穿刺的区域。图 42.11 显示 1 例患者室间静脉破裂出血、持续心包引流后行外科开胸治疗。因此，尽管外科治疗在心包穿刺中并不常用，但需要做好外科的后备。

42.5 结 论

在所选择的患者，经皮心外膜途径较为安全，能提高心内膜消融手术的成功率。尽管剑突下穿刺是进入心包腔内最简单的技术之一，但仍有可能导致腹腔内脏器损伤和心包出血的风险。应按照标准常规步骤进行穿刺，以最大限度地识别和避免并发症。然而血液回输系统和具备开胸手术能力的外科团队支持也是必需的。

参考文献

1. Brugada J, Berruezo A, Cuesta A, Osca J, Chueca E, Fosch X, et al. Nonsurgical transthoracic epicardial radiofrequency ablation: an alternative in incessant ventricular tachycardia. *J Am Coll Cardiol*. 2003;41(11):2036–2043.
2. Soejima K, Stevenson WG, Sapp JL, Selwyn AP, Couper G, Epstein LM. Endocardial and epicardial radiofrequency ablation of ventricular tachycardia associated with dilated cardiomyopathy: the importance of low-voltage scars. *J Am Coll Cardiol*. 2004 May 19;43(10):1834–1842.
3. Schweikert RA, Saliba WI, Tomassoni G, Marrouche NF, Cole CR, Dresing TJ, et al. Percutaneous pericardial instrumentation for endo-epicardial mapping of previously failed ablations. *Circulation*. 2003 Sep 16;108(11):1329–1335.
4. Daniels DV, Lu YY, Morton JB, Santucci PA, Akar JG, Green A, et al. Idiopathic epicardial left ventricular tachycardia originating remote from the sinus of Valsalva: electrophysiological characteristics, catheter ablation, and identification from the 12-lead electrocardiogram. *Circulation*. 2006;113(13):1659–1666.
5. Sosa E, Scanavacca M. Epicardial mapping and ablation techniques to control ventricular tachycardia. *J Cardiovasc Electrophysiol*. 2005;16(4):449–452.
6. Sosa E, Scanavacca M. Images in cardiovascular medicine: percutaneous pericardial access for mapping and ablation of epicardial ventricular tachycardias. *Circulation*. 2007;115(21):e542–e544.
7. Berruezo A, Mont L, Nava S, Chueca E, Bartholomay E, Brugada J. Electrocardiographic recognition of the epicardial origin of ventricular tachycardias. *Circulation*. 2004;109(15):1842–1847.
8. Sosa E, Scanavacca M, D'Avila A, Bellotti G, Pilleggi F. Radiofrequency catheter ablation of ventricular tachycardia guided by nonsurgical epicardial mapping in chronic Chagasic heart disease. *Pacing Clin Electrophysiol*. 1999;22 (1 Pt 1):128–130.
9. Sosa E, Scanavacca M, d'Avila A, Oliveira F, Ramires JA. Nonsurgical transthoracic epicardial catheter ablation to treat recurrent ventricular tachycardia occurring late after myocardial infarction. *J Am Coll Cardiol*. 2000;35(6):1442–1449.

视频描述

视频 42.1 标记指导剑突下穿刺：冠状窦导管

视频 42.2 标记指导剑突下穿刺：右室心尖部导管

视频 42.3 手动分离上腹部区域

视频 42.4 以小针注射利多卡因进行局麻，并顺便探查 Tuhoy 针进针空间和排除肝大

视频 42.5 皮肤置小切口，以减低 Tuhoy 针进针时的阻力

视频 42.6 从剑突下送 Tuhoy 针，直至穿过心包膜

视频 42.7 LAO 透视位下显示心影左缘，此时沿穿刺针送入导丝来确认导丝位于心包内

视频 42.8 沿导丝送入外鞘并回吸来判断穿刺时是否有意外

视频 42.9 经外鞘推注少量对比剂来判断外鞘进入心包腔的深度

视频 42.10 将标测和消融导管送入心包腔

视频 42.11 在心外膜腔内自由移动导管几个位置

视频 42.12 操作结束后，用猪尾导管再次回吸检查心包腔内是否有积血，若没有，可撤掉导管和外鞘

如何经冠状动脉乙醇化学消融治疗室性心动过速

Chapter 43　Transcoronary Ethanol Ablation for Ventricular Tachycardia

Karin K. M. Chia，Paul C. Zei 著

钟敬泉　译

43.1　引　言

　　无休止性室性心动过速（简称室速）的治疗一直都是亟待解决的临床难题，国内外众多学者针对这类室速的治疗方法进行了不断的研究和探索。自从 1987 年 Inoue 和其团队[1]在动物实验中发现经冠状动脉注射苯酚或乙醇可成功终止无休止性室速以来，对于服用抗心律失常药物或植入器械（如 ICD）都很难治的室速，人们开发出了通过球囊阻塞以及通过灌注抗心律失常药物或诸如乙醇等闭塞剂以阻断供应致心律失常心脏基质的冠脉血流从而将其终止的多种治疗方法[2-4]。

　　随着心内膜射频消融治疗药物难治性室速已发展为一种非常成熟有效的治疗手段，经冠状动脉乙醇消融（transcoronary ethanol ablation，TCEA）的相关探讨和研究就逐渐减少。然而，很多室速折返环路存在于心室壁内或心外膜。其中，心室壁内的环路行心内膜消融时，即便使用灌注导管增加能量传导深度也很难有效阻断这类环路。尽管采用经皮剑突下心包穿刺可到达心外膜进行消融，但需排除既往做过心脏手术致使组织粘连或存在心包脂肪垫

的情况，因其会影响心外膜消融时足够的能量传递至心肌层。另外，经心外膜途径也不能到达深入到室间隔部的环路。对于这些患者，通过穿刺相应的血管灌注腐蚀性试剂诱导相关心肌坏死是一种有效的消融选择。因此，TCEA 的研究和应用重新引起了广泛的关注。

　　冠状动脉内灌注乙醇引起心肌坏死和瘢痕形成进而导致心动过速基质永久性损伤，这一认识大多来自动物实验，人体病理标本可确定的证据有限[5]。在犬类实验中，冠状动脉灌注乙醇后 5min 即可发现心肌凝固性坏死[6]。化学消融后坏死组织最终会由瘢痕代替[5]。乙醇本身具有细胞毒性，可致动脉组织硬化以及血液成分变性。因此，即使不存在血管内皮损伤，也可通过管腔内坏死碎片致使血液凝固、发展为急性血管阻塞[1]，导致远端缺血性坏死，进一步促使相应心肌凝固性坏死。有人期望通过靶动脉的灌注床来预测梗死组织的范围和程度，然而实践证实这两者之间并没有很好的相关性。病理学检查表明坏死的区域有多种变异，可呈现聚集、融合和非融合。猪的研究表明消融组织面积小于相应的血管灌注面积，这可能是由于靶动脉灌注床附近存在侧支循环所致[7]，或乙醇逆流到非靶血管床也可能导致梗死范围的测定不精确。另外，乙醇浓度也会影响

消融损伤的大小[8]。本综述旨在详述在室速治疗中 TCEA 的实际应用过程。

43.2 术前准备

与所有有创性手术一样，我们应严格选择有适应证的患者及 TCEA 手术的常规准备。在此回顾一下需要进行的准备和术前流程。

患者选择

合适的患者包括可能是瘢痕相关基质引发的单源性室速或室早的患者。瘢痕相关的室速患者大多数有潜在的冠心病病理改变，而且通常病变冠脉灌注的部位多是典型的，室速折返环路也多位于这些典型部位的内膜下，因此这样的基质通常适合心内膜消融。而那些非缺血性病理基础的瘢痕性室速，其病理基质并不总限于心室肌的心内膜部分，因此经常考虑 TCEA。有一种例外情况即冠心病相关瘢痕涉及间隔部心肌，尤其是心肌相对比较厚的间隔基底部要考虑 TCEA。考虑行 TCEA 的非缺血性病变包括特发性扩张型心肌病、右心室心肌病和浸润型心肌病[9]。

TCEA 的常规处理流程如下：

1. 患者进行过心内膜标测并尝试过进行消融。

2. 心内膜消融失败后，根据尝试消融时的标测信息推断病变位于心室壁内或心外膜。

3. 若考虑致心律失常相关基质通过心外膜可以标测到，则尝试过经心外膜途径标测与消融。

4. 如果基质位于心肌间而不是心外膜致使心外膜消融失败，或者经初始试消融后考虑基质位于间隔部或心室壁内，可考虑行 TCEA 治疗。

其他应该尽早考虑行 TCEA 的患者包括：心外膜标测困难——大多数由于既往开胸手术导致组织粘连所致，和（或）由于存在机械性主动脉瓣和（或）二尖瓣导致不能行心内膜途径消融的患者。

回顾心电图形态

经典的室速心电图通常表现为起源于间隔部，或者起源于室壁内或心外膜。间隔起源的室速心电图特征包括左、右束支阻滞的心电图形态，以及可能有 HPS 早期参与的窄 QRS 形。额面电轴及心前区

移行可能会随着间隔部出口位置而改变。非间隔起源的室速心电图形态通常表现有相对缓慢特定的波形，可考虑行 TCEA[10]。

停用抗心律失常药物

和所有的心律失常一样，可诱导性和持续性室速是理想的标测条件。在 TCEA 中尤为重要，因为相关冠状动脉的标测通常依赖于试灌注时持续室速的终止。因此，如果患者能耐受的话，术前抗心律失常药物应停用至少 5 个半衰期。如有必要，患者停药期间可住院观察。

术前影像学

应行心脏影像学检查，和（或）回顾先前做过的结果。首先，室速环路通常位于或者临近瘢痕心肌组织，而该区域经超声心动图可证实其收缩力减低，磁共振呈现低强化，核素显像示血液灌注减少。因此，术前应仔细评估所有影像结果来预测可能的消融靶点。另外，通过评估左心室功能，确定不存在血栓以及定位过度变薄的心肌区域能够降低并发症的发生风险。

回顾先前心内膜和（或）心外膜的室速标测

应该仔细回顾患者之前所有进行心内膜及心外膜消融尝试的数据。回顾电解剖数据有助于确定低电压区域和不易激动的瘢痕。回顾既往起搏标测和拖带标测结果有助于确定室速环路可能的出口和峡部区。

43.3 术中要求

全身麻醉

鉴于术中需反复诱发室速和可能进行的电复律，建议全身麻醉（简称全麻）条件下进行手术。另外，乙醇灌注治疗所诱发的心肌梗死和伴随的胸痛也需要全麻来解除疼痛。当然，行全麻时，需要兼顾全麻对心脏的抑制作用以及多数室速在麻醉状态更难诱发的情况。

术中透视和标测

电生理室需备有电解剖标测设备，基本技术包

括：基质标测描记出与瘢痕相对应的低电压区域和异常的舒张期电位区域，拖带标测描记出折返环路，激动标测确定自律性增强位点。另外，透视分辨率要求比标准的电生理检测高，因为通常需要用 0.014″ 导线和灌注球囊导管以显示冠脉终末支，偶或冠状静脉系统，所以透视和影像采集需使用比传统电生理手术更高的帧频。建议透视时 15 帧每秒 (fps)，采集时 30fps。

术者

需要在瘢痕相关室速标测和消融方面有经验的电生理学专家进行操作。另外，有经验的常从事肥厚型心肌病室间隔消融的介入心脏病专家易于掌握 TCEA 技术，也应包括在内[11]。

血管穿刺

经股静脉途径置入 4 极标测导管，可放置于右心室心尖部和右心室流出道，以便进行程序刺激诱发室速，放置希氏束电极以标记希氏束和间隔位置，也可密切监测房室传导。经股动脉途径监测动脉血压，并放置执行 TCEA 所需的 6Fr~7Fr 的冠状动脉造影导管。

43.4　手术过程

起始的标测依赖于室速是否为稳定和可耐受的。尽管如此，如果先前没有过基质标测，窦性心律时首先应行电压标测描记出室速可能的瘢痕基质。这种标测一般在先前的心内膜和心外膜尝试标测时已经实施，并可在 TCEA 术中用来指导高分辨率标测目标区域。如果室速在血流动力学上稳定而持续，可使用试终止室速的标测方法和更多经典的标测方法定位靶血管。起源于自律性增强的局灶性室速也可以用激动标测来确定靶血管。

诱发室速

以不同的刺激周期和刺激强度在心室多个位点程序电刺激诱发室速。室速的易诱导性对于确定手术消融终点同样重要。

静脉注射肝素

与经皮冠状动脉介入要求类似，一旦行冠状动脉插管，患者需静脉注射肝素 60~100IU/kg。ACT 维持在 250s 以上[12]。

选择性冠状动脉造影

根据室速形态预测瘢痕及室速基质的位置，选择 0.014″ 血管成形术指引导丝置入相关的冠状动脉。包裹导丝的球囊导管直径要大于目标血管的血管造影直径，当采用标准的经皮操作通过导丝展开球囊时能够使其开口闭塞[13]。

超声造影

为了确认目的心肌是由所预测的血管供血，应实施超声心动图检查并通过环绕导丝的灌注导管注入超声扫描对比剂以确认目的血管供应的范围。

标测

确定可能的目标血管后，仍然需要在乙醇灌入实施消融之前，标测室速相对应的冠状动脉。通常行终止心动过速的标测，然而尚有多种方法可通过目标血管进行更经典的电生理标测。

标测终止

可疑血管置管后，再次诱发室速。灌注导管的球囊完全充气封闭该动脉的开口，防止逆流。2~3ml 无菌冷盐水通过中间腔注入。如果室速随着注射而终止（图 43.1），而无诸如 PR 间期延长或房室传导阻滞等相关并发症的证据，表明此动脉适合乙醇灌注。也可用造影剂[14]或利多卡因[15]代替生理盐水注入，来观察室速是否终止。这些方法可使供应潜在靶组织的血流一过性终止，导致短暂的传导阻滞，从而终止心律失常。如果电生理检测时不能诱发室速或者室速不稳定，那么理想的目标冠脉的精确定位就比较困难。事实上，要慎重考虑是否要进一步消融，因为不正确的目标血管不仅不能成功终止临床室速，还可能会诱导面积相对较大的心肌损伤，导致严重的心肌梗死。

经典标测

用终止室速标测法来选择合适的灌注乙醇动脉分支受限于无法记录来自目标动脉的腔内心电图（EGMs），这样就排除了采用常规标测技术来确认室速折返环路关键部分动脉分支的可能。为了解决这

图 43.1 球囊充气阻断前降支（LAD）近端后，通过 LAD 远端的灌注导管灌注冷盐水终止室速发作的心电图

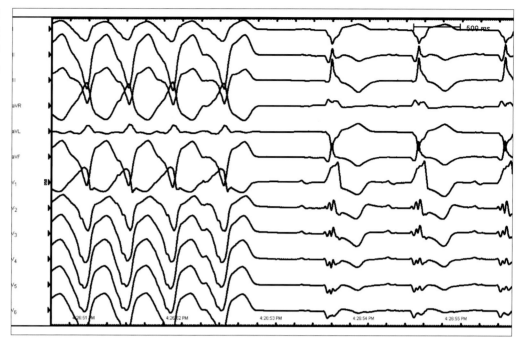

个问题，可将一根能够记录和起搏的多电极导管或具有电活性的指引导丝置于血管内，或者经心内膜或心外膜途径放置常规的心内膜标测导管与目标血管紧密相邻来记录电位。

使用多极导管

小口径的多极标测导管，例如 Pathfinder（Cardima，CA）（本书出版的时候还没有生产出来），能够经冠脉管腔送至其终末分支（图 43.2）。使用有一组电极组的记录导管，可以在窦性心律时既标测延迟电位，又可实施起搏标测来确定室速折返环路出口相对的血管分支。室速时既可标测舒张期电位，也能够进行拖带标测。与下面详述的 0.014" 指引导丝相比，多极标测导管仅限用放置于冠脉主干和分支的起始处。尽管如此，当导管放置在左冠脉前降支内时，仍可对近端与远端的间隔支等部分冠脉系统进行大体定位。冠状血管内放置标测导管可能增加并发症的风险，包括冠状动脉夹层、痉挛或血栓。

冠状动脉内导丝标测

0.014" 血管成形术导丝被送入冠状动脉分支，然后连接到常规电生理放大器和监测系统的通道，记录相对于下腔静脉内参照电极的单极信号。未充气的血管成形术球囊越过导丝仅暴露远端以隔离导丝的近端部分。绝缘的导丝送至不同的分支，以作

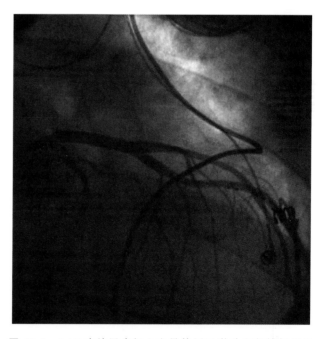

图 43.2 LAD 内放置多极心电导管用于激动和起搏标测以定位不同间隔动脉分支相关的室速折返环[16]（已经获得 HMP 通信有限责任公司许可进行复制）

为标测导管使用。心动过速时导丝可定位舒张中期或收缩前期的电位，以进行激动标测。起搏也可用于心动过速时的拖带标测和窦性心律时的起搏标测。通过这种方式，传统的电生理标测方法就可用来确定消融的靶冠脉[16]。这种标测方法已用于回旋支以指导相邻冠状静脉系统中的射频消融。

常规标测/基于导管的标测

通过透视显像将标准可控的电生理标测导管通过心内膜或心外膜放置在尽量接近目标血管处。这种电信号接近于感兴趣的致心律失常基质部位观察到的电信号。同时，应该考虑到标测导管和深部心室壁间的距离可能会引发误差。

消融

确定了合适的目标血管之后，环绕导丝的灌注导管放置于所选择的冠状动脉分支内尽量远的位置（图43.3）。然后球囊完全充气。灌注少量的造影剂确保没有回流到临近的冠状血管。一旦造影剂扩散，可能需要将球囊放气，重新充气，再注入腐蚀剂。苯酚曾作为腐蚀剂使用过。而现在，与肥厚型心肌病消融相似，灌注1ml的无水乙醇（96%）用于室性心动过速的消融[9]。球囊充气5～10min之后，注入造影剂评估目标血管的开放程度。在球囊放气之前，为防止乙醇反流，可预防性地通过灌注导管注入10ml生理盐水冲走乙醇。另外，灌注生理盐水可促进乙醇的组织渗透[16]。如果注入造影剂显示目标血管仍可持续灌注，球囊再充气后灌注额外的乙醇并保持充气10min。每支动脉最多可重复用至5ml的乙醇[9]。

与心内膜消融一样，化学消融终点是室速的终止，而室速的可诱发性提示消融失败。从理论上说，瘢痕形成的最终区域可能与起初组织损伤和坏死的区域不完全匹配，因此，手术完成之后目标的室速基质可能充分损伤，也可能没有充分损伤。

43.5 并发症和安全性

TCEA除了可能伴随所有电生理手术的血管及感染方面的并发症外，还要考虑到该手术其他特殊的并发症。

冠状动脉夹层、穿孔及血栓形成

在经皮冠状动脉介入手术中使用血管成形术导丝存在冠脉穿孔的风险。据报道在复杂冠心病使用血管成形术的情况下，有0.4%的冠脉穿孔风险[17]。TCEA冠脉穿孔的风险与其相似或更低。手术应由有经验的冠脉介入专家操作以降低这些风险。在冠脉内使用标测导管可能会增加冠脉内并发症的风险。由于指引导丝的致血栓形成的特性，再加上导丝通过血管或球囊膨胀时损伤内皮的可能性，冠脉内可能会有闭塞性或非闭塞性血栓形成。此风险可通过术中抗凝治疗来避免。

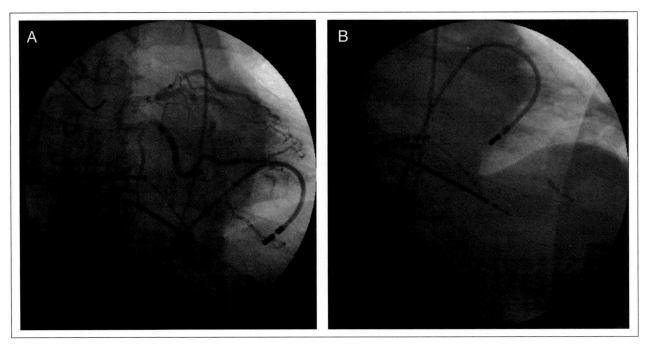

图43.3 **A.** 前后位回旋支冠脉造影。**B.** 在注射乙醇之前，环绕导丝的灌注导管的球囊充气，然后注射造影剂以显示无造影剂反流入临近的与室速无关的冠状血管

房室传导阻滞

即使治疗前已行冷盐水的试灌注，永久性房室传导阻滞仍是该手术公认的并发症。根据房室结的动脉血供，房室传导阻滞报道见于右冠状动脉和左旋支的分支灌注，另外，左前降支的间隔支灌注导致暂时性或永久性的房室传导阻滞也有报道[9,14]。消融过程中确保乙醇没有流入非目的血管有助于减少此类风险。

显著的心肌梗死和失代偿性心力衰竭

乙醇注入引起的梗死可能会引起明显的心肌损伤从而导致心室功能损害和加重心力衰竭症状。另外，对普肯野纤维区域消融可干扰传导系统，导致机械收缩不同步。因此，TCEA 有引起失代偿性心力衰竭的风险。为减小风险，应选择重复冷盐水注入能使室速终止的最小动脉分支。在乙醇注入之前，要注意确保球囊位置及充气适当，以确保分支近端的闭塞。为了评价心肌损害的程度，术后应考虑连续测定心肌损伤标志物和心脏彩超检查。

心肌夹层和心脏破裂

乙醇注入目标血管内的目的在于在致心律失常部位心肌产生凝固性坏死，本质上是制造一个小范围的心肌梗死。然而，注入乙醇可能会产生不能控制的梗死，致使心肌夹层，游离壁破裂导致心包填塞，或者间隔部破裂导致室间隔缺损。此并发症可延迟出现，需要术后严密的血流动力学监测，时刻怀疑这一灾难性并发症的出现。

在一些小样本病例分析中，报道的随访患者死亡率高达 33%[9]。不过，此类患者整体倾向于危重，先前有难治性室速，可能直接导致血流动力学恶化或者作为潜在疾病程度的标志。

有效性

由于此手术适应证范围窄，TCEA 的有效性只能来自于已经发表的数量有限的小样本病例研究。最初的系列由 Brugada 和同事在 1989 年发布，报道了 3 例患者不同时间的长期随访结果。经过重复手术后，1 例患者随访 9 个月无室速发作，另外 1 例患者随访 6 个月无复发，第 3 个患者随访 2 个月无室速复发[4]。随后 Kay 和其团队报道了 10 例进行过 TCEA 手术的患者，发现手术后 10 例中有 9 例达到即时成

功，即在术后 5 到 7 天的后续电生理研究中没有室速诱发[14]。372±210 天的长期随访证实了 10 例患者中有 5 例在未使用抗心律失常药物的情况下无室速发作。最近 Sacher 等人报道了 9 例手术患者，平均随访期为 29±23 个月，其中 4 人无室速发作，1 人室速发作次数明显减少。室速复发的一个重要原因是目标冠状动脉闭塞后侧支循环的建立，因此可行反复的选择性血管造影来评价[4]。

43.6　结　论

经冠状动脉乙醇消融是一种（在室速治疗中）虽然很少使用但有中等程度有效性的治疗选择。该手术过程复杂，需要合适的人员和充分的准备，并可有潜在的严重并发症。虽然不是一线的治疗选择，但对于由室间隔或心室壁深部折返环导致的药物难治性室速，当心内膜和（或）心外膜消融无效时，化学消融可能是一种拯救生命的方法。

参考文献

1. Inoue H, Waller B, Zipes DP. Intracoronary ethyl alcohol or phenol injection ablates aconitine-induced ventricular tachycardia in dogs. *J Am Coll Cardiol*. 1987;10:1342–1349.
2. Brugada P, de Swart H, Smeets JL, Bär FW, Wellens HJ. Termination of tachycardias by interrupting blood flow to the arrhythmogenic area. *Am J Cardiol*. 1988;62:387–392.
3. Friedman PL, Selwyn AP, Edelman E, Wang PJ. Effect of selective intracoronary antiarrhythmic drug administration in sustained ventricular tachycardia. *Am J Cardiol*. 1989;64:475–480.
4. Brugada P, de Swart H, Smeets J, Wellens H. Transcoronary chemical ablation of ventricular tachycardia. *Circulation*. 1989;79:475–482.
5. Baggish AL, Smith RN, Palacios I, Vlahakes GJ, Yoerger DM, Picard MH, Lowry PA, Jang IK, Fifer MA. Pathological effects of alcohol septal ablation for hypertrophic obstructive cardiomyopathy. *Heart*. 2006;92:1773–1778.
6. Slezak J, Tribulova N, Gabauer I, Styk J, Slezak, J Jr, Danelisen I, Singal PK. Ethanol ablation of myocardial tissue: early histochemical and ultrastructural changes. *Kuwait Med J*. 2004;36(4):256–263.
7. Haines DE, Verow AF, Sinusas AJ, Whayne JG, DiMarco JP. Intracoronary ethanol ablation in swine: characterization of myocardial injury in target and remote vascular beds. *J Cardiovasc Electrophysiol*. 1994;5:41–49.
8. Haines DE, Whayne J, DiMarco JP. Intracoronary ethanol ablation in swine: effects of ethanol concentration on lesion formation and response to programmed ventricular stimulation. *J Cardiovasc Electrophysiol*. 1994;5:422–431.
9. Sacher F, Sobieszczyk P, Tedrow U, et al. Transcoronary

ethanol ventricular tachycardia ablation in the modern electrophysiology era. *Heart Rhythm.* 2008;5:62–68.

10. Daniels DV, Lu Y-Y, Morton JB, et al. Idiopathic epicardial left ventricular tachycardia originating remote from the sinus of Valsalva: electrophysiological characteristics, catheter ablation, and identification from the 12-lead electrocardiogram. *Circulation.* 2006;113:1659–1666.

11. Aliot EM, Stevenson WG, Almendral-Garrote JM, et al. EHRA/HRS expert consensus on catheter ablation of ventricular arrhythmias: developed in a partnership with the European Heart Rhythm Association (EHRA), a Registered Branch of the European Society of Cardiology (ESC), and the Heart Rhythm Society (HRS); in collaboration with the American College of Cardiology (ACC) and the American Heart Association (AHA). *Heart Rhythm.* 2009;6:886–933.

12. Narins CR, Hillegass WB, Jr, Nelson CL, et al. Relation between activated clotting time during angioplasty and abrupt closure. *Circulation.* 1996;93:667–671.

13. Baim D, ed. *Grossman's Cardiac Catheterization, Intervention and Angiography* (7th ed.). Baltimore, MD: Lippincott Williams & Wilkins, 2005.

14. Kay GN, Epstein AE, Bubien RS, Anderson PG, Dailey SM, Plumb VJ. Intracoronary ethanol ablation for the treatment of recurrent sustained ventricular tachycardia. *J Am Coll Cardiol.* 1992;19:159–168.

15. Hartung WM, Lesh M, Hidden-Lucet F, et al. Transcatheter subendocardial infusion of ethanol (abstract). *Circulation.* 1994;90:I–487.

16. Segal O, Wong T, Chow A, et al. Intra-coronary guide wire mapping–A novel technique to guide ablation of human ventricular tachycardia. *J Interv Card Electrophysiol.* 2007;18:143–154.

17. Gunning MG Williams IL, Jewitt DE, Shah AM, Wainwright RJ, Thomas MR. Coronary artery perforation during percutaneous intervention: incidence and outcome. *Heart.* 2002;88:495–498.

18. Verna E, Repetto S, Saveri C, Forgione N, Merchant S, Binaghi G. Myocardial dissection following successful chemical ablation of ventricular tachycardia. *Eur Heart J.* 1992;13:844–846.

如何对心脏外科术后患者行经心外膜房颤消融

Chapter 44　How to Perform Epicardial Ablation in Postcardiac Surgery Patients

Sheldon M. Singh，James O. Coffey，Andre D'Avila 著

夏瑞冰　贾玉和　译

44.1 引 言

经心包途径行心外膜标测和室性心动过速（室速，VT）消融是侵入性心脏电生理检查的重要方法。早在 1996 年，Sosa 和他的同事第一个报道了经皮穿刺到达心包腔来进行心外膜心室标测和消融[1]。在之前章节中已详细介绍了这一方法，它依靠穿刺针进入一个"虚拟空间"，这个空间在壁层心包和脏层心包之间。可惜的是，既往有过心脏手术史或心包炎的经历可能会破坏这个空间，从而导致心脏直视手术后经心外膜途径标测复杂化。在心脏手术史的患者中经心外膜途径的必要性这个问题，很重要。冠状动脉疾病相关 VT 的患者中有大约 30% 既往做过冠状动脉搭桥手术[2]，一些有非缺血性心肌病（NICM）的患者接受过瓣膜置换术。因此，在大型医疗中心的电生理学家经常会碰到这类问题。在这一章中，我们将会介绍在已经接受心脏外科手术的患者中经心外膜途径标测和消融的方法。在这种情况下，心外膜标测和消融有三种可选方法：①经冠状静脉系统进行局限性心外膜标测。②经皮穿刺心包腔途径。③外科心外膜途径。

经冠状静脉系统进行局限性心外膜标测

对挑选出来的曾接受心脏手术的患者进行冠状静脉系统标测是有益，这可以显示心外膜的本来结构。比如，Obel[3]报道了使用这种途径进行特发性流出室速的消融，Doppalapudi 报道了使用这种途径消融心脏纤维体起源的特发性室速[4]。尽管这种途径有其潜在价值，但是它存在重大的局限性，包括只能依据个体的冠状静脉窦（CS）解剖差异部分进入左心室。此外，尽管消融靶点确定后，消融可能的并发症比如静脉狭窄、破裂、血栓或同时对邻近冠状动脉的损害都限制了这一途径的使用。消融过程中降低射频功率能量应用（至 20～25W）可以增加使用这种途径消融的安全性。这种途径只能完成小范围局限性的心外膜标测，其他区域都无法标测到。在多数患者中，使用冠状静脉系统标测无法接近感兴趣区域，尤其是瘢痕相关性室速。在这些情况下，心包腔途径就显得非常有必要。

经皮穿刺心包腔途径进行局限性心外膜标测

心脏外科术后经常出现心包粘连，从而限制了

进入心包腔和在心包腔内标测。通常，在心脏外科手术中心包膜的前面常被打开。如此，粘连最重的部位更易出现在心包的前面。因此，对这类患者进行心包膜途径的关键在于用穿刺针选择一个更低的进入角，以便能穿过粘连进入心脏下壁[5]——这个区域的粘连通常较少。此外，依据我们的经验，相比于心包腔更靠顶端的区域，房室沟部位形成的粘连会更少。因此，术者应该确保在心脏下方的穿刺是指向心脏基底部，靠近并平行于冠脉静脉窦导管。冠脉静脉窦（CS）导管是指导穿刺的极佳标志。实际上，采用左前斜位、正位或侧位视图有助于术者在进入心包腔前将穿刺针定位在更低的位置（图44.1A）。如果有必要，可以采用右前斜位视图来确认穿刺入心包腔的点在心脏基底部位而非顶端部位。

正如前面章节介绍的传统途径一样，一旦进入心包腔后，可注入造影剂以确认穿刺针位置并向前送入导丝（图44.1B）。在这种情况下，注入造影剂会沿心脏前壁形成一个造影池（图44.1C），而不会沿心脏轮廓很快扩散，后者通常出现在心包腔无粘

连的患者中。同样值得注意的是，很可能无法向前送入导丝环绕整个心影——X射线透视检查征象常被用于确认进入心包腔内。因此，为了避免因疏忽将鞘置入右心室内，术者在送入鞘之前需确保导丝是在心包腔内。此后可以沿导丝送入5Fr的扩张鞘，并可通过扩张鞘进一步注入少量造影剂以确证穿刺进入心包腔内和（或）进一步进行导丝操作。

粘连可能沿着心脏膈面形成。通常情况下，膈面粘连较心脏前面的紧密粘连更为松散。术者可以用消融导管打破这些粘连以扩大可供标测的区域。通过弯曲和延伸射频导管可以将下方的粘连打开（图44.1D）。考虑到前外侧的粘连较紧密，当尝试打开此部位的粘连时常更不易成功。但是，为了扩大可标测区域而进行尝试也未尝不可。

经皮穿刺途径是术后需要心外膜标测患者的首选。尽管可供标测面积有限，但这一方法依旧很有价值，因为室速折返环路处在心外膜的情况在冠心病下壁心肌梗死患者中很常见[6]，用这种方法可以到达心脏下壁区域。此外，这种方法比接下来要介绍

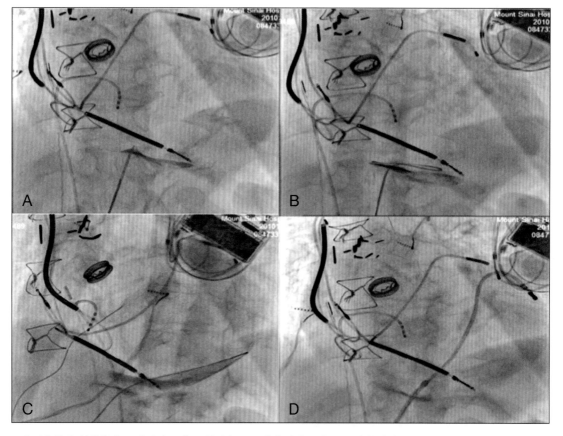

图44.1 心脏下方的穿刺针指向心脏基底，靠近并平行于冠脉静脉窦导管。冠脉静脉窦导管是在右前斜位下指导穿刺的极佳标志（A和B）。一旦进入心包膜腔后，注入造影剂（B），会沿心脏下壁形成造影剂池（C）而不会沿心脏轮廓很快扩散。在左前斜位下确认穿刺针位置（C和D）。通过弯曲和伸展射频导管可以将下方的粘连打开（D）

的手术方法创伤更小。

手术路径进行局限性心外膜标测

有时外科手术后心包粘连过于紧密，导致心外膜脏层和壁层之间的"虚拟空间"完全闭塞。在这种情况下，手术方法暴露心包腔可能是唯一可行方法，因为"虚拟空间"消失而无法进行经皮穿刺路径。已经介绍了两种方法：剑突下途径和胸骨前局部切开术[7-8]。

Soejima 及其同事的外科剑突下途径和我们的方法类似（图 44.2）[7]。在电生理（EP）实验室对患者实施行全身麻醉（简称全麻）和无菌操作下可进行这种方法。在需要进行这一途径时，我们常常会向心脏外科同事请求帮助。简单来说，在上腹部沿中线切开一个切口［大约 7.6cm（3in）］并延伸到腹白线。这个切口通常在剑突路径的左侧，尽管有时为了获得更好的入径而必须移除剑突入径。一旦确定心包腔位置，就可以进行心包切开术，并扩大切口以确保心室足够视野。有时术者在直视下用手指对心包粘连进行钝性分离，从而使心室外表面的下方和后方充分暴露。这时候，还可以在心包腔内放进一根 8Fr 的鞘以便置入消融导管进行该区域的标测和消融。这种途径通常因打开心包的过程而增加 30～40min 的手术时间。

有冠脉疾病的患者，他们的心外膜环路大多数会在下壁瘢痕区域，因此剑突下手术路径通常足够用于

消融。但是，有时还需进入心外膜前壁。在这种情况下，为了暴露心外膜前侧壁，需要进行局限的前壁胸廓切开。尽管我们很少采用这种方法，但是有其他医生曾报导过这种途径的经验[8-9]。这种方法需要全身麻醉。双腔气管插管可使左肺萎陷，有助于接近心脏。在靠近将要进行心外膜标测部位处的肋间隙做一个切口。这个切口通过肋间隙向后移，发现心包膜后将其切开暴露将要进行标测的区域。术者可以依据能暴露的范围，直接将消融导管放置到感兴趣的区域进行标测。

剑突下或胸廓切开途径操作结束后，将切口缝合关闭。我们通常放置心包引流管至少 12h。临床观察无恙后拔除引流管。

44.2　操作前规划

对外科手术后患者在心外膜标测前进行全面的操作前评估是至关重要的。因为许多可以进行心外膜消融的患者都没有关键性心外膜峡部，所以术者需通过回顾室速的 12 导联心电图或者诸如磁共振显像（MRI）的影像资料来进行判断，预测需心外膜标测的可能性和必要性或者是否需要进一步详细的心内膜标测。

对于曾行冠脉搭桥手术的患者，我们常会行计算机化断层成像（CT）或冠脉造影检查，为的是确

图 44.2　图示为剑突下术野。直视下切开一个约 7.6cm（3in）切口并进入心包腔。在心包腔内（图示）放进一根 8Fr 的鞘以便置入消融导管。X 线检查显示用这种方法进行心脏下壁标测（经许可转载自 Soejima et al. *Circulation*. 2004；110：1197-1201. ）

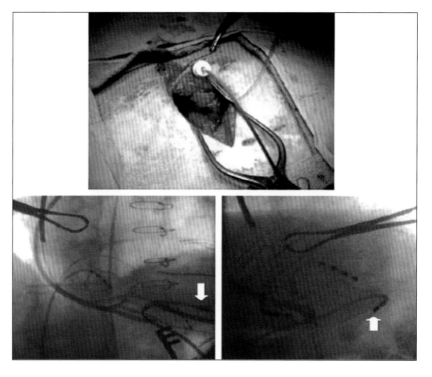

定搭桥血管的位置，将损害最小化。外科心包膜切开术是在直视下进行的，然而经皮穿刺途径置入导管并通过弯曲导管来分离心包粘连是在相对盲目的方式下进行的，这对搭桥血管可造成潜在的损伤。因为冠脉搭桥血管周围常形成紧密粘连，为防止其受到损伤，血管定位信息有助于将损伤最小化，否则可能导致严重出血而不得不转为胸廓切开术。CT血管造影的另一个好处是可以把通过电解剖标测技术构建的左心室图像与搭桥血管的图像整合为三维重建图，这对心包腔内操作很有指导作用，并在进行消融前确保消融范围距离冠脉大于5mm。

在我们机构所有要进行室性心动过速（简称室速）消融的患者均要请麻醉科会诊，因为大多数室速消融过程是在全麻下进行的。全麻有助于术者在经皮和外科途径操作时控制患者呼吸。另外，当并发症出现时需要紧急胸骨切开和（或）需要体外循环时，使用全麻更易于控制。

术中注意事项

我们在进入心外膜前，通常给予患者预防性抗生素（比如，头孢唑林、万古霉素或克林霉素）覆盖对抗皮肤菌群。患者在术后留置心包引流管拔除前仍继续以适当的频率使用预防性抗生素。

在手术开始后，通常先进入心外膜然后再进行抗凝。这种方式可使出血最少，但治疗性抗凝后出血风险会增加，有时会变成并发症。因此在进入心外膜使用肝素后，还应使用鱼精蛋白使激活凝血时间（ACT）保持小于200s。

我们通常在心包腔内放置8Fr的Brite顶端鞘来稳固消融导管。但是，使用可弯曲鞘管（Agilis，St. Jude Medical，Minnesota，MN）在进行标测时稳定性更好，同时也有助于解除粘连。

我们通常在进行心外膜消融时使用灌注导管（Navistar Thermocool，Biosense Webster，Diamond Bar，CA）。在进行心外膜消融时，将射频仪（Biosense Webster，Diamond Bar，CA）的消融模式设定为"手动单极（Manual Unipolar）"而不是"热敏冷却（Thermocool）"模式，后者常用心内膜灌注消融。设定好之后，可以手动调整灌注导管的流速。我们通常将流速设定为$5cm^3/min$。消融能量最初设定为15W并逐渐向上调定，目标是$10\sim15\Omega$的阻抗电压降。在消融前，需要通过实时冠脉造影或者三维重建CT图像，获得导管和冠状血管（或搭桥血

管）的位置关系。此外，尽管很少接近左心室的侧面（膈神经经过之处），我们还是需要明确膈神经的位置，避免损伤膈神经。

44.3 并发症

心外膜标测和消融术后患者出现心包炎症状的并不罕见。在操作结束后我们通常往心包腔内灌注激素［甲泼尼龙$150mg/m^2$（体表面积）］使心包炎症状最小化。额外口服抗炎药可能有助于减轻症状。

无论患者是否曾有心脏手术史，在进行经皮穿刺时都可能出现膈下血管损伤。在没有出现心包积液但存在血细胞比容（红细胞压积）或血压下降时，需要警惕腹腔内出血。

既往心脏手术史患者进行心包途径标测的特有并发症是包裹性心包积液的形成。对于采取经皮穿刺途径的患者，我们通常在操作结束后移除心包腔引流管，但是对于采取外科开胸途径的患者，我们通常会保留一夜的引流管。为了保证确实没有出现与操作相关的心包积液，我们建议在操作结束后24h内应行超声心动图检查。

另外，在前胸局限性切开途径中，在心室前外侧部分操作时可能出现膈神经损伤。需在术前告知患者该潜在并发症。

44.4 结 论

总之，对于既往行心脏外科手术的患者来说，心包腔途径的标测和消融还是可行的。操作前适当的计划以及与外科同事良好合作都会使这种重要的方式实施起来变得更容易。

参考文献

1. Sosa E, Scanavacca M, D'Avila A, Pilleggi F. A new technique to perform epicardial mapping in the electrophysiology laboratory. *J Cardiovasc Electrophysiol*. 1996;7:531–536.

2. Connolly SJ, Gent M, Roberts RS, Dorian P, Sheldon RS, Mitchell LB, Green ms, Klein GJ, O'Brien B. Canadian implantable defibrillator study (CIDS): A randomized trial of the implantable cardioverted defibrillator against amiodarone. *Circulation*. 2000;101:1287–1302.

3. Obel OA, d'Avila A, Neuzil P, Saad EB, Ruskin JN, Reddy VY. Ablation of left ventricular epicardial outflow tract tachycardia from the distal great cardiac vein. *J Am Coll*

Cardiol. 2006;48:1813–1817.

4. Doppalapudi H, Yamanda T, Ramaswamy K, Ahn J, Kay GN. Idiopathic focal epicardial ventricular tachycardia originating from the crux of the heart. *Heart Rhythm.* 2009;6:44–50.

5. Sosa E, Scanavacca M, D'Avila A, Antonio J, Ramires F. Nonsurgical trans-thoracic epicardial approach in patients with ventricular tachycardia and previous cardiac surgery. *J Interv Card Electrophysiol.* 2004;10:281–288.

6. Sosa E, Scanavacca M, d'Avila A, Oliveira F, Ramires JAF. Nonsurgical transthoracic epicardial catheter ablation to treat recurrent ventricular tachycardia occurring late after myocardial infarction. *J Am Coll Cardiol.* 2000;35:1442–1449.

7. Soejima K, Couper G, Cooper JM, Sapp JL, Epstein LM, Stevenson WG. Subxiphoid surgical approach for epicardial catheter-based mapping and ablation in patients with prior cardiac surgery or difficult pericardial access. *Circulation.* 2004;110:1197–1201.

8. Michowitz Y, Mathuria N, Tung R, et al. Hybrid procedures for epicardial catheter ablation of ventricular tachycardia: value of surgical access. *Heart Rhythm.* 2010;7(11):1635–1643.

9. Sacher F, Roberts-Thompson K, Maury P, et al. Epicardial ventricular tachycardia ablation: a multicenter safety study. *J Am Coll Cardiol.* 2010;55:2366–2372.

室性心动过速的心内膜/心外膜消融术

Chapter 45　How to Perform Endocardial/Epicardial Ventricular Tachycardia Ablation

J. David Burkhardt，Luigi Di Biase，Matthew Dare，
Pasquale Santangeli，Andrea Natale　著

夏瑞冰　贾玉和　译

45.1　引　言

　　射频消融术治疗室性心动过速（室速，VT）在过去十来年有了显著的进展。这得益于两个方面的进展。标测技术方面，诸如基质标测、起搏标测、拖带标测，均得到发展。消融技术方面，主要是灌注消融技术。这两种技术的进步均提高了室速消融治疗的成功率，为药物难治性室速患者提供了可行的选择[1-3]。最近的创新技术包括通过剑突下微创途径进行心外膜消融[4]。这项技术可以实现心脏外表面的消融。心脏外膜可能是某些室性心律失常的病灶，而这一病灶部位可能即使通过最深的心内膜消融都无法接近，必须通过心外膜来消融。

45.2　术前准备

病史及评估

　　实施消融术前，获取患者的详细病史很重要，包括任何既往心脏手术史、心包炎以及心脏装置植入史。如果患者曾有心包炎、既往冠脉搭桥术史或其他心脏手术史，那么通过剑突下途径到达心包腔将会非常困难，甚至是不可能。在这种病例中，心包周围可能在心外膜表面包裹纤维化组织，会使到达心包腔变得困难。偶尔可以使用消融导管，但是要手动操作穿透纤维组织膜，这一过程将会很困难并易造成出血。对大多数既往有冠脉搭桥术病史且需行心外膜消融的患者而言，由心外科医生行开胸手术可能是最好的选择。

　　体格检查时，医生需注意患者的胸廓外形、剑突以及邻近的腹腔内容物，因为在行针穿刺时可能伤及腹腔脏器。脾大或肝大的患者，其肿大的脏器可能超过中线，并位于常规穿刺点之下。

　　若患者已植入埋藏式心脏复律除颤器（ICD），这是一个非常重要的信息，可用于术中规划。首先对ICD进行遥测，测得临床室速的周长，同时将右心室电极记录的室速波形态及其他电极记录的心电图（EGMs）均保存。如果室速恰好被起搏终止，这一过程也应保存并作为术中分析所用。以上这些信息均可用来判断术中电生理诱发的心律失常是否与临床一致。

同样重要的是，要确认患者没有可同时进行的心脏外科手术。应复查超声心动图及运动负荷试验。如果患者需要进行冠脉搭桥术或瓣膜修补术，那么消融术可在外科术中进行。超声心动图还可能显示出心脏节段性瘢痕或运动功能减退位置，这可以为室速病灶提供线索。若出现左心室血栓，则应推迟一切手术操作。当然，室速发作时的心电图更有意义，这可以为定位室速及其周长提供信息。如果在非室速发作期，既往心肌梗死部位可能提示潜在的病灶位置。尽管心脏 CT 或 MRI 并非必须，但可用于确定瘢痕位置以及用于术中与电解剖标测系统做图像融合（Merge）。如果患者正用华法林抗凝，应在术前 5 天停用。如果可能，任何抗心律失常药均应停用 5 个半衰期。如果考虑患者有或者已经发生频繁室速发作，在停用药物的过程中应收入院观察。当然，有些患者已经因室速风暴或频繁 ICD 干预而接受住院治疗。

45.3　手术过程

患者准备

大多数进行心内膜和心外膜室速消融术的患者可给予中度到深度镇静，通常用丙泊酚。患者处于深度镇静时可行导管鞘置入，但是为了诱发出目标心律失常，一些患者需要有反应甚至到完全清醒状态。同时，在没有全身麻醉的情况下，患者的血压会更高。因此团队中需要一位通晓消融以及该过程中心血管用药的麻醉科医生。一些麻醉药本身有抗心律失常作用。而在室速发作期间进行激动标测时偶尔还会使用升压药来维持血压。当然，麻醉科医生必须理解室速标测需要维持较长时期的心动过速状态并对此轻松应对，但他们要能在早期察觉到并发症的发生。

多数患者在麻醉开始后会置入弗利（Foley）导管。如果患者已植入 ICD，应再次遥测并重新程控将 ICD 监测功能关闭。如果允许的话，室性起搏应降到最低，以便于在窦性心律下进行基质标测。临床心动过速发作时 ICD 记录的 EGMs、波形及周长都必须高度重视。并应获得纸质的 EGM 波形图，以供心动过速诱发时进行回顾。通常，应安排专人来负责术中 ICD 的起搏、心内电复律或除颤管理。

患者从颈动脉切迹至两侧腹股沟的血管均应做好手术准备。在超声引导下进行动脉及静脉穿刺。如果患者有明显心脏扩大，并且没有诸如主动脉瘤

或主动脉瓣置换术等的重大血管病理改变，可经主动脉逆行途径入左心室。对于其他的病例，均可使用穿间隔途径。在主动脉逆行途径中，在右侧股动脉置入 8Fr 的短鞘用于消融导管通过及压力监控。如果患者髂股动脉系统迂曲，可使用较长的不锈钢 24cm 鞘。如果采用穿间隔途径，在股动脉置入 4Fr 的短鞘用于动脉血压监测，在右侧股静脉置入 8Fr 及 11Fr 的鞘。所有的鞘均应充分肝素盐水冲管，动脉鞘与血压监测相连。静脉鞘与静脉泵相连用于药物注射。通过 11Fr 鞘将心内超声导管置入右心房。心内超声导管探测深度为 160mm，跨越三尖瓣后旋转可以观察到左心室长轴截面。这个截面可以观察到心包周围渗出、左心室间隔面、后壁以及二尖瓣附件（图 45.1）。

心外膜途径

由心外膜途径进入是接下来的一步。在股鞘上方覆盖布巾。所需器械包括：7cm 的硬膜外注射针，造影剂，长 180cm、直径 0.032in（0.81cm）导丝，8Fr 的短导引器以及 24cm 的不锈钢鞘。将投影体位定在左前斜位 18°。在此体位下，穿刺针不要超过脊柱边缘。术者触摸剑突，在其稍左侧下方 2cm 处穿刺。在此处注射利多卡因。麻醉患者时使其呈浅慢呼吸会更好，否则深呼吸会将心脏下拉。将穿刺针放置在胸廓上方，透视下估算穿刺针穿入身体后到心脏边缘的距离。从选定的一侧将穿刺针与皮肤呈 40°角向脊柱左侧的方向向前进针。进针过程应流畅，若感到任何阻力或者心脏搏动感，或者针尖位于心脏边界，应将针芯拔出，接上造影剂。注入少量造

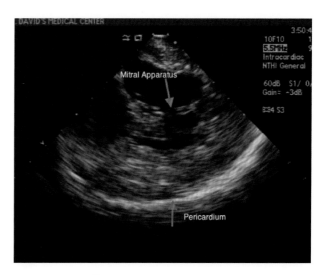

图 45.1　ICE 图像显示左心室长轴和二尖瓣，无心包积液。Mitral Apparatus＝二尖瓣装置；Pericardium＝心包

影剂（＜0.5cm³）。若穿刺针位于心包膜附近，可看到造影剂幕。之后穿刺针应继续向前直至穿过该造影剂幕，穿过时可感到明显落空感。穿过心包膜后，注入更多造影剂会呈层状包绕心脏（图45.2和视频45.1）。如果穿刺针没有在正确位置，造影剂则只会扩散到周围组织。如果穿刺针刺破心脏，造影剂将会很快消散。在这种情况下，通常会观察到室性期前收缩（早搏），穿刺针应退回到心包腔。有时在横隔被刺破时可见到造影剂幕。心包恰好在这位置后面。确定穿刺针位于心包腔内时，可沿穿刺针送入导丝。在这个过程中，穿刺针可因呼吸向外推出，轻轻向前进针会再次回到心包腔。导丝应很轻易地送入。很长一部分导丝应送入心包腔，这样就可以在心脏周围看到大的导丝环。导丝环应跨过多个腔室外侧从而确定其在心外膜位置（图45.3和视频45.2）。只有确定导丝跨过多室后才能在它上面插入鞘。之后可将穿刺针拔出，而在导丝上方的鞘就置入心包腔了。如果在心脏边界部位因呈锐角出现难以置入鞘，可先置入短扩张器。鞘正确置入心包腔后，方可拔出扩张器和导丝。鞘的侧孔可用来抽吸，抽取的检测是否有血液液体（图45.4和视频45.3）。有时可见到血液，但通常为稀释的。所有从消融导管抽出的液体以及注入的液体均应列表记录。ICE导管可用于监测是否有心包积液。在消融过程中，以每隔20min或更高频率从导管侧孔抽吸。

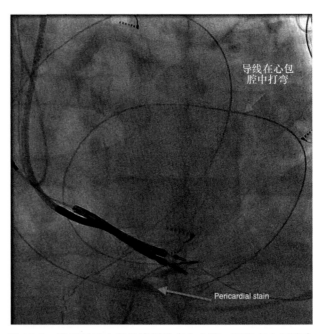

导线在心包腔中打弯

Pericardial stain

图45.3 透视显示心包导线覆盖多个心腔，证实在心包腔中

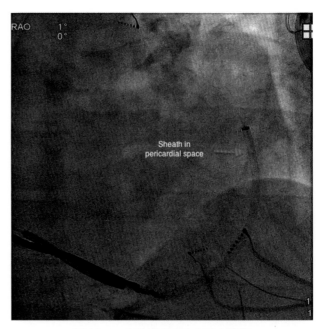

RAO

Sheath in pericardial space

图45.4 X射线下显示心腔内鞘管

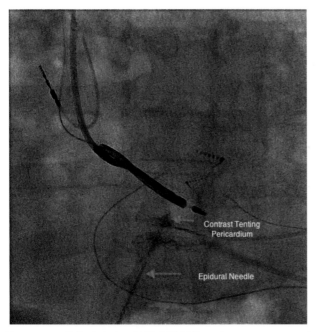

Contrast Tenting Pericardium

Epidural Needle

图45.2 X射线下显示心外膜造影剂幕。Contrast Tenting：造影剂隆起；Pericardium：心包；Epidural Needle：心包穿刺针

操作过程

置入全部鞘后则开始抗凝。按照体重计算给予大剂量肝素，将目标全血激活凝血时间（ACT）控制在300s左右。如果使用穿间隔途径，则将短鞘换成Mullins穿间隔鞘。先经导丝将Mullins鞘置入上腔静脉。在Mullins鞘内放入穿间隔针后，将其退回至间隔。整个操作过程在ICE引导下进行。穿刺点在卵圆窝，但要比心房颤动消融穿间隔处稍靠前，在ICE下看到左心耳处穿刺。穿刺成功后，撤出扩

张器和穿刺针，将消融导管前送至二尖瓣正中间位置水平，该位置是最佳标测位置。将 3.5mm 的消融导管通过鞘置入左心室用于标测（图 45.5）。在主动脉逆行途径中，消融导管前送至锁骨下动脉水平。

在导管内形成一个环，并将其穿过主动脉瓣下垂到左心室。

标测

第一个目标是建立一份详细的心内膜基质标测图。将导管尽量探及整个心室面来重建心室的几何结构并同步收集电活动数据。应收集窦性心律下心室所有点的数据。可能需要不同的操作手法，如前送或后退、顺钟向或逆钟向、旋转或打弯，来构建整个心室。电压标尺的低值设为 0.5mV（通常仅高于基线噪音水平），高值设为 1.5mV。有碎裂电位、迟发电位以及希氏束电位的部位应用特殊符号标记。瘢痕区应进行最细致的标测，尤其是瘢痕边缘区（视频 45.5）。正常组织区仅需标测完整不留空隙即可。填充阈值（设定在 15mm）在完成标测前不能更改。一个完整的电解剖图一般要求 500 到 700 个标测点，至少有 250 个。完成电解剖图后应在消融前进行检查。所有悬空在内部的点和不正确的点都应删去，并填补所有的漏洞（图 45.6）。

然后就可以开始心内膜电激动标测了。我们用消融导管来诱发室速，因为其他的导管可能诱导出其他部位的额外不需要的期前收缩（早搏）。通过消

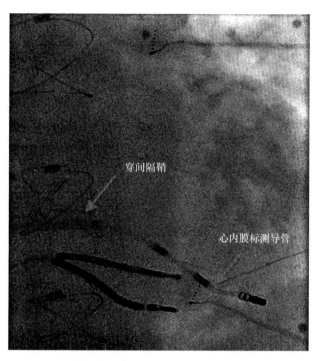

图 45.5 X 射线下显示在心外膜的标测导管和消融导管

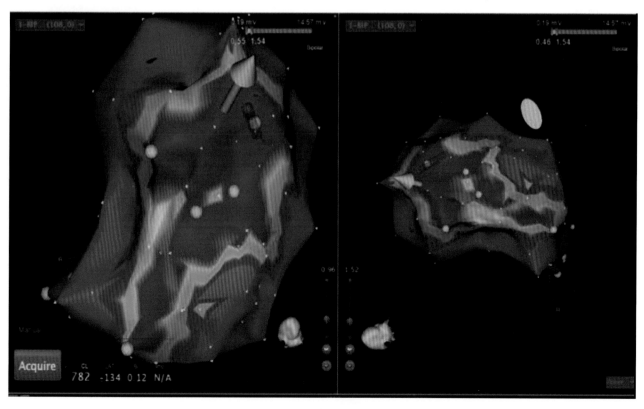

图 45.6 心内膜基质的电解剖图

融导管或 ICD 可进行起搏。在确定了心室有效不应期和诱导出心律失常之前先使用单一刺激。可加用额外刺激促进心律失常诱发。一旦诱发出心律失常，就要评估患者的血流动力学稳定性。一般要观察 1min 让患者适应心律失常以及评估麻醉后是否要用药物维持血压。如果 1min 患者血流动力学不稳定，可电复律或起搏终止心律失常。要对诱发出来的心律失常进行分析，观察它和之前采集的基于临床和 ICD 信息（ICD EGM 形态和节律）的临床心律失常是否相关。如果该心律失常表现为临床心动过速，那么通过 12 导联心电图推测出可能的起源位置。这个位置应和已标识出的瘢痕区域相对应。若患者仍可耐受，可行短暂的电激动标测，以更加确定位置正确。

如果患者可耐受心动过速，那么就可以建立一份详细的电激动图（图 45.7）。电激动图同样要不留空隙或孔洞，力求再现心室的完整几何结构。在较晚激动的区域可以不那么详细标测，但是早激动的区域一定要详细的标测。操作者应保证所有的标测点都是在同一个心动过速下采集到的。在心动过速

发作时，出现舒张中期电位、持续或碎裂的 EGM 信号都应特殊标记。电激动图完成后要删去错误和内部悬浮的点，然后再补点完善好标测图。电激动标测时可使用与基质标测时同样的手法。拖带标测可从最早激动区域开始进行。将电激动图覆盖在基质图上以确定哪些区域需要消融。通常，早激动的区域会位于基质图上显示的瘢痕的边界内或边缘上。任何其他诱发的临床快速心律失常都应用同样的方式处理。

接下来该进行心外膜标测了。通过不锈钢鞘置入一根新的消融导管。用同样的方式，完成心外膜的电基质标测图。在心包腔内移动导管较心室腔内更容易些，因为没有结构阻碍导管（图 45.8 以及视频 45.6 和视频 45.7）。但是，尽量不做旋转和打弯操作，通常主要是向前进和向后撤导管。可以做成导管环，用于到达某些部位。操作者必须能识别和利用心包影来指导消融导管到达特定部位。用同样的装置和同样的方法完成基质标测。应意识到与内膜低电压区域不相对应的区域以及不存在碎裂电位的区域，通常是因为心外膜脂肪造成的。瘢痕区域应和心内膜

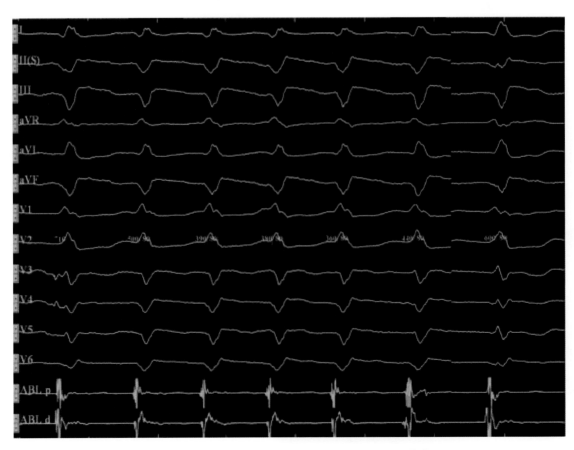

图 45.7　稳定性 VT 时记录的 12 导联心电图和标测导管信号

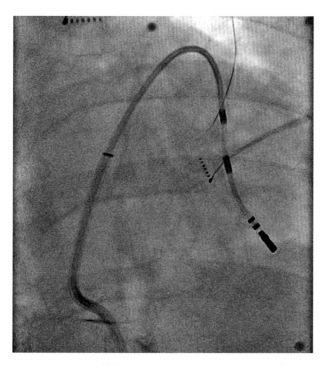

图 45.8 X射线下心包腔的标测导管和消融导管

基质图相一致。心外膜标测时还需额外定位左侧隔神经。就是沿左侧边界进行高输出起搏，在图上标注出膈肌夺获的区域即是膈神经穿过区域。

接下来，用和心内膜电激动标测同样的方式进行心外膜临床心动过速下的电激动标测（图 45.9）。心外膜标测区域较大，通常需要更多的标测点。完成心外膜电激动图后将其和心外膜电压标测图以及心内膜标测图做对比（图 45.7 和图 45.10）。

消融

完成所有的标测图后，就可以制订消融策略了。消融的目标是将整个瘢痕区域的信号均一化，也就是要将包括瘢痕区之内，瘢痕边缘以及早发激动区域的所有高于基线噪音水平的信号都消融[5]。在心内膜及心外膜表面都要这样进行。如果想要观察心动过速周期的延长和终止（分别在视频 45.7 和视频 45.8），可以在心动过速发作时在早发激动的区域进行消融。但是心动过速终止时不应终止消融。完整的瘢痕区域的消融瘢痕和不再诱发心动过速是消融的目标（图 45.11）。在瘢痕内及瘢痕边缘的心内膜面及心外膜面均应消融。每个点用 40W 消融 20s。如果大头区的温度升高 40℃以上，应移开导管。如果大头温度升高到 42℃以上，则应终止消融，因为这可能预示会出现汽爆，移开导管后消融仍可继续。标注出的消融点应相连不留间隙。在心外膜消融时，应不断从

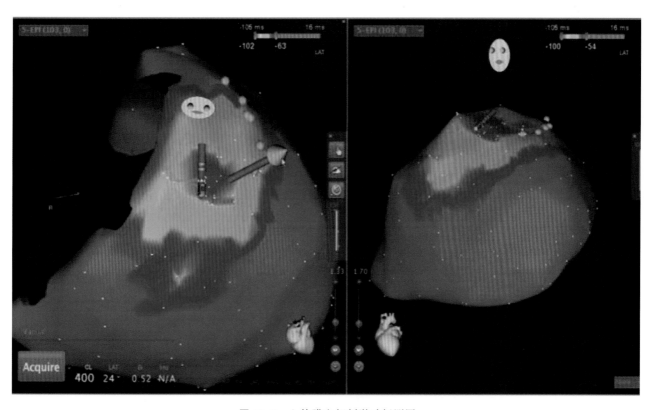

图 45.9 心外膜电解剖激动标测图

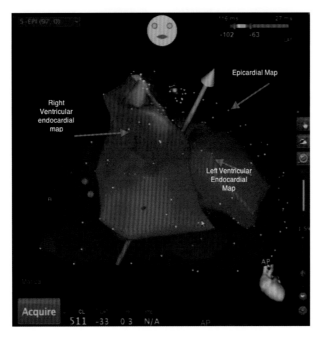

图45.10 右心室和左心室心内膜激动图以及左心室心外膜激动图与消融靶点组合在一起

鞘管侧孔抽吸出液体,以便导管和心外膜更好的接触。抽出的液体要观察是否含血液成分。消融完成后,重复刺激以确认不再诱发临床心动过速。如果仍旧可以诱发心动过速,则需进一步进行标测和消融。如果心外膜射频消融术不成功可以考虑行冷冻消融术。操作完成后,将导管从动脉中拔出,并给予鱼精蛋白充分中和肝素。如果ACT小于180s,可拔出鞘。如果已经逆转抗凝并进行心包腔引流,但心包的鞘仍持续有液体或血液流出,则应将引流管留置一晚并监测引流。在次日拔管之前应行心脏超声,以确保心包腔内没有液体。

如果操作结束后引流管没有液体流出,则可拔出引流管。在拔管前应在X射线片和ICE下观察一次心脏(视频45.9)。有时可在心包腔内见到少量空气,应该随残余液体一起排出,可经鞘放入一根猪尾巴导管。猪尾巴导管包绕心脏,并连接在一个20cm³的注射器上,通过抽吸可将液体和空气排出。

离开手术室之前,需再次检查ICD并程序恢复识别功能。应依据术中的电生理检查结果来重置VT识别区域。

患者住院期间,可能会出现心包炎样疼痛。可耐受疼痛的患者给予布洛芬口服。严重疼痛的患者可口服酮洛酸。布洛芬应规律口服2周。通常不常规使用糖皮质激素。

通常,患者拔除心外膜鞘的第二天就可出院。如果患者持续引流且鞘的位置恰当,可在手术当天

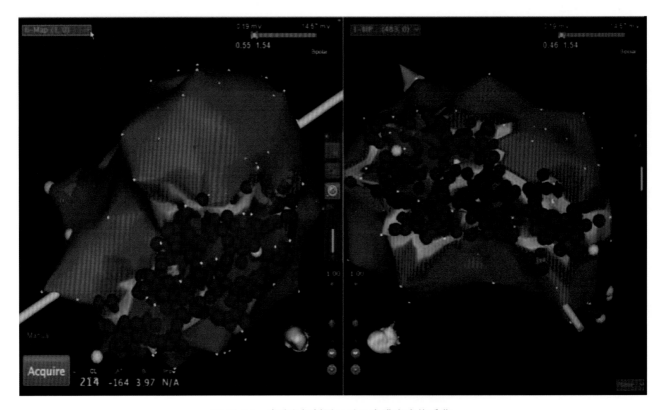

图45.11 消融电解剖图显示心内膜瘢痕均质化

拔除，并留院观察一晚后出院。

45.4 随 访

患者如果没有复发心律失常或其他问题，应每隔三个月就诊一次。如果患者植入 ICD，应在每次就诊时查询 ICD 记录情况。如果患者没有植入 ICD，应在术后每 30 天进行一次心血管事件监控。

再次消融

心律失常反复出现的患者需进行再次消融。可采用首次消融时的经心外膜途径消融，除非患者有严重的心包炎。再次消融的目标和首次消融时的目标一致。极少数情况下，消融靶点在心肌组织深部，可进行外科手术消融。

并发症

消融相关的并发症大部分可在术中及早发现并预防。在多数病例中，通过膈神经周围的高输出起搏可避免出现膈神经麻痹，尽管这个方法通常不可靠。偶尔会有心包出血，但出血量有限。使用周围血管成形术球囊、空气或盐水可以避免膈神经损伤[6]。有趣的是，ST 段抬高型心肌梗死很少出现。冠状动脉血管由心外膜脂肪包裹保护。心包炎很常见，但通常为自限性，并可用布洛芬治疗。严重的病例可能需要糖皮质激素治疗[7-8]。

胸部其他邻近心脏的脏器，比如肺、食管以及大血管。依据动物实验研究，这些脏器确实会接收到射频消融的能量，但是少有重大临床事件的报道发生。最常见的并发症是腹股沟血管出血或损伤。超声引导下穿刺可减少该并发症的发生率。

45.5 优势和局限

心内膜和心外膜消融治疗缺血性室速有以下优势：它明显比药物治疗更有效，并且远期并发症更少。可减少 ICD 的放电治疗，从而缓解了患者因潜在电击造成的焦虑。附加心外膜消融提高了心内膜消融的成功率[9]，而大多数患者适合进行心内膜消融。目前，消融术被看作待接受 ICD 患者的有效预防治疗手段[10]。

遗憾的是，这种方法有它的局限性。既往有过冠脉搭桥术、严重心包炎或其他心脏手术病史的患者均不适宜使用该消融术中创伤最小的剑突下路径[11]。这些患者若仍需心外膜消融就需要开胸路径。另外，心外膜途径消融为非常规消融方法，需要很多专门技术。再者，可用于消融的工具通常不是最佳的。即使是灌注导管形成的消融灶也不是典型的透壁性的。目前还没有专门用于心外膜消融途径的工具。新的技术可能会提高这项技术的成功率和接受度。

45.6 结 论

心内膜、心外膜标测和消融缺血性室速是一项细致和具有挑战性的操作。为了获得最佳的结果需要进行有效的标测和消融。将心肌瘢痕均一化增加了操作的成功率，额外的心外膜消融可进一步改善远期预后。努力掌握这项技术会使因技术困难而难以治疗的心律失常患者获益。

参考文献

1. Azegami K, Wilber DJ, Arruda M, Lin AC, Denman RA. Spatial resolution of pacemapping and activation mapping in patients with idiopathic right ventricular outflow tract tachycardia. *J Cardiovasc Electrophysiol.* 2005;16:823–829.
2. Coggins DL, Lee RJ, Sweeney J, et al. Radiofrequency catheter ablation as a cure for idiopathic tachycardia of both left and right ventricular origin. *J Am Coll Cardiol.* 1994;23: 1333–1341.
3. Tanner H, Hindricks G, Volkmer M, et al. Catheter ablation of recurrent scar-related ventricular tachycardia using electroanatomical mapping and irrigated ablation technology: results of the prospective multicenter euro-vt-study. *J Cardiovasc Electrophysiol.* 2010;21:47–53.
4. Di Biase L, Santangeli P, Astudillo V, et al. Endo-epicardial ablation of ventricular arrhythmias in the left ventricle with the remote magnetic navigation system and the 3.5-mm open irrigated magnetic catheter: results from a large single-center case-control series. *Heart Rhythm.* 2010;7: 1029–1035.
5. Di Biase L, Santangeli P, Burkhardt DJ, et al. Endo-epicardial homogenization of the scar versus limited substrate ablation for the treatment of electrical storms in patients with ischemic cardiomyopathy. *J Am Coll Cardiol.* 2012;60:132–141.
6. Di Biase L, Burkhardt JD, Pelargonio G, et al. Prevention of phrenic nerve injury during epicardial ablation: comparison of methods for separating the phrenic nerve from the epicardial surface. *Heart Rhythm.* 2009;6:957–961.

7. Sacher F, Roberts-Thomson K, Maury P, et al. Epicardial ventricular tachycardia ablation a multicenter safety study. *J Am Coll Cardiol.* 2010;55:2366–2372.

8. Bai R, Patel D, Di Biase L, et al. Phrenic nerve injury after catheter ablation: Should we worry about this complication? *J Cardiovasc Electrophysiol.* 2006;17:944–948.

9. Pokushalov E, Romanov A, Turov A, Artyomenko S, Shirokova N, Karaskov A. Percutaneous epicardial ablation of ventricular tachycardia after failure of endocardial approach in the pediatric population with arrhythmogenic right ventricular dysplasia. *Heart Rhythm.* 2010;7:1406–1410.

10. Tung R, Josephson ME, Reddy V, Reynolds MR. Influence of clinical and procedural predictors on ventricular tachycardia ablation outcomes: an analysis from the Substrate Mapping and Ablation in Sinus Rhythm to Halt Ventricular Tachycardia Trial (SMASH-VT). *J Cardiovasc Electrophysiol.* 2010;21:799–803.

11. Roberts-Thomson KC, Seiler J, Steven D, et al. Percutaneous access of the epicardial space for mapping ventricular and supraventricular arrhythmias in patients with and without prior cardiac surgery. *J Cardiovasc Electrophysiol.* 2010;21:406–411.

视频描述

视频 45.1　透视下穿刺针刺入心包膜

视频 45.2　透视下导丝送入心包腔

视频 45.3　透视下将外鞘送入心包腔

视频 45.4　透视下利用磁导航系统操控消融导管在左心室内移动

视频 45.5　利用磁导航系统的导航星构建电解剖图像

视频 45.6　透视下导航导管在心包腔内

视频 45.7　右心室、左心室和心外膜标测图和消融点视频图

视频 45.8　消融时记录系统信号与室速终止视频

视频 45.9　ICE 视频显示没有残余漏

如何消融起源于正常结构心脏的心室颤动

Chapter 46　How to Ablate Ventricular Fibrillation Arising from the Structurally Normal Heart

Shinsuke Miyazaki，Ashok J. Shah，Michel Haïssaguerre，Mélèe Hocini 著

王云帆　王利宏　译

46.1 引　言

心室颤动（室颤）的治疗手段非常有限且充满挑战。基于以往大型临床随机试验的结果，大部分室颤患者用埋藏式心脏复律除颤器（ICD）进行治疗。但是，电除颤"治标不治本"，只能通过反复放电终止室颤而不能终止异常心律的触发。

由于室颤发作持续时间短，而且是一种致命性心律失常，所以目前大部分地研究及电生理标测都是在动物模型上进行的。室颤的电生理机制不同于一般的折返性室性心律失常。通常认为起源于浦肯野纤维的触发活动在室颤发生的起始阶段起重要作用，而心室肌电传导的不均一性是折返激动形成并维持的基础。与房颤起源于肺静脉触发灶类似，室颤在大多数病例中起源于室性异位心律的触发，这也是目前室颤的消融治疗主要基于其触发灶这一理论的电生理基础。本章结合我们中心的实践经验，主要介绍心脏结构无异常的室颤[①]、由室速褪变的室

颤等心律失常的消融治疗策略、消融技术和其临床结果。

46.2 室颤消融的术前评估

结构性心脏病的筛查

在决定室颤的治疗方案之前，筛查其基础心脏疾病是必要的前提。简言之，按照相关指南的建议，结构性心脏病的筛检有赖于心脏超声、运动平板试验、冠脉造影以及 MRI 等影像学检查。常见的可致室颤的原发性电活动异常包括长 QT 综合征、短 QT 综合征、Brugada 综合征、儿茶酚胺敏感性心律失常，以及早期复极综合征等。

室颤消融治疗的适应证

尽管 ICD 是室颤患者一级预防以及二级预防的基石，但其基础心脏疾病仍是影响临床治疗决策的重要因素。如对于那些频发触发灶室性期前收缩

---

①　即特发性室颤，译者注。

（也称为室性早搏，简称室早），且抗心律失常药物无效的室颤患者，射频消融术也是一种良好的选择。

触发灶室性异位心律的心电图记录

消融前必须记录到触发灶室性异位心律的 12 导联体表心电图，并对所有的异位心律形态进行分析。本中心对拟行室颤消融术的患者实行术前 12 导联同步心电监护，对所有浦肯野纤维来源的室性期前收缩的相关特征进行记录及分析，如 QRS 波时限，单形性或多形性，右侧抑或左侧来源等（见图 46.1）。

消融术的时机选择

由于触发灶室早的发作是不可预料的，因此消融术的最佳时机应选择在电风暴发生后的 3 天之内，因为在这个时段内触发灶室早的发作相对较频繁。而如果在触发灶室早不频繁发作的时段行消融术则成功率大大减低。所以本中心一般在电风暴发作时即实施急诊射频消融术。如果不能行急诊消融术，那也须尽早或者在触发灶室早频发的时段实施消融术。因此，我

们应该建立室颤急诊消融治疗的观念。此外，若室颤或触发灶室早是可诱发的，也要及时予以消融治疗。

消融术中的管理

消融术中维持血流动力学的稳定是消融成功的必备条件。当患者出现电风暴或多次放电时，需要备有循环支持设备。本中心协商并制定了术中心外科急会诊制度等相关应对措施，以确保患者术中能维持血流动力学的稳态。常规的支持设备还需要包括体外膜氧合器（extracorporeal membrane oxygenator，ECMO）和左心室辅助装置等。所以，室颤射频消融术的开展需要组建于一个由心电生理医师、心脏麻醉医师、心外科医师以及介入医师组成的紧密配合、协作的团队。

46.3　室颤射频消融术

由于室颤是一种快速性、致命性的心律失常，因此，对其触发灶的标测因限制在感兴趣区心腔内①。同理，若想在室颤发作时标测其起源位置也是

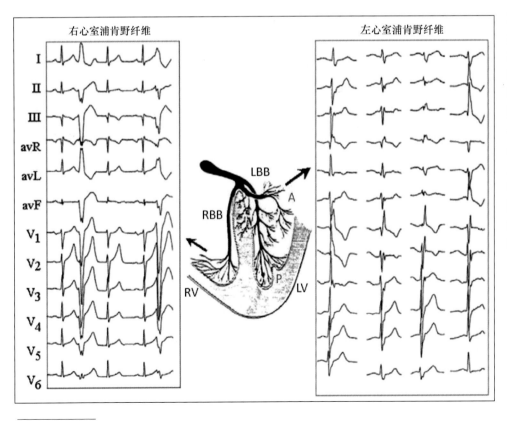

图 46.1　左心室及右心室浦肯野纤维来源的异位心律的典型 12 导联心电图。右心室浦肯野纤维来源的异位心律在 V₁ 导联呈左束支传导阻滞图形，QRS 波通常较宽；左心室浦肯野纤维来源的异位心律，其 QRS 波通常较窄，且电轴可以左偏、右偏或正常。RV：右心室，LV：左心室，RBB：右束支，LBB：左束支，A：左前分支，P：左后分支

---

① 即根据 12 导联心电图分析后得出的可能起源部位，译者注。

非常困难的。而在室颤发作的间歇期，对形态与触发灶室早相似的单发或多发室性异位心律进行标测是发现室颤起源位置的有效方法。现有的研究结果发现多数室颤患者无论在其触发灶室早（或窦性心律）的 QRS 波之前，都可以在心室内膜局部记录到一个尖锐的先行波（[①]见图 46.2 和图 46.3），因此室早导致室颤的大部分触发灶多起源于浦肯野纤维系统的多个部位。如果触发灶室早之前不能记录到浦肯野电位，则认为其起源可能为局部心室肌。

术前准备

术前需要准备好除颤电极板以备急诊体外除颤，一般推荐双向波除颤。而对于既往已植入 ICD 的患者，则需在术前将其感知、监测管理等功能关闭。当然，也可以将 ICD 用于术中紧急除颤。

记录系统及标测/消融导管

术中要能同时记录体表心电图和双极心内膜电图（30～500Hz 滤波）的持续监护系统，并能将其存储及显示在连接的计算机上（如 Labsystem Pro，Bard EP，Lowell，MA）。高灵敏度的标测（1mm＝0.1mV）有助于清楚地识别浦肯野电位。

术中还需要用到可调弯的 10 极或 4 极标测导管（电极间距 2-5-2mm，Xtrem，ELA Medical，France），其用途较为广泛。首先，将该导管置入心室内用于标测希-浦系统（见图 46.4）；其次，置于冠状窦内可作为稳定的参考电极。

另一种多个头端花键样[②]的标测导管 PentaRay（Biosense Webster，Diamond Bar，CA）可以一次覆盖较多的心内膜区域，因此可明显提高标测效率（见图 46.4 和图 46.5）。PentaRay 为可调弯 7Fr 导管，共有 20 对记录电极，能进行高密度标测。其头端各个分支的分布方向可用不透 X 光线的标记进行分辨（图 46.5）。标测时需要注意导管头端不要碰触左束支或右束支，否则可因碰触侧束支阻滞而掩盖同侧浦肯野纤维的电活动。此外，导管的机械性触碰刺激也可能终止该侧室性异位心律，因此整个标测过程中手法须轻柔、仔细（见图 46.6）。

射频消融术采用头端 3.5mm 的冷盐水灌注导管（Thermocool，Biosense Webster）施行，需在 X 光线引导下进行手术。

标测及消融技术

射频消融术实施当天的前夜开始禁食，术前给予咪达唑仑和纳布啡镇静。如需在左心室内进行操

图 46.2　A. 触发灶异位搏动为单个室早（见上方 * 标注）。B. 右心室浦肯野纤维来源的早搏前可见一尖峰电位（箭头），窦性心律下也可见该电位。C. 两种形态的左心室浦肯野纤维来源（箭头）的早搏经历不同的传导时间分别激动局部心肌

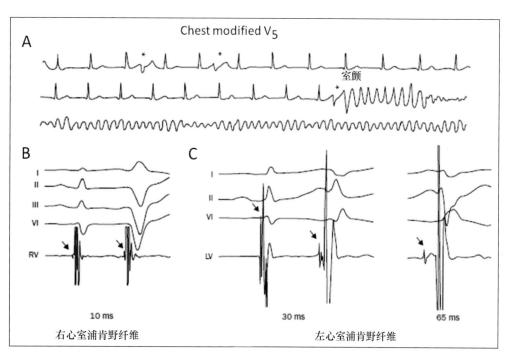

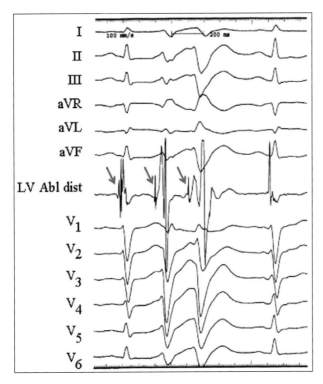

图46.3 某特发性室颤的患者，左心室浦肯野纤维来源的成对室早。每个 QRS 波前均可见浦肯野电位，而不同的浦肯野纤维-心室肌传导时间导致 QRS 波形态也相应改变

为参考电极。多极标测导管，如 Pentaray™ Ⅰ 型或 Ⅱ 型导管，可用于仔细标测及定位来源于远端浦肯野系统的异位兴奋灶。

激动标测是对异位心律在心腔内的最早激动点进行定位的方法，从而确定消融治疗的靶点。在窦性心律时，心室内局部记录到的领先于 QRS 波的尖峰电位通常为浦肯野电位（即 P 电位，其时程＜10ms）。若其间期（即 P-QRS 间期）≤15ms，则多表明该异位兴奋灶位于浦肯野纤维系统远端；若 P-QRS 间期较长，则多表明其位于浦肯野纤维系统近端或者分支系统（见图 46.6）。与窦性心律时相反，在室性异位心律发作时，若 P-QRS 间期≥15ms 则提示异位兴奋灶其位于浦肯野纤维系统远端（见图 46.2 和图 46.3）。同时，该部位的标测常常可因机械刺激而导致同侧的分支产生传导阻滞（见图 46.6）。当在心腔内最早激动的异位兴奋点不能记录到浦肯野电位时则说明该异位心律来源于心室肌。一般而言，室性异位心律可以用程序刺激的方法进行诱发，通常起搏波的幅度可设置为心室起搏阈值的 2 倍，脉宽为 2ms。如果不能进行激动标测，则可采用起搏标测来识别室性异位心律的起源点。起搏标测的有效靶点通常定义为起搏时记录到的 12 导联心电图上至少有 11 个导联的起搏波形态与目标室性异位心律的 QRS 波形态相匹配。但需要注意的是，机械刺激及射频放电过程中也可以频繁地触发该室性异位心律。

作，其入路可考虑股静脉路径并穿刺房间隔或直接经股动脉路径逆行到达。导管进入左心系统后需常规静脉内负荷注射肝素 50U/kg 抗凝。通常需要两次穿刺股静脉并分别留置一根短鞘及一根长鞘（Preface multipurpose，Biosense-Webster or SL0，St. Jude，MN，USA）。长鞘内予以持续的稀释肝素盐水冲洗。然后，将 10 极冠状窦电极置入冠状窦内作

射频消融术用头端 3.5mm 的冷盐水灌注导管来实施，射频能量设定温度为 45℃，最高功率 30W。手动调节盐水灌注速度至 10～60ml/min，以利于在

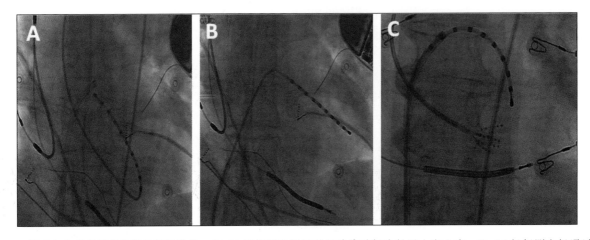

图46.4 用于左心室标测的各种导管的位置。**A.** 10 极标测电极经过股动脉逆行途径置入左心室。**B.** 10 极标测电极通过房间隔穿刺的途径进入左心室。**C.** 20 极花键样导管经过股动脉逆行途径置入左心室，而 10 极标测电极通过房间隔穿刺的途径进入左心室

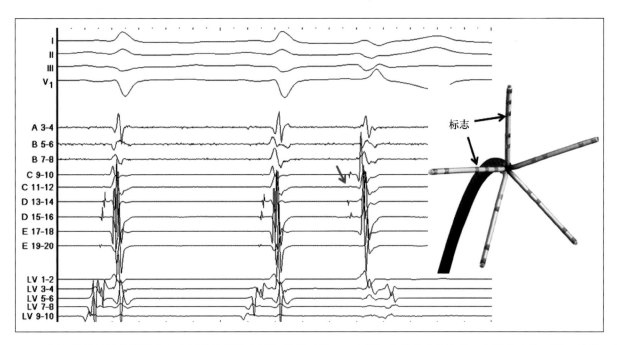

图 46.5 20 极花瓣样导管标测到左心室浦肯野纤维来源的早搏（第 3 个心搏）之前的尖峰电位，而窦性心律（第 1 及第 2 个心搏）时标测电极显示局部 V 波前也可见该电位。插图：20 极花瓣样导管。花瓣的 A 分支与 B 分支可经不透光的标志进行辨认。其中 A 分支上的不透光标志为相对外侧的两对电极，而 B 分支上则为相对内侧的两对电极（版权所有：Biosense Webster，Inc. 2011.，获许使用）

图 46.6 一次右束支的机械性"碰触"刺激导致 12 导联上典型的右束支阻滞图形，而且浦肯野电位（星号标记）消失。局部的浦肯野纤维被心室肌逆行激动，因此浦肯野电位被局部心室肌电位掩盖

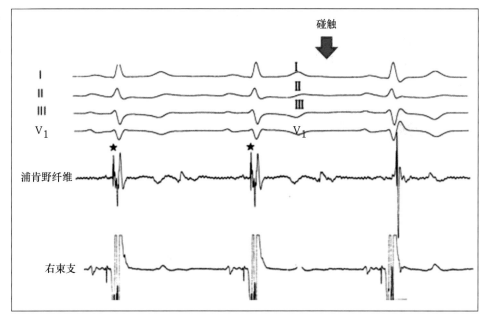

放电时达到设定功率。消融能量一般可波及靶点周围 1cm² 左右的范围。

手术终点

消融术终点为消除所有可触发室颤的室性异位心律、不稳定的室性心动过速以及局部浦肯野电位（见图 46.7）。本中心一般推荐射频放电结束后观察 30min，以确保达到手术终点。

46.4 室颤消融术后的随访

术后患者一般需在院内密切监护 4 天以上。抗心律失常药物一般在术前已经开始停用。在术后随访

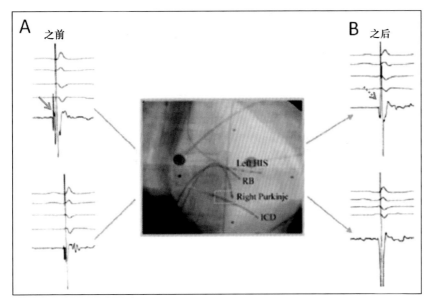

图 46.7 前后位 X 线透视提示消融靶点位于右心室，同时也显示记录到右束支及左侧希氏束电位的电极位置（有利于减少机械性刺激对右束支的损伤）。左图（A）及右图（B）分别展示了右心室局部浦肯野纤维处射频放电前、后的腔内电图。除消融了浦肯野电位之外，且注意与体表 QRS 波起始相比，局部心室肌电位有轻微的延迟

时，除了植入性器械的程控，临床症状的记录、心电图以及动态心电图的检查均为常规随访项目。ICD 不仅是成功消融后一级或二级预防的有效后备方案，还可以提供长期、可靠的心电监控。

46.5 射频消融术的临床结果

以下是本中心对特发性室颤、长 QT 综合征、Brugada 综合征，以及早期复极综合征相关的室颤患者进行射频消融治疗的手术过程及其临床结果的介绍。

特发性室颤

本中心对 38 例特发性室颤患者实施了触发灶室早的射频消融术，其中 33 例消融靶点位于浦肯野纤维系统，5 例消融靶点位于心室肌[1-3]。这些患者术中射频放电时间、X 光线暴露时间，以及总手术时间的中位数分别为 14min、28min 以及 135min。其中 30 例患者（81%）术中可见自发的触发灶室早，而另 8 例（19%）则无自发的相关室早。消融靶点在心室肌的 5 例患者中 4 例位于右心室流出道。平均每位患者可见 1.7±2.0 种室早形态。最终所有的患者均达到消融终点。在成功靶点的消融过程中可触发多形室速和（或）室颤。消融术后 1 例患者出现一过性左束支传导阻滞，6 例患者出现室内差异性传导阻滞。其余患者无其他任何并发症。

所有患者术后均保持了 5 年以上的长期随访。

31 例患者在不服用抗心律失常药物的情况下无室颤复发。有 7 例患者频繁出现室颤复发，且抗心律失常药物治疗无效。因此，其中 5 例接受了二次手术，二次手术时机在首次术后 2 年左右。4 例患者出现其他形态的室早，而 1 例患者出现与术前触发灶室早相同形态的早搏。这些患者在接受平均 28 个月的随访后无室颤复发，且相关室早也完全消失。而那 2 例室颤复发但未接受二次手术的患者中，1 例术前奎尼丁治疗无效术后产生效果，另一例则最后自愈。

此外，12 例术前有电风暴（定义为 24 小时内出现 3 次或 3 次以上的持续性室速或室颤，且每次发作均需干预措施来终止）的患者，术后有 3 例再次出现电风暴。这 3 例患者可再次记录到触发灶室早。其中 1 例经再次消融后成功，另 2 例患者分别接受维拉帕米或奎尼丁治疗。虽然仍有室早发作，但未诱发室颤。

长 QT 综合征及 Brugada 综合征

本中心共报道了 7 例长 QT 综合征及 Brugada 综合征相关的多形室速及室颤[2]。平均手术时间及术中 X 光线暴露时间分别为 169±57min 和 42±21min。

长 QT 综合征

我们共完成了 4 例长 QT 综合征相关的室颤患者的射频消融术。共有 3 例触发灶室早起源于希-浦系统，其中远端浦肯野纤维来源 2 例，左后分支来源 1 例。剩下的 1 例患者，其室早起源于右心室流出道的

心室肌，经射频放电 6min 后消融成功。在完全消融成功前，浦肯野纤维来源的异位心律可表现为多源或多形性室速。不同形态的室性异位心律可逐个予以点消融，射频放电总耗时 12～24min。消融术后局部腔内电图上不能观察到领先的浦肯野电位，并且未发现希-浦系统阻滞或体表心电图上有室内传导延迟的表现。目前，对这 4 例患者我们平均随访了 4 年多的时间（相关资料尚未发表）。其中 1 例患者术后 5 年内未发生室颤、晕厥或猝死事件，5 年后在睡眠中发生意外猝死。其余所有患者均未发生室颤、晕厥或心源性猝死事件。1 例患者仍长期服用 β 受体阻滞剂。

Brugada 综合征

其余 3 例为 Brugada 综合征相关的室颤患者。经电生理检查证实所有患者均由起源于右心室流出道的早搏触发了室颤。术中予 7～10min 的射频放电后消融成功。术前经右心室心尖部起搏刺激可诱发室颤，而术后同样刺激则不能诱发，我们甚至引入 2 个期前刺激（S_3 刺激）仍不能诱发室颤，说明已完全消融成功。术后我们未发现这些患者出现心脏传导功能异常。在超过 4 年的平均随访期过后，所有患者均未发生室颤、晕厥或心源性猝死事件。其中 1 例患者在消融后心电图恢复正常，Brugada 样改变也随之消失，且在消融术完成 7 年后心电图仍保持正常。这一发现说明对于 Brugada 综合征相关的室颤患者而言，射频消融术不仅消除了触发灶还可能在 Brugada 的基质改良方面发挥了潜在的作用。

早期复极综合征

本中心对 8 例无心脏结构异常的早期复极综合征相关[5]的室颤患者进行了消融手术。这些患者室颤反复发作的且药物治疗无效。术前对 8 例患者的心电监护共记录到 26 种形态的室性异位心律，其中 16 例起源于心室肌，而其余 10 例则来源于浦肯野纤维系统。有 6 例患者只能在下壁导联记录到早期复极样心电图，而电生理检查触发灶室早也来源于下壁。其余 2 例心电图上早期复极样改变表现在多个心室部位，如同时囊括下壁和侧壁等，而结果证实其触发灶室早也为多源性。

上述 8 例患者经射频消融治疗后成功 5 例，不成功 3 例。根据仅有的上述 8 例患者的经验，我们发现这类患者在消融术中多表现为多形的异位心律及多源的触发灶，猜测早期复极综合征相关的室颤患者可能不是射频消融术的合适人群。本中心尚无早期复极综合征相关的室颤患者消融术后的长期随访资料，因此上述猜测仍需进一步研究来明确。

46.6 结 论

ICD 仍是室颤治疗中一级预防的基石。对于室颤反复发作的患者，如有数量有限的触发灶室早，射频消融也是一种有效的治疗手段。但消融治疗的前景仍有赖于未来新技术的发明及应用，如新型导管的研发、新标测技术的发现等，以提高室颤射频消融术的临床成功率。

参考文献

1. Haïssaguerre M, Shah DC, Jaïs P, et al. Role of Purkinje conducting system in triggering of idiopathic ventricular fibrillation. *Lancet*. 2002;359:677–678.
2. Haïssaguerre M, Shoda M, Jaïs P, et al. Mapping and ablation of idiopathic ventricular fibrillation. *Circulation*. 2002;106:962–967.
3. Knecht S, Sacher F, Wright M, et al. Long-term follow-up of idiopathic ventricular fibrillation ablation: a multicenter study. *J Am Coll Cardiol*. 2009;54:522–528.
4. Haïssaguerre M, Extramiana F, Hocini M, et al. Mapping and ablation of ventricular fibrillation associated with long-QT and Brugada syndromes. *Circulation*. 2003;108:925–928.
5. Haïssaguerre M, Derval N, Sacher F, et al. Sudden cardiac arrest associated with early repolarization. *N Engl J Med*. 2008;358:2016–2023.

如何消融先天性心脏病患者的室性心动过速

Chapter 47 How to Ablate Ventricular Tachycardia in Patients with Congenital Heart Disease

Katja Zeppenfeld 著

方东平 译

47.1 引　言

随着外科水平的进步，严重的先天性心脏病患者的发病率和死亡率不断下降，他们活到成年的人数在不断增加。目前估计成人中先天性心脏病的患者占 0.38/1000[1]。曾行心室切除或室间隔修补的患者，其发生单形性室性心动过速（室速）的风险明显增高，如法洛氏四联症患者术后最易出现的心律失常是室速，这个现象就是典型例证，除了这类孤立的心脏瘢痕外，室性心动过速的产生也可以与心肌整体的病变有关。主动脉瓣手术或者 Mustard 和 Senning 手术进行了大动脉置换出现右心衰竭时发生的室性心律失常也与心肌瘢痕相关。这类患者猝死风险高。多形性室速和室颤是最常记录到的心律失常，而适合导管消融的单形性室速却并没有那么常见。

对于先天性心脏病修补术后出现的室速进行导管消融的可行性已被证明。法洛氏四联症修补术后的患者占到了 80%，另有 10% 是室间隔修补术后的患者。

通过 35 年的随访，发现法洛氏四联症修补术后的

患者中室速的发生率为 11.9%。多数患者因室速频率较快，血流动力学不稳定只能进行心电基质标测[2]。

病例报道及一些小规模的术中和导管标测已证明法洛氏四联症修补术后室速的机制是大折返[3-4]。我们以前已经证明多数的折返发生在不易激动的解剖峡部上[5]。以这些解剖峡部为目标的消融方法已经取得很好的疗效，并不需要在室速时进行标测[5-6]。

47.2 术前准备

第一步：认识异常解剖及查看外科手术记录

包括了折返环关键部位的潜在解剖峡部多是由解剖异常及修补手术术式决定的。因此，熟练掌握解剖知识及修补术式非常重要。通常我们要尽最大努力拿到所有手术记录然后详细回顾。对于一些不确定的病例，术前同有丰富先心病手术经验的外科专家及先心病专家一起讨论会很有帮助。

法洛四联症的患者的解剖学特点主要是肺动脉瓣下狭窄，室间隔缺损，大动脉转位，通常导致主动脉顺时针旋转（从心尖方向看），右冠状窦指向左

侧，以及右心室肥大。然而，最重要的异常表现是形态学的异常。多数法洛四联症患者的室间隔缺损修补是在主动脉瓣下及膜部周围修补。室缺的后下缘由二尖瓣及三尖瓣纤维组织的连接处构成，没有可激动的组织（图 47.1A）。少数患者缺损处的后下缘由肌束构成（图 47.1B）右心室流出道梗阻通常是由于漏洞部或者瓣下狭窄引起：①圆锥隔前上位移，②隔缘肉柱向前和（或）隔缘肉柱肥大，需将肥大的部分切除（图 47.1A）。肺动脉狭窄经常合并瓣膜的异常，可以通过跨瓣补片纠正，但会破坏肺动脉瓣的完整性（图 47.2A）。很少见的情况是狭窄位于漏洞部，而肺动脉瓣开口正常。这类患者可通过放置右心室流出道补片治疗，而不需破坏肺动脉瓣环（图 47.2B）。

1993 年之前，修补术主要通过右心室长轴（大多数）或者横轴切开右心室进行。1993 年之后，右心房和肺动脉联合切开的方法开始使用，这样可以避免产生右心室流出道切口，减少解剖峡部的产生。如果补片需要扩大到右心室流出道或者肺动脉瓣环，需要加上有限的右心室切开。

根据解剖异常及修补手术的详细信息可以知道由不能激动组织组成的解剖边界；包括三尖瓣环，肺动脉瓣，补片材料和外科切口。这样可以产生 4 个可能的解剖峡部：①三尖瓣环和右心室流出道前面的补片或者瘢痕；②肺动脉瓣环和右心室游离壁瘢痕或者补片；③肺动脉瓣环和间隔部瘢痕或者补片；④间隔部补片或者瘢痕和三尖瓣环之间（图 47.3）

第二步：评估患者的状态和残存的损伤

对于结构性心脏病的室速患者，进行全面的评估是重要的。这一过程应当由专业的成人先心病中心完成。特别要注意的是严重的肺动脉瓣反流这一常见并发症，该并发症几乎都发生在跨瓣补片修补术后，这会导致患者出现右心室扩大（图 47.4 和视频 47.1）。寻找残存的右心室流出道狭窄和残存的室间隔缺损也很重要，这可能分别导致右心室压力负荷过大和相应的左心室容量负荷增加（图 47.5 和视频 47.2）。这些患者也许需要外科治疗。虽然肺动脉反流和室速相关，但是很显然，简单的肺动脉瓣置换不能消除室速的发生。因此应当由先天性心脏病专家、外科术者和电生理医师组成的团队来考虑术中消融。

消融前所有患者应当行影像学检查。虽然超声心动图检查通常很有帮助，但是 MRI 是评价肺动脉分支狭窄或者发育不全的标准方法。消融术前评估右心室或者左心室功能对于确定哪些患者不能耐受长时间的标测也很有帮助，即便这些患者看起来能耐受室速发作时血流动力学的改变。最后，如冠心病等的心脏病理情况需要考虑和排除。

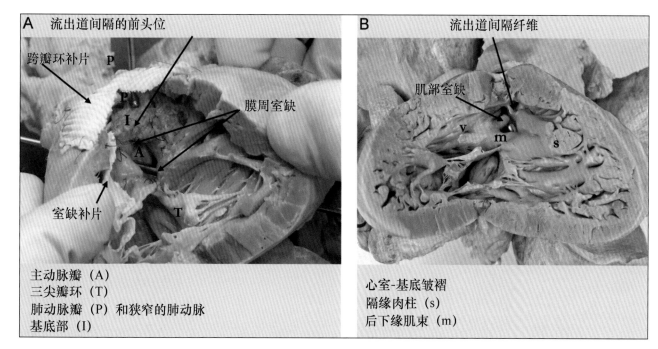

图 47.1 从右心室心尖显示的法洛四联症尸检标本。A. 包括跨肺动脉瓣补片和间隔补片的法洛四联症标本，B. 带有肌部室间隔缺损的法洛四联症标本

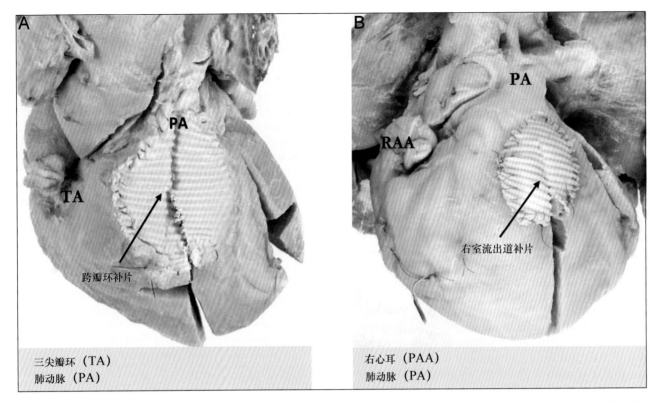

图 47.2 从正面显示法洛四联症修补后的 2 个标本。**A.** 大的跨肺动脉瓣环的补片破坏了肺动脉的完整性，**B.** 右心室流出道补片扩大了受限的右心室流出道而没有影响到肺动脉环（修改自 Zeppenfeld et al. VT/VF Summit SCA：The Present and the Future，Heart Rhythm Society，2008）

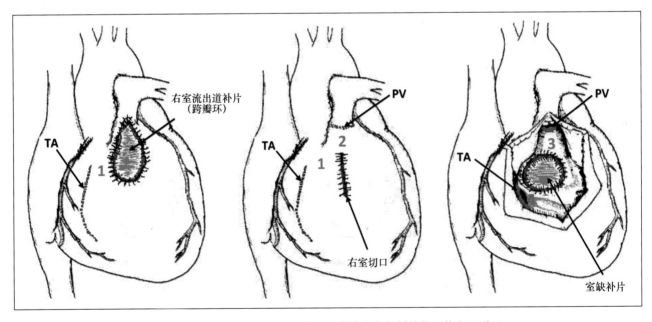

图 47.3 解剖边界的图示（蓝线）和所产生的解剖峡部（数字 1 到 4）

第三步：回顾临床室速时的 12 导联心电图

　　如同其他瘢痕相关的室速，12 导联心电图的形态由室速的出口决定。然而，我们应当记住每个解剖峡部都可能发生顺时针或者逆时针激动，产生不同的 QRS 波形态。一些患者可以记录到两种不同形态的室速是由同一解剖峡部产生（图 47.6）。这些患

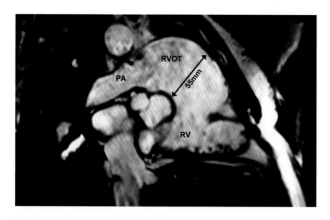

图 47.4 MRI，侧位像。由于以前跨肺动脉瓣修补导致的右心室流出道（RVOT）瘤样扩张。PA＝肺动脉，RV＝右心室（Courtesy H. M. Siebelink, LUMC, Leiden, the Netherlands.）

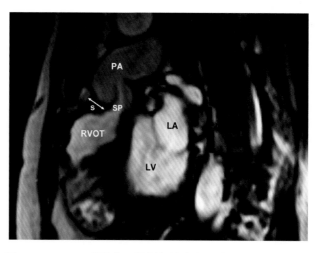

图 47.5 MRI，侧位像。漏洞部的狭窄也许因为严重的肌小梁（s）肥厚。PA＝肺动脉；LA＝左心房；LV＝左心室；RVOT＝右室流出道

图 47.6 **A.** 由室间隔缺损补片和肺动脉瓣组成边界的峡部 3 所形成逆钟向激动图示；**B.** 记录到的顺时针方向的体表心电图。逆时针激动产生的大折返室速导致的体表心电图形态为周长 300ms。V₁ 导联为 QR 形，移行在 V₃，顺时针激动产生的室速心电图为相似的周长，在 V₁ 导联为左束支阻滞样形态，移行在 V₆

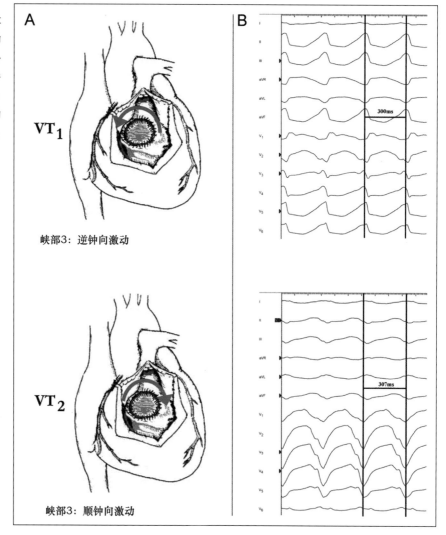

者室速的周长相似甚至一致。通常胸导联的移形早（在 V₂），V₁ 导联呈典型的 QR 形是同高位间隔峡部

相关的逆钟向折返室速的典型表现。然而通过同一峡部的顺钟向折返则表现为左束支阻滞形态并且移

行晚（如在 V₅）。

而且随着一级预防或者二级预防使用 ICD 患者的增加，我们可以通过读取 ICD 的数据得到室速的临床信息。

47.3 手术过程

患者准备

我们通常使用芬太尼和米达唑仑进行基础麻醉或者镇静。右侧股静脉至少穿刺两次，然后放置一到两个 6Fr 鞘和一个 8Fr 鞘管。使用 8Fr 鞘管操作标测和消融导管可以很容易操作。8Fr 鞘管可以换成长鞘。我们在大多数患者使用长鞘以增加稳定性［Swartz™ Braided Transseptal Guiding Introducer（SR-0），St. Jude Medical，St. Paul，MN］；对于右心室明显扩张或者右心室流出道瘤样扩张的患者，我们使用可调弯鞘（Agilis™ NxT Steerable Introducer，St. Jude Medical，St. Paul，MN）（图 47.7）。

同时我们在右股动脉置入 5Fr 鞘进行血压监测，如果需要逆行主动脉法操作能很容易换成 8Fr 鞘。穿刺完成后给予 100U/kg 的肝素，然后每隔 30min 监测全血激活凝血时间（ACT），使 ACT 保持在 250～300s，需要时追加 50U/kg 的肝素，放置标准的 4 极电极于右心房及右心室诱发室速。标测及消融导管

我们使用 3.5mm 的 F 弯灌注导管（2-5-2mm inter-electrode spacing，Navistar ThermoCool，Biosense Webster Inc，Diamond Bar，CA）。

第一步：室速诱发

每个病例的第一步都是诱发室速从而记录室速时 12 导联 QRS 波形态。我们通常最少刺激 2 个部位，其中包括高位间隔部，采用 3 个不同频率程序刺激（600，500 和 400ms），多达 3 个的额外刺激。我们也采用递增的起搏刺激，根据需要在给予异丙肾上腺素（2～8μg/min）后重复以上刺激。即使血流动力学可以耐受我们也立即终止室速，进行基础标测。

使用可以同步记录 12 导联心电图和心内电图的 48 导联系统（Cardio-Lab 4.1；Prucka Engineering，Houston，TX）。诱发的 12 导联心电图作为模板显示在回顾窗口，可以随时同基础标测时起搏的 QRS 进行比较。

第二步：基质标测

我们通常采用三维电解剖标测系统（CARTO XP™，Biosense Webster，Inc.）在窦性心律或是右心室起搏下进行三维重建，确定可能峡部的解剖界限。在标测时，右心室导管从右心室退出，使用体表 QRS 波形的最大或者最小峰值作为参照。兴趣

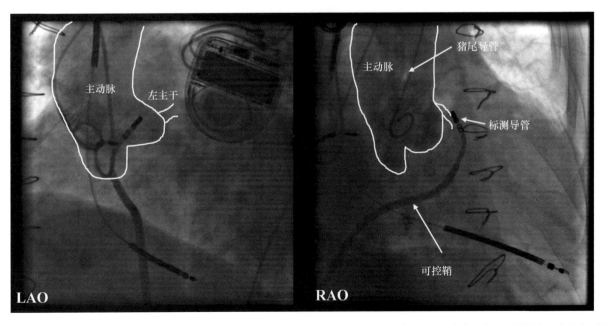

图 47.7　左前斜（LAO）45°和右前斜（RAO）35°两个体位显示透视影像。猪尾导管放在主动脉根部，造影剂显示左主干的位置和通过可调弯鞘放置在右心室流出道后间隔的消融导管接近。注意主动脉根部右移

窗通常设置在 QRS 波之前或者开始时，长度超过 QRS 持续时间，从而可以记录到发生在 QRS 波后的局部心内电图。

从消融导管远端电极记录双极心内电图的振幅，滤波设置在 30～400Hz，心内电图大于 1.5mV 设置为正常电压，表示为紫色[7]。我们没有确定不可激动组织的电压标准，但是将心内电图的电压小于 0.5mV（显示为红色），作为进行起搏标测的靶点。在这些部位我们采用 2ms 脉宽、10mA 起搏。虽然双极起搏有阳极夺获的缺陷，但是 CARTO™ 系统的安全设置不允许单极起搏。如果不能激动，则此部位作为瘢痕或者不能激动的组织，其很可能是解剖边界的一部分，在图中标记为灰色[8]。如果起搏夺获，我们可以同时比较起搏的 QRS 波形态和室速发作时形态。

我们将心房和心室心内电图等大的部位确定为三尖瓣环（图 47.8）。肺动脉瓣环通过导管确定，将导管送到肺动脉中，然后回撤，将记录到最早心室电图的部位确定为肺动脉瓣。标记出希氏束的位置也很有帮助，其对于评价心房解剖峡部的空间关系，特别是峡部 4 中三尖瓣环和室缺补片的位置很有帮助。

所有的标测图需要仔细回顾以避免解剖点未接触室壁而在心腔内，以及在导管刺激产生的室早时或者室早后记录。图 47.9 和视频 47.3 给出了解剖峡部三维重建的例子。在回顾时局部激动时间设置为心内电图中第一个尖锐的正向或者负向的转折。双电位的定义为心内电图的可见由等电位线分开的两个电位，也许是传导阻滞的表现，需要在图中标记。例如，本例中的局部传导阻滞由外科切口引起。晚电位定义为在 QRS 波后记录到心内电位并且同缓慢传导相关的碎裂电位，在图中也标记出来，同时在这些部位进

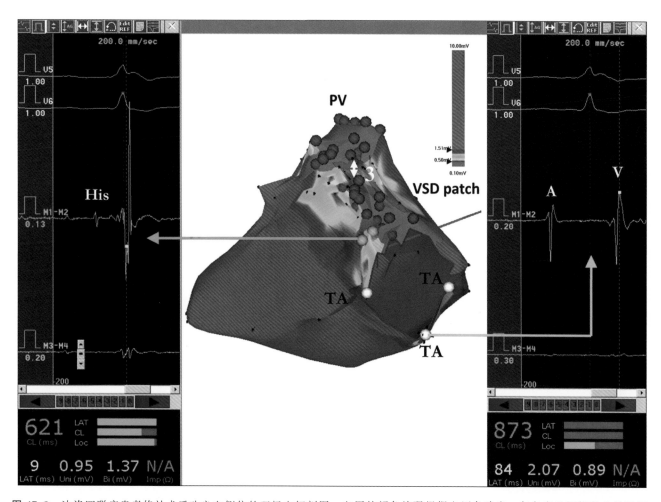

图 47.8 法洛四联症患者修补术后改良左侧位的双极电解剖图。电压的颜色编码根据电压条确定。灰色表示不能激动的组织。黄色点表示为记录到希氏束电图的部位（图的左侧）；白点为记录到心房和心室电位大致等大的部位，是三尖瓣环特点（图的右侧）。解剖峡部 3 由肺动脉瓣和室间隔缺损补片构成边缘

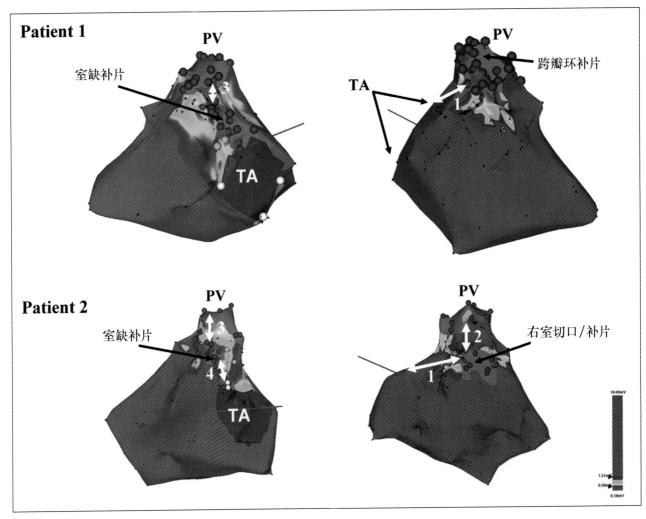

图 47.9 两个法洛四联症修补术后患者改良左侧位和正位的双极电解剖图。电压的颜色根据颜色条编码。灰色部位表示高输出起搏不能夺获的位置。确定的解剖峡部包括：在右心室前壁切口和跨瓣环补片或者三尖瓣环之间的峡部 1；肺动脉瓣和右心室切口或者补片间的峡部 2；在肺动脉瓣和室缺补片之间的峡部 3；在室缺补片和三尖瓣环之间的峡部 4。患者 1 只有峡部 1 和 3；而患者 2 则四个峡部均有

行起搏标测。非常重要的是峡部的特点，如宽度和窦性心律下缓慢传导的证据，随解剖峡部和患者的不同而变化。窦性心律下缓慢传导的窄峡部更可能组成关键的折返峡部，需要短的消融线。

第三步：折返峡部的鉴别和消融

在解剖基质重建后，我们试图确定导致室速的关键折返峡部。我们首先在窦性心律下缓慢传导的窄峡部进行精细的起搏标测。对于不稳定的室速，折返的峡部被定义为在解剖峡部中起搏时 QRS 波同室速时 QRS 波形态一致并且刺激信号到 QRS 波（S-QRS）长度大于 40ms[9]。如果我们向假定的室速出口方向移动则刺激信号到 QRS 波长度缩短，同时 QRS 波形态不变（图 47.10）。然而，需要认识到起搏标测同室速时 QRS 波形态不一致并不一定表示这一部位离出口远。一些患者峡部很短，由于出口改变，很小的移动可以导致产生完全不同的起搏形态，并且 S-QRS 距离小于 40ms。在起搏时，波前可以从瘢痕的不同方向传出产生同室速时不同形态的 QRS 波（图 47.11）。

如果室速可以短暂耐受，我们终止室速后像不能耐受的室速一样起搏标测。然后移动导管到假定的峡部位置，诱发室速，进一步通过拖带方法进行标测或者通过消融终止室速确定峡部（图 47.12）。

在稳定的或者可以短暂耐受的室速，折返峡部通过以不同于室速周长进行拖带，PPI 小于 30ms，并且刺激信号到 QRS 波间期小于 70% 的室速间期确

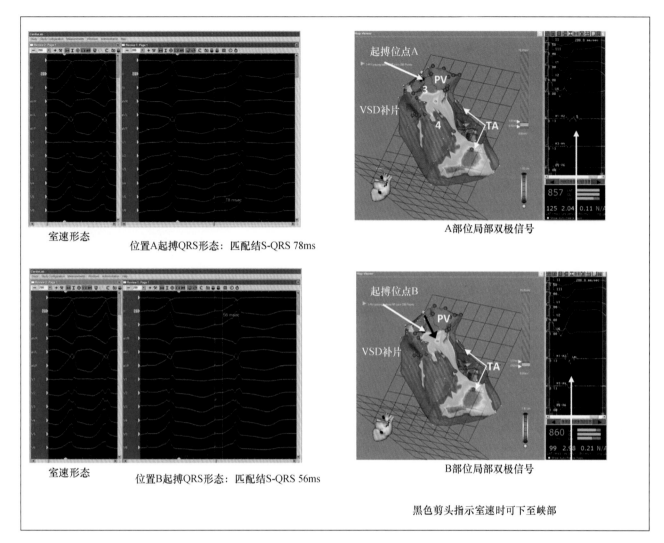

室速形态

位置A起搏QRS形态：匹配结S-QRS 78ms

A部位局部双极信号

室速形态

位置B起搏QRS形态：匹配结S-QRS 56ms

B部位局部双极信号

黑色剪头指示室速时可下至峡部

图47.10 室速时12导联心电图形态同起搏的QRS波形态比较的模板。一例法洛四联症患者修补术后的左侧位电解剖电压图，显示出解剖峡部3（在肺动脉瓣和室缺补片间）和峡部4在室缺补片和三尖瓣环之间（显示为蓝色的点）。起搏标测由A点开始，显示同室速时12导联心电图相匹配，刺激信号到QRS波间期为78ms。起搏B点产生了同样的起搏QRS波，而刺激信号到QRS波的间期减少为57ms，表明室速时峡部3的激动方向是逆时针方向（从前面显示）（图引自Zeppenfeld et al. VT/VF Summit SCA：The Present and the Future，Heart Rhythm Society，2008.）

定，或者在这一部位可见舒张期电位，导管消融可以终止并且不能再次诱发。

应用灌注导管消融通常的能量设为20～45W，流量设为20～30ml/min，最大温度为43℃，阻抗下降10～15Ω。能量由消融部位确定，当在右心室流出道瘤样扩张的游离壁处消融要十分小心。于此相反，漏斗部间隔可能很厚，在此消融时需要消融至深处，能量设置则要高。

如果在解剖峡部消融时室速终止或者减慢，我们通过线性损伤连接窦性心律下的解剖屏障，直到达到消融的终点。

第四步：消融的终点

在线上不能夺获

对于连接两个解剖峡部线性消融的主要终点是在线上不能夺获。我们从第一个解剖屏障开始然后轻轻地回撤导管，然后以高输出（10mA，2ms）起搏，一直到到达第二个解剖屏障。

局部激动顺序的变化

然后我们进行局部激动标测，在窦性心律或者右心室心尖部起搏情况下，在线的两侧进行电位激动顺序的比较。当线完全阻滞时，波峰在窦性心律下

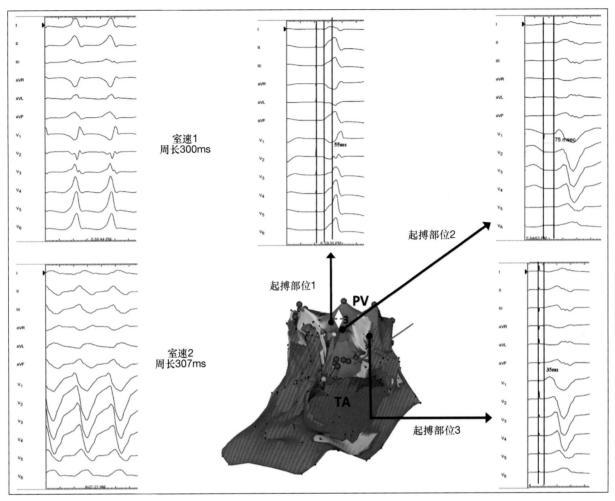

图 47.11 由同一个解剖峡部 3（在肺动脉瓣和室缺补片间，见图 47.4）产生的两种室速。窦性心律下起搏部位在左侧位的电解剖图中显示出来。虽然拖带标测在室速 1 时证明了起搏点 1 是峡部的中心点，但是起搏产生的图形同室速时相比并不完全一致，刺激到 QRS 波的间期为 55ms。向游离壁轻轻移动导管（起搏部位 2）产生了一个很好的起搏标测图，同室速 2 时图形一致，刺激到 QRS 波的间期为 75ms。进一步移动导管到 3，产生了相似的起搏形态并且刺激到 QRS 波的距离减少。TA，三尖瓣环

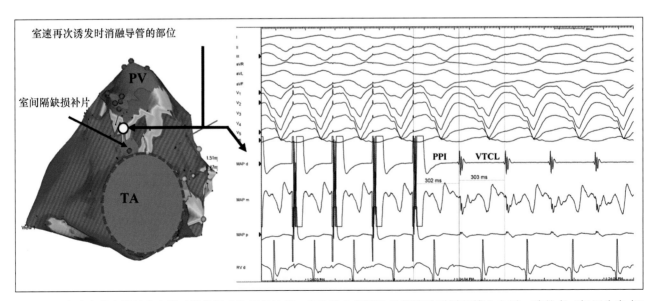

图 47.12 在由小的室缺补片和肺动脉瓣组成的解剖峡部 3 的边缘上将消融导管移动到同起搏心电图一致的点（标记为白点）。当导管到位后，重复诱发室速进行拖带标测。室速时起搏拖带产生了隐匿传导，PPI＝VTCL

或者右心室起搏下线的两侧相对。这点对消融特别有帮助，特别是当在消融前证明了峡部为连续激动的时候（图 47.13）。然而，消融前也可见到向峡部线的传导的顺序，如在窦性心律下间隔部位两个波峰相对，或者右心尖起搏时同时或是相似的时间到达线的两侧（见视频 47.4）。即使激动顺序在消融后发生变化，这种变化也并不能证明阻滞，因消融导致传导进一步延迟时也可发生。

起搏鉴别

一些患者我们采用与消融线起搏鉴别的方式验证传导阻滞，这一方法同二尖瓣或是三尖瓣峡部依赖房扑的验证方式相似。因此我们采用 6Fr 的 4 极可调弯导管起搏。标测导管放在临近消融线的一侧。在图中标测到这一部位，然后根据 X 线影像将起搏导管放置到此位置（起搏部位 1 如图 47.14 所示），从这 6Fr 导管以 600ms 周长起搏。将标测导管放置在消融线两侧，分别记录刺激信号到心内电图的间期。然后将标测导管放置在距离第一个起搏点 1～2cm 的位置上，在电解剖图中记录，将可调弯起搏导管放到此部位（起搏部位 2）。从此处起搏，再次记录消融线两侧刺激信号到心内电图的间期（图 47.15）。在单向传导阻滞的病例中，从刺激信号到心内电图的距离在消融线附近的点起搏

（起搏位置 1）时，要长于在远离消融线位置起搏（起搏位置 2）。可以采用同样的方法验证消融线另一侧阻滞。

然而，需要认识到由于传导方向的原因，通过峡部的传导延迟也可以明显延长，从而可能同传导阻滞相混淆。

未诱发出任何的单形性室速

根据我们的经验，先天性心脏病修补术后的室速患者多数可以重复诱发。这点和以前的数据相似，记录到持续室速的患者中仅有 16％不能通过程序刺激诱发[10]。同样重要的是，患者消融术后若未能诱发出任何室速，其后随访中室速复发的危险则明显下降[5-6]。而且在大型多中心试验中，诱发出持续性室速是室速复发的强有力的预测因子[10]。因此不能诱发出任何室速作为我们实验室的最重要的消融终点。在线性消融后，我们至少在两个不同的右心室起搏部位重复诱发的流程。如果我们诱发出不同的室速，我们试图确定折返的关键峡部。在三维重建已经完成的情况下，这点变得容易实现，按照上述描述进行即可。

进一步线性消融

虽然没有临床数据证实，但是在消融可以安全

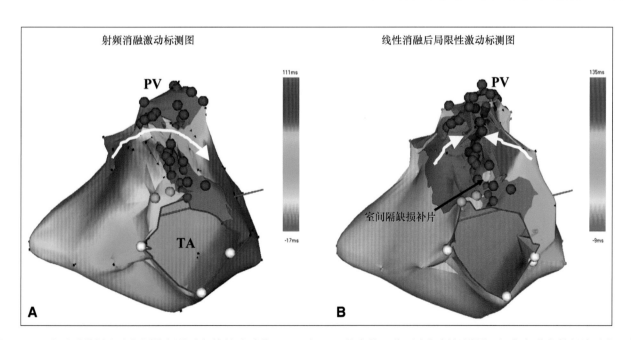

图 47.13 在肺动脉瓣和室间隔缺损补片间线性消融前（A）后（B）的窦性心律下电解剖标测图。红点表明为射频消融点。灰点为高输出起搏不能夺获的点。消融前可见窦性心律时由间隔向游离壁逆钟向传导（前面观）通过峡部。在消融后，在间隔部和游离壁波峰的激动被峡部阻断

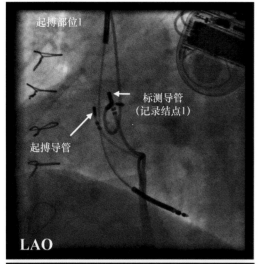

起搏部位1

标测导管
（记录结点1）

起搏导管

LAO

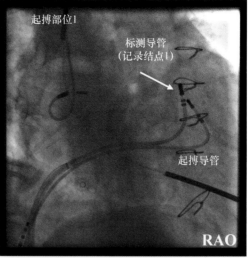

起搏部位1

标测导管
（记录结点1）

起搏导管

RAO

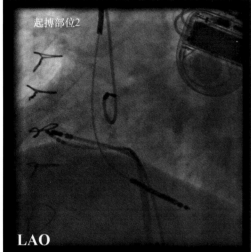

起搏部位2

LAO

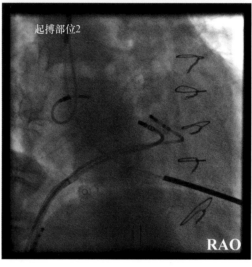

起搏部位2

RAO

图 47.14 左前斜（LAO）和右前斜位（RAO）显示在峡部 3 的游离壁部位起搏差别。首先，将标测导管放置在紧邻消融线的部位，然后在图中标记下位置。然后将起搏导管放置在同一位置（起搏部位 1），然后用标测导管在消融线上两侧记录刺激信号到心内电图的间期。第二步，将标测导管移到位置 2，在图中标记出此位置，然后将起搏导管移到此处。在起搏部位 2 时记录刺激信号到消融线上两侧点的心内电图间期（没有显示）

进行的情况下，我们仍然经验性阻断在窦性心律或者右心室起搏下出现明显传导延迟、可能是大折返室速时短的峡部，即使我们没有诱发同此峡部相关的室速。避免消融点靠近房室传导系统非常重要。消融阻断肌部的室间隔补片和三尖瓣环之间的峡部 4 时很可能出现房室传导阻滞，我们通常远离此位置。

47.4 术后护理

恢复

消融后，长鞘撤到下腔静脉，在 ACT 小于 200s 时撤出所有鞘管。在术后 6h 确定伤口已经止血的情况下使用低分子肝素抗凝，12h 后再用一次。在鞘管拔除后患者平卧 6h，穿刺部位需要仔细评价是否有血肿或者新的杂音。对于出现新的杂音的患者，需要行超声检查。所有患者在术后 12～18h 进行超声心动图检查以除外心包积液，第二天患者出院。随后口服阿司匹林 100mg/天，使用 12 周。

埋藏式心脏复律除颤器（ICD）植入

如果评价患者有猝死的危险，则在术后第二天植入 ICD。无论消融结果如何，对于心搏骤停后心肺复苏成功者，右心室明显扩张和右心室功能明显受损的患者，以及左心室功能受损的患者，均需要 ICD 植入。消融失败的患者也需要 ICD 植入。然而，如果患者室速时血流动力学稳定，并且没有继发损伤，右心室和左心室功能正常，这些患者如果消融后不能诱发室速，则可以不安装 ICD。

随访

所有患者均在我们研究所随访。我们在患者出院 3 个月后进行常规复查。包括详细询问怀疑心律失

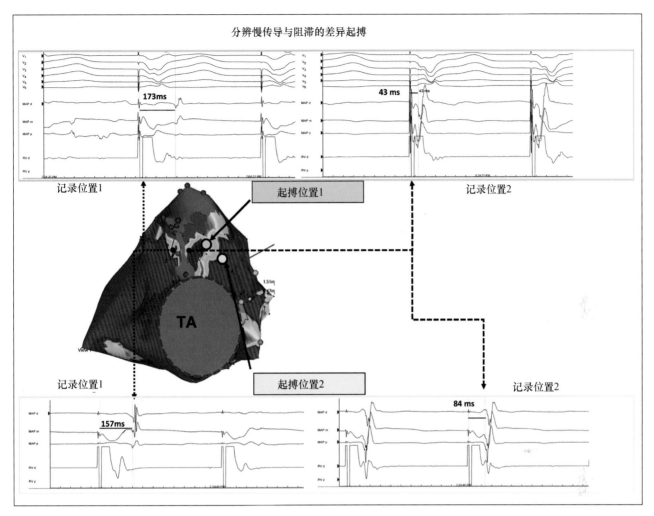

图 47.15 起搏部位 1 时刺激信号到记录位置 1 的间期 173ms，记录位置 2 的间期 43ms。在位置 2 起搏时刺激到位置 1 的间期是 157ms，记录位置 2 的间期是 84ms，表明完全的单向阻滞

常症状的病史、运动平板试验、24 小时动态心电图和经胸超声心动图（TTE）。以后的随访由先天性心脏病专家完成，通常每年一次。ICD 在我们中心每年随访两次。

47.5　操作并发症

根据我们的经验严重的并发症少见。血管并发症，如腹股沟血肿、动静脉瘘、假性动脉瘤，有可能发生。潜在的风险是心脏压塞，可以由于操作中的机械刺激而出现，也可在消融中组织损伤出现，可导致低血压和心动过缓。个别心脏压塞可发生在术后几个小时。因此，出现血压下降时均需要立刻行超声评价。

47.6　获益和局限

在大多数先心病修补术后室速消融的报道中，所消融的室速的频率较慢，因此可以在心动过速持续中采取传统的激动标测和拖带标测。即刻成功率 68%，复发率 33%。然而根据我们的经验大多数合并快速室速的患者并不能完全耐受。由于解剖峡部和折返的峡部密切相关，采用窦性心律下标测和消融的即刻成功率为 91%，复发率为 18%[5-6]。虽然有所进步，然而，一些患者峡部进行透壁消融比较困难。特别是在右心室流出道补片和三尖瓣环之间的解剖峡部经常需要可调弯鞘达到导管稳定接触。在这一部位导管和鞘的操纵需要小心，右心室游离壁的一些部分可能是瘤样的并且变薄。

严重的右心室流出道心肌肥厚有时阻碍了峡部阻断，这是失败的重要原因，可以通过 MRI 诊断。在这些病例中回顾三维标测图对于确定第二个峡部也许有帮助。标测导管可以放置在这些潜在的解剖峡部位置。然后重新诱发室速和进行有限的拖带检查确定或者除外这一部位是否是大折返室速的一部分。

有些病例达到峡部 3 或者 4 阻断需要在主动脉根部或者左心室消融（图 47.16）。然而，这些情况下需要认识到确定希氏束和左束支位置的重要性，以避免发生完全性房室传导阻滞。

对于进行了肺动脉瓣置换的患者，峡部 3 的阻断非常困难，这是我们患者失败的主要原因。这些患者带有瓣膜的移植物的一部分覆盖了右心室流出道的远端。移植物的下限经常会达到室间隔补片的位置，这样会阻碍消融损失以前的肺动脉瓣和补片之间的狭部。因此在肺动脉瓣置换手术前评估患者非

常重要，以便确定那些患者需要术中消融。

47.7　结　论

随着成人中严重先天性心脏病患者的增加，室速成为处理这些患者的中心问题，特别是法洛四联症修补术后的患者。多数法洛四联症修补术后患者的室速是单形的、快速的、耐受差，需要 ICD 治疗终止室速[2]。患者通常年轻和爱运动，特别是外科术后状态好的患者。因此防止室速复发的治疗是必须的，而不仅仅只植入 ICD。消融这些室速（特别是耐受差的室速），依赖于通过电解剖的方法和窦性心律下或者起搏器依赖患者在右心室起搏下确定基质。

虽然基质基础上的消融方法仅在一小部分患者上采用，但是急性结果和低复发率令人鼓舞。而且我们理解的进步和基础基质的确定对于指导外科消

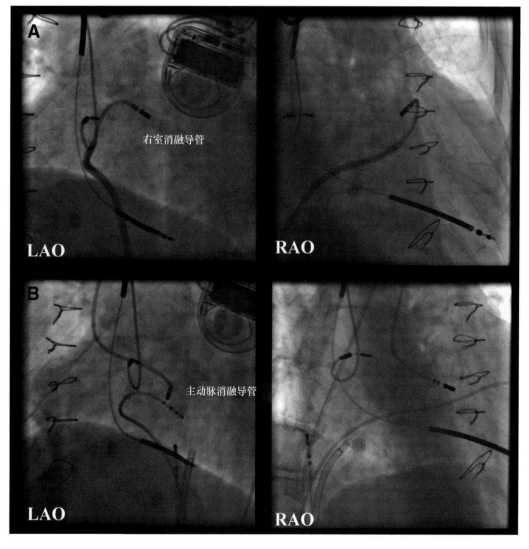

图 47.16　左前斜和右前斜透视。**A.** 首先通过右室靠峡部 3。**B.** 使消融线完整并预防室速再次诱发需要从主动脉根部进行额外消融

融也有帮助。从事先天性心脏病专业的心脏病医生，有外科修补手术经验的医生以及进行消融消融的电生理医生的紧密合作具有决定性作用。

参考文献

1. Marelli AJ, Mackie AS, Ionescu-Ittu R, Rahme E, Pilote L. Congenital heart disease in the general population: changing prevalence and age distribution. *Circulation.* 2007;115: 163–172.

2. Khairy P, Harris L, Landzberg MJ, et al. Implantable cardioverter-defibrillators in tetralogy of Fallot. *Circulation.* 2008; 117:363–370.

3. Horton RP, Canby RC, Kessler DJ, et al. Ablation of ventricular tachycardia associated with tetralogy of Fallot: demonstration of bidirectional block. *J Cardiovasc Electrophysiol.* 1997;8:432–435.

4. Chinushi M, Aizawa Y, Kitazawa H, Kusano Y, Washizuka T, Shibata A. Successful radiofrequency catheter ablation for macroreentrant ventricular tachycardias in a patient with tetralogy of Fallot after corrective surgery. *Pacing Clin Electrophysiol.* 1995;18:1713–1716.

5. Zeppenfeld K, Schalij MJ, Bartelings MM, et al. Catheter ablation of ventricular tachycardia after repair of congenital heart disease: electroanatomic identification of the critical right ventricular isthmus. *Circulation.* 2007;116:2241–2252.

6. Kriebel T, Saul JP, Schneider H, Sigler M, Paul T. Noncontact mapping and radiofrequency catheter ablation of fast and hemodynamically unstable ventricular tachycardia after surgical repair of tetralogy of Fallot. *J Am Coll Cardiol.* 2007;50:2162–2168.

7. Marchlinski FE, Callans DJ, Gottlieb CD, Zado E. Linear ablation lesions for control of unmappable ventricular tachycardia in patients with ischemic and nonischemic cardiomyopathy. *Circulation.* 2000;101:1288–1296.

8. Soejima K, Stevenson WG, Maisel WH, Sapp JL, Epstein LM. Electrically unexcitable scar mapping based on pacing threshold for identification of the reentry circuit isthmus: feasibility for guiding ventricular tachycardia ablation. *Circulation.* 2002;106:1678–1683.

9. Brunckhorst CB, Stevenson WG, Soejima K, et al. Relationship of slow conduction detected by pace mapping to ventricular tachycardia reentry circuit sites after infarction. *J Am Coll Cardiol.* 2003;41:802–809.

10. Khairy P, Landzberg MJ, Gatzoulis MA, et al. Value of programmed ventricular stimulation after tetralogy of fallot repair: a multicenter study. *Circulation.* 2004;109:1994–2000.

视频描述

视频 **47.1** 动态 MRI 显示，一例 Fallot 修补术后患者，肺动脉瓣严重返流，右室流出道显著扩张和一个跨肺动脉瓣补片（Courtesy H. M. Siebelink，LUMC，Leiden，the Netherlands）

视频 **47.2** 动态 MRI 显示，由于环绕肺动脉瓣下漏斗部间隔区肌小梁肥厚导致严重的肺动脉瓣下梗阻（Courtesy H. M. Siebelink，LUMC，Leiden，the Netherlands）

视频 **47.3** 一例接受跨肺动脉瓣补片、漏斗部肌肉销切和肌部室间隔补片患者晚期发生室速时的三维电解剖电压标测图，可标测出解剖峡部

视频 **47.4** 右室起搏下标测的电解剖激动扩布图。激动波阵面几乎同时从不同方向到达 3 个峡部区

如何利用导管消融结节病/肥厚型心肌病相关室性心动过速

Chapter 48　Catheter Ablation of Ventricular Tachycardia in Sarcoidosis/Hypertrophic Cardiomyopathy

Kyoko Soejima，Akiko Ueda，Masaomi Chinushi 著

白　融　译

48.1 引　言

结节病是一种病因不明的系统性疾病，其特征是受累组织中 T 淋巴细胞及单核巨噬细胞聚集，形成非干酪样肉芽肿，最常见的受累部位是肺部（90%）。约 30% 累及肺外组织，如皮肤（20%），眼（20%），外周淋巴结（40%），肝脏（20%）以及心脏（5%）。然而，尸检结果表明约 20%～30% 的患者存在心脏的亚临床受累[1]。来自日本结节病患者的尸检报告表明心脏受累率高达 70%[2]。Roberts 等报道猝死是心脏结节病的最常见表现，猝死率高达 60% 以上[3]。

基质

结节病室性心动过速（室速）的机制与缺血性心肌病近似，组织纤维化导致局部缓慢传导，促使折返形成。心脏结节病活动期的初始表现即可为室速。Furushima 等对心脏结节病急性期室速机制进行了详细研究[4]，8 例患者中诱发出 22 种室速，其中

15 种（68%）为折返机制。结节病活动期及非活动期均可诱发室速，大多数结节病活动期所诱发的室速为折返机制，表明缓慢传导区不仅存在于慢性非活动期，也存在于急性炎症阶段。电生理检查适用于无自发持续性室性心律失常的心脏结节病患者。Aizer 等认为电生理检查中程序刺激诱发的室性心律失常可预测随后的致命性心律失常[5]。自发或诱发的持续性室速患者，在不到一年的随访中 50% 患者发生恰当的埋藏式心脏复律除颤器（ICD）治疗。其研究只对伴有心悸、晕厥前兆、晕厥或猝死等症状或存在室性早搏、持续性室速、非持续性室速或心室颤动的患者进行了电生理检查，其中只有 20% 的患者左心室射血分数低于 30%。因此，对于心脏结节病患者，电生理检查是否有助于危险评估分层有待进一步评价。

如果患者室速频繁发作，应在 ICD 植入之前选择导管消融或采用抗心律失常药物预防电风暴。大多数患者需终身服用糖皮质激素，这无疑会增加器械植入急性感染的风险。因此，如需器械植入，应在糖皮质激素治疗前进行，待创口愈合后再予以糖皮质激素治疗。

导管消融

如果患者室速发作频繁，除植入装置外，可考虑导管消融或抗心律失常药物治疗。近期研究表明预防性导管消融可使植入 ICD 的缺血性心肌病合并持续性室速患者获益[6]。对伴有自发室速的心脏结节病患者，ICD 植入后行导管消融也可能获益。

Koplan 等应用电解剖标测发现了多个低电压区，提示局部存在纤维化或肉芽肿组织，并且所有的室速均起源于这些区域[7]。其研究中，50%经导管消融室速患者长期随访（6 个月～7 年）未再复发室速，但彻底消除室速很困难。其研究表明心脏结节病室速很难控制，原因可能与心室广泛且不均一受累以及潜在深达肌层的折返环有关。

Jefic 等[8]报道 42 例心脏结节病患者，室速发作后先植入 ICD，然后应用免疫抑制剂及抗心律失常药物，治疗无效则行导管消融。结果 9 例患者药物无效而选择导管消融，术中诱发出 44 种室速（周长 348±78ms），8 例患者行心内膜消融（右心室 5 例，左心室 3 例），1 例行心外膜消融，70%的室速成功消融。环三尖瓣的折返最常见，且均被成功消融。室速事件由术前的（271±363）次降至术后的（4.0±9.7）次。

通过心脏核磁共振等影像学研究，识别瘢痕的分布有助于确定折返环的位置。应用电解剖标测及盐水灌注导管消融，可以有效控制室速发作。

心脏结节病有时难以诊断，尤其是慢性期。心脏结节病需与致心律失常型右心室心肌病（ARVD/C）相鉴别。Vasaiwala 等报道了一组拟诊 ARVD/C 伴左束支阻滞型室速的患者[9]。所有患者进行了包括右心室造影指导下心肌活检在内的规范诊断程序。其中 16 例患者确诊 ARVD/C，4 例疑诊 ARVD/C，另外 3 例患者活检存在结节病的非干酪样肉芽肿。年龄、全身症状、胸部 X 线或核磁共振成像、室性心律失常类型、右心室心功能、心电图异常、晚电位的存在及持续时间都无法鉴别心脏结节病及致心律失常性右心室心肌病。3 例心脏结节病患者均有左心室功能不全（射血分数<50%），但其余 17 例确诊或疑诊致心律失常型右心室心肌病中仅 2 例出现左心室功能不全（射血分数<50%）（P=0.01）。因此，对这些患者需想到心脏结节病的可能，类固醇治疗可能有效。

心脏结节病相关室速的导管消融推荐使用开放式盐水灌注导管。单点消融时间为 1～2min，消融功率上限通常设置为 50W，温度上限为 50℃。通常从 30W 开始，逐渐增加到 50W。如温度超过 50℃或阻抗增加超过 10Ω，应立即停止消融。消融过程中应监测阻抗，防止发生组织爆裂或组织炭化。通常采用经主动脉逆行途径标测左心室。如导管与组织贴靠不良，可使用可调弯鞘（Agilis NxT，St. Jude Medical，Minneapolis，MN）经穿间隔途径到达左心室。某些中心通常采用两种到位方法。也有一些心脏结节病患者，室速折返环位于右心室。如果临床情况允许，心脏核磁共振检查有助于定位室速基质，指导室速标测与消融。

病例

Chinushi 等[10]报道了 1 例 64 岁男性患者因频繁 ICD 放电而选择导管消融。该患者 48 岁时发生完全性房室传导阻滞，56 岁时频繁发作室速并存在左心室室壁瘤。由于活检和镓闪烁成像均阴性，患者疑诊心脏结节病。起搏器升级为 ICD，现出现 ICD 频繁放电。

图 48.1A 为基础起搏心律（心房感知，心室起搏）。电生理检查中诱发出两种周长不同的室速（图 48.1 B，1C）。室速 1 呈右束支阻滞图形，额面电轴为＋105°。室速 2 呈左束支阻滞图形，额面电轴为－55°。计算机化断层扫描（CT）检查提示巨大室壁瘤位于左、右心室基底部，从前底部延伸到间隔。电压标测显示局部低电压区（腔内局部电图振幅＜1.5mV）（图 48.2A）。右心室起搏下低电压区内多处可记录到延迟电位（箭头所示）。通过程序刺激，两种室速均可被诱发及标测。图 48.3，A 和 B 分别显示了两种室速的激动标测图，可见这两种室速均为同一折返环但激动方向相反。两种室速发作时在同一位点均可记录到收缩期前电位。在该位点行拖带标测，呈隐匿性融合，S-QRS/VTCL＝20%，PPI 接近室速周长，表明该位点为两种室速的出口（图 48.4，A 和 B）。在该位点消融后室速 1 终止（图 48.4C），室速 2 也不能诱发。

48.2　肥厚型心肌病（HCM）

肥厚型心肌病是一种常染色体显性遗传性疾病，特点是左心室肥厚。编码肌小节蛋白的基因突变导

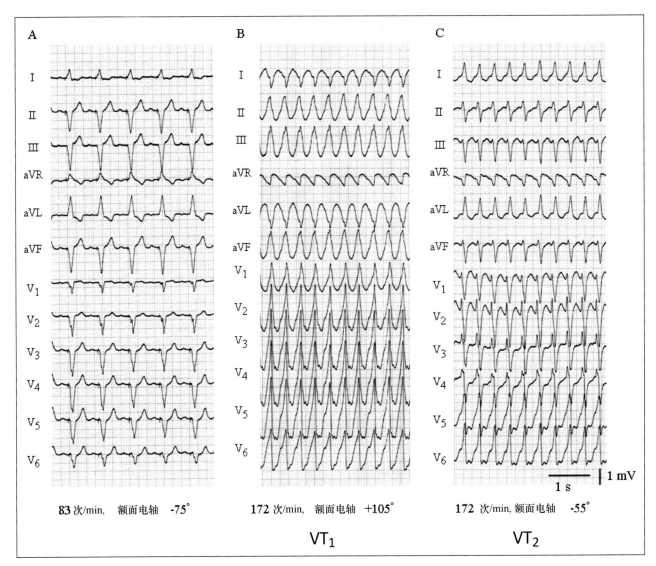

图 48.1 基线心电图及诱发出的两种室速心电图。**A.** 基线心电图：基础心律为起搏心律（心房感知，心室起搏）。**B.** 室速 1 的 12 导联心电图：呈右束支阻滞图形，电轴向下，提示室速出口位于左心室基底部侧壁。**C.** 室速 2 的 12 导联心电图：呈左束支阻滞图形，电轴向上，提示室速出口位于间隔侧（获许引自 Chinushi M，Izumi D，FurushimaH，et al. Catheter ablation of ventricular tachycardias due to forward and reverse propagation across a reentrant circuit inside a nonischemic biventricular aneurysm. J Cardiovasc Electrophys. 2011；22（4）：467-471. ）

致广泛的心肌细胞肥大，心肌纤维化及心肌排列紊乱。最常见类型是间隔基底部和主动脉瓣下不对称性肥厚，导致左心室流出道梗阻。其他类型包括心尖肥厚型、心室中部梗阻伴或不伴心尖室壁瘤。一些患者可进展为扩张期，即所谓的"扩张型"肥厚型心肌病，与扩张型心肌病类似。

尽管大多数患者无症状，临床预后良好，肥厚型心肌病仍是年轻人心源性猝死的主要原因之一。肥厚型心肌病导致心源性猝死和晕厥的机制包括：严重心衰、血栓栓塞、左心室流出道梗阻、心肌缺血及室性心律失常。其中室颤和多形性室速较为常见[11]，持续性单形性室速相对少见。然而，ICD 记录显示单形性室速比既往预计的更频繁[12-13]。室速被低估的可能原因是室速发作后很快转变为室颤[14]。Furushima 等报道肥厚型心肌病住院患者中 28％ 存在单形性室速，其中多数患者合并心室中部梗阻[15]。

影像学检查

持续性单形性室速通常认为是折返机制。肥厚型心肌病导致心肌细胞排列紊乱和间质纤维化，使得心肌除极和复极不均一，促进折返的形成。心肌细胞排列紊乱和纤维化范围和程度取决于肥厚型心肌

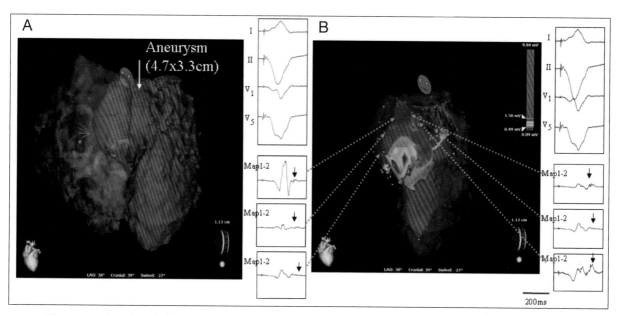

图 48.2　三维 CT。**A.** 左心室（紫色）和右心室（灰色）三维 CT。图中显示较大的室间隔瘤。**B.** 起搏心律下心室基质标测显示低电压区，与室壁瘤位置吻合。沿室壁瘤边缘可记录到延迟电位。最大电压设为 1.5mV，最低电压设为 0.5mV（获许引自 Chinushi M，Izumi D，Furushima H，et al. Catheter ablation of ventricular tachycardias due to forward and reverse propagation across a reentrant circuit inside a nonischemic biventricular aneurysm. J Cardiovasc Electrophys. 2011；22（4）：467-471.）

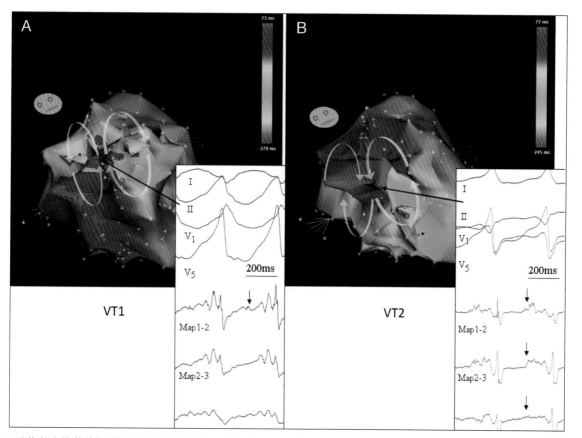

图 48.3　两种室速的激动标测图。激动早晚按红、黄、绿、蓝、紫排列。颜色范围覆盖了几乎整个室速心动过速周长（333ms/352ms）。**A.** 室速 1 的激动标测图：激动从室壁瘤向上，呈 8 字形折返。瘢痕之间标测到关键峡部，局部存在舒张中期电位。**B.** 室速 2 的激动标测图：激动从室壁瘤向下，呈反方向的 8 字形折返。关键峡部内亦可记录到收缩期前电位（获许引自 Chinushi M，Izumi D，FurushimaH，et al. Catheter ablation of ventricular tachycardias due to forward and reverse propagation across a reentrant circuit inside a nonischemic biventricular aneurysm. J Cardiovasc Electrophys. 2011；22（4）：467-471.）

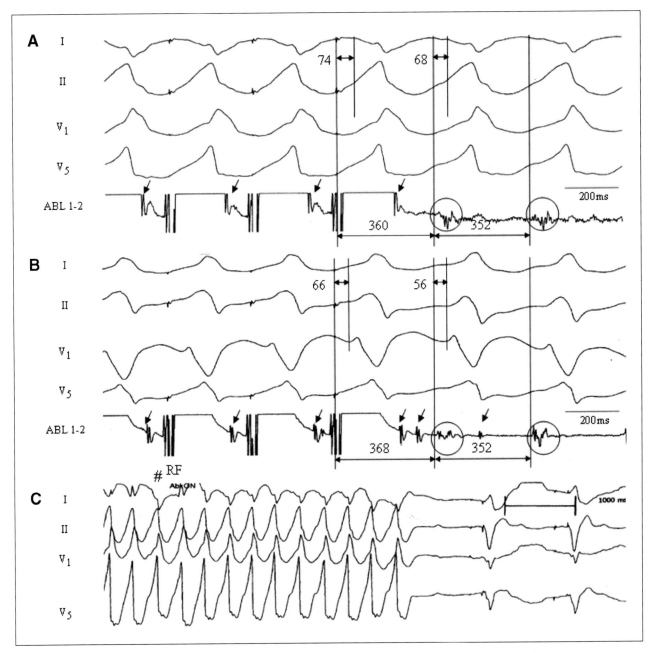

图 48.4 拖带标测及导管消融。**A.** 室速 1 的拖带标测：隐匿性融合，起搏后间期（360ms）与室速周长（352ms）接近，S-QRS 间期小于室速周长的 30%，表明该点位于折返环的出口。**B.** 室速 2 的拖带标测：隐匿性融合，起搏后间期（360ms）与室速周长（352ms）接近，S-QRS 间期小于室速周长的 30%，表明该点位于折返环的出口。箭头指示起搏信号。**C.** 消融时室速 1 周长延长并终止（获许引自 Chinushi M，Izumi D，FurushimaH，et al. Catheter ablation of ventricular tachycardias due to forward and reverse propagation across a reentrant circuit inside a nonischemic biventricular aneurysm. J Cardiovasc Electrophys. 2011；22（4）：467-471.）

病患者基因突变类型。有报告称存在严重心肌细胞排列紊乱患者猝死的主要原因是血压异常造成缺血而不是心律失常[16]。也有报告指出心肌细胞紊乱及细胞间连接的破坏可成为心律失常产生的基质[17]。

心脏核磁共振可以提供重要的心脏结构信息[18]，如是否存在室壁瘤，整体或局部收缩和舒张功能，流出道梗阻的程度及二尖瓣反流的程度。延迟增强核磁共振可用以评估瘢痕的位置及分布，有助于制订消融计划。钆延迟增强的范围与胶原组织分布关系密切[19]。这些区域可发生心律失常[20-22]，核磁共振有助于预测恶性心脏事件及室速的可诱发性[22-23]。

标测和消融策略

电解剖标测系统对于结构性心脏病相关室速的标测有很大帮助。系统能够识别异常的低电压区，这些区域往往与折返性心动过速有关。CT 或磁共振图像融合能够指导标测和消融。心室基质标测可在窦性心律下进行，可标记延迟电位或碎裂电位。如室速血流动力学稳定则可进行激动标测，结合拖带标测可定位室速的关键峡部。对于血流动力学不稳定的室速，起搏标测有助于确定室速折返环的出口。

对于心室中部梗阻型的肥厚型心肌病患者，心尖室壁瘤内通常可标测到低电压区和瘢痕区，室速消融时有必要对该区域进行详细标测[24-26]。心尖室壁瘤内起源室速的心电图往往呈右束支阻滞图形，电轴向上。推送导管通过室壁瘤细小的颈部进入室壁瘤内时需要额外小心。术前应排除左心室血栓。术前左心室造影、CT 或核磁共振有助于室速标测。近年来，此类室速的心外膜消融也证明是有效的[27-28]。

心尖肥厚型心肌病患者的心律失常基质同样可能存在于左心室心尖部。Inada 等报道了 3 例心尖肥厚型心肌病合并持续性单形性折返性室速的患者，室速均起源于心尖部[29]。其中 2 例需要心内膜和心外膜联合消融，另 1 例需冠状动脉酒精灌注消融以消除深达肌层的折返环。

对于射血分数较低的肥厚型心肌病患者，Santangeli 等报道折返环常位于右心室和左心室连接处，42% 位于基底段，18% 位于心尖部[27]。作者强调了盐水灌注导管在心外膜消融的有效性，因为大部分瘢痕深达肌层或位于心外膜。术中超过 2/3 的室速消融成功。但对于室壁很厚或瘢痕位于室间隔的患者，室速难以成功消融。部分病例可考虑采用经冠状动脉化学消融。

通常，盐水灌注导管损伤范围更大、更深。通常选择 D 弯导管。如心室扩张，则可选择 F 弯导管以达到稳定贴靠。

酒精消融

尽管盐水灌注导管损伤更深，但室速可起源肥厚左心室的深部肌层区域。此种情况，可能需化学消融或外科消融。EHRA/HRS 室性心律失常导管消融专家共识指出酒精消融仅适用于心内膜和心外膜消融治疗无效的高危患者[30]。化学消融的机制是酒精导致的细胞毒性和缺血性损伤。首先应明确致心律失常区域的靶血管，通常经验性根据注入冷盐水或造影剂后能够终止室速来判断。但该方法的局限性是无法通过靶血管记录电图，不能应用拖带或起搏标测确定室速折返环的关键峡部。近来报道了一种通过导丝记录电图和起搏的新方法[31]。将冠脉导丝送入靶血管中，导丝近端由冠脉球囊覆盖，远端数毫米裸露部分则可用于记录电图及进行起搏标测或拖带标测（单极起搏）。冷盐水随后注入靶血管终止室速。确认靶血管后，室速或窦性心律下向靶血管内注入高浓度酒精（1~2ml）。靶血管近端应封堵避免酒精反流。酒精消融的潜在风险包括完全性房室传导阻滞（室间隔消融中常见）、心包炎、酒精反流导致非靶区域心肌梗死以及心衰加重。

病例

病例 1

49 岁男性患者，心室中部梗阻型肥厚型心肌病，频繁发作室速。心脏核磁共振和左心室造影清晰显示阻梗部位和心尖部室壁瘤（图 48.5）。心尖部延迟增强显示室速基质的广泛瘢痕组织（图 48.5C）。图 48.6A 为心尖部起源室速的标准 12 导联心电图。导管成功送入室壁瘤内（图 48.6B）。室速发作时室壁瘤中可记录到收缩期前电位（图 48.6C），拖带标测显示隐匿性融合（图 48.6D）。在该位点放电，室速终止（图 48.6E）。

病例 2

57 岁男性患者，肥厚型心肌病扩张期，ICD 频繁放电（图 48.7）。心内膜基质标测显示整个心腔电压几乎正常，虽然室速明确为折返机制，但心内膜激动标测提示局灶起源。随后行心外膜标测，发现心外膜存在较大瘢痕。激动标测提示为心外膜较小区域的折返环，局部消融后室速终止。

病例 3

69 岁男性患者，肥厚型心肌病扩张期，ICD 频繁放电。心内外膜联合标测显示室速起源于室间隔部位。室间隔左侧及右侧心内膜消融联合心外膜消融均无效（图 48.8，A-C）。由于室速难以控制，遂决定第 2 天行酒精消融。应用导丝进行激动标测和拖带标测后确定了靶血管。靶血管内灌注冷盐水后室速终止。然后在窦律下注入 2ml 酒精，室速不

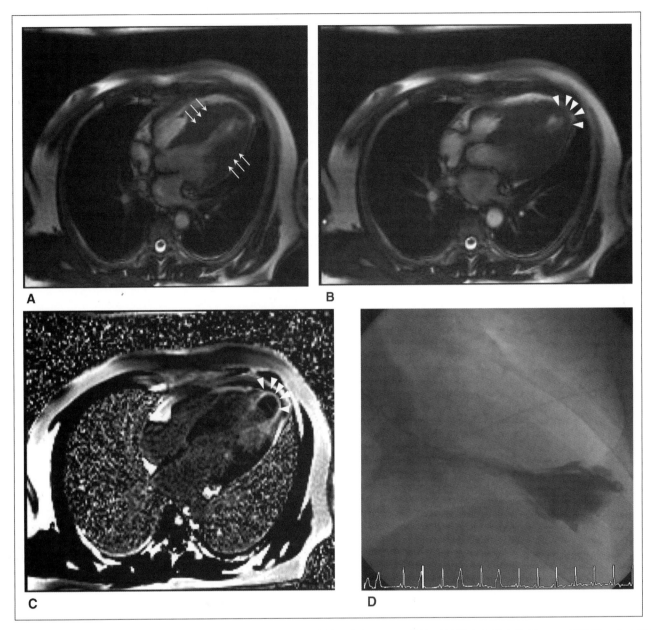

图48.5 49岁男性患者，心室中部梗阻型肥厚型心肌病。心脏核磁共振（T₂，长轴）显示心尖部室壁瘤。**A.** 舒张期，左心室中部极度肥厚（白色箭头）。**B.** 收缩期，心尖室壁瘤完全梗阻（箭头）。**C.** 心脏延迟增强核磁共振显示室壁瘤延迟增强。**D.** 左心室造影显示较大的心尖室壁瘤

能被诱发。

48.3　小　结

心脏结节病相关室速的心动过速机制与缺血性心肌病近似，组织纤维化导致局部缓慢传导，促使折返形成。心室广泛受累以及深达肌层中的折返环往往使得心脏结节病室速难以控制。最常见的折返环路位于三尖瓣环。通过心脏核磁共振等影像学检查，定位室速的基质有助于标测及消融。

对于肥厚型心肌病相关室速，持续性单形性室速通常认为是折返机制。肥厚型心肌病导致心肌细胞排列紊乱和间质纤维化，使得心肌除极和复极不均一，促进折返的形成。折返环位置取决于肥厚型心肌病类型，如心尖室壁瘤型、扩张型、心尖肥厚型心肌病。心脏核磁共振可以提供重要的心脏结构信息，如是否存在室壁瘤，整体或局部收缩和舒张功能，流出道梗阻程度及二尖瓣反流的程度。延迟增强核磁共振可用以评估瘢痕位置及分布，有助于

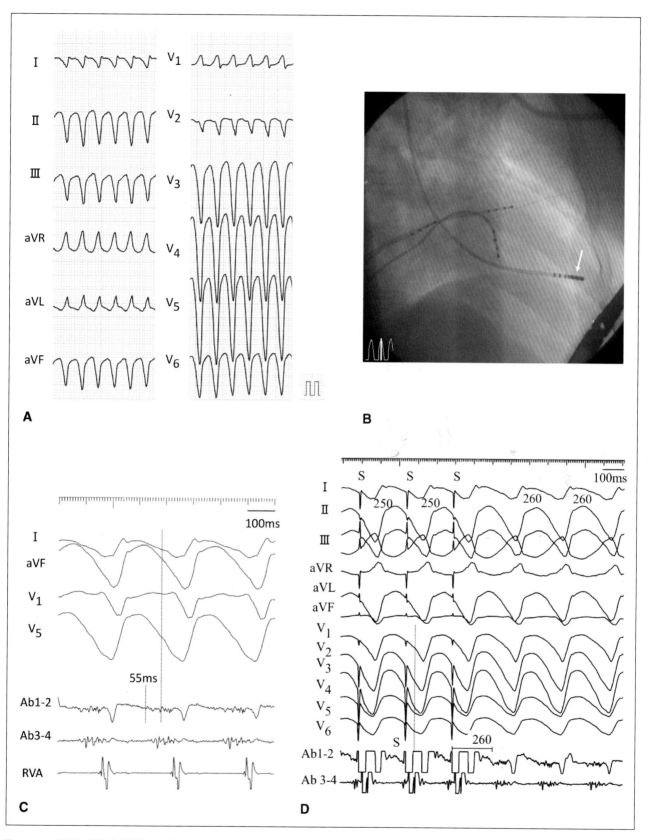

图 48.6 室速的标测和消融。与图 48.5 为同一患者。**A.** 室速发作时心电图。**B.** 导管（箭头所示）送入室壁瘤内。**C.** QRS 波起始前 55ms 记录到细小而碎裂的电位。**D.** 该位点拖带标测显示隐匿性融合，起搏后间期与室速周长相等。

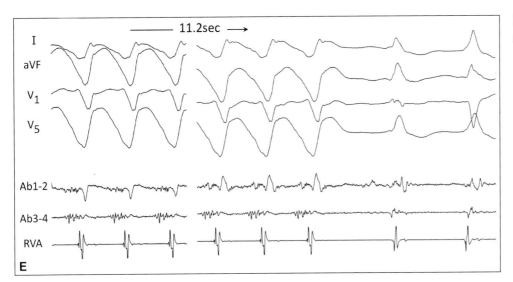

图 48.6（续） E. 放电 11 秒后室速终止

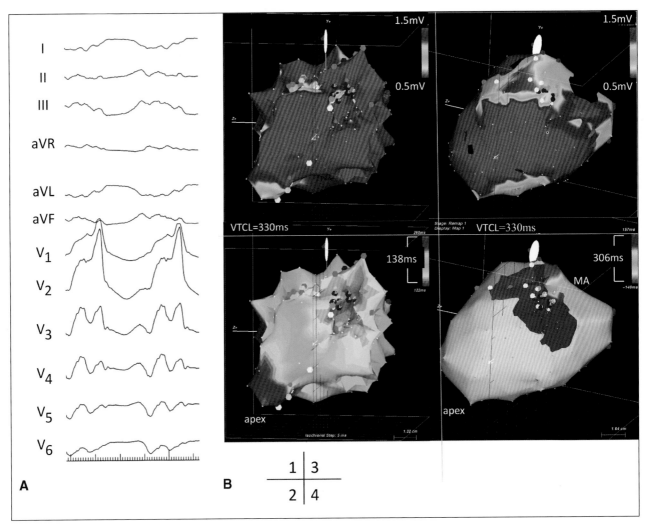

图 48.7 57 岁男性患者，肥厚型心肌病扩张期。A. 持续性单形性室速的体表心电图。B-1. 心内膜电压标测图显示整个心腔电压几乎正常。B-2. 室速激动标测图提示为局灶起源，标测周长仅占室速周长的小部分（138ms/330ms）。心内膜最早点消融无法终止室速。B-3. 心外膜电压标测图显示左心室基底部侧壁存在低电压区。B-4. 激动标测图提示标测周长占室速周长的 90% 以上（306ms/330ms）。低电压区内消融，室速终止（获许引自 Ueda A，Fukamizu S，Soejima K，et al. Clinical and electrophysiological characteristics in patientswith sustained monomorphic reentrant ventricular tachycardia associated with dilated-phase hypertrophic cardiomyopathy. Europace. 2012；14（5）：73.）

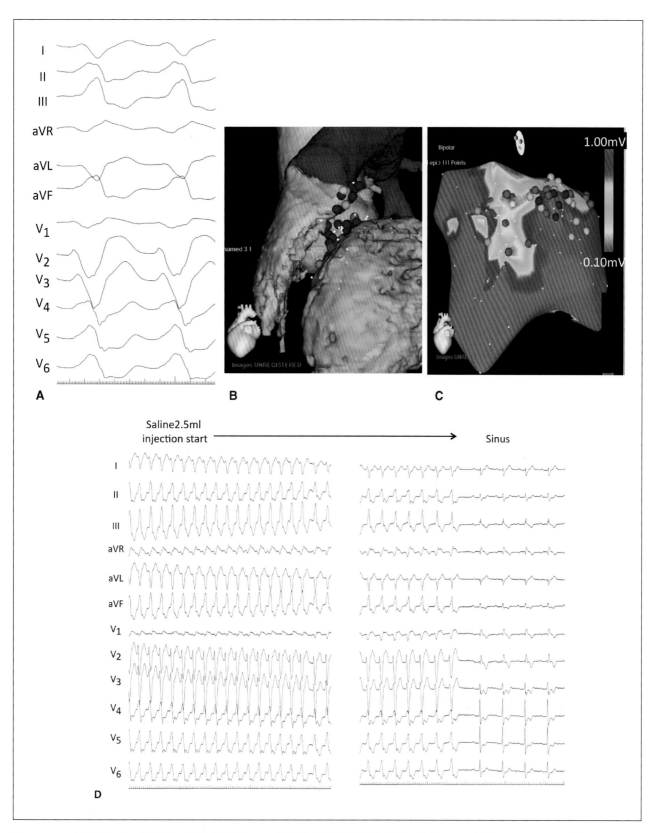

图 48.8 69 岁男性患者，肥厚型心肌病扩张期。**A.** 持续性单形性室速的体表心电图。**B.** 激动标测显示最早激动点位于室间隔。左右心室心内膜及外膜消融均无效。CARTO 图上红色点代表消融点。**C.** 流出道区域显示异常的低电压区。**D.** 第一间隔支内冷盐水灌注可成功终止室速，确认该处为室速靶血管。窦性心律下向该血管内灌注 2ml 酒精后室速不能被诱发。

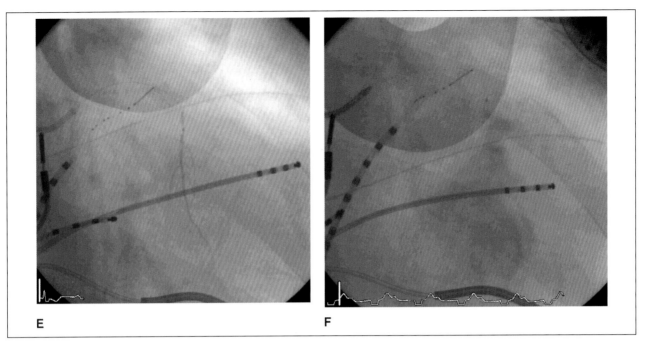

图 48.8（续） E 和 F. 术前、术后造影。酒精灌注后显示冠脉内无血流（获牛津大学出版社允许引自 Ueda A，Fukamizu S，Soejima K，et al. Clinical and electrophysiological characteristics in patients with sustained monomorphicreentrant ventricular tachycardia associated with dilated-phase hypertrophic cardiomyopathy. Europace. 2012；14（5）：73.）

制订消融计划。折返环常位于右心室和左心室连接处的基底部或心尖部。

对于以上两种心肌病相关室速的导管消融，盐水灌注导管可增加损伤范围，有的病例需要心外膜消融。尽管盐水灌注导管损伤更广更深，但室速可起源肥厚左心室的深部肌层，此种情况可能需要化学消融或外科消融。

参考文献

1. Iwai K, Sekiguti M, Hosoda Y, DeRemee RA, Tazelaar HD, Sharma OP, Maheshwari A, Noguchi TI. Racial difference in cardiac sarcoidosis incidence observed at autopsy. *Sarcoidosis.* 1994;11(1):26–31.
2. Iwai K, Takemura T, Kitaichi M, Kawabata Y, Matsui Y. Pathological studies on sarcoidosis autopsy. II. Early change, mode of progression and death pattern. *Acta Pathol Jpn.* 1993;43(7-8):377–385.
3. Roberts WC, McAllister HA, Jr., Ferrans VJ. Sarcoidosis of the heart. A clinicopathologic study of 35 necropsy patients (group (1) and review of 78 previously described necropsy patients (group 11). *Am J Med.* 1977;63(1):86–108.
4. Furushima H, Chinushi M, Sugiura H, Kasai H, Washizuka T, Aizawa Y. Ventricular tachyarrhythmia associated with cardiac sarcoidosis: its mechanisms and outcome. *Clin Cardiol.* 2004;27(4):217–222.
5. Aizer A, Stern EH, Gomes JA, Teirstein AS, Eckart RE, Mehta D. Usefulness of programmed ventricular stimulation in predicting future arrhythmic events in patients with cardiac sarcoidosis. *Am J Cardiol.* 2005;96(2):276–282.
6. Reddy VY, Reynolds MR, Neuzil P, et al. Prophylactic catheter ablation for the prevention of defibrillator therapy. *N Engl J Med.* 2007;357(26):2657–2665.
7. Koplan BA, Soejima K, Baughman K, Epstein LM, Stevenson WG. Refractory ventricular tachycardia secondary to cardiac sarcoid: electrophysiologic characteristics, mapping, and ablation. *Heart Rhythm.* 2006;3(8):924–929.
8. Jefic D, Joel B, Good E, Morady F, Rosman H, Knight B, Bogun F. Role of radiofrequency catheter ablation of ventricular tachycardia in cardiac sarcoidosis: report from a multicenter registry. *Heart Rhythm.* 2009;6(2):189–195.
9. Vasaiwala SC, Finn C, Delpriore J, et al. Prospective study of cardiac sarcoid mimicking arrhythmogenic right ventricular dysplasia. *J Cardiovasc Electrophysiol.* 2009;20(5):473–476.
10. Chinushi M, Izumi D, Furushima H, Aizawa Y. Catheter ablation of ventricular tachycardias due to forward and reverse propagation across a reentrant circuit inside a nonischemic biventricular aneurysm. *J Cardiovasc Electrophysiol.* 2011;22(4):467–471.
11. Fananapazir L, Chang AC, Epstein SE, McAreavey D. Prognostic determinants in hypertrophic cardiomyopathy. Prospective evaluation of a therapeutic strategy based on clinical, Holter, hemodynamic, and electrophysiological findings. *Circulation.* 1992;86(3):730–740.
12. Cha YM, Gersh BJ, Maron BJ, et al. Electrophysiologic manifestations of ventricular tachyarrhythmias provoking appropriate defibrillator interventions in high-risk patients with hypertrophic cardiomyopathy. *J Cardiovasc Electrophysiol.* 2007;18(5):483–487.
13. Maron BJ, Spirito P. Implantable defibrillators and prevention of sudden death in hypertrophic cardiomyopathy. *J*

Cardiovasc Electrophysiol. 2008;19(10):1118–1126.

14. Gilligan DM, Missouris CG, Boyd MJ, Oakley CM. Sudden death due to ventricular tachycardia during amiodarone therapy in familial hypertrophic cardiomyopathy. *Am J Cardiol.* 1991;68(9):971–973.

15. Furushima H, Chinushi M, Iijima K, Sanada A, Izumi D, Hosaka Y, Aizawa Y. Ventricular tachyarrhythmia associated with hypertrophic cardiomyopathy: incidence, prognosis, and relation to type of hypertrophy. *J Cardiovasc Electrophysiol.* 2010;21(9):991–999.

16. Varnava AM, Elliott PM, Baboonian C, Davison F, Davies MJ, McKenna WJ. Hypertrophic cardiomyopathy: histopathological features of sudden death in cardiac troponin T disease. *Circulation.* 2001;104(12):1380–1384.

17. Sepp R, Severs NJ, Gourdie RG. Altered patterns of cardiac intercellular junction distribution in hypertrophic cardiomyopathy. *Heart.* 1996;76(5):412–417.

18. Duarte S, Bogaert J. The role of cardiac magnetic resonance in hypertrophic cardiomyopathy. *Rev Port Cardiol.* 2010;29(1):79–93.

19. Moon JC, Reed E, Sheppard MN, Elkington AG, Ho SY, Burke M, Petrou M, Pennell DJ. The histologic basis of late gadolinium enhancement cardiovascular magnetic resonance in hypertrophic cardiomyopathy. *J Am Coll Cardiol.* 2004;43(12):2260-2264.

20. Rickers C, Wilke NM, Jerosch-Herold M, Casey SA, Panse P, Panse N, Weil J, Zenovich AG, Maron BJ. Utility of cardiac magnetic resonance imaging in the diagnosis of hypertrophic cardiomyopathy. *Circulation.* 2005;112(6):855–861.

21. Mahrholdt H, Wagner A, Judd RM, Sechtem U, Kim RJ. Delayed enhancement cardiovascular magnetic resonance assessment of nonischaemic cardiomyopathies. *Eur Heart J.* 2005;26(15):1461–1474.

22. Leonardi S, Raineri C, De Ferrari GM, Ghio S, Scelsi L, Pasotti M, Tagliani M, Valentini A, Dore R, Raisaro A, Arbustini E. Usefulness of cardiac magnetic resonance in assessing the risk of ventricular arrhythmias and sudden death in patients with hypertrophic cardiomyopathy. *Eur Heart J.* 2009;30(16):2003–2010.

23. Bruder O, Wagner A, Jensen CJ, et al. Myocardial scar visualized by cardiovascular magnetic resonance imaging predicts major adverse events in patients with hypertrophic

cardiomyopathy. *J Am Coll Cardiol.* 2010;56(11):875–887.

24. Rodriguez LM, Smeets JL, Timmermans C, Blommaert D, van Dantzig JM, de Muinck EB, Wellens HJ. Radiofrequency catheter ablation of sustained monomorphic ventricular tachycardia in hypertrophic cardiomyopathy. *J Cardiovasc Electrophysiol.* 1997;8(7):803–806.

25. Lim KK, Maron BJ, Knight BP. Successful catheter ablation of hemodynamically unstable monomorphic ventricular tachycardia in a patient with hypertrophic cardiomyopathy and apical aneurysm. *J Cardiovasc Electrophysiol.* 2009;20(4):445–447.

26. Mantica M, Della Bella P, Arena V. Hypertrophic cardiomyopathy with apical aneurysm: a case of catheter and surgical therapy of sustained monomorphic ventricular tachycardia. *Heart.* 1997;77(5):481–483.

27. Santangeli P, Di Biase L, Lakkireddy D, et al. Radiofrequency catheter ablation of ventricular arrhythmias in patients with hypertrophic cardiomyopathy: safety and feasibility. *Heart Rhythm.* 7(8):1036–1042.

28. Dukkipati SR, d'Avila A, Soejima K, Bala R, Inada K, Singh S, Stevenson WG, Marchlinski FE, Reddy VY. Long-term outcomes of combined epicardial and endocardial ablation of monomorphic ventricular tachycardia related to hypertrophic cardiomyopathy. *Circ Arrhythm Electrophysiol.* 4(2):185–194.

29. Inada K, Seiler J, Roberts-Thomson KC, Steven D, Rosman J, John RM, Sobieszczyk P, Stevenson WG, Tedrow UB. Substrate characterization and catheter ablation for monomorphic ventricular tachycardia in patients with apical hypertrophic cardiomyopathy. *J Cardiovasc Electrophysiol.* 2011;22(1):41–8.

30. Aliot EM, Stevenson WG, Almendral-Garrote JM, et al. EHRA/HRS Expert Consensus on Catheter Ablation of Ventricular Arrhythmias: developed in a partnership with the European Heart Rhythm Association (EHRA), a Registered Branch of the European Society of Cardiology (ESC), and the Heart Rhythm Society (HRS); in collaboration with the American College of Cardiology (ACC) and the American Heart Association (AHA). *Europace.* 2009;11(6):771–817.

31. Segal OR, Wong T, Chow AW, Jarman JW, Schilling RJ, Markides V, Peters NS, Wyn Davies D. Intra-coronary guide wire mapping-a novel technique to guide ablation of human ventricular tachycardia. *J Interv Card Electrophysiol.* 2007;18(2):143–154.

如何消融致心律失常性右心室心肌病/右心室发育不良患者的室性心动过速

Chapter 49　How to Ablate Ventricular Tachycardia in Patients with Arrhythmogenic Right Ventricular Cardiomyopathy/Dysplasia

Fermin C. Garcia，Victor Bazan 著

薛玉梅　译

49.1　引　言

致心律失常性右心室心肌病/右心室发育不良（arrhythmogenic right ventricular cardiomyopathy/dysplasia，ARVC/D）是一种心肌疾病，其特征性改变为纤维脂肪组织取代正常的右心室心肌。"arrhythmogenic"这一术语的正式得名基于一份报道，该报道中报告了 24 例有右心室发育不良的室性心动过速成年患者[1]。ARVC/D 病理改变是部分右心室心肌由脂肪和纤维组织取代，最初被称为"发育不良"。然而，这种右心室游离壁心肌发育缺陷可能仅见于一小部分 ARVC/D 患者。最近，这种疾病已越来越多地使用"心肌病"的术语，因为该病可导致进行性的右心室游离壁心肌细胞丢失，伴有特殊的脂肪或纤维脂肪替代，当然有些家族性病例可稍有变异。但总体来说，ARVC/D 包括一系列影响右心室游离壁心肌的病理学异常，部分由遗传因素决定。

易致室性心动过速（简称室速，VT）发生的右心室心肌异常主要集中于右心室游离壁，而非右心室间隔部。受累部位通常位于右心室前漏斗部、右心室下基底部（心脏锐缘近端）及右心室心尖，即所谓的右心室发育不良三角[1-2]。有趣的是，虽然右心室心尖在组织学上受累，但却并非是 ARVC/D-VT 的常见起源部位，往往前两处才是常见的起源部位[3]。

ARVC/D 的室速是一组有鲜明特征的瘢痕相关性室速。其室速心电图呈左束支阻滞图型（left bundle branch block，LBBB），胸前导联的 R 波移行较晚。同时因这类患者室速最常见的起源部位在三尖瓣前部和下部、三尖瓣环周围及右心室游离壁，所以室速的 QRS 波群特征就表现为 I 导联呈明显的 R 波，下壁导联 R 波或 S 波有切迹，胸前导联 QRS 波群也不是负向同向一致性，除 V_2 至 V_6 导联呈负向外，其他导联呈 R/Rs/rS 型[4-5]。

虽然经心内膜标测和消融一般已可控制这类患

者的室速，但在长期转归的认识上分歧很大。这类患者在接受心内膜消融后的复发率在不同研究中的差异很大，波动于 $11\% \sim 95\%$[3,6-8]。出现上述矛盾结果可能与以下影响因素有关：选择的患者、靶向室速占所诱发室速总数的比例、是否使用冷盐水灌注消融导管和（或）电解剖标测技术等。尽管有如此多的分歧，但所被公认的是，若心内膜消融无法消除室速，则心外膜标测与消融是改善 ARVC/D 室速的合理选择[3]。

从 ARVC/D 的组织学及电生理角度来看，的确有可能需要心外膜标测和消融。Fontaine 及其同事最早提出 ARVC/D 的心外膜和心外膜下右心室肌层对右心室室速的发生及维持具有重要意义[1-2]。心肌由脂肪和纤维脂肪组织代替的病理过程是从心外膜心肌开始的，逐渐发展到右心室心内膜面。在此过程中，所形成缓慢传导区和致心律失常心肌条带大多集中于心外膜面[1-2]。此时，再加上局部室壁增厚及心内膜下纤维化，可致心内膜消融难以损伤到位于右心室心外膜面的室速折返环[1-2,9]。

因此，对 ARVC/D 患者室速的标测比其他室速更倾向于选择心外膜途径。我们也证实心外膜下基质与室速的相关性要比对应的心内膜基质的相关性更加显著，心外膜下往往含有心内膜途径无法标测和消融的室速折返环的关键部位[9]。在上述特殊情况下，心外膜消融往往可获得更好的长期室速控制率[9]。目前一般认为如果电解剖标测发现心内膜低电压区（即右心室心内膜瘢痕）有限（或缺如）、心内膜消融时室速延迟终止或早期复发，则应积极考虑行心外膜消融。当 ECG 形态提示室速可能是右心室心外膜起源时，也应考虑到右心室心外膜的心律失常[10]。这些 ECG 提示征象是基于心外膜室速发作时从心外膜向心内膜除极的起始向量的，并且在鉴别

心外膜室速上具有区域特异性。先前报道的基于起始部假性 delta 波判断左心室心外膜室速的参数标准并不适用于右心室室速[10]。

在本章节中，我们将讨论如何消融 ARVC/D 相关的室速，包括患者准备及术前准备、心内膜和心外膜消融技巧，以及适应证和手术并发症的处理方法。

49.2 术前准备

在消融前意识到患者的右心室室速是 ARVC/D 的病理基础所致，是提高导管消融长期控制效果的关键因素，尤其对起源于远离 RVOT 区域的右心室室速更要注意。对右心室心肌瘢痕区域的精确判定有助于设计适当的射频消融策略。ARVC/D 的诊断是基于专家工作组所报道的诊断标准，包括右心室扩张与功能不全（见图 49.1）、多形性的右心室室速及基线 ECG 异常[11]。基线 ECG 异常表现包括不完全性或完全性 RBBB、胸前导联（$V_1 \sim V_4$）T 波倒置、心室激动后的 Epsilon 波及右心导联 $V_1 \sim V_3$ 的 QRS 间期较 V_6 相对延长（$>25ms$）。

当考虑要对 ARVC/D 患者的右心室室速行导管消融治疗时，首先应在仔细的初始临床评估的基础上制订个体化的标测和消融策略。必须留意血流动力学状况，包括右心室和（或）左心室功能，并优化液体负荷水平，以确保术中最低的泵衰竭并发症率。此外，必须评估患者对临床室速的血流动力学耐受程度，以便预估患者出现术中循环衰竭的可能性。

尽可能用 12 导联 ECG 记录下所有的室速形态，这是非常重要的。当存在大片右心室心肌瘢痕时，

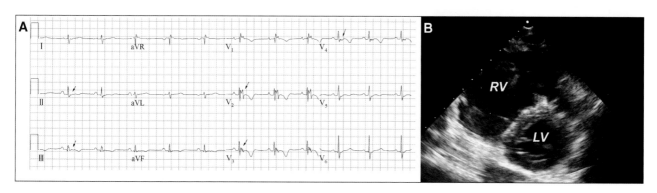

图 49.1　**A.** 一例 ARVC/D 的特征性基线 12 导联 ECG。可见除极异常（箭头所指为 Epsilon 波）及胸前导联 T 波倒置。**B.** 二维心脏超声提示该患者的右心室增大而左心室形态正常

应进行广泛、详细的电生理标测，并行起搏标测，若起搏的 QRS 形态与自发的临床室速相似则有助于确认折返环的关键部位（峡部及出口）。这些特殊部位很可能是射频消融的靶点。此外，体表心电图记录（12 导联 ECG 或有限的遥测 ECG）以及心脏除颤器（intracardiac defibrillator，ICD）电极所记录的 EGM 也可用于术中自发和诱发的室速的对比。12 导联 ECG 特征是心律失常起源部位的重要预测因素，有助于提前考虑经心外膜途径的可能，从而安排相关的特殊术前准备如全身麻醉等[4-5,10]。

49.3 消融程序

心内膜电解剖电压标测

对于基础心律不是血流动力学可耐受的无休止性室速的患者来说，消融程序的第一步应包括详细的心内膜电解剖电压标测（见图 49.2 和视频 49.1）。我们通常经右股静脉送入一根长鞘（LAMP 90，St. Jude Medical，St. Paul，MN）并将其置于右心室流入道。这一步很重要，因为长鞘可显著提高导管稳定性及支撑力，这对 ARVC/D 手术很重要，因患者的右心房往往扩张并伴有明显的三尖瓣反流。进一步我们还在右心应用 ICE 导管进行实时监测，以便从解剖上指导标测和消融过程。

在消融右心室室速时必须仔细识别好瓣膜结构。通过 X 光线透视在右心室基底部见到典型的三尖瓣

活动，以及标测导管同时记录到振幅相当的心房与心室双极信号可确认三尖瓣的位置，同时也可用 ICE 影像确认导管位置。将标测导管置入肺动脉并缓慢回撤至右心室的过程中，若发现标测导管记录到双极心室 EGM 并可通过起搏夺获心室波，则可明确肺动脉瓣所在，然后用 ICE 直接确认标测导管的位置。上述瓣膜位置在电解剖图上仅以定位点标识，以免干扰右心室瘢痕组织区域的双极电压图。在完成电解剖图之前，通常需删除悬浮于心腔内的采点，除非这些点经 ICE 影像证实的确是真实的解剖结构（如乳头肌或调节束）。

对右心室心内膜面进行细致的逐点电解剖标测。对照 QRS 波群逐点自动测量峰-峰信号并人工确认。调节色度标尺标记心内膜电压的正常参考值为 > 1.5 mV[12]，代表病变心肌及交界区的异常信号设为 0.5 mV ～ 1.5 mV。右心室心肌致密性瘢痕设为 < 0.5 mV，且通常用 10 mA 电流及 2 s 脉宽起搏也不可夺获该处心肌[12-13]。同时需在电解剖图上标记出 QRS 波群之后的碎裂电位及晚电位，当通过起搏标测寻找可能成为室速折返环关键部位的病变心肌时，这些电位标记具有重要意义。存在异常电位的常见区域通常包括位于右心室游离壁三尖瓣环周围的结构，需注意在这些部位进行仔细的高密度标测（见图 49.3 和图 49.4，视频 49.2）。

需注意仅仅根据心内膜双极电压异常评估心肌病变有可能低估心肌病变程度。易致 ARVC/D 室速的心肌基质可能在心内膜中较少存在，在某些病例

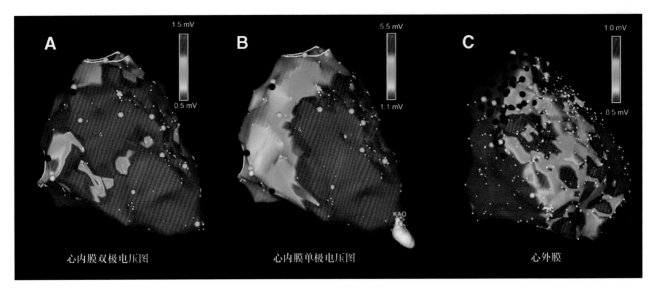

图 49.2　A. 一例 ARVC/D 的心内膜双极电压图显示三尖瓣水平外侧壁部分区域局限的异常 EGM。B. 心内膜单极电压图提示在心外膜存在面积更大的异常基质。C. 心外膜双极电压图证实了心外膜有大面积的异常基质，与心内膜区域对应

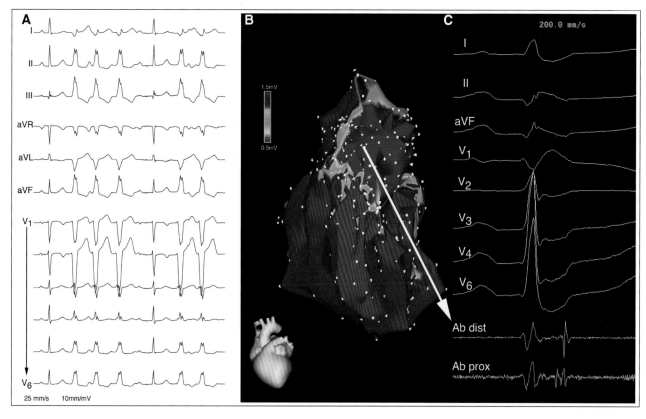

图 49.3　A. 一例 ARVC/D 的自发性非持续性室速的 12 导联 ECG 表现为 LBBB 形态，过渡导联位于 V_4 导联，电轴向下向左。**B.** 心内膜电压图异常区与室速起源的 RVOT 区域的异常区心肌相一致。**C.** 需留意的是，低电压区是与室速发作相关的心肌基质，此处有碎裂及晚电位

可能更多地集中在心外膜面[1-2,9]。心内膜单极标测可能有助于辨认位于心肌深层乃至心外膜面的右心室瘢痕组织[14]。我们注意到心内膜面的单极电压可预测心外膜电压的特征，并与右心室心外膜双极电压图精确相符。完成心内膜电压图标测后，将电压调整为单极模式，并将正常组织的临界值设为＞5.5mV（见图 49.2 和图 49.4）。值得注意的是，将符合心外膜起源的体表心电图特征标准和单极电压标测相结合，有助于尽早发现心外膜异常，从而尽早准备心外膜途径[10,14]。

电生理检查及心律失常的诱发

对于不表现为无休止性室速的患者来说，在完成详细的电解剖基质图标测后，应进行全面的电生理检查（electrophysiological study，EPS）。EPS 首先应进行基础的心房和心室刺激，记录到心室有效不应期后，应进一步行心室程序性刺激（programmed ventricular stimulation，PES），在至少两个不同的部位，分别以 600ms 和 400ms 两个基础周长，给予期前收缩（早搏）刺激直至达到 3 个早搏刺

激。记录所诱发室速的所有体表 ECG 或 ICD 的实时心腔内 EGM 信息，并与临床心律失常相对照。所诱发的室速可能是血流动力学不耐受的，因而根本无法进一步行拖带标测和（或）激动标测，尤其是考虑采取心外膜途径而予以全身麻醉时更是如此。因此无论是否是心外膜起源的室性心律失常，第一步都推荐在清醒镇静下进行手术（包括 PES 和 VT 诱发），以便有机会进行拖带标测及激动标测，从而更好地指导消融手术。

心内膜标测与消融

我们通常采用 3.5mm 开放式灌注导管对 ARVC/D 进行电解剖标测及消融。最好能够在室速发作时行激动和拖带标测，这是精确辨认室速确切起源位置及折返环关键峡部的最可靠的技术。然而，当室速的血流动力学不稳定或反复自行终止时，基质标测及起搏标测则有助于辨认可能获得成功的消融靶点[3,9]，通常包括在最佳起搏标测部位周围 1～2cm 的区域内所确认的碎裂和异常电位[12]。

我们通常以 45℃ 限温、30W 功率及 30ml/min

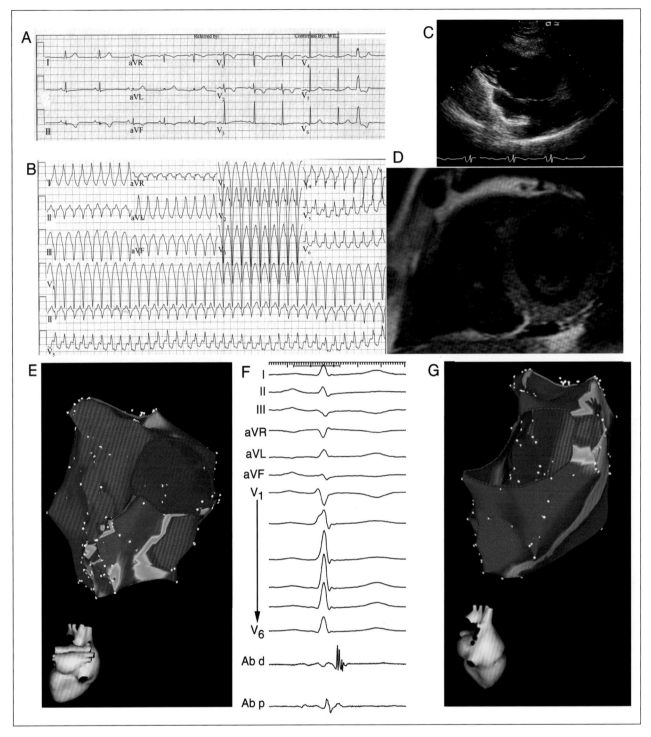

图 49.4　**A.** 一例 ARVC/D 的 12 导联窦性心律 ECG 显示胸前导联及下壁导联的 T 波倒置。**B.** 室速发作时 12 导联 ECG 的形态与室速起源部位相一致（围绕低位三尖瓣环）。**C.** 二维超声心动图显示邻近三尖瓣的右心室基底部（箭头所示）活动消失及心室变薄。**D.** 心脏 MRI 短轴切面（箭头所示）与超声心动图有相似的异常表现。**E.** 与影像学对应区域的心内膜双极电压图显示异常电压区及瘢痕区（0.5～1.5mV）。**F.** 此处记录到低电压 EGM 及晚电位。**G.** 有趣的是，心内膜单极电压图的特征提示心外膜有面积大得多的异常基质

冷盐水灌注速度开始消融，然后逐步滴定能量直至阻抗较起始下降 12～16 欧姆，并持续 120s 的放电时间。期间可用 ICE 了解导管接触及损伤情况，以下情况提示有效损伤的形成：双极信号振幅变小，局部起搏夺获阈值上升，最重要的是孤立电位或高频晚电位成分消失[3,12]。当右心室瘢痕过厚时难以在每

个损伤点均观察到上述终点现象，因为较厚的瘢痕对射频电流具有绝缘作用，即使是用冷盐水灌注导管也是如此。

可标测的室速应消融至不可诱发为止。本电生理中心的观点是必须对所有可诱发的室速在右心室心内膜面和心外膜面均进行激进的消融。当然，对于所有与自发性或诱发的室速相关的双极低电压瘢痕区也应进行消融。还需要详细标测和消融孤立的和极晚的电位，尤其是在这些电位密集分布成网状的部位，以及在起搏标测时起搏信号-QRS 波间期较长的部位和起搏图形与自发室速图形匹配良好的部位。

对于无法标测的室速来说，宜在低电压区尽量多地消融形成心内膜损伤（根据起搏标测及 EGM 形态来确定），即进行基质消融，旨在消除所有潜在的室速折返环的关键成分[12]。一般采用整个心内膜面跨越低电压区的线性消融策略，具体方法是从低电压边缘区起搏标测确定的室速出口部位开始线性消融至三尖瓣环平面。更常用的方法是在有晚电位的区域进行密集的消融，尤其当起搏信号-QRS 波间期较长时及起搏的 QRS 波与临床 VT 的 QRS 波相匹配时。

此外，对于无法标测的室速来说，主要手术终点也是反复程序性刺激不能诱发室速。术后 1～2 天进一步通过 ICD 行非侵入性程序性刺激，保证不余留任何可诱发的室速。

心外膜标测及消融

当 ARVC/D 患者的 12 导联体表 ECG 的室速形态提示心外膜起源时，必须考虑到来自右心室的心动过速有可能是心外膜起源的，尤其是心内膜消融时室速延迟终止或无法终止时。此外，若单极心内膜电信号提示心外膜异常基质更显著时，也应考虑行心外膜标测与消融[3,9-10,14]。

经皮心包腔穿刺（见视频 49.3）技术采用 Sosa 等的方法[15]。总体来说，该方法在 X 光线透视下将硬膜外穿刺针送入心包腔，注入造影剂见其在心外膜面扩散可证实到达心包腔。然后经穿刺针送入导丝，并将 8Fr 鞘管在导丝引导下送入心包腔。可选择可控弯鞘管以获得更详细的心外膜标测图及更好的导管接触。通常可在右心室心尖部心内膜置入一根 4 极诊断导管，以便在 X 光线透视下引导心外膜穿刺。又可或将位于右心室心尖部的 ICD 电极头端作为解

剖标志。考虑到此类患者高风险性的疾病特征及在心外膜面释放射频能量可能造成明显的疼痛，通常在全身麻醉下完成消融[16]。从 X 光线透视的角度来说，心包穿刺的最佳体位是左前斜位（LAO）。最好选择心包后位穿刺法，因为扩张的右心室会增加前位进针导致穿刺损伤右心室的风险。必须注意穿刺针的方向，若在剑突下区域朝向更深的方向进针还可能会损伤肝脏。穿刺结束后，心外膜基质的标测技术与心内膜标测相似（见图 49.2），但正常心肌的电压标准为大于 1.0mV[17]。在低电压区，应重点关注孤立的晚电位及碎裂电位，因为这些电位是瘢痕组织的特征，可用于鉴别混合在其中的脂肪组织或心外膜血管，后两者同样表现为低电压，但没有碎裂电位。要注意标注起搏标测所确认的传导通路及潜在的出口。也需注意若心内膜及心外膜电解剖图之间垂直距离特别大，且 ICE 提示室壁较厚的部位，此处有可能是室速基质之所在[9]。然后重复程序性心室刺激，使用冷盐水灌注导管以前述方法对所有稳定的室速进行标测。

我们在心外膜放电采用与心内膜相似的生物物理参数，但冷盐水灌注流速通常较低（10～17ml/min），同时应间断或持续地从心外膜鞘管的侧孔抽出积液以避免心脏压塞。与心内膜消融相同，心外膜脂肪及较厚的纤维脂肪病变组织也可阻碍消融形成透壁性损伤（见图 49.5）。

在于右心室心外膜释放射频能量之前，必须行冠脉造影确认冠脉位置，然后在拖带标测所确认的靶点进行消融，直至可耐受的室速终止，注意靶点应远离心外膜冠脉＞10mm 的距离。

遇到无法标测的心外膜室速时，需考虑三尖瓣平面是右冠近段的解剖标志，必须避免在此处进行大范围的线性消融。与心内膜损伤相似，心外膜线性损伤应连接起搏无法夺获的部位并穿过最佳起搏标测部位。

49.4 手术并发症

术前进行仔细的准备及采取个体化的术式有助于降低室速消融的并发症[18]。在标测和消融之前应进行无创或有创的关于容量负荷、心室功能及血流动力学的评估。

无论病变是否局限于右心室，目前尚无确切的数据支持 ARVC/D 患者室速消融致右心室穿孔及心

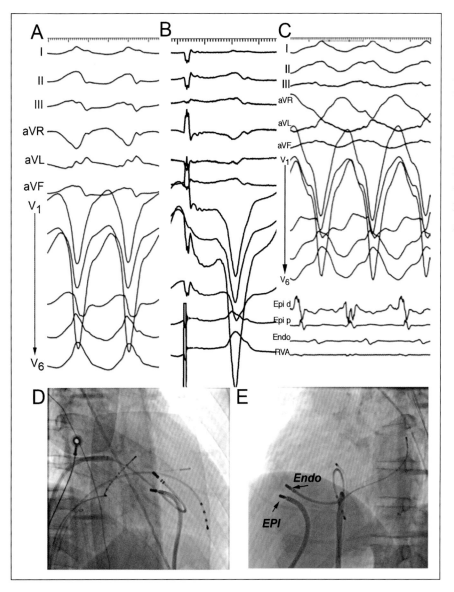

图 49.5 起源于右心室前游离壁心外膜的室速。**A.** V₁～V₃ 导联 QS 型提示室速起源于位于此特殊区域的右心室心外膜。**B.** 在心内膜最佳位置进行起搏标测获得的 QRS 波与自发 QRS 波形态匹配欠佳，并且起搏信号-QRS 波间期较大，起搏的 V₁～V₃ 有小 R 波。**C.** VT 发作时，心外膜标测导管（Epi d 及 Epi p）显示心外膜激动早于心内膜对应部位（Endo），符合室速出口位于心外膜。**D** 和 **E.** 心外膜出口证实位于与心内膜最佳部位相对应处，该处消融室速终止

脏压塞的风险高于其他患者。术中需留意血流动力学情况，常用 ICE 监测导管位置，尽早发现心包积液。通过以上方法，保证早期引流心包积液及中和抗凝剂可预防心脏压塞。

因鞘管和导管上血栓形成而造成的肺动脉栓塞可致右心室功能本欠佳的患者发生严重的血流动力学后果。因此，我们在标测心内膜时给予低剂量抗凝（普通肝素 5000U，通常 ACT 不超过 250s），行心包穿刺前需用鱼精蛋白抵消肝素。

行心包穿刺时，首选后位进针途径，以避免撕裂扩张右心室的前壁。所有患者均应提前接受血型鉴定和交叉配血，并备血保证必要时即时输血。行剑突下心包穿刺时注意进针要远离腹部，以免造成肝脏损伤，尤其是当 ARVC/D 患者因慢性右心衰竭致肝脏肿大时。穿刺针一旦进入心包腔，进鞘管前必须先排除穿刺入右心室的可能，此时应经穿刺针送入导丝并确认其进入心包腔内，LAO 位 X 光线透视可见导丝环绕心影这一特征性的影像。若因右心室破裂导致心包内出血难以控制，及早发现和外科手术干预至关重要。

在心包腔内操作时，使用可控弯鞘管及腔内的少量液体有助于导管移动。需关注体表 ECG 变化，因局部接触冠状动脉可致血管痉挛。每次在右心室心外膜面放电消融之前均应行冠脉造影及高输出起搏。右心室锐缘支动脉（可能多支）通常斜向下经过右心室中部游离壁，因此消融右心室锐缘重叠的心外膜区时可损伤之，该处往往是室速出口及其基质所在。同时建议观察一下是否有膈神经夺获现象，尽管该现象不及左心室心外膜标测和消融时那么常见，通常也不会成为消融放电的限制因素。

49.5 术后护理

心外膜标测和消融术后常常出现急性心包炎的常见症状和体征。消融术后心包炎的治疗主要是缓解疼痛及控制炎症反应，治疗的基石是非甾体抗炎药（non-steroidal anti-inflammatory drugs，NSAIDS），首选布洛芬（予高剂量：$1200\sim1300$mg/d，分 $3\sim4$ 次给药，连续给药数天，然后降低剂量维持一周）。较少应用的口服 NSAIDS 包括吲哚美辛、阿司匹林及秋水仙素。若患者未能开始经口进食，则可静脉用酮洛酸，也可静注阿片类药物镇痛。据报道，在术后仍保留心外膜鞘管时往心包内注入糖皮质激素（常用曲安奈德 2mg/kg 或最高至 300mg/m^2）可有效减轻炎症反应，这目前在本电生理中心心外膜消融术后是常规[19-20]。

术后保留心外膜鞘管（小号猪尾导管）12h 引流心包渗液，拔除之前需用超声心动图证实无余留明显的心包积液。术后患者入心脏监护病房（CCU）监护 $12\sim24$h。

出院前，所有的患者均需接受电生理检查，或用先前植入的 ICD 进行无创的程序性电刺激，或放入单根心腔内电极导管至右心室进行有创的程序性心室刺激。术后护理包括尽早下床活动及利尿，术后注意予 $24\sim48$h 的连续心电遥测。

49.6 结 论

心内膜及心外膜电解剖标测及消融治疗 ARVC/D 的右心室室速是安全有效的。激动标测及拖带标测是确认室速折返环的关键部位和消融靶点的最佳方法。遇到无法标测的室速时，基质标测及起搏标测有助于确认潜在的替代标识和定位标识，可作为线性消融的参考。用冷盐水灌注导管进行激进的心内膜消融可能足以终止室速并可长期控制心律失常发作。然而，若出现消融中室速延迟终止、室速反复诱发或心律失常早期复发等现象，则强烈提示应考虑心外膜消融，尤其是当室速的 QRS 波特征提示室速位于或起源于心外膜时。此外，当心内膜电压标测提示心外膜有较明显的室速基质时，也应考虑心外膜干预。消融术中严格的血流动力学监测有助于减少心内膜和心外膜消融的相关并发症。

参考文献

1. Marcus FI, Fontaine GH, Guiraudon G, et al. Right ventricular dysplasia: A report of 24 adult cases. *Circulation*. 1982;65:384–398.
2. Fontaine G, Fontaliran F, Hébert JL. Arrhythmogenic right ventricular dysplasia. *Annu Rev Med*. 1999;50:17–35.
3. Marchlinski FM, Zado E, Dixit S, et al. Electroanatomic substrate and outcome of catheter ablative therapy for ventricular tachycardia in setting of right ventricular cardiomyopathy. *Circulation*. 2004;110:2293–2298.
4. Josephson ME, Callans DJ. Using the twelve-lead ECG to localize the site of origin of ventricular tachycardia. *Heart Rhythm*. 2005;2:443–446.
5. Tada H, Tadokoro K, Ito S, et al. Idiopathic ventricular arrhythmias originating from the tricuspid annulus: Prevalence, electrocardiographic characteristics, and results of radiofrequency catheter ablation. *Heart Rhythm*. 2007;4:7–16.
6. Dalal D, Jain R, Tandri H, et al. Long-term efficacy of catheter ablation of ventricular tachycardia in patients with arrhythmogenic right ventricular dysplasia/cardiomyopathy. *J Am Coll Cardiol*. 2007;50:432–440.
7. Reithmann C, Hahnefeld A, Remp T, et al. Electroanatomical mapping of endocardial right ventricular activation as a guide for catheter ablation in patients with arrhythmogenic right ventricular dysplasia. *Pacing Clin Electrophysiol*. 2003;26:1308–1316.
8. Verma A, Kilicaslan F, Schweikert RA, et al. Short- and long-term success of substrate-based mapping and ablation of ventricular tachycardia in arrhythmogenic right ventricular dysplasia. *Circulation*. 2005;111:3209–3216.
9. Garcia FC, Bazan V, Zado ES, et al. Epicardial substrate and outcome with epicardial ablation of ventricular tachycardia in arrhythmogenic right ventricular cardiomyopathy/dysplasia. *Circulation*. 2009;120:366–375.
10. Bazan V, Bala R, Garcia FC, Sussman JS, Gerstenfeld EP, Dixit S, Callans DJ, Zado ES, Marchlinski FE. Twelve-lead ECG features to identify ventricular tachycardia arising from the epicardial right ventricle. *Heart Rhythm*. 2006;3:1132-9.
11. Marcus FI, McKenna W, Sherill D, et al. Diagnosis of arrhythmogenic right ventricular cardiomyopathy/dysplasia: proposed modification of the Task Force criteria. *Circulation*. 2010;121;1533–1541.
12. Marchlinski FM, Callans DJ, Gottlieb CD, et al. Linear ablation lesion for control of unmappable ventricular tachycardia in patients with ischemic and nonischemic cardiomyopathy. *Circulation*. 2000;101;1288–1296.
13. Callans DJ, Ren JF, Michele J, et al. Electroanatomic left ventricular mapping in the porcine model of healed anterior myocardial infarction: correlation with intracardiac echocardiography and pathological analysis. *Circulation*. 1999;100:1744–1750.
14. Polin GM, Haggani H, Tzou W, et al. Endocardial unipolar voltage mapping to identify epicardial substrate in arrhythmogenic right ventricular dysplasia/cardiomyopathy. *Heart*

Rhythm. 2011;8(1):76–83.

15. Sosa E, Scanavacca M, d'Avila A. A new technique to perform epicardial mapping in the electrophysiology laboratory. *J Cardiovasc Electrophysiol.* 1996;7:531–536.

16. Sosa E, Scanavacca M. Epicardial mapping and ablation techniques to control ventricular tachycardia. *J Cardiovasc Electrophysiol.* 2005;16:449–452.

17. Cano O, Hutchinson M, Lin D, et al. Electroanatomic substrate and ablation outcome for suspected epicardial ventricular tachycardia in left ventricular nonischemic cardiomyopathy. *J Am Coll Cardiol.* 2009;54;799–808.

18. Garcia FC, Valles E, Dhruvakumar S, et al. Ablation of ventricular tachycardia. *Herzschrittmacherther Elektrophysiol.* 2007;18:225–233.

19. D'Avila A, Neuzil P, Thiagalingam A, et al. Experimental efficacy of pericardial installation of anti-inflammatory agents during percutaneous epicardial catheter ablation to prevent postprocedure pericarditis. *J Cardiovasc Electrophysiol.* 2007;18:1178–1183.

20. Maisch B, Seferovic PM, Ristic AD et al. Guidelines on the diagnosis and management of pericardial diseases. Executive summary: the Task Force on the Diagnosis and Management of Pericardial Diseases of the European Society of Cardiology. *Eur Heart J.* 2004;25:587–610.

视频描述

视频 49.1 一例 ARVCM/D 的心内膜双极电压图显示三尖瓣环下基底部有局限的异常低电压区

视频 49.2 ARVCM/D 的心内膜单极电压图。心内膜单极图显示三尖瓣环下基底部有大片异常低电压区，提示在心外膜存在较大的瘢痕基质

视频 49.3 心外膜穿刺过程（由宾夕法尼亚大学医院的 David Lin，MD 提供）

室性心动过速的杂交消融

Chapter 50　How to Perform Hybrid VT Ablation in the Operating Room

Paolo Della Bella，Giuseppe Maccabelli，Francesco Alamanni　著

楚建民　郭　琦　译

50.1 引　言

埋藏式心脏复律除颤器（ICD）植入后患者导管消融成功率的不断升高，预示着对于植入 ICD 的结构性心肌病患者来说，导管消融已成为不可或缺的补充治疗方法[1-2]。该类患者包括缺血性心肌病（ICM）患者及特发性扩张型心肌病患者（IDCM），其中，导管消融在 ICM 患者的治疗中成功率较高，而在 IDCM 患者中成功率较低。由于导管消融失败是患者死亡的独立阳性预测指标，因此应当寻求更加有效的治疗方案。

过去几年中我们一直致力于对心律失常机制的认识，发现心肌层与心外膜层通常是形成折返的关键区域，尤其是在非缺血性心肌病（NICM）患者中。

过去，只有外科医生可以接触到心外膜[3-4]，因此缺血性或原发性心肌病患者发生难治性室性心律失常时需通过外科进行心外膜、心肌层及心内膜的标测来进行治疗，在心律失常发作时确定局部最早激动，将该部位进行外科切除，从而破坏存在于心肌壁内的折返环，达到消除心律失常的目的[5]。之后 Gallagher 等人认为冷冻消融优势更大，例如可在进行不可逆消融前检验可逆性阻滞心律失常后产生的影响，从而提出使用冷冻消融替代外科切除术[6]。因此，外科切除术与冷冻消融治疗了 69%～95% 的持续性单行性 VT 患者[7-14]。

外科标测经验为室性心动过速（简称"室速"，VT）基质提供了三维观点，同时证实了心外膜下或心肌层也参与了 VT 基质的形成，该部分患者所占比例不大，但数量依然很多[15-18]。尽管外科治疗效果很好，但是手术有可能发生并发症，其中死亡率最高的并发症通常与泵衰竭相关。另一方面，导管消融的一些刺激技术如起搏标测、拖带标测等，以及一些新的电脑标测系统使得 VT 消融的效果大大改善。但导管消融最大的缺陷是射频能量可形成的损伤深度有限，导致该方法在心外膜折返中无效。虽然盐水灌注导管可以增加损伤的范围和深度，但是对于折返环真正存在于外膜的患者（如缺血性心肌病、扩张型心肌病、Chagas 病等）来说，内膜面的消融常常无效[21-23]。

1996 年 Sosa 等人提出可经胸骨下穿刺进入心外膜区域，通过 8Fr 或 9Fr 扩张鞘可将消融导管送入心包内进行外膜的标测和消融。之后该技术渐渐扩展开来，尽管该技术的复杂性和潜在风险使得它仅仅局限于世界上的个别中心，但这些中心使用该技术在不同类型心肌病中均取得了很好的效果。

尽管心内膜标测消融技术取得了很大的进步，并且这些技术可被用于心外膜操作，但依然有这些方法解决不了的心律失常。在手术室选择高效精确的电脑标测系统可以实现选定位置的外科消融，从

而减少手术时间、提高手术效率。

50.2 外科消融的适应证

尽管外科消融可以成功治疗 VT，但是外科消融的使用范围非常有限。

经皮途径无法到达心外膜

外科消融的首要适应证是电生理导管室利用传统方式无法到达心外膜，包括置入主动脉机械瓣或二尖瓣机械瓣的患者，曾行心脏外科手术的患者或由于炎症导致心包粘连的患者，这些患者均可考虑行外科消融。根据患者的特点及室性心律失常的起源不同而选择不同的入路。

对于曾行心脏外科手术或心包粘连的患者，需在外科消融之前尝试经皮心内膜标测及消融。在外科消融前需仔细评估心包的解剖结构，首选入路为 Marfan 窗口，其次为胸骨切开术。因此，粘连范围及复杂程度，以及冠状动脉旁路的走形成为手术最主要的限制因素。

经皮途径消融失败

外科消融的另一个适应证是在电生理导管室进行的经皮心内膜或心外膜消融失败。消融失败的原因各不相同。

目前，射频消融的缺陷之一是能量无法到达存在于心室壁深层的折返环。在这种情况下，在肥厚的左心室的常规部位通过特制大号外科穿刺针直接在外膜面进行冷冻消融，可以增加损伤的深度。

其他可导致经皮消融失败的因素包括：

1. 存在心外膜脂肪垫；
2. 冠状动脉位于形成心律失常折返环的关键区域；
3. 存在膈神经。

脂肪组织存在于心外膜表面，主要沿冠状动脉走形分布，心脏基底部也是脂肪分布的主要区域。IDCM 患者的瘢痕及心律失常折返环常常分布在左心室（LV）基底部侧壁的心外膜[25-26]。此外，随着年龄及腰围的增加，脂肪也随之增加[27]，缺血性心肌病患者的脂肪也显著增加[28]。已有研究报道，即使使用盐水灌注方式，在存在脂肪的区域射频能量的效率也是有限的。使用盐水灌注导管对（2.6±1.2）mm 厚的脂肪层进行射频消融可产生深度为（4.1±2）mm 的损

伤，对大于 3.5mm 厚的脂肪层进行射频消融则不能产生损伤。目前，超声、CT 及 MRI 均可评估心包脂肪的分布情况，但没有软件可将这些信息转化至电生理标测系统。此外，在正常心肌组织的脂肪表面记录到的双极电压偏低（<0.5mV），妨碍了对三维电解剖标测图的判断。

另一个与非开胸心外膜消融相关的问题是冠状动脉邻近或位于折返环的关键部位。于冠状动脉处放电消融有可能造成冠脉的损伤[29]，轻者导致内膜损伤及细胞外基质增生，重者造成内膜增生及血管内血栓形成，因此需进行血管造影以评估消融导管与冠状动脉的关系。进一步发展的影像学技术可能可以减少这些问题，实现冠状动脉的导管头端精确定位。但目前为止，由于致心律失常折返环的复杂性及动脉的迂曲，在这些部位安全进行射频消融很困难，甚至是不可能的。

此外，膈神经有可能成为射频消融的障碍。右侧膈神经在胸廓内的走形不会妨碍心外膜消融，但左侧膈神经由胸肋至心外膜侧壁表面的走形变化多端[30]。高强度起搏可用于判断是否存在膈神经，并且可通过电解剖图标志其走形。若起搏引起膈肌收缩，那么在该处进行消融可导致膈神经损伤及永久性膈肌麻痹。过去的研究中报道过一些避免膈神经损伤的消融技巧，比如通过球状物使心包表面及神经之间产生一定的空间。这些技巧似乎可以保证消融的安全性，但它们使用起来仍有困难，并且需要进一步的评估[31]。

合并心脏外科手术指征

对于同时具有心脏外科手术指征的室性心律失常患者，如果心内电生理检查排除了心律失常内膜起源的可能，则应在外科手术中进行电生理评估。需考虑外科术中应用三维标测进行外膜心律失常基质标测的可能性，该方法可规避经皮途径存在的风险。这种情况多见于 LV 室壁瘤修补以及心内膜钙化的情况。

50.3 外科电生理手术室的配置

外科开胸手术时，临床室性心律失常的可诱发性不同，因此需进行窦性心律（简称"窦律"）下心内膜及心外膜的高密度标测，以确定低电压碎裂电位区甚至晚电位区域。因此，外科中心需配备三维电解剖标测系统。

我们的外科中心配备的是装载第 9 版软件的

CARTO 系统。在安装系统之前需使用特制的非金属床对房间进行技术评估，从而确保系统工作正常。系统通过 ECG 连接线与患者相连，需连接所有肢体导联及部分胸导联（胸骨正中切口通常选择 V_1，V_5，V_6，侧方入路一般选择 V_1，V_2，V_3）。

X 射线是必备的，因为手术开始需要 X 射线来确定体表参考电极的位置。在 X 射线指导下以 LV 为中心将体表参考电极置于患者背部。与导管室不同，在开胸手术中左心室是垂直位的，因此，体表电极的放置应更靠近 AV 间沟。为了使整个心外膜处于活动磁场中，必须准确放置体表电极，这在外科消融中非常重要，因为一旦开胸体表电极的位置则无法再次进行调整。

此外，还需配置可以行心室程序刺激的电生理记录仪。Frigitronics® Cryosurgical CCS-200 可提供冷冻消融所需的能量（图 50.1）。

标测及消融步骤

外科标测和消融步骤与导管室相同，也需要专用的标测导管（Navistar，Biosense-Webster，Diamond Bar，CA）。标测过程需动作轻巧，导管头端与心肌表面需稳定接触，不可用力过大，否则可造成心脏位置的改变。由于外科手术中心脏的位置是变化的，因此初始在三维空间标志冠状动脉的位置非常重要。通常我们使用不同的颜色分别标记冠状动

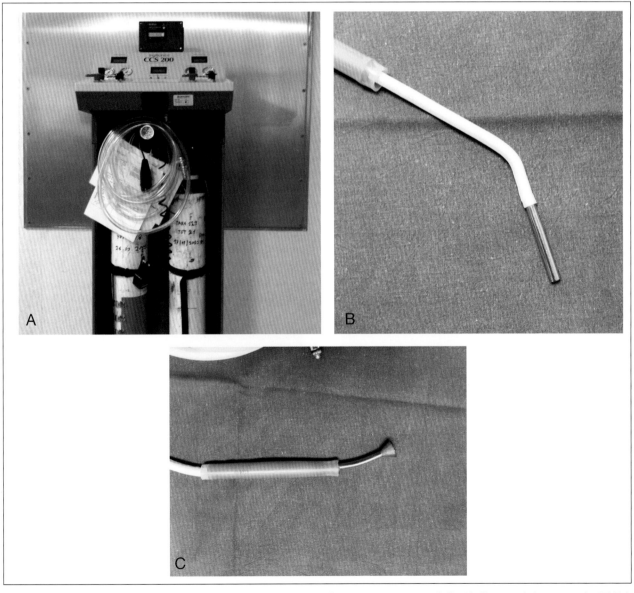

图 50.1 图示 Frigitronics 设备。**A.** 通过可更换探针造成冷冻损伤。**B.** 35mm×5mm 直线型探针。**C.** 直径 15mm 平面圆锥探针，在温度及气体压力监测下，通过 N_2O 的递送达到冷冻目的，冷冻需持续 3min 以上以确保组织损伤的深度及彻底性

脉的前降支，左回旋支和边缘支，以及右侧后降支；此外，心尖部需设额外参考。心外膜标测使用传统的标测参考值：电压＞1.5mV为健康组织，1.5～0.5mV为边缘区，＜0.5mV为瘢痕区。实际上，Cano等人提出在NICM患者中，使用1mV作为区分正常组织与瘢痕心肌的分界更为严谨[32]。使用该标测技术可获得高密度标测图，从而确定瘢痕区及晚电位区（LPs），这些区域通常为消融的靶区域。获得高密度标测图后可试着诱发临床VT。通常，由于麻醉、心脏位置改变及轻度低体温等因素，VT很难被诱发，这种情况下可在基础及异丙肾状态下分别试着进行心内膜及心外膜的起搏。为了确保患者可以耐受VT状态，需提供血流动力学支持。诱发VT后可进行激动标测。冷冻消融（−60℃，3min）可用来终止正在发作的心律失常。此外，仍需要在窦律下进行额外消融，确保消融前窦律下存在的延迟或碎裂电位完全消失。对于VT不能诱发的患者或诱发心律失常后不能耐受或VT恶化为心室颤动（VF）的患者，可在窦律下进行LPs的消融直至其消失。所有部位的冷冻消融结束后，需在窦律下再次进行标测以确保LPs完全消失。VT不能被诱发是消融的终点。一般情况下，消融最后除了进行再标测证实LPs被消除，还需进一步进行VT的诱发。为了能够到达不同区域，需使用不同型号和角度的探针。任何位点的消融需达到至少−60℃并持续3min。为了使损伤到达心外膜下层较深的部位，心外膜的消融需保持适度的压力，尤其是在存在脂肪组织的部位。在心脏另一面施加反方向压力可限制心脏的活动。由于心脏有可能偏离原始位置，因此需在拟消融的关键区域设置参照物。

50.4 不同消融途径

Marfan 窗口

由于炎症导致心包粘连的患者不能使用经胸骨下穿刺途径进行外膜消融（图50.2）。在这种情况下，在开胸前，我们首先尝试使用Marfan窗口进行手术。

Marfan窗口即外科剑突下途径，指的是在剑突下做4～5cm的皮肤切口（图50.3）。切口为纵向，经胸骨尾端下方进入心包，注意不要损伤右心室（RV）。仔细分离粘连，将5Fr或6Fr动脉鞘管置于心包内后闭合切口，之后进行正常的电生理标测消

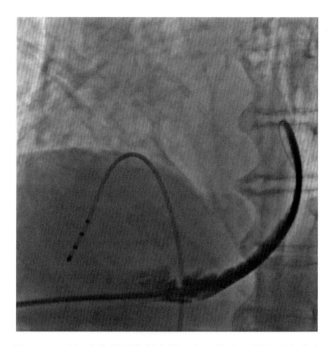

图50.2 示经皮胸骨下穿刺途径。由于粘连，导丝无法进入心包，造影剂集中于心包的一小部分

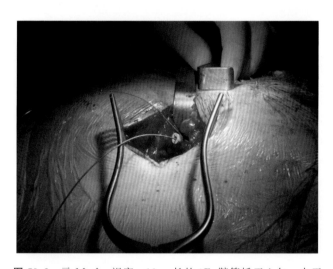

图50.3 示 Marfan 视窗，12cm 长的 9Fr 鞘管插于心包。由于心包闭锁，因此置入引流装置以确保心包内液体的正常引流

融。如需心肺支持，可经股血管进行置管。

病例 1

患者为 IDCM，左心室（LV）功能减弱，由于无休止 VT 引起血流动力学障碍于我中心行心外膜消融。由于患者存在严重的广泛的心包粘连，因此经传统的胸骨下穿刺到达心包腔后无法进行标测。手术过程中进行标测后获得心外膜双极电压图，按照传统分界值标记后显示心外膜存在大片瘢痕区（图50.4A），但按照更严格的标准分界则显示瘢痕区域

内存在一个通道（图 50.4B）。在位点 1 进行隐匿性拖带标测提示该点为折返环近端，于该处放电消融临床 VT 即刻终止（图 50.4D）。之后，为了破坏通道并消除 LPs，我们沿通道进行了进一步消融（图 50.5）。手术最后分别在基础状态下和静点异丙肾上腺素后

行心室程序刺激，均未再诱发 VT。

胸骨正中切开入路

使用胸骨正中切开入路可以对整个心外膜区域（包括左心室及右心室）进行标测，获得完整的外膜

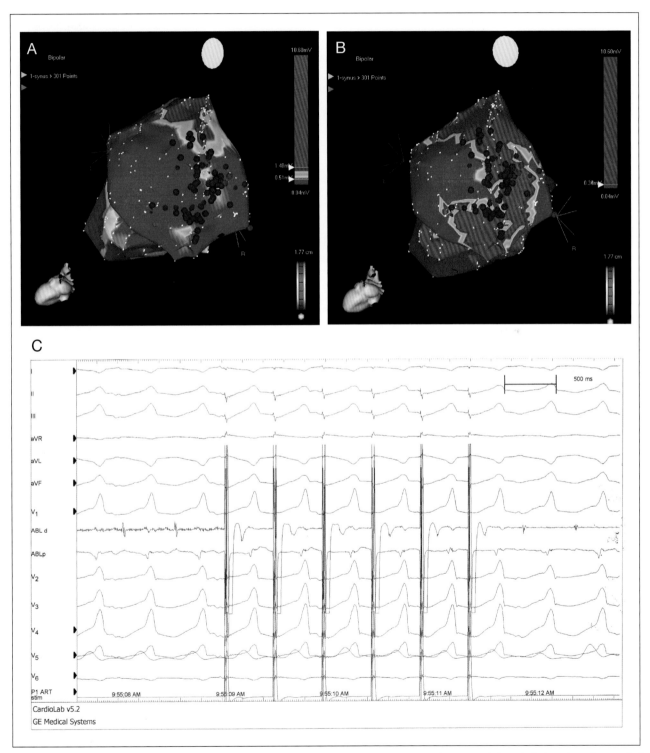

图 50.4 示外膜区双极电压图。**A.** 使用传统标准可见大片瘢痕区。**B.** 使用更为严格的标准显示瘢痕区内存在一个通道。**C.** 位点 1 的隐匿性拖带提示该位点位于折返环近段

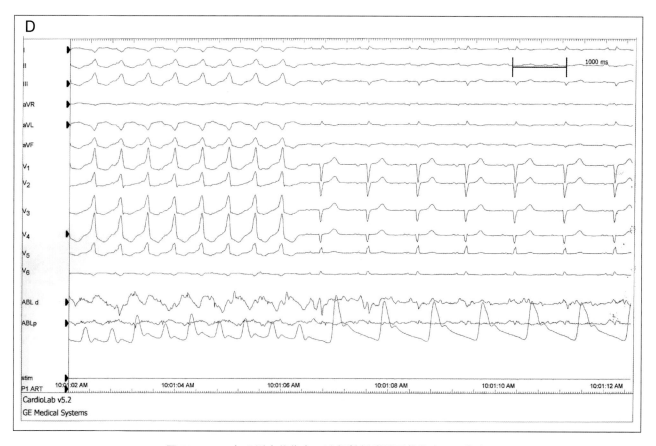

图 50.4 D. 在 C 图中的位点 1 进行射频消融可使临床 VT 终止

电解剖图。在这种情况下，如果同时还需对内膜进行标测，既可以使用传统经皮途径进行内膜标测，也可在外科手术中进行标测。由于外科手术可造成巨大创伤并且存在很大风险，考虑到适合行杂交消融的患者临床及功能状态欠佳，因此对于有心脏外科手术病史的患者需仔细评估该入路方法。此外，术后的粘连可能导致很难甚至不能正确暴露心脏。

外科消融需使用体外循环提供支持，原因有如下三点：

第一，可在 VTs 时为患者提供支持，因为大多数 VTs 是患者不能耐受的。这些心律失常可自发，也可被诱发，若心律失常可以持续，则可进行激动标测。

第二，术中需使用心脏倾斜台。该技术相当于不停跳搭桥术中使用的技术，但不能用于无血流动力学障碍的严重扩张型心肌病患者。

第三，没有体外循环的支持显然无法进行内膜面的外科手术。由颈静脉切迹至剑突下做皮肤切口，沿正中线纵向分离胸骨，置入胸骨扩张器后分离脂肪层至左侧头臂静脉水平。在心包做倒 T 型切口后打开心包，切口侧方需适当延长以保证心尖部的活动，同时可在标测过程中为右心室（RV）操作提供

更大的空间。心包内如有粘连需仔细进行充分分离，以保证心脏的充分暴露及预防出血。经右心耳（RAA）置入腔房管，通过腔房管连接体外循环。负压引流的使用使得我们可以选择小直径的腔房管，更有利于接下来的心脏定位。对于该类患者，降主动脉远端是动脉回流置管的最佳位点。为了使心脏充分暴露以获得完整稳定的电解剖标测图，可使用 Lima 缝合固定心脏，Lima 缝合在心包后壁施加张力，使心脏旋转并提升，从而使 LV 侧壁和后侧壁充分暴露。除 Lima 缝合之外，也可使用纱布使心脏在标测过程中保持空间稳定。对于无需进行心尖部标测的患者，可使用心尖吸引器使心尖部心外膜处于真空密封状态，从而固定心脏并进行相关操作。在此阶段，在扩心病患者中常常需开始进行体外循环以维持血流动力学的稳定。之后即可开始使用 CAR-TO 进行标测。

病例 2

患者男性，62 岁，因梗阻性肥厚型心肌病入院，冠状动脉未见异常。患者由于频发 VT 行 ICD 植入术，VT 最初对胺碘酮及 β 受体阻滞药敏感。术后患

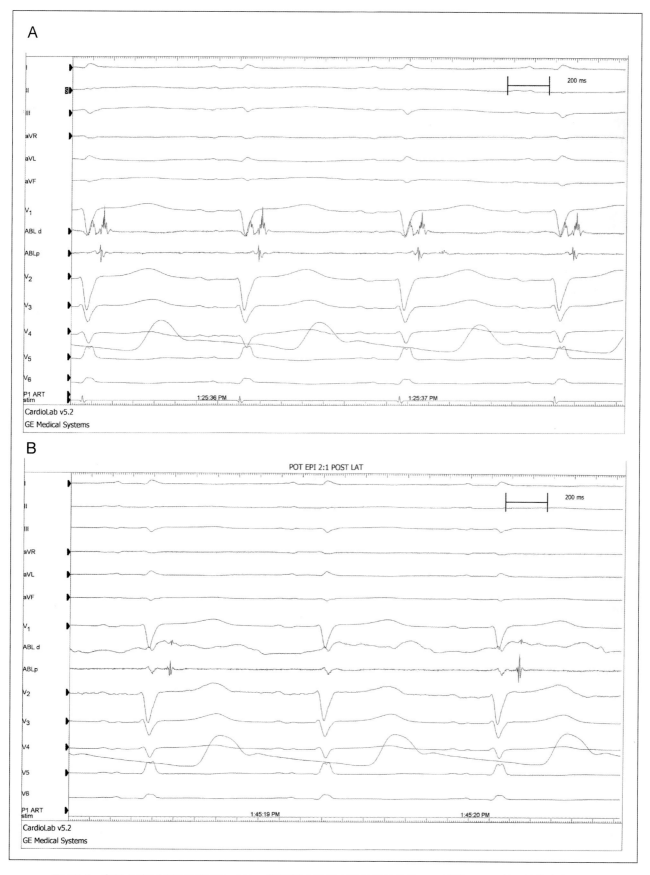

图 50.5 窦性心律下可记录到 LPs（**A**），射频消融过程中可见进行性的 LPs 阻滞（**B**），并且最终消失（**C**）

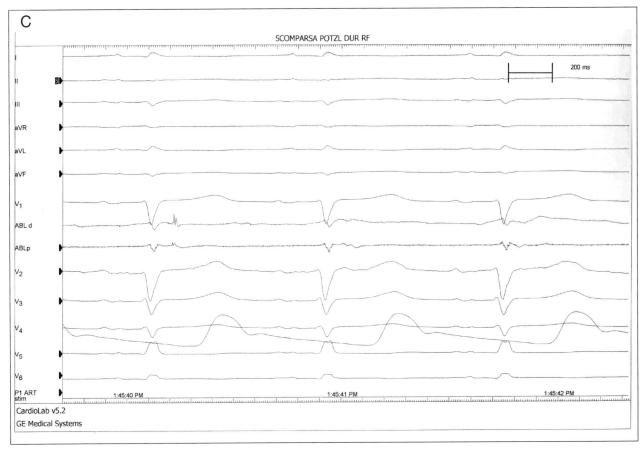

图 50.5（续）

者出现 48 阵抗心律失常药物难以控制的心室电风暴，因此来我中心行消融治疗。该患者共存在 5 种形态 VT，曾在导管室行心内膜及心外膜的联合消融。电解剖标测的电压图提示心内膜面正常，但是在心外膜前壁可见大片瘢痕区，在该点消融后获得即刻成功。患者 5 天后复发心室电风暴，需深度镇静并行外科急诊消融。外科术中可见患者心包富含脂肪（图 50.6）。术中获得的电解剖双极电压标测图显示的瘢痕区与之前导管室标测的瘢痕区一致，之前消融失败的原因可能与心肌壁及脂肪层的肥厚有关（图 50.7，图 50.8）。

术后出院 10 天内给予患者 β 受体阻滞药治疗。出院前超声与术前超声无差别，在 9 个月随访期内患者未再复发心律失常。

左前胸廓切开术

对于曾行心脏外科手术的患者来说，胸骨正中切开较困难并且较危险，可考虑使用胸廓切开途径（图 50.9），该途径同时适用于之前提到过的心内膜途径。由于使用该方法心脏暴露有限，因此必须预先通过分析体表 ECG 及心肌基质判断 VT 的可能起源，并估计暴露该起源点从而进行标测的可能性。对于 LV 室壁瘤的患者来说该方法较简单。

左前胸廓切开术可看到坏死位点，通过适度的牵拉，还可分辨这些位点与正常心肌的分界。在体外循环支持下进行标测与消融，以防血流动力学不稳定。

进行全身麻醉及气管插管后，轻轻升高左侧胸腔。经股血管置管进行心肺旁路支持。必须谨记一定

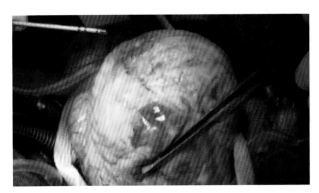

图 50.6 示标测前的心脏位置。可见大量脂肪组织，可能是之前导致经皮消融失败的原因。心尖部下方可见之前经皮剑突下心外膜消融导致的出血

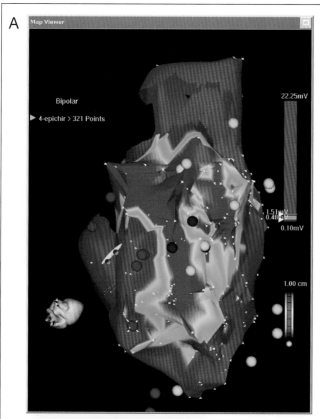

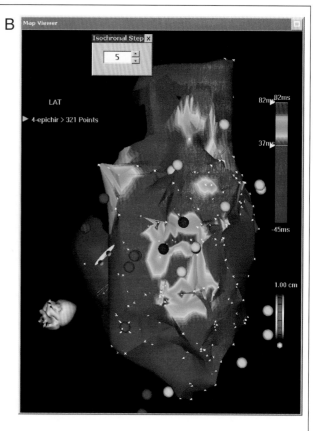

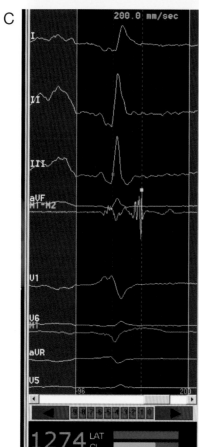

图 50.7 A. 外科术中获得的心外膜双极电压标测图，可见前壁的瘢痕区由基底部延伸至心尖部。B. LPs 区域。瘢痕区内可记录到多处 LPs，用黄色至紫色的过渡区表示。C. 示瘢痕区内记录到的 LPs

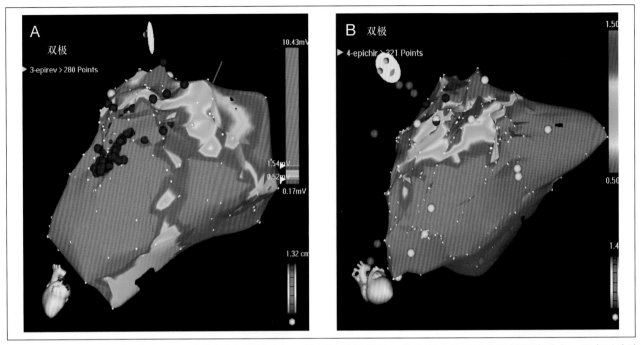

图 50.8 分别示导管室标测图（**A**）及手术室标测图（**B**）。两幅标测图相似，并且消融点（红点示射频消融点，蓝点示冷冻消融点）也相似

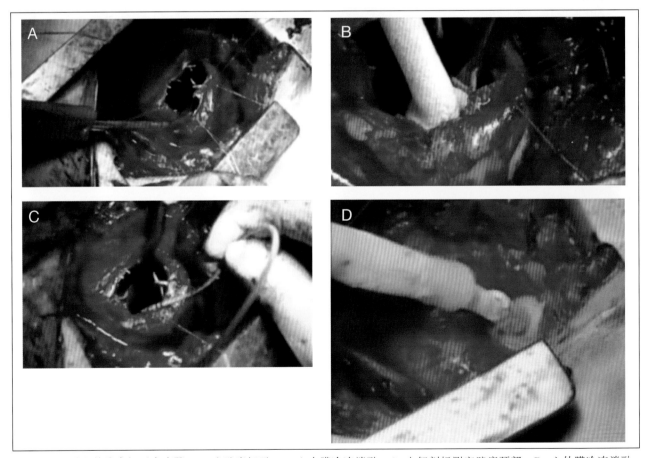

图 50.9 示左前胸廓切开术步骤。**A.** 室壁瘤切开；**B.** 心内膜冷冻消融；**C.** 电解剖标测室壁瘤颈部；**D.** 心外膜冷冻消融

要预先放置体外除颤板。对于心脏扩大继发心脏转位的患者而言，需在超声指导下确定心尖位置，从

而指导胸廓切口术。预先评估心动过速可能起源的部位，从而判断心脏哪部分需更好的暴露。做 8～

10cm 的皮肤切口，打开肋间隙，分离肺与心包之间可能存在的粘连。由前方打开心包至膈神经可暴露心尖部。对于曾行心脏外科手术的患者还需仔细分离心包的粘连，直至围绕瘢痕区或潜在心动过速起源点的健康心肌充分暴露。在分离过程中可诱发 VT 并可通过体外除颤或 ICD（若已经植入）来终止。在心肺支持开始后可进行激动标测并维持血流动力学的稳定。为了使 CARTO 标测稳定，可通过缝线将心包游离缘牵拉开。心尖暴露后，我们便可按照之前的方法进行心外膜及心内膜的标测消融。

心内膜标测

有些患者在进行外科消融时同时需心内膜入路，包括之前内膜消融失败的患者，尤其是间隔深部存在瘢痕，或者心内膜钙化以及双机械瓣的患者。对于该类患者，有两种方法可供选择。

心室切开术可准确定位瘢痕区，CARTO 的外膜标测也可定位瘢痕区。在非停跳心肺旁路支持下排空心室，由于瘢痕区心肌较薄，活动突然减弱，可通过该现象确定心室切开术的靶区域。行线性心室切开时需注意冠状动脉的走形。认真确认并切除可能存在的心肌壁内血栓或钙化的心内膜（图 50.10）。

在切口关键部位通过缝线牵拉固定心脏后即可开始内膜的电解剖标测及靶区域或瘢痕颈部的冷冻消融（图 50.11）。

心内膜的标测方法与心外膜相同。使用该入路进入心内膜的空间有限，导管可能很难移动。由于心脏极可能发生移位，我们建议只在重要区域进行标测，并可在不同区段建立不同的标测图。由于该

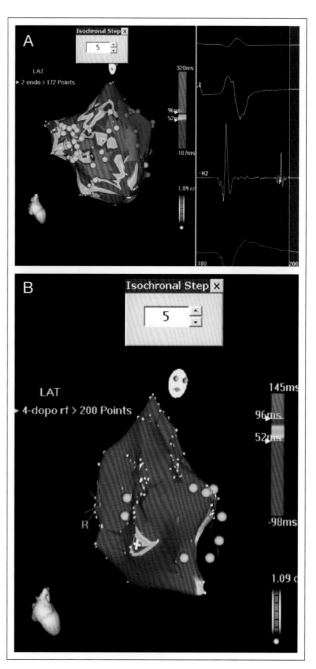

图 50.11　示通过左室切开术进行的心内膜标测。A. 紫色区域及浅蓝点示 LPs。深蓝点示心室切开部位。腔内图可见 LP。B. 示冷冻消融后的再标测。相同区域的标测图由于心脏移位而不同。紫色区域的消失说明 LPs 被消除

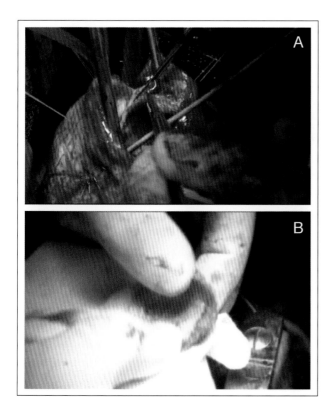

图 50.10　A. 示心尖室壁瘤及心内膜钙化患者行心室切开术。B. 心内膜钙化导致之前心内膜消融失败

方法下 VT 很难被诱发，因此基质标测尤为重要。内膜面的冷冻消融与外膜面相同，消融后也需再次对消融区进行标测。之后可完成对 LV 室壁瘤的修补。我们建议使用非停跳方式，这样可以通过触摸和观察来区分收缩的心肌和瘢痕。需注意的是外科术后无法再行内膜的消融，因此之前的消融必须彻底。如果无法清晰分辨心室瘢痕，可直接在 LV 置入短鞘，送入传统导管进行内膜面的标测（图 50.12）。该患者在 X 射线及标测系统的指导下，使用传统射频能量完成了消融。

50.5 结　论

对于个别患者，VT 的外科消融不仅有效并且远期成功率高。

尽管由于 ICD 及导管消融的问世，室性心律失常的外科治疗在过去几年中使用已减少，但是一些 VT 仍然需要外科的有效治疗。除心肌梗死后 VT 外，越来越多的情况需要进行开胸-心脏闭合冷冻消

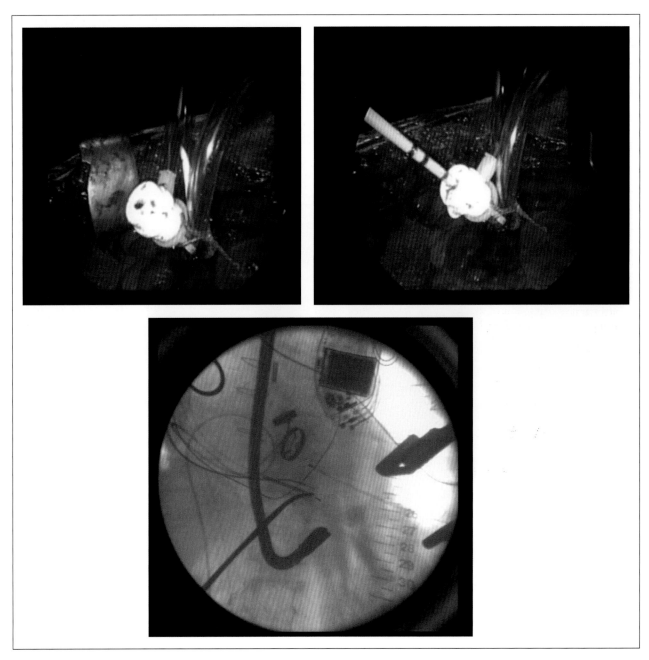

图 50.12　示双机械瓣患者经心尖部鞘管送入传统标测导管进行的心内膜面标测

融治疗。

由于外科消融只能进行一次，因此术前必须注重每一个细节，并且协调好外科大夫与电生理医生之间的合作。常规的心脏外科术前检查必不可少。若患者曾行旁路移植术，那么 CT 有助于外科医生了解心脏结构与心脏旁路之间的解剖关系。

根据我们的经验，手术不会影响心功能，并且患者的恢复时间与常规心脏外科手术术后的恢复时间相近。手术量大的中心，5％～6％的 VT 消融患者需进行外科消融。随着心外膜标测及消融技术的发展，该方法的需求量有可能下降。

参考文献

1. Reddy VY, Reynolds MR, Neuzil P. Prophylactic catheter ablation for the prevention of defibrillator therapy. *N Engl J Med*. 2007;357(26):2657–2665.
2. Carbucicchio C, Santamaria M, Trevisi N. Catheter ablation for the treatment of electrical storm in patients with implantable cardioverter-defibrillators: short- and long-term outcomes in a prospective single-center study. *Circulation*. 2008;117(4):462–469.
3. Fontaine G, Guiraudon G, Frank R. Epicardial cartography and surgical treatment by simple ventriculotomy of certain resistant re-entry ventricular tachycardias. *Arch Mal Coeur Vaiss*. 1975;68(2):113–124.
4. Spurrell RA, Yates AK, Thorburn CW. Surgical treatment of ventricular tachycardia after epicardial mapping studies. *Br Heart J*. 1975;37(2):115–126.
5. Wittig JH, Boineau JP. Surgical treatment of ventricular arrhythmias using epicardial, transmural, and endocardial mapping. *Ann Thorac Surg*. 1975;20(2):117–126.
6. Gallagher JJ, Anderson RW, Kasell J. Cryoablation of drug-resistant ventricular tachycardia in a patient with a variant of scleroderma. *Circulation*. 1978;57:190–197.
7. Cox JL. Patient selection criteria and results of surgery for refractory ischemic ventricular tachycardia. *Circulation*. 1989;79(Suppl I):I-163–I-177.
8. Niebauer MJ. Kirsh M, Kadish A, et al. Outcome of endo-cardial resection in 33 patients with coronary artery disease: correlation with ventricular tachycardia morphology. *Am Heart J*. 1992;124:1500–1506.
9. Manolis AS. Raslegar H. Payne D, et al. Surgical therapy for drug-refractory ventricular tachycardia; Results with mapping-guided subendocardial resection. *J Am Coll Cardiol*. 1989;14:199–208.
10. Mittleman RS. Candinas R. Dahlberg S, et al; Predictors of surgical mortality and long-term results of endocardial resection for drug-refractory ventricular tachycardia. *Am Heart J*. 1992;124;1226–1232.
11. Hargrove WC, Miller JM. Risk stratification and management of patients with recurrent ventricular tachycardia and other malignant ventricular arrhythmias. *Circulation*. 1989:79(Suppl I):I-178–I-181.
12. Saksena S, Gielchinsky I, Tullo NG. Argon laser ablation of malignant ventricular tachycardia associated with coronary artery disease. *Am J Cardiol*. 1989;64:1298–1304.
13. Trappe H-J, Klein H, Frank G, et al. Role of mapping-guided surgery in patients with recurrent ventricular tachycardia. *Am Heart J*. 1992;124:636–644.
14. Mickleborough L, Harris L, Downar E, et al. A new intra-operative approach for endocardial mapping of ventricular tachycardia. *J Thorac Cardiovasc*. 1988;95:271–280.
15. Kaltenbrunner W, Cardinal R, Dubuc M. Epicardial and endocardial mapping of ventricular tachycardia in patients with myocardial infarction. *Circulation*. 1991;84:1058–1071.
16. Littman L, Svenson RH. Gallagher JJ. et al. Functional role of the epicardium in post-infarction ventricular tachycardia. Observations derived from computerized epicardial activation mapping, entrainment, and epicardial laser photoablation. *Circulation*. 1991;83:1577–1591.
17. Svenson RH, Littmann L, Gallagher JJ, et al. Termination of ventricular tachycardia with epicardial laser photocoagulation: A clinical comparison with patients undergoing successful endocardial photocoagulation alone. *J Am Coll Cardiol*. 1990;15:163–170.
18. Harris L. Downar E, Michelborough L, et al. Activation sequence of ventricular tachycardia; Endocardial and epicardial mapping studies in the human ventricle. *J Am Coll Cardiol*. 1987;10:1040–1047.
19. Calkins H, Epstein A, Packer D, et al. Catheter ablation of ventricular tachycardia in patients with structural heart disease using cooled radiofrequency energy: results of a prospective multicenter study. Cooled RF Multi Center Investigators Group. *J Am Coll Cardiol*. 2000;35:1905–1914.
20. Callans DJ, Ren JF, Narula N, et al. Effects of linear, irrigated-tip radiofrequency ablation in porcine healed anterior infarction. *J Cardiovasc Electrophysiol*. 2001;12:1037–1042.
21. Blanchard SM. Walcott GP. Wharton JM, et al. Why is catheter ablation less successful than surgery for treating ventricular tachycardia that results from coronary artery disease? *Pacing Clin Electrophysiol*. 1994;17:2315–2335.
22. Gonska BD. Cao Keijiang, Schaumann A, et al. Catheter ablation of ventricular tachycardia in 136 patients with coronary artery disease: Results and long-term follow-up. *J Am Coll Cardiol*. 1994;24:1506–1514.
23. Morady F. Harvey M. Kalblleisch SJ, et al. Radiofrequency catheter ablation of ventricular tachycardia in patients with coronary artery disease. *Circulation*. 1993;87:363–372.
24. Sosa E, Scanavacca M, D'Avila A. A new technique to perform epicardial mapping in the electrophysiology laboratory. *J Cardiovasc Electrophysiol*. 1996;7:531–536.
25. Hsia HH, Callans DJ, Marchlinski FE. Characterization of endocardial electro- physiological substrate in patients with nonischemic cardiomyopathy and mono- morphic ventricular tachycardia. *Circulation*. 2003;108:704–710.
26. Cano O, Hutchinson M, Lin S. Electroanatomic substrate and ablation outcome for suspected epicardial ventricular tachycardia in left ventricular nonischemic cardiomyopathy. *J Am Coll Cardiol*. 2009;54(9):799–808.
27. Silaghi A, Piercecchi-Marti MD, Grino M. Epicardial adipose tissue extent: relationship with age, body fat distribution,

and coronaropathy. *Obesity.* (Silver Spring) 2008;16(11): 2424–2430.

28. Ahn S-G, Lim H-S, Joe D-Y. Relationship of epicardial adipose tissue by echocardiography to coronary artery disease. *Heart.* 2008;94 (3):e7.

29. d'Avila A, Gutierrez P, Scanavacca M. Effects of radiofrequency pulses delivered in the vicinity of the coronary arteries: implications for nonsurgical transthoracic epicardial catheter ablation to treat ventricular tachycardia. *Pacing Clin Electrophysiol.* 2002;25:1488–1495.

30. Sánchez-Quintana D, Cabrera JA, Climent V. How close are the phrenic nerves to cardiac structures? Implications for cardiac interventionalists. *J Cardiovasc Electrophysiol.* 2005; 16(3):309–313.

31. Di Biase L, Burkhardt JD, Pelargonio G. Prevention of phrenic nerve injury during epicardial ablation: Comparison of methods for separating the phrenic nerve from the epicardial surface. *Heart Rhythm.* 2009;6:957–961.

32. Cano O, Hutchinson M, Lin D. Electroanatomic substrate and ablation outcome for suspected epicardial ventricular tachycardia in left ventricular nonischemic cardiomyopathy. *J Am Coll Cardiol.* 2009;54(9):799–808.